Benninghoff/Goerttler

Lehrbuch der Anatomie des Menschen

Benninghoff/Goerttler

Lehrbuch der Anatomie des Menschen

Makroskopische und mikroskopische Anatomie unter funktionellen Gesichtspunkten

Begründet von Professor Dr. Alfred Benninghoff

Fortgeführt von Professor Dr. Kurt Goerttler

Herausgegeben und neubearbeitet von

Professor Dr. Helmut Ferner

Vorstand der I. Anatomischen Lehrkanzel der Universität Wien

und

Professor Dr. Jochen Staubesand

Direktor des Anatomischen Instituts der Universität Freiburg i. Br.

1. Band: Allgemeine Anatomie, Cytologie und Bewegungsapparat

2. Band: Eingeweide und Kreislauf

3. Band: Nervensystem, Haut und Sinnesorgane

Urban & Schwarzenberg · München - Berlin - Wien 1975

Benninghoff/Goerttler

Lehrbuch der Anatomie des Menschen

Makroskopische und mikroskopische Anatomie unter funktionellen Gesichtspunkten

Dritter Band

Nervensystem, Haut und Sinnesorgane

Von

Helmut Ferner

Unter Mitarbeit von
Wilhelm Firbas, Helmut Gruber, Robert Mayr
und Wolfgang Zenker

Neunte, vollständig neubearbeitete Auflage
518 zum Teil mehrfarbige Abbildungen und 3 Farbtafeln

Urban & Schwarzenberg · München - Berlin - Wien 1975

Anschrift des Herausgebers:

Helmut Ferner, Professor Dr. med., Vorstand der I. Anatomischen Lehrkanzel der Universität, A 1090 Wien, Währinger Straße 13

Anschriften der Mitarbeiter:

Karl Heinz Andres, Anatomisches Institut der Universität Bochum

Hans Joachim Clemens, Prof. Dr. med., ehem. Direktor des III. Anatomischen Instituts der Freien Universität Berlin; jetzt 8 München 90, Lindenstraße 39

Maria v. Düring, Anatomisches Institut der Universität Bochum

Wilhelm Firbas, Univ.-Doz. Dr. med., I. Anatomische Lehrkanzel der Universität, Währinger Straße 13, A 1090 Wien

Helmut Gruber, Dr. med., II. Anatomische Lehrkanzel der Universität, Währinger Straße 13, A 1090 Wien

Robert Mayr, Professor Dr. med., II. Anatomische Lehrkanzel der Universität, Währinger Straße 13, A 1090 Wien

Wolfgang Zenker, Professor Dr. med., Vorstand der II. Anatomischen Lehrkanzel der Universität, Währinger Straße 13, A 1090 Wien

Benninghoff 1. Auflage 1942, 2. Auflage 1944, 3. Auflage 1950, 4. Auflage 1954
Benninghoff-Goerttler 5. Auflage 1957, 6. Auflage 1960, 7. Auflage 1964, 8. Auflage 1967 (ISBN 3-541-00268-9)

ISBN 3-541-00269-7

 Printed in Germany. Satz: Willibald Tutte, Salzweg b. Passau. Druck: Georg Wagner, Nördlingen.

Vorwort zur neunten Auflage

Die Neuronanatomie hat in den letzten Jahrzehnten in ihren gesicherten Ergebnissen besonders rasche Fortschritte gemacht. Eine lehrbuchmäßige Darstellung des zentralen und peripheren Nervensystems kann an diesen Ergebnissen nicht länger vorbeigehen. Der Umfang der Literatur und das Bestreben, diese neue Materie „in einem Guß" zusammenzufassen, machte es notwendig, das Gesamtgebiet durch mehrere Autoren zu bearbeiten. Kurzlehrbücher mögen ihre Berechtigung haben und dem Studenten nützlich sein. Auf dem Gebiet des Nervensystems wird es aber unmöglich sein, aus Kurzdarstellungen allein die Kenntnis und das Verständnis des Gegenstandes zu erlangen.

Das Buch hat auch in seinem inneren Aufbau eine neue Gestaltung erfahren, der folgendes Konzept zugrunde liegt: Zunächst wird der Benutzer mit der makroskopischen Anatomie des zentralen Nervensystems, vom Großhirn absteigend, vertraut gemacht. Die auch hierfür bereits notwendige Kenntnis der neuronalen Gliederung wird in einem kurzen Kapitel vorangestellt. Am Ende der Makroskopie steht das Rückenmark, auf welches die Darstellung des Feinbaues der nervösen Substanz folgt. Mit der Kenntnis dieser ausgerüstet, kann der Leser die angeschlossene Erläuterung der kern- und faserarchitektonischen Gliederung des Hirnstammes verstehen und kennenlernen.

Da das Lehrbuch der Ausbildung der Medizinstudenten zu Ärzten dient und von Ärzten im Rahmen ihrer Tätigkeit gebraucht werden soll, ist die Gefäßversorgung von Gehirn und Rückenmark in einer genaueren Weise abgehandelt, als sonst in Lehrbüchern üblich, um die Grundlage für die zerebrale Angiographie abzugeben.

Herrn Verleger Michael Urban habe ich für das verständnisvolle Eingehen auf alle Wünsche und für die sorgfältige Buchherstellung zu danken.

Wien, Frühjahr 1975 Helmut Ferner

Inhalt

Das periphere zerebrospinale Nervensystem

Das autonome Nervensystem

Die Sinnesorgane

Verzeichnis der Farbtafeln

Einleitung

Das Nervensystem des Menschen ist das Ergebnis einer langen stammesgeschichtlichen Entwicklung, die sich in ihren Hauptzügen in der Ontogenese widerspiegelt. Das Nervensystem eilt in seiner Entwicklung und Differenzierung allen übrigen Organsystemen des Körpers voraus und hat bei der Geburt zwar nicht seine Reife, aber bereits einen hohen Grad struktureller und funktioneller Ausbildung erreicht. Die nervösen Bauelemente, die Nervenzellen mit ihren Fortsätzen und die Gliazellen, werden in der Embryonalzeit durch Zellteilungen vermehrt; nach der Geburt aber findet eine Vermehrung nicht mehr statt. Es folgen lediglich eine funktionelle Differenzierung und ein Wachstum der vorhandenen Einheiten. Jeder Verlust von Nervengewebe nach der Geburt ist unwiederbringlich, soweit Nervenzellen betroffen sind, und kann nur durch Narbenbildung ohne Nervenzellen ersetzt werden.

Für das Leben und das Überleben von Tier und Mensch ist das funktionierende Nervensystem eine unabdingbare Voraussetzung, darüber hinaus aber, das heißt über das „Vegetieren“ hinausgehend, für alle Leistungen des Körpers und des Geistes. Der Geist des Menschen hat sein Substrat im zentralen Nervensystem, insbesondere in der Hirnrinde. Die Vielfalt der Verknüpfungen der Nervenelemente sowie die Bahnung und Benutzung der möglichen Verbindungen vermögen die geistige Leistung des Menschen zu erbringen.

Aber auch die Erhaltung des Lebens selbst auf primitiver Stufe ist bei Mensch und Tier nur möglich, weil das Nervensystem in der Lage ist, ununterbrochen im Wachen und im Schlafen Reize im Inneren des Körpers und aus der Außenwelt aufzunehmen, in nervöse Erregungen umzuwandeln und diese den zentralen Regionen des Nervensystems zuzuleiten, sie dort zu sortieren und zu koordinieren und sie ohne Erreichung der Bewußtseinsschwelle auf zentrifugale Impulse umzuschalten, welche zweckmäßige, die Funktionen des Individuums erhaltende Reaktionen auslösen. Nur ein kleiner Teil der zuströmenden Erregungen gelangt ins Bewußtsein, d. h. in Hirnregionen, in denen die Afferenzen als Empfindungen und Wahrnehmungen „bewußt“ werden. Die Nervenzellen vermögen aber auch Informationen zu speichern und wieder freizusetzen: Gedächtnis.

Die höheren Leistungen des menschlichen Gehirns im Vergleich zum tierischen und umgekehrt (Riechsystem) sind nicht in einem anderen Bauprinzip der Strukturelemente, sondern in einer größeren Zahl der Nervenzellen und ihrer Verbindungen untereinander (Synapsen) begründet. Die Zahl der Nervenzellen beim Menschen wird auf 10 bis 20 Milliarden geschätzt.

Die meisten Erregungsabläufe erfolgen reflektorisch, ohne zum Bewußtsein zu gelangen; der Organismus befindet sich in einem labilen Gleichgewicht, das auf nervösem Weg ständig gestört und reflektorisch wiederhergestellt wird. Für das Funktionieren der Leistungen des Nervensystems, insbesondere des zentralen, ist die arterielle Blutversorgung, d. h. die ständige Versorgung mit Sauerstoff und Glucose als Energielieferant, notwendig. Schon 5 Minuten nach Aufhören der Atmung und der Herzaktion kommt es im Gehirn durch den Sauerstoffmangel zu irreversiblen Schäden, die bei Reanimation bestehen bleiben. Die Nervenzellen sind, was die notwendige Energie für ihren Stoffwechsel betrifft, bei Ausfall höchst empfindlich.

Das Nervensystem des Menschen besteht aus einem Zentralorgan, dem *zentralen Nervensystem*, das *Gehirn* und *Rückenmark* umfaßt, sowie aus den Ausläufern

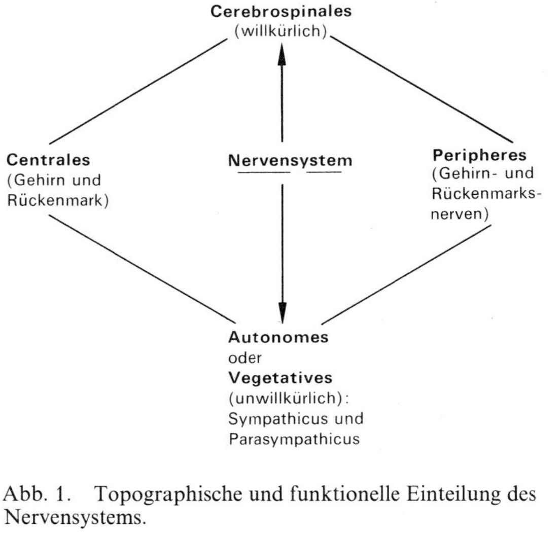

Abb. 1. Topographische und funktionelle Einteilung des Nervensystems.

dieses Zentralorgans, den *peripheren Nerven*. Diese verbinden das Gehirn und das Rückenmark mit den verschiedenen Körperregionen.

Zentrales und peripheres Nervensystem hängen kontinuierlich miteinander zusammen. Eine Grenze kann nur willkürlich nach rein topographischen Gesichtspunkten gezogen werden. Sie ist funktionell irrelevant und nur von didaktischem Wert.

Entsprechend den Wirkungssphären unseres Nervensystems unterscheidet man seit langem ein *zerebrospinales (animales)* und ein autonomes *(vegetatives)* Nervensystem. Das zerebrospinale Nervensystem dient der Auseinandersetzung des Organismus mit dem äußeren Milieu („oikotropes System"). Es nimmt Reize aus der Umwelt auf, verarbeitet diese und initiiert Bewegungsabläufe. Das autonome Nervensystem hingegen steht im Dienst des inneren Milieus unseres Körpers („idiotropes System"); es regelt – weitgehend unter Bewußtseinsschwelle – unsere Organfunktionen. Zerebrospinales und autonomes System sind im zentralen Nervensystem eng miteinander verknüpft. Die von beiden Systemen getragenen Regulationsmechanismen stehen unter dem regelnden Einfluß höherer Hirnzentren. In der nun folgenden Darstellung soll zunächst das zentrale, sodann das periphere Nervensystem im ganzen abgehandelt werden. Im Anschluß daran folgt eine zusammenfassende Besprechung des autonomen Nervensystems.

Allgemeines über die nervöse Substanz

Das gesamte Zentralnervensystem stellt eine zusammenhängende Gewebsmasse dar, die makroskopisch anatomisch seit langem in *Gehirn* und *Rückenmark* unterteilt wird. Das Oberflächenrelief des Gehirns läßt eine noch weitergehende Unterteilung in *Rautenhirn, Mittelhirn, Zwischenhirn, Großhirn* und *Kleinhirn* zu. Jeder dieser Hirnteile ist durch eine charakteristische Oberflächenentfaltung gekennzeichnet. Ein flüssigkeitsgefülltes inneres Hohlraumsystem durchzieht das Rückenmark als *Zentralkanal* und ist im Bereich des Gehirns in mehrere Kammern, *Ventrikel*, gegliedert. Auf Schnitten bietet das zentrale Nervensystem dem freien Auge ein eher eintöniges Bild. Bestimmte Anteile erscheinen weiß, andere grau. Demnach wird zwischen *grauer* und *weißer Substanz* unterschieden. Im Rückenmark liegt die graue Substanz innen, die weiße außen. Im Hirnstamm, das ist der das Rückenmark unmittelbar fortsetzende Hirnteil, erscheinen graue und weiße Substanzelemente in recht komplizierter Weise miteinander vermengt. Kompakte, abgrenzbare Anteile grauer Substanz werden hier als *Kerne* oder *Ganglien* bezeichnet. Im übrigen erscheint die graue Substanz des Hirnstammes vielerorts in kleine, teils nur mikroskopisch ausnehmbare Bezirke aufgeteilt. An der Oberfläche des Großhirns und Kleinhirns wieder bildet graue Substanz eine einheitliche zusammenhängende Schicht, die *Großhirn-* bzw. *Kleinhirnrinde*. Unter dieser befindet sich weiße Substanz. In der weißen Substanz des Kleinhirns liegende abgrenzbare graue Formationen werden als *Kleinhirnkerne* bezeichnet.

Die *graue Substanz* enthält vor allem die *Körper* und *dendritischen Fortsätze* der *Nervenzellen*, ferner *Gliazellen* und ein dichtes *Blutgefäßnetz*. Verschiedene Dichte der Nervenzellkörper und des Kapillarnetzes sowie Art und Menge der in die Nervenzellen eingelagerten *Pigmente* (Farbsubstanzen) führen zu gewissen Variationen der Tönung der grauen Substanz.

In der *weißen Substanz* des Gehirns und Rückenmarks finden sich keine Nervenzellkörper. Die weiße Substanz enthält die Masse der als *Neuriten* bezeichneten langen Nervenzellfortsätze, die zum großen Teil von *Markscheiden* umgeben werden. In ihrer Gesamtheit ergeben die Markscheiden den makroskopischen Farbeindruck weiß. Daneben enthält die weiße Substanz auch Gliazellen und Blutgefäße. Die Kapillarnetze der weißen Substanz sind weniger dicht als jene der grauen.

Die *Nervenzellen* sind die Träger der spezifischen Funktion des Nervensystems. Eine Nervenzelle mit allen ihren Fortsätzen bezeichnet man auch als ein *Neuron*, das die funktionelle Grundeinheit des Nervengewebes darstellt. Jedes Neuron steht mit anderen Neuronen über bestimmte Kontaktstellen in Verbindung, so daß im ganzen ein kompliziertes dreidimensionales Netzwerk von Neuronen resultiert. Diese Kontaktstellen werden als *Synapsen* bezeichnet und stellen die Orte der Signalübermittlung von einem Neuron auf das andere dar. Man spricht auch von *Umschaltung* von Impulsen.

Die Neurone zeigen eine enorme Vielfalt der Form und Größe. Die Unterschiede betreffen den Zellkörper, der den Kern enthält und daher als *Perikaryon*, oft auch als *Soma* bezeichnet wird, in noch höherem Maße aber die vom Perikaryon ausgehenden *Fortsätze*. Nach Anzahl, Verlaufs- und Verzweigungsweise dieser Fortsätze, unterscheidet man folgende Haupttypen von Nervenzellen:

Die Nervenzellen

Die *multipolare* Nervenzelle hat eine Anzahl von Fortsätzen aufzuweisen, die als *Dendriten* bezeichnet werden. Die Dendriten gehen breitbasig vom Perikaryon ab, verjüngen sich in ihrem weiteren Verlauf und verzweigen sich baumförmig. Hinsichtlich ihres elektronenmikroskopisch faßbaren Organellengehaltes unterscheiden sie sich nicht vom Perikaryon. Wie das Perikaryon tragen auch die Dendriten an ihrer Oberfläche zahlreiche Synapsen. Ihre Oberfläche stellt zusammen mit jener des Perikaryon die *Rezeptorzone* des Neurons für ankommende Signale dar.

Neben einer Anzahl von Dendriten entläßt jedes Perikaryon am sog. Ursprungskegel einen *Neuriten*. Das ist ein Zellfortsatz, der, sehr verschieden lang – bei manchen Neuronen bis über 1 m – sich in seiner Ultrastruktur deutlich vom Perikaryon unterscheidet. In seinem Verlauf kann er Seitenästchen, *Kollateralen*, abgeben; der Stamm der Neuriten endet mit einer baumförmigen Verzweigung. Die terminalen Ästchen endigen synaptisch an der Oberfläche der Perikaryen und Dendriten meist mehrerer anderer Neurone oder an einem Erfolgsorgan in der Peripherie.

Alle Neuriten sind von besonderen Hüllen umgeben, die von Gliazellen oder sog. SCHWANNzellen beigestellt werden. Bei dickeren Neuriten sind diese Umhüllungen zu *Markscheiden* differenziert. In diesem Fall spricht man von *markhaltigen Nervenfasern* und stellt sie den dünnen *marklosen* Fasern gegenüber. Die Markscheiden haben eine Isolationsfunktion. Bildet die Oberfläche von Perikaryon und Dendriten die *Rezeptorzone* eines Neurons, so stellt der Neurit mit seinen Verzweigungen den *Leitungsapparat* dar. Die in der Nervenzelle zustande kommende Erregung fließt im Neuriten zellulifugal zu den synaptischen Endformationen. Die Leitungsgeschwindigkeit hängt von der Dicke der Neuriten ab. Dementsprechend teilt man die Nervenfasern in verschiedene Kaliberklassen ein und bezeichnet diese Klassen mit Buchstaben. Die A-Fasern sind die dicksten und leiten am schnellsten. Mit abnehmendem Querdurchmesser spricht man von B-, C- und D-Fasern.

Die A-Klasse wird auch noch weiter in A-alpha-, A-beta-, A-gamma- und A-delta-Fasern unterteilt. Im Fall sensibler peripherer Nervenfasern findet auch ein Einteilungsschema mit römischen Ziffern Verwendung, wobei mit I die dicksten, mit IV die dünnsten sensiblen Fasern bezeichnet werden.

Nervenzellen, deren Neuriten schon nach ganz kurzem Verlauf in ihre Endäste zerfallen, werden oft als Zellen vom Typus GOLGI II bezeichnet, während jene, deren Endverzweigung weitab vom Perikaryon liegt, GOLGI I- oder DEITERS-Zellen genannt werden.

Die meisten Neurone unseres Nervensystems sind multipolare Nervenzellen. Ihre Perikaryen und Dendriten liegen in der grauen Substanz des zentralen Nervensystems. Multipolare Nervenzellen kommen darüber hinaus auch in Ganglien des peripheren autonomen Nervensystems vor.

Als *bipolar* werden solche Nervenzellen bezeichnet, deren Perikaryen 2 Fortsätze – meist in entgegengesetzter Richtung – entsenden. Bipolare Nervenzellen kommen in der Netzhaut und in den Ganglien der Hör- und Gleichgewichtsnerven vor.

Als *pseudounipolare* Nervenzellen werden Abkömmlinge bipolarer Neurone bezeichnet, bei denen die Anfangsteile der beiden Ausläufer zur Verschmelzung gekommen sind, so daß letztlich nur ein Fortsatz aus dem Perikaryon hervorgeht. In einiger Entfernung vom Perikaryon teilt sich dieser Fortsatz T-förmig in einen peripheren und einen zentralen. Pseudounipolare Nervenzellen finden sich in den sensiblen *Spinal-* und *Hirnnervenganglien*. Die peripheren Fortsätze tragen an ihrem distalen Ende Rezeptoren und werden daher auch als dendritische Fortsätze bezeichnet. Die zentralen Fortsätze leiten die aus der Peripherie kommenden Impulse dem Zentralnervensystem zu und werden auch als neuritische Fortsätze bezeichnet. Ganz allgemein werden Fasern, die Sinnesimpulse dem Zentralnervensystem zuführen, als *sensible* Fasern bezeichnet. Entsprechend ihrer Leitungsrichtung spricht man auch von *afferenten* oder *zentripetalen* Fasern. Ihnen sind die *efferenten* oder *zentrifugalen* Fasern gegenüberzustellen, die Impulse vom Zentralnervensystem zu den Erfolgsorganen führen. Letztere sind immer Neuriten multipolarer Nervenzellen (motorische bzw. sekretorische Neurone).

Die *peripheren Nervenfasern* verlaufen gruppenweise in Bündeln. Die einzelnen Fasern sind in ein als *Endoneurium* bezeichnetes Bindegewebe eingebettet. Jedes Faserbündel wird von einer besonders differenzierten Bindegewebsscheide, dem *Perineurium*, umgeben. Mehrere Bündel legen sich zu *Faszikeln* zusammen; eine Anzahl von Faszikeln wird schließlich durch eine äußere bindegewebige Umhüllung, das *Epineurium*, zu dem zusammengefaßt, was man in der makroskopischen Beschreibung als „*Nerv*" bezeichnet.

Im Zentralnervensystem findet sich Bindegewebe nur entlang der in die nervöse Substanz eintretenden Blutgefäße. Die weiße Substanz erscheint auf unbehandelten Schnitten makroskopisch einförmig. Erst durch Abfasern oder auf Grund der Anwendung spezieller Färbetechniken erkennt man eine charakteristische Gliederung. Diese Gliederung innerhalb der weißen Substanz ergibt sich aus dem Umstand, daß sich die einer bestimmten Region grauer Substanz entstammenden Neuriten aneinanderlegen und innerhalb der weißen Substanz über eine kürzere oder längere Wegstrecke als einheitlicher Faserzug – *Tractus* oder *Bahn* – verfolgbar sind. Die anatomische Benennung einer Bahn enthält in der Regel die Bezeichnung ihres Ursprungs- und Einstrahlungsortes; der „Tractus corticospinalis" z. B. ist eine die Großhirnrinde mit dem Rückenmark verbindende Bahn.

Auf Grund ihrer Verlaufsweise unterteilt man die langen Bahnen des Zentralnervensystems in Kommissuren-, Projektions- und Assoziationsbahnen. Als *Kommissurenbahnen* bezeichnet man solche, die bilateral-symmetrisch gelegene Anteile grauer Substanz miteinander verbinden und dementsprechend die Medianebene überqueren. Bahnen, die übereinander gelegene Zentren grauer Substanz miteinander verbinden – z. B. Großhirnrinde mit grauer Rückenmarkssubstanz (Tractus corticospinalis) – nennt man *Projektionsbahnen*, während man als *Assoziationsbahnen* Fasersysteme bezeichnet, die auf der gleichen Seite und etwa auf gleicher Höhe des Zentralnervensystems gelegene Anteile grauer Substanz – etwa verschiedene Hirnrindenabschnitte – miteinander verknüpfen.

Die Gliazellen

Die Gliazellen, deren Gesamtheit auch als Neuroglia bezeichnet wird, füllen, unter Freilassung schmaler

Interzellularspalten, den gesamten, zwischen den Nervenzellen und deren Fortsätzen freibleibenden Raum aus. Sie umgeben die Gefäße des zentralen Nervensystems mit schmalen Fortsätzen, die alle zusammen eine Membran bilden, die *Membrana perivascularis gliae*. An der Oberfläche des Zentralnervensystems ergeben dicht aneinander grenzende füßchenartige Ausläufer von Gliazellen eine zusammenhängende Grenzmembran, die *Membrana limitans gliae superficialis*. Diese grenzt direkt an die *Pia mater*, das innere Blatt der weichen Hirnhaut.

Histologisch wird zwischen *Makro- und Mikrogliazellen* unterschieden. Zu den Gliazellen sind auch die *Ependymzellen* zu rechnen, die die Innenräume des Gehirns und Rückenmarks (Ventrikel und Zentralkanal) epithelartig auskleiden. An bestimmten Stellen ist die gesamte Wand der Ventrikel überaus dünn und auf eine einzige Lage von Ependymzellen reduziert. Man spricht von einer *Lamina chorioidea epithelialis*. Außen liegt dieser Lamina eine Schicht leptomeningealen Bindegewebes auf. Beide Schichten zusammen werden als *Tela chorioidea* bezeichnet. Oft spricht man auch von einer „Lamina tectoria“. Die Anheftungsstellen der Telae chorioideae an der übrigen Hirnsubstanz werden als *Taeniae chorioideae* bezeichnet. An bestimmten Stellen sind die Telae chorioideae sehr gefäßreich und bilden faltige bzw. zottige Vorstülpungen in die Ventrikel, nämlich die *Plexus chorioidei*. Von diesen wird der *Liquor cerebrospinalis* in die Hirnventrikel abgeschieden. Über bestimmte Öffnungen gelangt der Liquor cerebrospinalis in das *Cavum subarachnoidale*, den Raum zwischen *Pia mater* und *Arachnoidea*.

Hirnhäute und Liquor

Die Hirnhäute

Entwicklung und Übersicht

Man unterscheidet bei den Hirnhäuten eine äußere Hülle – Pachymeninx[1]) oder Dura mater[2]) – und eine innere Hülle – die Leptomeninx[3]) –, die aus zwei Blättern besteht: der Arachnoidea[4]) und der Pia mater[5]).

Das undifferenzierte perineurale Mesenchym zwischen Wirbelanlage und Rückenmark, das später von der Dura umgeben wird, ist die Meninx primitiva. Dieses Material stammt teilweise aus der Neuralleiste und bildet die Leptomeninx.

Die äußere Hülle spaltet sich in das Periostblatt des wachsenden Knochens und in eine Duralamelle.

Innerhalb des so entstandenen intraduralen Raumes liegt ein venöser Plexus. Dieser Zustand bleibt auch beim Erwachsenen im Bereich des Rückenmarks erhalten *(Plexus venosus vertebralis internus)*, während im Schädelbereich beide Durablätter miteinander verschmelzen und nur noch an wenigen Stellen zwischen ihnen venöse Räume, die *Sinus durae matris*, erhalten bleiben. Doch läßt sich auch in der Dura mater des Erwachsenen mikroskopisch ein inneres Stratum meningeale von einem äußeren Stratum periostale unterscheiden.

Auch aus der inneren Hülle der Leptomeninx entstehen zwei Blätter, die *Arachnoidea* und die *Pia mater*. Zwischen beiden findet sich ein weitmaschiges, von feinen Trabekeln durchzogenes Hohlraumsystem, das mit Liquor cerebrospinalis erfüllt ist. In der inneren Schicht der Pia mater liegen die Blutgefäße des Gehirns. Der Liquorraum kommuniziert durch eine Öffnung im Dach des IV. Ventrikels, das *Foramen Magendii* (Apertura mediana), und durch die beiden Aperturae laterales, die *Foramina Luschkae*, mit diesem subarachnoidalen Raum. Die Bildung des Liquors ist die Ursache dieser Spaltbildung innerhalb der Leptomeninx.

Im Gegensatz zum subduralen Raum, der innerhalb des Schädels mit Ausnahme der *Sinus durae matris* wieder verschwindet, bleibt der subarachnoidale Raum mit seiner Flüssigkeit um das ganze ZNS herum erhalten. Als Abgrenzung gegen den früheren Subduralraum bleiben eine dünne Bindegewebshaut, die Arachnoidea, Spinnwebenhaut, und als Abgrenzung gegen Gehirn und Rückenmark die Pia mater bestehen. Aus der Pia dringen die ernährenden Blutgefäße in die Masse des zentralen Nervensystems ein, indem sie die Pia mater trichterartig mit einstülpen, so daß die Gefäße, mit Ausnahme der Kapillaren, eine Piahülle bekommen

Auf der Stufe der Arteriolen, die nur noch von Pia umgeben sind, läßt sich kein perivaskulärer Raum nachweisen; hier grenzen die Endfüßchen besonders spezialisierter Astrozyten direkt an die Piazellen an. Im Bereich der Kapillaren schließt diese Astrozytenzellschicht direkt an das Kapillarendothel an: die Kapillaren haben keine Piahülle.

Die Bälkchen und Membranen, die das *Cavum*

---

[1]) Meninx = Haut, schon von Aristoteles für Hirnhaut verwendet.

[2]) Mater: richtige Übersetzung eines alten arabischen Wortes, das bildlich das Umhüllende, Ernährende ausdrücken soll.

[3]) Leptos = zart.

[4]) Arachne = Spinne, aber auch Spinnennetz. Arachnoides = spinnwebeähnlich.

[5]) Pius = fromm; unrichtige Übertragung eines arabischen Wortes, das hier zart bedeutet.

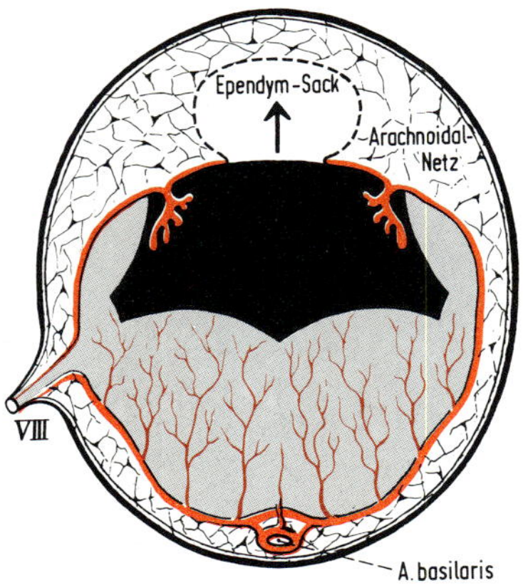

Abb. 2. Schematischer Querschnitt durch die Medulla oblongata mit ihren Hüllen. Rot: die von der Arteria basilaris ausgehenden Gefäße, welche dorsal den Plexus chorioideus des IV. Ventrikels speisen. Schwarz: der Ventrikelraum, dessen dünnes Ependymdach sich vorwölbt und aufgelöst wird, so daß der Liquor ins Maschengerüst des Subarachnoidalraums durchtreten kann. VIII = N. In Anlehnung an WILSON.

subarachnoidale durchsetzen, sind von einzelnen platten Zellen umschichtet, die unter dem Reiz einer Entzündung phagozytieren und speichern können und sich dem Liquor cerebrospinalis beimischen. Die völlig verschiedenen Verhältnisse, unter denen das Gehirn in der Schädelhöhle verpackt, das Rückenmark im Wirbelkanal aber frei aufgehängt ist, bedingen weitgehende Verschiedenheiten im Verhalten ihrer Hüllen. Wir beschreiben zunächst die Hirnhäute.

Die harte Hirnhaut, Dura mater encephali

Die Dura mater encephali ist einerseits Schutzhülle des Gehirns, andererseits als Periost Ernährer des Knochens. Sie bildet Septen, die als Halteeinrichtungen in die größten Spalten des Gehirns eindringen und auf diese Weise grobe Massenverschiebungen von Hirnteilen verhindern. Zu ihnen gehören die *Falx cerebri*, das *Tentorium cerebelli*, die *Falx cerebelli* und das *Diaphragma sellae*. Sie werden als Pars septalis der Pars parietalis durae matris gegenübergestellt.

Die *Falx cerebri*, die Hirnsichel, befestigt sich an der Crista galli, geht mit ihrem Ansatz auf die Crista frontalis und weiter am Schädeldach entlang auf die Ränder des Sulcus longitudinalis über und erreicht die Protuberantia occipitalis interna. Sie bildet eine median gestellte Platte, die sich mit konkavem Rand zwischen die Hemisphären einsenkt. In ihrem hintersten Teil, der am höchsten ist, spaltet sie sich in zwei Blätter, die auseinanderweichend an den Begrenzungen des Sinus transversus und weiter an der Kante der Felsenbeinpyramide und an den Processus alae parvae (clinoideus anterior) Ansatz nehmen. Damit bilden sie ein Dach über der hinteren Schädelgrube, das Kleinhirnzelt, *Tentorium cerebelli*. Seine Öffnung für den Durchlaß des Hirnstammes (im Bereich des Mittelhirns) sieht nach vorn.

An der Unterfläche des Zeltes beginnt median die Befestigung der niedrigen *Falx cerebelli*, die sich an der Crista occipitalis interna gegen das Foramen magnum fortsetzt und mit konkavem Rand in den Raum der hinteren Schädelgrube vorspringt.

Als eine besondere Duraplatte ist noch das Dach über der Sattelgrube, das *Diaphragma sellae*, zu nennen. Es besitzt ein Loch, durch welches der Hypophysenstiel (Pedunculus hypophyseos) hindurchzieht.

In die Durasepten sind Teile des Systems der Sinus venosi eingelagert.

Die Falx cerebri senkt sich in die Fissura interhemisphaerica (Fissura longitudinalis cerebri) gegen das Corpus callosum ein, das sie jedoch mit ihrem

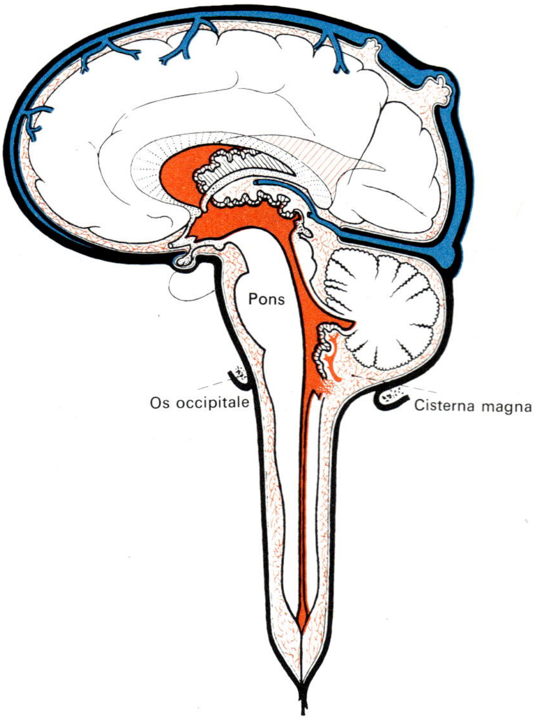

Abb. 3. Schematische Darstellung der Hirn- und Rückenmarkshäute und ihrer Beziehung zum Liquor cerebrospinalis in einem Sagittalschnitt durch das menschliche Gehirn. Rot: Ventrikelraum und Zentralkanal. Das rote Maschengerüst kennzeichnet den Subarachnoidalraum (mit Granula), in den der Liquor durch das Foramen Magendii im Dach des IV. Ventrikels hineingelangt. Rot schraffiert: der nicht eröffnete Teil des rechten Seitenventrikels im Hinterhorn und Unterhorn des Schläfenlappens. Blau: der Sinus sagittalis superior, der Sinus rectus und ein Teil der Vena cerebri magna (Galeni). Schwarz: die Dura mater. Umzeichnung nach RASMUSSEN (The Principal Nervous Pathways. Macmillan Co., New York 1931).

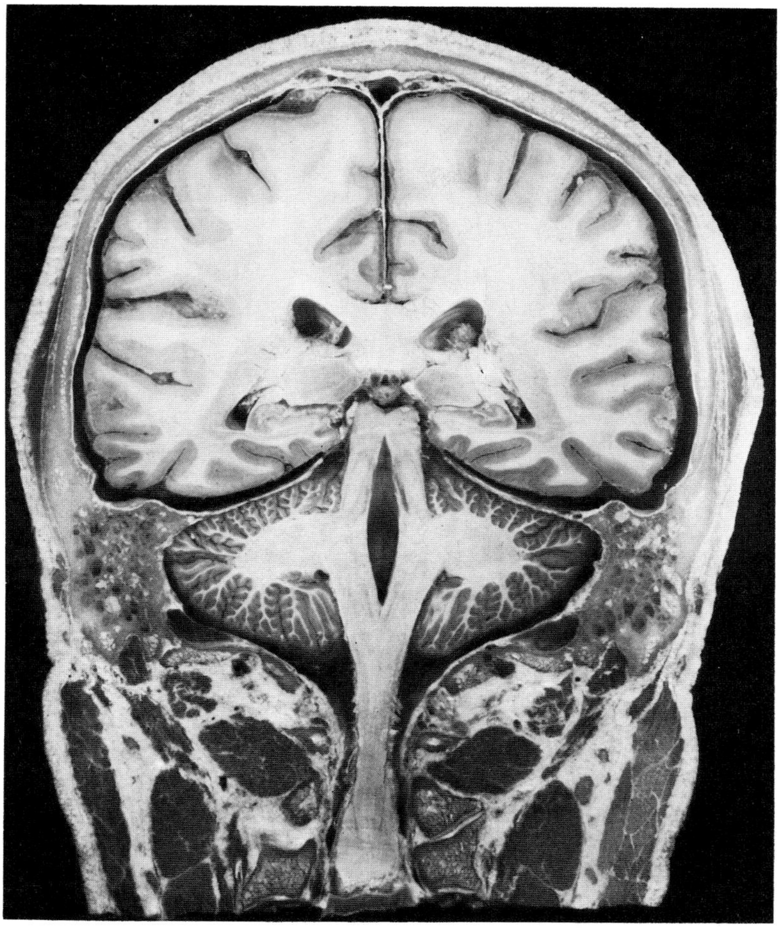

Abb. 4. Frontalschnitt durch den menschlichen Kopf. Topographie der Hirnteile, Kammerung durch die Durasepten Falx cerebri und Tentorium cerebelli (Präp. FERNER).

scharfen Rand nicht erreicht; sonst würde er bei Bewegungen in den Balken einschneiden. Die Sichel erhält die Stellung der beiden Hirnhälften zueinander auch bei wechselnder Lage des Körpers.

Der Stirnlappen nimmt jederseits die vordere Schädelgrube ein und liegt auf dem dünnen Dach der Augenhöhle. In die mittlere Schädelgrube bettet sich der Lobus temporalis. Weiter okzipitalwärts ruht auf dem Kleinhirnzelt der Hinterhauptslappen, dessen Pol die Fossa occipitalis cerebralis der Hinterhauptschuppe aufnimmt.

Im Gebiet der Schädelbasis steht das Zwischenhirn in topographischer Beziehung zum Keilbeinkörper.

Das Mittelhirn benutzt die vom Vorderrand des Tentoriums begrenzte Pforte zum Eintritt in die hintere Schädelgrube. Unter dem Tentorium cerebelli liegt das Kleinhirn. Über der geneigten Fläche des Clivus liegen die Brücke und das verlängerte Mark, das in fast geradem Verlauf in den Wirbelkanal eintritt und in etwas wechselnder Höhe, gelegentlich erst hinter dem Zahnfortsatz des Epistropheus, in das Rückenmark übergeht. Der Boden des vierten Ventrikels steht dabei fast genau frontal. Die seitlichen und hinteren Wölbungen der Kleinhirnhemisphären entsprechen den Fossae cerebellares des Os occipitale. Zwischen beide springt nach vorn die Kleinhirnsichel vor. Der dem Cerebellum entsprechende Teil des Schädels liegt bereits unter den Nackenmuskeln.

Die Funktion der beiden Duraformationen Falx cerebri und Tentorium cerebelli besteht unter anderem darin, grobe Massenverschiebungen von Hirnteilen in den drei großen Kammern zu verhindern. Die Falx verhindert Verschiebungen zwischen den beiden Hemisphärenkammern (supratentorieller Raum) in seitlicher Richtung, und das Tentorium verhindert axiale Verschiebungen von Hirnteilen aus dem supratentoriellen Raum in den infratentoriellen Raum, oder umgekehrt. Letzterer enthält das Rautenhirn (Cerebellum, Pons und Medulla oblongata).

Unsere Kenntnisse über die Innervation der Hirnhäute sind noch recht lückenhaft, obwohl als sicher angenommen werden kann, daß sie Rezeptoren für den Liquordruck und andere Rezeptoren enthalten. Entlang der Hirnarterien gelangen sympathische Ner-

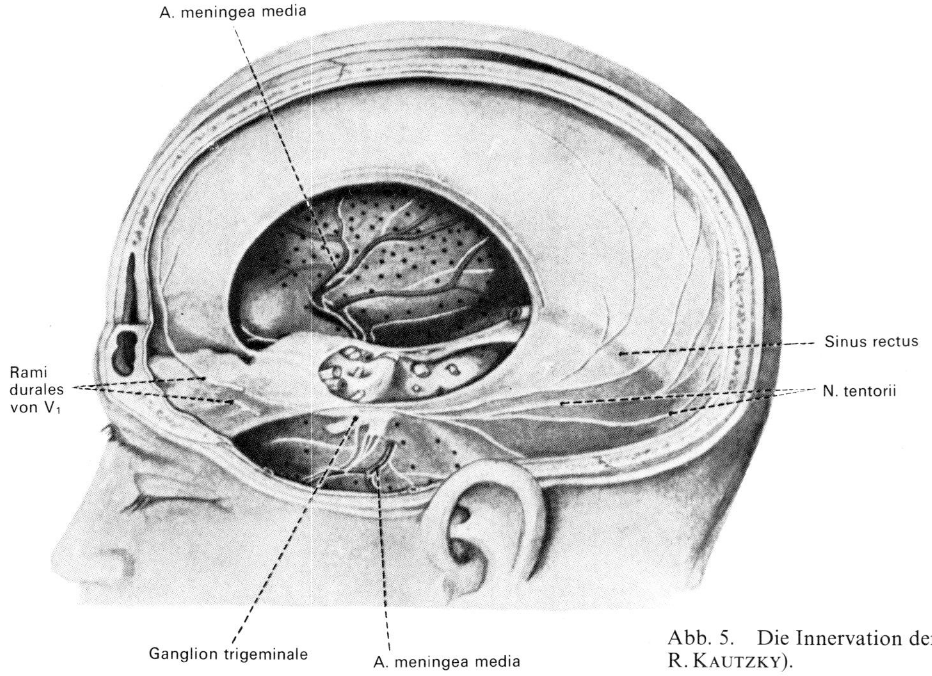

Abb. 5. Die Innervation der Hirnhäute (nach R. KAUTZKY).

ven, welche vom Plexus caroticus internus und vom Plexus arteriae vertebralis ausgehen, zu den Hirnhäuten und insbesondere zur Leptomeninx. Darüber hinaus geben die Hirnnerven und die oberen Zervikalnerven Äste an die Hirnhäute ab, wobei sich die sensiblen Innervationsareale der weichen und der harten Hirnhaut weitgehend decken.

Äste aus dem Nervus ophthalmicus versorgen die Hirnhäute im Bereich des basalen Stirnhirns, die Falx cerebri und die Hirnhäute im Bereich des Okzipitallappens (Nervus tentorii aus V 1). Die Hirnhäute in der mittleren Schädelgrube und an der Konvexität werden von Ästen des 2. und 3. Trigeminusastes versorgt. Im subtentoriellen Raum geben der Nervus glossopharyngeus und vagus Äste an die Meningen ab.

Noch beim Neugeborenen ist die Dura mater als Periost fest mit dem wachsenden Knochen verbunden. Nach der Geburt kommt es zu einer Lockerung ihrer Anheftung. Beim zehnjährigen Kind sind die Verhältnisse schon ähnlich wie beim Erwachsenen. Hier ist die Dura mater vom größten Teil der Kalotte ohne Schwierigkeit stumpf abzulösen, während das bei der Sektion der Schädelhöhle des Neugeborenen nicht gelingt.

An den Nähten erhält sich bis zu ihrem Schwund eine innige Verknüpfung zwischen Dura mater und Schädelwand. Dauernd bleibt sie bestehen an den mittleren Teilen der Schädelbasis, längs der Ansatzlinien der Durasepten am Skelett, an den Umgrenzungen der Öffnungen für Gefäße und Nerven, endlich in der Fossa subarcuata der Felsenbeinpyramide. Im hohen Alter sollen sich die Dura mater wie auch gelegentlich die Schädelknochen durch kompensatorisches Wachstum bei der senilen Atrophie des Gehirns verdicken.

Wir unterschieden bereits früher in der Dura mater eine äußere periostale und innere meningeale Schicht. Der dünnen äußeren Schicht gehören die Blutgefäße der Schädelwand an, die Aa. und Vv. meningeae, deren Bahnen sich in Rinnen der Schädelknochen ausprägen. Sie versorgen im wesentlichen den Knochen. Zwischen beide Schichten der Dura mater sind die Sinus venosi eingelassen, Räume, die aus Venennetzen entstanden sind, wie sie an entsprechender Stelle im Wirbelkanal erhalten bleiben.

Die Dura mater encephali erhält außer vasomotorischen Nerven zahlreiche rezeptorische Äste, die mit feinsten Verzweigungen in der innersten Schicht der Dura enden. Die Dura ist schmerzempfindlich, während das Gehirn empfindungslos ist. Die Hirnhäute stellen also empfindliche Schutzhüllen dar, die Veränderungen an dem umschlossenen Inhalt durch Schmerzen anzeigen können (Kopfschmerz).

Die Falx cerebri enthält zwei schon bei ihrer Betrachtung von der Seite deutlich erkennbare Fasersysteme, die ihr einen sehnigen Glanz verleihen (Abb. 6). Ein frontales System entspringt vor allem von der Crista galli. Seine Fasern gelangen divergierend zu den Rändern des Sulcus longitudinalis superior, indem sie den hier verlaufenden Sinus jederseits begrenzen helfen. Ein hinteres System gehört zugleich

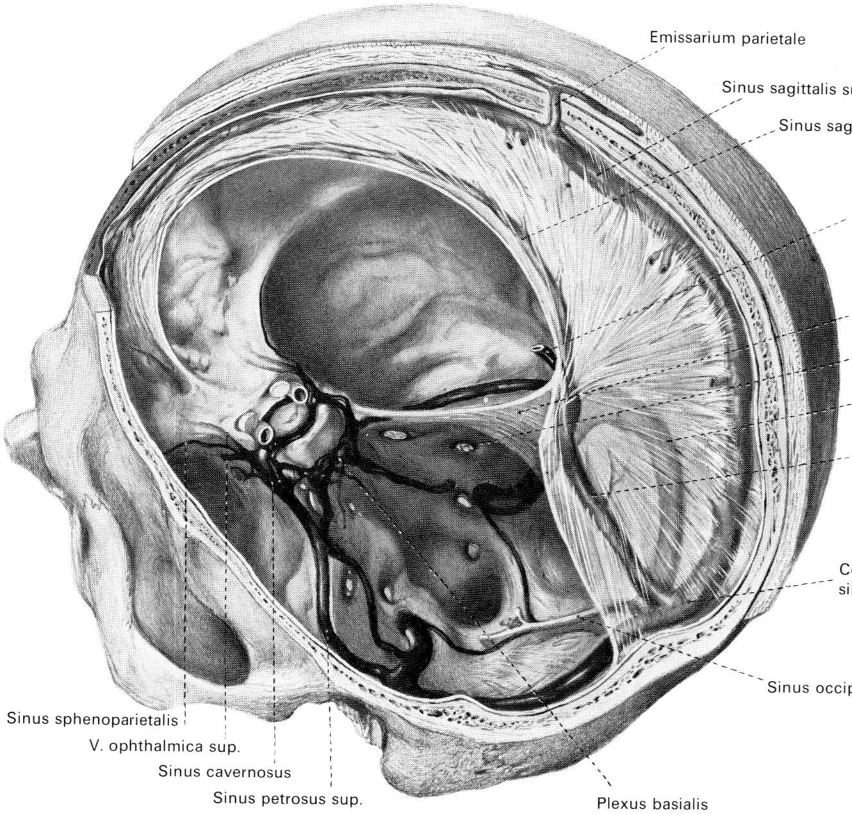

Abb. 6. Schädelhöhle mit Dura mater und Blutleitern.

dem Tentorium cerebelli an. Es nimmt seinen Ursprung von der oberen Kante der Felsenbeinpyramide und weiter hinten vom Rand des Sulcus transversus. Die Fasern bilden die obere Schicht des Tentoriums, erreichen median die Falx cerebri und treten, von beiden Seiten zusammentreffend und dorsalwärts umbiegend, in sie ein. Fächerförmig ausstrahlend, laufen die Bündel jetzt nach vorn und oben, um unter Überkrezung mit den Fasern des vorderen Systems am Schädeldach anzusetzen.

Über dem Genu corporis callosi findet sich am unteren Rand der Falx ein dreieckiges Feld, das außerhalb der beiden Fasersysteme liegt. In diesem Gebiet kommt es im höheren Alter oft zu Durchbrechungen der Falx.

Ein besonderes Fasersystem gehört zu der unteren Fläche des Tentoriums. Seine Bündel ziehen im Längsverlauf annähernd senkrecht zu der Faserrichtung in der oberen Zeltplatte. Sie ziehen in der Falx cerebelli zum Zelt empor. Seine vordere Befestigung nimmt das System am Vorderende der Felsenbeinpyramide und mit einem derben Bündel an den Processus alae parvae (clinoideus ant.), so daß es zwischen Occipitale einerseits, dem Petrosum und dem Keilbein andererseits ausgespannt ist.

Die gemeinsame Betrachtung von Schädel und Dura mater zeigt beide als eine konstruktive Einheit, in der der Aufbau des Kopfskeletts gesichert ist. Die Faserzüge der Dura mater entsprechen in ihrem Verlauf vor allem der Richtung der Spannungen, die bei verschiedenen, den Schädel von außen treffenden mechanischen Einwirkungen in der Dura und ihren Septen zustande kommen und durch die sie innerhalb des Schädels verteilt werden. Die Bedeutung dieser konstruktiven Verbindung zwischen Dura mater und Schädel ist für den weichen jugendlichen Schädel größer als für den des alten Menschen nach Verknöcherung der Nähte.

Besondere Bedeutung haben die rhythmischen Volumenschwankungen des Hirns, die mit den Pulsationen des Herzens und den Inspirationsbewegungen in Zusammenhang stehen. Sie treffen das Dach und die seitlichen Teile der Schädelwand am stärksten. In diesen Gebieten sind die Sonderung der beiden Lagen der Dura parietalis am deutlichsten, und die Überkreuzung der Faserrichtung ist in ihnen am schärfsten ausgeprägt. Man sieht hierin eine funktionelle Struktur, die die von dem umgebenden Liquor übernommenen Stöße der Hirnoberfläche auffängt und in Zugspannungen umsetzt.

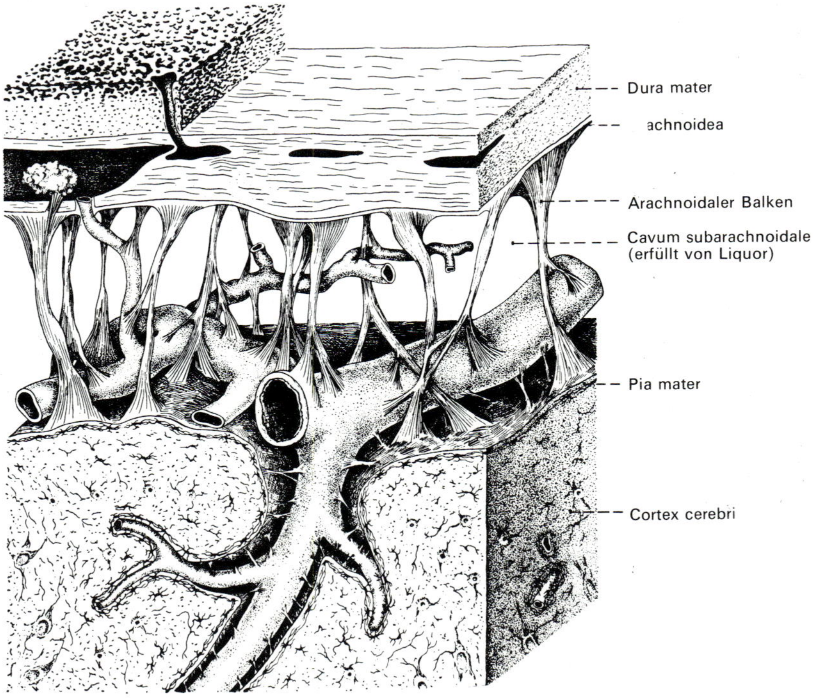

Abb. 7. Zeichnerische Rekonstruktion eines Stückes des Subarachnoidalraums. Unter Berücksichtigung der Befunde von K. NIESSING. („Über den histol. Aufbau der Bluthirnschranke“ Dtsch. Zschr. Nervenhk. 168, 1952). Über der Dura, in welcher ein Teil des Sinus sagittalis mit PACCHIONIschen Granulationen eröffnet ist, ein Stück des Schädeldaches mit Emissarien.

Die weiche Hirnhaut

Pia mater und Arachnoidea encephali

Die innerste Lage der *Leptomeninx* des Gehirns, die *Pia mater,* folgt genau der Oberfläche des Hirns, indem sie alle Furchen und Vertiefungen bis zu ihrem Grund auskleidet. Die Pia mater besteht aus einer Schicht platter Zellen, deren Fortsätze sich im Gegensatz zur Arachnoidea nur wenig überlappen. Zwischen Pia mater und den subpialen Astrozyten stellt sich elektronenoptisch eine feine, aber deutliche Membran dar. An den Stellen, an denen die Hirnwand nur vom Ependym gebildet wird, am Dach des dritten und vierten Ventrikels und an der Wand der Seitenventrikel gehen von dem sie deckenden, gefäßführenden Bindegewebe die *Plexus chorioidei* aus. Sie bestehen aus bindegewebigen Zotten, die langgestreckte Kapillarnetze enthalten und auf ihrer Oberfläche von ependy-

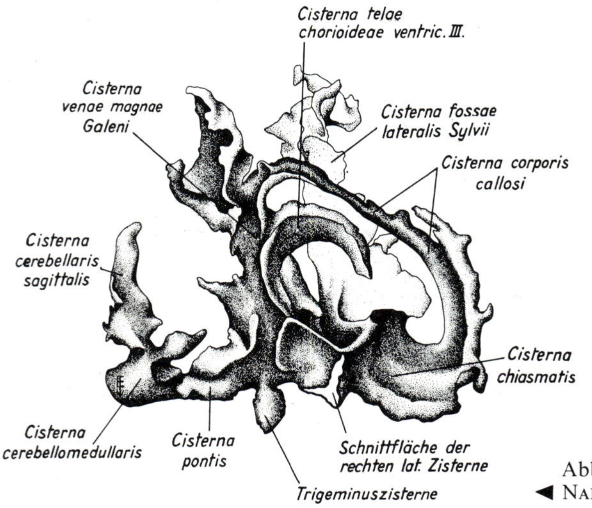

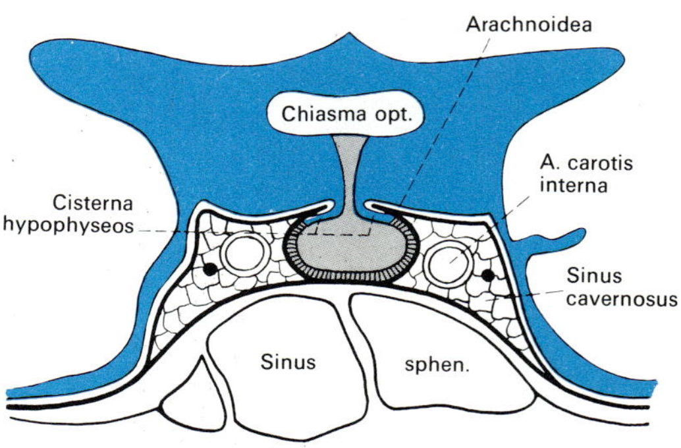

Abb. 9. Die Liquorverhältnisse im Bereich der Hypophyse (Cisterna hypophyseos, FERNER). Liquor bedeckt die Oberseite der Hypophyse.

Abb. 8 Ausguß der extrazerebralen Liquorräume (nach ◀ NAFFZIGER 1924).

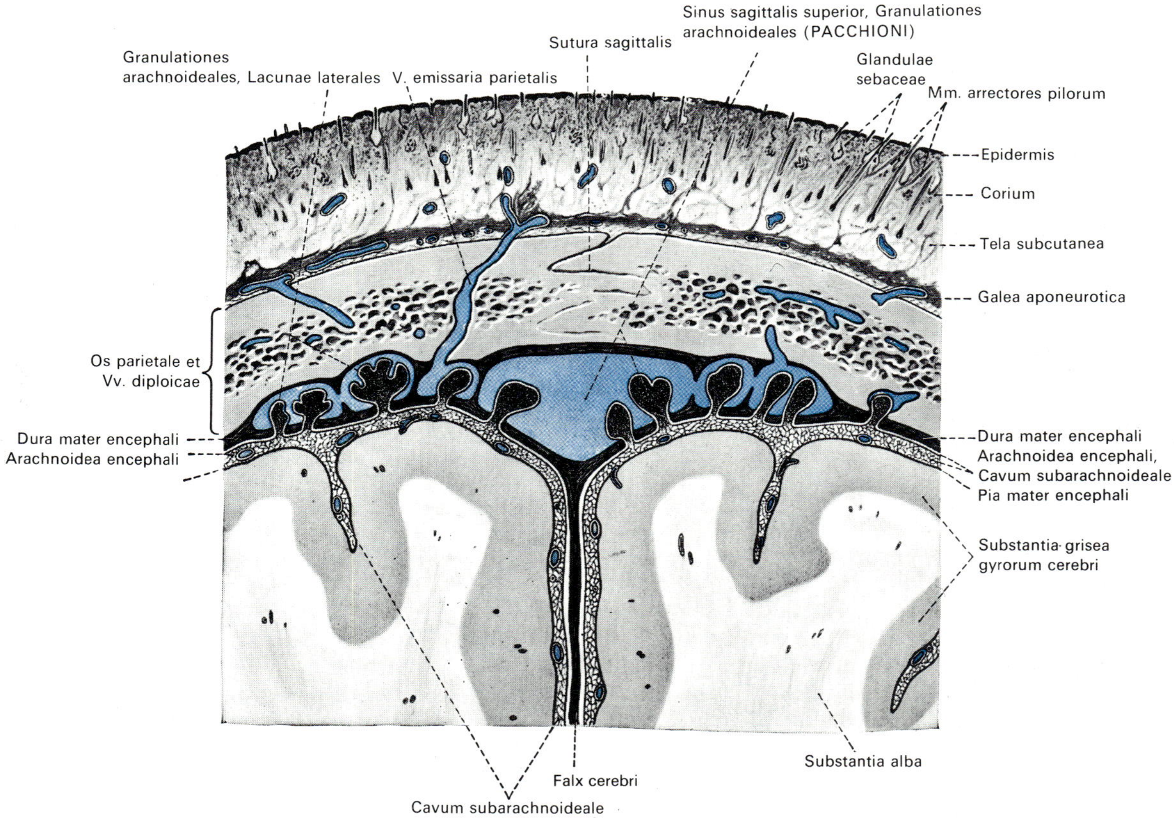

Abb. 10. Schema der Hirnhäute und des Cavum subarachnoideale. Frontalschnitt durch das Schädeldach mit Sinus sagittalis superior und Falx cerebri. Venen und Sinus blau.

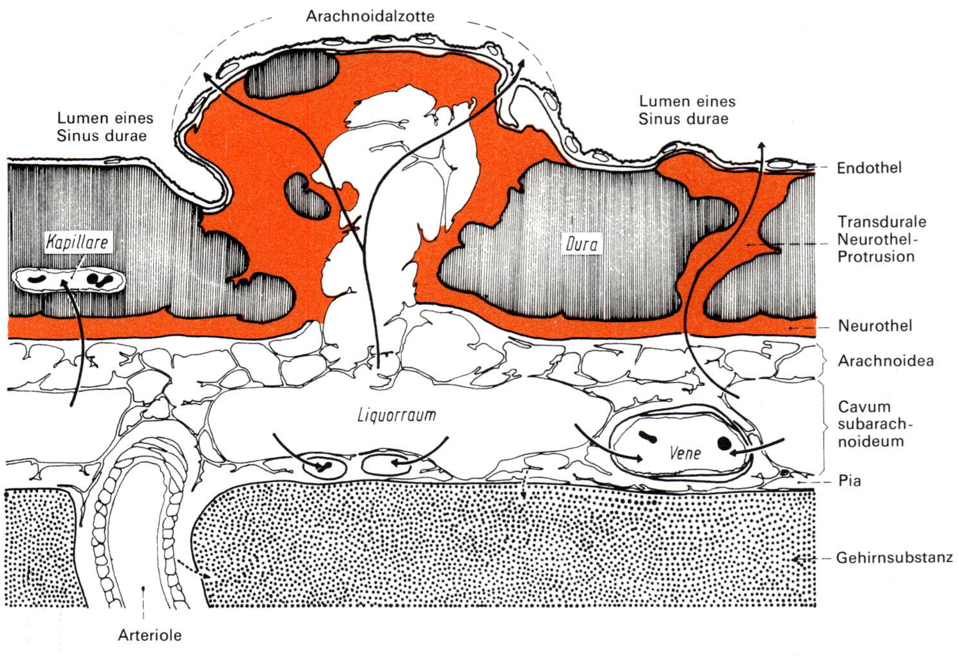

Abb. 11. Hirnhäute und Neurothel (orange) (nach den Befunden von Prof. ANDRES, Bochum). Die Pfeile bedeuten die Abflußwege des Liquor.

malem Epithel (mit Bürstensaum und Kinozilien) überzogen sind.

Transplantationsversuche von HARVEY und BURR zeigten, daß die weichen Hirnhäute sich aus den Zellen der Neuralscheide, also aus Zellen ektodermaler Herkunft, entwickeln, während die Dura mater aus dem Mesoderm entsteht. Für eine unterschiedliche Herkunft der harten und weichen Hirnhäute sprach auch ihr verschiedenes Verhalten nach Verletzungen: isolierte Verletzungen der Dura heilen bindegewebig aus, ohne daß sich Adhäsionen bilden; isolierte Verletzungen der Arachnoidea und Pia führen immer zu Adhäsionen zwischen Dura und Leptomeninx. In neuerer Zeit konnte durch elektronenmikroskopische Befunde nun eindeutig der Unterschied im Feinbau zwischen der harten und weichen Hirnhaut aufgeklärt werden.

Die Pia mater des Gehirns und Rückenmarks ist von zahlreichen Bündeln sensibler Nervenfasern durchzogen, die mit Endapparaten verschiedener Gestalt und Größe ausgestattet sind. Besonders zahlreich und umfangreich sind die Endigungen in der Nachbarschaft der Plexus chorioidei. Im Verband der sensiblen Nerven der Pia finden sich am Gehirn vielfach Nervenzellen von unipolarer und multipolarer Gestalt.

Die für die Pia mater des Gehirns bestimmten Nervenfasern stammen zum größten Teil aus den Wurzeln von Gehirnnerven, und zwar von III., V., VII., IX., X., XII. Zur Pia mater spinalis gelangen Fasern aus den dorsalen Wurzeln der Spinalnerven und aus den in die Foramina intervertebralia eintretenden Rami meningei der Spinalnerven.

Die Innervation der Blutgefäße in der Pia unterscheidet sich grundsätzlich nicht von der der übrigen Gefäße des Körpers. Auch an ihnen finden sich, wenigstens im Gehirngebiet, sensible Endapparate. In der grauen und weißen Substanz selbst fehlen Nerven an den Blutgefäßen.

Die Versorgung der Gefäße der Pia mit rezeptorischen und vasomotorischen Nerven ermöglicht wahrscheinlich eine vom Zentralnervensystem aus geleitete Regulierung des Blutkreislaufs und des Liquordruckes im Inneren des Zentralnervensystems.

In den Spalt zwischen Balken und Zwischenhirn (Fissura transversa cerebri) erstreckt sich die Leptomeninx als eine Zellplatte, die dem epithelialen Dach des III. Ventrikels und seitlich von ihm den Dorsalflächen der beiden Thalami aufliegt, die *Tela chorioidea prosencephali.* Deren Mittelteil bildet die Tela choroidea ventriculi tertii mit dem paarigen sagittal paramedian verlaufenden Plexus chorioideus ventriculi tertii. Die Seitenteile sind als Plexus chorioideus ventriculi lateralis in den Seitenventrikel von medial her hineingestülpt. Der Name „choroides" gründet sich auf einen Vergleich mit der Zottenhaut der Plazenta, dem Chorion.

Auch das zarte, epitheliale Dach des IV. Ventrikels wird von einer dünnen Leptomeninxschicht überzogen. Man bezeichnet sie als *Tela chorioidea ventriculi quarti.* Von ihr gehen am Dach des vierten Ventrikel die Plexus chorioidei ventriculi quarti aus. Wir kennen hier die Apertura mediana und die Aperturae laterales des Ventrikeldaches. Im elektronenmikroskopischen Bild erscheinen die Zellen der Arachnoidea flach, ihre Ausläufer überlappen sich vielfach. Die Arachnoidea ist nicht gleichmäßig dick. Sie bildet Trabekel, die mit der Pia in Zusammenhang stehen. Im submikroskopischen Bereich ist auch außerhalb der Trabekel an einzelnen Stellen die Arachnoidea direkt der Pia aufgelagert.

Von der Pia mater, die sich der Oberfläche des Gehirns unmittelbar anschließt, bleibt die *Arachnoidea* durch das Cavum leptomeningeum oder subarachnoidale gesondert. In diesem flüssigkeitserfüllten Spalt breiten sich auch Entzündungen leicht aus (Hirnhautentzündung). Der an den konvexen Flächen des Hirns schmale Raum vergrößert sich an allen Furchen und Nischen, indem die Arachnoidea sie überbrückt. So können weite, mit Liquor cerebrospinalis gefüllte, von Bündeln des subarachnoidalen Gewebes durchzogene Räume, sog *Zisternen*, entstehen, unter denen die umfangreichste und physiologisch bedeutendste nach ihrer Lage als *Cisterna cerebellomedullaris* (Cisterna magna) bezeichnet wird. Aber auch dort, wo Teile des Zentralnervensystems den ihnen topographisch zugehörigen Raum mit ihrer Masse nicht ausfüllen, wie es bei der Medulla oblongata und dem Rückenmark der Fall ist, werden sie von weiten Subarachnoidalräumen umgeben.

Von größeren Räumen finden wir an der Außenfläche der Hemisphäre die *Cisterna fissurae Sylvii.* Unterhalb des freien Randes der Falx cerebri läuft von hinten nach vorn über den Balken die *Cisterna corporis callosi.* Sie setzt sich, ventralwärts abbiegend, vor der Lamina terminalis zur Hirnbasis fort, wo sie in ein zusammenhängendes, langgestrecktes Zisternensystem kaudalwärts übergeht. Es bedeckt die ventrale Fläche des Zwischen- und Mittelhirns, das man als Cisterna basalis bezeichnet *(Cisterna chiasmatis* und *intercruralis)*, wo sie sich um die Crura cerebri *(Cisterna ambiens)* auf die Lamina quadrigemina fortsetzt und die Vena magna cerebri einschließt. Ventral folgen Räume, die dem Brückengebiet angehören (*Cisternae pontis media* und *laterales*), und schließlich in den weiten, die Medulla oblongata umschließenden Raum übergehen, der mit der *Cisterna cerebellomedullaris* und mit dem ausgedehnten Cavum subarachnoidale spinale zusammenhängt. Im allgemeinen liegen die Arterien in den Zisternen.

Der Liquorraum der Cisterna chiasmatis ist entlang dem Hypophysenstiel durch das Loch im Diaphragma sellae hindurch auf die Oberseite der Hypophyse fortgesetzt (Cisterna hypophyseos; FERNER). Die Cisterna trigemini (FERNER 1952) ist eine vom Porus trigemini ausgehende beutelförmige Ausstülpung des Liquorraumes, welche sich bis zum Ganglion seminulare GASSERI entlang den Wurzelbündeln der Radix trigemini erstreckt.

Eine besondere Einrichtung der Leptomeninx bilden die Granulationes arachnoidales *(Arachnoidalzotten*, PACCHIONI*sche Granulationen)*. Es handelt sich um knopfförmige Erhebungen der Spinnwebenhaut, die von einem meist einschichtigen Plattenepithel bedeckt und in ihrem Innern von einer Fortsetzung des subarachnoidalen Bindegewebes durchzogen sind. Ihr Hauptsitz ist die Nachbarschaft des Sinus sagittalis superior, aber auch anderer Sinus der Dura mater. Sie dringen, den Subduralspalt überschreitend, in die Dura ein und ragen in den Raum der Sinus vor. Hier trennt nur eine dünne Gewebsschicht Liquor cerebrospinalis und Blut. Am Sinus sagittalis superior stehen die Granula oft in großer Zahl dicht nebeneinander.

Auch mit den Lacunae laterales der Sinus treten die Granulationes in Beziehung. Sie dringen sogar seitlich von ihnen in die Lamina int. des Schädeldaches gegen die Venen der Diploe vor und veranlassen damit das Zustandekommen der Foveolae granulares an der Innenfläche des Schädeldaches.

Die Granula entstehen im Kindesalter und nehmen erst während der späteren Lebenszeit in individuell wechselndem Grad zu.

Für das Abströmen des Liquors werden auf Grund morphologischer Kriterien mehrere Wege angegeben:

1. Piale Resorption in die Gefäße der Pia.
2. Durale Resorption in die Kapillaren der Dura.
3. Transdurale Neurothelprotrusion.
4. Große arachnoidale Zotten.

Die Oberflächenzellen der arachnoidalen Grenzmembran neigen bei älteren Menschen zur Zusammenballung und bilden sog. zellige Knötchen mit konzentrisch geschichteten Arachnoidalzellen. In ihrem Zentrum kommt es häufig zu hyaliner Degeneration und Ausbildung konzentrisch geschichteter Kalkkugeln, dem Hirnsand der Epiphyse vergleichbar. Von diesen Gebilden scheinen die als Meningeome bezeichneten Geschwülste der weichen Hirnhaut auszugehen.

Der Feinbau der Hirnhäute

An der Oberfläche von Gehirn und Rückenmark bilden die Astrozyten mit ihren Fortsätzen das *Stratum marginale gliae*, welches als äußerste nervöse Grenzschicht ein dünnes Häutchen, die *Membrana limitans gliae* formiert, die mit einer Basalmembran verglichen werden kann. Außen wird sie unmittelbar von der *Intima piae* bedeckt, aus abgeplatteten Bindegewebszellen bestehend. In der Pia mater sind Blutkapillaren, Arteriolen und Venulae eingebettet. Die arachnoidale Grenzmembran gegen die Dura ist von der Pia durch den liquorerfüllten subarachnoidalen Raum getrennt und durch bindegewebige Trabekel verbunden. Die Leptomeninx ist somit eine einheitliche Bindegewebsformation. In den arachnoidalen Trabekeln sind elastische Fasernetze eingewebt. Die subarachnoidalen Kammern sind geschlossen von platten Bindegewebszellen (Mesothel) ausgekleidet; die arachnoidale Grenzmembran ist gegen die Dura durch eine Basalmembran getrennt.

Zwischen Arachnoidea und Dura liegt als dünne Schicht ein *„subdurales Neurothel"* (ANDRES), das an den aus- oder eintretenden Nerven in die Perineuralscheide übergeht. Ein Spatium subdurale der klassischen Anatomie gibt es nicht; es ist ein Kunstprodukt. Das subdurale Neurothel bildet wahrscheinlich eine Diffusionsbarriere. Die vereinzelt vorkommenden „Liquorzellen" im Liquor entsprechen den Makrophagen des Bindegewebes.

Die Rückenmarkshäute

Die harte Rückenmarkshaut, Dura mater spinalis

An der Grenze der Schädelhöhle gegen den Wirbelkanal ändern sich die Verhältnisse zwischen Raum und Inhalt. Der Querschnitt des Rückenmarks und der seiner *Cauda equina* ist z. B. wesentlich kleiner als der des Wirbelkanals. Dazu kommt die Notwendigkeit einer Anpassung an die weitgehende Beweglichkeit der Wirbelsäule.

Am Foramen magnum erfolgt eine Trennung der Dura mater encephali in ihre beiden Schichten. Damit kommt die Aufgabenteilung der Dura in Periost des Knochens und Schutzhülle des Zentralnervensystems auch in einer anatomischen Trennung zum Ausdruck. Ihr Stratum periostale setzt sich in das dünne Periost des Wirbelkanals fort, ihr Stratum meningeale in die Dura mater spinalis, einen langen Sack, in dem das Rückenmark, umgeben von einem weiten Cavum subarachnoidale, getragen vom Liquor cerebrospinalis, schwebt.

Der Raum zwischen Periost und Durasack, das *Cavum epidurale*, wird von Bindegewebe mit zahlreichen Lymphspalten, Fettgewebe und Venengeflechten eingenommen, die den Sinus venosi innerhalb der Dura cerebri entsprechen. Der Durasack reicht unter terminaler Erweiterung bis zum Anfang des Sakralkanals und schließt hier gewöhnlich vor dem zweiten oder dritten Sakralwirbel zugespitzt ab, indem er das Filum terminale medullae spinalis eng umgibt und als Filum durae matris spinalis bis zur Hinterfläche des zweiten Kaudalwirbels hinunterzieht. Hier tritt das Filum durae mit dem Periost des Os coccygis in feste Verbindung.

Auch seitlich steht der Durasack mit der Wand des Wirbelkanals in Verbindung. Dort, wo die Wurzeln eines Spinalnerven auf ihrem Wege nach außen die Innenfläche der Dura erreichen, nehmen sie von ihr eine Umhüllung, die Durascheide, mit, die sie bis zu dem zugehörigen Foramen intervertebrale begleitet, hier mit einem Teil ihrer Fasern angeheftet ist und im übrigen in das Perineurium des Nerven übergeht. Durch besondere Faserzüge wird der gewebliche Zusammenhang zwischen Dura und den Nervenscheiden verstärkt.

Die Füllung des Cavum subarachnoidale mit Liquor cerebrospinalis preßt die Arachnoidea spinalis gegen die Innenfläche des in seiner Lage fixierten Durasackes und hält ihn gespannt, so daß eine sichere Befestigung des Rückenmarks an seiner Wand möglich ist. Der Duraschlauch macht die typischen Krümmungen des Wirbelkanals in etwas gemindertem Maß mit. In noch geringerem Grad geschieht dies seitens des Rückenmarkes. Dabei liegt der Durasack mit seinem thorakalen Teil der Vorderwand des Wirbelkanals dicht an und hebt sich im Hals- und Lendengebiet, die Biegung überspannend, von ihr ab.

Die Dura und ihre ligamentöse Befestigung an der Wand des Wirbelkanals fangen die Spannungen auf, die bei Bewegungen das Rückenmark treffen müßten. Nach dieser Funktion richtet sich ihre Struktur.

Die Dura spinalis baut sich aus vorwiegend längsgerichteten Faserzügen auf, die auf die Beugungen der Wirbelsäule in frontaler und sagittaler Richtung zu beziehen und als funktionelle Strukturen anzusprechen sind. Sie vermitteln zum Teil auch den Anschluß an die Dura mater encephali, in die starke Bündel am Foramen magnum einstrahlen.

Die Tatsache, daß die dorsale Wand des Durasackes von den Achsen der Wirbelsäulenbewegungen weiter entfernt ist als die ventrale, hat zur Folge, daß sie besonders starken Spannungen ausgesetzt wird und daher hier am stärksten entwickelt ist. Alle Teile der Dura, die in den beweglichsten Abschnitten der Wirbelsäule liegen, zeichnen sich durch stärkere Entwicklung aus.

Zu den uns bereits bekannten Verspannungen des Durasackes durch seine Befestigung am Anfang und am Ende der Wirbelsäule und mittels der Durascheiden der Nervenwurzeln gesellen sich noch in den beweglichsten Gebieten der Wirbelsäule, dem Hals- und Lendenteil, Bandverbindungen zwischen Dura und Vorderwand des Wirbelkanals.

Besonders gut ausgebildet finden wir eine Reihe kurzer Bänder, die besonders im Brust- und Lendengebiet den Duralsack im Wirbelkanal aufhängen. Die einzelnen Bündel lösen sich jederseits zwischen den die Nervenwurzeln umschließenden Durascheiden von der Außenseite des Duralsackes ab, ziehen medial- und ventralwärts und befestigen sich an der Wand des Wirbelkanals.

Die weiche Rückenmarkshaut, Pia mater spinalis

Die *Pia mater* umhüllt das Rückenmark und füllt auch die Fissura mediana anterior aus. Sie zeigt eine ausgesprochene Längsfaserung und ist die Trägerin der feineren Äste der Blutgefäße, die von hier, begleitet von Lymphspalten, in das Innere des Marks eindringen.

Von der Pia geht der als *Ligamentum denticulatum* bezeichnete Bandapparat aus, in dem der anfängliche Zusammenhang innerhalb der Meninx primitiva erhalten und in besonderer Weise ausgebaut ist. Zwischen je zwei Nervenwurzeln erheben sich jederseits bis in den Lumbalteil des Rückenmarks hinunter aus dem zu einem Längszug entfalteten Gewebe der Pia flache Zacken, die zugespitzt unter Mitnahme der Arachnoidea an die Dura gelangen und in sie einstrahlen. Die beiden intraduralen Ligamenta denticulata verhindern seitliche Verlagerungen des Rükkenmarks innerhalb des Duralsacks.

Die Spinnwebenhaut des Rückenmarks, Arachnoidea spinalis

Die *Arachnoidea spinalis* liegt als dünne durchscheinende Haut der Dura unmittelbar an. Das von ihr umschlossene weite Cavum subarachnoidale

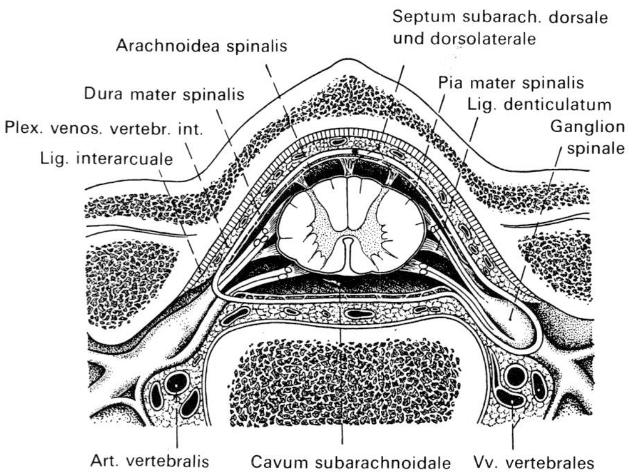

Abb. 12. Die Beziehung des Rückenmarks und seiner Hüllen zur Wirbelsäule. Querschnitt durch den 4. Halswirbel. (Nach KOPSCH, Lehrb. der Anatomie).

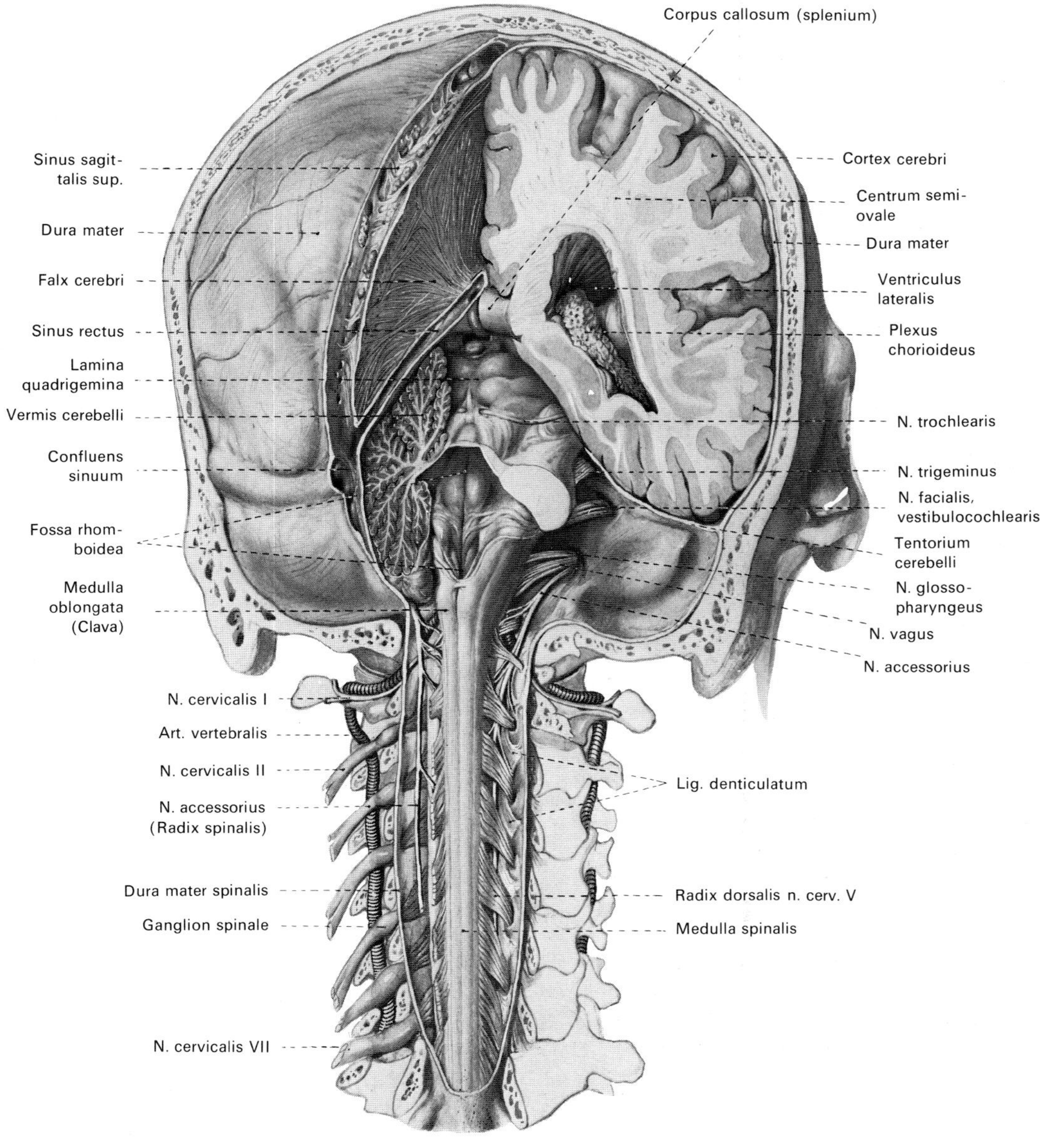

Abb. 13. Gehirn und Rückenmark von der Dorsalseite freigelegt. Dura mater des Gehirns und des Rückenmarks. Die hintere Hälfte der rechten Großhirnhemisphäre ist entfernt. Die Arteria vertebralis ist quer schraffiert. Einblick auf den Boden des IV. Ventrikels (Fossa rhomboidea).

durchziehen dünne Züge von Bindegewebe, die beide Teile der Leptomeninx miteinander verbinden. Eine unvollständige Trennung eines ventralen und dorsalen Teils des Raumes ergeben die beiden Reihen der Zacken der Ligamenta denticulata. Ein vielfach durchbrochenes zartes *Septum subarachnoidale dorsale*, das sich dorsal vom Rückenmark ausspannt, deutet die Sonderung eines rechten und linken Gebietes an. Sie fehlt völlig ventral und im unteren Teil des Wirbelkanals auch dorsal.

Der Subarachnoidalraum reicht kaudalwärts bis zum Ende des Durasackes und umschließt unterhalb des zweiten Lendenwirbels (in der sog. Cisterna terminalis) nur noch die Wurzeln der unteren Spinalnerven, d.h. die Cauda equina mit dem Filum terminale.

Der Liquor cerebrospinalis

Das Hohlraumsystem des Gehirns und des Rückenmarks, welches sich aus den Ventrikeln des Gehirns, dem Zentralkanal des Rückenmarks sowie aus dem Cavum subarachnoidale in der Schädelhöhle und in dem Wirbelkanal zusammensetzt, enthält eine klare, durchsichtige Flüssigkeit, den Liquor cerebrospinalis. Der unterste Teil dieses Hohlraumsystems ist die Cisterna terminalis. Der Zentralkanal ist beim Erwachsenen durch Wucherung des Ependyms ganz oder teilweise verschlossen.

Die Bedeutung des Liquors besteht darin, daß das Gehirn in einer Flüssigkeit schwimmend gehalten wird und damit wie das Kind im Fruchtwasser vor mechanischen Einwirkungen geschützt ist. Dort, wo das Flüssigkeitskissen nur dünn ist, sind bei Schädelverletzungen Rindenzertrümmerungen am ehesten zu erwarten. Ferner kann der Liquor durch Verschiebung Volumenschwankungen des Gehirnes ausgleichen. Die Frage, ob und welche Bedeutung der Liquor für den Stoffaustausch zwischen Blut und Nervensystem hat, ist zur Zeit noch umstritten. Als Ernährungsflüssigkeit kommt er nicht in Betracht, dazu besitzt er zu wenig Sauerstoff, Zucker, Eiweiße und Lipide. Bei entzündlichen Erkrankungen des ZNS findet man im Elektrophoresediagramm des Liquor bestimmte Gammaglobuline, die wahrscheinlich Träger der Antikörper sind. Demnach käme dem Liquor auch eine gewisse Abwehrfunktion zu.

Als Orte der Liquorbildung werden die Plexus chorioidei angesehen. Doch nehmen wahrscheinlich auch die Gefäße der Subarachnoidalräume an seiner Bildung teil.

Die Menge des Liquor cerebrospinalis wird für den gesunden Menschen von 30–40 Jahren auf 140 ml berechnet, von dem etwa ein Viertel auf den Inhalt der Ventrikel kommt. Schon kurz nach dem Tod findet man nur noch Reste des Liquors vor. Um 100 ml abgelassenen Liquor zu ersetzen, sind etwa 55 Stunden nötig. Im Alter werden die Ventrikelräume weiter.

Der Liquor ist eine kompliziert zusammengesetzte Flüssigkeit, die man nicht ohne weiteres als einfaches Dialysat des Blutes auffassen kann. Der Eiweißgehalt des Liquor verhält sich zu dem des Blutes wie 1:200 bis 1:400. Der Liquor enthält also nahezu keine Proteine. Im Ventrikelliquor ist er mit 14,5 mg% am niedrigsten, im Lumbal-Liquor mit 26,5 mg% am höchsten. Der Zuckergehalt beträgt im Ventrikelliquor rund 90 mg%. Lipide sind im Liquor nur in Spuren vorhanden. Außerdem hat der Liquor eine bestimmte Mineralzusammensetzung. Normalerweise kommen in ihm nur vereinzelte Zellen, meist Lymphozyten, vor. Eine Zellzahl bis zu 8/8 Zellen pro ml (nach KAFKA) im Lumballiquor gilt als normal. Die Zahl der Zellen kann sich bei Erkrankungen des ZNS, insbesondere seiner Hüllen, erheblich steigern und wird dann diagnostisch wichtig.

Von seinen Bildungsorten in den großen Plexus der Seitenventrikel fließt der Liquor durch den III. Ventrikel und den Aquaeductus mesencephali zum IV. Ventrikel. Verstopft man bei Tieren den Aquädukt, so tritt eine Erweiterung der davorliegenden Ventrikelräume ein. Nach Abbinden der Plexus wird die Liquorproduktion eingeschränkt. Vom IV. Ventrikel aus geht der Weg durch die Öffnungen seines Daches (Apertura mediana MAGENDII und Aperturae laterales LUSCHKAE) in den Subarachnoidalraum und umfließt von hier aufsteigend das Gehirn und absteigend das Rückenmark.

Als Abflußwege des Liquor stellen sich nach Injektion von Farblösungen oder Kontrastmitteln die Lymphbahnen entlang der Hirnnerven und der spinalen Wurzeln dar. Des weiteren spielen die Granulationes arachnoidales eine Rolle in der Liquorresorption. Nach Injektion hypertoner Glucoselösung und gleichzeitiger Anfärbung des Liquor konnten WEED und andere Autoren eine Färbung der perivaskulären Scheiden, der Kapillaren und Venen demonstrieren, und es ist wahrscheinlich, daß auch unter physiologischen Bedingungen der Liquor direkt über die Kapillaren und Venulae des extracerebralen Liquorraumes in das Blut gelangt.

Bewegungen des Liquors erfolgen durch die systolischen Vergrößerungen des Hirnvolumens, durch die Liquor aus den Zisternen des Schädels in den ausdehnungsfähigen Subarachnoidalraum der Wirbelsäule abfließt, um bei der diastolischen Verkleinerung des Hirnvolumens wieder zurückzufluten. Dazu kommen Druckschwankungen im Schädel und Wirbelkanal, die mit der bei den Respirationsbewegungen wechselnden Füllung der Hirnvenen und der Plexus vertebrales in Zusammenhang stehen und zufluß- oder abflußfördernd auf den Inhalt des Subarachnoidalraumes wirken. Bei Druck auf die Jugularvenen kommt es z. B. zu einer venösen Stauung im Gehirn, wodurch der Liquor verdrängt wird und aus der Punktionsnadel schneller abfließt (QUECKENSTEDTsches Phänomen). Der Liquordruck innerhalb des Schädels ist beim aufrechtstehenden Menschen negativ; im Duralsack unterhalb des unteren Halsmarks wird er positiv, im Liegen beträgt er im Lumbalsack 120–200 mm H_2O.

Die *Blut-Hirn-Schranke* (für Farbstoffe, Toxine, Pharmaca, Viren, Antikörper usw.) liegt zwischen der Grundsubstanz der Perivaskulärräume und dem Hirngewebe. Ihr Wirkungsmechanismus beruht wahrscheinlich darauf, daß die betreffenden Stoffe nicht von Zellen aufgenommen und daher auch nicht auf zellulärem Wege weitertransportiert werden können; denn die Hirnsubstanz enthält keine sicher nachgewiesene Interzellularsubstanz.

Bestimmte Farbstoffe und Giftstoffe können vom Blutweg aus die Nervenzellen nicht erreichen, wohl aber auf dem Weg über den Liquor. Das Zentralnervensystem ist also gegen bestimmte Stoffe im Blut abgedichtet. Man spricht deswegen von einer *Bluthirnschranke*.

Führt man vitale Farbstoffe auf dem Blutweg zu, dann bleibt eine Färbung des Gehirns aus; bringt man sie aber in den Liquor, dann färben sich bestimmte Hirngebiete. Kurze Zeit nach der Geburt ist bei Mäusen die Abdichtung noch nicht so vollständig; ebenso kann bei bestimmten Erkrankungen oder Vergiftungen die Schranke gelockert werden. Die Bluthirnschranke ist in der Wand der Hirnkapillaren zu suchen. Damit wird das Problem der Schranke zu einem Problem der Durchlässigkeit der Kapillarwand. Daneben wird auch eine *Blutliquorschranke* unterschieden. Sie betrifft die Auswahl der Stoffe beim Durchtritt vom Blut in den Liquor und ist in der Wand der Plexuskapillaren und jener der Pia mater zu suchen. Diese Schranke kann man für diagnostische Zwecke prüfen, indem man den Übertritt bestimmter Stoffe aus dem Blut in den Liquor nachweist. Ist die Blutliquorschranke gestört, wie bei Hirnhautentzündung, dann geht ihre schützende Auswahlfunktion verloren. Durch eine gestörte Schranke lassen sich auch Heilmittel durchschleusen, die normalerweise nicht hindurchgehen.

Das topographische Verhalten des Subarachnoidalraums in der unteren Lendengegend ermöglicht seine Eröffnung mittels einer Hohlnadel durch Einstich zwischen zwei Lendenwirbelbogen, die *Lumbalpunktion*, und damit die Entnahme von Liquor cerebrospinalis zu diagnostischen und therapeutischen Zwecken ohne Gefährdung des Rückenmarks. Damit besteht auch die Möglichkeit einer Einführung anästhesierender Pharmaka zwischen die Nervenstränge der Cauda equina und der Herstellung einer Unempfindlichkeit der unteren Körperhälfte, der *Lumbalanästhesie*.

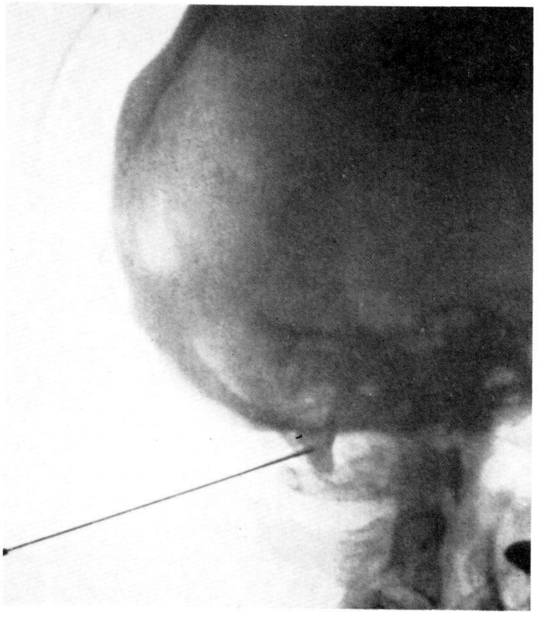

Abb. 14. Suboccipitalstich in Röntgenaufnahme.

Auf dem Weg durch die Nackenmuskulatur zwischen Hinterhauptsbein und hinterem Atlasbogen erreicht die punktierende Nadel beim *Nackenstich (Subokzipitalstich)* unmittelbar die tiefe Cisterna cerebellomedullaris.

Die Ventrikel können am Lebenden durch die *Pneumenzephalographie* (Ventrikulographie) dargestellt werden (Abb. 30). Dabei wird nach Entnahme von Liquor durch Punktion der Cisterna cerebellomedullaris Luft eingeführt und so die Lage und Form der Ventrikel und der Zisternen des Gehirns röntgenologisch sichtbar gemacht. Gestalt- und Lageveränderungen der Ventrikelräume erlauben es u.a., den Sitz und die Ausdehnung von Hirngeschwülsten festzustellen.

Makroskopische Anatomie des End- und Zwischenhirns

Die Einteilung des Nervensystems, topographisch und funktionell

Das Nervensystem besteht topographisch aus dem *zentralen*, das sind Gehirn und Rückenmark, sowie dem *peripheren* System, das sind die Hirn- und Rückenmarksnerven mit allen ihren Aufzweigungen und Verbindungen. Beide topographischen Teile besitzen einen *willkürlichen zerebrospinalen* und einen *unwillkürlichen vegetativen oder autonomen Anteil*. Letzterer ist wiederum vielfach, wenn auch nicht überall, topographisch und funktionell in den *Orthosympathikus*, oder kurz *Sympathikus*, und den *Parasympathikus* zu unterteilen. Der Parasympathikus ist jener Anteil des vegetativen Systems, der nicht über den Grenzstrang geleitet wird. Sowohl das zentrale Nervensystem als auch das periphere enthalten zerebrospinale und autonome Nervenzellen und Nervenfasern.

Schon auf der Oberfläche der Blastula ist das gesamte Nervengewebe als präsumtiver Organbezirk (Neurektoderm) angelegt. Er befindet sich bei der

Amphibienblastula vor dem präsumptiven Chordamesodermmaterial, während noch weiter nach vorn das Ektoderm folgt

Durch das Einströmen des Chordamesodermmaterials an der dorsalen Urmundlippe kommt es zur Unterlagerung des Neurektoderms durch das Chordamesodermmaterial. Diese Unterlagerung bedingt induktiv die Differenzierung des Neurektoderms zur Neuralplatte; ohne diese Unterlagerung ist die Differenzierung des Nervensystems nicht möglich.

Die Begriffe Hirnstamm und Hirnmantel

Aus topographischen und klinischen Gründen pflegt man das Gehirn auch in einen „Hirnstamm" und „Hirnmantel" zu unterteilen. Hirnstamm sind verlängertes Mark, Brücke, Mittelhirn, Zwischenhirn und die Stammganglien des Endhirns. Hirnmantel ist das Endhirn ohne Stammganglien, also die Großhirnrinde und der darunter gelegene Markmantel. Unter „Stammhirn" werden unter Verwischung dieser Gliederung auch die Stammganglien des Endhirns und das Zwischenhirn mit seinen Kernen verstanden.

Das Endhirn

Die Großhirnhemisphären

Jede der beiden Hemisphären besitzt drei Flächen, die seitliche konvexe, der Calvaria angeschmiegte *Facies superolateralis cerebri,* die plan an die Falx cerebri angrenzende *Facies medialis cerebri* und die gegliederte, der Schädelbasis aufliegende *Facies inferior cerebri.* Außerdem sind drei Pole zu erkennen *(Polus frontalis, temporalis* und *occipitalis).* Die beiden Hemisphären sind durch eine *Fissura longitudinalis cerebri,* in welche die *Hirnsichel* einschneidet, voneinander getrennt und in deren Tiefe durch den Balken *(Corpus callosum)* untereinander verbunden. Die *Fissura transversa cerebri,* in welche sich das *Tentorium cerebelli* hineinschiebt, scheidet sie vom Kleinhirn.

Jede Hemisphäre wird in vier große Lappen unterteilt. Die Benennung ergibt sich aus ihrer Lage zum knöchernen Schädel als *Stirnlappen (Lobus frontalis), Scheitellappen (Lobus parietalis), Hinterhauptslappen (Lobus occipitalis)* und *Schläfenlappen (Lobus temporalis).* Die Abgrenzung erfolgt überwiegend durch konstante Furchen, nämlich zwischen Stirn- und Scheitellappen durch den *Sulcus centralis Rolandi* auf der konvexen Hemisphärenfläche, den *Sulcus lateralis Sylvii* zwischen Scheitel- und Schläfenlappen, während als Grenze zwischen Scheitel- und Schläfenlappen einerseits und Hinterhauptslappen andrerseits eine Linie vom Einschnitt des Sulcus parietooccipitalis an der Mantelkante bis zur *Impressio petrosa* am unteren Hemisphärenrand gezogen wird. Der Hinterhauptslappen ist der kleinste.

In der Tiefe des *Sulcus lateralis,* welcher in drei Äste zerfällt *(Ramus anterior, ascendens* und *posterior),* liegt ein eingesunkenes Rindengebiet, die sog. Insel *(Insula Reilii).* Jene Hirnteile, welche beiderseits der SYLVIUSschen Furche die Insel bedecken, sind die „Deckel", *Opercula (Operculum frontale, parietale* und *temporale).* Die Insel wird daher erst durch Auseinanderdrängen der Opercula sichtbar und ist durch einen *Sulcus circularis insulae* abgegrenzt, jedoch nach medial durch eine „Schwelle", *Limen insulae,* offen, über welche die A. cerebri media in die Tiefe der SYLVIUSschen Furche gelangt.

Alle drei Hemisphärenflächen sind durch zahlreiche Furchen *(Sulci)* in Windungen *(Gyri)* gegliedert. Auf den ersten Blick scheint die Anordnung der Furchen und Windungen ohne System zu sein. Bei näherem Hinsehen lassen sich jedoch an jedem Gehirn, wenn auch variiert, immer wiederkehrende Furchen und Windungen erkennen. Die Variabilität im einzelnen ist jedoch so groß, daß man ohne Schwierigkeiten die Identität eines Menschen, genauso wie durch die Daktyloskopie, am Muster der Hirnfurchen und Windungen feststellen könnte.

Die Windungen und Furchen der Hemisphärenoberfläche

Die konvexe Fläche (Facies superolateratis)

Im **Stirnlappen** finden wir den *Sulcus praecentralis* etwa 1 cm vor dem *Sulcus centralis* in einer zackigen, oft auch unterbrochenen Linie nach abwärts gegen die SYLVIUSsche Furche ziehen. Er begrenzt dadurch mit dem Sulcus centralis den *Gyrus praecentralis,* in welchem das psychomotorische Zentrum und damit der Beginn der *Pyramidenbahn* lokalisiert sind. Vor diesem verläuft parallel zur Mantelkante der *Sulcus frontalis superior* und *inferior* nach vorn, wodurch drei Stirnwindungen, der *Gyrus frontalis superior, medius* und *inferior,* abgegrenzt werden. Am Stirnpol verwischt sich die Abgrenzung.

Am Beginn der SYLIVIUSschen Furche, nahe dem Temporalpol, entsendet sie zwei kürzere Abzweigungen, den *Ramus anterior* und *Ramus ascendens* in die Substanz der unteren Stirnwindung hinein, ein dreieckiges Feld, die *Pars triangularis,* begrenzend; hier ist das motorische Sprachzentrum (vorwiegend einseitig links bei Rechtshändern und umgekehrt) lokalisiert. Von hier gehen die psychomotorischen Impulse aus für alle Muskeln im Kopf und Hals, die beim Sprechen betätigt werden.

Im Scheitellappen trennt der *Sulcus postcentralis* den *Gyrus postcentralis* als Sitz der *Körperfühlsphäre* ab. Diese vertikale Windung erreicht ebenfalls die SYLVIUSsche Furche. Der dahintergelegene Teil des Schläfenlappens wird durch den *Sulcus intraparietalis* in einen *Lobulus parietalis superior* und *Lobulus parie-*

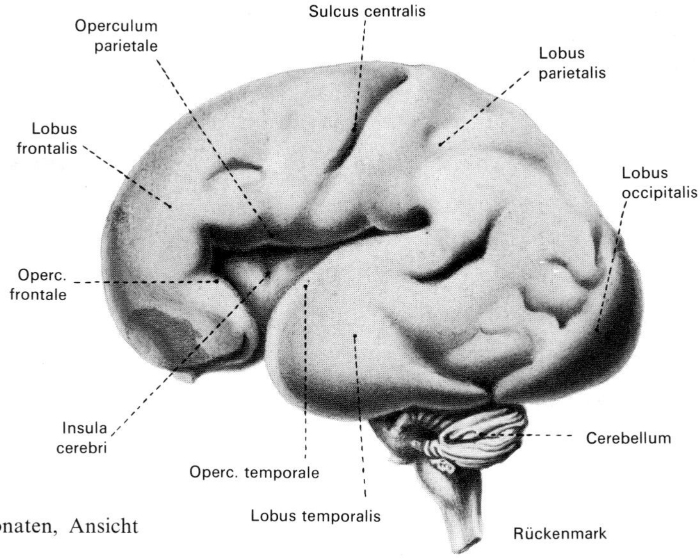

Abb. 15. Gehirn eines Fötus von 6 Monaten, Ansicht von links.

talis inferior unterteilt. Die Windung, welche das Ende der SYLVIUSschen Furche umrundet, heißt *Gyrus supramarginalis*.

Der **Schläfenlappen** wird an der Konvexität durch drei längsverlaufende Windungen, *Gyrus temporalis superior, medius* und *inferior*, gegliedert, die durch einen *Sulcus temporalis superior, medius* und *inferior* geschieden werden. Der Gyrus temporalis inferior bildet die untere Kante des Schläfenlappens. Die untere Schläfenfurche liegt daher bereits an der Basalseite des Schläfenlappens. Bei den *Sulci temporales transversi* (HESCHL*sche Querwindungen*) handelt es sich funktionell um das Rindenzentrum für die Hörwahrnehmungen. Als *Gyrus angularis* bezeichnet man jene bogenförmige Windung, welche das hintere Ende der oberen Temporalfurche umrundet.

Im *Hinterhauptslappen* sind mehrere unregelmäßige *Gyri* und *Sulci occipitales* zu verzeichnen. Ein *Sulcus lunatus* in der Nähe des Okzipitalpols grenzt die Sehrinde ab. Die weiter oben genannte Grenzlinie zum Scheitel- und Schläfenlappen kann an der Mantelkante durch eine *Incisura praeoccipitalis* markiert sein. Ein *Sulcus occipitalis tranversus* teilt den Hinterhauptslappen in einen oberen und unteren Teil. Er ist eine Fortsetzung des Sulcus intraparietalis.

Die mediale Hemisphärenfläche (Facies medialis)

Die medialen Flächen der beiden Hemisphären sind plan und voneinander nur durch die *Falx cerebri* getrennt. Auf einem medianen Sagittalschnitt durch das Großhirn ist die Schnittfläche des *Balkens (Corpus callosum)* leicht zu identifizieren, an welcher vorne ein *Rostrum* und *Genu*, ein Hauptteil, *Truncus*, und ein *Splenium occipitale* beschrieben sind. Zwischen Balken und *Columna fornicis* spannt sich das *Septum pellucidum* aus; der schmale Spaltraum zwischen dem rechten und linken Septum pellucidum ist das *Cavum septi pellucidi*, mit Flüssigkeit erfüllt.

Der Balken wird an seiner Konvexität von einer Windung umrundet, dem *Gyrus cinguli*, der innen vom *Suclus corporis callosi* und außen vom *Sulcus cinculi* begrenzt wird. Am Splenium geht der Gyrus cinguli mit einem Isthmus als *Gyrus parahippocampalis* auf die basale Hemisphärenfläche über. Auf der oberen Mantelkante schneidet der *Sulcus centralis* ein, welcher vom *Lobulus paracentralis* umrundet wird. Hinten ist eine deutliche Furche, *Sulcus parietooccipitalis*, die Grenze zwischen Scheitel- und Hinterhauptslappen. Die Windungen davor sind der *Praecuneus*, die dahinter der *Cuneus*; letzterer reicht bis zum *Sulcus calcarinus*. Die Rindenteile oben und unterhalb des Sulcus calcarinus, die „Kalkarinalippen", enthalten das **Rindensehzentrum**. Das Windungsgebiet vor dem Lobulus paracentralis bis zum Stirnpol gehört dem *Gyrus frontalis superior* an.

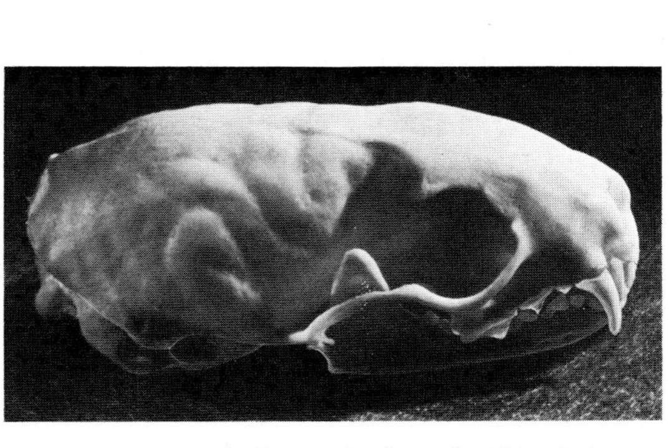

Abb. 16. Schädel eines Wiesels. Die Hirnwindungen formen das Relief der Schädelknochen auch an der Außenseite des Schädels. (Präparat FERNER).

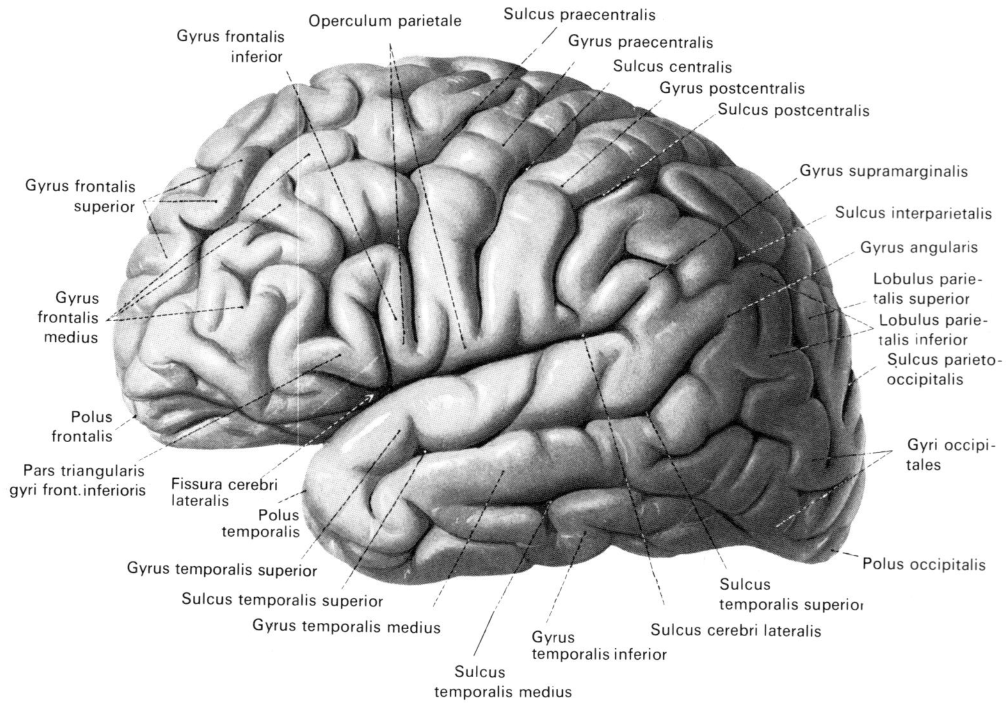

Abb. 17. Linke Hemisphäre des Endhirns. Laterale Fläche (nach SOBOTTA).

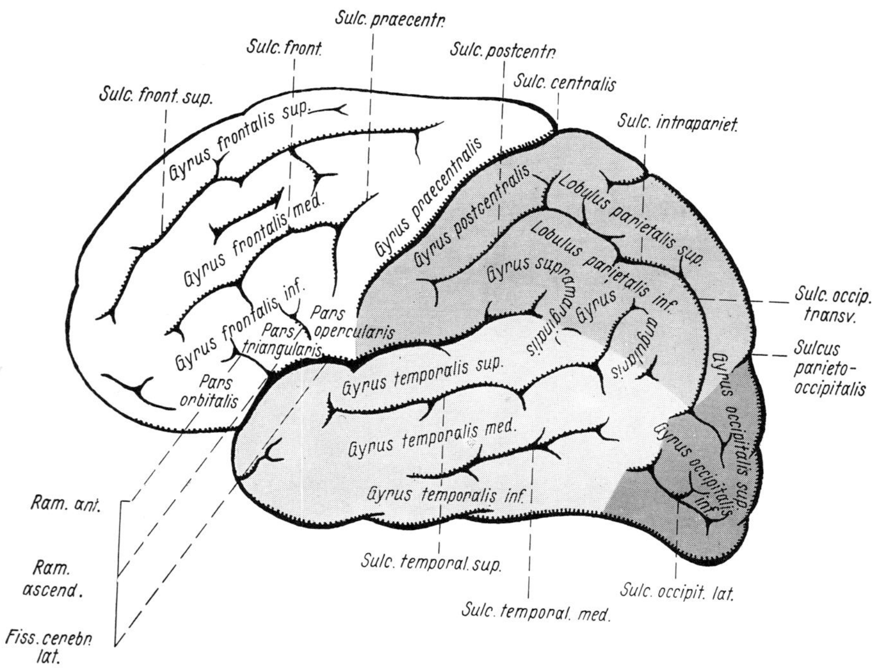

Abb. 18. Facies superolateralis mit Begrenzung der 4 Hauptlappen. Die Lappenregionen sind in unterschiedlichen Grautönen angegeben.

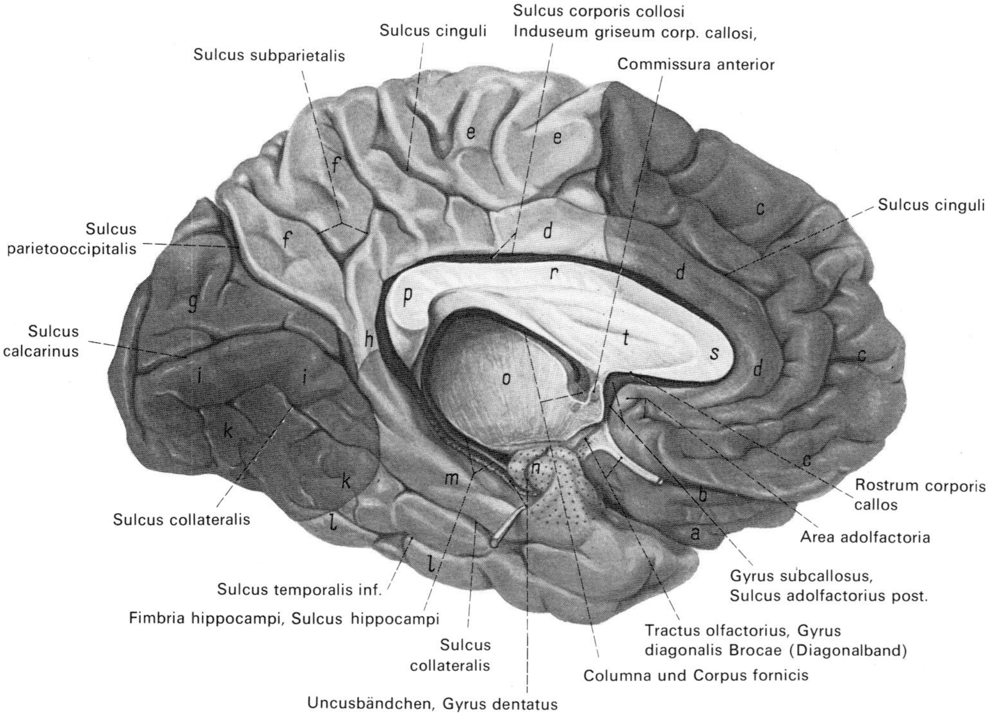

Abb. 19. Linke Hemisphäre des Endhirns, durch Medianschnitt nach Entfernung des hinteren Teils des Zwischenhirns und des Hirnstammes freigelegt. Blick auf die mediale und basale Fläche. Der Gyrus occipitotemporalis medialis findet im Schläfenlappen seine Fortsetzung als *Gyrus parahippocampalis*. Er endet in dem rückwärts gebogenen *Uncus*.

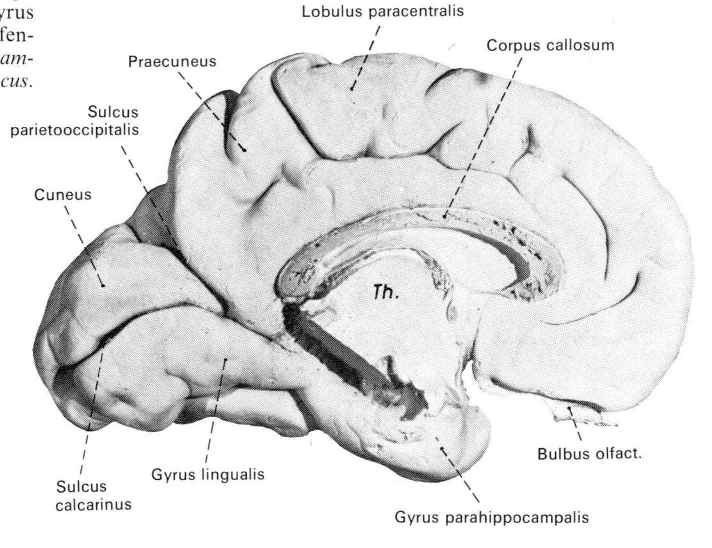

Abb. 20. Mediale Fläche einer fetalen Großhirnhälfte (6 Monate alt).

Die basale Hemisphärenfläche (Facies inferior)

Die basale Hemisphärenfläche ist stärker gegliedert durch das Absetzen des Temporallappens vom Frontallappen. Der Stirnlappen liegt in der *Fossa cranii anterior;* seine Basis ist etwas konkav infolge der Wölbung des Orbitaldaches. Man findet Gyri und Sulci orbitales. Der *Bulbus* und *Tractus olfactorius* liegt in einer paramedianen Furche (Sulcus olfactorius), die den *Gyrus rectus* lateral begrenzt. Der Tractus olfactorius weicht an seiner Wurzel zu den *Striae olfactoriae* auseinander, welche ein *Trigonum olfactorium* und die dahinter gelegene *Substantia perforata anterior* begrenzen.

Die Basis des Temporallappens liegt in der *Fossa cranii media;* der Temporalpol schmiegt sich unter die kleinen Keilbeinflügel. Von medial nach lateral sind

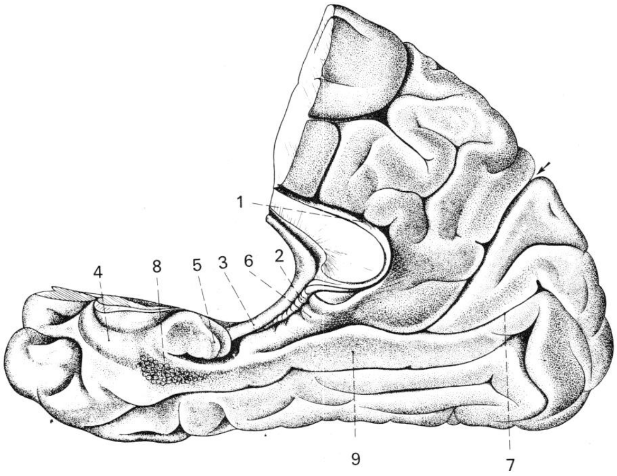

Abb. 21. Medialansicht des Schläfenlappens und Hinterhauptlappens. Umzeichnung nach KLINGLER. 1 = Indusium griseum, 2 = Gyrus dentatus, 3 = Fimbria fornicis, 4 = Gyrus ambiens, 5 = Limbus Giacomini (Uncusbändchen), 6 = Gyri Andreae Retzii (Dentes subiculi), 7 = Fissura calcarina, 8 = Gyrus parahippocampalis, 9 = Gyrus lingualis. Der Pfeil bezeichnet den Sulcus parietooccipitalis.

folgende Windungen und Furchen zu unterscheiden: *Sulcus hippocampi, Gyrus parahippocampalis* mit *Uncus, Sulcus collateralis, Gyrus occipitotemporalis medialis.* Der *Gyrus parahippocampalis* geht nach hinten in den *Gyrus lingualis* über.

Die „Stammganglien" des Endhirns

Die *Stammganglien* des Endhirns sind mehrere makroskopisch sichtbare Kerngebiete in unmittelbarer Nachbarschaft des Zwischenhirns. Es handelt sich um folgende Ganglienzellkörperansammlungen:

Der Schwanzkern

Schwanzkern *(Nucleus caudatus)*, an dem ein Kopf, ein Körper und ein Schwanz unterschieden werden. Der verdickte Kopf sitzt seitlich vorne dem Thalamus auf, der Körper begrenzt seitlich den Mittelteil des Seitenventrikels und der Schwanz bildet das Dach des Unterhorns. Der *Sulcus terminalis* grenzt den Thalamus vom Körper des Schwanzkerns ab, markiert also hier die Grenze zwischen Zwischenhirn und Endhirn. Er enthält die *Vena terminalis*, die das Blut aus dem

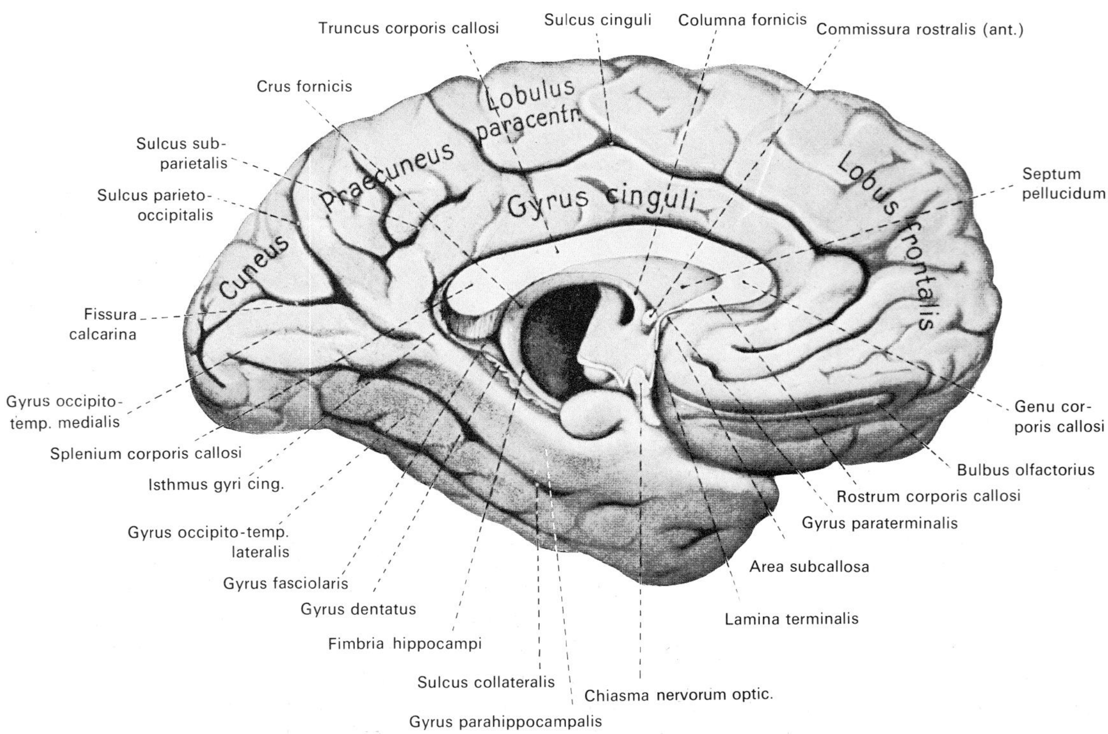

Abb. 22. Die mediale Fläche der linken Großhirnhemisphäre.

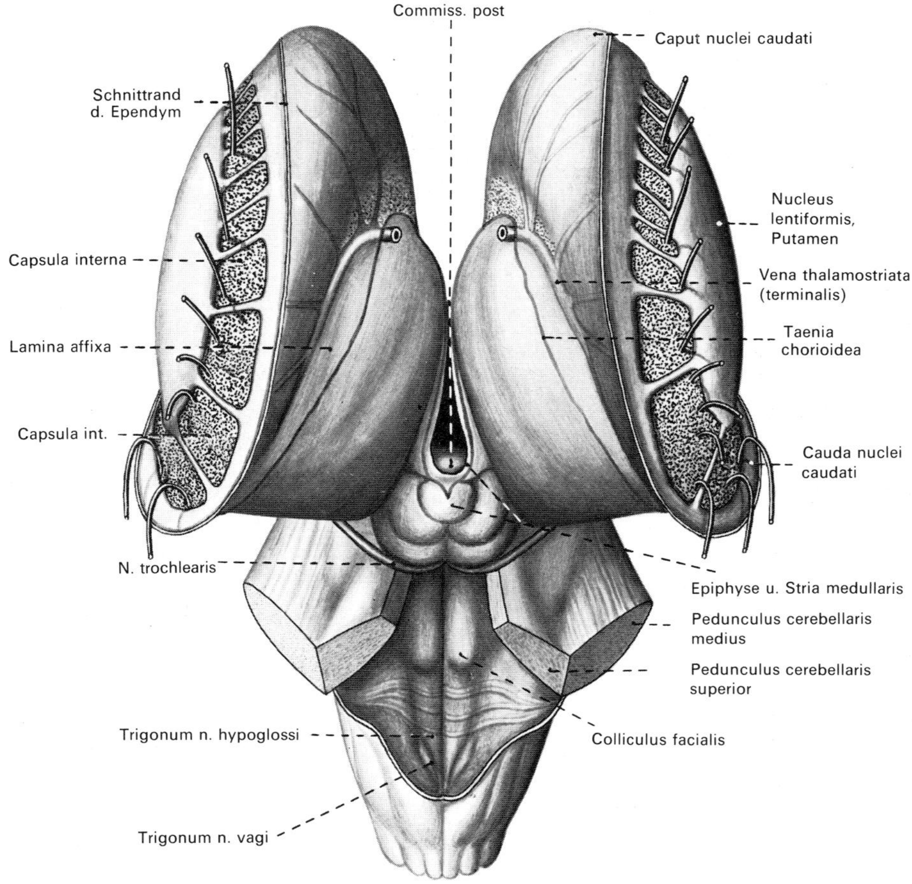

Abb. 23. Aufblick auf den Hirnstamm. Einzelne Strahlen der inneren Kapsel sind dargestellt.

Markmantel des Endhirns der *Vena cerebri interna* zuführt, nicht aber Blut aus den Stammganglien ableitet. Daher ist die Bezeichnung *Vena thalamostriata* für dieses Gefäß irreführend.

Der Linsenkern (N. lentiformis)

Der Linsenkern hat die Gestalt einer bikonvexen Linse und ist von außen gleichsam in die Krümmung des Schwanzkerns seitlich eingefügt. Sein äußerer Teil heißt „*Schale*" oder *Putamen*, sein innerer, mehr kugeliger Teil ist der *Globus pallidus*. Die Abschnitte sind durch Marklamellen – auf Schnitten sichtbar – voneinander geschieden. Der *Globus pallidus* wird entwicklungsgeschichtlich dem Zwischenhirn zugerechnet. Er ist reich an markhaltigen Fasern.

Putamen und Schwanzkern sind durch Stränge grauer Substanz *(Striae)* miteinander verbunden. Daher haben beide Kerne *(Putamen* und *Nucleus caudatus)* den Namen *Streifenhügel, Streifenkörper (Corpus striatum)* erhalten.

In den Lücken zwischen den streifenförmigen Verbindungen der beiden Kerne passieren alle langen Bahnen von der Hirnrinde zu tieferen Zentren und umgekehrt. Diese Fasermassen, zwischen Thalamus und Nucleus caudatus einerseits und Linsenkern andererseits gelegen, stellen die **„innere Kapsel"** *(Capsula interna)* des Linsenkerns dar. An der inneren Kapsel unterscheidet man auf *Horizontalschnitten* einen vorderen Schenkel, ein Knie und einen hinteren Schenkel. Die langen Bahnen sind topographisch in der inneren Kapsel festgelegt. Die *Pars sublentiformis* der inneren Kapsel ist der unter dem Linsenkern verlaufende Teil der Kapselfasern, vom und zum Temporallappen ziehend, die *Pars retrolentiformis* der hinter dem Linsenkern gelegene Teil der Capsula interna mit der Hör- und Sehbahn.

Die Vormauer

Die Vormauer *(Claustrum)* ist ein durch ein Markblatt *(Capsula externa)* vom Linsenkern getrennter dünnwandiger Kern, der in der Tiefe der Inselrinde, durch die Capsula extrema von ihr getrennt, lokalisiert ist.

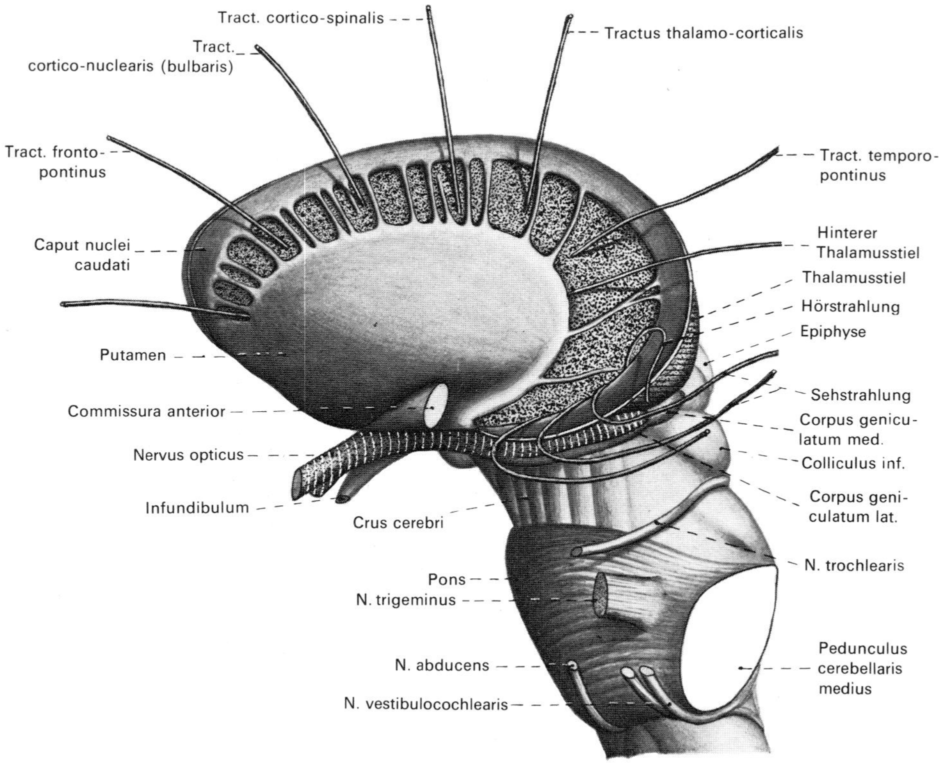

Abb. 24. Ansicht des Hirnstammes mit innerer Kapsel von der linken Seite. Der Fasciculus und Tractus opticus und das Corpus geniculatum laterale sind quer gebändert. Der Verlauf der langen Bahnen durch die innere Kapsel hindurch ist durch Drähte markiert.

Der Mandelkern

Der Mandelkern *(Corpus amygdaloideum)* ist ein vor dem Unterhorn gelegenes kirschgroßes Kerngebiet, welches mit der oberflächlichen Hirnrinde zusammenhängt und zum Riechsystem gehört.

Der weiße Markmantel

Der Raum zwischen Hirnrinde und den Stammganglien wird von dem weißen Markmantel des Endhirns eingenommen. Im Horizontalschnitt imponiert er als „*Centrum semiovale*". Es handelt sich um die Summe der markhaltigen, markarmen und marklosen Fasern, die zur Hirnrinde gelangen oder von ihr ausgehen, das sind alle langen Bahnen (Projektionssysteme) in beiden Richtungen; die Verbindungen der Stammganglien mit der Hirnrinde in beiden Richtungen und alle Assoziationsbahnen und Kommissurenbahnen. Erstere sind Verbindungen verschiedener Rindenteile der gleichen Hemisphäre in beiden Richtungen. Letztere sind Verbindungen homologer Rindenteile über die Mitte hinweg auf die Gegenseite (Corpus callosum, Commissura anterior und posterior u. a.).

Die Seitenventrikel (Ventriculi laterales)

Der rechte und linke Seitenventrikel ist der intrakraniale Liquorraum der rechten und linken Hemisphäre. Es handelt sich um einen U-förmig gebogenen röhren- oder spaltförmigen Raum, der den Thalamus umrundet und in der vertikalen Ebene mit seinem Unterhorn etwas schräg nach außen geneigt gelagert ist. Die Abschnitte des Seitenventrikels sind das *Vorderhorn (Cornu anterius)*, der *Mittelteil (Pars centralis)*, das *Hinterhorn (Cornu posterius)* und das *Unterhorn (Cornu inferius)*. Das Vorderhorn entspricht dem Stirnlappen, der Mittelteil dem Scheitellappen, das Hinterhorn dem Okzipitallappen und das Unterhorn dem Schläfenlappen. Der Seitenventrikel ist von Ependym ausgekleidet und wird allseits von der Substanz des Endhirns umgeben; jedoch ist diese

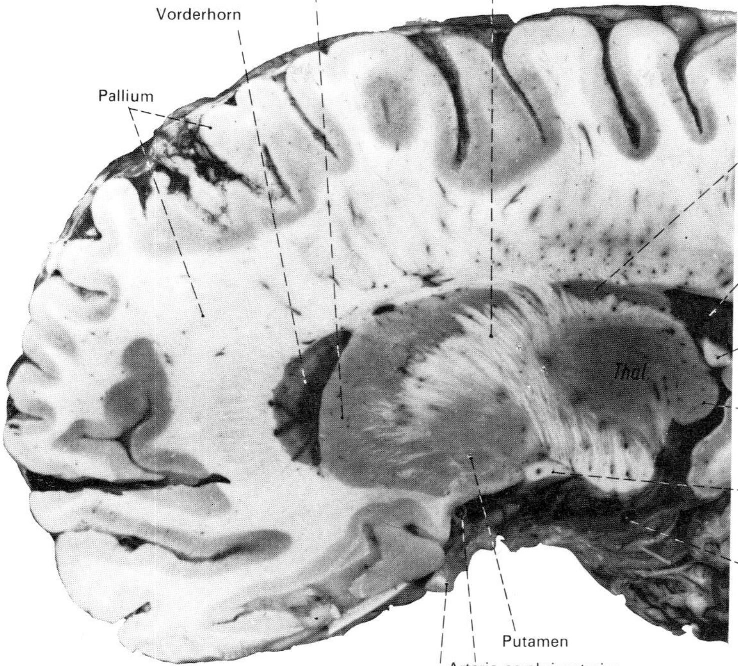

Abb. 25. Paramedianer Sagittalschnitt durch das Großhirn (vordere Hälfte).

Wand an **einer** Stelle papierdünn, die *Lamina affixa thalami.* Diese basale Endhirnwand ist mit dem Thalamus verklebt.

Das Vorderhorn ist jener Teil, der vor dem ovalen *Foramen interventriculare Monroi* liegt, durch welches der Seitenventrikel jederseits mit dem III. Ventrikel kommuniziert. Seine Begrenzung bildet oben der Balken, vorne das Balkenknie, medial das *Septum pellucidum* und lateral der Kopf des Schwanzkerns. Die *Pars centralis* ist der unmittelbar über dem Thalamus gelegene Teil des Seitenventrikels. Das Dach ist wiederum der Truncus des Balkens, die Basis besteht aus der *Lamina affixa*, dem *Crus fornicis* und dem *Plexus chorioideus.* Die Seitenwand ist der Körper und Schwanz des Nucleus caudatus. Am Abgang des Hinterhorns bewirken tief einschneidende Furchen der Hirnoberfläche entsprechende Vorwölbungen, und zwar der *Sulcus calcarinus* den *Calcar avis* und der *Sulcus collateralis* das *Trigonum collaterale.* Schließlich wird durch den tiefen *Sulcus hippocampi* der sich in das Unterhorn erstreckende *Hippocampus* hervorgerufen, an dem ein Pedunculus hippocampi und eine keulenförmige Endanschwellung zu unterscheiden sind. Der Hippocampus führt auch den Namen

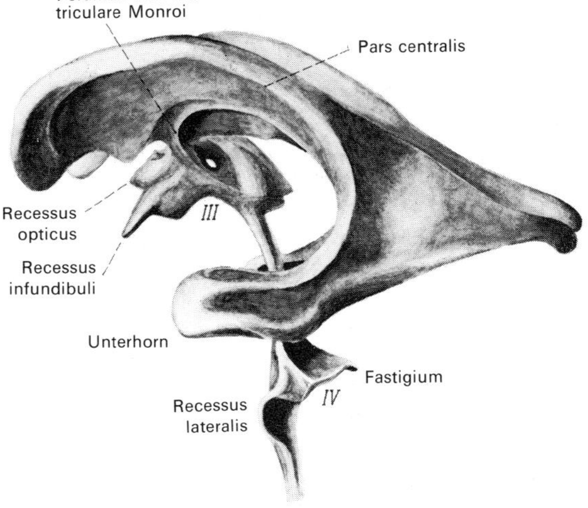

Abb. 26. Ausguß des Ventrikelsystems des Menschen (nach TÖNDURY 1965).

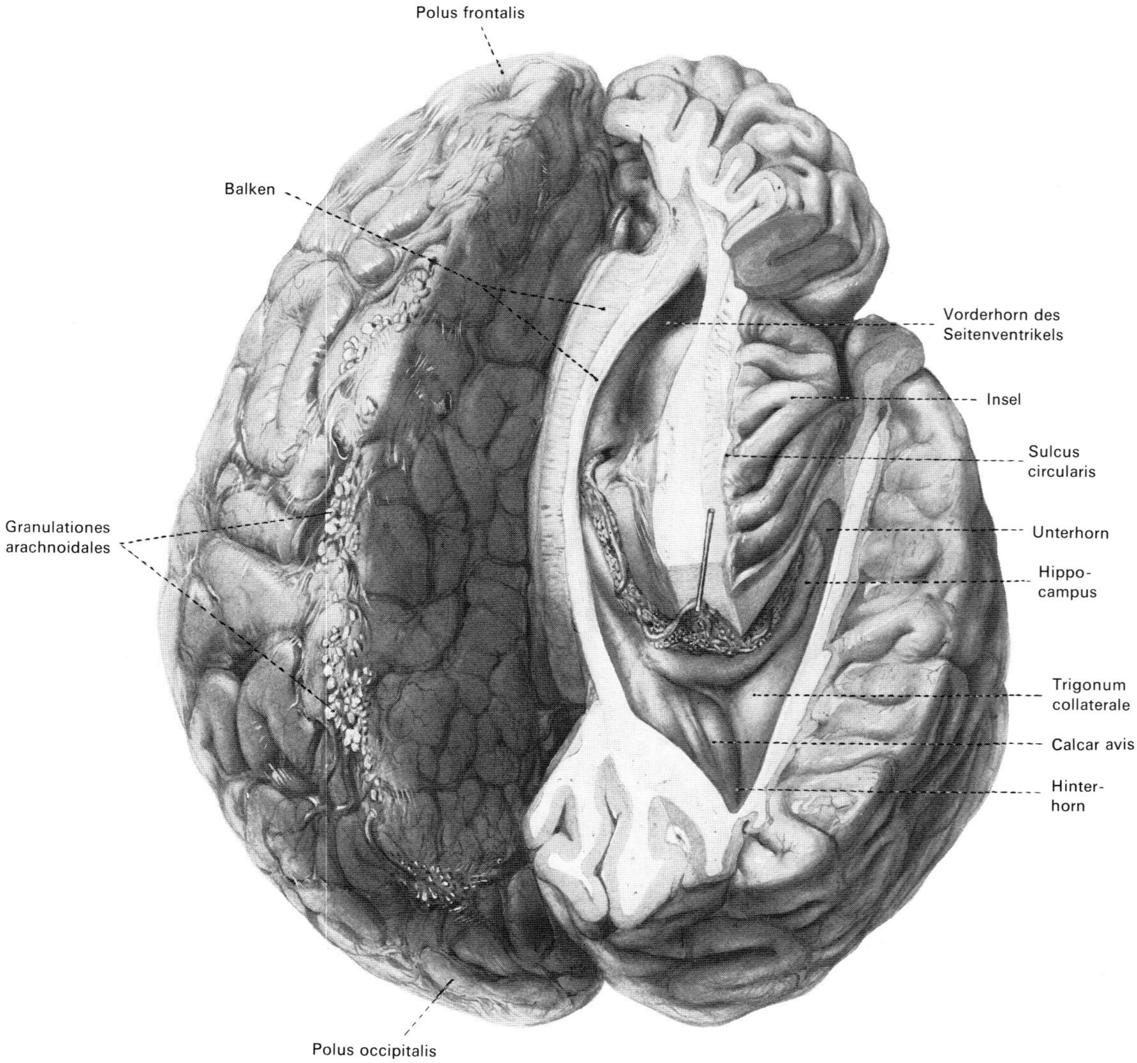

Abb. 27. Endhirn, etwas schräg von oben und von rechts gesehen. An der rechten Hemisphäre ist der Seitenventrikel in ganzer Länge geöffnet. Das Glomus des Plexus chorioideus ist angehoben. Die Insel ist erhalten. An der linken Hemisphäre sieht man den von der Leptomeninx gebildeten dünnen Überzug mit zahlreichen Granulationes arachnoideales.

Ammonshorn (*Cornu Ammonis*; Ammon ist ein altägyptischer Gott). Der Hippocampus ist von einem dünnen Blättchen weißer Substanz, dem *Alveus* überzogen.

Als „*Hippocampusformation*" wird der Hippocampus mit dem *Gyrus dentatus* und der *Fimbria hippocampi* zusammengefaßt.

Der Seitenventrikel enthält den *Plexus chorioideus*, welcher über das Foramen interventriculare MONROI mit dem Plexus des 3. Ventrikels in Verbindung steht. Er ist am Fornix einerseits und am Thalamus andererseits angeheftet. Bei seinem Abriß entsteht als Kunstprodukt eine *Taenia fornicis* bzw. *Taenia chorioidea*. Das Vorderhorn des Seitenventrikels enthält keinen Plexus. Im Unterhorn bildet der Schwanz des Nucleus caudatus das Dach des Hohlraumes. Vor der Spitze des Unterhorns gelegen ist der *Mandelkern (Corpus amygdaloideum)*. In der Tiefe des Sulcus hippocampi, der wie erwähnt an der Medialseite des Unterhorns den Hippocampus mit seinen Digitationes vorwölbt, sind ein feines graubraunes Blättchen, der *Gyrus dentatus* als Fortsetzung des *Gyrus fasciolaris* und weiter in der Tiefe, dem Hippocampus aufgelegt, das Ende des Fornix, die *Fimbria hippocampi*, zu finden.

Die das Unterhorn seitlich begrenzenden Fasern bilden das *Tapetum.*

Die Räume des Seitenventrikels sind bei jungen Menschen eng und werden mit dem Alter im Zug der Atrophie der Hirnsubstanz weiter. Die röntgenologische Darstellung gelingt mit Hilfe der *Ventrikulographie*, das heißt durch Lufteinfüllung in die Ventrikelräume beim gleichzeitigen Abfließen des Liquors. Die Luft wird mit Hilfe des Subokzipitalstiches in die große Zisterne gefüllt und dringt bei entsprechender Lagerung des Kopfes über die intrakranialen Liquorräume und durch das Foramen MONROI in den Seitenventrikel vor. Die Ventrikulographie ermöglicht unter Umständen die Lokalisierung von Geschwülsten, welche den Ventrikel deformieren oder verlagern, sowie die Erkennung von Zysten des Plexus chorioideus. Die *Fissura chorioidea* ist die Spalte zwischen dem Thalamus und dem Fornix, durch die die *Tela chorioidea prosencephali* als Träger des Plexus chorioideus beiderseits in den Seitenventrikel vorgeschoben ist.

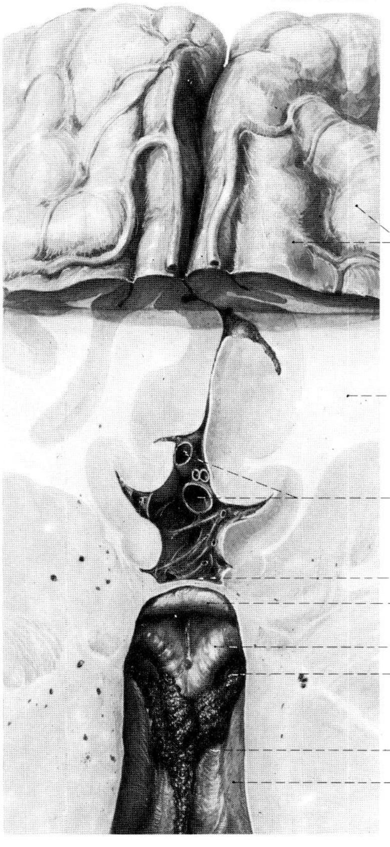

Abb. 29. Horizontalschnitt durch das frontale Endhirn. Blick auf das Dach des III. Ventrikels mit Foramen MONROI (Präparat FERNER).

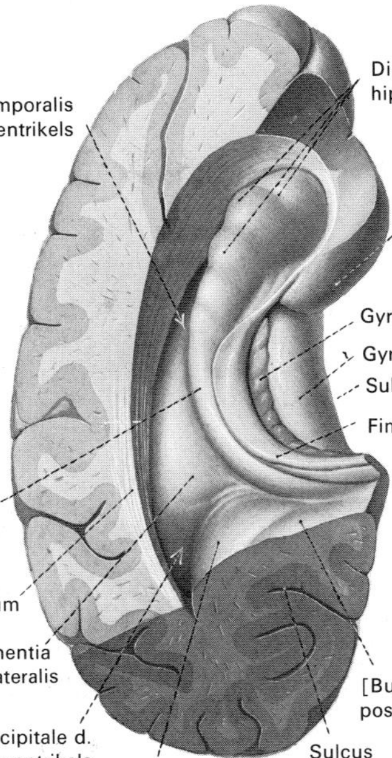

Abb. 28. Unterhorn des Seitenventrikels mit Hippocampusformation (nach SOBOTTA).

Der Balken (Corpus callosum)

Der Balken ist die größte Kommissurenbahn, welche homologe Teile der Rindengebiete des Endhirns in beiden Richtungen miteinander verbindet. Es handelt sich um einen rechten und linken Fächer von Fasern, die in der Mittellinie so gerafft werden, daß sie auf dem medianen Sagittalschnitt die charakteristische Hakenform des Balkens ergeben. Von vorne nach hinten: *Rostrum, Genu, Truncus* und *Splenium.* Letzteres liegt im supratentiorellen Raum über der Epiphyse. Unter dem Splenium ist die *Tela chorioidea prosencephali* nach vorne bis zum *Foramen Monroi* als Träger des *Plexus chorioideus* des III. Ventrikels und der Seitenventrikel vorgeschoben. Auf der Oberseite des Balkens ist ein dünnes gelb-graues Häutchen aufgelegt, das *Indusium griseum*, mit einem medianen und lateralen Längsstreifen. Am Splenium geht das Indusium in den *Gyrus fasciolaris* über, der mit dem *Gyrus dentatus* in der Tiefe des *Sulcus hippocampi* zu finden ist.

Der Fornix

Der Fornix ist eine teilweise isolierte Faserbahn des Endhirns, welche beiderseits die Mamillarkörper mit dem Hippokampus verbindet *(Tractus mamillohippocampales* oder hippocampomamillares). Dieses vorne spulrunde und hinten mehr abgeplattete Bündel um-

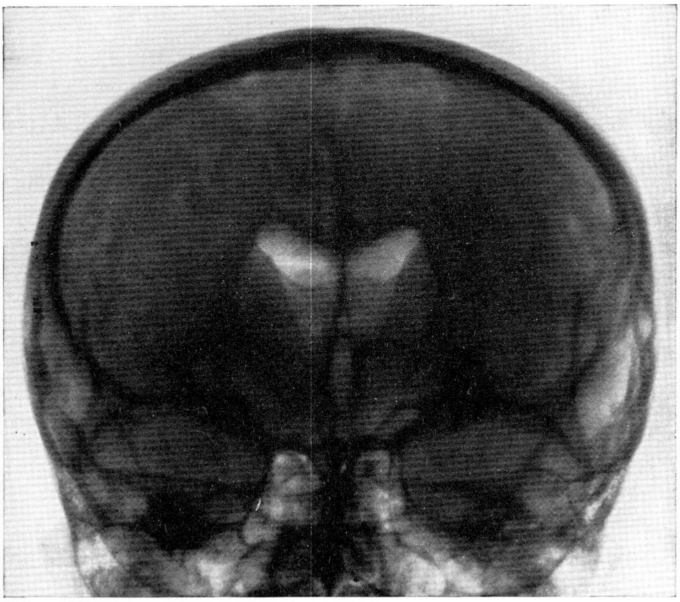

a

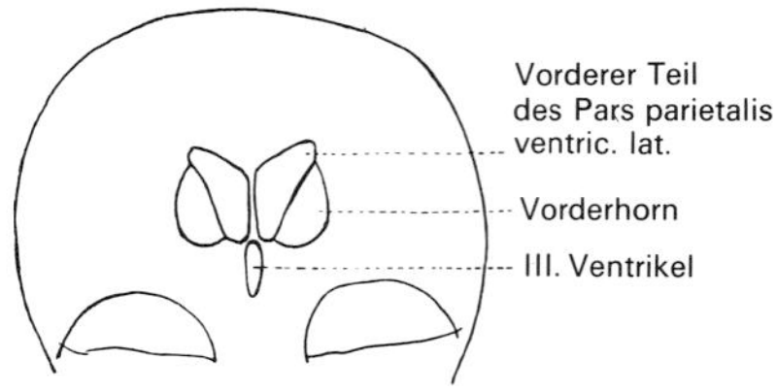

b

Abb. 30. Frontalbild der Seitenventrikel: a) Röntgenbild nach E. LYSHOLM, b) Skizze zu a).

rundet den Thalamus, daher auch sein Name „Gewölbe". Anatomisch werden mehrere Teile beschrieben: *Columna fornicis* ist der Teil zwischen Mamillarkörper und Foramen MONROI. Der untere Abschnitt der *Columna* liegt in der Wand des Hypothalamus eingebettet (Pars tecta), der obere Teil ist nahezu frei im vorderen Teil des dritten Ventrikels sichtbar (Pars libera). Es folgt das *Corpus fornicis* vorne über dem Thalamus und hinten das abgeplattete *Crus fornicis*, welches nach unten in das *Crus hippocampi* übergeht. Im Bereich der Crura, welche auseinanderweichen, sind die Faserbahnen durch eine *Commissura fornicis* (*Commissura hippocampi*) verbunden. Die ältere Bezeichnung ist *Lyra Davidis*, als quere Marklamelle zwischen den Crura fornicis sichtbar. Auch das *Psalterium* (das sind die queren Fasern des Balkens) wird als Lyra Davidis bezeichnet.

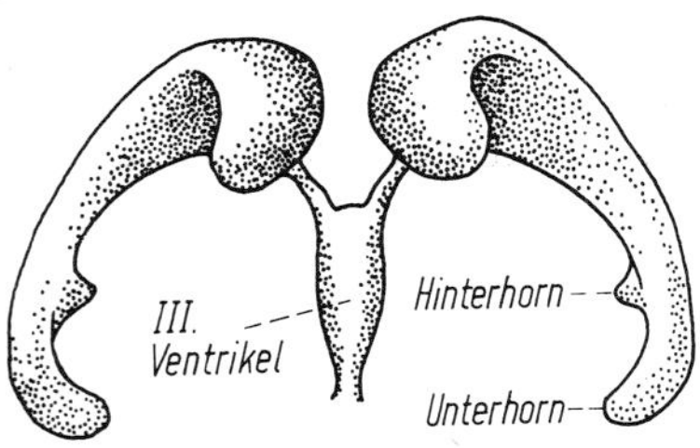

Abb. 31. Seitenventrikel und III. Ventrikel von frontal zum Vergleich mit dem Röntgenbild.

Schnittanatomie des Großhirns

Horizontalschnitt durch das Großhirn im Niveau der Stammganglien

Auf einem Horizontalschnitt durch das Großhirn unter dem Truncus des Balkens hindurchgeführt ist, kann die Form und die Lage der Stammganglien und

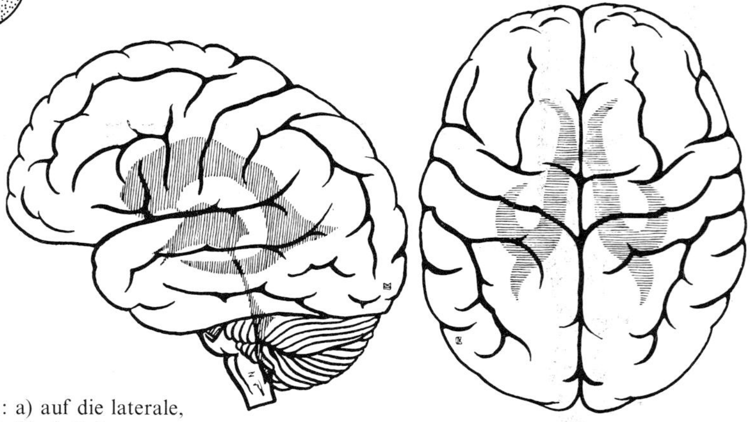

a b

Abb. 32. Lage des Ventrikelsystems: a) auf die laterale, b) auf die obere Hirnfläche projiziert. Nach E. LYSHOLM.

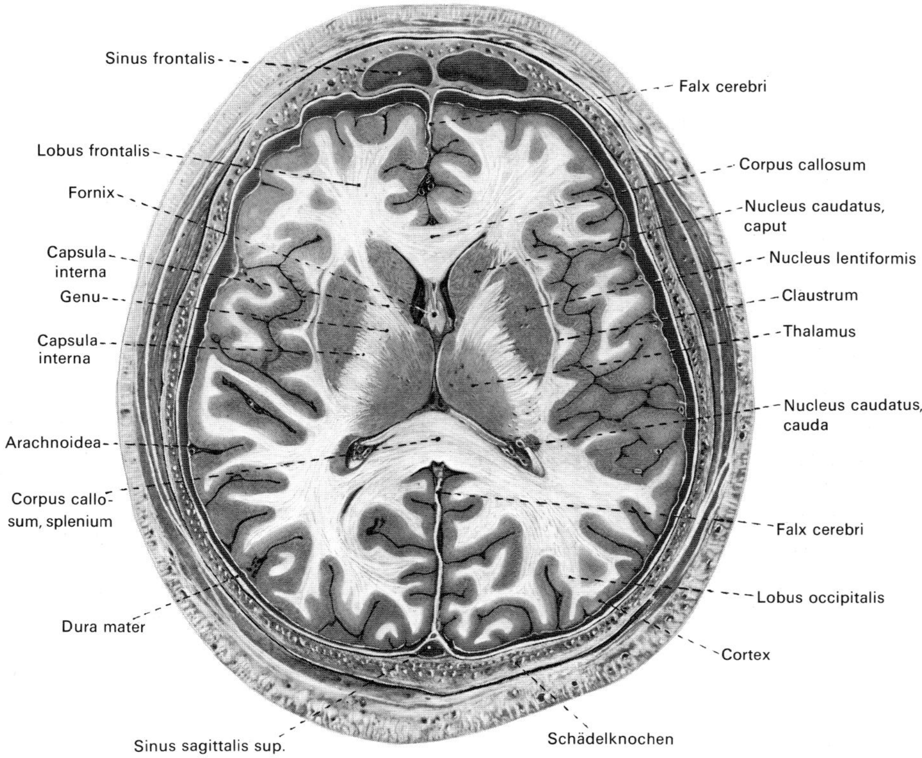

Abb. 33. Horizontaler Längsschnitt durch den Kopf.

ihre Beziehung zur *inneren Kapsel* gut beurteilt werden. In der Übersicht zeigt ein solcher Schnitt die *Großhirnrinde* und den *Markmantel*, also das *Pallium*, welches die zentral gelegenen Stammganglien umgibt. Die Region der Stammganglien wird auf dem Schnittbild vorne durch das Balkenknie *(Genu corporis callosi)* und hinten durch den Wulst *(Splenium corporis callosi)* begrenzt. Die im Schläfenlappen in die Tiefe gelagerten Rindenteile, die Inseln (Insulae), sind den Stammganglien seitlich benachbart. Zentral gelegen erkennt man beiderseits einen eiförmigen Kern, den *Thalamus*, der den Spalt des III. Ventrikels als Seitenwand begrenzt. Vor ihm ist der Kopf des *Schwanzkerns* durchschnitten, an dessen Medialseite als spaltförmiger Liquorraum das Vorderhorn (des Seitenventrikels) zu erkennen ist, welches medial vom Knie des Balkens, dem *Septum pellucidum* und dem Fornix begrenzt wird. Zwischen dem vorderen Pol des Thalamus und dem Fornix ist das *Foramen interventriculare Monroi* beiderseits als Verbindung des unpaaren III. Ventrikels mit dem rechten und linken Seitenventrikel sichtbar. Seitlich von Thalamus und Schwanzkern folgt das Fasergebiet der inneren Kapsel als gewinkelte weiße Markmasse mit einem *Vorderschenkel*, einem *Knie* und einem *Hinterschenkel*, nach lateral durch den *Linsenkern* begrenzt. Von letzterem ist in diesem Niveau nur das *Putamen* getroffen. Zwischen Linsenkern und Inselrinde ist ein blattförmiger schmaler Kern, das *Claustrum*, innen durch die *Capsula externa* vom Putamen, außen durch die *Capsula extrema* von der Inselrinde geschieden.

Capsula interna: Die Lokalisation der langen Bahnen in der inneren Kapsel, die den einzigen Weg von der Hirnrinde zu tieferen Zentren darstellt, ist folgende: Im Vorderschenkel liegen die *frontale Brückenbahn*, im Knie die *motorische Hirnnervenbahn*, im Hinterschenkel die *Pyramidenbahn*, die *sensiblen afferenten Bahnen (Tractus thalamocorticales)* zur Körperfühlsphäre, dahinter die *okzipitotemporale Brückenbahn*, und am hinteren Pol das Thalamus die *Sehbahn*, welche entlang des Hinterhorns zur *Calcarinarinde* zieht *(Tractus geniculocorticalis)* und die *Hörbahn* zu den HESCHLschen Querwindungen der oberen Temporalwindung.

Hinter dem Thalamus ist das durchschnittene *Splenium corporis callosi* (= „Wulst“) sichtbar, beiderseits davon das Unterhorn, dessen Dach die Cauda des Schwanzkerns bildet. Im Unterhorn liegt der *Plexus chorioideus* an der *Fimbria fornicis* medial angeheftet. Die zangenförmige Ausstrahlung des Spleniums nach hinten in den Markmantel ist der *Forceps posterior*, desgleichen vorne der *Forceps anterior*. Dieser Schnitt hat das Hinterhorn eröffnet, an dessen lateraler Wand ein weißer Faserzug, die Sehstrahlung, bis in das Ge-

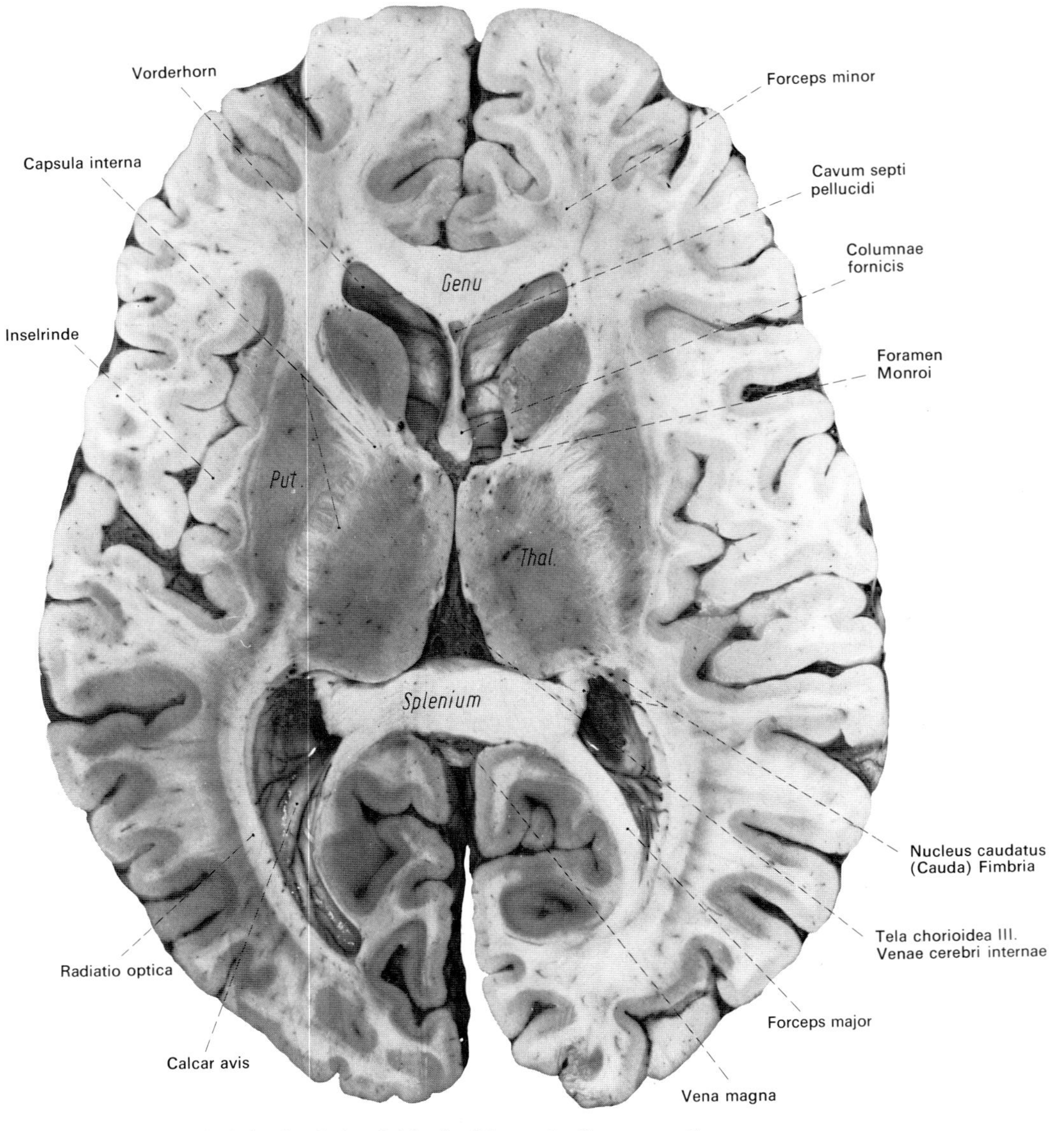

Abb. 34. Horizontalschnitt durch das Gehirn im Niveau der Stammganglien.

biet der Okzipitalrinde zu verfolgen ist. In der Wand des Hinterhorns sind subependymale Venen zu erkennen, die das Blut aus dem Markmantel der *Vena cerebri interna* zuführen (V. occipitalis interna). In dem Teilausschnitt der Abb. 35 sind einige weitere Einzelheiten festzuhalten. Der Schnitt ist etwas tiefer geführt, so daß man beim *Nucleus lentiformis* auch den inneren Anteil, den *Globus pallidus*, der etwas heller erscheint, besonders rechts gut unterscheiden kann.

So sieht man z. B. zwischen den beiden Fornices das Mittelstück der Comissura anterior; die beiden Thalami sind in der Mitte des III. Ventrikels umschrieben verbunden, so daß auf dem Schnittbild ein vorderer und hinterer Abschnitt des Ventrikels erscheint.

Frontalschnitte durch das Großhirn

Auf einem Frontalschnitt durch die Mitte des Großhirns, der in der Abb. 36 gezeigt wird, kann der grobarchitektonische Aufbau wiedergefunden werden: Um die T-förmig zentral angeordneten Ventrikel-

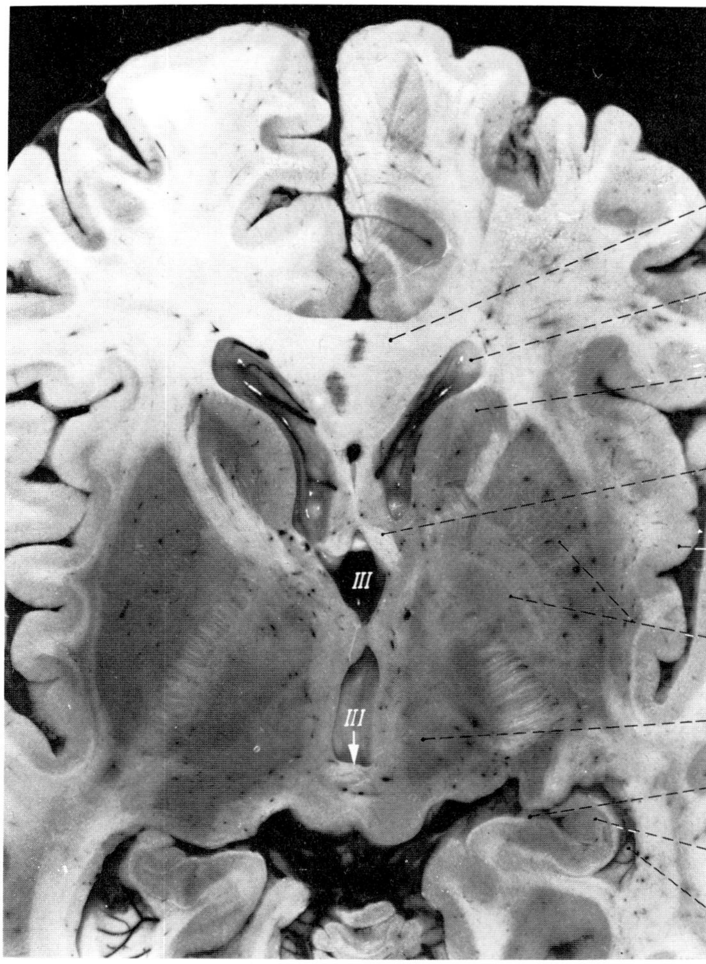

Abb. 35. Horizontalschnitt durch das Endhirn. Pfeil: Eingang des Aquaeductus cerebri.

räume (senkrechter Balken des T ist der III. Ventrikel, querer Balken sind die beiden Seitenventrikel im Bereich der *Pars centralis*) sind die Stammganglien des End- und Zwischenhirns gruppiert. Unter dem Querbalken des T erkennt man den rechten und linken Fornix, je mit einem paramedianen Blättchen *(Septum pellucidum)* an die Unterseite des Balkens geheftet. Zwischen dem Fornix und dem Thalamus ist eine dünne bindegewebige Platte der weichen Hirnhaut eingeschoben, die *Tela chorioidea prosencephali*, von der aus der *Plexus chorioideus ventriculi tertii* im Dach des III. Ventrikels und der *Plexus chorioideus ventriculi lateralis* seitlich beiderseits in den Seitenventrikel vorgestülpt ist. Zu beiden Seiten des III. Ventrikels liegt das durch verschiedenen Gehalt an markhaltigen Fasern gegliederte Kerngebiet des *Thalamus*, dessen vorderer Kern *(Nucleus anterior)* in der Abbildung durch ein N gekennzeichnet ist. An der Basis sieht man zwei kugelige Kerngebiete, die Mamillarkörper *(Corpora mamillaria)*, von denen aus der *Fasciculus mamillothalamicus* und der laterale Thalamusfaszikel aufsteigen. Lateral vom Seitenventrikel ist wandbildend der Körper des *Nucleus caudatus* durchschnitten. Durch eine breite Zone weißer Substanz von den bisher genannten Kernen Thalamus und Nucleus caudatus getrennt, findet sich ein großes linsenförmiges Kerngebiet, der *Nucleus lentiformis*, an dem deutlich 2 verschieden gefärbte Abteilungen zu unterscheiden sind: Außen die Schale *(Putamen)*, innen durch den Faserreichtum heller die „blasse Kugel" *(Globus pallidus)*, durch ein Markblatt in zwei Areale unterteilt. Die innere Kapsel ist jene Zone weißer Substanz, welche zwischen Thalamus und Nucleus candatus einerseits und dem Nucleus lentiformis andererseits gelegen den Hirnmantel mit den tiefen Regionen des Hirnstamms verbindet, durch welche die langen Bah-

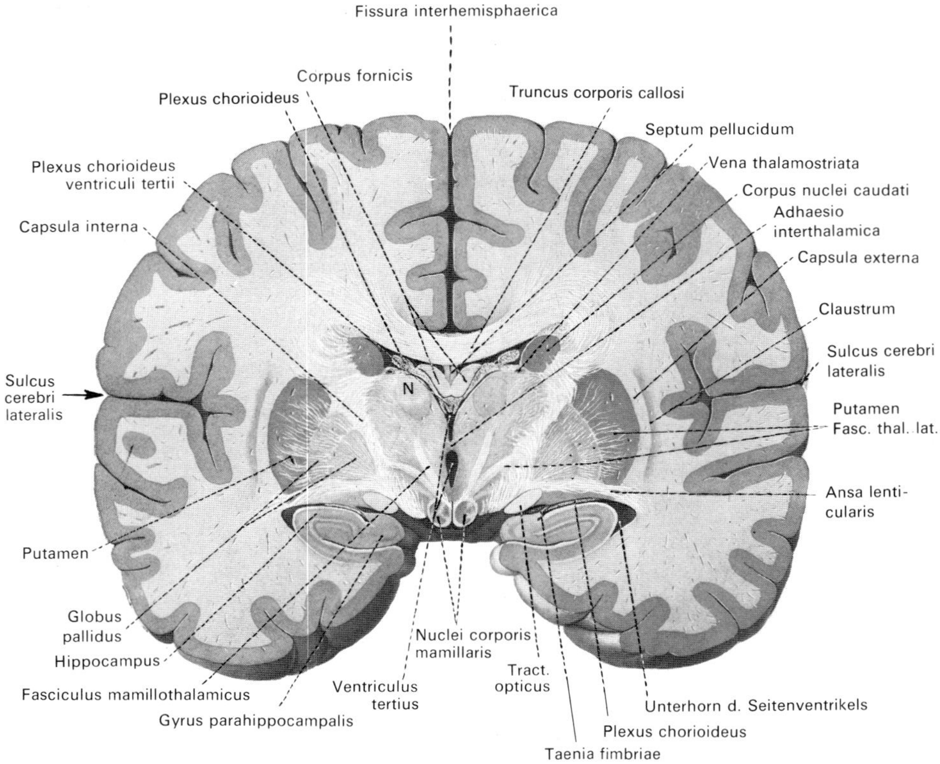

Abb. 36. Frontalschnitt durch das End- und Zwischenhirn (nach SOBOTTA), N = Nucl. thal. ant.

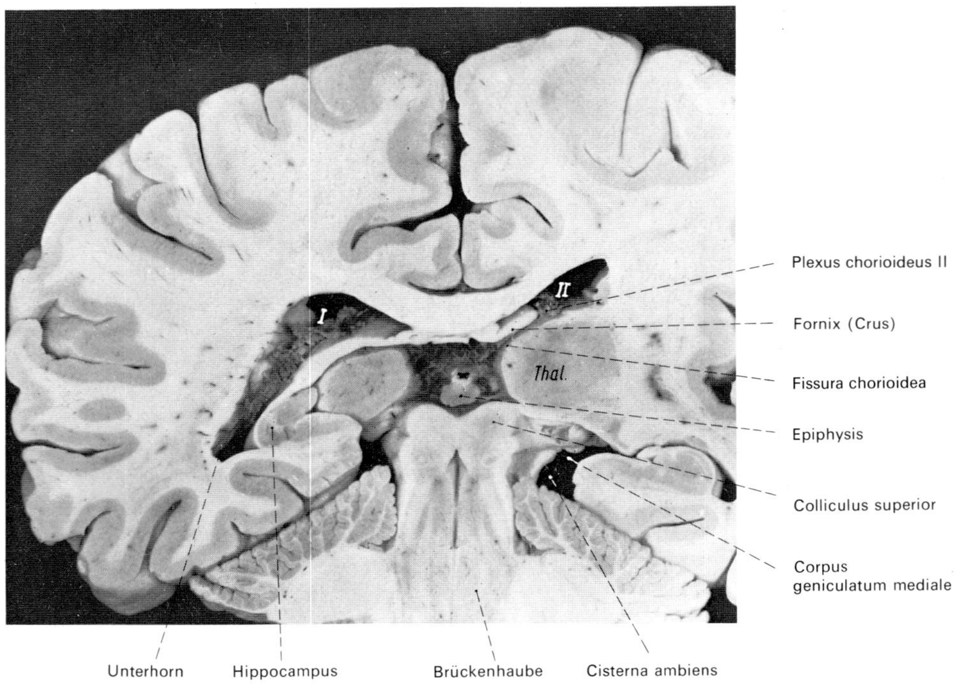

Abb. 37. Frontalschnitt durch das Großhirn und Längsschnitt durch das Mittelhirn.

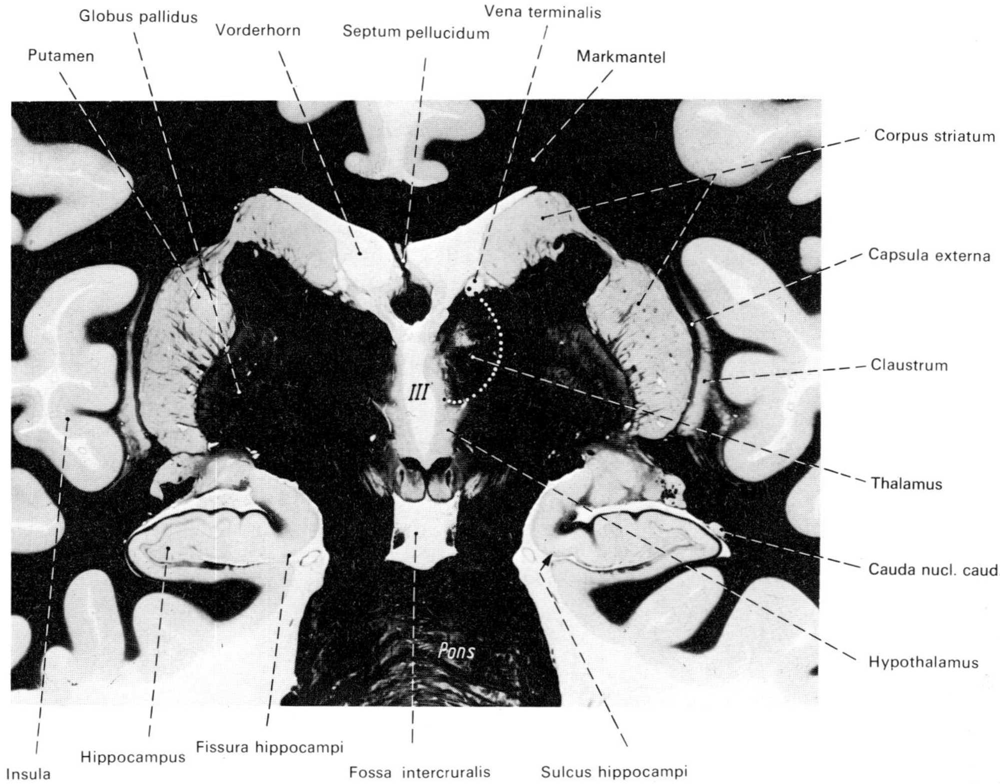

Abb. 38. Frontalschnitt durch den vorderen Hirnstamm. WEIGERTsche Markscheidenfärbung (Kerngebiete hell, markhaltige Nervenfasern dunkel).

nen auf- und absteigen (Projektionsbahnen). Lateral vom Linsenkern schließen sich die *Capsula externa*, das *Claustrum* und die *Capsula extrema* an, letztere der Inselrinde benachbart. Eine weitere Analyse ist noch für die basale Oberflächenregion notwendig. Neben den bereits erwähnten Mamillarkörpern ist der *Tractus opticus* durchschnitten, der sich weiter vorne zum Chiasma opticum vereinigen würde. An seiner Unterseite sieht man den Plexus chorioideus in das Unterhorn nach lateral vorragend. Er liegt auf seiner Unterseite einem Wulst von Hirnsubstanz auf, der sich ebenfalls in das Unterhorn vorwölbt und von einem weißen Markblättchen überzogen ist. Es handelt sich um den *Hippocampus* mit dem *Alveus*. Der Hippocampus wird durch eine von außen einschneidende Furche, die *Fissura hippocampi*, bedingt. Er besitzt eine besondere zytoarchitektonische Gliederung, was sich auch makroskopisch durch seine von der übrigen Hirnrinde abweichende Streifenstruktur erkennen läßt.

Die beschriebenen Strukturen sind am ungefärbten fixierten und unfixierten Gehirn auszumachen. Es gibt verschiedene Methoden, um die Farbqualitäten von Kern- und Fasergebieten zu verstärken. In der Abb. 38 ist die *Weigertsche Markscheidenfärbung* zur Anwendung gekommen, welche die markhaltigen Fasern in einem tiefen Blauschwarz hervorhebt. Auf Weigertschen Markscheidenpräparaten erscheinen die Kerngebiete, also Stammganglien und Rindengebiete hell, und die Fasergebiete dunkel. Dabei wird ersichtlich, daß die beschriebenen Kerngebiete einen unterschiedlichen Gehalt an markhaltigen Fasern besitzen. Hell, also markarm, sind die Hirnrinde, der Nucleus caudatus, das Putamen, das Claustrum, der Hippocampus. Kerngebiete mit vielen markhaltigen Fasern sind vor allem der Globus pallidus und der Thalamus. Sie sind relativ dunkel. Die Wandteile des III. Ventrikels sind markarm und stellen das *zentrale Höhlengrau* vor. Von den Kernen der Mamillarkörper geht nach oben der aus markhaltigen Fasern bestehende Tractus mamillothalamicus ab.

Die Abb. 37 zeigt den Stammganglienbereich im Frontalschnitt, etwas weiter hinten geführt, so daß bereits Teile des Mittelhirns mit der Substantia nigra und den Crura cerebri getroffen sind. Die Ventrikelräume dieses Gehirns sind weit. Im III. Ventrikel sieht man im Hintergrund die querverlaufende *Commissura posterior* und darunter eine dreieckige Öffnung; das ist der Beginn der SYLVIUSschen Wasserleitung (*Aquae-*

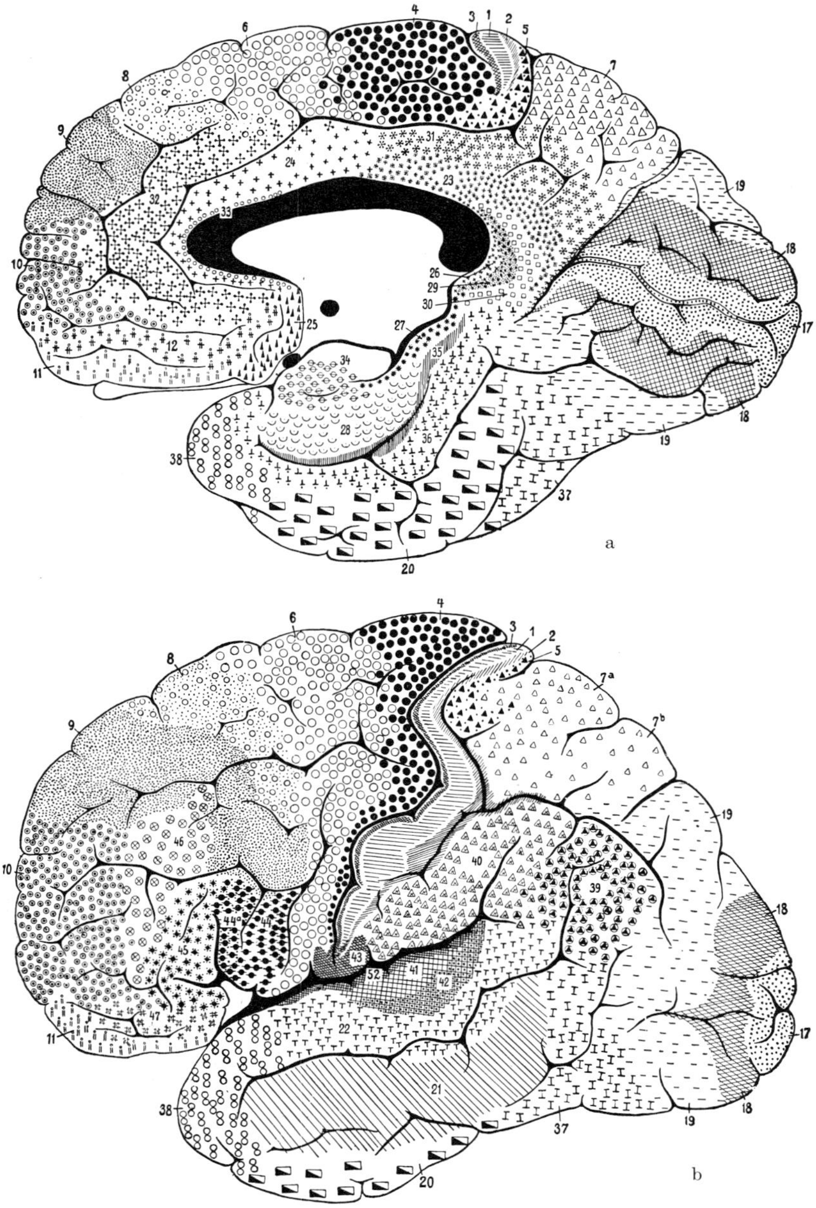

Abb. 39. Rindenkarte der medialen (a) und lateralen (b) Oberfläche der Großhirnhemisphäre. Die zytoarchitektonischen Rindenfelder sind durch verschiedene Zeichen unterschieden und numeriert. Nach K. BRODMANN.

ductus cerebri SYLVII). Der Fornix ist im Bereich seiner Crura getroffen und liegt plattgedrückt dem Balken an. Der Seitenventrikel ist hier im Bereich der Pars centralis getroffen, sein Plexus chorioideus ist am Fornix einerseits und an der Thalamusoberseite andererseits befestigt. Durch seinen Abriß würde eine *Taenia fornicis* bzw. *Taenia chorioidea* an der Thalamusoberseite entstehen. Letzterer ist gegen den Ventrikel von einem hauchdünnen Blättchen, *Lamina affixa* bedeckt. In der Furche zwischen Thalamus und Schwanzkern, dem *Sulcus terminalis*, verläuft die gleichnamige Vene. Die genannte Grenzfurche grenzt das Zwischenhirn gegen das Endhirn ab. Vom Nucleus lentiformis ist nur noch auf der rechten Bildseite etwas zu erkennen. Unter dem Thalamenzephalon erkennt man, durch die Schnittführung bedingt, Teile des Mittelhirns, nämlich den stark pigmentierten „schwarzen Kern", *Nucleus niger*, und darunter die weißen Fasermassen der *Crura cerebri*. Zwischen ihnen senkt sich die Hirnsubstanz zur *Fossa intercruralis* ein.

Dahinter liegt der Querwulst der Brücke, welcher in der Medianen die *Arteria basilaris* aufliegt.

In der Abb. 37 ist der Schnitt nicht rein frontal geführt, sondern etwas geneigt in einem Winkel von ca. 45° parallel der Achse des Hirnstammes. Abgebildet ist die frontale Schnittfläche. Der Schnitt geht oben durch den Truncus des Balkens, darunter durch die Epiphyse sowie durch die Vierhügelplatte des Mittelhirns und den IV. Ventrikel parallel zum Boden der Rautengrube. Unter dem Balken sind die sich verbreiternden Crura des Fornix durch die Commissura fornicis verbunden getroffen, darunter liegt der okzipitale Teil des Thalamus, das *Pulvinar thalami*. Auf der linken Bildseite ist der Schnitt etwas weiter okzipital geführt als rechts, so daß hier die Umbiegung des Seitenventrikels aus der Pars centralis in das Unterhorn eröffnet ist, wodurch die Schrägstellung der Ebene des Seitenventrikels im Endhirn deutlich wird. Die Neigung beträgt etwa 45°. Im Ventrikel liegt der Plexus chorioideus; der Übergang des Crus fornicis in die Fimbria hippocampi ist links gut zu erkennen. Der Nucleus caudatus ist auf der linken Schnitthälfte nicht mehr getroffen.

Wenden wir den Blick noch dem Zentralteil der Abbildung zu: Hier ist die Epiphyse, von leptomeningealem Bindegewebe umgeben, frontal durchschnitten. Sie wird von Liquor umgeben. Das kleine Loch an der oberen Zirkumferenz ist der *Recessus suprapinealis*, eine Ausstülpung des III. Ventrikels nach hinten. Die Epiphyse ist in einer Furche zwischen den vorderen Vierhügeln eingebettet. Unter dem Pulvinar thalami wölbt sich der mediale Kniehöcker vor.

Die Architektonik der Rindenfelder-Zytoarchitektonik

Das wichtigste Anliegen der Neuroanatomie seit dem Beginn des 20. Jahrhunderts war die sog. *topistische* Gehirnerforschung. Sie bestand in dem Bemühen, innerhalb des mikroskopischen Bauplanes der Hirnrinde typische *zyto-, myelo-, angio-* und *glioarchitektonische differente Areale* zu begrenzen, die gewissermaßen als funktionelle Organe der Hirnrinde mit qualitativen Sonderfunktionen betrachtet werden konnten.

Im Jahre 1903 wurde diese neue Forschungsrichtung, die sich zunächst sehr eingehend auch mit vergleichend anatomischen Untersuchungen beschäftigte, unabhängig voneinander durch CAMPBELL in England und durch VOGT und BRODMANN in Deutschland begründet. Zuerst wurden einfachere und dann immer kompliziertere *Hirnrindenkarten* ausgearbeitet, die heute nach C. u. O. VOGT beim Menschen schon etwa 200 typische Areale enthalten. Ein solches Hirnfeld, das mit Zahlen oder Buchstaben bezeichnet wird, unterscheidet sich von allen anderen entweder durch irgendwelche Merkmale der Stratifikation oder durch örtliche Differenzen in der Zahl, der Art oder der Anordnung der Nervenzellen. Seine Grenzen sind oft scharf und ohne Übergänge, sie fallen aber nicht mit den Windungsgrenzen zusammen. Eine Ausnahme bildet offenbar der Sulcus centralis, in dessen Tiefe zwei morphologisch und funktionell Verschiedenartige Felder aneinandergrenzen.

Es besteht heute noch keine Einigung darüber, welche von den vielen von verschiedenen Hirnforschern entworfenen Karten maßgeblich sein soll. Sie stimmen zwar in der Abgrenzung größerer Gebiete miteinander überein, aber die feinere Einteilung, die Unterteilung, ist meist verschieden. Es gibt auch keine allgemein anerkannte einheitliche und systematisch durchgeführte Bezeichnung der Rindenfelder. Am meisten durchgesetzt hat sich die BRODMANNsche Hirnkarte mit ihren Zahlensymbolen, die allerdings eine planvolle Numerierung vermissen lassen. Sie enthält über 50 Felder.

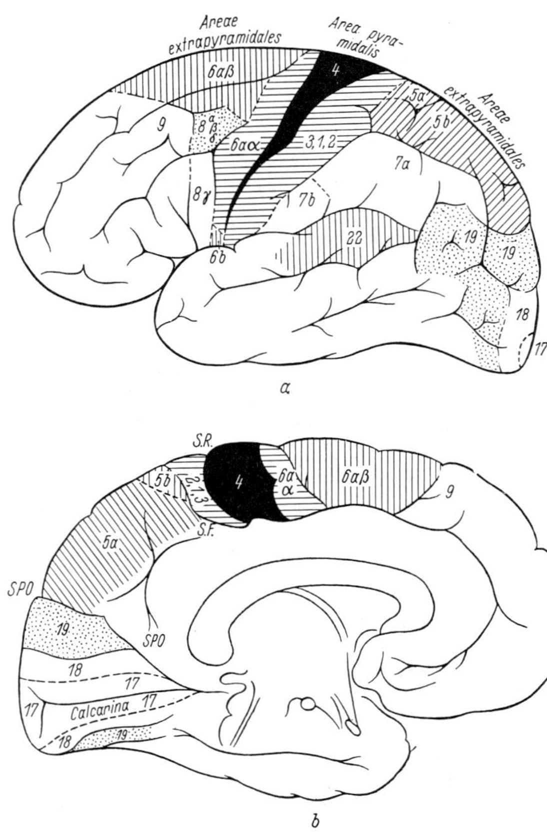

Abb. 40. Motorische Rindenfelder des Menschen. a) von lateral, b) von medial gesehen. Die Area 4 oder gigantopyramidalis, kurz Area pyramidalis, ist schwarz dargestellt. Die Area extrapyramidales sind schraffiert, die Augenbewegungsfelder punktiert. (Aus FOERSTER in Hdb. d. Neurologie VI).

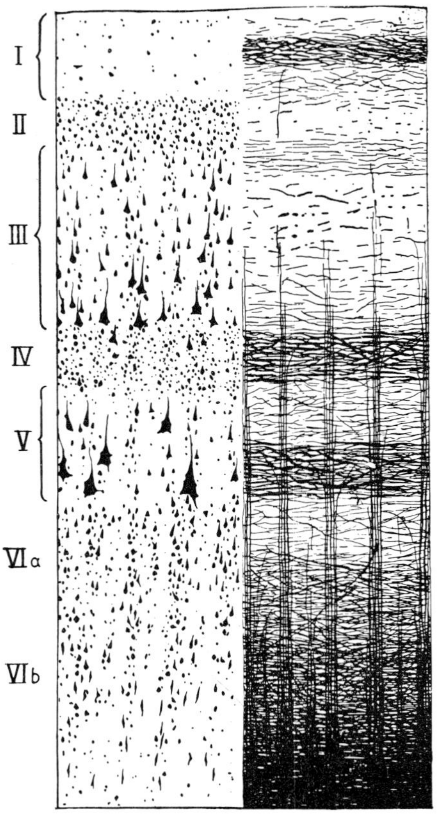

Abb. 41. Zyto- und myeloarchitektonischer Aufbau der Großhirnrinde des Menschen. Nach K. BRODMANN und A. VOGT. Aus v. ECONOMO: Zellaufbau der Großhirnrinde des Menschen.

Die physiologische Bedeutung einer solchen Parzellierung der Großhirnrinde ist für viele Felder, besonders die motorischen Rindenfelder, durch die klinische Neurologie und durch das Tierexperiment eindeutig bewiesen.

Die modernste Methode ihres Nachweises, der heute für die Diagnose und Prognose von Erkrankungen eine außerordentliche klinische Bedeutung zukommt, ist die *Elektroenzephalographie*. Vom Hirnschädel lassen sich elektrische Potentialschwankungen ableiten, das sog. *Elektroenzephalogramm*, das wohl als die „Summe der Aktionsströme" aufzufassen ist. Jedes Feld zeigt *Feldeigenströme*, die auch als Ruheströme auftreten und das Rindenfeld ebenso charakterisieren wie seine Architektonik. Bei gesteigerter Tätigkeit und bei Ermüdung zeigen diese Kurven bezeichnende Veränderungen. Hier haben wir die neueste Methode physiologischer Erforschung. Sie bestätigt im Prinzip die älteren Ergebnisse.

Die Hirnrinde des Neopalliums ist der *Isocortex*. Der Isokortex besitzt einen sechs- oder siebenschichtigen Stratifikationsplan – zumindest während seiner Entwicklung. Zu ihm gehören die Rinde des Parietel-, Temporal-, Okzipitallappens und des Frontallappens.

Der *Allocortex* dagegen ist nie sechs- oder siebenschichtig. Er zeigt Sonderstrukturen, z. B. in der Anordnung seiner Radiärfasern. Ist eine Schichtung vorhanden, so kann sie doch nicht mit der des Isocortex homologisiert werden. Nach v. ECONOMO sind innerhalb des Isocortex fünf Bautypen zu unterscheiden. Sie enthalten immer zwei deutlich voneinander unterscheidbare Zellarten, die Pyramidenzellen und die Körnerzellen. Sind nur Pyramiden vorhanden, dann ist die Rinde *agranulär* (Abb. 42). Überwiegen umgekehrt die Körnerzellen, dann spricht man von einer *granulären Rinde*. Beide Extreme bilden den sog. heterotypischen Anteil des Isocortex Dazwischen liegen die homotypischen Bauformen, in denen der sechsschichtige Rindentypus am klarsten zur Ausprägung gelangt. Sie unterscheiden sich untereinander hauptsächlich durch die Rindendicke und durch ihren mehr oder weniger großen Zellreichtum.

Es ist nicht zu bezweifeln, daß die Anordnung der Zellen in Schichten sowie die Differenzen in den Zellzahlen und alle hier erwähnten gröberen Bauunterschiede innerhalb der einzelnen Rindenareale, die z. B. mit der NISSL-Färbung sichtbar zu machen sind, auch eine funktionelle Bedeutung besitzen. Aber erst das Schaltbild der Neuronenketten, das methodisch sehr viel schwieriger zu analysieren ist als das Schichtenbild, könnte den wirklichen Funktionsplan sichtbar machen.

Der Isocortex weist von außen nach innen folgende Schichten auf:

I. Die molekulare oder plexiforme Schicht (Lamina zonalis). Sie enthält verhältnismäßig wenige Zellen und viele Fasern. Diese sind genau wie ihre charakteristischen Nervenelemente (CAJALsche Zellen) horizontal oder tangential angeordnet.

II. Die äußere Körnerschicht (Lamina granularis externa). Ihre Zellen sind klein, mit relativ großen Kernen. Ihrer Form nach handelt es sich überwiegend um rundliche und polygonale Körnerzellen mit kurzen Axonen und Dendriten (GOLGI-Typus II), die sich vorwiegend innerhalb ihrer Schicht aufsplittern.

III. Die äußere Pyramidenschicht (Lamina pyramidalis ext.). Sie besteht hauptsächlich aus typischen Pyramidenzellen. Ihre Hauptdendriten steigen bei reichlicher Abgabe von Kollateralen auch in die beiden oberen Schichten und splittern sich dort auf. Die Größe der Zellen nimmt von außen nach innen zu, so daß sich die Schicht auch noch unterteilen läßt. Der Achsenfortsatz zieht absteigend in Richtung zur weißen Substanz.

IV. Die innere Körperschicht (Lamina granularis int.). Sie ähnelt in ihrem Aufbau der II. Schicht.

V. Die innere Pyramidenschicht (Lamina pyramidalis interna). Sie ist zellärmer als die anderen Schichten, besitzt aber besonders große und typisch gebaute Pyramidenzellen. In der motorischen Region liegen in dieser Schicht die BETZschen Riesenpyramidenzellen. In anderen Arealen sind sie eher kleiner als die in der inneren Lage der III. Schicht. Die Achsenzylinder steigen abwärts.

VI. Die Spindelzellschicht (Lamina multiformis). Sie enthält sehr verschiedengestaltige Zellen, deren Axone zur Marksubstanz ziehen. Die pyramidenförmigen Zellen dieser Schicht liegen mehr in den oberen Lagen. Die unteren enthalten die sogenannten Spindelzellen. Dieser untere Teil wird auch als 7. Schicht beschrieben. Es gibt neben Nervenzellen mit ganz kurzen Axonen lange, mittlere und kurze Spindelzellen, deren Schaft in verschiedener Höhe endet.

Dem Zellbild entspricht auch ein bestimmtes Markfaserbild (Myeloarchitektonik). Die markhaltigen afferenten und efferenten Fasern bilden die sog. *Radien* der Rinde. Sie verlaufen senkrecht zur Oberfläche, sind regelmäßig gebündelt und bis in die III. Schicht hinein zu verfolgen. Hier enden bzw. beginnen die Markscheiden der Nervenfasern. Die Radien bestimmen deutlich den Raum für die Nervenzellen und ihre Lagerung in den tiefen Rindengebieten. Quer zu den radiär verlaufenden Fasern und Faserbündeln der Rinde bilden horizontal ziehende marklose Nervenfasern ein Geflecht, das in bestimmten Lagen dichtere Fügung annimmt. Erst beim neugeborenen Kind beginnen sich die intrakortikalen Nervenfasern mit Markscheiden zu umkleiden. Bis zum 40., auch 50. Lebensjahre soll die Markbildung zunehmend fortschreiten, um dann eine Verminderung zu erfahren.

In die Rinde ist ein ungemein dichtes Netz besonders enger *Blutkapillaren* eingebaut, das mit dem weitmaschigen Netz der weißen Substanz zusammenhängt. Die Kapillaren werden von Ästen aus den Arterien der Pia mater gespeist, in deren Venen auch die Venen der Rinde münden. Die Arterien dringen unter Abgabe zahlreicher Äste in verschiedene Tiefen, zum Teil bis in die weiße Substanz, vor. In die Rinde gelangen auch die Enden der in der weißen Substanz aus der Tiefe aufsteigenden Gefäße. Verschiedenheiten in der Verteilungsweise der Blutgefäße. Verschiedenheiten in der *Angioarchitektonik*, bedingen auch Verschiedenheiten zwischen einzelnen Teilen der Rinde. Sie hängen wohl meist mit Besonderheiten in der Zytoarchitektonik zusammen.

Die Sicherung der äußeren Form und die Erhaltung des Gefüges der in ihrer Konsistenz einer Gallerte gleichenden Rinde übernimmt in charakteristischem Aufbau die *Neuroglia*. Ihr Gefüge *(Glioarchitektonik)* spannt sich zwischen einem peripheren Mantel von Gliafasern und einer dichten Gaserung unter dem Ependym des Ventrikels aus und zeigt in verschiedenen Tiefen ein sehr verschiedenes Verhalten.

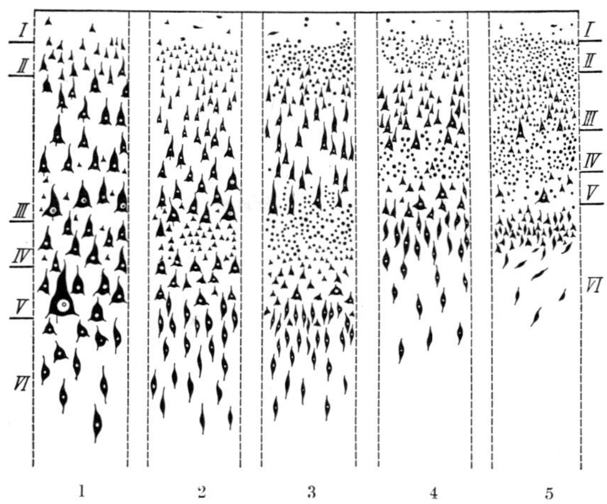

Abb. 42. Schematische Darstellung der zellulären Bautypen der Hirnrinde nach v. ECONOMO. 1 = Agranuläre Rinde, 2, 3 u. 4 = Mischtypen, frontal, parietal und polar (nach v. ECONOMO), 5 = Granuläre Rinde (Coniocortex).

Innerhalb der Rinde zeigen die Gliazellen eine besonders enge Verknüpfung mit den Gefäßen (Gliafüßchen).

Die Hirnrinde erreicht beim Menschen die absolut größte Breite, die zwischen bestimmten Extremen schwankt, und zwar zwischen 4,5 mm auf der Höhe des Gyrus praecentralis und 1,5 bis 1,2 mm im Gebiet der Fissura calcarina. In der Regel ist die Rindenbreite am größten auf der Höhe einer Windung und nimmt in den sie begrenzenden Furchen gegen deren Grund bis auf die Hälfte und mehr ab.

Die funktionelle Gliederung der Rindengebiete

Das primäre Rindengebiet

Die Vorstellung, daß bestimmte Funktionen ausschließlich an eine bestimmte Rindenregion gebunden sind, wird nur in sehr seltenen Fällen zutreffen. Vorläufig fehlen uns noch die Kenntnisse zu einer so bestimmten Zuordnung der meisten Areale der Hirnrinde. Es gibt aber Regionen, in denen jede Störung genau voraussagbare Schädigungen der Funktion verursacht. Das sind die während der Ontogenese am frühesten markreifen, sog. *Primärgebiete* der Hirnrinde, in welche die sensiblen Sinneseindrücke aus der Peripherie projiziert werden und aus denen die motorischen Impulse stammen. Sie sind deshalb von besonderer vitaler Bedeutung, weil sie gewissermaßen ein verkleinertes, aus Hirnsubstanz bestehendes und sehr genaues Modell bestimmter peripherer Körperregionen darstellen, so daß ihre Verletzung zu unersetzlichen Leistungsverlusten führt. Außerhalb dieser Gebiete ist die Projektion weit weniger genau. Morphologisch bildet die *Zentralfurche* eine scharfe Grenze zwischen der motorischen, präzentral gelegenen Rindenregion und der sensiblen, postzentralen Region des Scheitellappens. Rein physiologisch aber lassen sich derartige Grenzen nicht ziehen. Es ist zwar richtig, daß der wichtigste Teil der motorischen Hirnrinde vor der Zentralwindung im Frontallappen liegt und der nichtmotorische, sensiblen Funktionen dienende Teil hinter dem Sulcus centralis im Parietallappen gelegen ist, aber das gilt nur im allgemeinen. Wir wissen heute, daß auch der Frontallappen sensorische Funktionen ausübt und z. B. afferente Fasern aus dem Thalamus empfängt, und daß von großen Teilen des Parietallappens aus auch motorische Impulse ausgesendet werden.

Die Körperfühlbahn

Die somatische Projektion

Die hintere Zentralwindung ist das Hauptfeld der sensorischen Rinde. Sie erhält ihre sensiblen Impulse vom Trigeminus und von den Hinterstrangbahnen aus über die mediale Schleifenbahn und den Thalamus. Von dort werden sie über den Stabkranz und die innere Kapsel hindurch der Rinde zugeleitet. Der Weg führt zur Postzentralwindung, in welcher das vom Thalamus kommende Faserbündel genau „sortiert" und in bestimmter topographischer Anordnung verteilt wird. Da schon von der Peripherie zum Rückenmark und von dort zum Thalamus eine bestimmte Ordnung eingehalten wurde, erfolgt eine genaue Projektion der Körperoberfläche mit ihren Dermatomen auf die Hirnrinde. Die kaudalen Segmente liegen dabei „oben", d. h. über der Mantelkannte auf der medialen Hemisphärenseite. Dann folgen die sakralen, lumbalen, thorakalen und die Zervikalsegmente und schließlich am weitesten „unten" oberhalb der SYLVIUSschen Furche die vom Trigeminus versorgten Oberflächenbezirke. Das auf diese Weise projizierte Körperschema steht also gewissermaßen „auf dem Kopf". Es enthält alle wesentlichen Hautbezirke, aber in so verzerrter Anordnung, daß es nur noch der Idee nach als solches erkannt werden kann. So sind z. B. die Zervikalsegmente reihenverkehrt angeordnet. Auf das erste Thorakalsegment folgt nicht C 8, sondern C 1, und der Daumen als kaudalstes Segment des Armes liegt unmittelbar neben dem Kinn und der Wange.

Neben der topographisch genau lokalisierten Projektion zur hinteren Zentralwindung erhalten aber auch nahezu alle übrigen Teile der Hirnrinde Projektionsfasern aus dem Thalamus. Als sensorische Region im weiteren Sinne gilt die, welche bei Reizung nachweisbar etwas mit den somatischen Empfindungen zu tun hat. Sie erstreckt sich nahezu über den ganzen Parietallappen, sicher über dessen dorsale Hälfte, wenn auch das Lokalisationsvermögen für alle Empfindungen abnimmt, je weiter die Reizstelle vom Sulcus centralis entfernt liegt. Die Felder 5 und 7 empfangen Assoziationen aus den thalamischen Kernen, welche

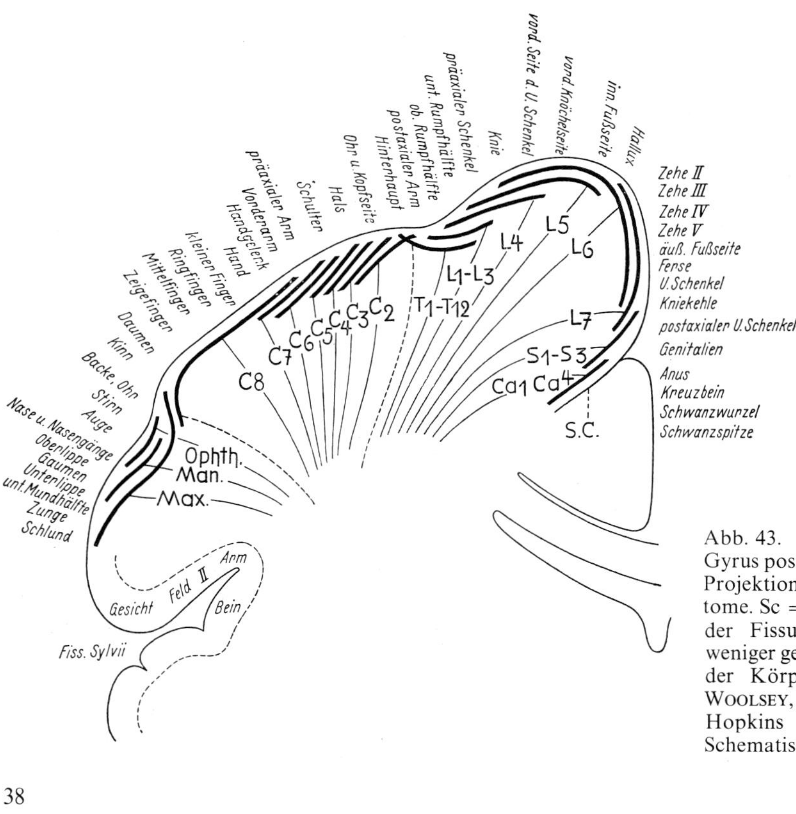

Abb. 43. Schematischer Frontalschnitt d. Gyrus postcentralis beim Affen. Segmentale Projektion und Überlagerung der Dermatome. Sc = Sulcus cinguli. In der Oberlippe der Fissura Sylvii liegt am Inselrand ein weniger gegliedertes zweites Projektionsfeld der Körperfühlsphäre – Feld II. Nach WOOLSEY, MARCHALL und BARD, John Hopkins Hospital Bull. (1942) Bd. 70. Schematisch abgeändert bezüglich Feld II.

aus anderen Schaltkernen Reize aus dem sensorischen System empfangen (z. B. vom Pulvinar thalami). Die sensorische Region dient der Vermittlung bewußter Sinnesempfindungen. Ob sich dieses „Bewußtwerden" in der hinteren Zentralwindung vollzieht oder erst in einer sehr viel komplizierteren Zusammenarbeit mit anderen Rindenregionen, wissen wir nicht. Die richtige Reizlokalisation, die wir als Selbstverständlichkeit empfinden, gehört ebenfalls zu den höheren uns heute noch völlig unbegreiflichen Leisungen der Rinde. Sie setzt das synthetische Auswerten eines komplexen Tasteindruckes (Stereognose) und das Urteil über Stellung und Bewegung des Körperteils voraus. Wahrscheinlich erfolgt diese Leistung im angrenzenden Gebiet des Parietallappens.

Die in der Hirnrinde bewußt werdende *Empfindung* wird offenbar erst durch eine psychische Korrelation, d. h. durch einen Denkvorgang in die Peripherie unseres Körpers oder in die Außenwelt zurückverlagert. Erst dadurch wird unser Empfinden zu ihr in Bezug gebracht.

Die afferenten Fasern zum Gyrus praecentralis und zum weiter rostral liegenden Teil der Windungen (die Felder IV und VI) stammen aus dem Cerebellum. Der erste Teil ihres Weges führt vom Tractus spinocerebellaris über die Kleinhirnrinde und den Nucleus dentatus zum Thalamus. Sie dienen offenbar der Verarbeitung propriorezeptiver Empfindungen, welche die Voraussetzung für jede geregelte Motorik bilden.

Unter diesem Aspekt, d. h. im Rahmen der Zusammenarbeit eines umfassenden sensomotorischen Systems, ist das teilweise Zusammenfallen der sensorischen mit den motorischen Regionen zu verstehen. Durch die Reizung sensibler Regionen werden gleichzeitig die entsprechenden motorischen Regionen und ihre Thalamuskerne zumeist in einem sehr ausgedehnten Umfange „angefeuert". Der Körper reagiert auf sensible Reize mit zweckmäßigen Bewegungen.

Die viszerale Projektion

Noch keine volle Klarheit besteht über die Projektion der von Gefäßen, Knochen oder viszeralen Organen ausgehenden Empfindungen und Schmerzen, die ihren Ursprung nicht in der Haut haben, zur Hirnrinde. Sie sind sicher sehr wenig differenziert. Sicher ziehen ihre afferenten Bahnen zunächst zum Hypothalamus und werden dort, gekoppelt mit den Impulsen des hormonalen Systems, direkt in den Dienst der Regulation der vegetativen und animalen Körperfunktionen gestellt. Darüber hinaus ist bekannt, daß vom Hypothalamus aus über das mamilläre Bündel durch den rostralen Thalamuskern eine phylogenetisch sehr alte Bahnverbindung (direkt oder über das Cingulum) zum vorderen Anteil des Gyrus cinguli besteht. Auch die Frontalrinde steht durch ihre Verbindung mit dem dorsomedialen Thalamuskern im Zusammenhang mit den hypothalamischen Kernen. Sie hat mit der Projektion somatischer Empfindungen sicherlich nichts zu tun. Aus Reiz- und Ausschaltungsversuchen ist zu entnehmen, daß insbesondere der Gyrus cinguli, der vordere Temporalpol und die vordere Insel eine Bedeutung für viszerale Empfindungen besitzen. Sie stehen im Dienst vegetativer Regulationen, die so gut wie immer auch eine starke affektive Komponente besitzen. Doch scheint nicht die reine Vorstellung, sondern die mit ihr stets verbundene Emotion (Ärger, Angst, Wut, Trauer, Scham usw.) die Ursache der vegetativen Affekte zu sein.

Von diesen Rindenregionen aus lassen sich jedenfalls in Reizexperimenten starke vegetative Effekte (Blutdrucksteigerung, Atemstillstand, Erschlaffung der Muskulatur des Magen-Darmkanals, Blutdruckabfall, Herzverlangsamung, Pupillenerweiterung, Piloarrektion) sowie Bewegungshemmungen erzielen. Es scheint auch sicher, daß durch die Ausschneidung orbitaler und zingulärer Rindenabschnitte bei der Leukotomie die tiefen viszeralen Schmerzen aus der Sphäre des Bewußtseins herausgelöst werden können.

Wir sind also berechtigt anzunehmen, daß die Eingeweideempfindungen in die orbitozinguläre Region projiziert werden. Eine afferente Splanchnicusrepräsentation ist experimentell auch im sensomotorischen Cortex zwischen Bein und Rumpf sowie zwischen Rumpf und Armregion nachgewiesen worden. Diese Regionen wären dann wichtige Integrationsorte für die vom Thalamus und Hypothalamus ausgehenden Emotionen, welche in Zusammenhang mit primitiven vegetativen Funktionen bis zur Bewußtseinssphäre vordingen, und vielleicht auch für manche Instinktreaktionen. In dem anschließenden präfrontalen Gebiet auf der Konvexität des Stirnlappens spielen sich neben anderen Teilen unseres Gefühlslebens (Willens- und Antriebsbildung) offenbar Assoziationen ab, die zur Integration der Affekte führen, deren Wurzeln im triebhaft Unbewußten der hypothalamischen Region verborgen liegen.

Das System der intrakortikalen Assoziationsfasern und der Kommissuren

Trotz ihrer Gliederung in Zonen und Felder hat sich aus dem Aufbau der Rinde ergeben, daß in ihr in horizontaler wie in vertikaler Richtung ein enger Zusammenhang besteht, so daß sie ein mächtiges einheitliches Organ darstellt. Zu den intrakortikalen Horizontalverbindungen, namentlich des Stratum moleculare, gesellen sich reiche, subkortikale Assoziationsbahnen, die innerhalb einer Hemisphäre von einem Teil der Rinde zum anderen ziehen und sie doppelläufig miteinander verbinden. Man nimmt an, daß sie im Stratum pyramidale wurzeln und enden. In ihrem gröberen Verhalten sind die Assoziationsbündel leicht

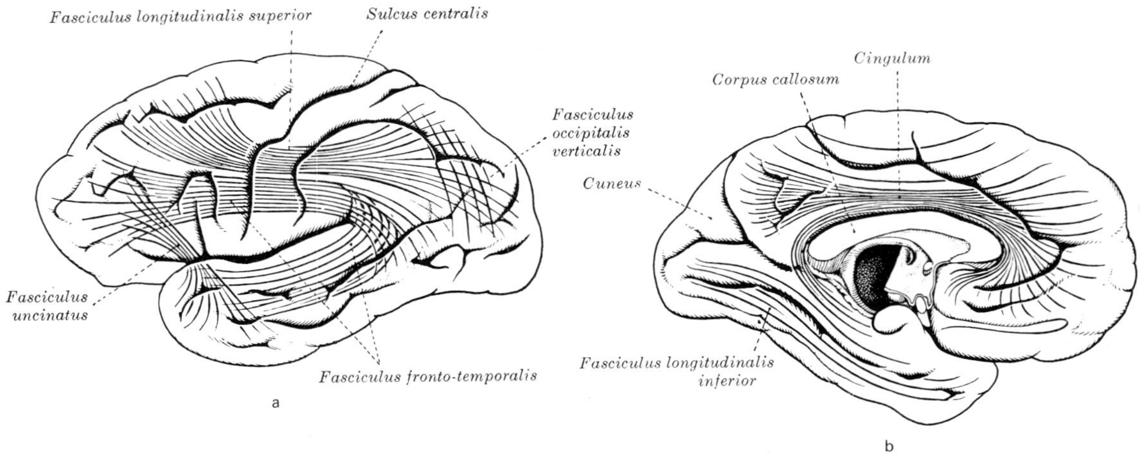

Abb. 44. Lange subkortikale Assoziationsbahnen, schematisch in die durchscheinend gedachte linke Hemisphäre eingetragen. a) Ansicht von lateral, b) Ansicht von der medialen Seite.

makroskopisch auf dem Wege der Abfaserung der weißen Substanz darzustellen. Es gibt kurze und lange Assoziationsbahnen. Die kurzen Fibrae arcuatae verbinden benachbarte Windungen miteinander. Sie ziehen von einer Windung direkt zur nächsten. Als Fibrae arcuatae longae überspringen sie eine oder mehrere Windungen. Entfernt man die Rinde eines Gehirns, dann bilden sie zusammen mit den Projektionsfasern das übrigbleibende weiße Fasergerüst. Die langen Assoziationsbahnen verknüpfen doppelläufig die entfernt voneinander gelegenen Teile der Rinde und vervollständigen den Zusammenschluß aller ihrer Teile. Sie liegen in der Tiefe unter den kurzen Assoziationsfasern in Bündeln zusammen, die auf kürzere oder längere Strecken hin makroskopisch sichtbar freipräpariert werden können. Sie werden durchkreuzt von den Kommissuren und Projektionsfasern der Rinde. Frei von ihnen bleibt nur die Inselrinde. Besonders zahlreich sind die im Frontallappen entspringenden und endigenden Züge.

Im *Fasciculus longitudinalis superior (frontooccipitalis)* sammeln sich Fasern von der Konvexität des oberen Teiles des Frontallappens, die in der weißen Substanz über dem Putamen zu dichterer Fügung zusammentreten und nach hinten auseinanderweichend in die Rinde der Außenfläche des Parietal-, Okzipital- und Temporallappens ausstrahlen. Etwas weiter ventral umzieht der *Fasciculus frontotemporalis (arcuatus)* mit seinem Mittelstück unter enger Aneinanderlagerung der Fasern die Insel. Er verbindet das ausgedehnte Gebiet der mittleren und unteren Stirnwindung mit der oberen und mittleren Schläfenwindung bis zur Gegend des Schläfenpols. An seine Faserung schließt sich abwärts die des *Fasciculus uncinatus* an. Er verknüpft die mittlere und untere Stirnwindung samt ihrem orbitalen Gebiet mit der unteren Schläfenwindung samt ihrem orbitalen Gebiet mit der unteren Schläfenwindung und dem Polus temporalis. Die mittlere dünne Strecke der Bahn, in der sich die Fasern zusammenschließen, beschreibt dabei auf dem Wege zwischen dem Frontlappen und dem Vorderende des Temporallappens eine hakenartige Krümmung; Uncus = Haken).

Die frontalen und temporookzipitalen Ausläufer der drei eben genannten Bahnen greifen ineinander, indem sie sich überkreuzen.

An der äußeren und basalen Seite der Hemisphäre verbindet der *Fasciculus longitudinalis inf. (temporooccipitalis)* Schläfen- und Hinterhauptslappen. Er ist der Sehstrahlung dicht angeschlossen. In flacher, ausgedehnter Schicht bildet der *Fasciculus occipitalis verticalis* unter der Rinde der Konvexität des Hirns Assoziationsbahnen zwischen dem Partiallappen sowie dem dorsalen Teil des Okzipitallappens, dem Anfang des Temporallappens und dem ventralen Teil des Okzipitallappens.

Die Teile der medialen Seite der Hemisphäre verbindet untereinander das *Cingulum*, der Gürtel, der nur den Cuneus fast völlig frei läßt. Seine Faserung umzieht, in der weißen Substanz des Gyrus cinguli verlaufend, den Balken, indem dauernd Fasern aus- und eintreten, und läuft stark verdünnt durch den Isthmus gyri fornicati in den Gyrus parahippocampalis aus. Über dem Gyrus cinguli breiten sich zum Cingulum gehörende Züge bis zur Mantelkante aus. Dem bis in den Gyrus parahippocampalis vordringenden Cingulum könnte man eine assoziative Verbindung zwischen Archi- und Neokortex zusprechen.

Auch die Kommissurensysteme bestehen aus Assoziationsfasern. Der Unterschied gegenüber den vorigen besteht nur darin, daß sie die gleichen Teile beider Hemisphären miteinander verbinden. Dazu gehören: die *Commissura anterior*, Teile des *Fornix* und der *Balken*.

Die Fasern der **Commissura anterior**, die ein geschlossenes rundes Faserbündel bilden, verbinden mit einem vorderen Anteil beide Riechlappen miteinander und mit einem dorsalen beide Pole der Schläfenlappen. Der **Balken** ist das größte Kommissurensystem. Wir unterscheiden am Balken *Rostrum, Genu, Truncus* und *Splenium*. Er bildet mit seinem medialen Teil eine Platte von dicht zusammenschließenden Bündeln quer verlaufender Nervenfasern. Sie liegt im Grund der Fissura interhemisphaerica und ist hier von dem dünnen Stratum griseum (Indusium) mit den Striae longitudinales bedeckt. Mit der dem Inneren zugewandten Fläche bildet die Balkenplatte jederseits einen Teil der Wand des Seitenventrikels, gegen den sie einen Ependymüberzug trägt.

Mit seinem Stamm liegt der Balken im Dach des Seitenventrikels, mit dem Knie bildet er den vorderen Abschluß des Vorderhorns, mit dem Rostrum dessen schräg nach außen und ventralwärts abfallenden schmalen Boden.

Lateral zerfällt der Balken, die Balkenstrahlung bildend, in eine große Zahl divergierender Bündel, die, durchflochten von den Massen der Assoziations- und Projektionsfasern, unter fortschreitender Aufsplitterung allen Teilen der Rinde zustreben.

Der Balken hat eine Länge von 7–9 cm, in seinem Truncus eine Dicke von etwa 1 cm. Sein Genu wird vom Frontallappen um 3 cm, das Splenium vom Okzipitallappen um etwa 6 cm, seine Dorsalfläche von der Mantelkante um 3 cm überragt.

Genu und Rostrum corporis callosi bilden die Verbindungen zwischen den größten Teilen beider Stirnlappen. Die den Stirnpolen zugehörigen Faserzüge beschreiben auf dem Wege von einer Seite zur anderen eine U-förmige Bahn und bilden damit den *Forceps minor* (Forceps = Zange). Die von dem hinteren Teil der Frontallappen, dem Gebiet der Zentralwindungen, den Parietal- und Temporallappen, vielleicht auch der Inselrinde stammenden Fasern fügen sich zum Truncus corporis callosi zusammen. Im Splenium sammeln sich die im hinteren Teil der Parietallappen und in den Okzipitallappen entspringenden Bündel. Da die Okzipitallappen den Balken nach hinten weit überragen, beschreiben die von ihnen stammenden, das Splenium durchziehenden Kommissurenfasern eine U-förmige Bahn. Sie bilden den *Forceps major*. Auch Fasern aus dem Thalamus kreuzen im Balken zur anderen Seite.

Durch den Balken wird eine gemeinsame Tätigkeit beider Hemisphären vermittelt. Dies gilt, wie man annehmen kann, auch für psychische Leistungen. Bestimmt lokalisierte Schädigungen des Balkens durch pathologische Prozesse geben aber speziell Aufschluß über seine Bedeutung für die Motorik. Sie beweisen, daß in seinem vorderen und mittleren Teil Verbindungen zwischen den beiderseitigen motorischen Rindenfeldern verlaufen, die z. B. für die Ausführung gleichzeitiger symmetrischer Bewegung der Gesichtsmuskulatur notwendig sind, oder die das rechtsseitig gelagerte motorische Feld für die linke obere Gliedmaße auch unter den Einfluß der linken Hemisphäre stellen, so daß nach Unterbrechung des Balkens bestimmte Bewegungen des linken Armes nur noch unvollkommen ausgeführt werden können (Dyspraxie). Die linke Hemisphäre scheint also die Motorik der rechten zu überwachen. Es ergibt sich endlich, daß die Vollkommenheit der Leistung des Tastsinns an der linken Hand, deren sensible Bahnen bekanntlich der rechten Fühlsphäre zufließen, gestört ist, wenn deren durch den hinteren Teil des Balkens geführte Verbindung mit dem sensiblen Feld der linken Seite unterbrochen ist.

In einer größeren Zahl von Fällen wurde aber ein angeborenes Fehlen des Balkens beim erwachsenen Menschen beobachtet, das ohne erkennbare funktionelle Ausfallserscheinungen bestand. Nur die Anordnung der Windungen und Furchen auf der ventralen Hemisphärenfläche ist dann normal. Sie verlaufen radiär, während der bogenförmige Gyrus cinguli vollständig fehlt.

Die Pyramidenbahn

Die somatotopische Gliederung

Im Reizexperiment sind vom ganzen sensomotorischen Primärgebiet aus Bewegungen auszulösen. Dazu kommen außerdem noch bestimmte Regionen des Okzipital- und Temporallappens mit den BRODMANN-Feldern 19 (17 und 18) und 22. Das motorische Hauptgebiet aber ist die präzentrale Rindenregion. Aus ihr entspringen kortikofugale Bahnen, die sich nach ihrem Verlauf und durch die Zahl ihrer Synapsen bis zur quergestreiften Muskulatur prinzipiell in zwei Gruppen unterteilen lassen. Die erste Gruppe umfaßt die kortikobulbären und kortikospinalen Bahnen, welche ohne Unterbrechung bis zum Mittelhirn und zur Medulla oder bis zum spinalen Vorderhorn-Grau verlaufen. Das sind die okulomotorische Bahn aus Feld 8, α, β, δ und die Pyramidenbahn – teilweise aus Feld 4. Sie bilden das *Pyramidenbahnsystem*.

Die zweite Gruppe unterscheidet sich dadurch von der ersten, daß ihre Bahnen in subkortikalen Zentren unterbrochen werden, ehe sie mit den motorischen Kernen in Verbindung treten. Diese kortiko-subkortiko-nuklearen Bahnen verlaufen über das Corpus striatum, das Pallidum, den Nucleus ruber, die Substantia nigra und über die Brückenkerne zum Kleinhirn. Sie werden der ersten Gruppe gegenüber als *extrapyramidale Bahnen* zusammengefaßt.

Obwohl die Pyramidenbahn schon seit über 100 Jahren bekannt ist, wissen wir heute noch nicht genau, wie sie zusammengesetzt ist. Sicher verlaufen alle Axone der BETZschen Riesenzellen in der Pyramidenbahn. Das sind wahrscheinlich die in ihr enthaltenen

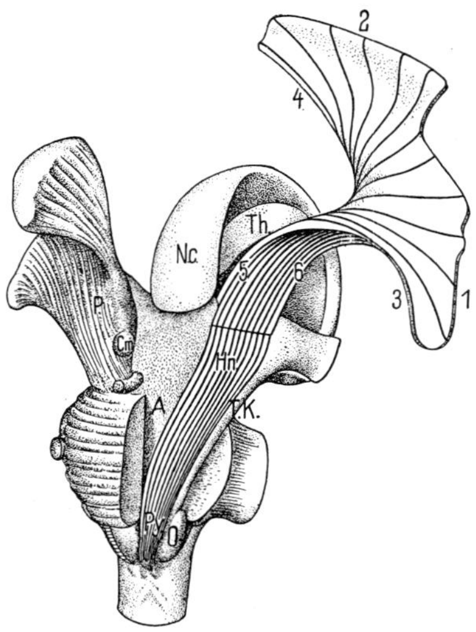

Abb. 45. Das Faserblatt der Pyramidenbahn in plastischer Darstellung nach Umzeichnung des Modells von R. A. PFEIFFER. Ein Teil der Brücke und das Putamen sind entfernt, um den Weg durch die innere Kapsel freizulegen. 1 = Ursprungsleiste in der vorderen Zentralrinde und der Großhirnrinde. 1, 3 u. 5 = vorderer Saum des Fächers, 2, 4 u. 6 = hinterer Saum. Ne = Nucl. caudatus, Th = Thalamus, Cm = Corpus mamillare, P = Pedunculus cerebri, Hn = supranukleare Hirnnervenbahn, A = frontopontine Brückenbahn (ARNOLD), TK = okzipitotemporale Brükkenbahn (TÜRK). Beide sind nicht dargestellt. Py = Pyramide, O = Oliva inferior.

dicken Fasern. Aber 90% sind dünne Fasern, von denen noch nicht einmal feststeht, ob es sich überhaupt bei allen um motorische Fasern handelt. Bei vorsichtiger Schätzung darf angenommen werden, daß 50% der Pyramidenfasern aus der Area 4 sowie 3, 2, 1 stammen. Über die Herkunft der anderen 50% wissen wir nichts.

Die aus der Rinde austretenden Fasern bilden zunächst einen breiten, nahezu frontal gestellten Fächer, der sich beim Eintritt in das Marklager der Hemisphäre schnell verschmälert und als geschlossenes Faserbündel in die innere Kapsel gelangt. Auf diesem Weg kommt es zu einer schraubenförmigen Verdrehung der ganzen Faserplatte, so daß die in der Hirnrinde am weitesten unten entspringenden Fasern in der inneren Kapsel und dann innerhalb der Hirnschenkel medial liegen. Die oben in der Hirnrinde entspringenden Fasern bilden entsprechend die seitlichen Teile des Bündels.

Der Verlauf der Pyramidenbahn durch die innere Kapsel ist in Abb. 45 dargestellt. Die kortikobulbären Fasern liegen im Knie der inneren Kapsel, dann folgen Arm und Bein im unteren Schenkel.

Die Region, von der aus motorische Erregungen am leichtesten ausgelöst werden können, ist die präzentrale Windung, die zytoarchitektonisch mit der Area gigantopyramidalis (4 nach BRODMANN) übereinstimmt. Sie ist die motorische Region im engeren Sinn, an die sich das benachbarte prämotorische Feld Nr. 6 anschließt. Genau wie in der Area postcentralis besteht auch im Gyrus praecentralis eine genaue somatotopische Gliederung, in welcher sämtliche Muskelgruppen des Körpers in bestimmter Ordnung vertreten sind. Jedem peripheren Glied des Bewegungsapparates ist hier „ein technischer Stab" von Nervenzellen zugeordnet, so daß die motorische Rinde eine Art von Modell des ganzen Bewegungsapparates darstellt. Auch hier entspricht der kraniokaudalen Anordnung im Organismus eine Anordnung von unten nach oben im Cortex. Das hier repräsentierte Modell steht also auf dem Kopf.

Ein Vergleich mit der früheren Abb. 43 zeigt, daß die Gliederung mit der der postzentralen Windung

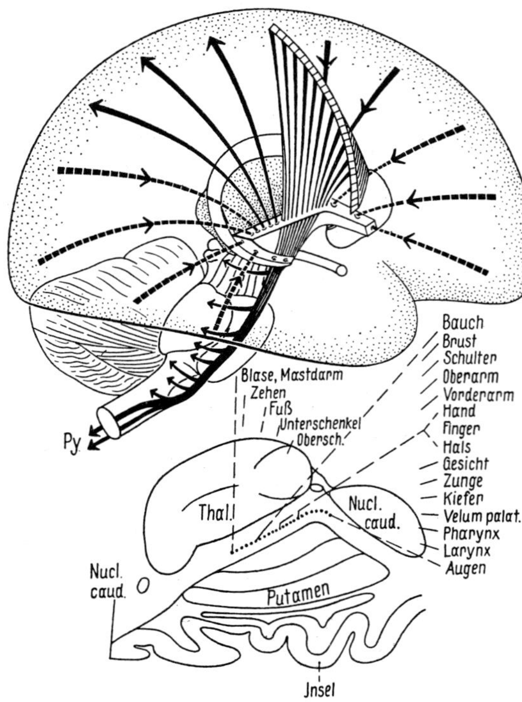

Abb. 46. Schematische Darstellung der großen Projektionsbahnen in der inneren Kapsel. Die Hirnrinde ist durchscheinend gedacht, die innere Kapsel nach Entfernung des Linsenkernes quer durchtrennt. Schraffiert: der Fächer der Pyramidenbahn, von der Medulla oblongata an schwarz dargestellt, mit den Zuleitungen zu den Hirnnervenkernen. Schwarze Pfeile (aus Thalamus): die Projektion der Körperfühlbahn. Punktierte Pfeile: die frontale und die okzipitotemporale Brückenbahn zum Kleinhirn. Im unteren Bild ist das Knie der inneren Kapsel vergrößert und im Horizontalschnitt durch die rechte Hemisphäre dargestellt. Die Projektion der Pyramidenbahnfasern ist bezeichnet. Die oben dargestellten Bahnen schließen sich in entsprechender Weise frontal- und okzipitalwärts an. Py = Pyramidenbahn.

annähernd übereinstimmt. Charakteristisch ist die Größe der Felder für die Bewegungen der Finger und des Gesichtes im Vergleich zu denen für die Rumpfmuskulatur. Der Gebrauch der Hand und die Sprache überwiegen in ihrer Bedeutung beim Menschen gegenüber allen anderen motorischen Funktionen.

In der Tiefe der Fossa Sylvii findet sich ebenfalls eine sekundäre motorische Region (Feld II) mit umgekehrter somatotopischer Untergliederung. Projektionsfasern, welche direkt bis zu den Hirnnervenkernen absteigen, gibt es außerhalb des Feldes 4 nur noch aus Feld 8 im hinteren Teil der zweiten Frontalwindung. Sie liegen in der inneren Kapsel am weitesten oral und gehören mit zur Pyramidenbahn.

Durch die Reizung bestimmter Foci von Area 4 aus lassen sich isolierte Kontraktionen von Muskeln und kleineren Muskelgruppen und damit auch Bewegungen in bestimmten Gelenken hervorrufen. Diese exakte kortikale Topographie ermöglicht jede isolierte Auswahl und jede Art von Bewegungskombination, besonders beim Gebrauch der Finger. Unzählige Schaltzellen übernehmen die technische Durchführung jeder Bewegung und der gerade notwendigen Kombination von Einzelmuskeln und Gelenken.

Die Reizbarkeit der präzentralen Rindenregion hängt von der Anwesenheit der BETZschen Zellen ab, die in der Kindheit noch unvollkommen entwickelt sind. Das erklärt die Unvollkommenheit der isolierten Bewegungen beim Kleinkind. Zone 4 produziert im Wachzustand fortlaufend tonische Erregungen, die im Rückenmark reizbahnend wirken und den Muskeltonus unterstützen, aber erst die episodisch auftretenden phasischen Erregungen haben die Ausführung von Bewegungen zur Folge. Der Impuls dazu kann auch aus anderen, z.B. extrapyramidalen, Rindengebieten stammen. Nur die Auswahl unter zahlreichen möglichen Arten der Ausführung in Anpassung an die räumlichen Verhältnisse und die Modifikation der Bewegungen im Verlauf der Ausführungen selbst sind die speziellen Aufgaben der Area 4, die damit in jede motorische Funktion eingreift. Die Reizung von Feld 8 erzeugt konjugierte Augenbewegungen nach der Gegenseite.

Die klinische Bedeutung von Läsionen im Bereich des Pyramidenbahnsystems

Die doppelseitige Zerstörung des Feldes 4 führt zu einer totalen schlaffen Lähmung und zu dauerndem Verlust der Fähigkeit, isolierte Bewegungen auszuführen, vor allen Dingen in den distalen Gelenken. Weniger betroffen sind die komplexeren Bewegungen in den proximalen Gelenken. Eine einseitige Zerstörung führt zu einer Lähmung, welche auf die kontralaterale Seite beschränkt ist. Die isolierte Durchschneidung der Pyramidenbahn in Höhe der Medulla oblongata oder innerhalb der inneren Kapsel führt zu

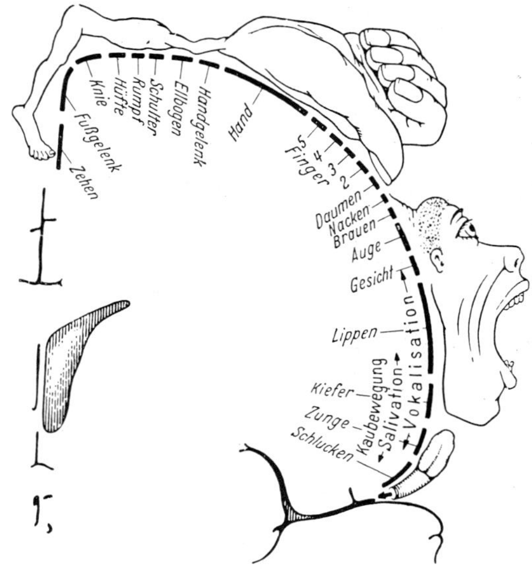

Abb. 47. Die Repräsentation des Körpers im Gyrus praecentralis. Nach PENFIELD und RASMUSSEN ("The cerebral cortex of man", MacMillan u. Co., London 1950). Die Größenverhältnisse des „Homunculus" zeigen die überwiegende Bedeutung der funktionellen Regionen für die Hand und den unteren Teil des Gesichtes (Sprache) beim Menschen. (Aus REIN-SCHNEIDER, Physiologie des Menschen, Berlin-Göttingen-Heidelberg 1956.)

den gleichen Folgen. Spastische Begleiterscheinungen, die bei solchen Krankheitsbildern selten fehlen, sind wahrscheinlich auf die Unterbrechung extrapyramidaler Projektionsfasern zurückzuführen, die z.T. sicher auch in der Pyramidenbahn selbst verlaufen und über den Thalamus, das Cerebellum, den Nucleus ruber und die Substantia nigra die Rückenmarksreflexe kontrollieren.

Zugleich mit den Lähmungen auftretende vegetative Störungen (vasomotorische Erscheinungen, Frösteln, Temperaturschwankungen usw.) zeigen, daß auch das autonome Nervensystem wahrscheinlich durch Synapsen innerhalb des Rückenmarkgraus Impulse aus der Pyramidenbahn erhält. Es gehören also auch glatte Muskeln und wahrscheinlich sogar Drüsenzellen mit zu den Rezeptoren, welche von der motorischen Rinde aus Impulse erhalten. Das ist ohne weiteres verständlich, wenn man sich überlegt, welche großen Anforderungen jede Muskelkontraktion an den Energiehaushalt des ganzen Körpers stellt. Dieser wäre stets gefährdet, wenn nicht an irgendeiner Stelle für eine Gleichschaltung animaler und vegetativer Funktionen bei der Muskelinnervation gesorgt wäre. Eine fast stets vorhandene Störung der bewußten Hautsinnesempfindungen beweist außerdem, daß auch in der präzentralen Rinde sensible Projektionsfasern enden müssen.

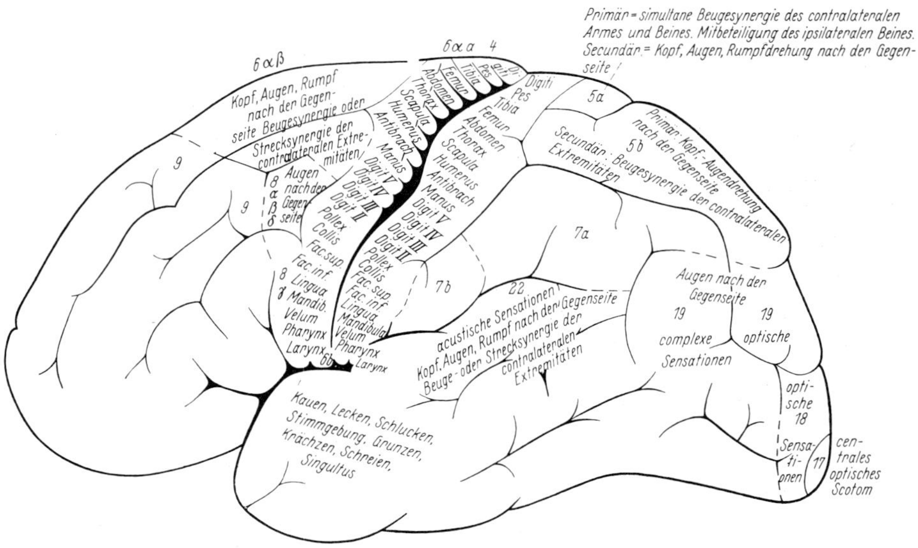

a

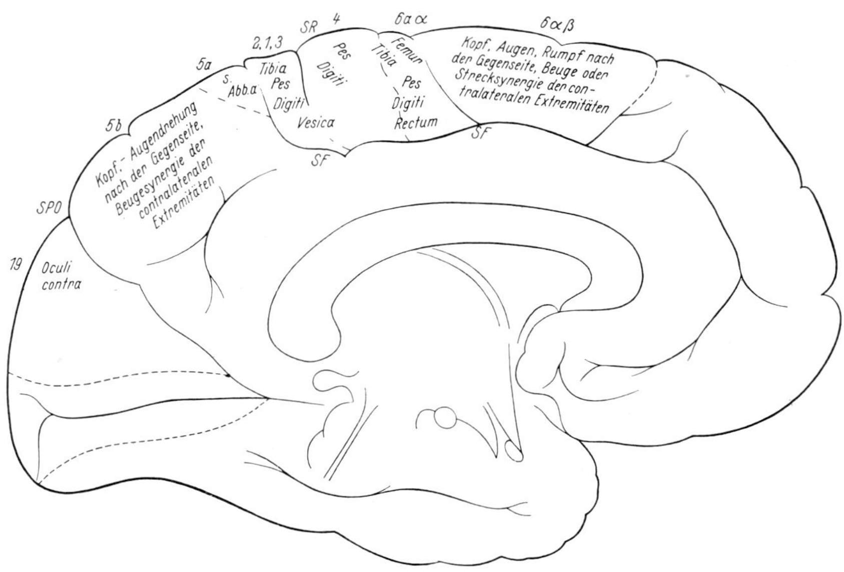

b

Abb. 48 u. 49. Übersicht über die durch elektrische Reizung der einzelnen motorischen Rindenfelder erzielten motorischen Effekte. a) Laterale Oberfläche der Hirnrinde. b) Mediale Oberfläche (Nach FOERSTER, Hdb. der Neurologie 6, 1936).

Die Leistung der Großhirnrinde als Ganzes

Diese Betrachtung ist streng genommen nicht mehr die Aufgabe der Anatomie, aber sie ist ihr Ziel ebenso wie das der Physiologie. Jeder, der über das Fachwissen hinaus nach einer Einsicht strebt, wird letzten Endes sein Wissen an ihr zu messen haben.

Wir wissen vom Wesen der Vorgänge, welche sich in der Großhirnrinde abspielen, im Grunde heute noch nicht viel mehr als vor 100 Jahren. Wenn wir versuchen, sie zu deuten, so ergibt sich die Berechtigung dazu aus der Tatsache, daß uns ein besseres *Wissen* zu diesem Verständnis bislang noch fehlt. Betrachtet man die regionale Änderung der Rindenstruktur von Feld zu Feld, dann kann man sich der Versuchung kaum entziehen, die zytoarchitektonischen Unterschiede auch physiologisch zu deuten und die Funktion des Groß-

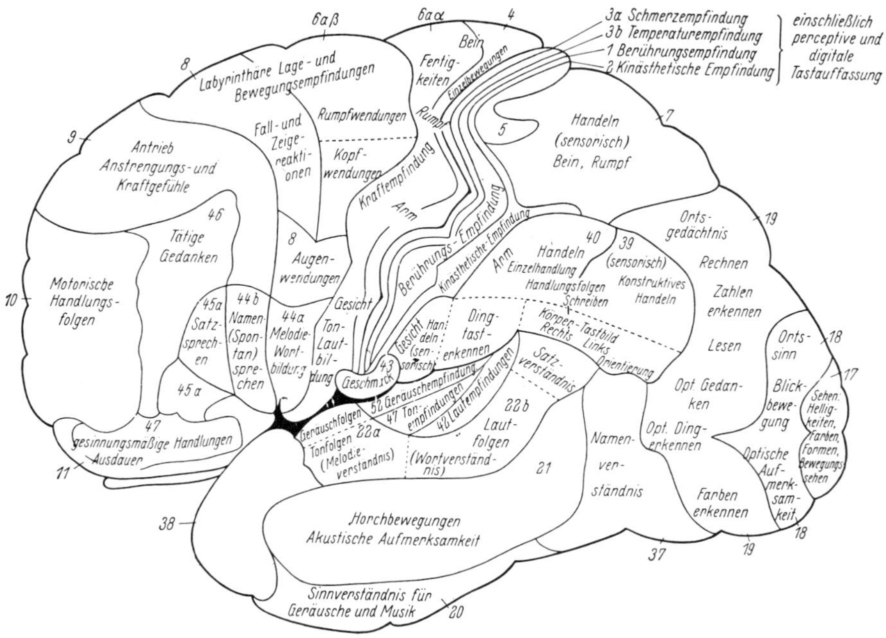

Abb. 50. Die Lokalisation der Funktionen in der Großhirnrinde (nach K. KLEIST, Nervenarzt, 7, 1934). Seitenansicht.

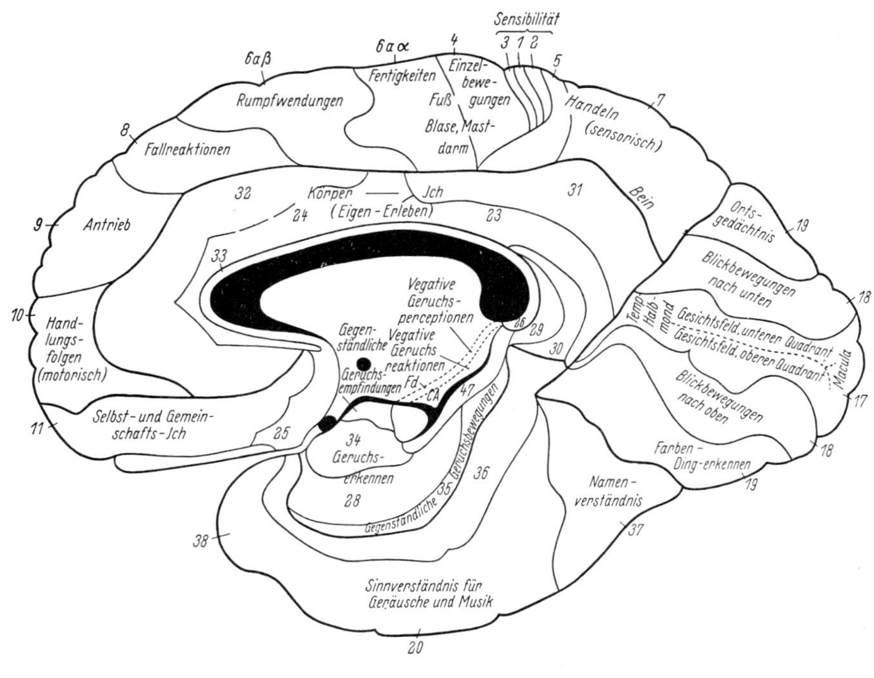

Abb. 51. Die Lokalisation der Funktionen in der Großhirnrinde (nach K. KLEIST, Nervenarzt, 7, 1934). Mediale Hemisphärenseite.

hirns als eine Art *Leistungsmosaik* zu betrachten. KLEIST hat auf Grund klinischer Beobachtungen nach Hirnläsionen beim Menschen auch diesen psychischen Funktionen bestimmte Rindenareale zugewiesen. Diese Deutung ist trotz aller möglichen Einwände, die sich aus dem Folgenden ergeben, für die weitere Forschung zu einer unentbehrlichen Arbeitshypothese geworden. Damit wird die Frage gestellt, ob jedes zytoarchitektonisch analysierbare Rindenfeld auch seiner Leistung nach eine Einheit ist, so daß sein Ausfall auch nur dieses eine funktionelle Glied aus der Gesamtleistung der Rinde herauslöst. Die Stellungnahme der heutigen Forschung ist dieser Frage gegenüber nicht einheitlich. Der strengen Lokalisationslehre steht auf der anderen Seite eine mehr ganzheitliche Auffassung gegenüber, nach welcher der Ausfall eines Teils stets auch die Leistung aller anderen Hirnteile in Mitleidenschaft zieht. Die Differenzen zwischen beiden Ansichten gehören mehr oder weniger in die Kategorie der Prinzipienfragen, über die sich nicht streiten läßt. Genau betrachtet sind sie für das wissenschaftliche Problem auch ziemlich bedeutungslos, da niemand daran zweifelt, daß alle Hirngebiete funktionell eng miteinander verknüpft sind. Diese Zusammenarbeit braucht die Einzelexistenz der Teile nicht auszuschließen. Sie beschränkt nur ihren Wirkungsbereich, d.h. *bestimmte Qualitäten der Leistung sind auch an bestimmte Besonderheiten des Baues gebunden.* Ihre *Bedeutung* aber erhalten sie erst im Rahmen der Gesamtfunktion. Sie sind mit anderen Worten Gestaltungsmittel, d.h. Eigenschaftsträger, aber nicht Urelemente unseres psychischen Lebens, dessen Analyse auch schon aus erkenntniskritischen Überlegungen heraus gar nicht Sache der Wissenschaft sein kann. Die Gliederung der Hirnrinde erklärt uns also nur die Qualitäten einer Gehirnleistung, d.h. ihre akzidentellen Eigenschaften, daß hier *gesehen*, dort *gehört* und dort wieder *geschmeckt* wird, und daß von dieser oder jener Stelle *motorische Impulse* ausgehen. Jeder bewußten oder unbewußten Empfindung liegt aber stets ein weitverzweigter Erregungsablauf innerhalb der ganzen Hirnrinde zugrunde, der an bestimmten Stellen eine qualitative „Tönung" erfährt. Dadurch erst kommt ein typisches Wahrnehmungsbild zustande, das nun mehr oder weniger bunt-farbig getönt sein kann. In einem Sehbild herrscht gewissermaßen der „Sehton" vor (v. UEXKÜLL), bei einem Spracherlebnis der „Hörton". Die affektive Tönung von den Zentren des Hirnstammes aus, in denen unsere Tiefenperson lebendig ist, bestimmt schließlich den Eindrucksgehalt dieser Erlebnisse.

Das *Erkennen* und *Begreifen* von Vorgängen und Gegenständen erfolgt also nicht nur innerhalb bestimmter Zentren. Wie schon der Ausdruck „Begreifen" es deutet, wird zum Beispiel auch Gesehnes erst dann erfaßt, wenn das motorische Geschehen z. B. bei der Augeneinstellung und bei den Bewegungen der Finger ungestört erfolgen kann, und wenn schließlich auch die durch das Betasten gewonnenen Sinneseindrücke ergänzend mitwirken. Es ist gerade das Besondere der menschlichen Organisation, daß in ihr Auge und Hand so zur wahrnehmenden Leistungseinheit verschmolzen sind, daß die gesehenen und getasteten Eindrücke Punkt für Punkt zur Deckung gebracht werden können. Das Koordinatensystem der Augenbewegungen, durch das wir den Raum aufteilen, ist genau das gleiche wie das unserer Bewegungen im Skelettmuskelapparat der oberen Extremitäten.

Im übertragenen Sinn muß jede Wahrnehmung immer erst „begriffen" werden, d. h. eingeordnet in ein ganzes System von Gehirnleistungen, die zusammen erst ein typisches Wahrnehmungsbild ergeben. Alle diese Bilder sind also subjektiv gestaltete Wirklichkeit. Sie sind das Ergebnis einer Zusammenarbeit aller Rindenbezirke miteinander und mit den tieferen Hirnabschnitten, wobei die Leistung jedes Funktionsgliedes und die Wirkung eines jeden Erregungsablaufes immer wieder von den vorhandenen Grundbedingungen abhängig sind und sich mit diesen auch ändern können.

Die Rindenbezirke (Gyrus praecentralis, Gyrus postcentralis. Area striata und Hörrinde), in denen eine direkte Korrespondenz bei der Funktion peripherer Körpergebiete mit der Hirnrinde nachweisbar ist, treten größenordnungsmäßig weit zurück hinter den anderen Rindenfeldern, welche keine somatotopische Gliederung besitzen und offenbar übergeordneten Funktionen dienen.

Wird ein *primäres Zentrum* zerstört, dann bedeutet das auch den Ausfall einer bestimmten Leistung. Nach Zerstörung der Area praecentralis sind isolierte, willkürliche Bewegungen nicht mehr möglich. Ihre Ausführung hängt von der Unverletztheit der Area 4 und der Pyramidenbahn ab. Zerstörung der primären Sehrinde hat entsprechend Blindheit zur Folge oder Taubheit bei Zerstörung der Hörrinde und ein Unvermögen, Gefühlsqualitäten zu lokalisieren bei einer Ausschaltung der Area postcentralis. Es fallen dann also bestimmte *Qualitäten* unseres Könnens und Empfindens aus. Es wäre aber ganz falsch, daraus zu folgern, daß sich das nervöse Geschehen bei den entsprechenden Funktionen allein in diesen primären Rindenfeldern abspielte. Alle motorischen Felder der Rinde stehen vielmehr miteinander in funktioneller Beziehung, so daß der gleiche Innervationseffekt u. U. von ganz verschiedenen Rindenpunkten aus zustande kommen kann. Das erklärt die Tatsache, daß Funktionsausfälle sich auch innerhalb gewisser Grenzen wieder zurückbilden können. Aber nie kommt es nach einer Läsion solcher primärer Zentren, trotz der bilateralen Repräsentation der meisten Felder, zu einer völligen Restitution aller verlorengegangenen Fähigkeiten.

Den primären Feldern sind meist in ihrer Nachbarschaft wieder sekundäre, tertiäre usw. übergeordnet. In den *sekundären* motorischen Zentren werden z. B. unter außerordentlich komplizierter Mithilfe anderer, z. T. anfeuerndern, z. T. hemmender Rindengebiete (Supressor-Wirkung) die Bewegungsbilder für jeden verwickelteren Bewegungsvorgang entworfen, die dann gewissermaßen dem technischen „Abwicklungsbüro" in den primären Zentren als Unterlagen vorgelegt werden, da es ohne sie nicht sinnvoll und zweckentsprechend arbeiten kann. Alle bewußt gewollten Impulse werden vermutlich zunächst diesen sekundären Zentren zugeleitet. Werden sie zerstört, dann kann kein entsprechender Bewegungsentwurf mehr gebildet werden, d. h. der Kranke kann nicht mehr sicher und zweckentsprechend handeln, obwohl sein ganzer nervösmotorischer Apparat von den primären Zentren bis zu den motorischen Zellen im Hirnstamm und im Rückenmark völlig intakt ist. Zu diesen sekundären Zentren gehört z. B. auch unser motorisches *Sprachzentrum*, das merkwürdigerweise nur in einer Gehirnhälfte lokalisiert ist und das den Bewegungsentwurf der verbalen Artikulation für den gesamten motorischen Sprachapparat zu liefern hat: für die Muskeln des Kehlkopfs, der Zunge, des Gaumens, der Lippen und der Wange. Ist das Sprachzentrum zerstört, dann verliert der Patient die Fähigkeit zu sprechen. Er kann seine Sprache nicht mehr formen, trotz der Unversehrtheit aller übrigen Innervationszentren und des Sprachapparates selbst. Es versagt dann allein die höhere Funktion der Sprache wie ein dirigentenloses Orchester, während die gleichen Muskeln zu anderen Zwecken (z. B. beim Pfeifen, Essen usw.) in vollem Umfang benutzt werden können.

Auch die sekundären sensiblen Zentren dienen höheren Funktionen. Sie vermitteln keine Empfindungsqualitäten, sondern haben die Aufgabe, diese wieder durch *Integration* zu einem Erlebnis von ganz konkreter individueller Bedeutung zu verarbeiten. Die Zerstörung eines solchen sekundären sensorischen Zentrums, z. B. in der Nähe der Sehrinde oder der Hörrinde, hat deshalb schließlich den Verlust der *Gnosis* zur Folge, d. h. der Fähigkeit, die Bedeutung des Gesehenen, Gehörten oder Getasteten zu erkennen. Solche Kranken können z. B. lesen, aber sie verstehen den Sinn der gelesenen Worte nicht mehr. Oder sie können hören, aber verstehen die Worte und ihre eigene Muttersprache nicht mehr. Die Ausfallserscheinungen nach dem Verlust von Rindenfeldern sind also in der Tat ganz verschieden je nach der Art der Zentren, deren Funktion fortfällt. Aber immer ist eine komplizierte Gemeinschaftsarbeit zerstört, da zwischen allen Feldern vielseitige nervöse Beziehungen bestehen, so daß auch alle sinnlichen Wahrnehmungen sich gegenseitig beeinflussen. Je mehr dies der Fall ist, um so höher können sich „Einsicht" und „Verständnis" entwickeln. Das geschieht vermutlich durch die Mitarbeit *tertiärer* und noch höherer Zentren, die früher als „stumm" bezeichnet wurden, weil sie im Experiment keine eindeutigen Reizerfolge erkennen lassen. In der Leistung dieser Zentren finden die angeborenen Individualität wie auch die durch die näheren Lebensumstände, Reifen, Altern und Lernen, veränderte Aktivität des Nervensystems ihren stärksten Ausdruck. Es ist deshalb verständlich, daß wir gerade über diese Funktionen auf Grund physiologischer Experimente am wenigsten erfahren, da der Experimentator im allgemeinen gerade das individuelle Verhalten als störende Abweichung von der Regel betrachtet.

Aus der bisherigen Betrachtung ergibt sich, daß jede Wahrnehmung und vermutlich auch alle Begriffe und Gedanken unter Mitbeteiligung des ganzen Gehirns immer wieder schöpferisch neu gestaltet werden müssen. Das geschieht durch Anstoß von innen oder außen her so, daß aus unendlich vielen Möglichkeiten des Erregungsablaufes jeweils eine ganz bestimmte Kombination bei der Verknüpfung der Rindengebiete untereinander ausgewählt wird. Das so entstandene Wahrnehmungsbild kommt also zustande durch eine ganz bestimmte „Erregungsfigur", von der man sich eine primitive Modellvorstellung machen kann, wenn man gedanklich alle beteiligten Zentren durch Linien untereinander verbindet. Zu einer solchen „Figurbildung" wird bei weitem nicht alles verwendet, was wahrgenommen wird. Sie entsteht immer vor einem Hintergrund, von dem sie sich in besonderer Weise abhebt. Der Mensch gestaltet seine Umwelt, indem er das Wesentliche vom Unwesentlichen unterscheidet. Sein Gehirn trifft *Wertungen*, welche über die individuelle, momentane Stellung des Betrachters seiner Wahrnehmungswelt gegenüber entscheidet. Was heute noch ganz im Vordergrund steht, kann schon morgen im Hintergrund des Bildes verschwinden.

Hier greift der *Thalamus* in die Funktionen der Großhirnrinde ein. Seine Sensibilisierung, die sowohl von der Hirnrinde aus wie von subkortikalen Zentren her, z. B. von den vegetativen Zentren des Hypothalamus, erfolgen kann, ist für unsere Fähigkeit wahrzunehmen von entscheidender Bedeutung. Geht ihr von der Hirnrinde her die entsprechende Vorstellung, das Wissen um eine kommende Empfindung, schon voraus, dann bedeutet das eine Steigerung der Wahrnehmungsfähigkeit um ein Vielfaches. Selbst Kranke, bei denen bestimmte Empfindungen so herabgesetzt sind, daß sie die Bewußtseinsschwelle normalerweise nicht mehr überschreiten, vermögen dann noch richtige Angaben zu machen. Auf einer solchen Sensibilisierung (Bahnung!) beruht vermutlich auch die Wirksamkeit jeder Suggestion, die durch Hypnose u. U. zu einer vollständigen „Abdichtung" des Thalamus in jeder anderen als der gewünschten Richtung führen kann. Die Gestaltung unserer Wahrnehmungen ist also immer ein psychisches Erlebnis. Man kann sich seinen Ablauf nach äußerem oder innerem Anstoß in Form von Bilderketten vorstellen, wobei das eine Bild jeweils ein anderes „induziert". Ein Wahrnehmungsbild („Merkbild" nach v. UEXKÜLL) würde z. B. dann ein „Wirkbild" induzieren, wenn die motorische Komponente einer Erregungsfigur entscheidend in den Vordergrund tritt. Die planmäßige Verwendung des motorischen Apparates im Sinne dieses Wirkbildes wäre dann Sache der primären und sekundären motorischen Zentren der Hirnrinde.

Fallen also Teile der Hirnrinde aus, so bedeutet das nicht nur den Ausfall bestimmter Teilleistungen. Es ist immer auch die Gesamtleistung gestört. Das klinische Studium der sog. *Agnosien* und *Apraxien* hat diese Erkenntnis wesentlich gefördert. Fallen z. B. in der Nähe der Umgebung des motorischen Sprachzentrums Rindenbezirke aus, so kann der Leistungsausfall je nach dem Sitz der Erkrankung außerordentlich verschieden sein. Das hängt davon ab, welche „Figurenbildungen" im Ablauf der Erregungsausbreitung entscheidend gestört sind. Unter Umständen kann ein solcher Patient wohl vorlesen, ab er nicht spontan sprechen, oder er kann dies, aber er kann vorgesprochene Worte nicht nachsprechen. Oder er versteht die Sprache nicht mehr, oder er kann geschriebene Worte nicht mehr entziffern.

Es darf angenommen werden, daß jede Wahrnehmung überdies immer auch eine reproduktive Komponente enthält, mittels derer ein aktueller Sinneseindruck in den bisherigen Stand der Vorstellungen eingeordnet werden kann, die wir von unserer Umwelt haben. Nie Gesehenes und nie Gehörtes kann auch nicht verstanden und begriffen werden. Erst durch die Hilfe der Erfahrung vollzieht sich die Erhebung der Wahrnehmung zum Bewußtseinsinhalt. Das heißt, es müssen gleichzeitig *Erinnerungsbilder* mit „anklingen". Das Hören eines Wortes bedeutet noch nicht sein Verständnis. Gleichzeitig wird immer auch eine bestimmte Vorstellung des Gegenstandes erweckt und auch von unliebsamen oder freudigen Ereignissen, die sich mit ihm verbinden. Auch das betreffende Wort-„bild" taucht auf, die Vorstellung über seine tiefere Bedeutung, die Absicht dessen, der es ausspricht usw. Das Gehirn „speichert" Erinnerungsbilder. Wir wissen aber heute noch nicht, wie das geschieht. Der Versuch, solche „Engramme" substantiell mit einer Veränderung der Nukleinsäuren in Zusammenhang zu bringen, ist vorläufig nur eine Spekulation.

Jede Mitteilung, die dem Gehirn von den Sinnesorganen aus zugeleitet wird, muß nach Intensität, Qualität und Modalität spezifisch geformt sein.

Die Übertragung dieses Formgehaltes kann in zeitlich oder räumlich bestimmten Informationsmustern (Code) erfolgen, deren Zustandekommen wahrscheinlich auch von der jeweiligen Durchgängigkeit der Synapsen innerhalb der Nervenkette abhängt. Doch erst das Zusammentreffen vieler derartiger Muster – unter denen auch solche mitwirken, die früher einmal entstanden waren – bestimmt dann nach den Gesetzen der Wahrscheinlichkeit den entscheidenden Formgehalt einer Wahrnehmung, die also als Ganzes immer wieder neu gestaltet werden muß.

Der Ausfall bestimmter sensorischer Rindenbezirke bedeutet deshalb auch den Verlust aller Erinnerungsbilder, in denen die entsprechende Qualität eine wesentliche Komponente der Erregungsfigur gebildet hatte – nicht weil ein Depot verlorengegangen ist, sondern weil eine Funktion abgebaut wurde. In diesen Fällen ist die Bedeutung lokaler Schäden für die Gesamtfunktion der Hirnrinde einigermaßen verständlich. Außerordentlich schwierig zu beurteilen ist die Bedeutung solcher Verluste jedoch dann, wenn keine Teile ausfallen, welche Projektionsfelder bestimmter Qualitäten sind. Das ist z. B. der Fall beim Verlust des Stirnhirnes. Seine Leistung kann ohne besonders auffällige Störungen sogar bis zu einem gewissen Grade entbehrt werden, solange die ihm untergeordneten Zentren völlig intakt sind. Es ist mit seinen Leistungen sowohl dem motorischen wie dem sensorischen Apparat übergeordnet. Es vermittelt höchstwahrscheinlich Wertungen, wobei die ihm aus dem Hypothalamus zufließenden Impulse die Grundlage der Affektbildung sind, d. h. der Gemütserregungen, welche alle Handlungen mitgestaltend begleiten. Das Stirnhirn koordiniert diese für die persönliche Auffassung jedes Menschen charakteristischen Emotionen, Impulse und Wahrnehmungen und reguliert ihre Wertigkeit, so daß nicht alles in gleicher Weise gefühlsbetont erscheint. So wird das Wesentliche vom Unwesentlichen getrennt, so daß z. B. auf motorischem Gebiet die richtige Handlung auch im richtigen psychischen Moment eingeleitet werden kann. Nach Ansicht vieler Autoren sind auch noch andere Teile unseres Gefühlslebens und Wollens, z. B. die Antriebsbildung, in ihm lokalisiert.

Kranke mit Ausfällen des Stirnhirns zeigen deshalb häufig eine ausgesprochene Bewegungsarmut und einen mangelhaften Konnex mit der Außenwelt. Sie „übersehen" sie nicht mehr, da ihnen alles gleich wichtig und unwichtig erscheint. Alle Wahrnehmungsfiguren verschwimmen dann gewissermaßen im Hintergrund einer Unaufmerksamkeit und Interesselosigkeit. Vom Stirnhirnpol aus werden auch andere Rindenfelder aktiviert und ihre Leistungen koordiniert mit vegetativen Funktionen.

Durch die Leistung seines Stirnhirnes erhebt sich der Mensch über das Tier. Kein Tier besitzt diesen Hirnabschnitt in gleicher Ausprägung. In ihm trifft der Mensch gewissermaßen seine „Ich"-Entscheidungen der Umwelt gegenüber. Es regelt die Beziehungen zwischen dem Ich und der Welt, indem es die Fähigkeit verleiht, das Wesentliche vom Unwesentlichen zu trennen, d.h. Gegebenheiten nicht nur als ein chaotisches Nebeneinander, sondern als wohlstrukturierte Ganzheiten zu erleben.

Leider fehlen uns alle physiologischen Grundlagen, um diese höchsten nervösen Leistungen in Einklang mit den Gesetzen der Naturwissenschaften begreifen zu können. Sie können nur durch Selbstbeobachtung studiert werden. Es erscheint sehr fraglich, ob diese psychologischen Gruhdlagen methodisch ausreichen, um aus ihnen naturwissenschaftliche Erkenntnisse ableiten zu können.

Das Zwischenhirn

Von Helmut Gruber

Makroskopische Anatomie des Zwischenhirns

Das Zwischenhirn *(Diencephalon)* schließt ohne deutliche Grenze rostral an das Mittelhirn (Mesencephalon) an (Abb. 61). Es wird fast total von den beiden Großhirnhemisphären verdeckt. Lediglich ein Teil der basalen Oberfläche des Zwischenhirns ist von außen zu sehen.

Das Diencephalon wird durch den schlitzförmigen III. Ventrikel in zwei symmetrische Hälften geteilt. Jede Hälfte besteht aus einem größeren dorsalen und einem kleineren ventralen Abschnitt. Der größere dorsale Abschnitt besteht aus dem Kernmassiv des *Thalamus* (Thalamus dorsalis) und seinen dorsalen Anhangsgebilden, dem *Epithalamus*. Die ventrale Partie des Zwischenhirns wird in den *Hypothalamus* und das zwischen Hypothalamus und Capsula interna gelegene Feld des *Subthalamus* (= Thalamus ventralis) unterteilt. Daraus ergibt sich insgesamt eine Gliederung des Zwischenhirns in 4 Abschnitte, deren weitaus größter vom Thalamus gebildet wird:

1. Epithalamus
2. Thalamus
3. Subthalamus
4. Hypothalamus

Die Richtungsbezeichnungen im Zwischenhirn weichen teilweise von den für den übrigen Körper gültigen ab: *Ventral* bezeichnet die Richtung zur Hirnbasis, *dorsal* jene nach oben zur Scheitelgegend. *Rostral* bedeutet vorn oder frontal, posterior oder *caudal* ist die Richtungsbezeichnung für hinten. Die Begründung liegt darin, daß der Hirnstamm in der Weise geknickt ist, daß die Ebene des Bodens der Rautengrube mit dem Längsdurchmesser des Zwischenhirns (Verbindungslinie von Commissura anterior und posterior) im Durchschnitt einen Winkel von 77° bildet.

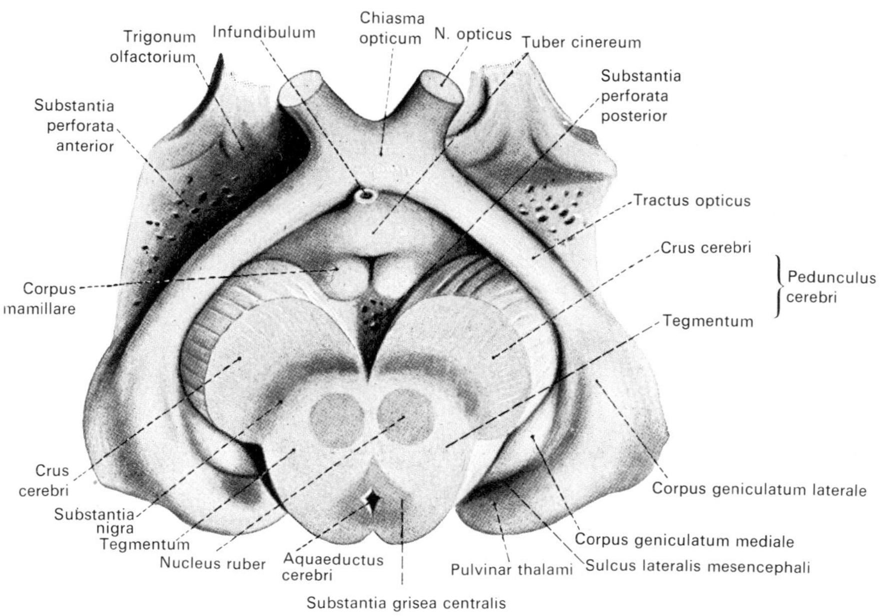

Abb. 52. Hirnstamm von basal. Als Zwischenhirnteile sind sichtbar: Chiasma opticum, Infundibulum, Tuber cinereum, Corpora mammillaria, Corpus geniculatum mediale et laterale und ein Teil des Pulvinar thalami.

Oberflächen und Abgrenzung des Zwischenhirns

Die basale Oberfläche (Abb. 52) wird vorne durch das *Chiasma opticum* und nach den Seiten zu durch die beiden *Tractus optici* begrenzt. Im Chiasma opticum kreuzen die Sehnervenfasern aus den nasalen Netzhauthälften jeweils zum Tractus opticus der anderen Seite. Die Tractus optici führen außerdem die ungekreuzten Fasern aus den temporalen Netzhauthälften. Hinter dem Chiasma opticum zeigt der Boden des Zwischenhirns eine Vorwölbung, das *Tuber cinereum*. Die höchste Erhebung des Tuber cinereum wird als *Infundibulum* (Trichter) bezeichnet, welches dem Aufbau nach bereits der Hypophyse zuzurechnen ist. In der internationalen Fachliteratur wird für das Infundibulum meist der Name „*Eminentia mediana*" verwendet. Hinter dem Infundibulum ist das Tuber cinereum deutlich vorgebuchtet. Auf das Tuber cinereum folgen die paarigen, etwa halbkugelförmigen, weißlichen *Corpora mamillaria*. Unmittelbar an diese schließt bereits die Substantia perforata posterior des Mittelhirns an. Tuber cinereum und Corpora mammillaria sind Teile des Hypothalamus.

Der III. Ventrikel

Der Aquaeductus cerebri erweitert sich im Bereich des Zwischenhirns zu dem hohen, aber schmalen III. Ventrikel. Dieser spaltförmige Raum teilt das Zwischenhirn in symmetrische Hälften. Seine gesamte Ausdehnung kann an einem Mediansagittalschnitt durch das Gehirn überblickt werden (Abb. 53) Die Seitenwand des III. Ventrikels wird oben durch den Thalamus, unten durch den Hypothalamus gebildet. Die Grenze zwischen Thalamus und Hypothalamus ist durch den *Sulcus hypothalamicus* angedeutet. Der Boden des Ventrikels wird durch das Tuber cinereum, das Infundibulum und die Corpora mamillaria, also ebenfalls durch hypothalamische Strukturen formiert. Im Bereich des Chiasma opticum und des Infundibulums zeigt der Ventrikelboden je eine Ausbuchtung, den *Recessus opticus* und den *Recessus infundibuli*.

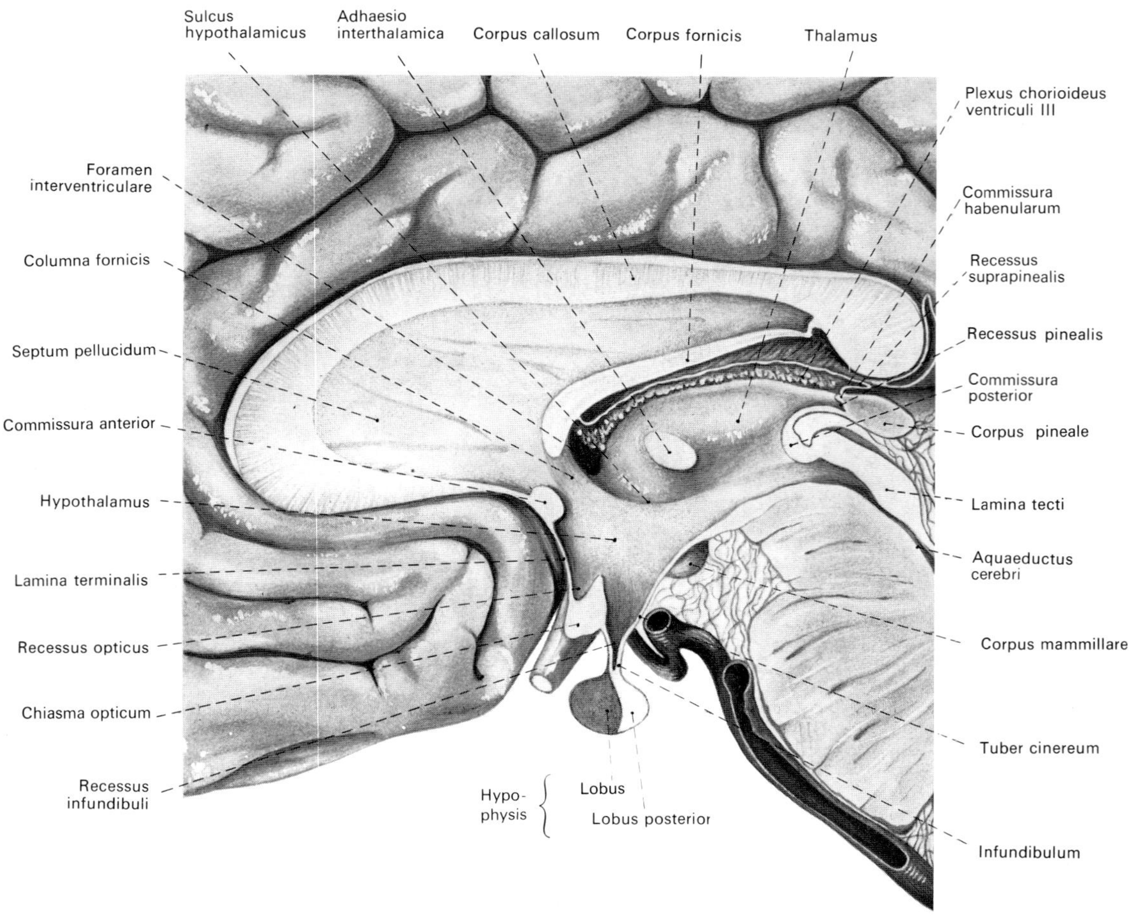

Abb. 53. Mediansagittalschnitt durch ein Gehirn. Blick auf die rechte Gehirnhälfte von medial.

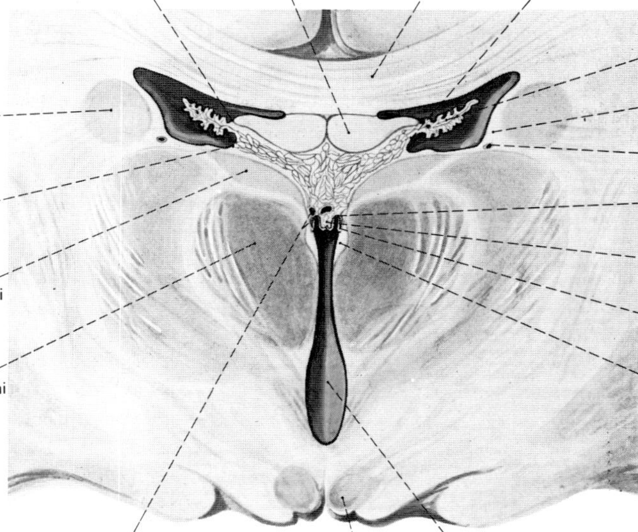

Abb. 54. Frontalschnitt durch das Zwischenhirn in Höhe der Corpora mammillaria. Einblick in den III. Ventrikel und die Pars centralis beider Seitenventrikel. Tela chorioidea und Plexus chorioideus als Dach des III. Ventrikels und als mediale Wand der Seitenventrikel.

Vorne wird der Ventrikel durch die dünne *Lamina terminalis* abgeschlossen. Sie reicht vom Chiasma opticum bis zu der am Medianschnitt quer getroffenen *Commissura anterior*, einer Kommissur, welche die beiden Temporallappen miteinander verbindet. Unmittelbar hinter der Commissura anterior steigt die *Columna fornicis* aus der Region des Hypothalamus auf. Der *Fornix* stellt einen den Thalamus bogenförmig umgebenden Faserzug dar, welcher den Hippocampus des Temporalhirns mit dem Corpus mamillare verbindet. Der vom Corpus mamillare aufsteigende basale Teil des Fornix durchdringt das Kerngebiet des Hypothalamus und wird hier als *Pars tecta columnae fornicis* bezeichnet. Zwischen dem Hinterrand der nach hinten oben umbiegenden Columna fornicis und dem stumpfen vorderen Ende des Thalamus steht der III. Ventrikel in offener Verbindung mit dem Seitenventrikel des Großhirns. Die Verbindungsöffnung ist das *Foramen interventriculare* (Monroi). Von der Gegend des Foramens verläuft an der Ventrikelwand mit leichter Krümmung der Sulcus hypothalamicus nach hinten in Richtung zum Aquaeductus cerebri. Dorsal des Sulcus hypothalamicus befindet sich der Thalamus, ventral davon der Hypothalamus. An mehr als 50% aller Gehirne stehen etwas oberhalb des Sulcus hypothalamicus die beiden Thalami in Form der *Adhaesio interthalamica (Massa intermedia)*, einer Brücke grauer Substanz, miteinander in Verbindung. Sie ist den beim menschlichen Thalamus nur rudimentär ausgebildeten Kernen der Mittellinie zuzurechnen. Die Seitenwand des Ventrikels geht oben entlang der Stria medullaris thalami in das dünne, aus der *Tela chorioidea ventriculi III* bestehende Dach über. Im Dach befindet sich in Form zweier Längswülste der *Plexus chorioideus ventriculi III* (Abb. 54). Die beiden Plexuswülste stehen hinten miteinander in Verbindung und gehen vorne im Bereich der Foramina interventricularia in die Plexus chorioidei der Seitenventrikel über. Das Ventrikeldach weist oberhalb der Epiphyse den *Recessus suprapinealis* auf (Abb. 53). Dessen Wand ist unten an der *Commissura habenularum* befestigt, welche die beiden *Trigona habenularum* miteinander verbindet (s. unten). An der Commissura habenularum und der ventral von ihr gelegenen *Commissura posterior* ist die zapfenförmige *Epiphyse* (Corpus pineale, Zirbeldrüse) befestigt. Zwischen den beiden Kommissuren stülpt sich der *Recessus pinealis* in die Epiphyse vor. Die Bedeutung der Commissura posterior ist zum Teil noch unklar. Sie dient vor allem zur Verbindung von Mittelhirnabschnitten untereinander (beispielsweise beider Colliculi superiores). Unterhalb der Commissura posterior geht der dritte Ventrikel in den Aquaeductus cerebri des Mittelhirns über. Der Recessus pinealis und die beiden ihn begrenzenden Kommissuren bilden die Hinterwand des Zwischenhirnventrikels.

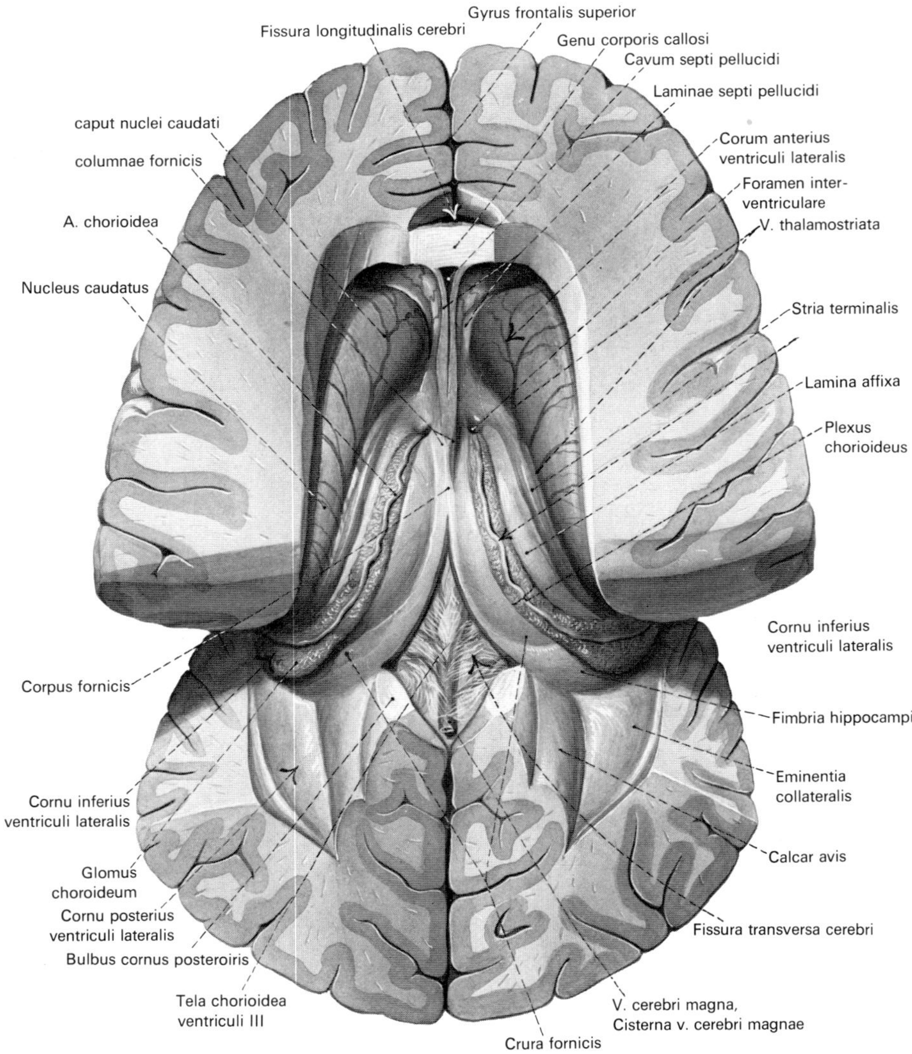

Abb. 55. Horizontalschnitt durch das Großhirn. Einblick in die von oben eröffneten Seitenventrikel. Corpus callosum weitgehend entfernt.

Die Ca-Cp-Linie

Die geradlinige Verbindung von Commissura anterior und Commissura posterior (Ca-Cp-Linie) ist eine grundlegende Bezugslinie für die exakte Orientierung und für stereotaktische Eingriffe am Gehirn. Ihre Länge beträgt bei einer sehr geringen Variationsbreite im Durchschnitt 25 mm. Die Ca-Cp-Linie muß für jeden Patienten vor dem stereotaktischen Eingriff an Hand der Röntgen-Ventrikulographie (Pneumenzephalographie) ermittelt werden und dient als Ausgangslinie für die Konstruktion der stereotaktischen Koordinaten. Auf dieses individuelle Koordinatensystem wird dann die stereotaktische Apparatur abgestimmt, so daß mit größtmöglicher Genauigkeit auf bestimmte Areale innerhalb des Gehirns gezielt werden kann.

Das Zwischenhirn von dorsal

Die größte Ausdehnung zeigt das Zwischenhirn bei der Betrachtung von oben. Nach Entfernung des Corpus callosum erscheint das Zwischenhirn zunächst noch verdeckt durch den sich hinten immer mehr verbreiternden Fornix *(Corpus fornicis)*. Lediglich ein schmaler Streifen der dorsalen Thalamusoberfläche ist seitlich zwischen dem Plexus chorioideus des Seitenventrikels und der *Stria terminalis* sichtbar (Abb. 55).

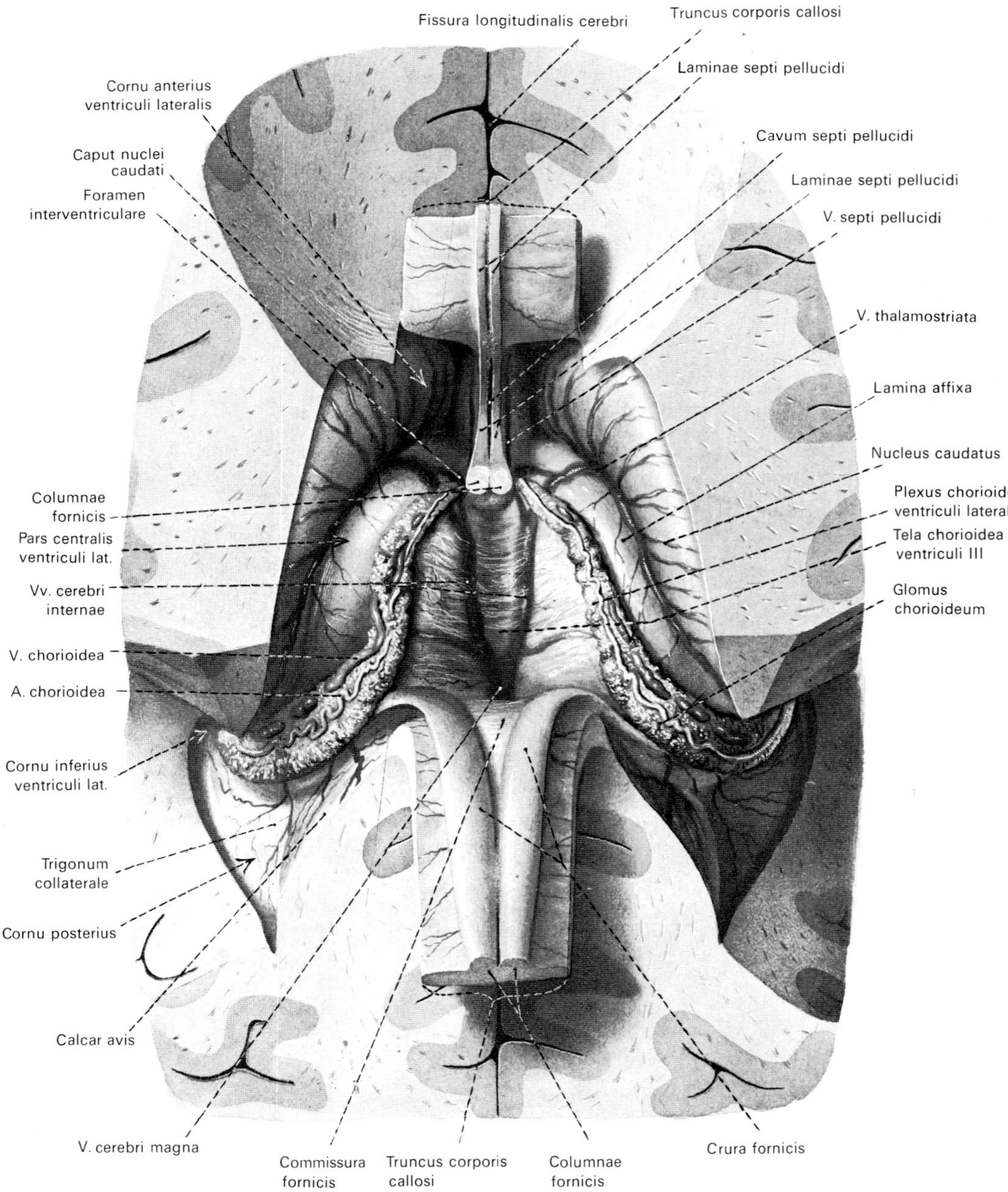

Abb. 56. Einblick in die von oben eröffneten Seitenventrikel. Der Fornix wurde vorn durchschnitten und zurückgeschlagen.

Dieser Teil der Thalamusoberfläche ist mit einer Ependymschicht, der *Lamina affixa*, überzogen und bildet den Boden der Pars centralis des Seitenventrikels. Der Thalamus erscheint relativ hell, weil seine gesamte dorsale Oberfläche von einer dünnen Marklamelle, dem *Stratum zonale*, bedeckt ist. Die Stria terminalis stellt ein bogenförmiges Markfaserbündel dar, das entlang der Berührungslinie zwischen Nucleus caudatus und Thalamus verläuft. Sie wird von der *Vena thalamostriata* begleitet. Die Stria terminalis verbindet das Corpus amygdaloideum mit der Substantia perforata anterior, der *Area septalis* (Gyrus paraterminalis und Area subcallosa) und mit dem Hypothalamus. Wird der Fornix beiderseits vorne an

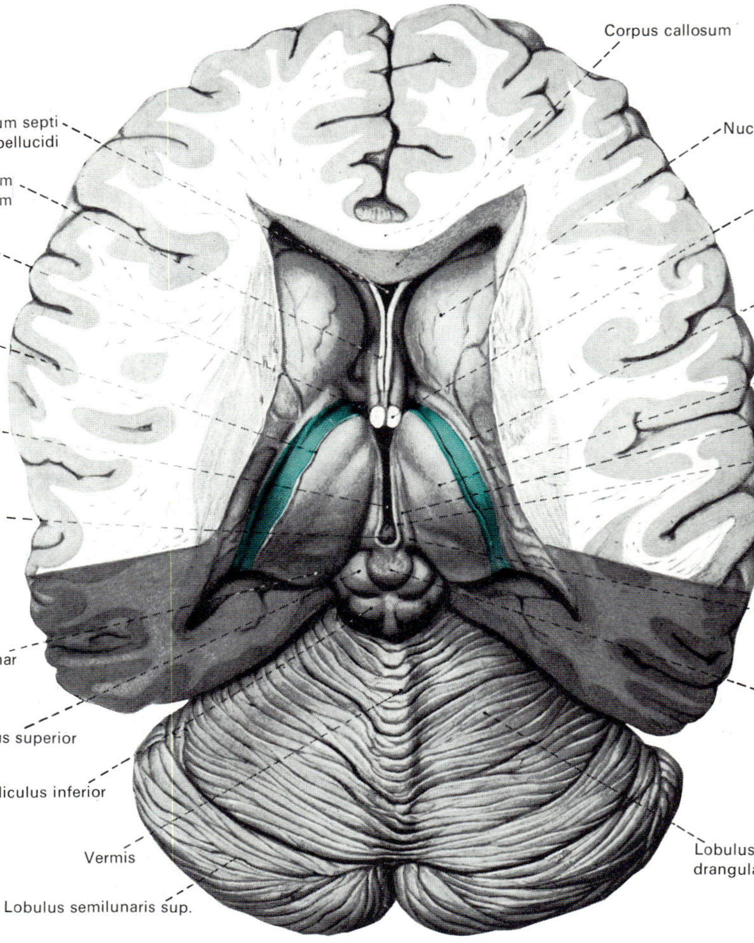

Abb. 57. Aufsicht auf das Gehirn nach Abtrennung des größten Teils beider Großhirnhemisphären. Grün: Die Lamina affixa thalami.

den Columnae durchtrennt und nach hinten geklappt, so erblickt man zunächst in lockerem leptomeningealem Gewebe (Velum interpositum) die beiden *Venae cerebri internae* und ihre Vereinigung zur *Vena cerebri magna* (GALENI) (Abb. 56). Entfernt man diese Schicht gemeinsam mit dem schmalen Dach des dritten Ventrikels (Abb. 57), so bleibt am Thalamus nur die Abrißlinie der Tela chorioidea ventriculi tertii zurück: *Taenia thalami*. Die Taenia thalami verläuft entlang der Stria medullaris thalami und wechselt auf der Commissura habenularum zur Stria medullaris der anderen Seite. Am *Tuberculum anterius thalami*, im Bereich des Foramen interventriculare, biegt die Taenia thalami nach lateral auf die dorsale Oberfläche des Thalamus um. Sie wird hier als Anheftungslinie für den Plexus chorioideus des Seitenventrikels, *Taenia chorioidea*, bezeichnet (Abb. 57 und 60). Die Taenia chorioidea ist gleichzeitig die mediale Begrenzung der Lamina affixa. Striae medullares, Habenulae, Epiphyse und Commissura posterior bilden gemeinsam den sogenannten *Epithalamus*. Der Thalamus selbst verbreitert sich seitlich vom Trigonum habenulae zu dem weit nach hinten ausladenden *Pulvinar thalami*. Das Pulvinar stellt die größte Kerngruppe des menschlichen Thalamus dar. An der dem Mittelhirn zugewendeten Seite des Thalamus befinden sich ventral vom Pulvinar die beiden *Corpora geniculata* (Abb. 58). Das *Corpus geniculatum mediale* (medialer Kniehök-

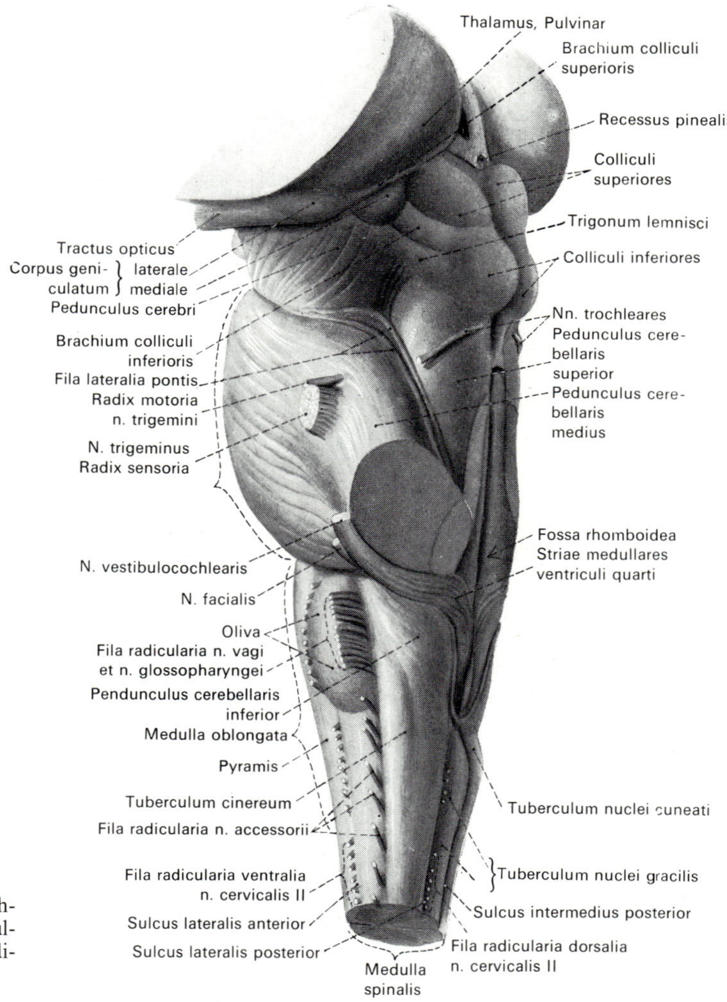

Abb. 58. Hirnstamm von links betrachtet. Kleinhirn entfernt. Blick auf das Pulvinar thalami, Corpus geniculatum mediale und Corpus geniculatum laterale.

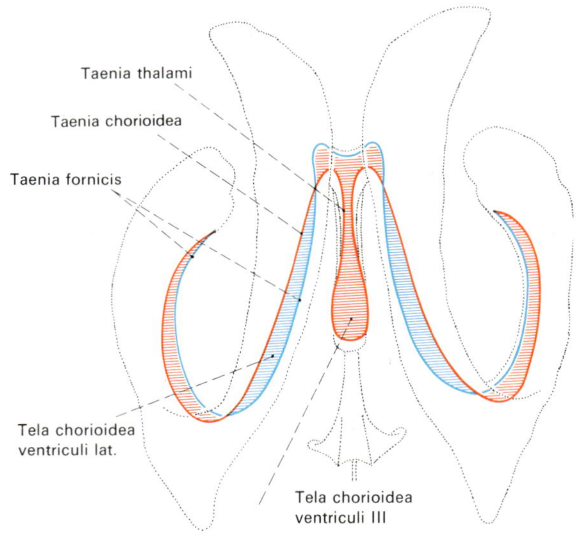

Abb. 59. Schema der Tela chorioidea des dritten Ventrikels und beider Seitenventrikel in Beziehung zum Ventrikelsystem. Ansicht von oben (nach WETZEL).

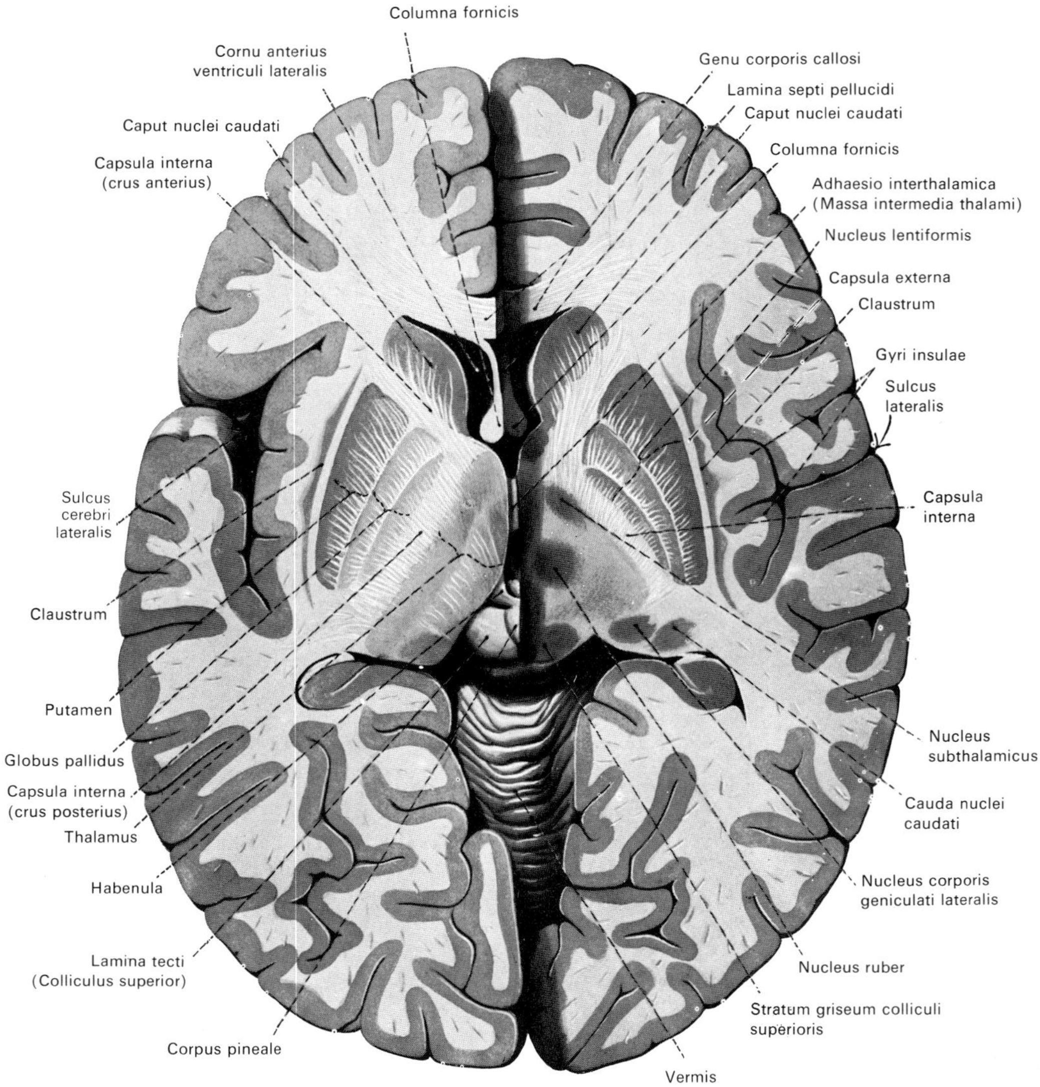

Abb. 60. Horizontalschnitt durch das Gehirn. Rechts liegt der Schnitt tiefer.

ker) steht über das *Brachium colliculi inferioris* mit dem Colliculus inf. in Verbindung, und ist in den Verlauf der Hörbahn eingeschaltet. Das *Corpus geniculatum laterale* (lateraler Kniehöcker) ist ein wichtiger Schaltkern der Sehbahn. Der Tractus opticus schlingt sich von der Hirnbasis aus um den Pedunculus cerebri und endigt im Nucleus geniculatus lateralis. Von hier aus besteht ebenfalls eine Verbindung zum Mittelhirn, nämlich über das *Brachium colliculi superioris* zum Colliculus superior. Corpus geniculatum mediale und laterale werden gemeinsam auch als *Metathalamus* bezeichnet.

Nach der Seite gegen das Großhirn zu wird das Zwischenhirn vom hinteren Schenkel der Capsula interna begrenzt (Abb. 59).

Makroskopische Anatomie des unteren Hirnstammes: Mittelhirn, Brücke und verlängertes Mark

Von Robert Mayr

Allgemeine Übersicht

Das Mittelhirn *(Mesencephalon)*, die Brücke *(Pons)* und das verlängerte Mark *(Medulla oblongata)* werden unter dem Begriff „unterer Hirnstamm" zusammengefaßt oder im klinischen Gebrauch oft auch einfach als Hirnstamm[1]) bezeichnet. Die drei Abschnitte gehen kontinuierlich ineinander über (Abb. 61 u. 62) und weisen trotz auffälliger Unterschiede ihrer äußeren Form einen vergleichbaren inneren Aufbau auf: Der ganze untere Hirnstamm ist aus vier längsorientierten Strukturelementen so zusammengesetzt, daß sich ein allgemeines Prinzip der Querschnittsgliederung erkennen läßt (Abb. 63). Die vier in ventrodorsaler Richtung übereinanderliegenden Strukturelemente sind

1. die (stammesgeschichtlich „jüngere") *Basis*
2. die Haube *(Tegmentum)*
3. der zugehörige Abschnitt des *Ventrikel*systems
4. das Dach *(Tectum mesencephali* bzw. *Tegmen ventriculi quarti)*.

Die **Basis** besteht aus den vom Endhirn absteigenden langen motorischen Fasersystemen. Sie wird von den *Crura cerebri* des Mittelhirns, der *Pars ventralis pontis* und den *Pyramiden* des verlängerten Marks gebildet.

Die **Haube** *(Tegmentum)* stellt die Hauptmasse des Hirnstamms dar und liegt zwischen Basis und Ventrikelsystem. Sie enthält neben auf- und absteigenden Leitungsbahnen die *Hirnnervenkerne* und die sog. *Formatio reticularis*. Durch seine *Leitungsbahnen*, die im unteren Hirnstamm zum Teil die Seite kreuzen und zum Teil auch eine Umschaltung erfahren, steht dieser wichtige Abschnitt des Gehirns nach kranial mit dem Zwischen- und Endhirn, nach kaudal mit dem Rückenmark und nach dorsal mit dem Kleinhirn in Verbindung. Verteilt auf die drei Hirnstammabschnitte enthält die Haubenregion die *Kerngebiete aller* jener *Hirnnerven* (III–XII), die als echte periphere Nerven betrachten sind. Sie treten mit Ausnahme des IV. basal an der Oberfläche des unteren Hirnstamms aus. Der Raum, der zwischen den Fasersystemen und Hirnnervenkernen im Tegmentum übrig bleibt, ist von der *Formatio reticularis* erfüllt, einem aus zahlreichen, verstreut liegenden Ganglienzellgruppen und kurzen Faserzügen bestehenden Reflexzentrum des Hirnstamms, von dem aus unter anderem so lebenswichtige Funktionen wie Atmung, Herz- und Kreislaufregulation und die Tätigkeit anderer Eingeweide gesteuert werden.

Das **Ventrikelsystem** ist im Bereich des unteren Hirnstamms recht unterschiedlich entwickelt. Im Mittelhirn besteht es aus einem engen Kanal, dem *Aquaeductus cerebri*[2]), der den Ventrikel des Zwischen-

[1]) Unter *Hirnstamm* im anatomischen Sinn versteht man alle Hirnabschnitte nach Fortnahme des Pallium und des Cerebellum.

[2]) Früher auch *Aquaeductus mesencephali* (Sylvii).

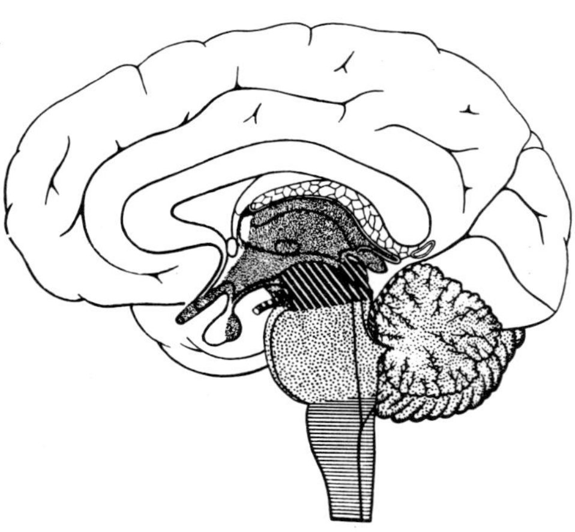

Abb. 61. Schematischer Medianschnitt durch das Gehirn des Menschen. Endhirn weiß, Zwischenhirn dicht punktiert, Mittelhirn schräg schraffiert, Brücke und Kleinhirn punktiert, Medulla oblongata waagrecht schraffiert.

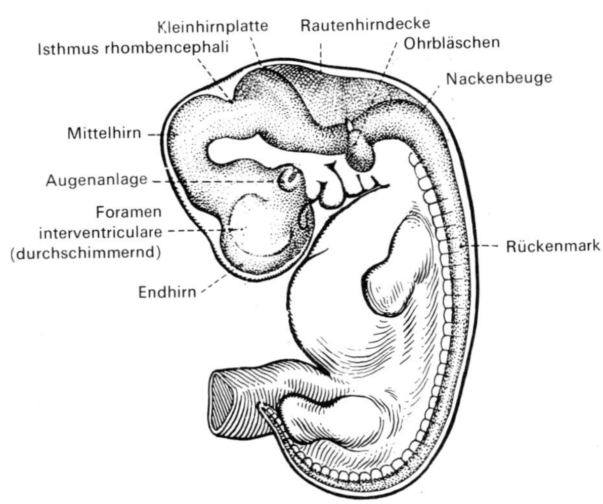

Abb. 62. Gehirn und Rückenmark bei einem durchsichtig gemachten menschlichen Embryo von 12 mm größter Länge. Umzeichnung nach Fischel.

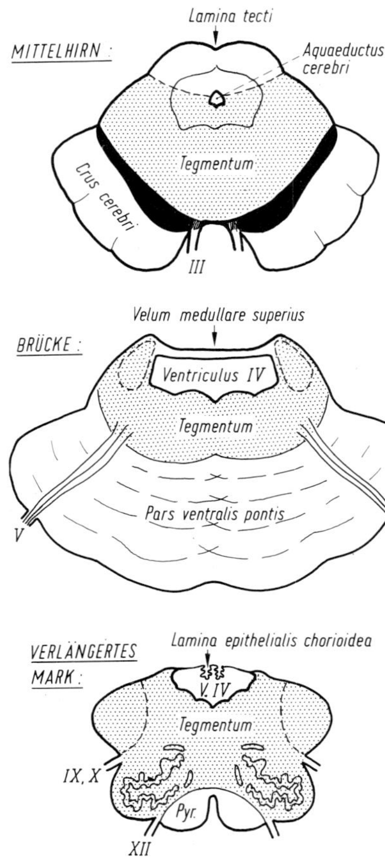

Abb. 63. Querschnitte durch Mittelhirn, Brücke und obere Hälfte des verlängerten Marks, schematisch. Einteilung nach dem Grundbauplan. Ca. 1,4fach vergr. V.IV = Ventriculus quartus. Pyr. = Pyramis.

hirns (III. Ventrikel) mit dem vierten Ventrikel verbindet; er geht in der Entwicklung aus dem mittleren der ursprünglichen drei Hirnbläschen hervor. Über dem Tegmentum von Pons und Medulla oblongata weitet sich das Ventrikelsystem in Gestalt des *vierten Ventrikels* stark aus; sein Boden wird der Form nach als Rautengrube *(Fossa rhomboidea)* bezeichnet; dieser Hohlraum entsteht aus dem Isthmus rhombencephali[1]) und aus dem kaudalsten der drei Hirnbläschen, dem Rautenhirnbläschen. Im rückenmarksnahen Teil der Medulla oblongata geht der vierte Ventrikel wieder in einen engen Kanal über, den Zentralkanal *(Canalis centralis)*, der sich in ventrokaudaler Richtung in die Tiefe senkt und das Rückenmark im Zentrum der grauen Substanz durchsetzt.

Dorsal des Ventrikelsystems liegt das **Dach.** Im Bereich des Mittelhirns wird es *Tectum mesencephali* genannt und von der Vierhügelplatte *(Lamina tecti* oder *quadrigemina)* gebildet. Die Decke des vierten Ventrikels heißt *Tegmen ventriculi quarti.* In Höhe der Brücke wird die Rautengrube vom Kleinhirn überdacht, das mit seinen Marksegeln, dem unpaaren *Velum medullare superius* und dem paarigen *Velum*

[1]) In der Entwicklung ausgeprägte Verengung an der Grenze von Mittel- und Rautenhirn.

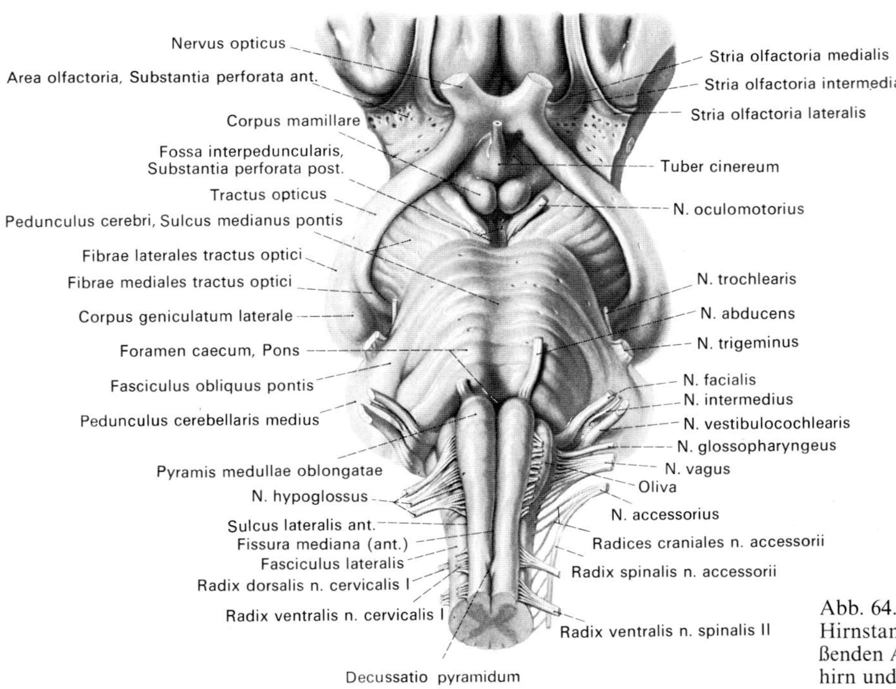

Abb. 64. Basalansicht des Hirnstammes (mit anschließenden Abschnitten von Endhirn und Rückenmark).

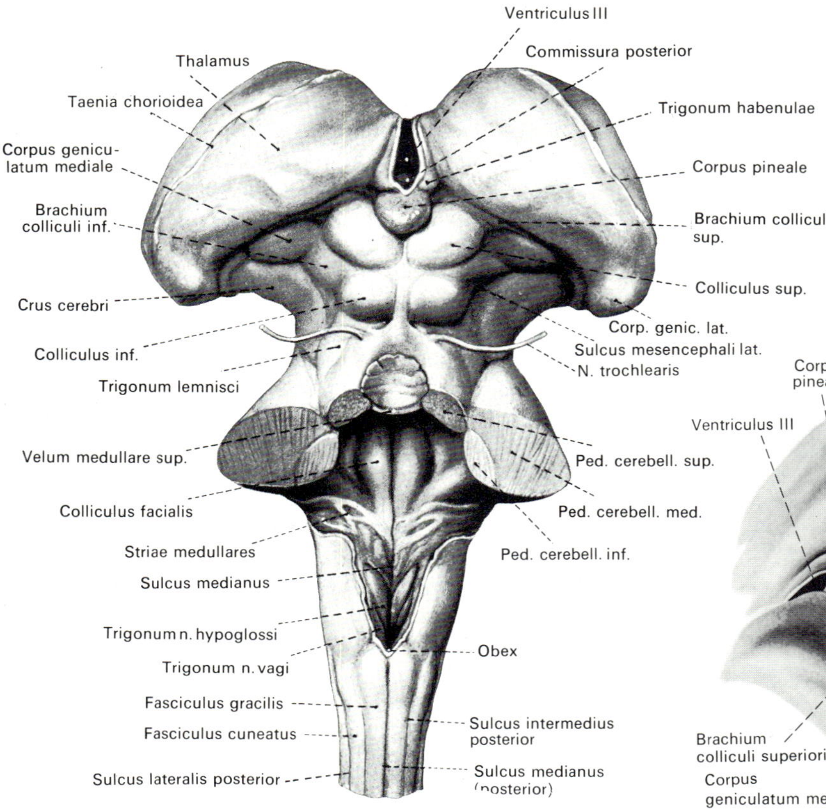

Abb. 65. Dorsalansicht des Hirnstammes. (Kleinhirn abgetragen, Dach des IV. Ventrikels bis auf einen Teil des Velum medullare superius mit außen aufliegender Lingula cerebelli entfernt).

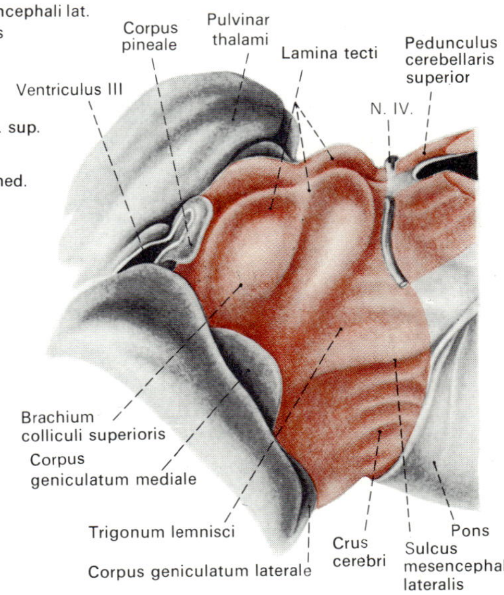

Abb. 66. Mittelhirn, Oberfläche von lateral gesehen (Mittelhirn und obere Kleinhirnstiele braun gefärbt). Nach WOLF-HEIDEGGER 1962.

medullare inferius, sowie einem kleinen Areal des *Nodulus* den dickeren rostralen Teil des Tegmen bildet. Im Bereich der Medulla oblongata ist die Deckplatte auf eine einschichtige Lage von Ependymzellen reduziert, die *Lamina epithelialis chorioidea* (früher auch Lamina tectoria). Sie baut mit der ihr aufliegenden Pia die *Tela chorioidea ventriculi quarti* auf.

Die den vierten Ventrikel umgebenden Hirnanteile, nämlich Pons und Cerebellum sowie Medulla oblongata, entwickeln sich aus der Wand des ursprünglichen Rautenhirnbläschens und werden deshalb auch als Rautenhirn *(Rhombencephalon)* zusammengefaßt.

Die Anordnung der Hirnnervenkerne im Hirnstamm zeigt eine weitgehende Übereinstimmung und Kontinuität mit den Kernsäulen der grauen Substanz des Rückenmarks; allerdings kommt es zu einer gewissen Umlagerung der Kernsäulen entlang des sich ins Zentrum des Rückenmarks einsenkenden Zentralkanals, so daß die am weitesten medial unter dem Boden der Rautengrube liegenden Kernsäulen Anschluß an die Vordersäule, die lateralen Anschluß an die Hintersäule des Rückenmarks gewinnen.

Das Mittelhirn, Mesencephalon

Das Mittelhirn ist mit 1,5 cm Länge der kürzeste Abschnitt des Hirnstamms, verbindet Brücke und Kleinhirn mit dem Großhirn und fällt dadurch auf, daß es im Vergleich zu Vorder- und Rautenhirn eine relativ einfache Form beibehalten hat.

Bei der Inspektion der **Basalseite** des Hirnstamms (Abb. 64) erkennt man im Bereich des Mittelhirns die kräftigen Hirnschenkel *(Crura cerebri, Pedunculi cerebri*[1]), die nach kaudal zu gegen ihre Eintrittsstelle in den Pons konvergieren. Zwischen ihnen liegt die *Fossa interpeduncularis (intercruralis)*. Die rostrale Begrenzung des Mittelhirns wird an dieser Seite durch die Tractus optici gebildet, die sich am Übergang zum

[1]) „Pedunculus cerebri“ steht nach früherem Gebrauch z.T. noch synonym für „Crus cerebri“ zur Bezeichnung der neenzephalen Basis des Mittelhirns in Verwendung. Nach der PNA umfaßt der „Pedunculus cerebri“ allerdings das Crus cerebri und die gleichseitige Hälfte der Mittelhirnhaube (vgl. S. 60).

Großhirn um die Crura cerebri nach dorsal wenden. Sie gehören ebenso wie die rostral der Fossa interpeduncularis vorspringenden Corpora mamillaria bereits dem Zwischenhirn an. Kaudal ist die Grenze zur Brücke durch deren quere Faserung ebenfalls deutlich erkennbar. In der Tiefe der Fossa interpeduncularis dringen mehrere kleine Arterien in die Hirnsubstanz ein; wenn sie mit der Leptomeninx herausgerissen werden, entsteht als Kunstprodukt ein Areal mit kleinen Löchern, die *Substantia perforata posterior*. Die Crura sind beiderseits durch eine Furche, den *Sulcus medialis et lateralis mesencephali*, abgesetzt. Im Sulcus mesencephali medialis jeder Seite treten die Faserbündel des *Nervus oculomotorius* aus.

Von **dorsal** her ist das Mittelhirn überhaupt nur nach Abpräparieren des Endhirns sichtbar zu machen. Das Dach des Mittelhirns *(Tectum mesencephali)* wird aufgrund seines charakteristischen Oberflächenreliefs (Abb. 65) auch Vierhügelplatte *(Lamina tecti* oder *quadrigemina)* genannt. Die oberen Vierhügel *(Colliculi superiores)*, die etwas größer und dunkler erscheinen, sind optische Reflexzentren. Jeder der beiden Colliculi ist mit einem seitlich abgehenden Arm, *Brachium colliculi superioris*, nach vorne zu mit dem lateralen Kniehöcker *(Corpus geniculatum laterale)* des Thalamus verbunden, der schon zum Zwischenhirn gehört. Auf seinem Weg dorthin zieht das Brachium colliculi superioris oberhalb des *Corpus geniculatum mediale* und unter dem Pulvinar thalami nach lateral. Es steht über das Corpus geniculatum laterale auch mit dem Tractus opticus in Verbindung. Die unteren Vierhügel, *Colliculi inferiores*, springen etwas stärker vor und sind als akustische Reflexzentren in die Hörbahn eingeschaltet. Auch von diesen steigt jederseits ein Arm, *Brachium colliculi inferioris*, seitlich am Mittelhirn nach vorn und erreicht das Corpus geniculatum mediale des Thalamus. Die Lamina tecti reicht nach rostral an die Commissura posterior heran;

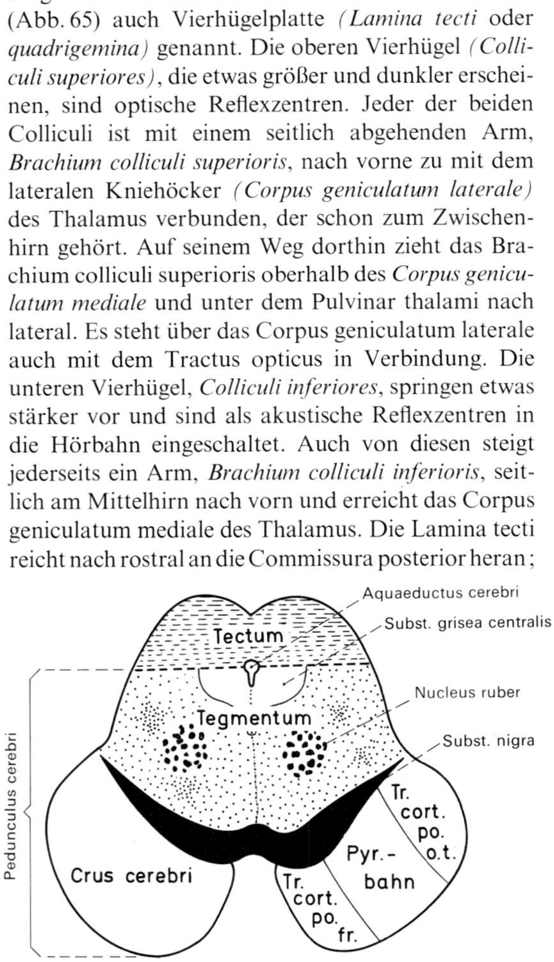

Abb. 67. Querschnitts-Schema des Mittelhirns. Absteigende Endhirnbahnen im rechten Crus cerebri: Pyramidenbahn (Pyr.-Bahn) und kortikopontine Bahnen (Tr. cort. po. fr. = Tractus frontopontinus; Tr. cort. po. o. t. = Tractus occipito- und temporofrontinus).

in diesem Abschnitt lagert sich ihr das Corpus pineale vom Zwischenhirn her auf. Am unteren Ende der Vierhügelplatte erkennt man die oberen Kleinhirnstiele, *Pedunculi cerebellares superiores* (Bindearme), die sich von hinten her in das Mittelhirn einsenken. Zwischen ihnen spannt sich das *Velum medullare superius* des Kleinhirns aus. Beiderseits seines vertikal eingestellten Bändchens *(Frenulum veli medullaris superioris)* verläßt unmittelbar hinter den Vierhügeln als einziger dorsal austretender Hirnnerv der *Nervus trochlearis* den Hirnstamm. Er zieht um die Seitenfläche des Mittelhirns herum nach ventral und erreicht so seine Duraaustrittsstelle am medialen Rand des Kleinhirnzelts nahe dem Türkensattel.

In der **Seitenansicht** (Abb. 66 u. 68) ist das *Trigonum lemnisci* zu erkennen. Es ist ein Dreieck, das vom Sulcus mesencephali lateralis, dem Brachium colliculi inferioris und dem Nervus trochlearis begrenzt wird. Es erhielt seinen Namen, weil unmittelbar unter der Oberfläche der *Lemniscus lateralis* (Hörbahn) und die *Schmerzbahn* als Teil des *Lemniscus medialis* gelegen sind. An dieser Stelle kann die Schmerzbahn (der laterale Teil des Lemniscus medialis) operativ unterbrochen werden. Der Sulcus mesencephali lateralis stellt die außen sichtbare Grenze zwischen Basis bzw. Pes (= Crus cerebri) und Haubenregion (Tegmentum) des Mittelhirns dar.

Das Mittelhirn wird in der Längsrichtung von einem relativ engen Liquorkanal, dem *Aquaeductus cerebri*, durchzogen, welcher näher der dorsalen Oberfläche gelegen ist. Er hat, der Krümmung des Mittelhirns entsprechend, einen leicht dorsalkonvexen Verlauf und verbindet III. und IV. Ventrikel (Abb. 76). Der Kanal ist vom zentralen Höhlengrau *(Substantia grisea centralis)* umgeben.

Auf dem **Querschnitt** durch das Mittelhirn kann der grobe architektonische Aufbau in seinen Beziehungen zum Grundbauplan des Nervenrohres wiedererkannt werden (Abb. 67). Die Vierhügelplatte ist das dorsal des Aquaeductus gelegene Dach des Mittelhirns *(Tectum)*. Sie entspricht der sensiblen Flügelplatte des Neuralrohres und repräsentiert primäre Zentren für Hören und Sehen, die bereits bei niederen Vertebraten, also „vor" der Ausbildung entsprechend leistungsfähiger Großhirnrindenzentren, gut entwickelt sind. Der ventral vom Aquaeductus gelegene Anteil des Mittelhirns jederseits der Mittellinie wird als *Pedunculus cerebri* (Hirnstiel)[1]) bezeichnet; durch einen plattenförmigen, stark pigmentierten Kern, die *Substantia nigra*, läßt er sich leicht in den basalen Fußteil (Crus cerebri, früher Pes pedunculi) und den zwischen Crus cerebri und Tectum gelegenen Haubenabschnitt (Tegmentum) unterteilen. Das *Tegmentum* entspricht der motorischen Grundplatte und enthält daher die

[1]) Vgl. jedoch Fußnote 3 S. 59.

motorischen Kerne von Hirnnerven (III, IV) sowie extrapyramidalmotorische Kerngebiete, wie den roten Kern, *Nucleus ruber*, und die erwähnte Substantia nigra, die als besondere Kernkomplexe der Formatio reticularis zu betrachten sind. Tectum und Tegmentum sind Althirnanteil (paläoenzephaler Teil) des Mittelhirns.

Die *Crura cerebri* an der Basalseite sind neenzephaler Anbau und enthalten die erst bei Säugern und beim Menschen stark ausgebildeten langen Bahnen, nämlich die von der Hirnrinde zur Brücke und dann weiter ins Kleinhirn ziehenden Leitungen *(Tractus corticoponto-cerebellares)*, Pyramidenbahn *(Tractus corticospinalis)* und ihre kürzere „Schwester", die motorische Hirnnervenbahn *(Tractus corticonuclearis)*.

Das Mittelhirn ist von Liquor der Cisterna ambiens umspült und wird, das Foramen (Hiatus) tentorii durchsetzend, vom freien Rand des Tentorium umgeben. An seiner Basalseite zerfällt die A. basilaris in ihre Endäste, die Aa. cerebri posteriores; von diesen gehen die zentralen Äste zur Versorgung des Mittelhirns ab, die durch die Substantia perforata posterior eintreten (Abb. 52). Die Aa. cerebri posteriores und die nur wenig vor der Endaufzweigung aus der A. basilaris hervorgehenden Aa. cerebelli superiores überkreuzen die Crura cerebri beidseits von medial nach lateral. Der Nervus oculomotorius zieht kurz nach seinem Austritt typischerweise zwischen diesen beiden Gefäßen hindurch.

Die Brücke, Pons

Die Brücke ist ein etwa 2,5 cm langer Querwulst des Hirnstammes, der basal deutlich vorspringt und dem Clivus benachbart ist. Sie ist zwischen Mittelhirn und verlängertem Mark eingeschaltet und von letzterem durch eine deutliche quere Furche abgegrenzt, durch die an der Basalseite der VI., lateral der VII. und VIII. Hirnnerv austreten. Aus der Brücke selbst tritt seitlich der V. Hirnnerv *(Nervus trigeminus)* hervor. Dorsal sitzt der Brücke das Kleinhirn auf, mit dem es über die beiden mittleren Kleinhirnstiele *(Pedunculi cerebellares medii)* verbunden ist. Kleinhirn und Brücke bilden zusammen die obere Hälfte des Rhombencephalon, das *Metencephalon* (Hinterhirn). Das Kleinhirn bildet die Dachformation des Metencephalon. Der zugehörige Ventrikelabschnitt ist die rostrale Hälfte des vierten Ventrikels. Der Pons selbst besteht aus einer *Pars dorsalis*, dem *Tegmentum pontis* („Brückenhaube"), das sich ohne scharfe Grenze in die Haubenabschnitte von Mittelhirn und verlängertem Mark fortsetzt, sowie einer vorgewölbten Basis *(Pars ventralis)*, dem *Pons* im engeren Sinn, der den erst beim Säuger entwickelten Neuhirnanteil darstellt.

Betrachtet man die **Brücke von basal** (Abb. 64), dann sieht man an ihrer Oberfläche eine quere, über die Mittellinie hinwegziehende Faserung, die nach jeder Seite gegen die kompakte Masse des mittleren Kleinhirnstiels konvergiert. Die die Brückenbasis durchsetzenden Pyramidenbahnen bedingen zwei Längswülste, zwischen denen ein flacher *Sulcus basilaris* liegt. Ihn benutzt der Stamm der A. basilaris als Weg. Lateral der beiden Längswülste, eher in der proximalen Hälfte des Pons, tritt an jeder Seite der *Nervus trigeminus* aus. Er besteht jeweils aus einer kleinen, mehr kraniomedial hervortretenden motorischen Wurzel *(Radix motoria)* und der dicken, kaudal und lateral gelegenen sensiblen Wurzel (*Radix sensoria*) (Abb. 68). Unmittelbar lateral des Austritts des V. Hirnnerven kann die Grenze zwischen ventraler Oberfläche der Brücke und mittlerem Kleinhirnstiel angenommen werden.

Die Dorsalfläche der Brücke sieht man erst nach Abtragen des Kleinhirns; sie bildet die obere Hälfte des Bodens der Rautengrube und wird mit dem vierten Ventrikel beschrieben (S. 64).

Am **Querschnitt** (Abb. 186b) läßt sich die Basis der Brücke (Pars ventralis) schon makroskopisch durch ihre charakteristische Zusammensetzung aus weißen Brückenfasern *(Fibrae pontis)* und grauen Brückenkernen *(Nuclei pontis)* gut von der homogener aussehenden Brückenhaube unterscheiden. Die große, zum System des Kleinhirns gehörende graue Masse der Nuclei pontis vermittelt als Schaltstation die gekreuzte Verbindung zwischen Großhirnrinde und Kleinhirnrinde. Die Brückenkerne verteilen sich in diffuser Weise zwischen den durch ihr Gebiet ziehenden Faserbündeln, in welche die durch die Crura cerebri in den Pons absteigenden Bahnen zerfallen. Der Strang der Pyramidenbahnfasern wird am Unterrand der Brücke in den Pyramiden wieder vereinigt. An der ventralen Oberfläche und ebenso gegen die Brückenhaube finden sich besonders starke Bündel querverlaufender pontocerebellarer Fasern *(Fibrae pontis transversae)*. Die Brückenhaube (Tegmentum pontis), die sich der Pars ventralis auflagert und als Pars dorsalis pontis bis zum Boden des vierten Ventrikels reicht, ist nur ein Teil des vom Mittelhirn bis zum Rückenmark durchlaufenden Tegmentum im weiteren Sinn. Es enthält auf- und absteigende Leitungsbahnen, Anteile der Formatio reticularis und Hirnnervenkerne, vor allem die motorischen Ursprungskerne des V., VI. und VII. Hirnnerven und einen Teil des sensiblen Trigeminuskerngebiets.

Bei Säugern besteht ein direkter Zusammenhang zwischen dem Ausmaß der Entwicklung der Großhirnhemisphären, der Brücke (Pars ventralis) und dem

Kleinhirn (Neocerebellum). Bei Submammaliern fehlt der ventrale Teil des Pons noch; bei den niedrigsten Säugern, den Monotremen, ist er bereits repräsentiert. In der Aszendenz der Mammalier wächst der ventrale Teil gleichlaufend mit der Entwicklung von Endhirn und Kleinhirn.

Das verlängerte Mark, Medulla oblongata

Das verlängerte Mark entsteht aus der unteren Hälfte des Rautenhirns und wird auch als *Myelencephalon* (Nachhirn) oder „Bulbus" bezeichnet. Es reicht vom Unterrand der Brücke bis unmittelbar kranial des Austritts der Wurzeln des ersten Spinalnervenpaares und ist etwa 3 cm lang. Es muß an dieser Stelle betont werden, daß die Grenze zum Rückenmark willkürlich und keineswegs scharf ist und die Strukturelemente des verlängerten Marks trotz systematischer Umlagerung kontinuierlich in jene des Rückenmarkes übergehen. Die Vorderfläche der Medulla oblongata liegt, obwohl durch die Hirnhäute mit Liquor getrennt, dem Clivus benachbart und reicht meist durch das Foramen occipitale magnum bis hinter den Dens axis herab. Dorsal wird die Medulla oblongata von der Vallecula cerebelli aufgenommen, einer tiefen medianen Bucht an der Unterseite des Kleinhirns; die Dorsalfläche reicht etwa bis zum Oberrand des Atlas herab. Hier ist am Übergang zum Rückenmark eine geringe, dorsal-konvexe Krümmung vorhanden, die in der Entwicklung stärker ausgeprägte „Nackenbeuge".

Das verlängerte Mark ist birnenförmig aufgetrieben. Das dickere Ende schließt an die Brücke an, nach kaudal verjüngt es sich auf den Querschnitt des Rückenmarkes. An der dicksten Stelle ist der Querdurchmesser größer (2 cm) als der anteroposteriore (1,25 cm). Aufgrund der Ventrikelverhältnisse läßt sich das verlängerte Mark in zwei etwa gleich lange Abschnitte teilen. Der obere, sozusagen offene Teil bildet mit seiner Dorsalfläche die kaudale Hälfte vom Boden des vierten Ventrikels, der untere, „geschlossene" Abschnitt enthält den Zentralkanal, der sich vom unteren Ende der Rautengrube in ventrokaudaler Richtung ins Innere des verlängerten Markes einsenkt.

Genau genommen ist ja auch der „offene" Abschnitt durch die auf die Lamina epithelialis reduzierte Deckplatte nach dorsal abgeschlossen. Sie reißt allerdings bei Entfernen der Leptomeninx mit ab.

Bei der Betrachtung der äußeren Oberflächen der Medulla oblongata sehen wir an der **Ventralseite** die vom Rückenmark bis zum unteren Rand der Brücke emporsteigende *Fissura mediana (anterior)* (Abb. 64). Sie endet kranial mit einer kleinen Erweiterung, dem *Foramen caecum*, und trennt zwei wulstige Vorsprünge voneinander, die *Pyramiden*, die sich spinalwärts unter rascher Verjüngung in die Vorderstränge des Rückenmarkes fortsetzen. Die Verjüngung der aus Pyramidenbahnfasern zusammengesetzten Längswülste kommt durch die Pyramidenkreuzung, *Decussatio*

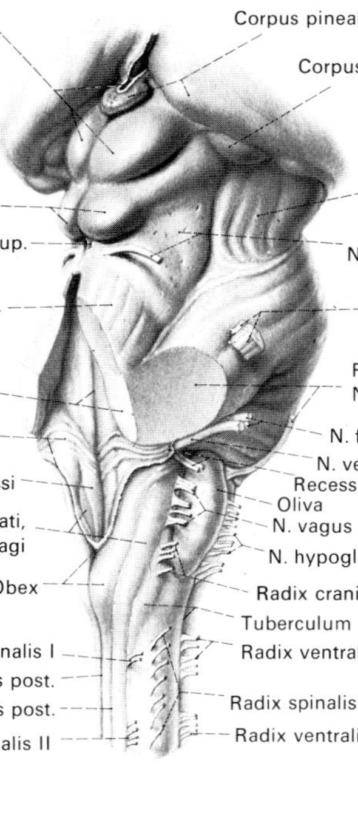

Abb. 68. Hirnstamm von der rechten Seite her gesehen.

pyramidum, zustande. Im untersten Teil des verlängerten Markes ist die Medianfissur durch ihre meist deutlich sichtbaren, von der einen auf die andere Seite schräg übertretenden Faserbündel unterbrochen. Rostral davon sieht man aus der Tiefe der Fissura mediana manchmal noch mit freiem Auge einige Fasern hervortreten, die *Fibrae arcuatae externae ventrales*, die über die Pyramiden und die unteren Pole der Oliven hinweg bogenförmig nach lateral ziehen. Sie verbinden die Nuclei arcuati (Abb. 182) mit dem Kleinhirn. An der Grenze zur Brücke, wo sich die Faserbündel des Tractus corticospinalis nach ihrem aufgesplitterten Durchtritt durch den Pons in den beiden Pyramiden wieder sammeln, ist eine quere Einschnürung erkennbar. Aus dieser Grenzfurche zwischen Brücke und Pyramide tritt der Nervus abducens aus dem Hirnstamm aus.

Die **seitliche Region** der Medulla oblongata (Abb. 68) setzt sich in die Seitenstränge des Rückenmarks fort. Sie ist nach ventral und dorsal durch seichte Furchen abgegrenzt, aus denen in Verlängerung der Austrittslinien der Spinalnervenwurzeln die Hirnnerven des verlängerten Marks hervortreten. Aus dem *Sulcus lateralis anterior*, im Rückenmark Austrittslinie der motorischen Vorderwurzeln, treten die Wurzelfäden des *Nervus hypoglossus* aus. Aus dem *Sulcus lateralis posterior* treten in Fortsetzung der Reihe der Hinterwurzeln im Bereich der Medulla oblongata die Wurzelfäden von *Nervus accessorius* (Radices craniales), *Nervus vagus* und *Nervus glossopharyngeus* hervor. Der obere Teil der seitlichen Region wird von einem länglichen, gerundeten Vorsprung von etwa 14 mm Länge und 7 mm Breite eingenommen, der nach seiner Gestalt als *Olive* bezeichnet wird; in ihr liegt der Olivenkern *(Nucleus olivaris inferior)*. Dorsolateral des rostralen Endes der Olive kommen in einer leichten Einsenkung am Unterrand der Brücke, im sog. *Kleinhirnbrückenwinkel*, von medial nach lateral *Nervus facialis, Nervus intermedius* und *Nervus vestibulocochlearis* zum Vorschein.

Die **Dorsalregion** des verlängerten Markes (Abb. 65 u. 70), die hinter dem Sulcus lateralis posterior und den Wurzelfäden des IX. bis XI. Hirnnerven liegt, läßt sich wie die Seitenfläche in einen rostralen und einen kaudalen Abschnitt zerlegen.

Der untere Abschnitt besteht aus der Verlängerung der Hinterstränge des Rückenmarks. Die Mittellinie ist wie dort durch eine flache Rinne, den *Sulcus medianus (posterior)*, markiert. Dieser endigt an der Grenze zur oberen Hälfte der Medulla oblongata an einer quer liegenden Marklamelle *(Obex)*, die die Übergangsstelle des vierten Ventrikels in den Zentralkanal überdacht. Jederseits des Sulcus medianus erkennt man die beiden Teile der Hinterstrangbahn, medial den von der unteren Körperhälfte aufsteigenden *Fasciculus gracilis* (GOLLscher Strang) und lateral den kürzeren *Fasciculus cuneatus* (BURDACHscher Strang), der die entsprechenden sensiblen Fasern der oberen Körperhälfte führt. Sie lassen sich äußerlich durch einen flachen *Sulcus intermedius posterior* voneinander abgrenzen. Gegen den Unterrand der Rautengrube divergieren sie etwas und enden in Form länglicher Anschwellungen, die man *Tuberculum nuclei gracilis*[1]) bzw. *Tuberculum nuclei cuneati* nennt. Sie sind durch die Einlagerung von Kernen verursacht, *Nucleus gracilis* und *Nucleus cuneatus*, an deren Zellen die meisten Fasern des entsprechenden Faszikels mit Synapsen endigen. Als dritte Erhabenheit kann man seitlich an seiner dunkleren Färbung das *Tuberculum cinereum* erkennen, die erheblich verstärkte kraniale Verlängerung der Hintersäule des Rückenmarks. Es liegt zwischen Fasciculus cuneatus und zerebraler Accessoriuswurzel und läuft nach unten spitz zu (Abb. 68); es wird durch den *spinalen Trigeminuskern* hervorgerufen, der sich in die Substantia gelatinosa des Halsmarkes fortsetzt und an dem die absteigenden Fasern des *Tractus spinalis nervi trigemini* endigen. Dieser trennt den Kern von der Oberfläche des verlängerten Markes.

An der Dorsalseite des oberen Teils der Medulla oblongata entsteht der aus verschiedenen Bahnen zusammengesetzte untere Kleinhirnstiel, *Pedunculus cerebellaris inferior* (Corpus restiforme, „Strickkörper"). Er nimmt das Areal zwischen Wurzelaustrittszone der Nervi glossopharyngeus et vagus und Seitenrand der Rautengrube ein und steigt nach dorsolateral zum Kleinhirn auf. Nahe seinem Eintritt ins Kleinhirn wird er im Bereich der stärksten seitlichen Ausladung des vierten Ventrikels von einigen Faserzügen überkreuzt, den *Striae medullares ventriculi quarti*, die sich in querem Verlauf bis zum Sulcus medianus der Rautengrube verfolgen lassen und die Grenze zwischen Brücke und verlängertem Mark angeben. Der Boden der Rautengrube, dessen untere Hälfte an der Modellierung der Dorsalseite der Medulla oblongata beteiligt ist, wird im nächsten Kapitel beschrieben.

Wie oben beschrieben, stehen die ventrale, laterale und dorsale Region des verlängerten Marks in kontinuierlichem Zusammenhang mit Vorder-, Seiten- bzw. Hinterstrang des Rückenmarkes. Allerdings verändert sich in der Medulla oblongata die Zusammensetzung dieser Stränge, da die sie aufbauenden Faserbündel bei ihrem Durchtritt durch den Hirnstamm meist ihre Lage verändern, wobei sie zum Teil auch die Seite kreuzen, und da manche Bündel von Kerngebieten des Hirnstamms ihren Ausgang nehmen bzw. an ihnen endigen. Die nähere Beschreibung der Faserarchitektonik erfolgt in den nächsten Kapiteln.

---

[1]) Früher auch als *Clava* (= Keule) bezeichnet.

Der vierte Ventrikel, Ventriculus quartus

Der vierte Ventrikel ist ein etwa zeltförmiger, von Ependym ausgekleideter und von Liquor cerebrospinalis erfüllter Hohlraum. Als Ventrikel des Rautenhirns liegt er zwischen Brücke und oberem Anteil des verlängerten Markes einerseits und dem Kleinhirn andererseits (Abb. 71 u. 72). Vorne geht er in den Aquaeductus cerebri des Mittelhirns über, der ihn mit dem dritten Ventrikel verbindet. Kaudal setzt er sich in den Zentralkanal der Medulla oblongata und des Rückenmarkes fort. Etwa in der Mitte erreicht er in einem an jeder Seite lateralwärts ausladenden und nach ventral gekrümmten *Recessus lateralis ventriculi quarti* seine größte Breitenausdehnung. Mit dem querstehenden First seines Dachs *(Fastigium)* erhebt er sich nach dorsal und ragt rostral des Nodulus in das Marklager des Kleinhirns vor. Durch eine mediane und zwei laterale Öffnungen im kaudalen Abschnitt seines Dachs steht er mit dem Subarachnoidalraum in direkter Verbindung. Ein Ventrikelausguß (Abb. 26) läßt seine Gesamtform erkennen.

Für die Beschreibung können wir laterale Begrenzungen, einen rautenförmigen Boden und ein Dach unterscheiden.

Die **laterale Begrenzung** erfolgt in der oberen Hälfte durch die zum Kleinhirn aufsteigenden und dabei divergierenden oberen Kleinhirnstiele. In der unteren Hälfte ist der vierte Ventrikel jederseits vom unteren Kleinhirnstiel und vom Tuberculum nuclei gracilis flankiert (Abb. 69).

Den **Boden** bildet die Rautengrube, *Fossa rhomboidea* (Abb. 70). Ihr oberer Abschnitt gehört der Dorsalfläche der Brücke an, der untere wird vom kranialen („offenen") Teil des verlängerten Markes gebildet. Ihr Grund besteht im wesentlichen aus grauer Substanz, die sich in das Grau um den Zentralkanal von Medulla oblongata und Rückenmark fortsetzt. Auf diese graue Formation folgt über einer zarten Neurogliaschicht eine oberflächliche Ependymauskleidung. Die Rautengrube nimmt von ihrem kranialen Winkel an der Einmündung des Aquaeductus rasch an Breite zu. Ab der Höhe der Recessus laterales verschmälert sie sich ebenso rasch nach kaudal zu und

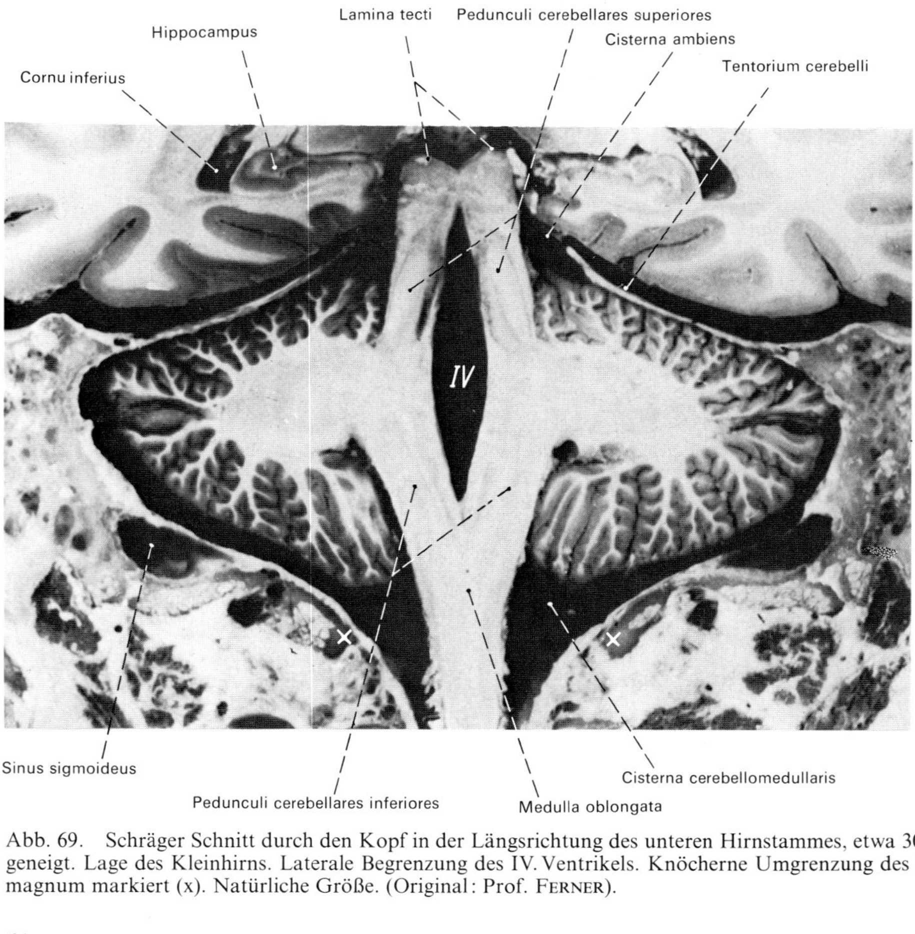

Abb. 69. Schräger Schnitt durch den Kopf in der Längsrichtung des unteren Hirnstammes, etwa 30° zur Frontalebene geneigt. Lage des Kleinhirns. Laterale Begrenzung des IV. Ventrikels. Knöcherne Umgrenzung des Foramen occipitale magnum markiert (x). Natürliche Größe. (Original: Prof. FERNER).

Abb. 70. Die Rautengrube und ihre Umgrenzung in der Ansicht von dorsal.

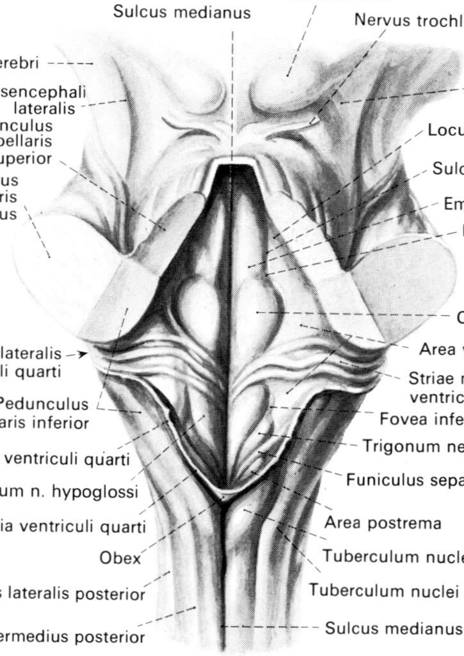

Abb. 71. Medianschnitt durch den IV. Ventrikel mit anschließenden Teilen von Hirnstamm und Kleinhirn. Der große Pfeil weist durch die Apertura mediana ventriculi quarti hinaus in die Cisterna cerebellomedullaris. Haftlinie der Tela chorioidea ("Taenia ventriculi quarti") am Rand der Nodulusrinde durchschnitten (kleiner Pfeil). Vergr. 4:1. (Original: Prof. Mayr).
▼

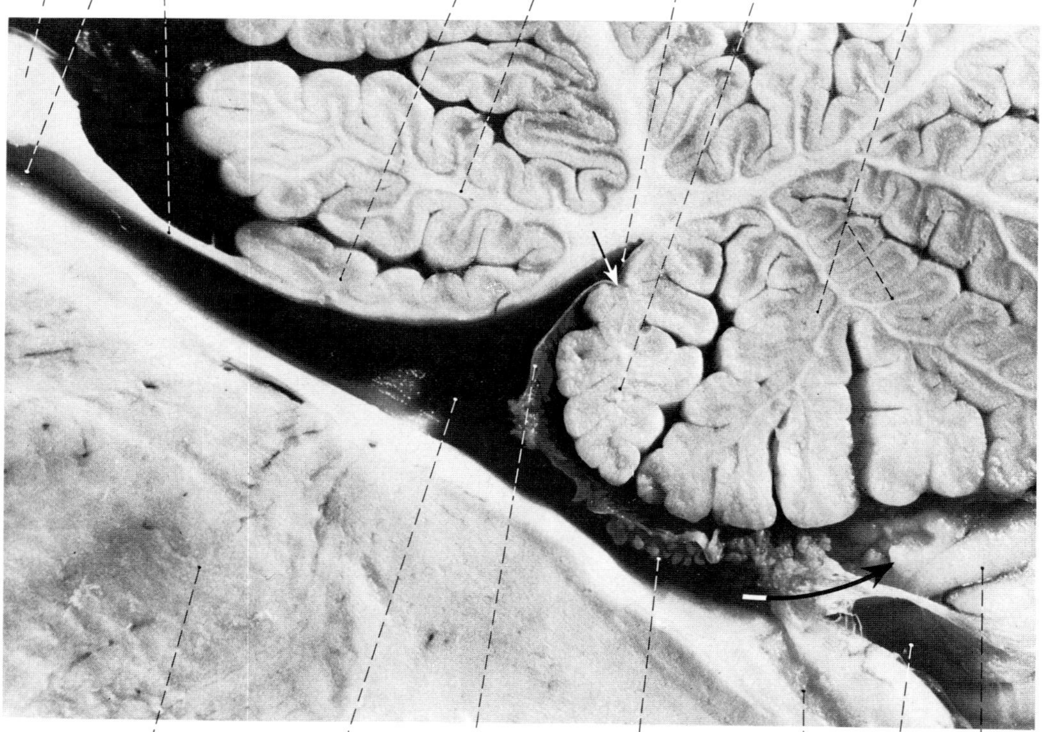

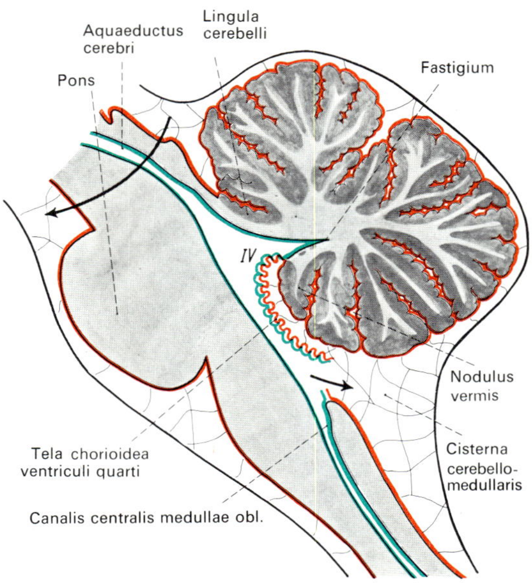

Abb. 72. Medianschnitt von Mittel- und Rautenhirn zur Darstellung des IV. Ventrikels und der Zisternen des Cavum leptomeningicum. Ependym (grün), Pia mater (orange), Arachnoidea (schwarz). Apertura ventriculi quarti (kleiner Pfeil). Der große Pfeil entspricht dem Verlauf der Cisterna ambiens um den Hirnstamm herum. Beachte, daß die Lamina epithelialis (= das Ependym) den Nodulus vom Fastigium her bis zu jener Stelle bedeckt, an der die Nodulusrinde beginnt. Hier schlägt auch die Pia mater um und verschmilzt mit der Lamina epithelialis zur Tela chorioidea ventriculi quarti. (Original: Prof. MAYR).

geht mit ihrer unteren Spitze in den Zentralkanal über. Der kaudale Abschnitt des Bodens der Rautengrube wurde wegen seines schreibfederähnlichen Aussehens *Calamus scriptorius* genannt.

Eine mittlere Längsfurche, *Sulcus medianus*, trennt die Rautengrube in zwei symmetrische Hälften. Zu beiden Seiten des Sulcus erkennt man einen flachen Längswulst, die *Eminentia medialis*, die die ganze Rautengrube durchzieht und seitlich vom *Sulcus limitans* begrenzt wird. In der oberen Hälfte der Rautengrube erweitert sich der Sulcus limitans zu einer flachen Eindellung, *Fovea superior*. Medial davon erkennt man an der Eminentia medialis eine besondere längliche Erhöhung, den *Colliculus facialis*. Er wird

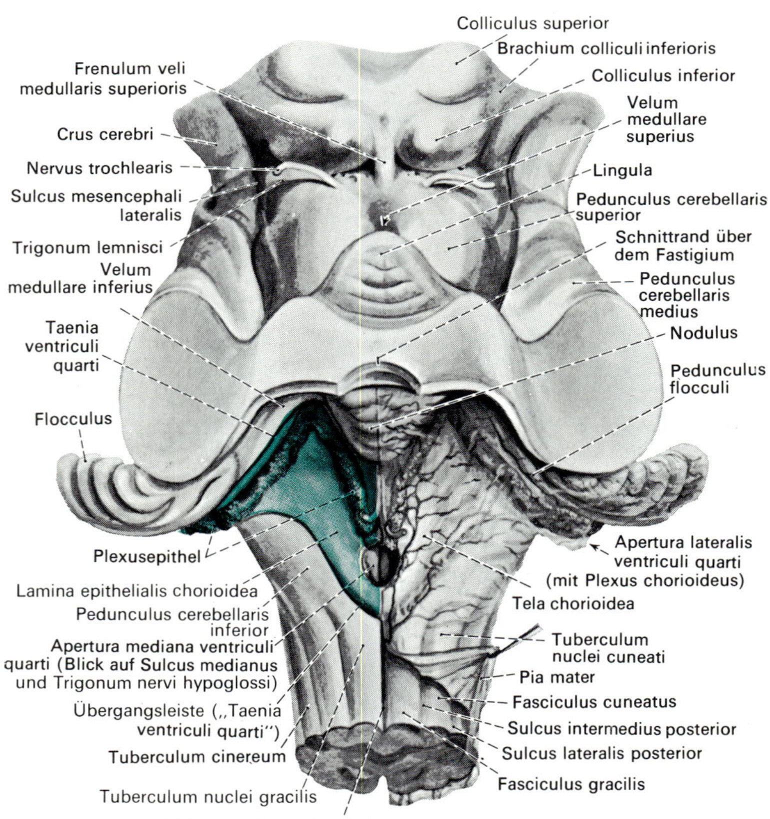

Abb. 73. Das Dach des Rautenhirns (Tegmen ventriculi quarti) in der Ansicht von dorsal nach Abtragung eines Großteils des Kleinhirns. Die Kleinhirnstiele und der Markkörper des Kleinhirns wurden ohne Eröffnen des Fastigiums abgetrennt; Lingula und Nodulus blieben erhalten. Der Schnittrand läßt erkennen, daß der First des Rautenhirndachs im Wurmbereich weniger weit nach dorsal vorspringt als beiderseits des Fastigiums. Kaudal der Schnittfläche blieb an der rechten Seite die Pia mater und damit auch die Tela chorioidea erhalten. An der linken Seite kann man den Großteil der Taenia ventriculi quarti verfolgen. In den Tänienrahmen wurde in dieser Abbildung die Lamina epithelialis chorioidea samt dem Plexusepithel (grün gefärbt) künstlich eingefügt. Bei der Präparation reißt man die mit der Pia verschmolzene eigentliche Deckplatte bei Entfernen der Leptomeningen immer an der Tänie ab. Das Velum medullare superius ist fast ganz von der Lingula bedeckt. Die Vela medullaria inferiora liegen beiderseits des Nodulus und gehen nach lateral in die Pedunculi flocculi über. (Original: Prof. MAYR).

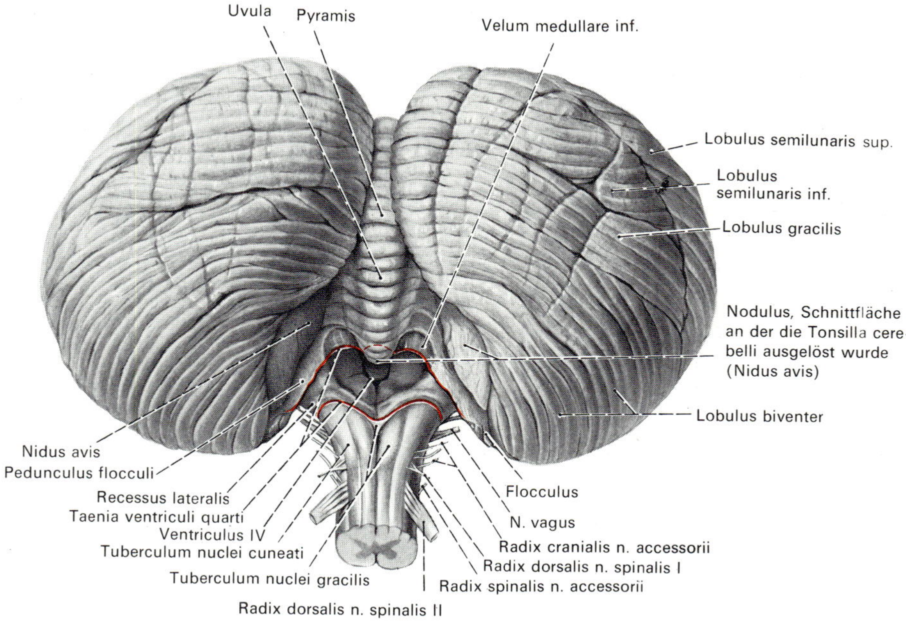

Abb. 74. Die Haftlinien (Tänien) der Tela chorioidea ventriculi quarti (rote Linie). Darstellung durch Abziehen der Leptomeninx, wobei die mit der Pia mater verschmolzene Lamina epithelialis entlang der verdickten Übergangsleisten abreißt. Die Abrißlinie bzw. Haftlinie (= Taenia ventriculi quarti) verläuft entlang des Randes der kaudalen Hälfte der Rautengrube, erreicht im Bereich des Recessus lateralis die Flocke und von dort – über Flockenstiel und kaudalen Rand des Velum medullare inferius – die rostrale Fläche des Nodulus an dessen Rindengrenze. In der Abbildung kommen die Tänien im Bereich der Recessus laterales nicht voll zur Ansicht.

durch das innere Knie des Nervus facialis erzeugt, das sich um den Abduzenskern biegt (Abb. 184a). Im unteren Teil der Rautengrube läßt sich an der Eminentia medialis beidseits der Medianrinne ein langes, nach vorn verbreitertes Feld abgrenzen, das *Trigonum nervi hypoglossi*. Es entspricht dem kranialen Teil des Hypoglossuskerns. Seitlich und kaudal davon gelangt im Gebiet des Calamus scriptorius auch der dorsale Vaguskern unter den Boden der Rautengrube und bildet hier ein mehr grau aussehendes Areal, das *Trigonum nervi vagi* (früher *Ala cinerea*). An der kranialen Spitze dieses Dreiecks vertieft sich der Sulcus limitans zur *Fovea inferior*. Kaudal wird das Trigonum nervi hypoglossi durch den schräg nach lateral aufsteigenden *Funiculus separans* von der schmalen, ganz am Rand des untersten Rautengrubenabschnitts gelegenen *Area postrema* getrennt. Der Funiculus separans ist ein Streifen verdickten Ependyms. Das Gewebe unter der Area postrema unterscheidet sich von der Umgebung durch seine hohe Kapillardichte. Um die Kapillaren finden sich viele Neurogliaelemente und nur relativ wenige Nervenzellen. Die Blut-Hirn-Schranke ist hier aufgehoben. Dort, wo der Sulcus limitans gegen das obere Ende der Rautengrube deren laterale Wand erreicht, bildet eine pigmentierte Nervenzellgruppe die Grundlage des sog. *Locus caeruleus*, eines bläulich-grauen Areals.

Seitlich des Sulcus limitans erhebt sich die *Area vestibularis*. Sie erstreckt sich bis an den Boden des Recessus lateralis und wird vom ausgedehnten Kerngebiet des Vestibularis unterlagert. Im seitlichsten Abschnitt des Recessus lateralis wölbt sich der dorsale Cochleariskern als ein schwach entwickelter Höcker vor. Im mittleren Feld der Rautengrube tauchen aus dem Sulcus medianus weiße, aus markhaltigen Fasern bestehende dünne Streifen auf, die quer über die Eminentia medialis und die Area vestibularis lateralwärts verlaufen und in den Pedunculus cerebellaris inferior eintreten. Diese Striae medullares (ventriculi quarti) sind ungemein variabel und auch auf beiden Seiten sehr oft verschieden entwickelt.

Über der Rautengrube erhebt sich zeltartig das **Dach des vierten Ventrikels.** Wie in einem Giebel, *Fastigium*, stoßen vordere und hintere Wand zusammen (Abb. 71 u. 72).

Die vordere Wand ist einfach gebaut. Vom hinteren Rand der Lamina tecti ausgehend steigt das *Velum medullare superius* zum Kleinhirnwurm empor und bildet damit die vordere Begrenzung des Fastigium. Es überdacht die Rautengrube in dem kleinen Gebiet zwischen den beiden *Pedunculi cerebellares superiores*. Diese sind, nach vorne konvergierend, mit ihren medialen Rändern noch etwas am Dach beteiligt.

Der hintere Teil des Dachs wird beidseits des Wurms vom paarigen *Velum medullare inferius* gebildet, zwei durchscheinenden Platten an den Unterseiten der Kleinhirnhemisphären (Abb. 73). Sie gehen kaudalwärts in quer verlaufender Linie unter plötzlicher Verdünnung in einen stark verkümmerten Teil der Deckplatte über, der nur noch aus Ependym besteht. Dieser dünne Teil des *Tegmen ventriculi quarti* reicht median zwischen den beiden Vela inferiora weiter nach vorn und legt sich, nur wenige Millimeter von der Fastigiumkante entfernt, dem Nodulus entlang seiner Rindengrenze an (Abb. 71 u. 72). Die Pia mater schlägt sich von der Unterfläche des Kleinhirns auf diese Ependymschicht um und verschmilzt mit ihr. Die mit der Deckplatte verschmolzene Pia wird als *Tela chorioidea ventriculi quarti* bezeichnet und überdacht den übrigen kaudalen Teil des Ventrikels. Die Ependymschicht der Tela, die *Lamina epithelialis*, setzt sich an den *Übergangsleisten* der Deckplatte in das Ependym der dickeren Wandabschnitte fort; der leptomeningeale Anteil geht in den Piaüberzug des Hirnstamms über.

Entfernt man die Tela (beim Abziehen der Leptomeninx reißt man die Lamina epithelialis immer mit), so entsteht an den Übergangsleisten eine Rißlinie, also ein Kunstprodukt der Präparation, die man *Taenia ventriculi quarti* nennt (Abb. 74). Sie bildet einen Rahmen, in den die epitheliale Lamelle eingespannt ist. Diese Linie beginnt vorn am Rand der Nodulusrinde, geht jederseits in den unteren Rand des Velum medullare inferius über und läuft in Richtung Flocculus. An der lateralen Ecke der Rautengrube erreicht die Linie deren Seitenrand und verläuft hier abwärts bis zur Spitze des Calamus scriptorius, wo sie am Obex über die Apertur des Zentralkanals hinwegziehend in die Linie der Gegenseite übergeht.

Ein Teil der Tela chorioidea bildet die *Plexus chorioidei ventriculi quarti* (Abb. 71 u. 73), die in den Ventrikel hineinhängen und Liquor cerebrospinalis absondern. Die Plexus bestehen aus ventralwärts vorgewachsenen Gefäßschlingen des leptomeningealen Anteils der Tela, die vom sog. *Plexusepithel* überzogen sind, dem eingestülpten Teil der epithelialen Lamelle. Die Plexus des vierten Ventrikels sind paarige Bildungen. Man unterscheidet jederseits dicht unterhalb des Velumrandes einen queren Schenkel, der in den Recessus lateralis hineinragt. Neben der Mittellinie biegt er nach kaudal um und läuft paramedian bis zum Rand der Apertura mediana, wo er sich mit dem Plexus der anderen Seite verbindet. Oft schlägt er sich noch um den Rand der Apertur um und haftet an der Unterseite des Wurms. Insgesamt bilden die Plexus eine etwa T-förmige Figur, allerdings mit zwei senkrechten Schenkeln.

An mehreren Stellen kommt es zu einer sekundären Durchbrechung des Ventrikeldaches, durch die der Liquor des Ventrikelsystems mit dem das Gehirn umgebenden Liquor in Verbindung tritt. Eine derartige Öffnung, die sehr verschieden groß sein kann, besteht im Bereich des untersten Ventrikelabschnitts in Form der oben erwähnten *Apertura mediana ventriculi quarti* (früher auch *Foramen* MAGENDII). Von oben in die Öffnung hineinblickend, sieht man den Boden der Rautengrube und Teile der vom Dach hereinhängenden Plexus (Abb. 73). An den lateralen Ecken der Rautengrube zieht sich das dünne Dach jederseits in den handschuhfingerförmigen Recessus lateralis hinaus, der ventralwärts gebogen im Winkel zwischen verlängertem Mark und Kleinhirn zum Vorschein kommt. Sein Ende hat eine Öffnung, *Apertura lateralis ventriculi quarti* (früher auch *Foramen* LUSCHKAE), aus der basalwärts Teile des Plexus vorragen (Abb. 75).

Zusammenfassung der Hirnnerven-Austritte und Charakterisierung der Hirnnerven

Das Zentralnervensystem steht außer in seinen Rückenmarksabschnitten nur noch im unteren Hirnstamm durch periphere Nerven mit dem übrigen Organismus in Verbindung. Die Hirnnerven *(Nervi craniales)* unterscheiden sich von den Rückenmarksnerven *(Nervi spinales)* nicht nur in topographischer Hinsicht, sondern auch in ihren entwicklungsgeschichtlichen Beziehungen zum Bauplan des Organismus und durch das Vorhandensein besonderer, zusätzlicher Faserkomponenten. So ist eine Reihe von Hirnnerven (V, VII, IX und X, dem auch die kraniale Portion von XI zugehört) als *Kiemenbogennerven* zu betrachten. Sie versorgen in der Wand des Kopfdarms Körperabschnitte viszeraler Herkunft, darunter auch quergestreifte Muskulatur, die sog. Kiemenbogenmuskulatur, die nicht wie die Rumpf- und Extremitätenmuskulatur aus dem Material der Myotome stammt, sondern aus der „Darmwand" des Kopfgebietes entsteht. Der III., IV. und VI. Hirnnerv sind Augenmuskelnerven, der XII. ist der motorische Nerv der Zunge; die spinale Portion des XI. Hirnnerven (der eigentliche XI. Hirnnerv der Peripherie) ist seinem Ursprung nach dem Halsmark zuzuordnen und innerviert den M. sternocleidomastoideus und den M. trapezius. Im Gegensatz zu den Kiemenbogennerven sind diese Hirnnerven rein motorisch und versorgen

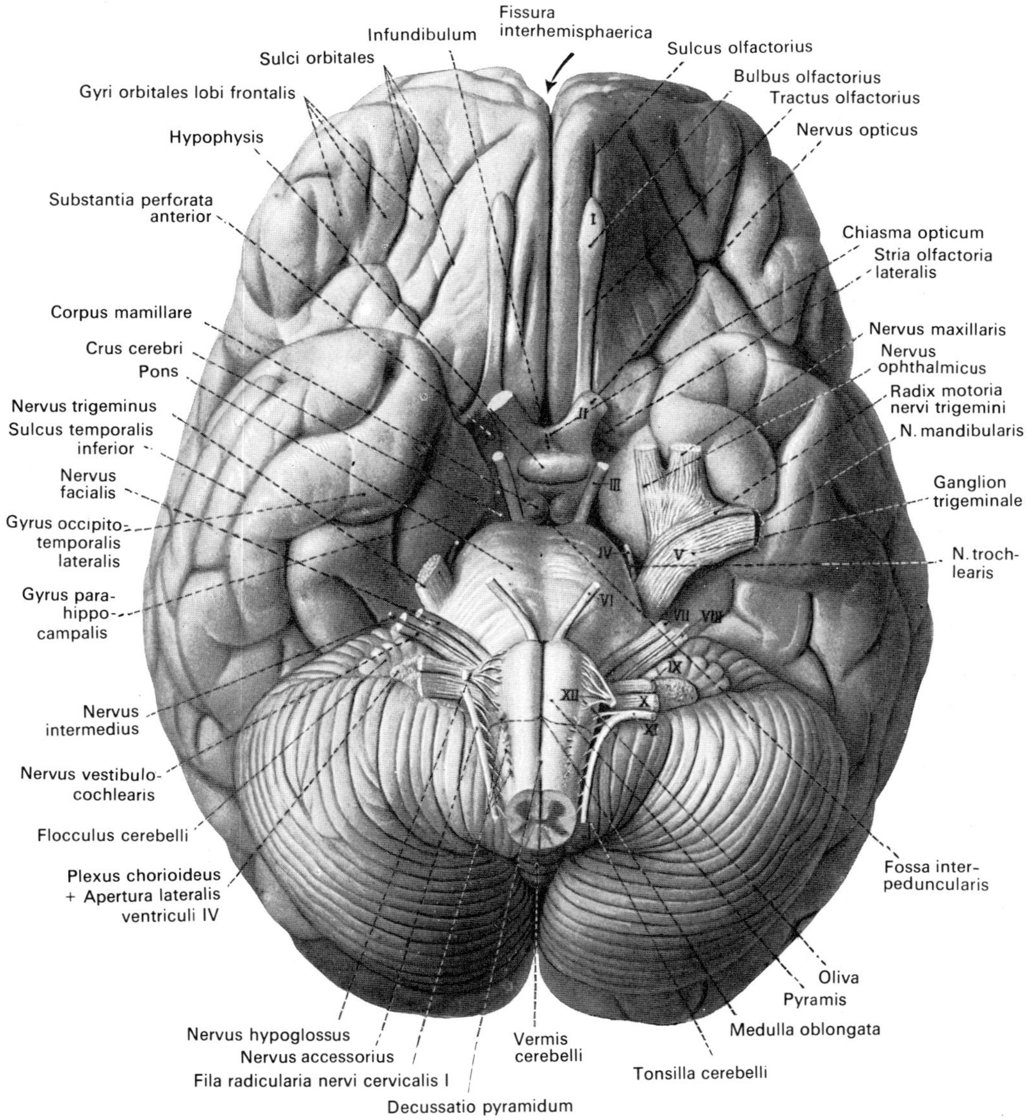

Abb. 75. Basis des Gehirns. Die Hypophyse ist zurückgelegt. Nach SOBOTTA.

mit Ausnahme des III. Hirnnerven, der auch eine parasympathische Faserkomponente führt, nur quergestreifte Muskulatur, die sich im Versorgungsgebiet der Augenmuskelnerven von drei „präotischen" Myotomen, im Bereich der Zunge (XII) von drei okzipitalen Myotomen herleiten lassen soll. Der VIII. Hirnnerv nimmt als reiner Sinnesnerv eine Sonderstellung ein.

Der I. und II. „Hirnnerv" sind keine peripheren Nerven, werden aber seit alters her als Hirnnerven bezeichnet. Sie sind eher den zentralen Bahnen des Großhirns zugehörig und bleiben hier außer Betracht.

Während jeder Spinalnerv immer aus einer vorderen und einer hinteren Wurzel entsteht, entspringen alle Hirnnerven entweder mit einheitlichen Stämmen oder doch zu zusammengehörigen Bündeln vereinigt aus dem Hirnstamm. Sie bilden dabei eine mediale Reihe in der Verlängerung der Austrittsstellen der vorderen Wurzeln der Spinalnerven und eine laterale Reihe (Abb. 75).

Von den Nerven der *medialen Reihe*, die mit Ausnahme des letzten die Augenmuskeln versorgen, gehören die vordersten bereits zum Gebiet des Mittelhirns. Der *N. oculomotorius* (III) tritt vor der Brücke an der medialen Fläche des gleichseitigen Hirnstiels aus. Der *N. trochlearis* (IV) stimmt mit den übrigen Nerven seiner Reihe zwar durch die Lage seines Kernes überein, tritt aber im Gegensatz zu allen übrigen

Tabelle 1

Mediale Reihe Vgl. Rückenmark: Rad.ventr. d. Spn.			*Laterale* Reihe Vgl. Rückenmark: Rad.dors. d. Spn.	
III	*N. oculomotorius* führt parasympath. Fasern f. d. glatte Musk. des Auges	alle 3 sind Augenmuskelnerven	V	*N. trigeminus* – angeschlossen das Ggl. trigeminale Versorgt Kaumuskulatur Nerv d. I. Kiemenbogens
IV	*N. trochlearis*		VII	*N. facialis* – angeschlossen das Ggl. geniculi. Versorgt mimische Muskulatur Nerv d. II. Kiemenbogens
VI	*N. abducens*		VIII	*N. vestibulocochlearis*, angeschlossen das Ggl. spirale und das Ggl. vestibulare Reiner Sinnesnerv
			IX	*N. glossopharyngeus*, angeschlossen das Ggl. superius et inferius (petrosum) Versorgt Schlundmuskulatur Nerv d. III. Kiemenbogens
XII	*N. hypoglossus*. Motor. Nerv d. Zungenmuskulatur (Der Hypoglossus ist der Rest einer Gruppe von 2 oder 3 ursprünglich selbständigen Spinalnerven, ein neokranialer Nerv, dessen sensible Wurzeln zurückgebildet sind)		X	*N. vagus* – angeschlossen das Ggl. sup. (jugulare) et inf. (nodosum). Versorgt Pharynx-, Ösophagus- und Larynxmuskulatur, die Herzmuskulatur sowie die ges. glatte Muskulatur der Eingeweide und Gefäße Nerv d. IV. Kiemenbogens
			(XI)	*N. accessorius* – Kraniale Portion. Schließt sich als Ramus internus n. XI dem Vagus an. Versorgt innere Larynxmuskeln.

dorsal dicht hinter der Vierhügelplatte aus dem Velum medullare superius hervor. Am hinteren Rand der Brücke finden wir den *N. abducens* (VI) und schließlich an der Grenze zwischen Pyramide und Olive den mit mehreren Wurzelfasern hervortretenden *N. hypoglossus* (XII). In kurzer Entfernung folgt dann in genauer Verlängerung der Austrittslinie des Hypoglossus am Anfang des Rückenmarks die Vorderwurzel des ersten Spinalnerven. Zur medialen Reihe gehören also die Nerven: III, IV, VI und XII (Abb. 75).

Die *laterale Reihe* der Hirnnerven beginnt mit dem mächtigen N. trigeminus (V), der das Grenzgebiet zwischen Brücke und Brückenarm durchsetzt. Am oberen Rand der Olive kommt der *N. facialis* (VII) zum Vorschein und lateral von ihm der *N. vestibulocochlearis* (VIII). Dicht unterhalb des N. facialis im oberen Teil des Sulcus lateralis anterior treten der dünne *N. glossopharyngeus* (IX) und in unmittelbarem Anschluß an ihn der starke *N. vagus* (X) und die Radices craniales des *N. accessorius* (XI) hervor, mit dem sich eine mit ihren Ursprungsfäden (Radices spinales) bis in den unteren Teil des Zervikalmarks hinabreichende spinale Portion verbindet (Abb. 75). Die Radices spinales des Nervus accessorius verlassen das Halsmark allerdings in einer eigenen Austrittslinie zwischen Vorder- und Hinterwurzeln im Bereich des Seitenstrangs.

Die Nerven der Medialreihe entsprechen den vorderen Wurzeln der Rückenmarksnerven und sind im wesentlichen motorisch. Die Nerven der lateralen Reihe entsprechen den dorsalen Wurzeln. Sie sind im wesentlichen sensibel, und ihre Fasern entspringen ebenso außerhalb des Gehirns aus Ganglien, welche den Spinalganglien gleichzusetzen sind. Sie enthalten aber auch starke motorische, im engeren Sinn *viszeromotorische* Anteile, so daß wir schließen, daß diese sich im Gegensatz zum Verhalten der Spinalnerven eben im Gebiet des Gehirns den hinteren Wurzeln anschließen.

Wir kommen unter Ausschluß des N. olfactorius (I) und des N. opticus (II), welche ihrem Bau nach Gehirnteile und keine peripheren Nerven sind, zu der Übersicht von Tabelle 1.

Da auch bei den vorderen und hinteren Wurzeln der Spinalnerven der rein motorische oder rein sensible Charakter ihrer Wurzeln nicht streng gewahrt bleibt, läßt sich ein Vergleich der Hirnnerven mit den spinalen Nerven ohne Schwierigkeiten durchführen. Wenn die Bestandteile der medialen und der lateralen Reihe sich nicht zusammenschließen wie die ventralen und dorsalen Wurzeln der Rückenmarksnerven miteinander, so sehen wir hierin nur ein primitives Verhalten gewahrt, das bei den ursprünglichsten Formen auch im Rückenmarksgebiet besteht.

Makroskopische Anatomie des Kleinhirns, Cerebellum

Von Robert Mayr

Allgemeine Übersicht

Das Kleinhirn ist trotz großer Unterschiede der äußeren Form bei allen Wirbeltieren nach demselben Prinzip gebaut. Bei Vögeln und Säugetieren, insbesondere beim Menschen, erreicht es seine höchste Differenzierung. Diese geht der Leistungshöhe des Bewegungsapparats und der Entfaltung des Großhirns parallel. Seiner Entwicklung nach gehört das Kleinhirn dem Rautenhirn an, es entsteht dort im rostralen Teil der Flügelplatte aus einer bilateral symmetrischen Anlage. Phylogenetisch hat es eine sehr alte Beziehung zum Vestibularapparat; allerdings steht neben der Area statoacustica des Hirnstammes auch schon bei den primitivsten Wirbeltierformen die Area trigemini mit dem Kleinhirn in Verbindung (Larsell).

Aufgrund der Dimension und der hinsichtlich Lage und Funktion gleichermaßen isolierten Stellung ist es wohl gerechtfertigt, das Cerebellum als kleines, dem Großhirn gegenüber abgesondertes „Gehirn“ zu betrachten: Räumlich ist das Kleinhirn in der hinteren Schädelgrube untergebracht und durch das Tentorium cerebelli vom Großhirn getrennt (Abb. 13). Es ist dem Hirnstamm dorsal angeschlossen und beim Menschen so stark entwickelt, daß es den Hirnstamm auch an den Lateralseiten umgreift (Abb. 75). Es liegt im „Neben-

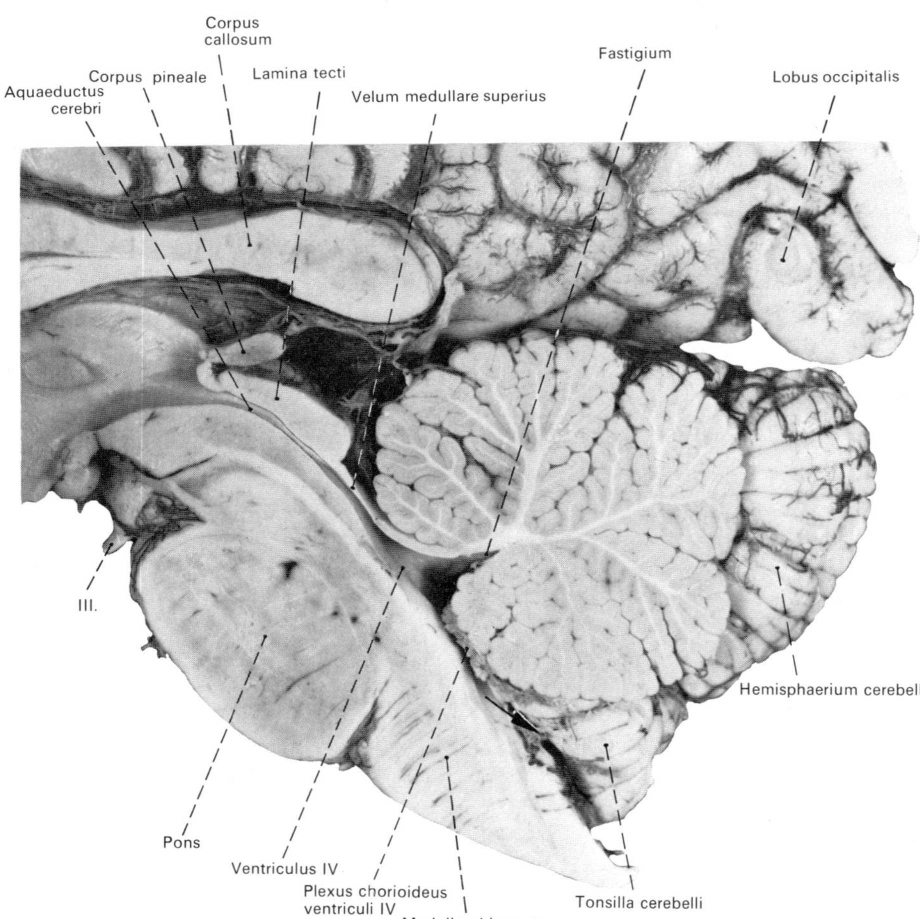

Abb. 76. Medianschnitt des Gehirns (Ausschnitt). Das Kleinhirn im Winkel zwischen Hirnstamm und Okzipitallappen des Großhirns. Vermis cerebelli. Vgl. Großhirn- und Kleinhirnwindungen! Vergr. 1:1.25. (Original: Prof. Ferner).

schluß" zu den wichtigsten Leistungsbahnen des Hirnstamms. Auch funktionell ist das Kleinhirn als Hilfsapparat der Motorik dem übrigen Gehirn nebengeschaltet und relativ selbständig. Es spielt eine besondere Rolle für die Aufrechterhaltung von Muskeltonus und Gleichgewicht sowie für die feine Abstimmung und Koordination unserer Bewegungen. Es ist selbst nicht Initiator von Bewegungen, sondern ein „Monitor" der Aktivität anderer Zentren des Gehirns. Es erhält reichlich Informationen von peripheren Rezeptoren, integriert und koordiniert alle ihm zugeleiteten Erregungen und moduliert über seine Efferenzen die Motorik. Daraus folgt, daß sich Kleinhirnläsionen nicht durch Ausfall von Bewegungen, sondern in Form von Störungen des Bewegungsablaufs, des Muskeltonus und des Gleichgewichts manifestieren.

Für bewußte Wahrnehmung und Intelligenz hat das Kleinhirn keine Bedeutung.

Oberflächen und Abgrenzungen des Kleinhirns

Das Cerebellum ist ein gänseeigroßer Hirnteil, der mit seiner Längsachse transversal eingestellt und in den Winkel zwischen Hirnstamm und Unterfläche von Okzipital- und Temporallappen des Großhirns eingeschoben ist (Abb. 76).

Mit dem Hirnstamm ist es durch **drei Paare von „Stielen"** verbunden, welche die afferenten und efferenten Fasersysteme enthalten. Ein unterer Kleinhirnstiel *(Pedunculus cerebellaris inferior)* verbindet es mit dem verlängerten Mark, ein mittlerer *(Pedunculus cerebellaris medius)* mit der Brücke und ein oberer *(Pedunculus cerebellaris superior)* mit dem Mittelhirn[1]). In der Ansicht von oben sieht man das Kleinhirn auch am entnommenen Gehirn nicht, da es vom Okzipitallappen des Großhirns komplett überlagert wird (Abb. 76).

In der Medianen ist der Kleinhirnkörper fast ringsherum eingeschnürt und zerfällt so in zwei symmetrische Hälften. Nur der Mittelteil der oberen Kleinhirnfläche ist an der Einschnürung nicht beteiligt, sondern eher etwas vorgetrieben. Die beiden Seitenteile bezeichnet man als **Hemisphären** *(Hemisphaeria cere-*

[1]) Für die Kleinhirnstiele bzw. -arme sind teilweise noch ältere Bezeichnungen in Gebrauch:

Ped. cerebell. inf. = Strickkörper, Corpus restiforme, Crus medullocerebellare;

Ped. cerebell. med. = Brückenarm, Brachium pontis, Crus pontocerebellare;

Ped. cerebell. sup. = Bindearm, Brachium conjunctivum, Crus cerebellocerebrale.

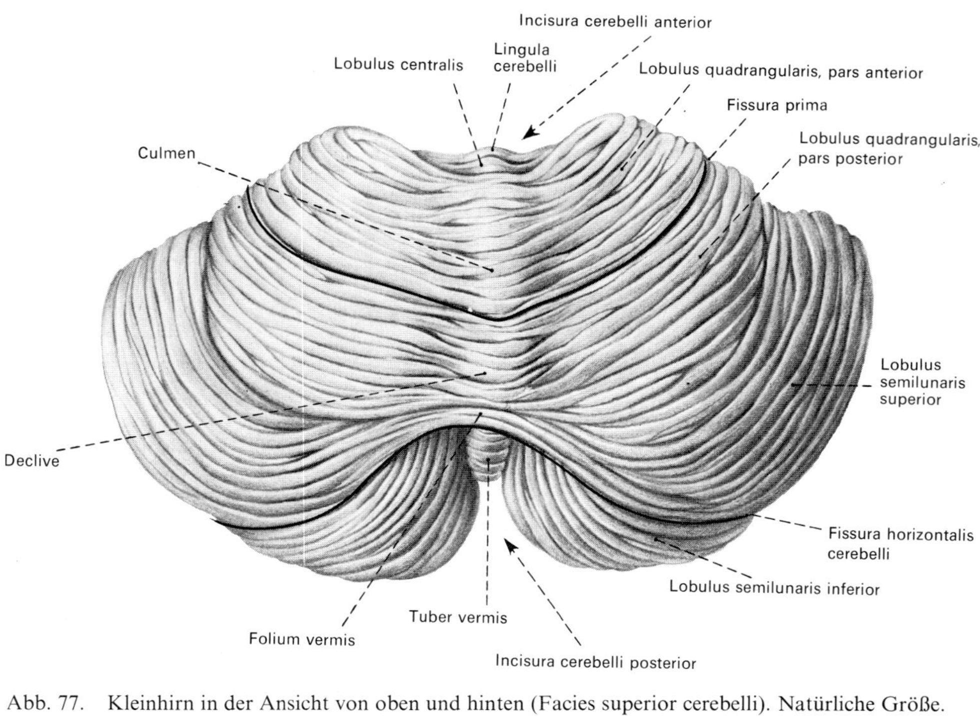

Abb. 77. Kleinhirn in der Ansicht von oben und hinten (Facies superior cerebelli). Natürliche Größe.

Tabelle 2. **Lappen- und Läppchengliederung des menschlichen Kleinhirns** (Basierend auf Reil und Larsell). Die querverlaufenden und tiefer einschneidenden Primärfurchen führen zu einer transversalen Gliederung der Kleinhirnoberfläche. Die Fissuren greifen ohne Unterbrechung vom Wurm auf die Hemisphären über, so daß sich eine bestimmte Korrespondenz von Läppchen des Wurms und der Hemisphären ergibt. In der Tabelle sind nur jene Primärfissuren angeführt, denen als Lappengrenzen oder als Grenze zwischen Kleinhirnober- und -unterseite eine größere Bedeutung zukommt.

	Lobuli des Wurms	*Lobuli der Hemisphäre*	*Lappengliederung*	
Obere Kleinhirnfläche	Lingula Lobulus centralis Culmen	Vinculum lingulae Ala lobuli centralis Lobulus quadrangularis,[1]) pars anterior	Lobus anterior	Corpus cerebelli
Obere Kleinhirnfläche	Fissura prima[2])			Corpus cerebelli
Obere Kleinhirnfläche	Declive Folium vermis	Lobulus quadrangularis,[1]) pars posterior Lobulus semilunaris sup.	Lobus posterior	Corpus cerebelli
	Fissura horizontalis cerebelli		Lobus posterior	Corpus cerebelli
Untere Kleinhirnfläche	Tuber vermis Pyramis vermis Uvula vermis	Lobulus semilunaris inf. Lobulus gracilis[3]) Lobulus biventer Tonsilla cerebelli	Lobus posterior	Corpus cerebelli
Untere Kleinhirnfläche	Fissura posterolateralis			
Untere Kleinhirnfläche	Nodulus	Flocculus	Lobus flocculonodularis	

[1]) In den derzeit gültigen PNA weicht die Terminologie der Lobuli der Hemisphären gering ab: L. quadrangularis, pars ant. (Reil) = L. quadrangularis (PNA); L. quadrangularis, pars post. (Reil) = Lobulus simplex (PNA; dieser Terminus ist in der vergleichend-anatomischen Nomenklatur in Gebrauch).

[2]) F. prima: früher auch Fissura (Sulcus) sup. ant., Sulcus praeclivalis.

[3]) L. gracilis (Reil): fehlt in den PNA, wird aber wegen seiner funkt. Bedeutung hier angeführt.

belli). Zwischen ihnen liegt median ein unpaarer Wulst, der das Kleinhirn umgreift. Wegen seiner Segmentierung, die an das Bild einer gekrümmten Raupe erinnert, wird er **Wurm** *(Vermis)* genannt.

Der Gesamtaspekt des Kleinhirns wird durch die ausgiebige **Furchung (Gyrierung)** der Kleinhirnoberfläche geprägt. Die schmalen Windungen *(Folia cerebelli)* laufen, getrennt durch annähernd parallele Furchen *(Fissurae cerebelli)*, in rostralwärts konkavem Bogen vom Vorderrand der einen Hemisphäre über den Wurm zum Vorderrand der anderen Hemisphäre (Abb. 77). Sie enden wowohl an der oberen, als auch an der unteren Kleinhirnfläche an einer quergestellten Bucht, der *Fossa lateralis cerebelli*, in deren Bereich die Kleinhirnstiele eintreten (Abb. 80).

Die in der Entwicklung früher auftretenden und bis zum Ende des 4. Embryonalmonats konstant ausgeprägten Furchen werden als *primäre* oder *Hauptfurchen* bezeichnet. Sie schneiden tiefer ein und bilden die Grundlage der in der Anatomie gebräuchlichen Untergliederung von Wurm und Hemisphären in einzelne **Läppchen** *(Lobuli cerebelli)*, die aus Tabelle 2 und Abb. 83 u. 84 zu ersehen sind. Zwischen den Primärfurchen und auch in deren Tiefe gehen die später auftretenden und seichteren sekundären und tertiären Furchen ab.

Lappengliederung: Die beiden ältesten Hauptfurchen stellen auch Lappengrenzen dar. Nach Larsell besteht das Kleinhirn bei allen Wirbeltieren prinzipiell aus zwei Anteilen, dem *Lobus flocculonodularis* und dem *Corpus cerebelli* (Abb. 87); sie gehen durch die in der Morphogenese zuerst auftretende und phylogenetisch älteste Fissur, die *Fissura posterolateralis*, aus der Kleinhirnanlage hervor. Die nächste Furche (die erste innerhalb des Corpus cerebelli), die *Fissura prima*, unterteilt das Corpus cerebelli in einen *Lobus anterior* und einen *Lobus posterior*. Der bei niederen Wirbeltieren noch mächtige Lobus flocculonodularis bleibt im Verhältnis zum Corpus cerebelli in seiner Entwicklung zurück; innerhalb des Corpus cerebelli erfährt beim Säuger der Lobus posterior eine stärkere Ausbildung als der Lobus anterior.

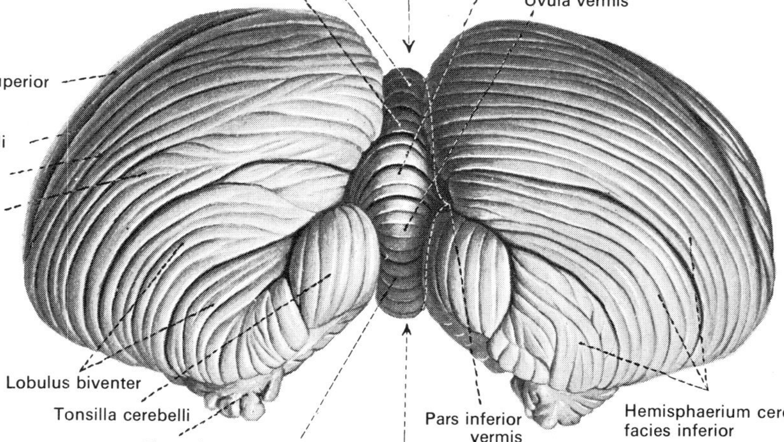

Abb. 78. Kleinhirn von unten mit Ansicht des hinteren Anteils der stark gewölbten Facies inferior cerebelli. Natürliche Größe.

Die **obere Fläche des Kleinhirns** *(Facies superior)* ist in Anpassung an das Tentorium cerebelli flach gefirstet (Abb. 77). Vorne und hinten grenzt sie mit stumpfen Rändern, die lateral in abgerundeten Ecken aufeinandertreffen, an die Unterseite des Kleinhirns *(Facies inferior)*. Die Fissura horizontalis cerebelli läuft am Hinterrand etwa diese Grenze entlang. Der Wurmabschnitt der Kleinhirnoberseite, der sog. Oberwurm *(Vermis superior)*, springt einem Dachfirst ähnlich etwas vor, ist aber gegen die Hemisphären nur undeutlich abgegrenzt. Vorne gelangt der Oberwurm in einen flachen Einschnitt zwischen den Hemisphären *(Incisura cerebelli anterior)*, am Hinterrand geht er in der Tiefe der engen *Incisura cerebelli posterior* in den Unterwurm *(Vermis inferior)* über.

An der **Kleinhirnunterfläche** liegt der Wurm am Boden der *Vallecula cerebelli*, einer tief einschneidenden Bucht. Hier ist er beidseits durch schmale Furchen gegen die Hemisphären deutlicher abgesetzt. Die Unterflächen der Hemisphären sind stark gewölbt und ruhen den Fossae occipitales inferiores der hinteren Schädelgrube auf. Die Falx cerebelli ragt in die Incisura cerebelli posterior vor. Die an dieser Stelle schmal beginnende Vallecula wird in ihrem vorderen Abschnitt durch einen frontalen, dem First des Rautengrubendachs entsprechenden Spalt *(Fastigium)* unter-

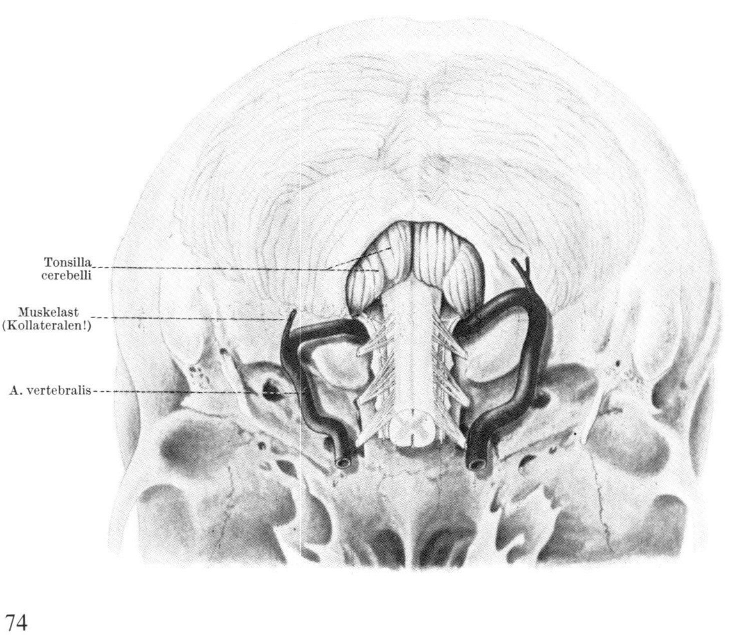

Abb. 79. Die Hirnteile im Bereich des großen Hinterhauptloches. Einblick von kaudal. Das Rückenmark ist nach ventral geklappt (aus FERNER-KAUTZKY 1959).

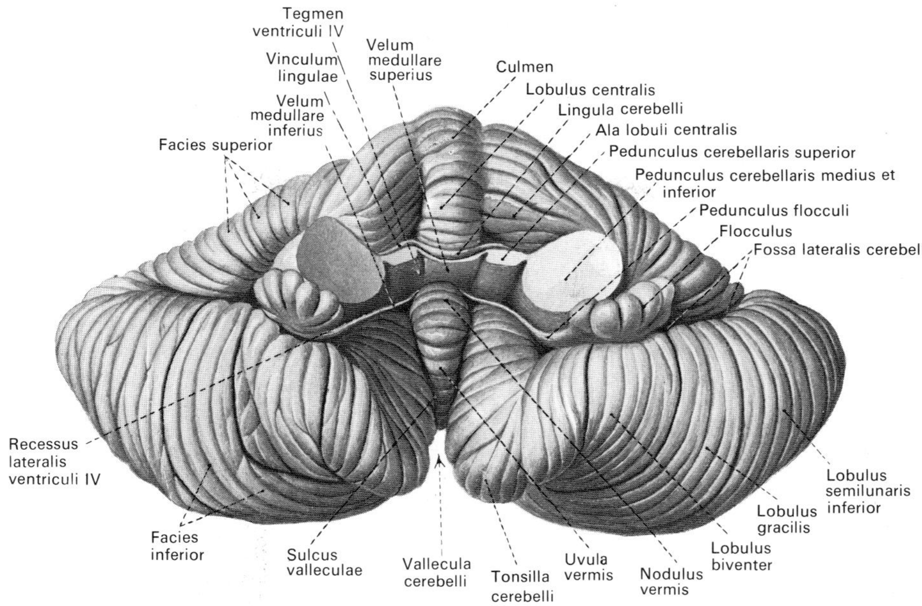

Abb. 80. Kleinhirn von vorn. Schnittflächen der Kleinhirnstiele und des Velum medullare superius. Vordere Anteile von Facies superior und Facies inferior cerebelli. Natürliche Größe.

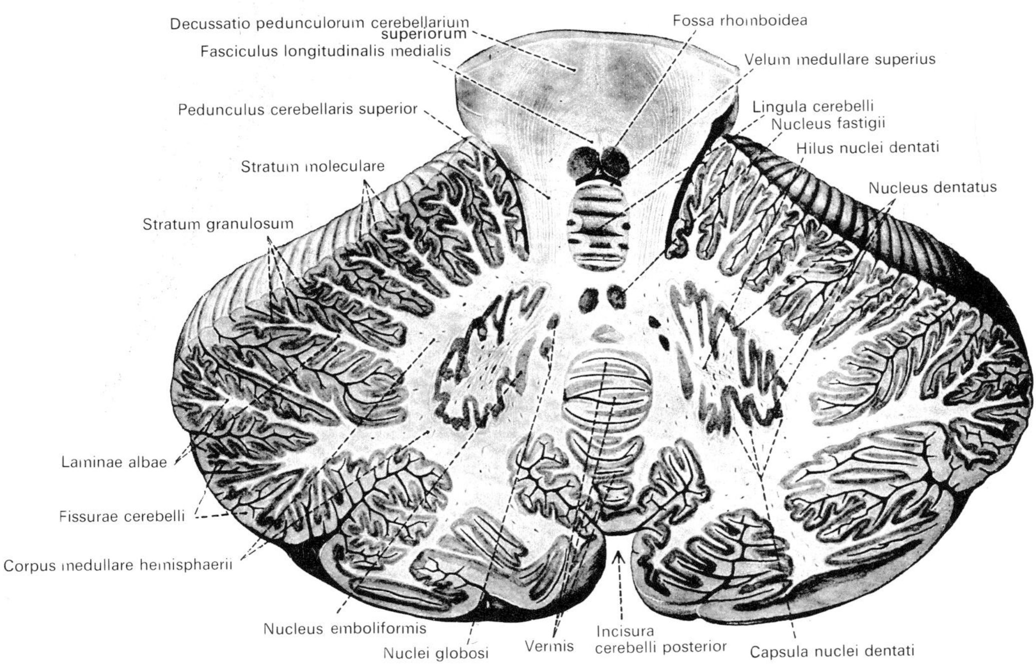

Abb. 81. Schnitt durch das Kleinhirn in Richtung der oberen Kleinhirnstiele. Kleinhirnkerne. Natürliche Größe.

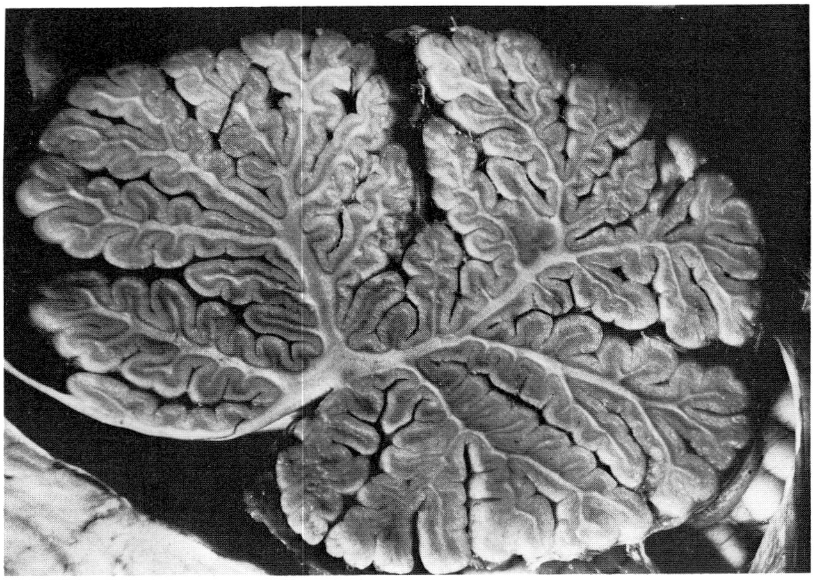

a

Abb. 82a). Medianschnitt durch den Kleinhirnwurm. Arbor vitae cerebelli mit primären, sekundären und tertiären Marklamellen. Molekularschicht der Rinde (außen, hell) und Körnerschicht (innen, dunkel). Vergr. 1 : 2. b). Schematische Skizze nach a) zur Identifikation und Abgrenzung der Lobuli des Wurms. Natürliche Größe. Li = Lingula, No = Nodulus, IV = Ventriculus quartus. (Original: Prof. MAYR).

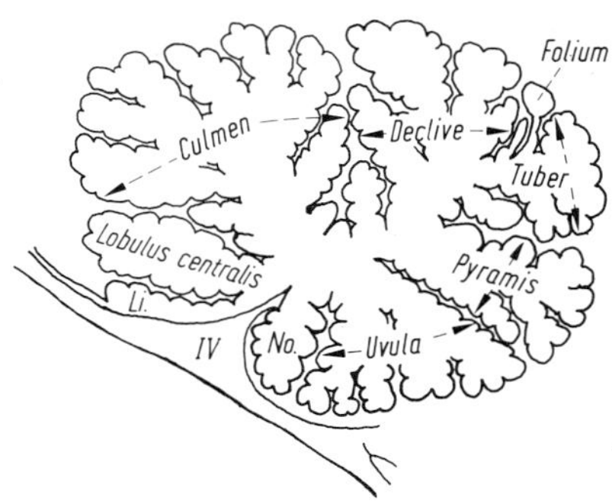

b

brochen (Abb. 80), ehe sie gegen die Incisura cerebelli ant. flach und breit ausläuft und die Vierhügelplatte in sich aufnimmt.

Bei Ansicht des Gehirns von dorsal (Abb. 78) sieht man aufgrund der Wölbung der Facies inf. cerebelli nur deren hinteren Abschnitt. Man erkennt, daß die Medulla oblongata dorsal von charakteristischen Hemisphärenanteilen, den Tonsillae cerebelli, umlagert wird. Die Lagebeziehung dieser Kleinhirntonsillen zur Medulla oblongata und zum Foramen occipitale magnum (Abb. 79) ist von praktischer Bedeutung: Bei Hirndrucksteigerung kann es zu einer Kaudalverschiebung von Kleinhirnteilen kommen, wobei die Kleinhirntonsillen wie ein Korken in den Flaschenhals durch das Hinterhauptsloch in den Spinalkanal gepreßt werden. Durch die Einklemmung werden die eingezwängten Gehirnteile geschädigt, die durch das Hinterhauptsloch aufsteigenden Aa. vertebrales komprimiert und die Liquorzirkulation unterbrochen. Besonders gefährlich ist der Druck auf das verlängerte Mark, weil er durch Schädigung des Atem- und Kreislaufzentrums zum plötzlichen Tod führen kann.

Der mehr nach vorn gerichtete Teil der Kleinhirnunterseite ist dem Hirnstamm angelagert, umgreift und überragt ihn aber auf beiden Seiten so weit, daß die Hemisphären in der Basal- bzw. Ventralansicht des Gehirns fast in voller Ausdehnung zu sehen sind (Abb. 75). Hier liegen gegen die Fossae laterales zu, in den Winkeln zwischen Medulla oblongata, *Lobuli biventres* und Brückenarmen, die phylogenetisch ältesten Hemisphärenanteile, die Flocken *(Flocculi)*.

Will man die Ventralseite des Kleinhirns insgesamt überblicken (Abb. 80), so muß man die Verbindung des Kleinhirns mit dem Hirnstamm durchschneiden. Zu diesen Kleinhirnverbindungen zählen außer den drei Paaren von Kleinhirnstielen noch die beiden **Marksegel** in der Decke des vierten Ventrikels. Das unpaare *Velum medullare superius* verbindet das Kleinhirn mit der Vierhügelplatte, das paarige *Velum medullare inferius* verbindet es mit der Tela chorioidea ventriculi quarti (Abb. 73). Am Schnitt durch diese Verbindungen erkennt man, daß die drei Kleinhirnstiele vor den Recessus laterales des vierten Ventrikels jederseits zu einer einzigen Masse vereinigt sind. In dieser Masse liegen die Brückenarme ventral und lateral der beiden anderen. Die oberen Kleinhirnstiele kommen zu beiden Seiten des Velum medullare superius zu liegen und reichen weiter nach medial, als die enger den Brückenarmen angeschlossenen Pedunculi inferiores. Hinter dem Fastigium und beidseits des *Nodulus* spannt sich das Velum medullare inferius aus und stellt über seine laterale Fortsetzung, den *Pedunculus flocculi*, eine Brücke weißer Substanz zwischen den in der Entwicklung auseinandergedrängten Wurm- und Hemisphärenanteilen des Lobus flocculonodularis her (Abb. 73).

Die Verteilung von **grauer und weißer Substanz** des Kleinhirns (Abb. 81) erinnert etwas an die Situation im Großhirn: An der Oberfläche ist das Kleinhirn von einer dünnen ($^1/_2$ bis 1 mm starken) Schicht grauer Substanz überzogen, der Kleinhirnrinde *(Cortex cerebelli)*. Schon mit bloßem Auge lassen sich zwei Schichten unterscheiden, eine hellere, oberflächliche Schicht *(Stratum moleculare)* und eine dunklere, innere Schicht *(Stratum granulosum)*. Unter der Rinde liegt ein zentrales Marklager weißer Substanz, das *Corpus medullare*; es wird durch die auf- und absteigenden Projektionsfasern der Kleinhirnrinde gebildet. In dieses Marklager sind vier Paare von *Kleinhirnkernen* eingelagert. Am weitesten medial und knapp über dem Giebel des Rautengrubendachs liegt jederseits ein *Nucleus fastigii* (Dachkern); im umfangreicheren Marklager der Hemisphäre findet man als größten und lateralsten Kern den *Nucleus dentatus* (Zahnkern). Zwischen den genannten liegt eine intermediäre Kerngruppe, bestehend aus dem *Nucleus emboliformis* (Pfropfkern) und dem in mehrere Zellgruppen gegliederten *Nucleus globosus* (Kugelkern).

Das charakteristische Bild des **Medianschnitts** durch das Kleinhirn (Abb. 82) geht auf die Anordnung der

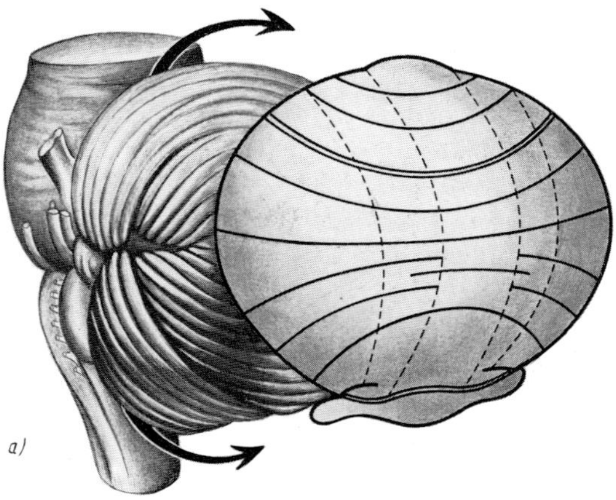

Abb. 83. Rautenhirn von links hinten gesehen zur Erklärung der Entstehung des flächenhaften Kleinhirnrinden-Schemas. Verändert nach NOBACK-DESMAREST 1967.

Furchen und Windungen sowie auf die Verteilung von Rinden- und Marksubstanz des Wurms zurück: Vom Corpus medullare gehen über dem Fastigium fächerförmig transversal gestellte Marklamellen *(Laminae albae)* aus, von denen wiederum feinere Markblättchen abzweigen. Sie bilden den Unterbau für Lobuli und Folia cerebelli. Der eigentümlichen Verästelung wegen spricht man vom „Lebensbaum" *(Arbor vitae cerebelli)*. In gleicher Weise wie am Wurm gehen vom mächtigeren Marklager der Hemisphären verzweigte Markblätter ab, denen in allen Verästelungen ein

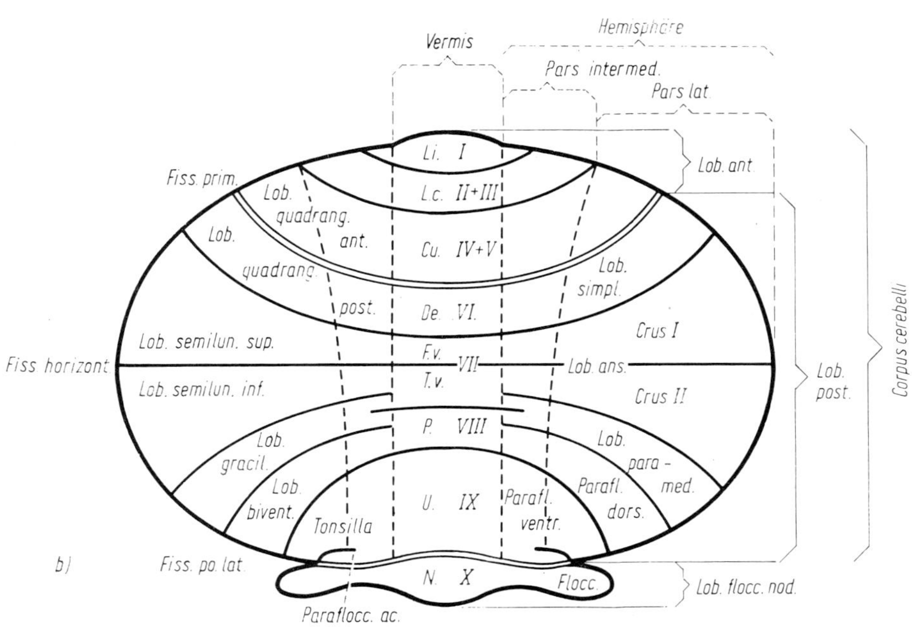

Abb. 84. Schematische Einteilung des Kleinhirns des Menschen und der Säuger. Nach JANSEN-BRODAL 1958 (unter Weglassung der Nomina der meisten Fissuren). Für volle Bezeichnungen vgl. Tabelle 3.

Überzug von Kleinhirnrinde folgt. So kommt es, daß 85% der Kleinhirnrinde in der Tiefe von Furchen verborgen und nur 15% an der freien Oberfläche sichtbar sind.

Die Gyrierung der Kleinhirnoberfläche mit ihren schmalen, transversal gestellten Windungen führt zu einer enormen Oberflächenvergrößerung in der sagittalen Richtung. Es wurde berechnet, daß sich bei vollständiger Entfaltung die Gestalt eines Blattes von 17 cm Breite und 120 cm Länge ergäbe. Das entspricht $^3/_4$ der Großhirnoberfläche. Hingegen erreicht das Kleinhirn mit einem Gewicht von durchschnittlich 130 bis 140 g nur rund $^1/_{10}$ des gesamten Hirngewichts bzw. etwa $^1/_7$ des Gewichts des Endhirns.

Abb. 83, 84 und Tabelle 3 fassen die Gliederung der Kleinhirnoberfläche zusammen. Da sich die moderne Kleinhirnforschung in großem Ausmaß auf tierexperimentell erhobene Befunde stützt, soll die für das menschliche Kleinhirn gebräuchliche Nomenklatur hier auch kurz der am Säuger benutzten vergleichend-anatomischen gegenübergestellt werden. LARSELL, der sich in jahrzehntelanger Arbeit große Verdienste um die Homologisierung der Kleinhirnläppchen der Vertebraten erworben hat, schuf die unten angeführte und heute an Mensch und Tier vielbenutzte Nummerneinteilung der Läppchen mit römischen Ziffern und die heute allgemein anerkannte Lappengliederung.

Auch die erst später zu besprechende longitudinale Gliederung des Kleinhirns, bei der die Hemisphäre in eine *Pars lateralis* und eine paravermale Zone, die *Pars intermedia*, zerfällt, ist in Abb. 84 berücksichtigt.

Die Formentwicklung des Kleinhirns

Aus dem rostralen Abschnitt des Rautenhirns, dem *Metencephalon* (Nachhirn), das vom Isthmus rhombencephali bis zur Brückenbeuge reicht, entstehen Brücke (Pons) und Kleinhirn (Cerebellum) (Abb. 85).

Noch im 1. Embryonalmonat krümmen sich die dorsolateralen Kanten der Flügelplatten des Metencephalon nach medial und bilden die *Rautenlippen*. In diesen entsteht in Form einer bilateral symmetrischen Verdickung die erste Anlage des Kleinhirns. Durch das Wachstum und eine schmale Vereinigung dieser Lippen im rostralen Abschnitt des Rautenhirndachs entsteht eine durchgehende, transversal gelagerte *Kleinhirnplatte* (Abb. 62 u. 85). Aus ihrem schmalen Mittelteil entwickelt sich der Wurm, aus den seitlichen Verdickungen gehen die Hemisphären hervor. Bis zum Ende des 2. Embryonalmonats kommt es gleichzeitig mit der Verstärkung der Brückenbeuge und einer in ihrem Bereich erfolgenden Auswärtsbiegung der Flügelplatten (Entstehung der Recessus laterales ventr. IV.) auch zu einer *Eversion* der Kleinhirnanlage (Auftreten eines äußeren und inneren Kleinhirnwulstes) (Abb. 86a). Dem folgt ab dem 3. Monat eine zunehmende *Inversion*, die bis Mitte des 4. Monats fortschreitet und dazu führt, daß sich die kaudalsten Kleinhirnabschnitte basalseitig den frontalsten annähern und ein querliegender, beidseits verdickter *Kleinhirnwulst* entsteht (Abb. 86 b–d u. 87). In diesem Zeitraum setzt auch die Ausbildung querverlaufender

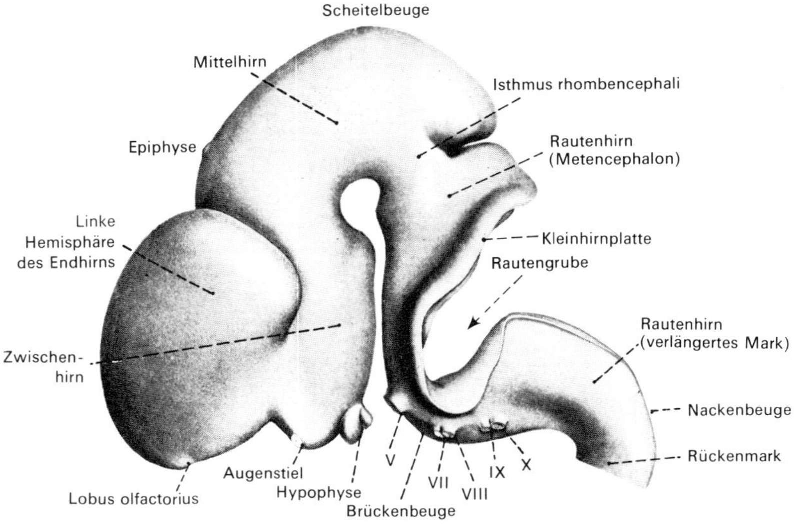

Abb. 85. Modell des Gehirns von einem Embryo von 19,40 mm Steiß-Scheitellänge. Vergrößerung 10,5 : 1 nach F. HOCHSTETTER.

Tabelle 3. **Kleinhirn-Nomenklatur**. Gegenüberstellung der für das menschliche Kleinhirn gebräuchlichen Terminologie mit den in der vergleichenden Anatomie für das Kleinhirn von Säugern verwendeten Nomina in Form eines hoch schematisierten Diagramms der Kleinhirnoberfläche (nach Dow). Linke Hälfte: Mensch. Rechte Hälfte: Säuger (am Beispiel der Katze). Die Tabelle soll dem Leser moderner Kleinhirnliteratur, die sich in großem Ausmaß auf Befunde an Säugern (vor allem Katze, Affe etc.) stützt, beim Herstellen eines Bezugs auf das menschliche Kleinhirn helfen. Die von Larsell vorgeschlagene und schon weit verbreitete Numerierung der Lobuli ist in die Tabelle einbezogen. Auch die Längsgliederung des Kleinhirns in eine mediale, intermediäre und laterale Zone geht aus dem Diagramm hervor. Beachte, daß der Lobus anterior nur beim Menschen in die Partes laterales der Hemisphären hinausreicht (H IV und H V). Auch der Lobulus paramedianus der Katze dürfte nur intermediäre Anteile haben. Hingegen fehlt beim Menschen im Bereich von H VIII B und H IX der Paraflocculus, ein lateraler Hemisphärenanteil der Säuger, der bei vielen Spezies groß und bei wasserlebenden Säugern besonders stark ausgebildet ist. Die Ausbildung der Lingula (I) hängt von Größe und Beweglichkeit des Schwanzes ab. Daher ist sie beim Menschen sehr klein, obzwar ihr hier auch II zugerechnet wird. Insgesamt sind die Verhältnisse im Lobus anterior einfacher als im Lobus posterior, in dessen Bereich die phylogenetisch jungen Hemisphärenabschnitte ihre stärkste Entfaltung erfahren haben. (Pfeile rechts und links von H VII A = Fissura horizontalis an der Grenze von Facies superior und inferior cerebelli).

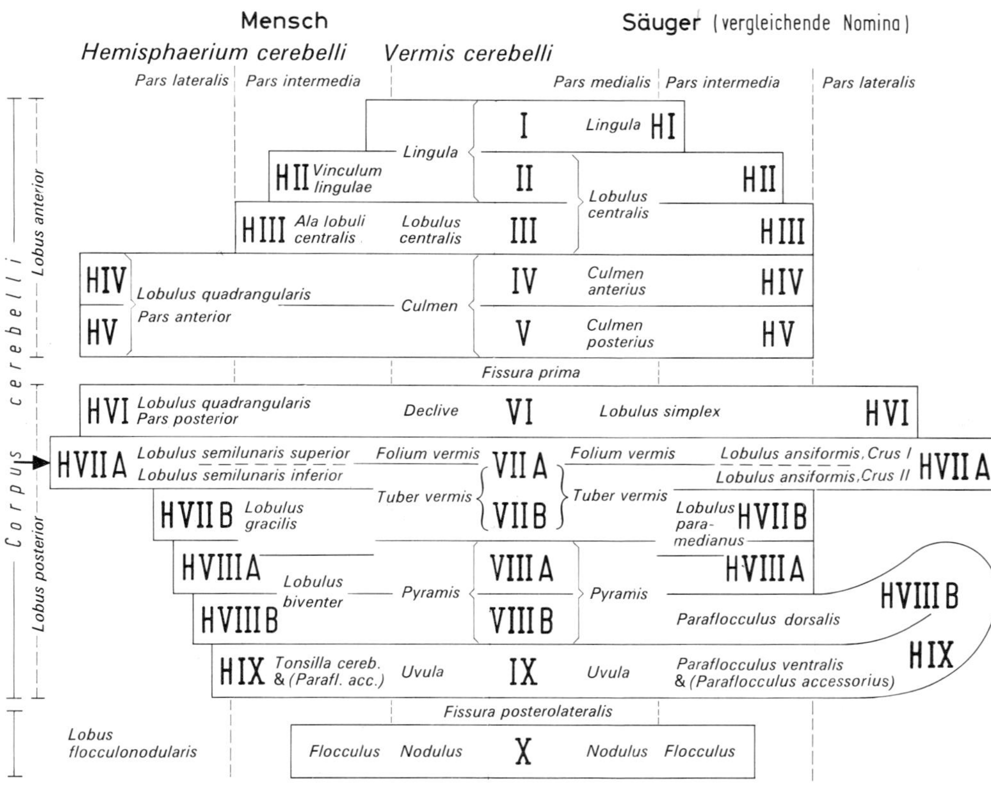

Furchen ein, die zur charakteristischen Faltung der Kleinhirnoberfläche führt.

Die Reihenfolge des *Auftretens der Hauptfurchen* ist weitgehend konstant und bildet die Grundlage der Lappen- und Läppcheneinteilung des Kleinhirns. Als erste tritt immer die *Fissura posterolateralis* auf; sie teilt das Kleinhirn in den kaudalen Lobus flocculonodularis und das rostral von ihr gelegene Corpus cerebelli (Abb. 87). Kleinhirnplatte und Fissura posterolateralis lassen sich seitlich in die Flügelplatte des Hirnstamms weiterverfolgen; das *Corpus cerebelli* setzt sich in die *trigeminale* (allgemeine sensorische) *Längszone* fort, der *Lobus flocculonodularis* in die *vestibuläre* (spezielle sensorische) *Längszone*. Diese Beziehung und die Gliederung in ein Corpus cerebelli und einen Lobus flocculonodularis ist allen Vertebraten eigen. Allerdings bleibt der ursprünglich an Mächtigkeit dominierende Lobus flocculonodularis in der

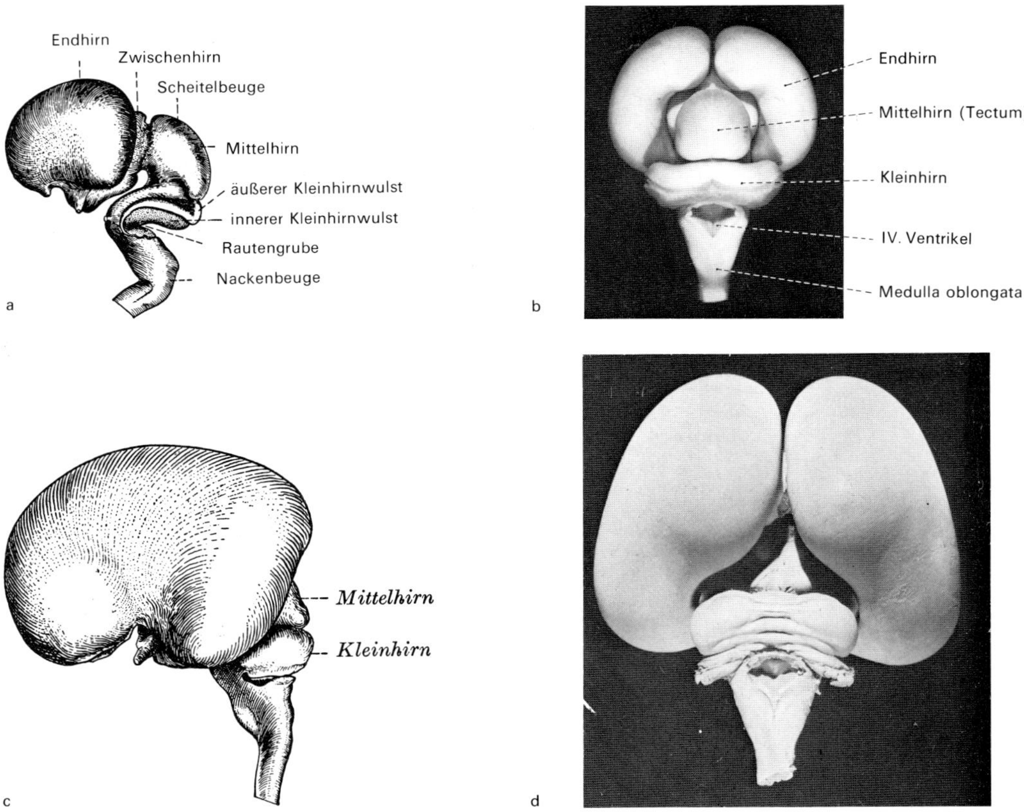

Abb. 86. Gehirne junger menschlicher Embryonen im Profil (a, c) und von dorsal (b, d) nach F. HOCHSTETTER.
a) Embryo von 25,0 mm Steiß-Scheitellänge. Vergr. 2 : 1.
b) Embryo von 45,0 mm Steiß-Scheitellänge. Vergr. 2 : 1 (Originalaufnahme).
c) Embryo von 68,0 mm Steiß-Scheitellänge, Vergr. 1,5 : 1.
d) Embryo von 125 mm Steiß-Scheitellänge, Vergr. 1,5 : 1 (Originalaufnahme).
(Das Dach des IV. Ventrikels ist jeweils entfernt).

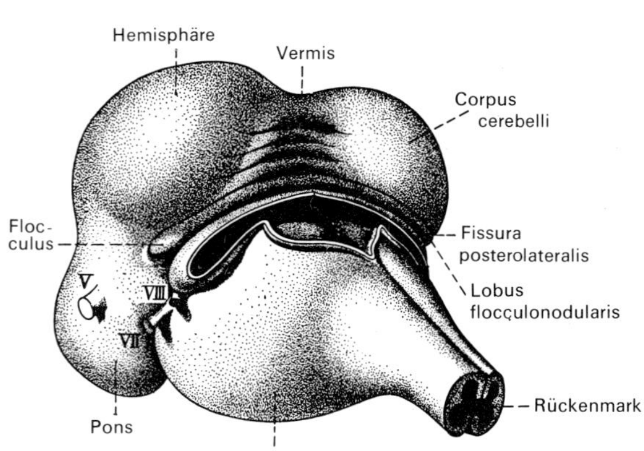

Abb. 87. Ansicht des Rhombencephalon eines fetalen Gehirns mit Corpus cerebelli von links dorsal. Das Dach des IV. Ventrikels ist entfernt.

phylo- und ontogenetischen Entwicklung gegenüber dem sich immer stärker entfaltenden Corpus cerebelli weit zurück.

Als nächste und zugleich als erste Furche innerhalb des Corpus cerebelli tritt bald darauf die *Fissura prima* auf. Sie teilt das Corpus cerebelli in zwei Lappen, nämlich den einfacher und einheitlicher gefurchten Lobus anterior und den in der Säugerreihe komplizierter gebauten und später reifenden Lobus posterior.

Die Ausbildung der weiteren Primärfurchen (Abb. 86 d u. 88 c–d) und damit auch die Abgrenzung der einzelnen Lobuli von Wurm und Hemisphären des Corpus cerebelli ist bis Ende des 4. Embryonalmonats abgeschlossen. In den folgenden Monaten reift die Form des Kleinhirns durch fortschreitende Rindenfaltung mit Bildung von Sekundär- und Tertiärfissuren aus. Die endgültige Zahl der so entstehenden Folien jedes Lobulus schwankt nur gering.

Vor und hinter dem Kleinhirn gelegene Abschnitte der ursprünglichen Deckplatte des IV. Ventrikels differenzieren sich zum Velum medullare superius bzw. inferius.

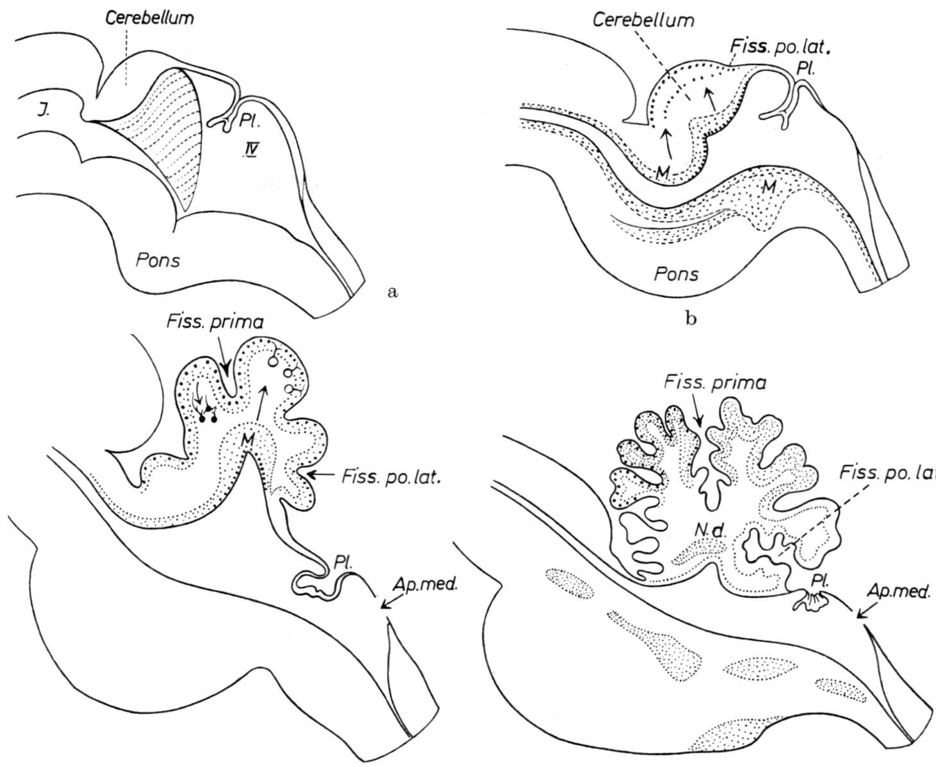

Abb. 88. Schematische Darstellung der Entwicklung des Kleinhirns nach Sagittalschnitt-Serien. Menschlicher Embryo von 13 mm bis 100 mm Länge (in Anlehnung an HAMILTON, BOYD und MOSSMAN 1962).

a) Die seitliche Ausdehnung des Zerebellarwulstes ist durch punktierte Linien angedeutet. I = Isthmus, IV = vierter Ventrikel, Pl = Plexus chorioideus.

b) Beginn der dorsalen Ausstülpung des Kleinhirns und Auswanderung (punktierte Pfeile) von Zellen aus der Mantelzone – M – zur Bildung der superfizialen Rindenzone (grob punktiert). Im Boden des Rhombencephalon entwickeln sich die bulbäre und die pontine Kernzone. Pl = Plexus chorioideus. Fiss. po. lat. = Fissura posterolateralis.

c) Weitere Ausstülpung und Beginn der Rindenfaltung. Aus der Mantelzone M, die der Anlage des Nucleus dentatus entspricht, wandern (Pfeil) die PURKINJE-Zellen dorsal zur superfizialen Rindenschicht und aus dieser die granulären und die GOLGI-Zellen ventrikulär zur Differenzierung der Marginalzone. Pl = Plexus chorioideus, Ap. med. = Apertura mediana (Foramen Magendii).

d) Die Rindenzone ist ausdifferenziert. Der Nucleus dentatus (N. d.) ist gebildet. Im Boden des IV. Ventrikels sind die bulbären Kerne abgrenzbar. Pl = Plexus chorioideus, M = Mantelzone, N. d. = Nucleus dentatus, Ap. med. = Apertura mediana (Foramen Magendii).

Die Entwicklung der Kleinhirnrinde

Zunächst besitzt die Kleinhirnplatte als Teil der Ventrikelwand nur die typischen drei Schichten des Neuralrohrs: *Zona ependymalis* innen als Ventrikelbegrenzung, *Zona nuclearis* oder Mantelzone (aus Neuroblasten und Glioblasten bestehend) sowie die *Zona marginalis*. Dann wandern aus der Mantelzone Zellen aus (s. Pfeile Abb. 88 b), welche die oberflächliche Rindenzone des Kleinhirns bilden. Außerdem entstehen aus ihr die basalen Kleinhirnkerne, deren größter der Nucleus dentatus ist, und die charakteristischen PURKINJE-Zellen der Kleinhirnrinde (Abb. 88). Sie bilden zusammen mit den Körner- und GOLGI-Zellen, die aus dem Stratum superficiale der Rinde zurückwandern, die ausdifferenzierte Kleinhirnrinde mit einem Stratum moleculare, gangliosum und granulosum. Die ursprüngliche, superfiziale Schicht verschwindet dabei. Im Boden der Rautengrube entstehen aus der Mantelzone die bulbären Kerne und die Oliven.

Das Rückenmark, Medulla spinalis (Makroskopie und Architektonik)

Von Wolfgang Zenker

Äußere Form und Lagebeziehungen

Das Rückenmark ist ein weißlicher zylindrischer Strang von kreisrundem bis ovalem Querschnitt. Kranial geht es in der Gegend des Foramen occipitale magnum ohne scharfe Grenze in das verlängerte Mark über (Abb. 89), kaudal verjüngt es sich zum *Conus medullaris*, der sich in das fadenförmige *Filum terminale* fortsetzt. Von den *weichen Rückenmarkshäuten* und dem *Subarachnoidalraum* umgeben, liegt es innerhalb des *Duralsackes*, der durch das Fett und Venengeflechte enthaltende *Spatium extradurale* von der Innenfläche des Wirbelkanals getrennt ist (Farbtafel 1, Abb. 1). Eine frontal gestellte Bindegewebsplatte, das *Ligamentum denticulatum*, das die Pia mater der lateralen Rückenmarksoberfläche mit der Dura mater verbindet, spielt für die Verankerung des Rückenmarks eine wichtige Rolle.

Das spitze untere Ende des Conus medullaris liegt beim erwachsenen Mann in der Höhe der Bandscheibe zwischen 1. und 2. Lendenwirbel, bei der Frau in mittlerer Höhe des 2. Lendenwirbels. Individuelle Schwankungen kommen vor. Beim reifen Neugeborenen (Abb. 90) reicht die Spitze des Conus medullaris bis in den Bereich des 3. Lendenwirbels; vor dem 3. Embryonalmonat füllt das Rückenmark den Wirbelkanal seiner ganzen Länge nach aus. Der in der postnatalen Lebensperiode vorhandene Längenunterschied zwischen Rückenmark und Wirbelsäule (Farbtafel 1, Abb. 2) ist somit nicht primär gegeben; er entsteht vielmehr erst durch unterschiedliches Längenwachstum von Rückenmark und Wirbelsäule im Laufe der späteren Embryonalperiode. Lediglich das etwa 1 mm dicke Filum terminale, das den Conus medullaris kaudalwärts fortsetzt, ist bis zur Höhe des 2. Sakralwirbels, wo auch der Duralsack sein unteres Ende findet, verfolgbar. Hier ist das Filum terminale mit der Dura mater verwachsen. Ein Bindegewebsstrang, als *Filum durae matris spinalis* bezeichnet, verbindet diese Verwachsungsstelle mit der Hinterfläche des 2. Kokzygealwirbels (Abb. 91). Beim Erwachsenen enthalten somit nur der Hals- und Brustteil des Wirbelkanals Rückenmark. Aufgrund der Austrittsstellen der Rükkenmarksnerven aus dem Wirbelkanal kann eine Zuordnung von Rückenmarks- und Wirbelsäulensegmenten getroffen werden (Abb. 92). Am Rückenmark unterscheidet man folgende Abschnitte:

1. *Pars cervicalis* mit den Wurzelfächern für 8 Zervikalnerven
2. *Pars thoracalis* mit den Wurzelfächern für 12 Thorakalnerven
3. *Pars lumbalis* mit den Wurzelfächern für 5 Lumbalnerven
4. *Pars sacralis* mit den Wurzelfächern für 5 Sakralnerven[1])
5. *Pars coccygealis* mit den Wurzelfächern für 1 bis 2 Kokzygealnerven[1]).

In seinem thorakalen Anteil etwa 10 mm breit, ist der Rückenmarksstrang im Bereich der unteren 5 Hals- und der oberen 2 Brustwirbel zur *Intumescentia cervicalis*, in der Höhe der unteren 3 Brustwirbel und des 1. Lendenwirbels zur *Intumescentia lumbalis* verdickt. Die Intumescentia cervicalis entläßt den 4. bis 8. Zervikal- und den 1. Thorakalnerven, das sind diejenigen Nerven, die vor allem der Innervation der oberen Gliedmaßen dienen. Aus der Intumescentia lumbalis entspringen die Wurzeln für alle Lumbal- und für die oberen 3 Sakralnerven, die in erster Linie der Innervation der unteren Gliedmaßen dienen.

An der Oberfläche des Rückenmarks sind mehrere Längsfurchen erkennbar (Abb. 89 u. Farbtafel 1, Abb. 1). Vorn in der Mitte schneidet die tiefe *Fissura mediana (anterior)* ein. Ihr entspricht hinten der seichte *Sulcus medianus (posterior)*. An der Hinterfläche liegt in einigem Abstand vom Sulcus medianus beiderseits ein *Sulcus lateralis posterior*, an dem die hinteren Wurzeln der Spinalnerven das Rückenmark verlassen. Die vorderen Wurzeln verlassen das Rükkenmark entlang eines beiderseits der Fissura mediana gelegenen Längsstreifen, der auch als *Sulcus lateralis anterior* bezeichnet wird. Der zwischen Fissura mediana und Sulcus lateralis anterior vorspringende Längswulst wird als *Funiculus anterior* oder Vorderstrang, der zwischen Sulcus lateralis anterior und Sulcus lateralis posterior gelegene als *Funiculus lateralis* oder Seitenstrang, der zwischen Sulcus lateralis posterior und Sulcus medianus posterior befindliche Wulst schließlich als *Funiculus posterior* oder Hinterstrang des Rückenmarkes bezeichnet. Letzterer wird im Hals- und oberen Brustmark durch einen *Sulcus intermedius posterior* in einen medial gelegenen *Fasciculus gracilis* (Goll) und einen lateral gelegenen *Fasciculus cuneatus* (Burdach) weiter unterteilt.

[1]) Nach der Pariser Nomenklatur werden die Pars sacralis und die Pars coccygealis der Pars lumbalis zugerechnet.

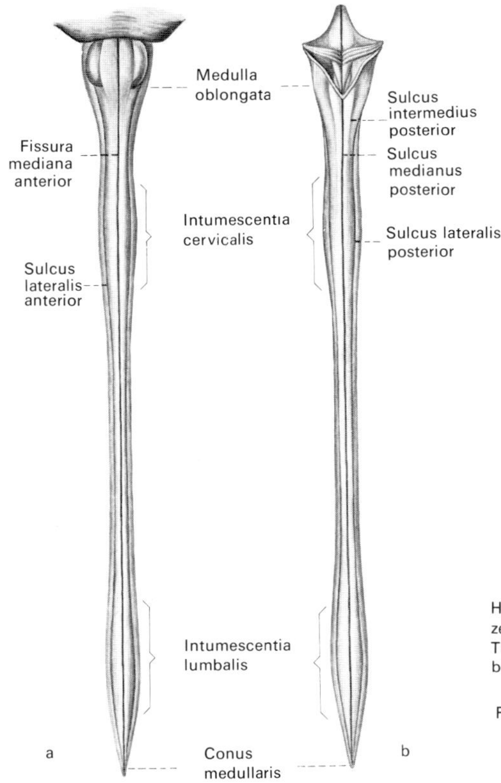

Abb. 89. Außenansicht des Rückenmarks a) von ventral, b) von dorsal.

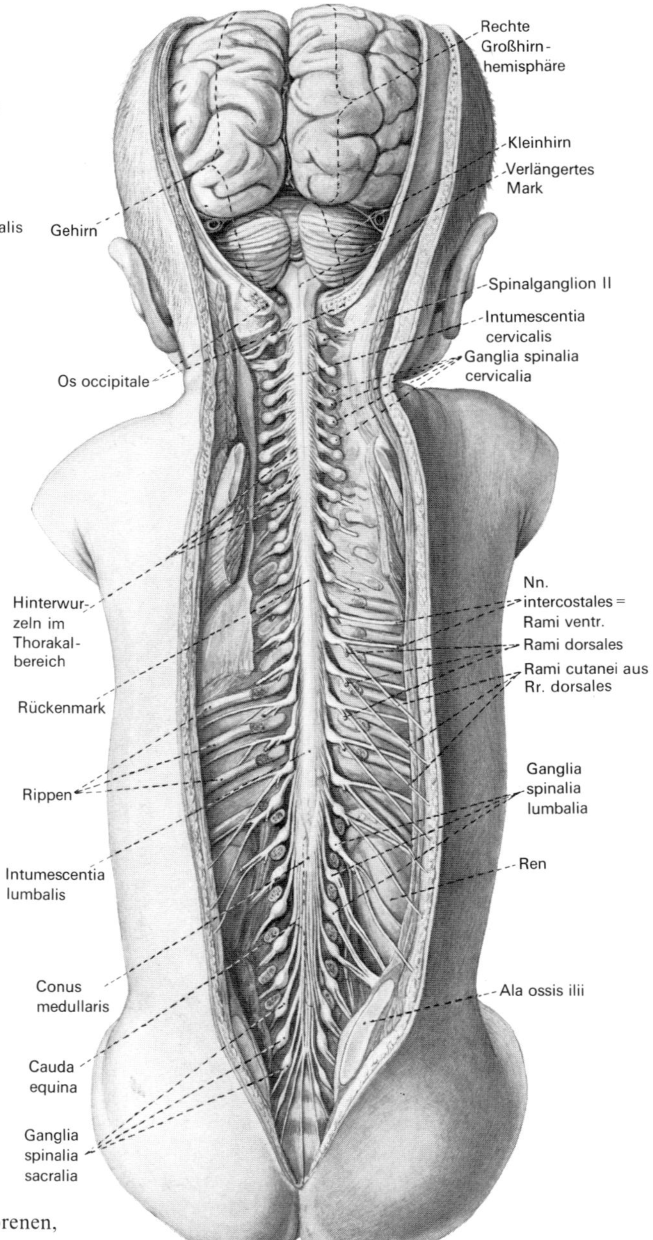

Abb. 90. Rückenmark und Gehirn des Neugeborenen, von dorsal dargestellt.

Die Spinalnerven

Rückenmarkswurzeln

Die das Rückenmark verlassenden Nervenfasern bilden die *Wurzeln* für die *Spinalnerven*. Die aus den Sulci laterales anteriores gruppenweise hervortretenden Fasern formieren die vorderen Wurzeln, *Radices spinales ventrales*, wobei die einzelnen Fasergruppen den einzelnen *Segmenten* entsprechen; die aus den Sulci laterales posteriores hervortretenden Nervenfaserbündel bilden die hinteren Wurzeln, *Radices spinales posteriores*. Diese sind in gleicher Weise segmental angeordnet, wenn auch die Faserbündel der hinte-

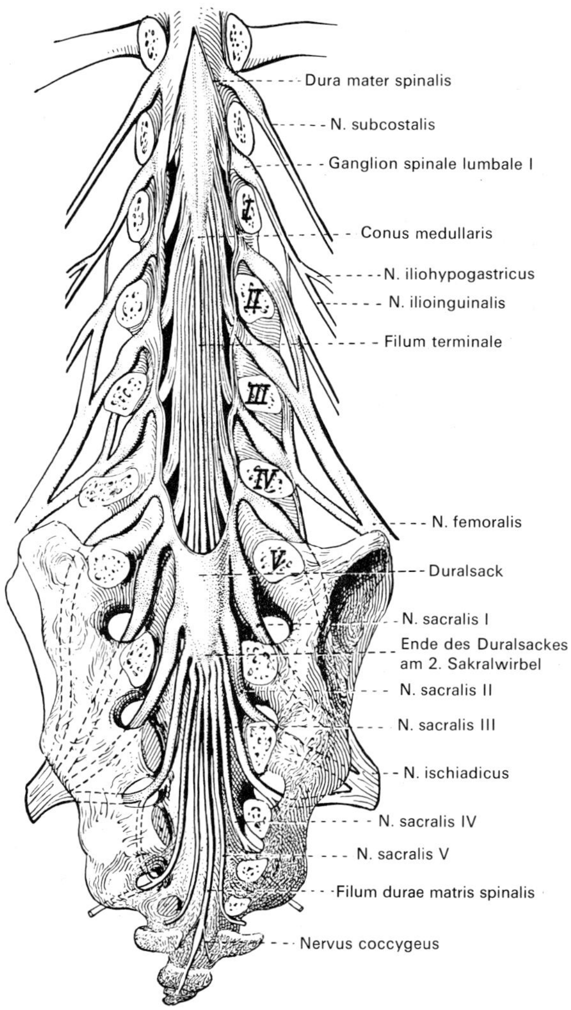

Abb. 91. Kaudales Ende des Rückenmarks mit Cauda equina. Beziehungen zu Dura mater und Kreuzbein.

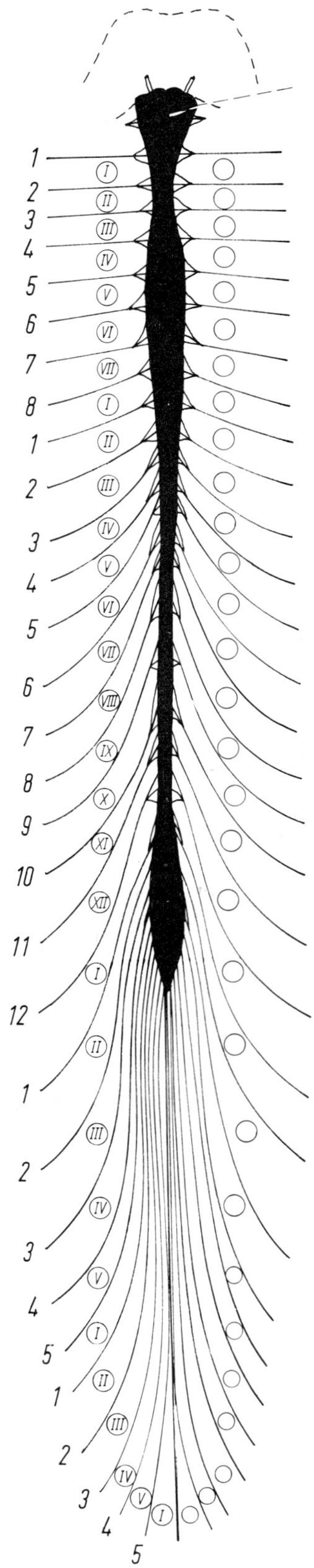

ren Wurzeln das Rückenmark im Zervikal- und Lumbalbereich meist in ununterbrochener Reihe verlassen.

Vorder- und Hinterwurzeln der einzelnen Segmente streben lateralwärts beidseits den Foramina intervertebralia zu und vereinigen sich zu je einem *Spinalnerven* (Abb. 93 u. Farbtafel 1, Abb. 1). Unmittelbar proximal von der Vereinigungsstelle ist in jede hintere Wurzel – unter gelegentlicher Ausnahme des ersten und letzten Rückenmarksegmentes – ein *Spinalganglion* eingefügt. Die Spinalganglien liegen im Bereich der Foramina intervertebralia, durch welche die Spinalnerven die Wirbelsäule verlassen (Farbtafel 1,

Abb. 92. Austrittsstellen der Rückenmarksnerven aus dem Wirbelkanal. Die römischen Ziffern bezeichnen die einzelnen Wirbel, die arabischen die Rückenmarksnerven.

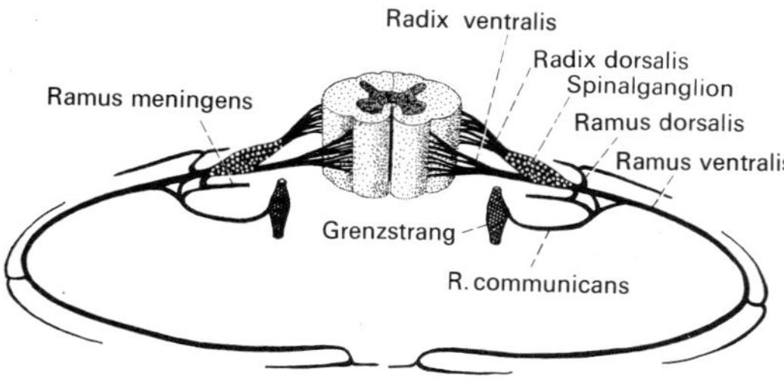

Abb. 93. Wurzeln und Verzweigungen eines Spinalnerven (Schema nach CLARA).

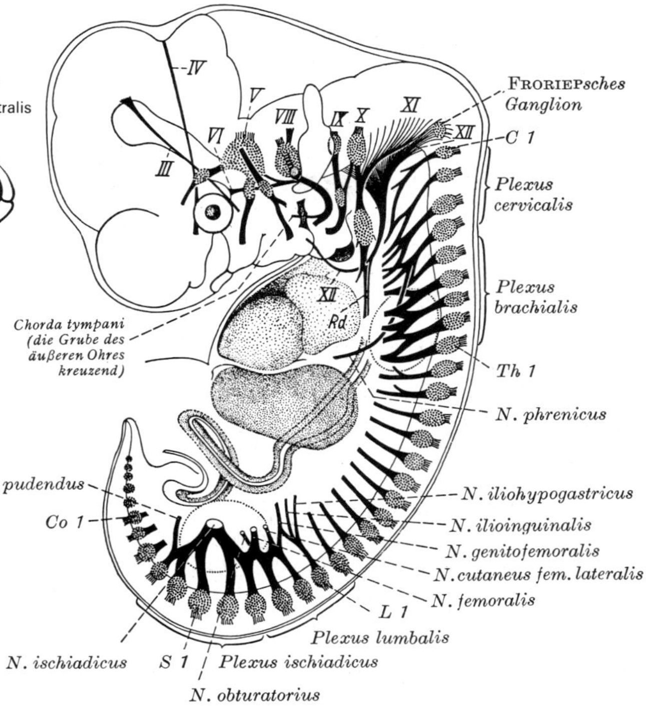

Abb. 94. Gehirn- und Rückenmarksnerven bei einem menschlichen Embryo von 10,2 mm Länge (nach HIS und CLARA).

Abb.1), um die ihnen zugeordneten Körpersegmente zu innervieren.

Die Längendifferenz zwischen Rückenmark und Wirbelsäule bringt es mit sich, daß die oberen Wurzelpaare die ihnen entsprechenden Foramina intervertebralia in nahezu transversalem Verlauf erreichen können, daß aber die kaudal folgenden Wurzeln in zunehmend schräger werdendem Verlauf den zugehörigen Foramina intervertebralia zustreben. Die unter dem Conus medullaris fast kraniokaudal absteigenden Wurzeln der unteren Rückenmarksegmente werden in ihrer Gesamtheit als Pferdeschweif, *Cauda equina*, bezeichnet (Abb. 92). Es ist klar, daß die unteren Wurzeln die oberen jeweils an Länge übertreffen. Alle Nervenwurzeln sind lang genug, um eine gewisse Verschiebung des Rückenmarks innerhalb des Wirbelkanals zu ermöglichen.

Sämtliche Rückenmarkswurzeln liegen innerhalb des von *Liquor cerebrospinalis* erfüllten *Cavum subarachnoidale* (Farbtafel 1, Abb. 1), das bis zum unteren Ende des Duralsackes reicht und im Bereich der Cauda equina als *Cisterna lumbalis* bezeichnet wird. In diese kann beim Erwachsenen ohne Gefahr für das Rükkenmark eine Punktionsnadel für Liquorentnahme eingestochen werden. Bei dieser *Lumbalpunktion* geht man üblicherweise zwischen den Dornfortsätzen des 3. und 4. Lendenwirbels ein.

Die untersten Spinalnerven können extradural durch Deposition eines Anästhetikums im Bereich des Hiatus sacralis anästhesiert werden (Sakralanästhesie, vgl. Abb. 91).

Spinalnerven und Segmente

Der Mensch verfügt normalerweise über 31 bis 32 Paare von Spinalnerven: 8 Zervikal-, 12 Thorakal-, 5 Lumbal-, 5 Sakral- und 1–2 Kokzygealnerven. Der erste Zervikalnerv verläßt den Wirbelkanal oberhalb des ersten Halswirbels, die folgenden sechs Zervikalnerven dementsprechend jeweils *über* dem Wirbel gleicher Ordnungszahl, der 8. Zervikalnerv unter dem 7. Halswirbel, alle folgenden jeweils unter dem Wirbel der gleichen Ordnungszahl. Jeder Spinalnerv ist einem bestimmten Körperabschnitt, seinem Innervationsgebiet oder *Segment*, zugeordnet. Die segmentale Beziehung zwischen Rückenmarksnerven und Körpergewebe ist in der frühembryonalen Entwicklungsperiode besonders deutlich. In dieser Phase zeigt das embryonale Bindegewebe, das die Chorda dorsalis und die Rückenmarksanlage (Neuralrohr) umgibt, eine Gliederung in sog. Somiten oder Ursegmente. In die Somiten, aus denen das Achselskelet, die Skeletmuskulatur und Bindegewebe, vor allem der bindegewebige Anteil der Haut hervorgehen, wachsen schon sehr frühzeitig aus der Rückenmarksanlage segmentweise Nerven ein. Diese einmal zustande gekommene Nerv-Gewebebeziehung bleibt im weiteren erhalten, wenn auch die Wachstums- und Umlagerungsvorgänge der folgenden Entwicklungsperioden dazu führen, daß die ursprünglich so augenscheinliche segmentale Gliederung verschiedener Gewebspartien mehr oder weniger stark verwischt wird. Daher können die Spinalnerven, deren Segmentzuordnung im reifen Körper schon auf Grund ihrer topischen Beziehungen zu den einzelnen Wirbeln jederzeit feststellbar ist, als Wegweiser bei der Segmentanalyse einzelner Körperabschnitte des erwachsenen Menschen dienen.

Die anatomische Situation fast aller Spinalnerven ist im Prinzip die gleiche (Abb. 93), wenn auch in einzelnen Abschnitten bestimmte Modifikationen vorliegen. Durch die vorderen Wurzeln erhält jeder Spinalnerv *efferente* (zentrifugal leitende) Fasern; vorwiegend sind es für die Skelettmuskulatur bestimmte *motorische*, in vielen Segmenten aber auch *autonome* Fasern. Die Nervenzellkörper der efferenten Fasern liegen im Rückenmark. Über die hinteren Wurzeln erhalten die Spinalnerven *afferente (sensible)*, zentripetal leitende Fasern; deren Perikaryen liegen im Spinalganglion. Es handelt sich um pseudounipolare Nervenzellen, die einen zentralen Fortsatz über die hintere Wurzel zum Rückenmark und einen peripheren Fortsatz über den Spinalnerven zur Körperperipherie senden. Somit muß ein Spinalnerv hinsichtlich der in ihm vertretenen Faserqualitäten als *gemischter Nerv* bezeichnet werden. Als Stammnerv hat er nur eine kurze Verlaufsstrecke. Entweder noch innerhalb oder knapp nach Verlassen des Foramen intervertebrale teilt er sich in seine Äste auf (Abb. 93 und Farbtafel 1, Abb. 1).

1. *Ramus ventralis* zur Innervation der vorderen und seitlichen Körperwand sowie der Extremitäten.
2. *Ramus dorsalis* zur Innervation der autochthonen Rückenmuskulatur und der Rückenhaut.
3. *Ramus communicans (albus)* für die sympathische Innervation von Eingeweiden und Blutgefäßen.
4. *Ramus meningeus* für die Innervation der Rückenmarkshäute.

Die Rami ventrales haben den weitaus größten Versorgungsbereich und daher auch das stärkste Kaliber. Im Thorakalbereich bilden sie die Interkostalnerven, die auch in ihrem weiteren Verlauf segmentale Anordnung erkennen lassen. In anderen Bereichen führt die Vereinigung von Rami ventrales benachbarter Spinalnerven zur Bildung von Nervengeflechten (Abb. 94), z. B. des *Plexus brachialis*. In diesen Geflechtbildungen vermischen sich die Fasern verschiedener Segmente. Daher kann man bei den aus den Geflechten hervorgehenden peripherwärts verlaufenden einzelnen Nerven, wie z. B. dem N. medianus, die

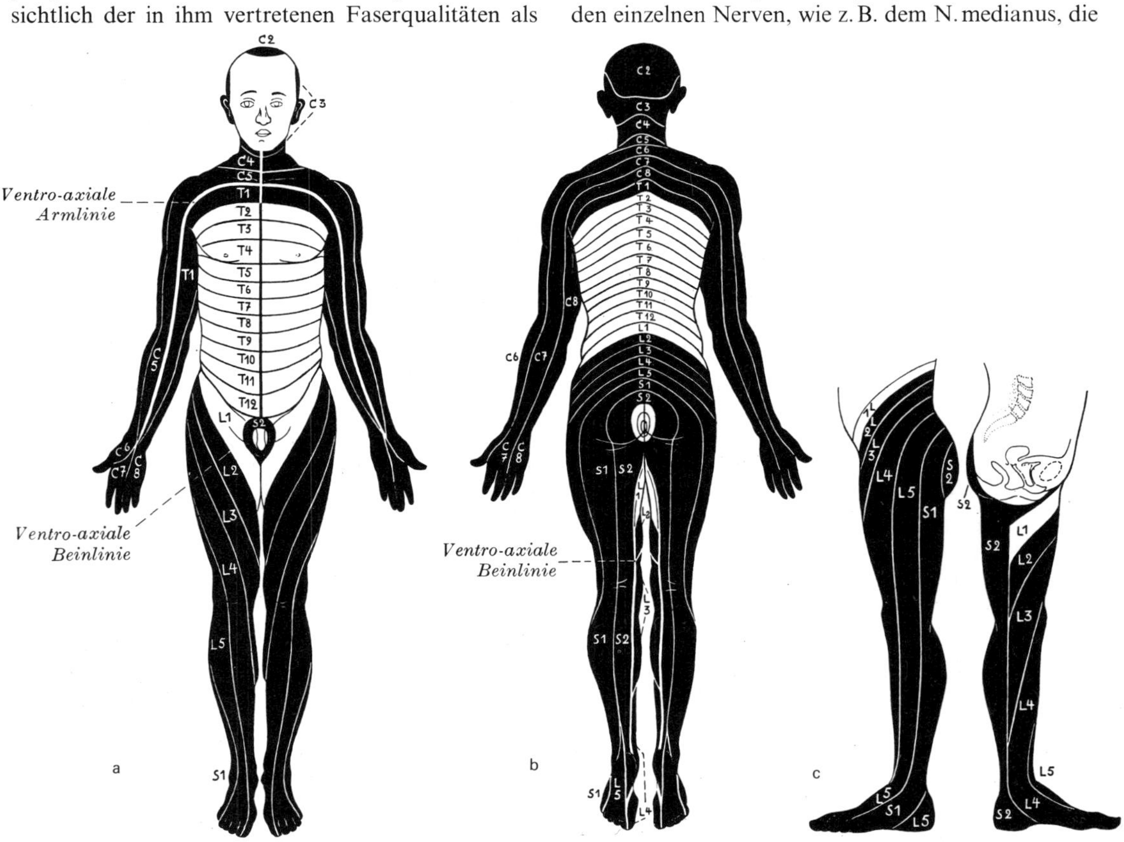

Abb. 95. Die Dermatome des Menschen
a) Ventralansicht,
b) Dorsalansicht,
c) die Dermatome des Beines in Seitenansicht und von medial.

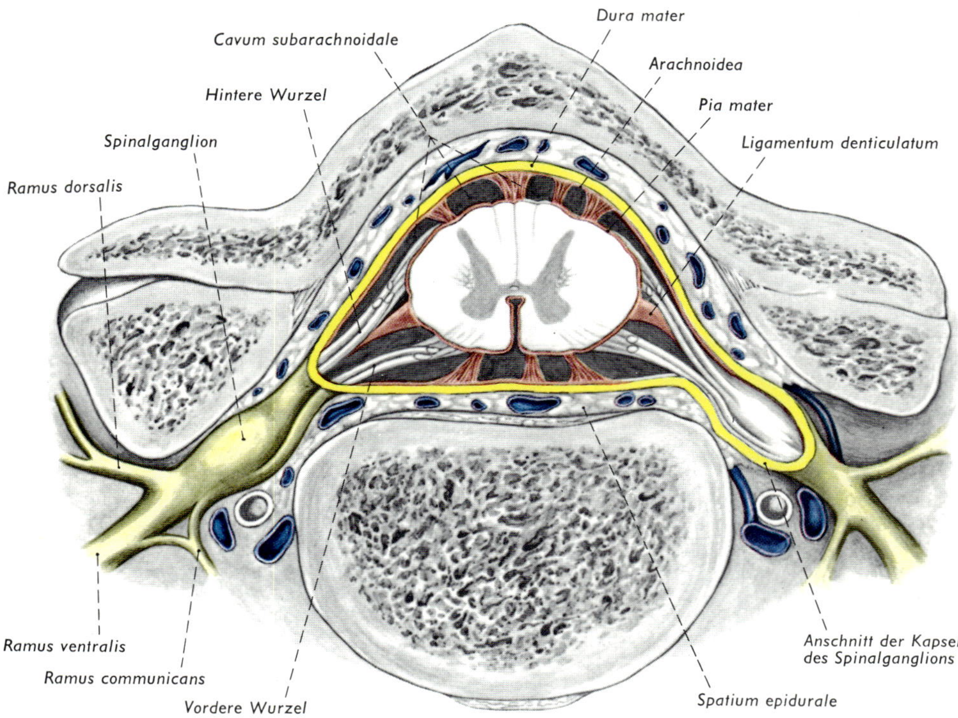

Abb. 1. Die Lage des Rückenmarks im Wirbelkanal, Querschnitt (nach *Rauber-Kopsch:* „Lehrbuch und Atlas der Anatomie des Menschen", Bd. II, Thieme, Leipzig 1940).

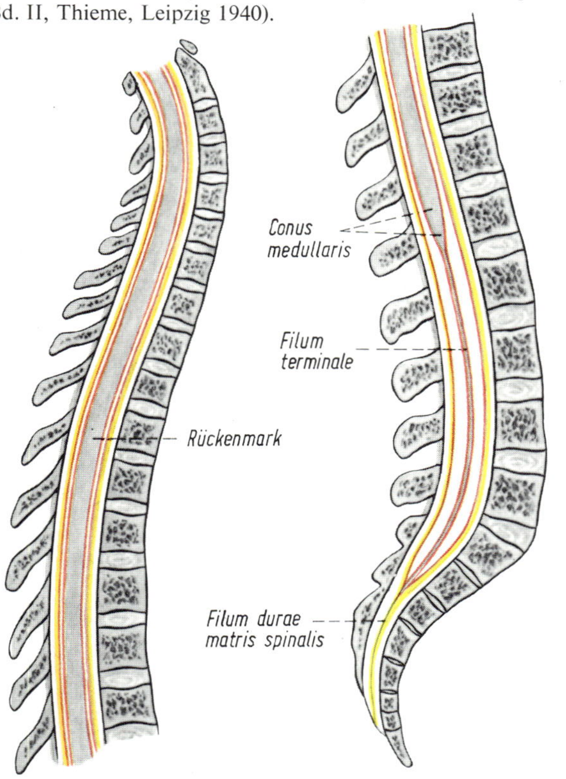

Abb. 2. Die Lage des Rückenmarks im Wirbelkanal. Schematischer Medianschnitt beim Erwachsenen. Pia mater und Arachnoidea rot, Dura mater gelb (nach *Tandler:* „Lehrbuch der Systematischen Anatomie" 1926).

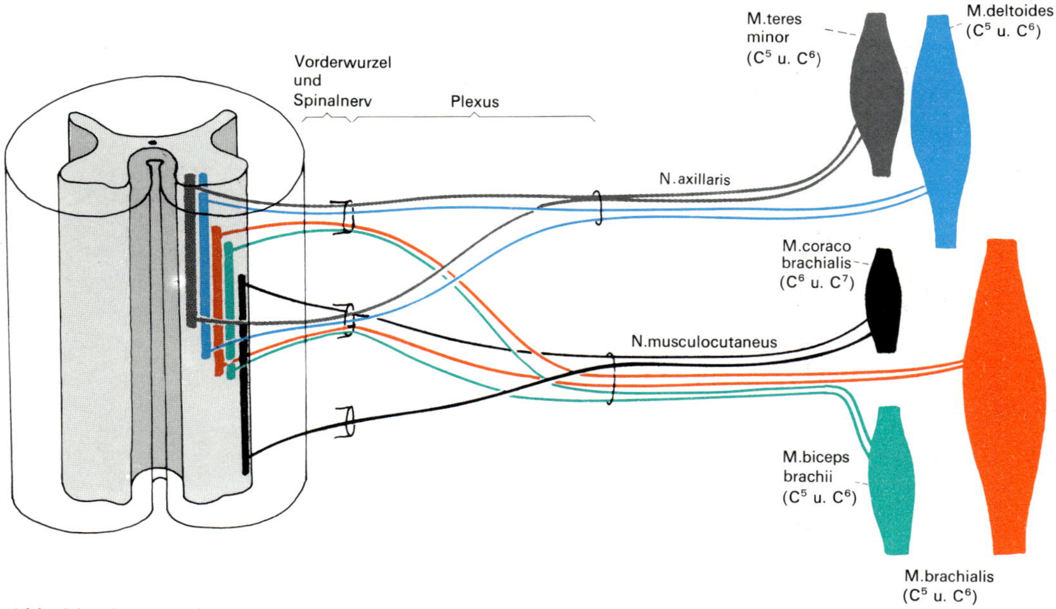

Abb. 96. Segmentale und periphere Innervation der Skelettmuskulatur. Die aus den Zellsäulen des Vorderhorns des Rückenmarks entspringenden Neuriten treten durch die Wurzeln der entsprechenden Segmente aus und vereinigen sich peripher unter Geflechtbildung zu Muskelnerven (nach CLARA).

Segmentabkunft auf anatomischem Wege nicht mehr ohne weiteres feststellen. Klinische Erfahrungen und Resultate physiologischer Untersuchungen hingegen ermöglichen es, die den einzelnen Spinalnerven zugeordneten Körperregionen mehr oder weniger klar abzugrenzen. Abb. 95 zeigt die den einzelnen Segmenten entsprechenden Hautzonen, die sog. *Dermatome*. Die Schädigung eines Spinalnerven, seiner Hinterwurzel oder des zugehörigen Spinalganglions wird – weitab vom eigentlichen Erkrankungsherd – in dem zugeordneten Hautareal empfunden oder, wie im Fall des Herpes zoster, sichtbar (Farbtafel 2, Abb. 1). Die in Abb. 95 eingezeichneten Linien dürfen aber nicht als distinkte segmentale Innervationsgrenzen aufgefaßt werden, da eine beträchtliche Überlappung benachbarter Segmente festzustellen ist. Eine bestimmte Segmentzone der Haut wird in der Regel von Nervenfasern der beiden benachbarten Segmentzonen so weit mitversorgt, daß der Ausfall einer einzigen Hinterwurzel keine Gefühllosigkeit des betreffenden Dermatoms zur Folge hat. Eine solche wird in der Regel aber dann auftreten, wenn wenigstens 2 benachbarte segmentale Nerven geschädigt sind.

Die segmentale Innervation der Skelettmuskulatur ist in Tabelle 4 übersichtlich dargestellt. Aus der Tabelle ist zu ersehen, daß die meisten Muskeln motorische Nervenfasern von jeweils mindestens 2 Segmenten erhalten. Andererseits verteilt sich ein Nervenfaserbündel eines bestimmten Segments in der Regel auf mehrere Muskelindividuen (Abb. 96). Dem Kliniker ermöglicht die Kenntnis der segmentalen Innervation der Muskulatur bei Lähmungen, die regelhaft bestimmte Muskeln oder Muskelgruppen betreffen, Hinweise auf die Höhe des geschädigten Segmentes zu erhalten. In der Praxis kann man sich hierbei an bestimmte „Kennmuskeln" halten. Auch Eingeweide und Gefäße lassen eine segmentale Innervation erkennen, auf die später noch eingegangen werden wird.

Für die neurologische Diagnostik ist es von Bedeutung, daß Symptome segmentaler Ausprägung immer dann in klarer Weise auftreten, wenn eine Schädigung irgendwo auf der Strecke zwischen Austritt einer Wurzel aus dem Rückenmark und dem Beginn einer peripheren Nervengeflechtbildung (z.B. Plexus brachialis) gelegen ist. Betrifft die Störung das Rückenmark selbst, so kann es wohl auch zu einem dem betroffenen Rückenmarksabschnitt entsprechenden segmentalen Ausfall in der Peripherie kommen, doch sind in einem solchen Fall in der Regel verschiedene längere Bahnsysteme innerhalb des Rückenmarkes mitbetroffen, die je nach Lage des Krankheitsherdes zusätzliche Ausfälle in anderen Segmenten bedingen können. Überhaupt muß hier festgehalten werden, *daß das Rückenmark selbst in keinem Stadium seiner Entwicklung eine Gliederung in anatomisch faßbare Segmente erkennen läßt*. „Das Kriterium dafür, ob ein Innervationsareal als ‚segmental' bezeichnet werden darf oder nicht, ist seine Zuordnung zum Spinalganglion bzw. zum Spinalnerven, und nicht seine Abhängigkeit von Rückenmarksabschnitten" (KAUTZKY). Weil aber die einzelnen Rückenmarksabschnitte notwendig den entsprechenden Spinalnerven zugehörige

Tabelle 4a. Die segmentale Innervation der Muskulatur der oberen Extremität (erstellt auf Grund der Angaben aus Grays Anatomy 1973 u. Braus-Elze, Anatomie des Menschen III 1960).

Muskel	C2	C3	C4	C5	C6	C7	C8	Th1	Nerv
M. levator scapulae		x	x						Zervikale Spinalnerven
			(x)	x					N. dorsalis scapulae
Mm. rhomboidei			x	x					N. dorsalis scapulae
M. supraspinatus			x	x	x				N. suprascapularis
M. infraspinatus			x	x	x				N. suprascapularis
M. teres minor			(x)	x	x				N. axillaris
M. deltoideus				x	x				N. axillaris
M. biceps brachii				x	x				N. musculocutaneus
M. supinator				x	x				N. interosseus posterior
M. brachioradialis				x	x	(x)			N. radialis
M. subscapularis				x	x	(x)			Nn. subscapulares sup. et inf.
M. brachialis				x	x				N. musculocutaneus
						x			N. radialis (kleiner lat. Muskelteil)
M. serratus anterior				x	x	x			N. thoracicus longus
M. coracobrachialis				x	x	x			N. musculocutaneus
M. pectoralis major				x	x	x	x	x	Nn. pectorales medialis et lateralis
M. extensor carpi radialis longus					x	x			N. radialis
M. teres major					x	x			N. subscapularis inferior
M. pronator teres					x	x			N. medianus
M. flexor carpi radialis					x	x			N. medianus
M. pectoralis minor					x	x	x		Nn. pectorales medialis et lateralis
M. latissimus dorsi					x	x	x		N. thoracodorsalis
M. triceps brachii					x	x	x		N. radialis
M. extensor carpi radialis brevis						x	x		N. interosseus posterior
M. extensor digitorum						x	x		N. interosseus posterior
M. abductor pollicis longus						x	x		N. interosseus posterior
M. extensor pollicis brevis						x	x		N. interosseus posterior
M. extensor digiti minimi						x	x		N. interosseus posterior
M. extensor carpi ulnaris						x	x		N. interosseus posterior
M. extensor pollicis longus						x	x		N. interosseus posterior
M. extensor indicis						x	x		N. interosseus posterior
M. flexor carpi ulnaris						x	x		N. medianus
M. palmaris longus						x	x		N. medianus
M.flexor digitorum superficialis						x	x	x	N. medianus (manchmal auch N. ulnaris)
M. flexor pollicis brevis							x	x	N. medianus und N. ulnaris
M. abductor pollicis brevis							x	x	N. medianus
M. pronator quadratus							x	x	N. medianus
M. flexor digitorum profundus							x	x	N. medianus und N. ulnaris
M. flexor pollicis longus							x	x	N. medianus
M. abductor digiti minimi							x	x	N. medianus
M. flexor digiti minimi brevis							x	x	N. ulnaris
M. opponens digiti minimi							x	x	N. ulnaris
Mm. interossei							x	x	N. ulnaris
Mm. lumbricales							x	x	N. medianus und N. ulnaris

Tabelle 4b. Die segmentale Innervation der Muskulatur der unteren Extremität (erstellt auf Grund der Angaben aus Grays Anatomy 1973 u. Braus-Elze, Anatomie des Menschen III, 1960).

Muskel	L1	L2	L3	L4	L5	S1	S2	S3	S4	Nerv
M. psoas	■	■	■							Rami ventrales der lumbalen Spinalnerven
M. iliacus		■	■							N. femoralis
M. sartorius		■	■							N. femoralis
M. gracilis		■	■							N. obturatorius
M. adductor longus		■	■	■						N. obturatorius
M. quadriceps femoris		■	■	■						N. femoralis
M. adductor magnus		■	■	■						N. obturatorius und N. tibialis
M. tibialis anterior				■	■					N. peronaeus profundus
M. tensor fasciae latae				■	■					N. glutaeus superior
M. tibialis posterior				■	■					N. tibialis
M. popliteus				■	■	■				N. tibialis
M. glutaeus medius					■	■				N. glutaeus superior
M. glutaeus minimus					■	■				N. glutaeus superior
M. extensor hallucis longus					■	■				N. peronaeus profundus
M. extensor digitorum longus					■	■				N. peronaeus profundus
M. peronaeus brevis					■	■	■			N. peronaeus superficialis
M. peronaeus longus					■	■	■			N. peronaeus superficialis
M. glutaeus maximus					■	■	■			N. glutaeus inferior
M. semitendinosus					■	■	■			N. tibialis
M. semimembranosus					■	■	■			N. tibialis
M. biceps femoris					■	■	■			N. ischiadicus
M. extensor hallucis brevis						■	■			N. peronaeus profundus
M. extensor digitorum brevis						■	■			N. peronaeus profundus
M. plantaris						■	■			N. tibialis
M. triceps surae						■	■			N. tibialis
M. flexor digitorum longus						(■)	■	(■)		N. tibialis
M. flexor hallucis longus						(■)	■	(■)		N. tibialis
M. abductor hallucis							■	■		N. plantaris medialis
M. adductor hallucis							■	■		N. plantaris lateralis
M. flexor digitorum brevis							■	■		N. plantaris medialis
M. flexor hallucis brevis							■	■		N. plantaris medialis
Mm. lumbricales							■	■		Nn. plantares medialis et lateralis
M. quadratus plantae							■	■		N. plantaris lateralis
Mm. interossei							■	■		N. plantaris lateralis
M. flexor digiti minimi brevis							■	■		N. plantaris lateralis
M. abductor digiti minimi							■	■		N. plantaris lateralis

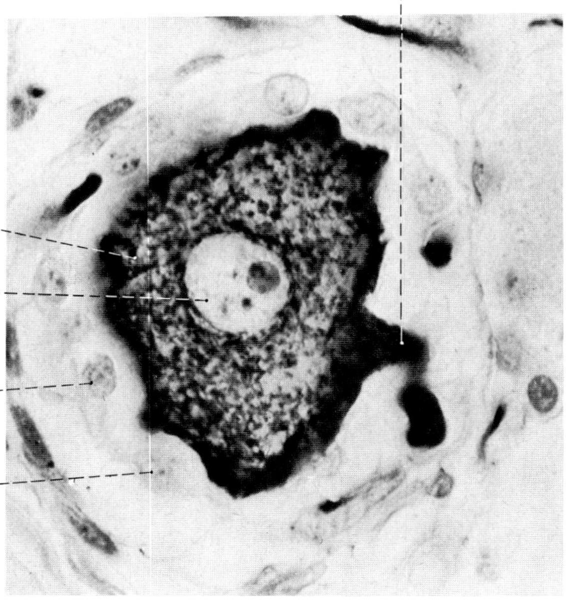

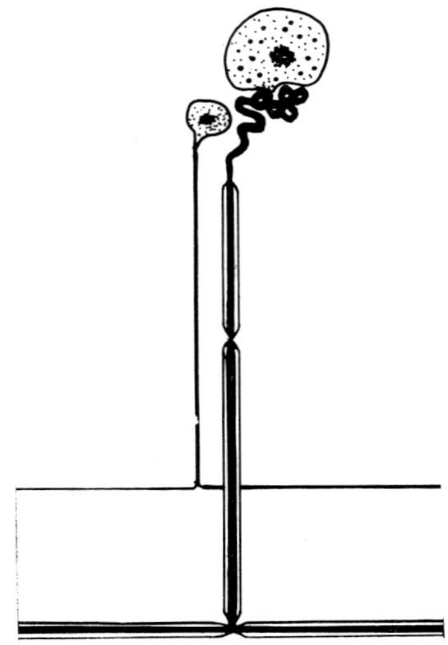

Abb. 98. Spinalganglienzellen, schematisch: a) große Spinalganglienzelle mit markhaltigem Fortsatz, b) kleine Spinalganglienzelle mit marklosem Fortsatz.

Abb. 97. Menschliches Spinalganglion. Spinalganglienzelle mit Abgangsstelle des Fortsatzes, Kern mit Kernkörperchen, Satellitenzellen. Vergr. 600 × (Silberimprägnation nach BODIAN; W. ZENKER).

Strukturelemente enthalten, kann klinisch eine Rückenmarksläsion mit Hilfe der Segmentdiagnostik relativ exakt erfaßt werden. Praktisch niemals folgt jedoch eine Rückenmarksläsion distinkten Segmentgrenzen.

Bei Verfolgung einer Wurzel zum Rückenmark hin erkennt man häufig an der Austrittszone Faseranastomosen der äußersten, an den Segmentgrenzen liegenden Fila radicularia, so daß an dieser Stelle bereits eine gewisse Verwischung von Segmentgrenzen eintritt. Aus Verständigungsgründen ist dennoch der Begriff des Rückenmarksegmentes beizubehalten. Bei seiner Verwendung jedoch sollte man sich immer der erwähnten Faktoren bewußt sein.

Spinalganglien

Die Spinalganglien imponieren makroskopisch als spindelförmige Anschwellungen der hinteren Wurzeln der Spinalnerven. Sie liegen jeweils unmittelbar proximal der Vereinigungsstellen von Vorder- und Hinterwurzeln, im Bereich der Foramina intervertebralia (Farbtafel 1, Abb. 1). Mit Ausnahme des Ganglions des ersten Kokzygeal- und bisweilen auch des untersten Sakralnerven befinden sie sich außerhalb des Duralsackes. Die bindegewebigen Kapseln der Spinalganglien gehen proximal in die Dura mater, distal in das Epineurium der Spinalnerven über. Die Größen der einzelnen Spinalganglien entsprechen den Stärken der entsprechenden Wurzeln.

Die nach vielen Tausenden zählenden Nervenzellen eines jeden Ganglions liegen vornehmlich peripher in Kapselnähe, während die Bündel der aus diesen Zellen hervortretenden Nervenfasern den zentralen Teil der Ganglien einnehmen. Der Zelltypus des Spinalganglions ist die *pseudounipolare Nervenzelle:* Aus einem rundlichen oder ellipsoiden Perikaryon, dessen Durchmesser zwischen 20 und 100 µm schwanken kann, tritt ein Nervenfortsatz hervor (Abb. 97), der sich in verschiedener Distanz vom Perikaryon in einen peripheren, in den Spinalnerven einmündenden und einen zentralen über die Hinterwurzel ins Rückenmark eintretenden Ast teilt (Abb. 98). Insbesondere die Fortsätze der größeren Spinalganglienzellen bilden vielfach ein Konvolut von Windungen in Zellkörpernähe, ehe sie sich Y- oder T-förmig teilen. Die Teilung der Nervenfasern erfolgt, sofern sie markhaltig sind, an RANVIERschen Schnürringen. Die beiden Teiläste sind bei den größeren Spinalganglienzellen im großen und ganzen gleich dick; doch können auch beträchtliche Differenzen vorkommen. Die marklosen Fortsätze der kleinen Spinalganglienzellen verlaufen meist gestreckt; die aus der Y-förmigen Teilung hervorgehenden Teiläste zeigen sehr oft verschiedenes Kaliber: Die zentralen Äste sind in der Regel dünner und leiten dementsprechend langsamer.

Die aus der Körperperipherie herankommenden Nervenimpulse gehen von dem peripheren direkt auf den zentralen Fortsatz über. Das Perikaryon ist das trophische Zentrum. Es unterscheidet sich im übrigen

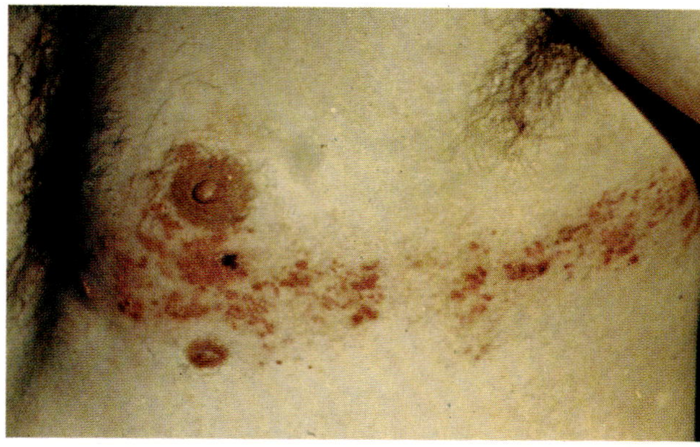

Abb. 1. Herpes zoster in Th 5 (Aufnahme: Prof. Dr. *K. Wolff*, 1. Universitätshautklinik Wien)

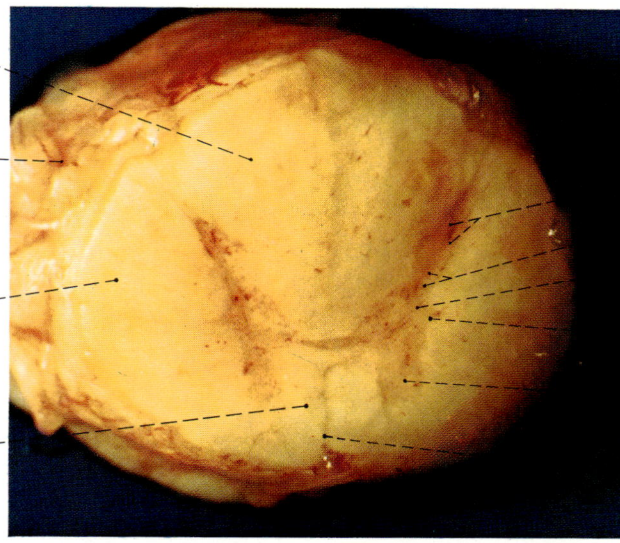

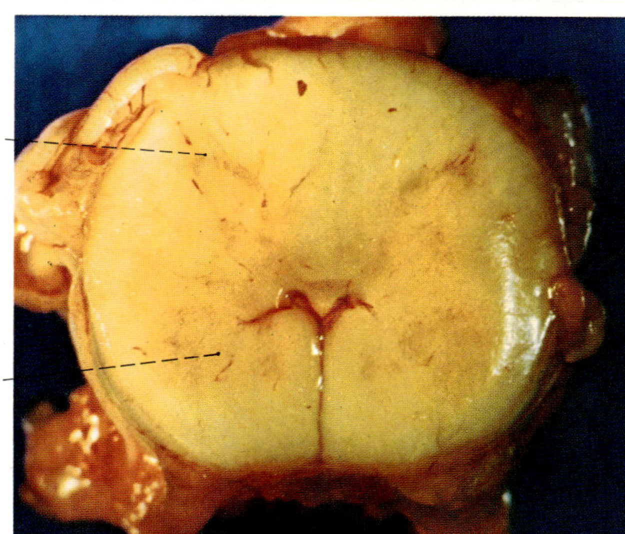

Abb. 2. Querschnitt durch ein frisches, unfixiertes Rückenmark, Vergr. 8×, a) Thorakalmark, b) Lumbalmark (Aufnahme: Dr. *E. Gruber*, Wien).

in seiner Ultrastruktur grundsätzlich nicht von anderen Nervenzellen. Außen wird der Nervenzellkörper von einer Reihe von Satellitenzellen umgeben. Diese zeigen ein dichteres Zytoplasma als Nervenzellen. Ihr Plasmalemm ist von jenem der Spinalganglienzelle durch einen 200 Å-Spalt getrennt. Das Perikaryon der Spinalganglienzelle ist durch kleine Fortsätze mit den Satellitenzellen vielfach verzahnt. Zwischen den beiden Zellarten dürften enge Stoffwechselbeziehungen bestehen. Die Zahl der Satellitenzellen, die eine Spinalganglienzelle umgeben, richtet sich nach deren Größe. Außen sind die Satellitenzellen von einer Basalmembran umgeben, die aber nicht in die Spalträume zwischen die einzelnen Satellitenzellen eindringt.

Von dem geschilderten pseudounipolaren Haupttypus weicht eine Anzahl von Spinalganglienzellen ab. Bipolare Nervenzellen und Übergangstypen zu pseudounipolaren kommen vor, was ja auf Grund der Entwicklung verständlich ist. Man kann auch Nervenzellen finden, deren Perikaryen mehrere Fortsätze zu entlassen scheinen. Diese sind an ihren Abgangsstellen von eigenen Satellitenzellhüllen umgeben, fließen aber schließlich zu einem gemeinsamen Axonstamm zusammen, der sich in typischer Weise T-förmig teilt. Derartige Zellen wurden offenbar vielfach als multipolare Nervenzellen angesehen und von einigen Autoren als Schaltzellen bzw. Sympathicuszellen gedeutet. Bisher wurden jedoch noch nie elektronenmikroskopisch Synapsen in Spinalganglien gesehen. Solange dies nicht der Fall ist, kann von Schaltfunktionen gewisser Spinalganglienzellen keine Rede sein.

Über die Spinalganglien gelangen Impulse aller Sensibilitätsqualitäten, der somatischen wie der viszeralen, von der Körperperipherie zum Rückenmark.

Der innere Aufbau des Rückenmarks

Bei Betrachtung eines Querschnittes durch ein frisches, unfixiertes Rückenmark erkennt man mit freiem Auge einen zentralen graubraunen Anteil, die sog. graue Substanz, und einen peripheren weißen Anteil, die sog. weiße Substanz (Farbtafel 2, Abb. 2). Im nach WEIGERT gefärbten Schnitt erscheint die weiße Substanz schwarz (Abb. 99).

Die graue Substanz enthält vor allem die Körper und die dendritischen Fortsätze der Nervenzellen des Rückenmarks. Allerdings verlassen auch die Neuriten zahlreicher kleiner Nervenzellen nicht den Bereich der grauen Substanz. Die Neuriten großer Nervenzellen verlaufen zumeist nur in ihren Anfangsteilen in der grauen Substanz, um dann in die weiße Substanz überzutreten. In der grauen Substanz finden sich auch die Endverzweigungen aller Nervenfasern, die an den Nervenzellen des Rückenmarks synaptisch enden. Daneben enthält die graue Substanz zahlreiche Gliazellen und Verästelungen von Blutgefäßen. Die überaus reiche Vaskularisierung der grauen Substanz, die dem hohen Sauerstoffbedarf der Nervenzellen gerecht werden muß, trägt zur Grautönung dieses Rückenmarkteiles bei (Abb.100).

Im Zentrum der grauen Substanz befindet sich der *Zentralkanal*, ein Rest des embryonalen Neuralrohrlumens, beim erwachsenen Menschen streckenweise verödet, kaudal gelegentlich zum *Ventriculus terminalis* erweitert. Der Kanal enthält Liquor cerebrospinalis und ist von Ependym ausgekleidet, dem außen eine gliareiche Schicht folgt, die *Substantia gelatinosa centralis*.

Die *weiße Substanz* enthält die Masse der markhaltigen Nervenfasern des Rückenmarks. Durch die außerordentlich große Zahl von Markscheiden kommt der makroskopische Farbeindruck „weiß" zustande. Auch eine beträchtliche Zahl markloser Nervenfasern verläuft in der weißen Substanz. Die weiße Substanz ist im übrigen von einem Astrozyten-Netz durchsetzt. Fortsätze oberflächennaher Astrozyten bilden eine das ganze Rückenmark umhüllende *Membrana limitans gliae*, an die sich außen unmittelbar die bindegewebige Pia mater anlegt. Die Vaskularisation der weißen Substanz ist geringer als jene der grauen (Abb. 100).

Die graue Substanz durchzieht das Rückenmark der Länge nach in Gestalt einer mehrkantigen Säule, deren Querschnittsbild mit einer Schmetterlingsfigur verglichen wird (Farbtafel 2, Abb. 2). Die beiden ventralen plumpen Verdickungen werden als *Vordersäulen* oder *Vorderhörner (Columnae anteriores* bzw. *Cornua anteriora)*, die eher schmächtigen dorsalen Vorsprünge als *Hintersäulen* oder *Hinterhörner (Columnae posteriores* bzw. *Cornua posteriora)* bezeichnet. An den Hinterhörnern werden vielfach 3 Abschnitte unterschieden, *Kopf, Hals* und *Basis*. Der Hinterhornkopf kommt der Rückenmarksoberfläche sehr nahe. Im Bereich des Halses dringt graue Substanz netzförmig in die weiße Substanz ein, *Formatio reticularis*. Der zwischen Vorder- und Hintersäule liegende Teil der grauen Substanz wird *Pars intermedia* genannt. Aus dieser springt im Throakal- und oberen Lumbalmark lateralwärts die *Seitensäule* oder das *Seitenhorn (Columna lateralis* bzw. *Cornu laterale)* vor. Der ventral und dorsal vom Zentralkanal liegende Teil der Pars intermedia wird als *Commissura grisea anterior* bzw. *posterior* bezeichnet. Die Bezeichnung Vorder-, Seiten- und Hinter*säule* entspricht der dreidimensionalen Betrachtung. Beschreibt man Quer-

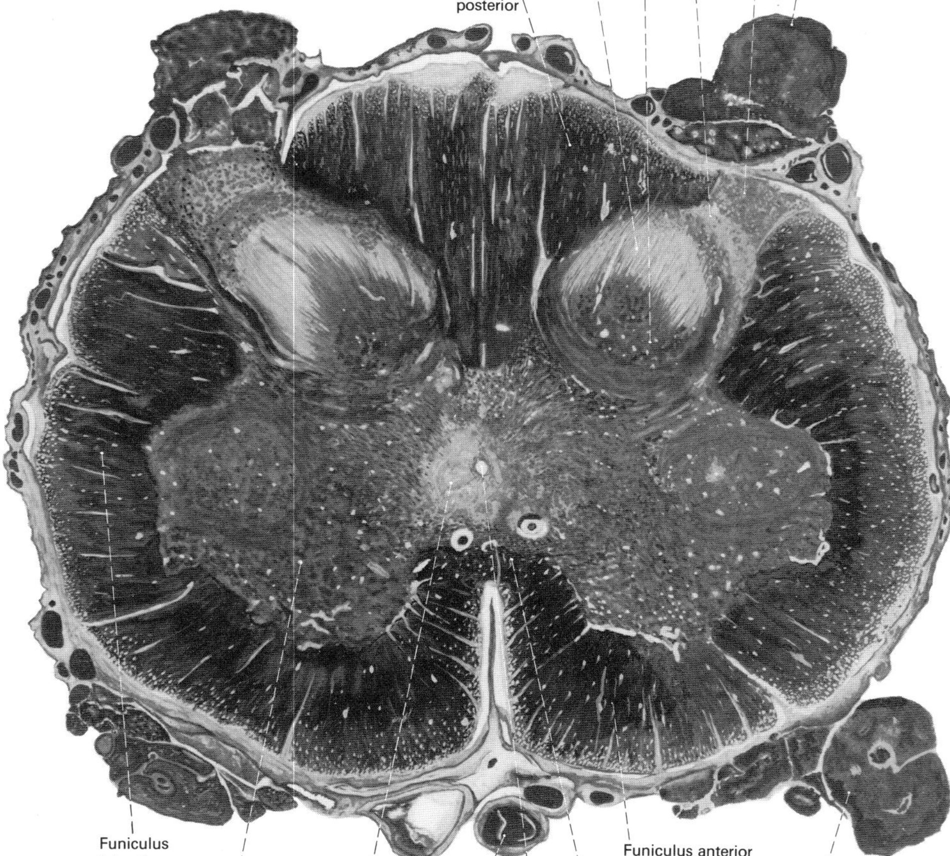

Abb. 99. Querschnitt durch ein fixiertes Rückenmark, nach WEIGERT gefärbt. Durch Anfärbung der Markscheiden erscheint die weiße Substanz schwarz, die graue Substanz bräunlich (hier heller) getönt.

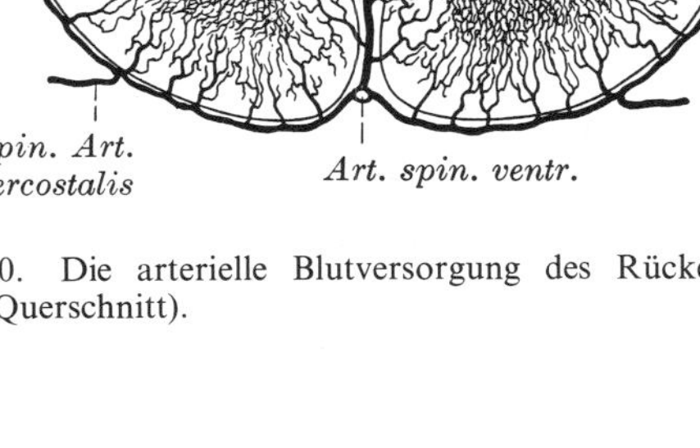

Abb. 100. Die arterielle Blutversorgung des Rückenmarks (Querschnitt).

schnitte, spricht man von Vorder-, Seiten- und Hinter*hörnern* (s. Abb. 99).

Innerhalb der weißen Substanz unterscheidet man jederseits drei Stränge, die schon bei der äußeren Beschreibung erwähnt worden sind. Zwischen den Vordersäulen liegen die beiden durch die Fissura mediana anterior voneinander getrennten *Vorderstränge, Funiculi anteriores.* Beide stehen am Grunde der Fissura mediana anterior durch die *Commissura alba* miteinander in Verbindung. Lateral liegt in jeder Rückenmarkshälfte ein *Seitenstrang, Funiculus lateralis.* Dessen ventrale und dorsale Begrenzung wird durch die Ursprünge der vorderen bzw. der hinteren Wurzeln bestimmt. Die tiefe Rinne zwischen den beiden grauen Hintersäulen füllen die beiden *Hinterstränge, Funiculi posteriores*, aus. Sie werden durch das gliöse *Septum dorsale* voneinander getrennt. Im kranialen Teil jedes

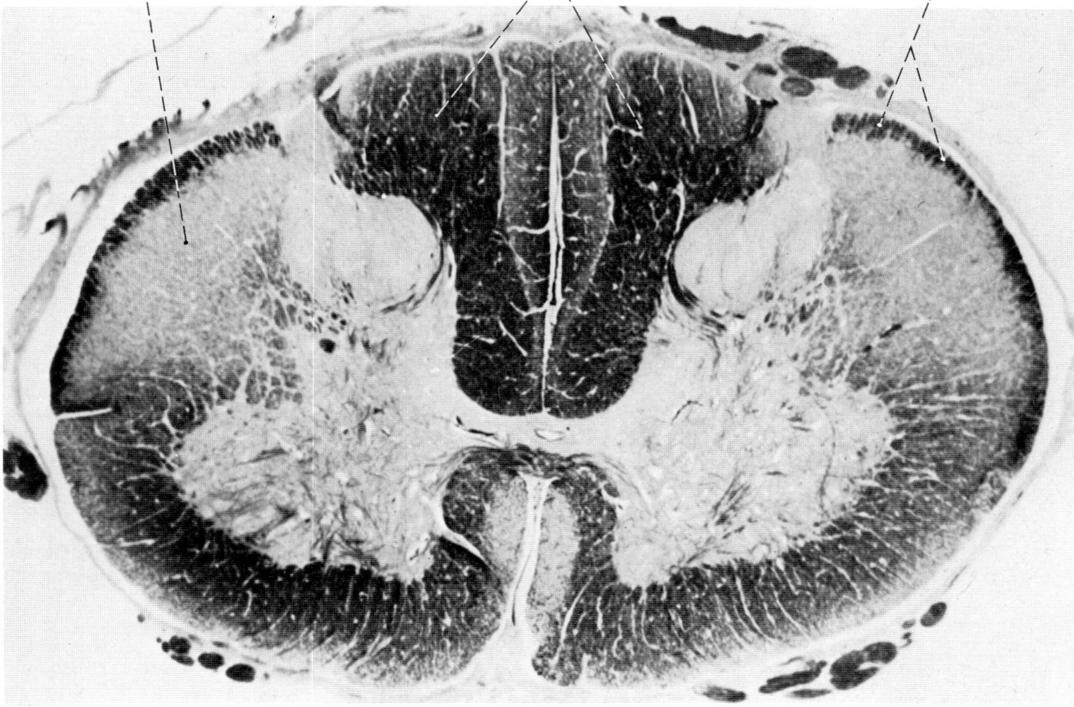

Abb. 101. Halsmark des Neugeborenen. WEIGERTsche Markscheidenfärbung. Innerhalb der weißen Substanz erscheinen nur die ausgereiften Bahnen schwarz; die Bahnen, deren Markscheiden noch nicht ausgereift sind (Pyramidenbahnen), bleiben ungefärbt.

Hinterstranges werden durch den Sulcus intermedius post. und ein von diesem in die Tiefe eindringendes *Septum intermedium* ein medial gelegener *Fasciculus gracilis*, GOLL*scher Strang*, und ein lateral gelegener *Fasciculus cuneatus*, BURDACH*scher Strang*, unterscheidbar.

Eine weitergehende, für das funktionelle Verständnis wesentliche Unterteilung der Hauptstränge des Rückenmarks in *Bahnen, Tractus (Fasciculi)* wird im weiteren Verlauf der Beschreibung dargelegt werden. Eine solche erschließt sich nicht mehr rein anatomischer Betrachtungsweise, basiert vielmehr auf physiologischen, experimentell morphologischen (vgl. S. 165) und klinischen Erkenntnissen. Die Untersuchung über die Vorgänge der Markreifung haben diese Erkenntnisse wesentlich gefördert, da alle funktionell zusammengehörenden Nervenfasern ihre Markscheiden zum gleichen Zeitpunkt erhalten (Abb.101).

Die Verteilung der grauen und weißen Substanz ist nicht in allen Abschnitten des Rückenmarks die gleiche; vielmehr bestehen zwischen den einzelnen Abschnitten charakteristische Unterschiede, die am Querschnittsbild sehr deutlich zum Ausdruck kommen (Abb.102). An Querschnitten durch die Intumescentia cervicalis oder lumbalis fällt die besondere Mächtigkeit der grauen Substanz auf; insbesondere die Vorderhörner, im Bereich der Lendenanschwellung auch die Hinterhörner, sind stark ausgebildet. Dies hängt damit zusammen, daß von diesen Rückenmarksabschnitten auch die oberen bzw. die unteren Extremitäten versorgt werden. Für die Pars thoracica des Rückenmarkes ist demgegenüber die relativ geringe Entfaltung der grauen Substanz, dafür jedoch das Vorhandensein einer Seitensäule, die die vor allem in diesen Segmenten vorkommenden sympathischen Ursprungszellen beherbergt, charakteristisch. Der relative Anteil der weißen Substanz am Querschnitt nimmt von kaudal nach kranial zu. Dies ist verständlich, besteht doch ein großer Teil der weißen Rückenmarkssubstanz aus Faserverbindungen zwischen Rückenmark und Gehirn, wobei der weiße Markmantel des Rückenmarks aus jedem kranialwärts folgenden Segment grauer Substanz laufend Zuschüsse an Fasern erhält. Die langen Bahnen des Zervikalmarks enthalten nicht nur die Fasern für die Halssegmente, sondern auch jene für alle darunter liegenden Rückenmarkssegmente.

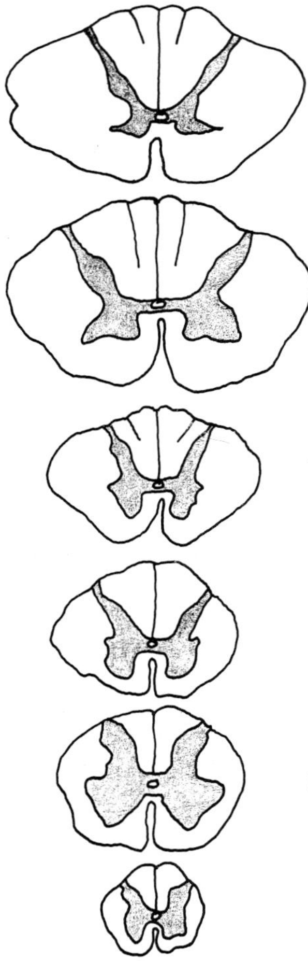

Abb. 102. Rückenmarksquerschnitte in verschiedenen Höhen.

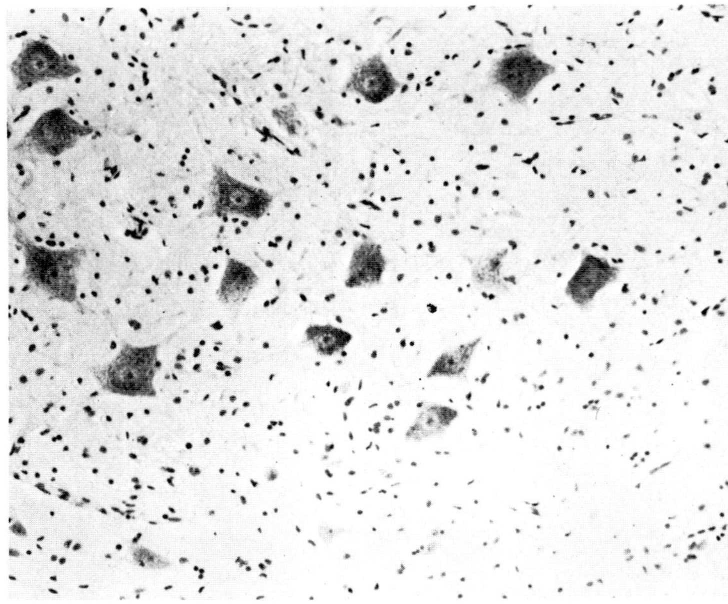

Abb. 103. Querschnitt durch das Vorderhorn. Die motorischen Vorderhornzellen heben sich durch ihre Gestalt und Größe von den übrigen Zellelementen deutlich ab (Toluidinblau-Färbung; Vergr. 180 ×).

Die Feinstruktur der grauen Substanz

Die Bauelemente der grauen Substanz sind keineswegs gleichmäßig verteilt. Dadurch, daß an vielen Stellen Perikaryen zu mehr oder minder gut abgrenzbaren Gruppen zusammengelagert sind, entstehen lokale Strukturunterschiede, die zum Teil schon bei der Betrachtung gefärbter Schnitte mit der Lupe wahrgenommen werden können. Derartige Gruppen, die oft im Typus übereinstimmende Nervenzellen enthalten und von deren räumlicher Anordnung man sich durch Untersuchung hintereinander liegender Schnitte ein Bild machen kann, werden als *Kerne* bezeichnet. Sie können insofern als funktionelle Einheiten oder „Zentren" angesehen werden, als aus ihnen Nervenfasern hervortreten, die sich zu Faserzügen oder Nervenbahnen zusammenlagern, um über eine längere oder kürzere Wegstrecke gemeinsam zu verlaufen und schließlich in einer anderen Zellanhäufung des Rückenmarks, des Gehirns, eines peripheren Ganglion oder an einem peripheren Effektor zu enden. So finden sich etwa im Vorderhorn Zellgruppen (Abb. 103), von denen manche zu gut abgrenzbaren Kernen formiert sind. Ihnen kommt die Funktion zu, die Skeletmuskulatur zu innervieren. Die von diesen Zellen stammenden Neuriten ziehen vom Vorderhorn über die vorderen Wurzeln zu den quergestreiften Muskeln und innervieren deren Fasern motorisch.

Nervenzellen, deren Neuriten über Wurzeln das Rückenmark verlassen oder über Wurzeln in das Rückenmark eintreten, werden als *Wurzelzellen* bezeichnet (Abb. 104). *Strangzellen* nennt man Nervenzellen, deren Neuriten aus der grauen Substanz in die weiße Substanz übertreten, hier in einem der Stränge auf- oder absteigen, um zu tiefer oder höher gelegenen Kernen (Zentren des Rückenmarks oder des Gehirns) zu gelangen. Als *Zwischenneurone* („Interneurone", „Schaltzellen", „internuncial cells") schließlich bezeichnet man kleine Nervenzellen, deren Fortsätze den Bereich der grauen Substanz nicht verlassen und die meist nahe beieinander liegende Nervenzellen oder Nervenzellgruppen miteinander verbinden. Den Zwischenneuronen kommt für Integrationsleistungen große Bedeutung zu.

Auf Grund ausgedehnter zytologischer und zytoarchitektonischer Studien an der Katze erstellte Rexed ein neues Schema der Organisation der grauen Substanz des Rückenmarks. Unter Berücksichtigung der Form, der Größe und der Anordnung der Ganglienzellen ergibt sich nach Rexed die Möglichkeit, die

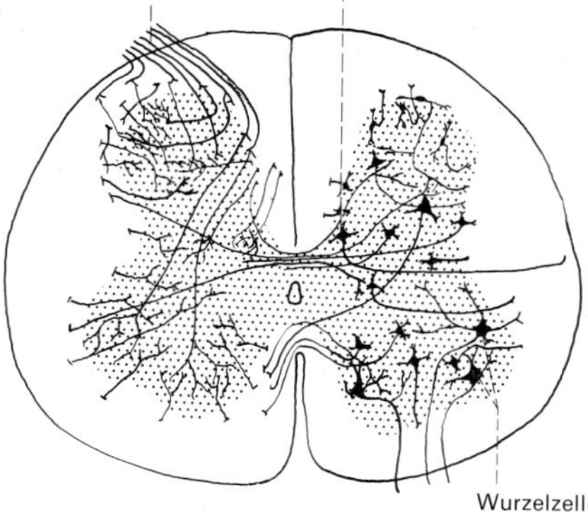

Abb. 104. Anordnung von Nervenzellen (rechts) und einstrahlenden Nervenfasern (links), wie sie sich an Golgi-gefärbten Rückenmarksquerschnitten präsentieren. Auf der rechten Bildseite kommen vor allem die Wurzelzellen des Vorderhorns und die Strangzellen des Hinterhorns und der Zona intermedia zur Darstellung. Die linke Bildseite gibt einerseits eine Übersicht über die Einstrahlungsweise der Hinterwurzelfasern und deren Kollateralen, andererseits über die Endigungsorte der im Vorder- und Seitenstrang absteigenden Fasern in der grauen Substanz (nach Cajal und Truex).

graue Substanz des Rückenmarks in neun von dorsal nach ventral aufeinanderfolgende Schichten einzuteilen, die im wesentlichen parallel zur vorderen bzw. hinteren Rückenmarksoberfläche orientiert sind. Diese *Zonen* oder *Laminae* zeigen keine segmentale Gliederung; sie durchsetzen vielmehr das Rückenmarksgrau kontinuierlich seiner ganzen Länge nach. Diese Schichtung scheint ein Bauprinzip des Rückenmarks höherer Säuger zu sein. Ihr Vorhandensein beim Menschen konnten Taylor und Carpenter zeigen (Abb. 105).

Noch kann nicht übersehen werden, wie weit diese Einteilung auch in die praktische Neurologie Eingang finden wird. Im folgenden soll daher zuerst die klassische Einteilung der grauen Substanz des menschlichen Rückenmarkes gebracht und danach das Prinzip der laminären Einteilung dargestellt werden.

Die Zellgruppen der grauen Substanz

Wenn auch gewisse Differenzen in der Darstellungsweise, vor allem in der Nomenklatur in verschiedenen Abhandlungen und Lehrbüchern zu finden sind, so ergibt sich doch bezüglich der im folgenden dargestellten Zellgruppen der grauen Rückenmarkssubstanz des Menschen weitgehende Übereinstimmung (vgl. Abb. 105 und Farbtafel 2, Abb. 2).

Im Hinterhorn

Die Zona marginalis (Zona spongiosa)

Als Zona marginalis wird die aus mittelgroßen und größeren Ganglienzellen bestehende dorsale Grenzschicht des Hinterhorns bezeichnet. Durchsetzt von einer großen Zahl aus der benachbarten Lissauer*schen Randzone* kommender Nervenfasern, zeigt sie stellenweise netzförmige Struktur.

Die Substantia gelatinosa

Die Substantia gelatinosa liegt ventral von der Zona marginalis im Kopf des Hinterhorns. Sie enthält nebst einigen größeren vor allem kleine Zellen vom Typ Golgi II[1]). An diesen endet ein Teil der über die Hinterwurzeln ins Rückenmark eintretenden dünnen, Schmerz und Temperatur leitenden Fasern. Die Axone der Zellen der Substantia gelatinosa verzweigen sich größtenteils in der Substantia gelatinosa selbst oder in unmittelbarer Nachbarschaft. Sie endigen an Zwischenneuronen oder an Strangzellen desselben oder eines Nachbarsegmentes. In die Substantia gelatinosa strahlen auch zahlreiche Axone benachbarter Teile des Hinterhorns ein. Auch enden hier vom psychomotorischen Rindenzentrum kommende Fasern.

Der Nucleus proprius (centralis) columnae posterioris

Diese das ganze Rückenmark durchziehende Kernsäule schließt ventral an die Substantia gelatinosa an, mit deren Zellen sie auch Verbindungen aufzuweisen hat. Der Nucleus proprius columnae posterioris enthält viele kleine Zellen, die der intersegmentalen Ver-

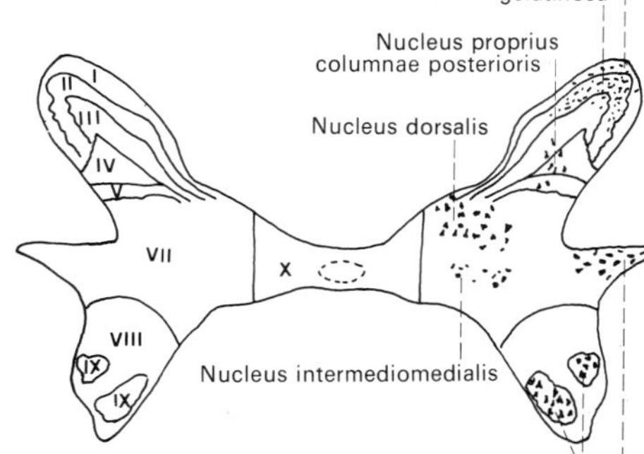

Abb. 105. Zellgruppen der grauen Substanz – Rexed-Laminae nach Taylor u. Carpenter. Der dargestellte Rückenmarksabschnitt entspricht dem Segment Th 10. Die Lamina VI ist nicht eingezeichnet, da sie nur für einige Zervikal- und Lumbalsegmente charakteristisch ist.

[1]) Wie im Kapitel „Feinstruktur des Nervensystems" noch näher ausgeführt werden wird, stellen Zellen vom Typ Golgi II multipolare Nervenzellen dar, deren Neuriten sich nach kurzem Verlauf stark aufzweigen.

knüpfung dienen, und verstreut liegende große Zellen, deren Axone in die weiße Substanz eintreten, um in den Seitensträngen aufzusteigen. Auch im Kernbereich selbst kann man eine beträchtliche Zahl längsverlaufender Fasern erkennen („Längsbündel des Hinterhorns" nach KÖLLIKER). In den Nucleus proprius columnae posterioris strahlen zahlreiche Hinterwurzelfasern ein, daneben aber auch Fasern aus Nachbarregionen.

Der Kern für viszerale Afferenzen

In allen thorakalen und in den oberen Lumbalsegmenten, wie auch in den Segmenten S2–S4, findet sich im Bereich der Basis des Hinterhorns eine nicht scharf abgrenzbare Zellgruppe, die über die Hinterwurzel afferente Fasern aus den Eingeweiden erhält. Aus den Zellen dieses Kerns gehen Axone hervor, die entweder zum Gehirn emporsteigen oder in viszeralefferenten Zentren des Rückenmarks enden.

*Der Nucleus dorsalis (*STILLING-CLARKE*sche Säule)*

Als Nucleus dorsalis wird eine im medialen Teil der Hinterhornbasis gelegene scharf begrenzte Zellsäule bezeichnet, die hauptsächlich große, stark verzweigte Ganglienzellen enthält. In dieser Zellsäule, die allerdings nur in den Segmenten C8–L3 ausgeprägt ist, endigen propriozeptive Hinterwurzelfasern. Die Strangzellen des Nucleus dorsalis entsenden ihre Axone in den Seitenstrang der gleichen Rückenmarkshälfte, wo sie in der Bahn des *Tractus spinocerebellaris posterior* zum Kleinhirn aufsteigen.

Zusammenfassend kann also gesagt werden, daß an den Zellgruppen des Hinterhorns in großer Zahl Hinterwurzelfasern enden; viele afferente Impulse werden hier umgeschaltet und weitergeleitet; eine Anzahl von Hinterwurzelfasern zieht ohne Umschaltung durch das Hinterhorn hindurch; in den Kernen des Hinterhorns enden aber auch Fasern, die von der Großhirnrinde und von benachbarten Rückenmarkszonen stammen.

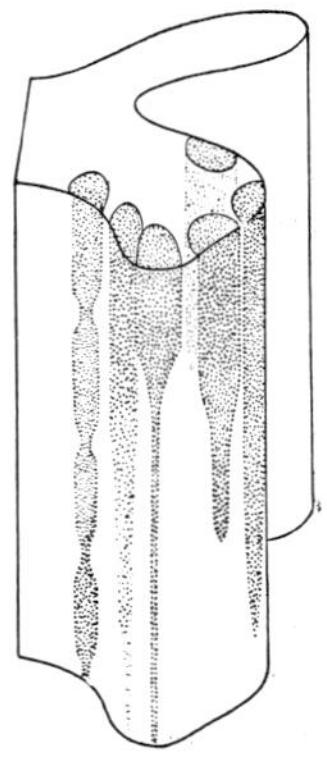

Abb. 106. Zellsäulen im Vorderhorn, schematisch.

In der Zona intermedia

Nucleus intermediomedialis und Nucleus intermediolateralis

Diese Kernsäulen der Zona intermedia, eine mediale und eine laterale, finden sich in gleicher Höhe wie der Nucleus dorsalis der Hintersäule, d. i. zwischen den Segmenten C8 und L3. Der Nucleus intermediolateralis liegt innerhalb der in diesen Segmenten deutlich ausgeprägten Seitensäule. Er enthält größtenteils kleine Wurzelzellen, deren Axone als *präganglionäre sympathische Fasern* über die vorderen Wurzeln und Spinalnerven zum Grenzstrang des Sympathicus ziehen (R. communicans albus).

In der Zona intermedia der Segmente S2–S4 befindet sich eine Gruppe von Wurzelzellen, deren Axone das Rückenmark über die vorderen Wurzeln als *parasympathische präganglionäre* Fasern verlassen und der parasympathischen Innervation der Eingeweide des kleinen Beckens dienen. Eine Trennung in einen Nucleus intermediomedialis und intermediolateralis ist hier allerdings nicht möglich.

Die Zona intermedia enthält neben Wurzelzellen auch eine große Anzahl von Zwischenneuronen. Viele Hinterwurzelfasern, aber auch Fasern von Hirnzentren enden in der Zona intermedia. An bestimmten Stellen liegen besondere Integrationszentren für die Regulierung verschiedener Eingeweidefunktionen (S. 104).

Im Vorderhorn

Hier finden sich mehr oder minder gut abgrenzbare Zellsäulen (Abb. 106), in denen zwischen kleinen und mittelgroßen besonders große multipolare Nervenzellen auffallen (Abb. 103 u. 104). Von den voluminösen Perikaryen dieser Zellen entspringt ein sehr reich entwickeltes Dendritensystem, dessen vielfach verzweigte Fortsätze sich aus dem Bereich der Zellsäulen oft weit entfernen, um sich in anderen Teilen des Vorderhorns, in der Zona intermedia oder gar in der weißen Substanz weiterzuverzweigen (Abb. 104). Dendriten von Vorderhornzellen konnten auch bis in die kontralaterale Rückenmarkshälfte verfolgt werden. Zwischen den Enden zweier entgegengesetzt verlaufender Dendriten ein- und derselben Vorderhornzelle wurden Entfernungen bis zu 1600 μm gemessen. Das Verhältnis der Oberfläche des Perikaryons zur Gesamtoberfläche aller Dendriten einer motorischen Vorderhornzelle soll etwa 1 : 14 betragen. Wie bedeutsam die Dendriten für die Erregungsaufnahme sind, geht aus Untersuchungen hervor, nach denen etwa 50% der nach Tausenden zählenden synaptischen Kontaktstellen einer motorischen Vorderhornzelle im Bereich von dendritischen Abschnitten liegen, die mehr als 300 μm vom Perikaryon entfernt sind. Die meisten der großen, aber auch ein Teil der kleineren

Zellen sind durch einen hohen Gehalt an NISSL-Substanz ausgezeichnet. Da die Axone dieser Zellen über die vorderen Wurzeln zu quergestreiften Muskeln gelangen, spricht man von *motorischen Vorderhornzellen* oder *Motoneuronen*. Die größeren Motoneurone entsenden dickere Neuriten, *alpha-Fasern*, und innervieren extrafusale Muskelfasern[1]). Die kleinen Motoneurone entsenden dünne Neuriten, *gamma-Fasern*, und innervieren intrafusale Muskelfasern[1]). Die Zellkörper der ‚alpha'- und ‚gamma-Motoneurone' liegen in den einzelnen Kernsäulen vermischt. In die Zellgruppe der Motoneurone findet sich auch eine Anzahl von Zwischenneuronen eingestreut, unter denen den RENSHAW-*Zellen* (S. 116) eine besondere physiologische Bedeutung zukommt.

Wenn auch die zytoarchitektonische Gliederung des Vorderhorns, besonders der lateralen Partie, in Kerne bzw. Kernsäulen deutlich zum Ausdruck kommt, ist dennoch die Zuordnung eines Kerns oder Kernanteils zu einem bestimmten, anatomisch definierten Muskel in der Regel nicht möglich. Innerhalb eines Kerns oder einer Kernsäule des Vorderhorns liegen nämlich die Perikaryen der Motoneurone, die einen bestimmten Muskel innervieren, verstreut zwischen solchen, die für einen anderen Muskel bestimmt sind. Grob gesehen freilich liegen die einem bestimmten Muskel zuzuordnenden Vorderhornzellen relativ nahe beieinander.

Zwischen der Topographie der motorischen Vorderhornzellen und der Anordnung der Muskeln in der Peripherie konnten folgende Korrelationen festgestellt werden:

1. Beuge- und Streckmuskel eines bestimmten Gelenkes sind in der Regel in der gleichen Rückenmarkshöhe repräsentiert. Für die Anordnung der motorischen Vorderhornzellen spielt also die Position eines Muskels zu einem Gelenk eine wichtige Rolle.
2. Im medialen Teil des Vorderhorns liegen die Zellgruppen für die Innervation von Nacken- und Rumpfmuskeln.
3. Im lateralen Teil des Vorderhorns – dieser ist nur im Bereich der Hals- und Lendenanschwellung des Rückenmarks voll entfaltet – liegen die Zellgruppen für die Innervation der Extremitätenmuskulatur. Die den distalen Extremitätenmuskeln zugeordneten Vorderhornzellen liegen lateral bzw. dorsolateral von den den proximalen Extremitätenmuskeln zugeordneten Zellen (Abb. 107). Es liegen auch Hinweise dafür vor, daß die Zellgruppen für die Strecker näher der Grenze zwischen grauer und weißer Substanz liegen als jene der Beuger.
4. In den oberen 5–6 Zervikalsegmenten befindet sich im lateralen Vordersäulenabschnitt eine Zellsäule, *Nucleus accessorius spinalis*, deren Neuriten das Rückenmark lateral, unmittelbar hinter dem Ligamentum denticulatum, in mehreren, von unten nach oben aufeinanderfolgenden Wurzeln verlassen; diese vereinigen sich zu einem gemeinsamen Stamm, der neben dem Rückenmark innerhalb des Cavum subarachnoidale kranialwärts verläuft und sich nach Durchtritt durch das große Hinterhauptsloch mit der zerebralen Wurzel des N. accessorius, die aus der Medulla oblongata hervortritt, vereinigt.
5. In den Segmenten C3–C5 findet sich im zentralen Bereich des Vorderhorns der *Nucleus nervi phrenici*, eine Gruppe von motorischen Vorderhornzellen für die Innervation des Zwerchfells. Diese Zellen erhalten nicht nur Fasern von höheren motorischen Zentren, sondern auch vom Atemzentrum des Hirnstammes.

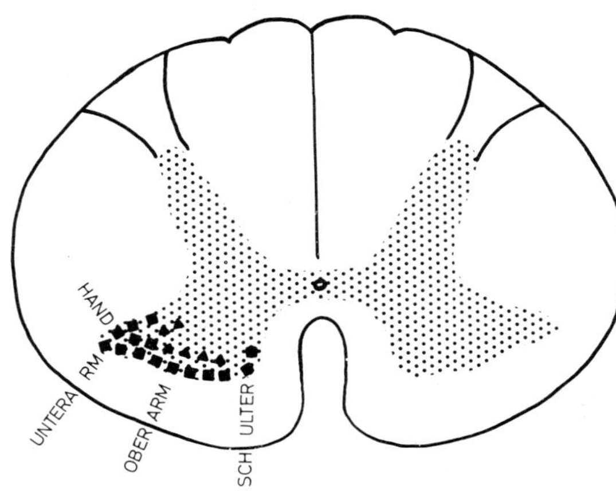

Abb. 107. Somatotopische Repräsentation der Muskeln im Vorderhorn: Streckmuskel ■ Beugemuskel ▲ (nach CROSBY, HUMPHERY, LAUER: Correlative Anatomy of the Nervous System, 1962).

Bezüglich der Zuordnung der Vordersäulenabschnitte der verschiedenen Rückenmarkssegmente zu den einzelnen Muskeln sei auf Tabelle 1 verwiesen. Eine typische Erkrankung der motorischen Vorderhornzellen ist die spinale Kinderlähmung. Der Ausfall von Vorderhornzellen führt zu einer *schlaffen Lähmung* der entsprechenden Muskeln.

Die Einteilung der grauen Substanz in Laminae
(Vergl. Abb. 105 und Tabelle 5)

Lamina I ist jene dünne Lamelle grauer Substanz, mittels der das Hinterhorn an die LISSAUERsche Randzone grenzt. Sie entspricht weitgehend der Zona marginalis und enthält kleine, mittelgroße und große Ganglienzellen. Nur wenige Hinterwurzelfasern scheinen in der Lamina I synaptisch zu enden.

---

[1]) *Intrafusale Muskelfasern* nennt man die in den Muskelspindeln gelegenen dünnen kurzen Fasern, die für die Wahrnehmung und Regulierung der Muskelspannung von Bedeutung sind. Alle anderen, das Gros der Muskelmasse ausmachenden Muskelfasern, die die Träger der Kraftleistung des Muskels sind, werden als *extrafusale Fasern* bezeichnet (s. auch S. 117).

Tabelle 5.

Zellsäule	*Lage* L = *Längsausdehnung* Q = *Lage im Querschnitt*		*Topischer Bezug auf* REXED-*Einteilung*	*Funktionelle Systemzugehörigkeit*
Zona marginalis	L Q	Gesamtes RM Kopf des Hinterhorns	Lamina I	Durchzug und Endigung von Hinterwurzelfasern
Substantia gelatinosa	L Q	Gesamtes RM Kopf des Hinterhorns	Lamina II	Endigungen von Hinterwurzelfasern bzw. deren Kollateralen, teils nach Umschaltung in benachbarten Arealen der grauen Substanz, vor allem in Lamina IV
Nucleus proprius cornu posterioris	L Q	Gesamtes RM Kopf des Hinterhorns	Lamina III u. IV	Endigungen von Hinterwurzelfasern und von Zellen aus Nachbarregionen. Strangzellen für den Tractus spinothalamicus lat.
Kern für viszerale Afferenzen	L Q	Th 1–L 2, S 2–S 4 Basis des Hinterhorns	Lamina V	Einstrahlung viszeroafferenter und absteigender Fasern
			Lamina VI	In Lamina VI und VII liegen Strangzellen für den Tractus spinothalamicus lat.
Nucleus dorsalis (CLARKE-STILLING-Kern)	L Q	C 8–L 3 Ventromedialer Teil des Hinterhorns	Medialer Teil von Lamina VII	Einstrahlung von Hinterwurzelfasern, Strangzellen für den Tractus spinocerebellaris post.
Nucleus intermediomedialis und intermediolateralis	L Q	C 8–L 3 Zona intermedia	Lamina VII	Autonome Reflexzentren und Ursprungskern für präganglionär-sympathische Fasern
Sakraler Parasympathicuskern	L Q	S 2–S 4 Zona intermedia	Lamina VII	Autonomes Reflexzentrum, Ursprungskern für präganglionär-parasympathische Fasern
Mediale Zellsäule des Vorderhorns	L Q	Gesamtes RM Medialer Teil des Vorderhorns	Lamina IX	Motorische Ursprungskerne für Hals- und Rumpfmuskulatur
Laterale Zellsäulen des Vorderhorns	L Q	C 4–Th 1, L 2–S 3 Lateraler Teil des Vorderhorns	Lamina IX	Motorische Ursprungskerne für Extremitätenmuskulatur (in den oberen 5–6 Zervikalsegmenten spinaler Akzessoriuskern
Übrige Zellgruppen des Vorderhorns	L Q	Gesamtes RM Vorderhorn	Lamina VIII	Zwischenneurone, dem motorischen System zugehörig

Lamina II besteht vorwiegend aus dicht gelagerten kleinen Zellen und wird von vielen Hinterwurzelfasern durchzogen. Sie entspricht der Substantia gelatinosa.

Lamina III enthält größere Zellen und viele axodendritische Synapsen eintretender Hinterwurzelfasern.

Lamina IV ist breiter als die Laminae I–III und enthält Zellen verschiedener Form und Größe. Viele Hinterwurzelfasern enden hier mit axosomatischen und axodendritischen Synapsen; die Lamina IV enthält einen großen Teil der Zellen des Nucleus proprius cornu posterioris.

Lamina V liegt im Bereich des Hinterhornhalses. Der laterale Teil bildet im Halsmark den Nucleus „reticularis". Der mediale Teil enthält nur eine Anzahl kleinerer Zellen. In der Lamina V enden Hinterwurzelfasern (viszeroafferente Fasern) und absteigende, z.T. kortikospinale Fasern.

Lamina VI ist eine nur im Bereich der Hals- und Lendenanschwellung deutliche breite Schicht an der Basis des Hinterhorns. Sie enthält kleinere Zellen in ihrem medialen, größere Zellen in ihrem lateralen Teil. Zahlreiche dicke Hinterwurzelfasern enden im medialen Teil der Lamina VI. Im lateralen Teil finden sich Strangzellen, deren Axone in den Seitenstrang eintreten.

Lamina VII liegt in der Zona intermedia und ist sehr ausgedehnt. Sie enthält den Nucleus dorsalis (CLARKE-STILLING) sowie die Nuclei intermediomedialis und intermediolateralis. In der Hals- und Lendenanschwellung dehnt sich diese Schicht bis in das Vorderhorn aus und enthält Zwischenneurone, die zu den Vorderhornzellen in engster Beziehung stehen (RENSHAW-Zellen usw.). An Zwischenneuronen der Lamina VII enden zahlreiche Hinterwurzelfasern sowie auch absteigende motorische und autonome Bahnen.

Der Nucleus intermediolateralis enthält autonome Wurzelzellen präganglionär-sympathischer Fasern.

Lamina VIII besteht aus verschieden geformten kleinen und mittelgroßen Zellen, deren Neuriten in Nachbarschichten und über die Commissura alba zur kontralateralen Rückenmarkshälfte ziehen. In der Lamina VIII enden zahlreiche absteigende Fasersysteme, in erster Linie extrapyramidale Bahnen.

Lamina IX enthält die mehr minder deutlich abgrenzbaren Zellsäulen der motorischen Vorderhornzellen. Hier liegen die größten Zellen des Rückenmarks, vermischt mit kleineren. Alle Zellen sind besonders reich an NISSL-Substanz.

Die Feinstruktur der weißen Substanz

Die große Zahl der vorwiegend markhaltigen Nervenfasern der weißen Substanz des Rückenmarks stammt von Nervenzellen der grauen Substanz des Rückenmarks, des Gehirns und der Spinalganglien. Durch spezielle Färbetechniken an normalen und experimentell (S. 164ff.) oder pathologisch veränderten Objekten konnte gezeigt werden, daß die makroskopisch so einförmig erscheinende weiße Substanz eine charakteristische Gliederung aufzuweisen hat. Dies beruht darauf, daß sich die einer bestimmten Region (Kern) der grauen Substanz entstammenden Neuriten aneinanderlegen und über eine kürzere oder längere Wegstrecke als einheitlicher Faserzug *(Tractus)* verfolgbar sind. Die einzelnen Tractus sind verschieden mächtig entwickelt. Sie können auch als funktionelle Einheiten aufgefaßt werden, da sie Leitungsbahnen für Impulse darstellen, die einer bestimmten Funktion dienen. Die verschiedenen Leitungsbahnen sind nicht immer exakt gegeneinander abgrenzbar; sie können einander durchflechten. Dennoch ist es möglich und aus praktischen Gründen notwendig, jene Stellen an Rückenmarksquerschnitten eindeutig anzugeben, an denen sich die Hauptmasse der Fasern der einzelnen Tractus befindet (Abb. 108). In diesem Sinn sind die der weiteren Besprechung beigegebenen schematischen Darstellungen über die Lage der Bahnen zu verstehen. Der Name eines Faserzuges enthält in vielen Fällen die Bezeichnung seines Ursprungs- und Einstrahlungsortes. Allerdings ist zu bemerken, daß zahlreiche Fasern eines Bündels während ihres Verlaufs Seitenästchen, *Kollateralen*, an die graue Substanz abgegeben, und daß diese bereits vor dem Zielort des Gesamttraktes enden können. Auf diese Weise verlieren zahlreiche Bahnen vor Erreichen ihres Endziels einen beträchtlichen Teil ihres ursprünglichen Faserkontingentes.

Die in den Bahnen des Vorder-, Seiten- und Hinterstranges enthaltenen Fasern verlaufen vorwiegend in der Längsrichtung des Rückenmarks. Quer dazu verlaufen die aus der Vordersäule hervortretenden Fasern der vorderen Wurzeln und ein großer Teil der Hinterwurzelfasern. Die Fasersysteme des Rückenmarks sollen im folgenden im einzelnen besprochen werden.

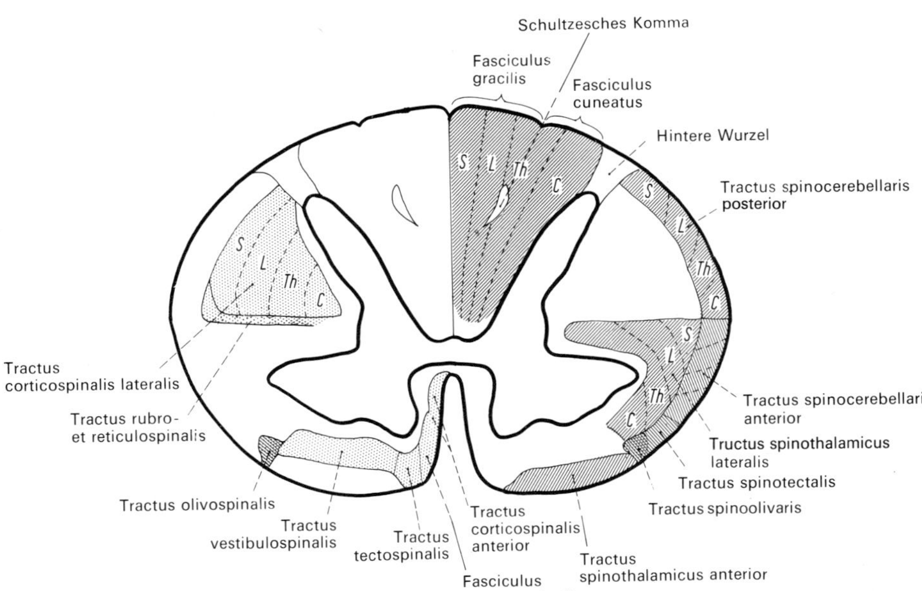

Abb. 108. Die Lage der einzelnen Bahnen innerhalb der weißen Substanz. In diesem Schema sind an einem „idealen" Rückenmarksquerschnitt jene Stellen angegeben, an denen sich jeweils die Hauptmasse der Fasern der einzelnen Tractus befindet. Auf der linken Bildseite sind die absteigenden, auf der rechten Bildseite die aufsteigenden Fasersysteme eingezeichnet. Im Hinterstrang ist das SCHULTZEsche Komma dargestellt. Die dem Eigenapparat des Rückenmarks zugehörigen Grundbündel liegen der grauen Substanz unmittelbar an (hier nicht besonders bezeichnet).

Die vorderen Wurzeln

bestehen zum größten Teil aus Neuriten motorischer Vorderhornzellen. Außerdem enthalten die Segmente C8–L3 präganglionär-sympathische, die Segmente S2–S4 präganglionär-parasympathische Fasern, deren Ursprungszellen in der Zona intermedia gelegen sind.

Die motorischen Neuriten gehören der Kaliberklasse A[1]) an. Man kann zwischen dicken, schnell leitenden A-alpha-Fasern, die der Innervation extrafusaler Skelettmuskelfasern dienen, und dünnen, langsamer leitenden A-gamma-Fasern für die Innervation intrafusaler Muskelfasern (die Muskelfasern der Muskelspindeln) unterscheiden (s. S. 117).

Die präganglionären sympathischen und parasympathischen Fasern gehören der Kaliberklasse B an. Sie dienen der Innervation von Gefäßen und Eingeweiden.

Alle erwähnten Fasergruppen sind *efferenter* Natur. Klinische Beobachtungen sprechen dafür, daß verschiedene Vorderwurzeln auch eine kleine Anzahl *afferenter* Fasern enthalten.

Die Gesamtzahl der Fasern einer Vorderwurzel soll um 200 000 betragen. Doch schwanken die Angaben beträchtlich.

Die hinteren Wurzeln

enthalten die zentralen Neuriten der Spinalganglienzellen und leiten somit *afferente* Impulse. Die Zahl der Fasern einer Hinterwurzel ist immer wesentlich größer als jene der entsprechenden Vorderwurzel. Die Gesamtzahl der Fasern einer Hinterwurzel soll über 600 000 betragen. Unter den Hinterwurzelfasern sind alle Kalibergruppen (A, B und C) vertreten.

Aus der lateralen Portion jeder Hinterwurzel ziehen vorwiegend dünne, Schmerz- und Temperaturimpulse leitende Fasern an die Spitze des Hinterhorns. Hier teilen sich diese Fasern größtenteils T-förmig; ihre Äste steigen unter Bildung der LISSAUER*schen Randzone* (Zona terminalis) 1–3 Segmente auf oder ab und entsenden Kollateralen in die Zona marginalis, vor allem aber in die Substantia gelatinosa.

Die mediale Portion der Hinterwurzel umfaßt Fasern verschiedener Dicke, die der Leitung von Berührungs-, Druck-, Tiefensensibilitäts- und Vibrationsempfindung dienen. Die Fasern gelangen zunächst in die Wurzeleintrittszone; von hier treten viele Neuriten oder deren Kollateralen in das Hinterhorn ein, um in Kernen des Hinterhorns, der Zona intermedia oder des Vorderhorns zu enden. Die meisten Fasern treten jedoch nicht in die graue Substanz ein, sondern teilen sich T-förmig und bilden mit ihren *auf-* und *absteigenden* Ästen die *Hinterstränge*.

Die Hinterstränge

Die *aufsteigenden* Fasern haben ein größeres Kaliber und erreichen zu einem großen Teil das verlängerte Mark, wobei sie sich innerhalb des Hinterstranges so anordnen, daß alle zu einem Segment gehörenden Fasern eine Faserlamelle bilden. Die aus den langen, von kaudalen Segmenten stammenden Fasern gebildeten Lamellen werden von den Fasern höherer Segmente immer weiter medialwärts abgedrängt, so daß im Halsteil des Hinterstranges folgende *somatotopische Gliederung* zustande kommt (Abb. 108): Am weitesten medial liegen die Fasern aus sakralen, lateralwärts folgen schichtweise die Fasern aus den lumbalen und thorakalen Segmenten; die Fasern der Halssegmente liegen am weitesten lateral. Der *Fasciculus gracilis (*GOLL*scher Strang)*, der, wie bereits erwähnt, im Halsmark als mediale Abteilung des Hinterstranges schon makroskopisch abgrenzbar ist, umfaßt demnach lange Bahnen aus kaudalen Hinterwurzeln, der *Fasciculus cuneatus* (BURDACHscher Strang) kürzere Bahnen aus höher eintretenden Hinterwurzeln.

Die *absteigenden* Äste der Hinterstrangfasern sind wesentlich dünner als die aufsteigenden und jeweils nur über wenige Segmente verfolgbar. In verschiedenen Rückenmarkshöhen liegen sie in geschlossenen Bündeln an bestimmten Stellen des Rückenmarksquerschnittes (Abb. 109), dem „SCHULTZEschen Komma“, dem „FLECHSIGschen ovalen Feld“ und dem „GOMBAULTschen Triangel“.

Auf- und absteigende Äste der Hinterstrangfasern geben in großer Zahl Kollateralen an die graue Substanz ab, die für den Eigenapparat des Rückenmarkes eine große Bedeutung haben. Alle absteigenden Fasern, aber auch ein beträchtlicher Teil der aufsteigenden Fasern des Hinterstranges, erschöpfen sich zur Gänze in den erwähnten Kollateralen.

In der Phylogenese kommen die Hinterstränge erst bei den Säugetieren zur vollen Entfaltung. Bei den Eidechsen machen sie nur etwa 12% der gesamten weißen Substanz im Halsmark aus, beim Kaninchen 21%, beim Rhesusaffen 26% und beim Menschen 39%. Das erhellt gleichzeitig ihre Bedeutung für den Menschen. Die Hinterstrangbahnen vermitteln dem Großhirn eine Menge fein differenzierter Empfindungen aus allen Teilen des Organismus, durch welche erst örtlich und zeitlich genau lokalisierte Feststellungen über das „Wie“ und das „Wo“ eines Reizes möglich sind.

[1]) Da regelhafte Beziehungen zwischen Nervenfaserkaliber und Leitungsgeschwindigkeit bestehen, wurden die Nervenfasern des peripheren Nervensystems in mehrere Kaliberklassen eingeteilt. Die Klassen wurden mit den Buchstaben A bis D bezeichnet, wobei die Klasse A den dicksten Fasern entspricht. Insbesondere für sensible Fasern ist auch eine Bezeichnungsskala mit den römischen Ziffern I bis IV in Gebrauch (Näheres s. S. 140).

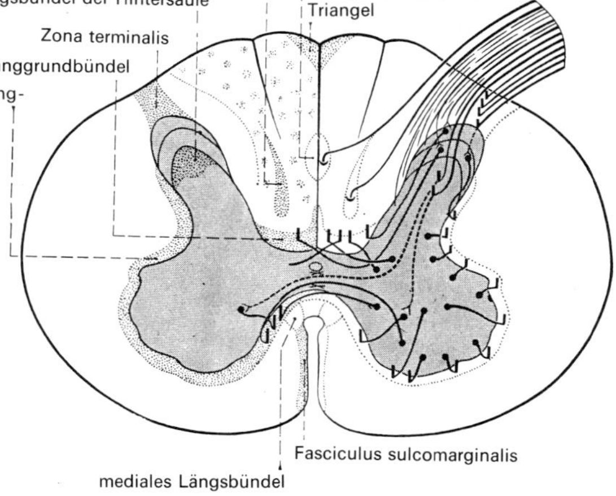

Abb. 109. Die Elemente des Eigenapparates im Rückenmarksquerschnitt. Auf der linken Seite die Verteilung und Anordnung der einzelnen Bahnen-Felder (punktiert), auf der rechten Seite die Anordnung der Nervenfasern.

Die Vorder- und Seitenstränge

Die Vorder- und Seitenstränge des Rückenmarks bestehen einerseits aus kurzen und langen Nervenfasern, die aus der grauen Substanz des *Rückenmarks* hervortreten, um nach längerem oder kürzerem Verlauf in anderen Segmenten der grauen Rückenmarkssubstanz oder in Zentren des Hirnstammes bzw. im Kleinhirn zu enden; andererseits aus Fasern, die aus dem *Gehirn* stammen und die in die graue Rückenmarkssubstanz absteigen. Auch im Vorderseitenstrang sind die Fasern somatotopisch geordnet, derart, daß alle aus einem Segment kommenden oder einem Segment zustrebenden Fasern in ein und derselben Schicht der weißen Substanz zu finden sind. Hierbei gilt die Regel, daß die langen Bahnen weiter außen liegen als die kurzen (Abb.108). Jeder Trakt hat aber darüber hinaus Besonderheiten der Somatotopik aufzuweisen.

Demnach würde etwa ein pathologischer Prozeß, der vom Rückenmarksgrau im Halsbereich ausgeht und peripherwärts fortschreitet, zuerst die zervikalen, in der weiteren Folge die thorakalen, lumbalen und schließlich auch die sakralen Segmente betreffen und zu entsprechenden Funktionsausfällen führen. Eine umgekehrte Reihenfolge der Ausfälle ergibt sich, wenn etwa ein extramedullärer Tumor von außen in das Rückenmark eindringt und Schicht um Schicht zerstört.

Die Grundbündel, Fasciculi proprii

Als Grundbündel werden kurze Fasersysteme bezeichnet, die die innerste Schicht der weißen Substanz bilden. Sie verbinden benachbarte oder nahe beieinanderliegende Rückenmarkssegmente miteinander. Das *Vorderseitenstranggrundbündel, Fasciculus proprius anterolateralis*, umsäumt als schmaler Streifen die Vordersäule und die laterale Fläche der Hintersäule; medial setzt es sich unmittelbar in die Commissura anterior alba fort. Das *Hinterstranggrundbündel, Fasciculus proprius posterior* nimmt eine schmale Zone hinter der Commissura grisea posterior ein (Abb. 109).

Die Leitungssysteme des Rückenmarks

Bedienten wir uns bei der Darstellung des Bauplans des Rückenmarks in den vorangegangenen Kapiteln der rein anatomischen Betrachtungsweise, so soll bei der nun folgenden Darstellung der Leitungssysteme von funktionellen Gesichtspunkten ausgegangen werden. Die Erkenntnisse, die heute über die Leitungssysteme des Rückenmarks vorliegen, sind das Ergebnis der Zusammenfassung einer Unzahl neuroanatomischer, neurophysiologischer und klinisch-neurologischer Untersuchungsergebnisse. Dies soll in der weiteren Darstellung seinen Niederschlag finden.

Aus didaktischen Gründen soll der gesamte Leitungsapparat des Rückenmarks in zwei Systeme unterteilt werden: Das erste ist der *Eigenapparat* des Rückenmarks, das zweite der *Leitungsapparat* im engeren Sinn. Es muß aber gleich hier betont werden, daß beide Systeme derart ineinander verzahnt sind, daß weder anatomisch noch physiologisch scharfe Grenzen gezogen werden können.

Der Eigenapparat

Der Eigenapparat besteht aus allen Nervenzellen und Fasern, die der intra- und intersegmentalen Verknüpfung der verschiedenen Rückenmarksabschnitte dienen und den Ablauf einfacher und komplizierter Reflexvorgänge auf Rückenmarksebene ermöglichen. Am Aufbau des Eigenapparates sind alle afferenten Hinterwurzelfasern ebenso beteiligt wie alle efferenten Vorderwurzelfasern. Für die Integrationsleistungen des Eigenapparates spielt das System der Zwischenneurone des Rückenmarks eine große Rolle.

Afferente Impulse von Haut, Gelenken, Muskeln, Sehnen und Eingeweiden können die graue Substanz des Rückenmarks entweder über direkt in die Hintersäule eintretende Hinterwurzelfasern oder über Kollateralen erreichen, die in großer Zahl von auf- und absteigenden Fasern des Hinterstranges und der LISSAUERschen Randzone abgegeben werden. Die in die graue Substanz eintretenden Fasern enden an Zellen des Hinterhorns, der Zona intermedia und des Vorderhorns. Über Zwischenneurone, die oft mit einer großen Zahl anderer Zellen verbunden sind, können ins Rückenmark einfließende afferente Impulse eine beträchtliche Ausbreitung erfahren *(Divergenz)*. Die Verknüpfungsweise der Zellen erlaubt eine Ausbreitung im Segment, aber auch zwischen mehreren Segmenten. Da Somata und Dendriten der Zwischenneurone mit *mehreren* afferenten Fasern und mit einer größeren Anzahl anderer Ganglienzellen in Verbindung stehen können, ist es möglich, daß *ein* Zwischenneuron Impulse von verschiedenen Hinterwurzelfasern, gleichzeitig auch von anderern Zwischenneuronen erhalten kann *(Konvergenz)*. Da die Wirkungen anderer Zellen *erregend* oder *hemmend* sein können, ergibt sich die Möglichkeit, daß die den Eigenapparat des Rückenmarks erreichenden Afferenzen nicht „nur" weiterverteilt, sondern auch verstärkt oder abgeschwächt werden können, je nach den Gegebenheiten der jeweils obwaltenden synaptischen Aktivität an den einzelnen Zellen. Auf dieser Basis kann der Eigenapparat des Rückenmarks seine *integrativen Leistungen* erbringen.

Sofern die Zwischenneurone des Eigenapparats Segmente verschiedener Höhe miteinander verbinden, verlaufen ihre Neuriten zum größten Teil nach T-förmiger Teilung als auf- und absteigende Fasern innerhalb der Grundbündel, der *Fasciculi proprii*, also in unmittelbarer Nachbarschaft der grauen Substanz (Abb. 109). Intersegmentale Fasern des Eigenapparates finden sich außerdem im medialen Anteil der LISSAUERschen *Randzone*, im *Fasciculus sulcomarginalis* (Abb. 108, 109) und im *Längsbündel der Hintersäule*.

Den efferenten Schenkel des Eigenapparates bilden die Motoneurone sowie die sympathischen und parasympathischen Wurzelzellen der Zona intermedia.

Reflexe

Ein großer Teil der dem Rückenmark und Gehirn von der Körperoberfläche, von Muskeln, Sehnen und Gelenken, von Eingeweiden und Gefäßen ständig zufließenden Erregungen bleibt normalerweise unter der Bewußtseinsschwelle. Diese Erregungen werden im Eigenapparat verarbeitet und dienen der „reflektorischen" Regulation der Körperfunktionen. Unter einem Reflex wird ganz allgemein „die durch afferente Impulse auf dem Weg über ein nervöses Zentrum ausgelöste Erregung efferenter Nerven" (v. BRÜCKE) verstanden. Die Grundlage der ohne Mitwirkung psychischer Vorgänge auslösbaren Reflexe sind Leitungsbögen, die sehr einfach, aber auch sehr kompliziert gebaut sein können. Im einfachsten Fall besteht ein „*Reflexbogen*" a) aus einem Satz afferenter Zellen, die mit ihren zentralen Neuriten oder deren Kollateralen in die graue Substanz des Rückenmarks eintreten und an motorischen Vorderhornzellen der gleichen Seite und Segmenthöhe synaptisch enden; b) aus einem Satz motorischer Vorderhornzellen, deren Neuriten an Skelettmuskelfasern enden. Über einen derartigen Reflexbogen laufen *Dehnungs-* oder *Eigenreflexe* ab: Ein quergestreifter Muskel beantwortet eine Dehnung, die auch durch einen kurzen Schlag auf die Muskelsehne verursacht werden kann, mit einer reflektorischen Kontraktion. Hierbei werden die im Muskel befindlichen Dehnungsrezeptoren (Muskelspindeln)

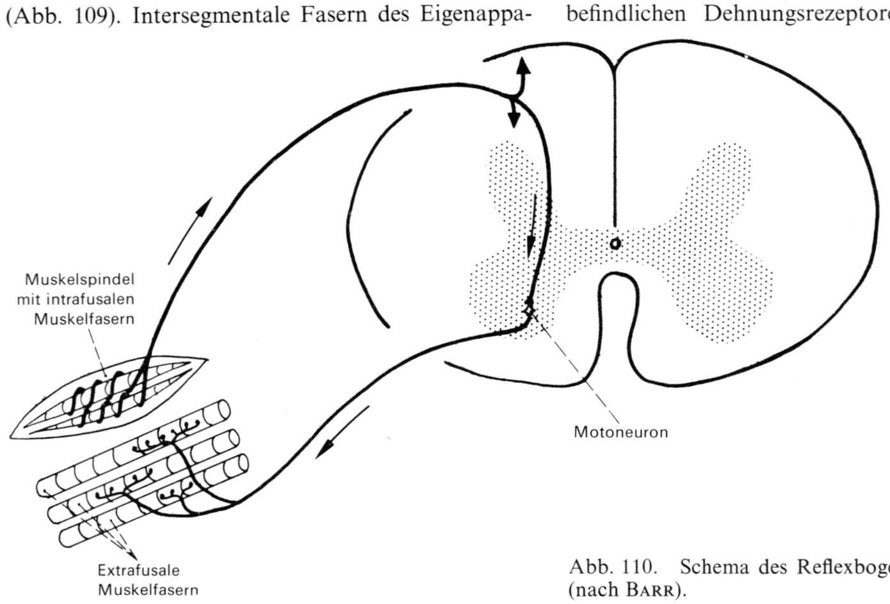

Abb. 110. Schema des Reflexbogens eines Eigenreflexes (nach BARR).

gereizt, die Erregungen gelangen über schnell leitende afferente Fasern ins Rückenmark und werden direkt („direkter Reflex") den alpha-Motoneuronen des entsprechenden Rückenmarkssegmentes zugeführt, die nun ihrerseits Impulse an den Muskel abgeben (Abb. 110). Man spricht von *Eigenreflexen*, weil das rezeptorische Feld (Auslöseort) dieses Reflexes im *gleichen* Muskel liegt, der auch die Antwort (Kontraktion) gibt. Der Reflexbogen besitzt nur *eine* Synapse, nämlich jene zwischen afferentem und efferentem Neuron. Man spricht daher auch von *monosynaptischen Reflexen*. Diese laufen in Bruchteilen von Sekunden ab. Ihre physiologische Bedeutung liegt darin, daß sie es den Muskeln ermöglichen, ihre Spannung geänderten Situationen, etwa Stellungsänderungen eines Gliedes, in kürzester Zeit anzupassen. Diese unter der Bewußtseinsschwelle ablaufenden Reflexe stellen eine ganz wesentliche Unterstützung unserer Willkürmotorik dar. Im normalen, natürlichen Bewegungsspiel des Menschen dürfen sie nicht als isolierte Vorgänge angesehen werden, sondern als Elemente einer Gesamtbewegung, die in ihrem Ablauf auch noch durch andere Reflexe sowie durch Impulse aus dem Gehirn bestimmt wird.

Eine Anzahl von Eigenreflexen, die von außen leicht auslösbar sind, wie etwa der *Patellarsehnenreflex* (Quadrizepsreflex), spielt in der neurologischen Rükkenmarksdiagnostik eine bedeutende Rolle (vgl. Tabelle 4). Die Nichtauslösbarkeit eines Reflexes zeigt eine Unterbrechung des Reflexbogens an und gibt einen Hinweis darauf, welche Segmenthöhe von der Störung betroffen ist. Eine auffällige Steigerung von Eigenreflexen kann Symptom einer Unterbrechung vom Gehirn absteigender Bahnen sein, die dämpfend in die Reflexabläufe des Rückenmarks eingreifen.

Komplizierter als die Leitungsbögen der Eigenreflexe sind jene der *Fremdreflexe*. Bei diesen sind zwischen afferentem und efferentem Schenkel mindestens eine, meist mehrere Stationen von Zwischenneuronen eingeschaltet. Hierdurch ergibt sich die Möglichkeit, daß eine über eine bestimmte Hinterwurzel in das Rückenmark einströmende Erregung auf mehrere Gruppen von Vorderhornzellen nicht nur desselben, sondern auch anderer Segmente übertragen wird. Die Einbeziehung mehrerer Segmente ist bei diesen Reflexen die Regel (Abb. 111). Auslösestelle und Erfolgsmuskeln sind anatomisch nicht identisch, sondern liegen an verschiedenen Orten; daher wird von „Fremdreflexen" gesprochen. Da die Reflexbögen mehr als eine Umschaltstation enthalten, sind Fremdreflexe *polysynaptische Reflexe*; die Reflexzeiten sind dementsprechend länger als bei Eigenreflexen. Die Auslösung von Fremdreflexen erfolgt durch Reize von außen, vor allem durch Reize, die dem Rückenmark durch Hautsinnesnerven zugeführt werden. Zu den Fremdreflexen gehören *Beugerreflexe*

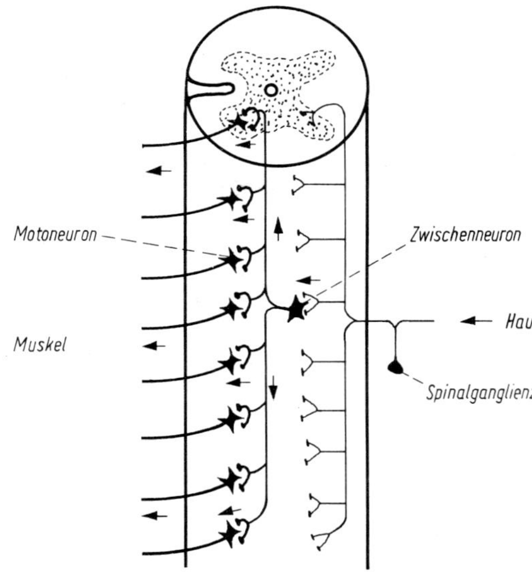

Abb. 111. Schema eines Fremdreflexes (nach CAJAL).

an den Extremitäten, die *Bauchdeckenreflexe* (Kontraktion von Bauchmuskelabschnitten bei Bestreichen der Bauchhaut) der *Cremaster-Reflex* (Heben des Hodens durch den M. cremaster bei Bestreichen der Innenfläche des Oberschenkels) und andere, teils ausgedehntere reflektorische Bewegungskomplexe.

Da Fremdreflexe sehr oft charakteristische Reaktionen des Eigenapparates auf Reize aus der Umwelt darstellen, spielen sie als *„Flucht- oder Abwehrreflexe"* eine Rolle, z. B. reflektorisches Wegziehen der Hand bei plötzlichem Auftreten von Schmerz- oder Temperaturreizen. Wenn als Folge eines plötzlich einsetzenden Schmerzreizes eine untere Extremität unbewußt weggezogen wird, so ist dies als eine Reaktion des Eigenapparates aufzufassen. Diese beinhaltet eine reflektorische Innervation der Beuger der betroffenen Extremität und eine gleichzeitige reflektorische Innervation der Strecker der kontralateralen Extremität, die den Körper trägt, während der gereizte Fuß vom Boden weggezogen wird.

Fremdreflexe sind für die klinische Diagnostik ebenso von Bedeutung wie Eigenreflexe. Wie man Tabelle 6 entnehmen kann, stehen dem Kliniker für die verschiedenen Segmente prüfbare Reflexe zur Verfügung. Aus ihrer Auslösbarkeit oder Nichtauslösbarkeit sowie aus ihrer Steigerung oder Abschwächung gegenüber dem Normalverhalten können allgemeine oder spezielle diagnostische Schlüsse gezogen werden.

Als *pathologische Reflexe* werden einige reflektorische Phänomene bezeichnet, die auf eine Schädigung zentraler motorischer Bahnen hindeuten. Der wichtigste ist der BABINSKIsche Reflex, bei dem es zu einer trägen Extensionsbewegung der Großzehe kommt,

Tabelle 6. Für die klinische Diagnostik wichtige prüfbare Reflexe (bezogen auf die einzelnen Segmente).

Reflexe	Wurzeln
Bizepsreflex	C 5–C 6
Trizepsreflex	C 6–C 8
Obere Bauchhautreflexe	TH 6–TH 8
Mittlere Bauchhautreflexe	TH 8–TH 10
Untere Bauchhautreflexe	TH 10–TH 12
Patellarsehnenreflex	L 2–L 4
Achillessehnenreflex	S 1–S 2

wenn der Untersucher den lateralen Rand der Fußsohle bestreicht. Offenbar handelt es sich hier um ein Reflexphänomen, das im Eigenapparat des Rückenmarks verankert ist, normalerweise aber nach dem Säuglingsalter durch absteigende zentralmotorische Bahnen unterdrückt wird. Erst die Unterbrechung dieser Bahnen läßt diesen Reflex manifest werden.

Viszerale Reflexe

Über die hinteren Wurzeln gelangen auch zahlreiche afferente Fasern aus den Eingeweiden ins Rückenmark. Diese *viszeroafferenten Fasern* enden an Nervenzellen der Hintersäule, insbesondere im Bereich des Kerns für viszerale Afferenzen (S. 96). Unsere derzeitigen Kenntnisse über die weiteren Verbindungen, über welche viszero-afferente Impulse weitergeleitet werden, sind noch sehr lückenhaft. Einerseits scheinen über Ketten von Zwischenneuronen Verbindungen zu höheren Zentren zu bestehen, andererseits zu sympathischen – im Sakralmark auch zu parasympathischen – Ursprungszellen der Zona intermedia. Durch die – offenbar polysynaptische – Verknüpfung viszeroafferenter und viszeroefferenter Neurone ergeben sich Reflexbögen, über die aus den Eingeweiden stammende Erregungen zu reflektorischen Antworten von Eingeweiden, Gefäßen, Schweißdrüsen oder auch von Mm. arrectores pilorum führen können. Das Reflexgeschehen der Eingeweide ist außerordentlich schwer übersehbar, im übrigen aufs engste verquickt mit anderen Regulationsmechanismen. Hier sei nur kurz auf einige bekannte Reflexphänomene hingewiesen.

Nach klinischen Erfahrungen kann es bei Erkrankungen innerer Organe in den den betroffenen Organen entsprechenden Hautsegmenten zu *Durchblutungsänderungen* kommen, die sich in lokalen Abblassungen oder in fleckförmiger Zyanose (Blaufärbung) manifestieren. Auch auf Grund experimenteller Erfahrungen (Wernoe) kann kaum daran gezweifelt werden, daß diesen Phänomenen segmentale spinale Reflexmechanismen zugrunde liegen; den afferenten Schenkel bilden sensible Nervenfasern des erkrankten Organs, den efferenten Schenkel vasokonstriktorische Fasern (Gefäßnerven), deren präganglionäre Neurone in der Zona intermedia des Rückenmarks gelegen sind. Erscheinungen wie *segmentale Piloarrektion* oder gesteigerte Schweiß-Sekretion bei Erkrankungen innerer Organe dürften auf ähnlich gearteten Reflexmechanismen beruhen. Die geschilderten Phänomene können nach Zerstörung des Rückenmarks nicht mehr beobachtet werden.

Auslöse- und Erfolgsorgan derartiger Reflexe können weit voneinander entfernt sein. Dies zeigt die reflektorische homolaterale Mydriasis (gleichseitige Pupillenerweiterung) bei Erkrankungen gleichseitig gelegener Organe. So können Impulse eines erkrankten Bauchorgans über thorakale hintere Wurzeln ins Rückenmark gelangen, in diesem zum „Centrum ciliospinale" (Th 1) weitergeleitet werden, um hier den efferenten Schenkel des Reflexbogens zu erreichen, der über den Grenzstrang zum M. dilatator pupillae führt.

Viszerosomatische Reflexe

Daß aus den Eingeweiden stammende afferente Nervenfasern auch an Zwischenneuronen des Rükkenmarks, die mit Motoneuronen in Verbindung stehen, synaptisch enden können, lehren Beobachtungen über *viszerogene Muskelreflexe*. So können beispielsweise Erkrankungen des Magens, der in seiner afferenten Innervation den Rückenmarkssegmenten Th5 bis Th9 zugeordnet ist, zu einer spontanen Spannungsvermehrung („Défense musculaire") jener Bauchmuskelabschnitte führen, die in den Innervationsbereich der genannten Segmente fallen. An sog. „Maximalpunkten" kann eine beträchtliche Verhärtung der Muskulatur auftreten. Eine besonders starke Erhöhung der Bauchdeckenspannung findet sich bei Peritonitis. Der biologische Sinn einer derartigen Spannungsvermehrung – manchmal liegt nur eine Bereitschaft zu einer solchen vor – ist im Schutz für die von diesen Muskeln gedeckten inneren Organe zu suchen. Die gespannte oder „spannungsbereite" Muskulatur kann einen auf den Bauch einwirkenden Stoß oder Druck kraftvoll abfangen.

Zusammenfassend kann somit festgestellt werden, daß der *Eigenapparat des Rückenmarks* eine große Schaltzentrale einfacher und komplizierter Reflexabläufe ist, die für das Bewegungsspiel unserer Glieder, für die Regulation viszeraler Funktionen, aber auch für die Koppelung viszeraler und somatischer Funktionen von größter Bedeutung ist. Für die volle Leistungsfähigkeit des Eigenapparats ist der ungestörte Einstrom von Impulsen aus der *Peripherie* über die hinteren Wurzeln und aus dem *Gehirn* über absteigende Bahnsysteme notwendig. Eine Unterbrechung der hinteren Wurzeln hat nicht nur deutlich erkennbare Sensibilitätsausfälle zur Folge, sondern auch Störungen der Regulierung des Bewegungsspieles unseres Körpers. Wohl können bei intakten kortikospinalen Bahnen alle vom Gehirn intendierten Bewegungen im Prinzip durchgeführt werden, doch hat der Wegfall des regulativen Eingreifens des Eigenapparates Störungen im Ablauf der initiierten Bewegungen zur Folge, die treffend als *Ataxie* („Unordnung") bezeichnet werden.

Die Abhängigkeit des Eigenapparates des Rückenmarks vom Gehirn nimmt in der aufsteigenden Tierreihe stetig zu und ist beim Menschen in besonders hohem Maß gegeben. Diese Abhängigkeit tritt bei Unterbrechung der absteigenden Bahnsysteme deutlich zutage: Charakteristisches Symptom in den meisten Fällen einer derartigen Unterbrechung ist eine Steigerung der normalen Reflexe *(„Hyperreflexie")*; daneben treten normalerweise durch höhere Zentren offenbar unterdrückte, bei der klinischen Untersuchung Gesunder jedenfalls nicht auslösbare *Reflexautomatismen* in Erscheinung (BABINSKIscher Reflex, S. 103). Reflexautomatismen verändern in solchen Fällen auch den Ablauf vegetativer Funktionen, wie etwa der Blasen- und Mastdarmentleerung.

Bei völliger Loslösung des Rückenmarks vom Gehirn können gewisse zunächst verlorengegangene Funktionen auf Grund funktioneller Anpassungsvorgänge im Eigenapparat des Rückenmarks bis zu einem gewissen, naturgemäß gegenüber dem Normalen sehr verminderten Grad wieder einsetzen – etwa die Bauchpresse bei Stuhlentleerung.

Der „übertragene Schmerz"

Auf das Vorhandensein von Zwischenneuronen im Rückenmark, in denen Afferenzen aus der Haut und tieferen Zonen der Körperwand einerseits, Erregungen aus Eingeweiden andererseits zusammentreffen, wird vielfach das Phänomen des „übertragenen Schmerzes" zurückgeführt: In einem inneren Organ durch pathologische Prozesse ausgelöste Erregungen werden an anderen, von dem erkrankten Organ räumlich getrennten Stellen empfunden, und zwar entweder in Form einer Überempfindlichkeit gegenüber Berührungs- und Temperaturreizen in bestimmten Hautzonen („HEAD*sche Zonen*", Abb. 112, Tabelle 7) oder in Form segmentaler Überempfindlichkeitsareale tieferer Teile, vor allem der Rumpfmuskulatur, gegenüber Druck („MACKENZIE*sche Zonen*"). Die Überempfindlichkeitszonen betreffen vorwiegend jene Segmente, die der segmentalen Innervation der erkrankten Organe entsprechen.

In Abb. 113 ist die heute meist gebräuchliche Erklärungsmöglichkeit dieser Phänomene schematisch dargestellt: Afferente Fasern aus den Eingeweiden gelangen über die hinteren Wurzeln in die Hintersäule des Rückenmarks. Sofern diese Fasern Impulse aus einem erkrankten Organ führen, kann in der Hintersäule ein „Irritationsfeld" entstehen. Die gleichzeitig von der Haut oder der Muskulatur in dieses Feld gelangenden,

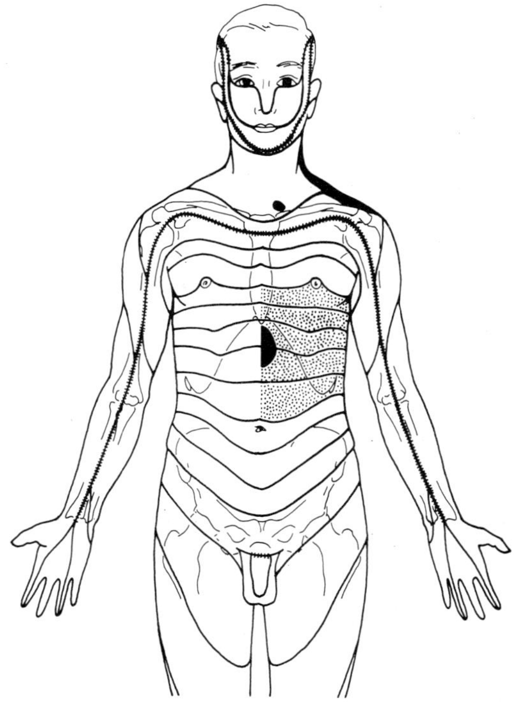

Abb. 112. Schema der HEADschen Zonen, der oberflächlichen Spannungsvermehrung, der vasomotorischen Phänomene, der Piloarrektion und anderer reflektorischer Zeichen bei Erkrankungen des Magens (punktiertes Feld). Die typischen Maximalpunkte der oberflächlichen und tiefen Hyperalgesie sind besonders eingezeichnet (schwarz). Beachte die Pupillenerweiterung am linken Auge. Segmentale Zone: C3 und C4, Th4–Th8 (nach HANSEN-SCHLIACK „Segmentale Innervation", 1962).

an der Schwellengrenze liegenden Afferenzen können hier nun „überschwellig" werden; bei Weiterleitung über Schmerzbahnen verursachen sie eine in die Haut projizierte Schmerzempfindung, bei Übertragung auf Vorderhornzellen können sie zu einer reflektorischen Muskelspannung führen. Es sei hier nicht verschwiegen, daß die besprochenen klinisch sehr interessanten

Tabelle 7. Übersicht über die Beziehungen der hyperalgetischen Zonen zu einigen Organen (nach HEAD).

Herz	C3C4 Th1–Th8
Aorta descendens und Aortenbogen	C3–C4 Th1–Th3
Lungen	C3–C4 Th3–Th9
Oesophagus	(Th5)–Th8
Leber und Gallenwege	C3–C4 Th7–Th10
Darm	Th9–Th12
Rectum	S2–S4
Nieren und Ureter	Th10 L1(L2)
Adnexe	Th11 L1

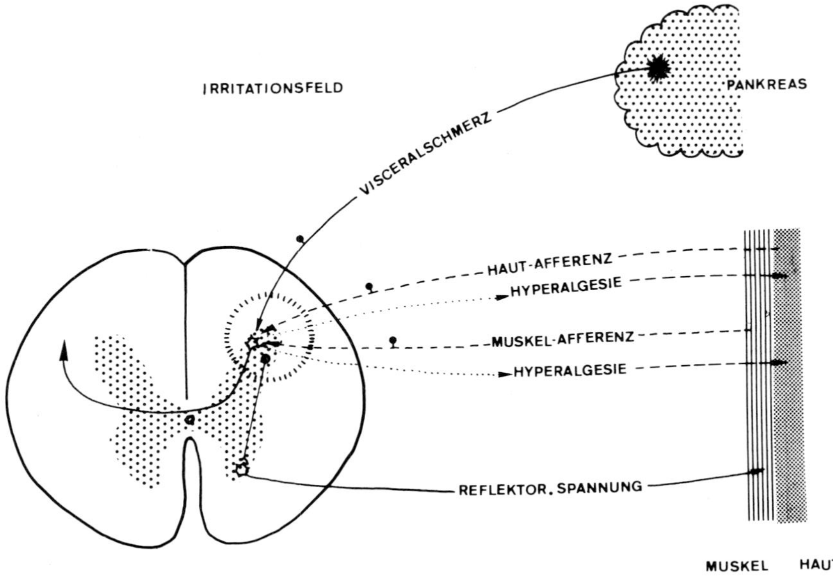

Abb. 113. Schema einer Erklärung der Phänomene des Viszeralschmerzes, des übertragenen Schmerzes und der reflektorischen Symptome. Von einem Entzündungsherd (Pancreas) strahlen afferente Impulse in die Hinterhörner und verursachen dort ein „Irritationsfeld". Die gleichzeitig von der Haut oder Muskulatur in dies Irritationsfeld einstrahlenden – normalerweise an der Schwellengrenze liegenden – Afferenzen gewinnen jetzt überschwellenwert; sie werden a) auf die Synapsen der Schmerzbahnen übergeleitet und verursachen eine Hyperalgesie; b) durch synaptische Übertragung auf die Vorderhornzellen führen sie zu reflektorischer Muskelspannung. (Hansen-Schliack; „Segmentale Innervation", 1962).

Phänomene noch in keiner Weise eindeutig erklärt sind, daß vielmehr auch andere Hypothesen aufgestellt wurden.

Für die im Eigenapparat des Rückenmarks und im peripheren Nervensystem verankerte Verknüpfung verschiedener Systeme und Funktionen kann das Übersichtsschema erstellt werden.

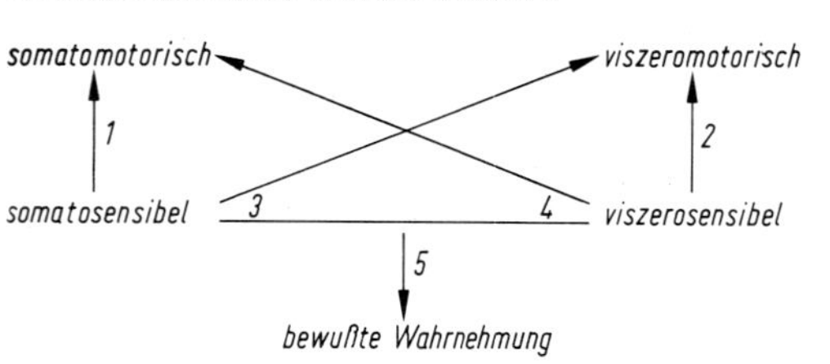

Für den Weg 1 kann als Beispiel der Patellarsehnenreflex gelten, für den Weg 2 die Kontraktion eines Darmabschnitts auf einen sensiblen Reiz hin. Der Pfeil 3 mag die Wirkung eines auf die Bauchhaut gelegten Thermophors auf innere Organe (Lösung von Krampfzuständen im Darmbereich) erklären, wobei gewiß auch ein Einfluß auf Spannungszustände der Bauchmuskulatur gegeben sein dürfte. Der Pfeil 4 erklärt die Bauchdeckenspannung bei Entzündungen innerer Organe, etwa bei Appendizitis. Der Pfeil 5 schließlich soll das Zusammentreffen von somatosensiblen und viszerosensiblen Erregungen bei der Wahrnehmung Headscher Zonen erklären.

Die langen Leitungssysteme

Die langen Leitungssysteme umfassen alle zum Gehirn aufsteigenden und alle vom Gehirn zum Rückenmark absteigenden Nervenfasern. Die aufsteigenden Bahnen führen dem Gehirn die an der Körperperipherie und im Körperinneren entstehenden sensiblen Erregungen zu. Diese erfahren in den Zentren des Gehirns ihre Verarbeitung, teils innerhalb, teils außerhalb (Atmung usw.) der Bewußtseinssphäre. Über die absteigenden Leitungsbahnen sendet das Gehirn seinerseits Impulse zum Rückenmark. In diesem findet jene funktionelle Koppelung der vom Gehirn kommenden Impulse mit den im Eigenapparat des Rückenmarks entstehenden Erregungen für die „letzte gemeinsame Endstrecke" (Sherrington) statt, die für den normalen und harmonischen Ablauf unserer Motorik und anderer Körperfunktionen von entscheidender Bedeutung ist. Die aus aufsteigenden Bahnen, Hirnzentren und absteigenden Bahnen bestehenden Leitungsbögen ergänzen die Regelkreise des Rückenmarks bzw. sind diesen – in der aufsteigenden Tierreihe in zunehmendem Maß – übergeordnet.

Die aufsteigenden Leitungsbahnen

Allgemeines

Die in den rezeptorischen Zonen der Körperperipherie und des Körperinneren entstehenden sensiblen Impulse gelangen über die hinteren Wurzeln zum Rückenmark. Die Weiterleitung zum Gehirn erfolgt entweder direkt über die Hinterstränge oder, nach Umschaltung in der grauen Substanz des Rückenmarks, über die Vorder- und Seitenstränge.

Prinzipiell hat *jede* sensible Leitungsbahn auf dem Weg von der Peripherie zum Endigungsort im Gehirn mindestens eine, meist zwei oder mehr Schaltstellen aufzuweisen. Die *primären sensiblen Neurone* führen die Impulse von der Peripherie zur ersten, die *sekundären sensiblen Neurone* von der ersten zur zweiten Schaltstelle usw. Die Ganglienzellkörper der *primären sensiblen Neurone* liegen in den Spinalganglien und werden durch pseudounipolare Nervenzellen repräsentiert; deren periphere Fortsätze nehmen die Reize auf, die dann (ohne Umschaltung im Spinalganglion!) über die zentralen Fortsätze dem zentralen Nervensystem zugeführt werden. *Eine* Spinalganglienzelle mit ihren Fortsätzen und sensiblen Rezeptoren wird als *sensible Einheit* bezeichnet. Diese kann sehr klein sein, etwa im Fall, daß der periphere Fortsatz der Spinalganglienzelle nur einen einzigen Rezeptor trägt, wobei das Perzeptionsfeld nicht größer als einige μm^2 ist. Die sensible Einheit ist groß, wenn sich der periphere Fortsatz der Spinalganglienzelle verzweigt und eine größere Anzahl von Rezeptoren trägt, die sich über eine Zone von mehreren mm^2 verteilen können. Die Hautzonen benachbarter sensibler Einheiten können einander überlappen. Die zentralen Fortsätze der Spinalganglienzellen treten in der Regel über die hinteren Wurzeln ins Rückenmark ein. Dementsprechend unterbricht die Durchschneidung hinterer Wurzeln den sensiblen Einstrom ins Rückenmark.

Die klinische Beobachtung, daß nach operativen Hinterwurzeldurchschneidungen, die gelegentlich zur Beseitigung unerträglicher Schmerzen durchgeführt werden, kleine „Sensibilitätsreste" zurückbleiben können, die dann verschwinden, wenn auch die entsprechenden Vorderwurzeln durchschnitten werden, hat die Frage aufgeworfen, ob nicht auch ein kleines Kontingent afferenter Fasern das Rückenmark über die vorderen Wurzeln erreichen kann.

Die *sekundären sensiblen Neurone* sind multipolare Ganglienzellen. Ihre Perikaryen liegen in *Kernen der grauen Substanz des Rückenmarks* bzw. in den *Nuclei gracilis* und *cuneatus* der Medulla oblongata. Während sich deren Dendriten im Kernbereich und dessen Nachbarschaft verzweigen, ziehen die Neuriten zum *Kleinhirn*, zum *Thalamus* oder zu *anderen Zentren* des Gehirns.

Der Weg zur *Großhirnrinde* führt über einen weiteren Satz von Neuronen, deren Zellkörper im Thalamus gelegen sind *(tertiäre sensible Neurone)*. Die Neuriten dieser Nervenzellen enden in den sensiblen Zentren der Großhirnrinde; in diesen erfolgt die bewußte Wahrnehmung.

Wenn hier von „primären", „sekundären" und „tertiären sensiblen Neuronen" die Rede ist, so wird damit einer viel geübten Bezeichnungsweise gefolgt. Besser wäre es, von „sensiblen Hauptneuronen" zu sprechen, da in den verschiedenen Schaltstellen kleine Zwischenneurone in den Verlauf der einzelnen Bahnen eingefügt sein können, so daß die Zahl der hintereinander geschalteten Neurone einer bestimmten Bahn vielfach größer ist, als dies bei der Beschreibung der Bahnen zum Ausdruck kommt. Bei gewissen sensiblen Leitungsbahnen kann nicht einmal von „Hauptneuronen" oder „Hauptschaltstellen" gesprochen werden, vielmehr liegen Neuronenketten mit einer großen Zahl an Schaltstationen vor. *„Umschaltung"* bedeutet nicht nur einfache Übergabe eines Impulses von einem Neuron auf das nächste. In der Regel kommt es hierbei zu einer Modifikation von Impulsen, da die einzelnen Schaltstellen unter dem Einfluß anderer Zentren, etwa auch der Großhirnrinde selbst, stehen. Zahlreiche in den Thalamus einfließende Impulse werden vor ihrer Weiterleitung zur Großhirnrinde in mannigfachster Weise beeinflußt. Gewisse Komponenten des sensiblen Einstromes werden im Thalamus bereits auf subkortikalem Niveau wahrgenommen.

Im weißen Markmantel des Rückenmarks ist jeder Bahn ein bestimmter Platz zugeordnet (Abb. 108). Die einzelnen Bahnen sind jedoch in vielen Fällen nicht so scharf und klar gegeneinander abgrenzbar, wie dies aus schematischen Darstellungen hervorgehen mag, da es häufig zu beträchtlichen Verflechtungen bzw. Überlappungen benachbarter Bahnsysteme kommt. Der Einfachheit der Darstellung halber soll jedoch auf das auch praktischen Anforderungen genügende einfache Schema der Topographie der Leitungsbahnen nicht verzichtet werden. Die Besprechung der einzelnen Bahnen erfolgt nach funktionellen Gesichtspunkten.

Die Sinnesqualitäten

Sieht man von den hochspezialisierten Sinnesorganen für optische, akustische, vestibuläre und olfaktorische Wahrnehmungen ab, kann zwischen folgenden sensiblen Qualitäten unterschieden werden:

1. *Exterozeptive Wahrnehmungen (Oberflächensensibilität)*

Exterozeptive Wahrnehmungen erfolgen durch Nervenendigungen in der Haut und deren Anhangsgebilden. Sie umfassen Berührung, Druck, Schmerz, Wärme und Kälte. Bei der Oberflächensensibilität können zwei Komponenten unterschieden werden:

die Grobwahrnehmung oder *protopathische Sensibilität* und die Fein- oder Detail-Wahrnehmung oder *epikritische Sensibilität.*

Über das Vorhandensein oder Nichtvorhandensein epikritischer Sensibilität kann sich der untersuchende Arzt ein Bild machen, indem er prüft, ob der Patient zwei nahe beieinander liegende Nadelspitzen als zwei getrennte Sensationen wahrzunehmen vermag oder nicht. Hierbei muß er allerdings beachten, daß das „Auflösungsvermögen" der Haut nicht an allen Stellen gleich ist. Dieses hängt von der Dichte der Nervenendigungen bzw. von der Zahl sensibler Einheiten pro Hautflächeneinheit ab.

2. *Propriozeptive Wahrnehmungen (Tiefensensibilität)*

Propriozeptive Wahrnehmungen erfolgen durch Rezeptoren in Muskeln, Sehnen, Gelenkskapseln usw. Sie umfassen die Wahrnehmung der Position des Körpers und seiner Glieder, die Bewegungswahrnehmung, das Gewichtsgefühl, die Vibrationsempfindung, die durch Aufsetzen einer schwingenden Stimmgabel auf die Haut geprüft wird, ferner tiefen Schmerz und Druck.

3. *Interozeptive Wahrnehmungen*

Die Rezeptoren für interozeptive Wahrnehmungen befinden sich in den Eingeweiden. Zum großen Teil liegen diese Empfindungen unter der Bewußtseinsschwelle. Sie sind für die Regulation der Funktion innerer Organe von großer Bedeutung. Gewisse in den Eingeweiden wahrgenommene Empfindungen, wie das Völlegefühl des Magens oder Eingeweideschmerz, kommen auch zum Bewußtsein.

Die bewußte Wahrnehmung von Reizen aus den Eingeweiden ist offensichtlich eine andere, als jene von Hautreizen: Während etwa krampfartige Kontraktionen glatter Eingeweidemuskulatur zu außerordentlich starken Schmerzempfindungen führen, können an verschiedenen inneren Organen operative Manipulationen durchgeführt werden, ohne daß unangenehme Sensationen auftreten. Auch durch Außenpalpation eines erkrankten Organs durch die Bauchdecke hindurch dürfte ein allfällig auftretender Schmerz nicht im Organ selbst entstehen, vielmehr auf der

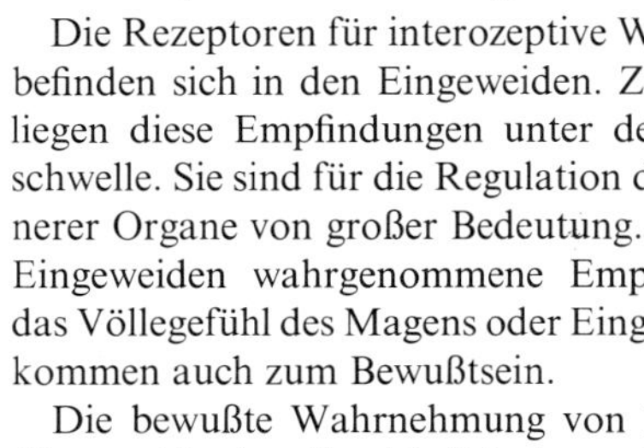

Abb. 114. Formierung des Tractus spinothalamicus lateralis (nach CLARA).

Schmerzempfindlichkeit („tiefe Hyperalgesie nach MACKENZIE"; s. S.105) der entsprechenden Bauchdeckensegmente beruhen.

Nervenfasern, die exterozeptive und propriozeptive Erregungen leiten, werden als *somatisch afferent*, jene, die interozeptive Erregungen leiten, als *viszeroafferent* bezeichnet.

Die Bahnen

Leitungsbahn für Schmerz und Temperatur

Schmerz und Temperatur haben im zentralen Nervensystem eine gemeinsame Leitungsbahn. Die Perzeption von *Schmerz* erfolgt durch freie Endigungen von II- und IV-Fasern. Über die dickeren, schneller leitenden II-Fasern erreicht eine erste Schmerzwelle das Rückenmark; sie wird als scharfe, gut lokalisierbare Sensation empfunden. Der ersten Schmerzwelle folgt eine über die dünneren IV-Fasern geleitete zweite Welle eines dumpfer empfundenen, weniger gut lokalisierten Schmerzes. Über die Natur der Temperaturrezeptoren herrscht noch keine Gewißheit.

Die im Spinalganglion gelegenen Zellkörper der *primären Neurone* sind klein bis mittelgroß und senden ihre zentralen Neurite über die Hinterwurzeln in den medialen Teil der LISSAUERschen Randzone. Hier teilen sich die Fasern in auf- und absteigende Äste, die innerhalb der LISSAUERschen Randzone 1–3 Segmente weit verfolgbar sind. Sie entsenden Kollateralen in das Hinterhorn. Die Perikaryen der sekundären Neurone liegen wahrscheinlich größtenteils in der Basis des Hinterhorns und in der Zona intermedia (Lamina VI u. VII). Ihre Dendriten können weit dorsalwärts verfolgt werden. Einige Autoren nehmen an, daß eine Umschaltung von Schmerz- und Temperaturimpulsen auch in der Substantia gelatinosa stattfindet, die ihrerseits Kollateralen aus benachbarten Kernen und aus der Großhirnrinde erhält. Schmerz- und Temperaturimpulse dürften jedenfalls durch verschiedene Einflüsse gehemmt oder gefördert werden.

Die teils markhaltigen, teils marklosen Neurite der *sekundären Neurone* kreuzen in der Commissura alba zur anderen Rückenmarkshälfte, biegen im Seitenstrang kranialwärts um und formieren den *Tractus spinothalamicus lateralis* (Abb.114). Dieser liegt im vorderen Abschnitt des Seitenstranges und wird von der Oberfläche des Rückenmarkes durch den Tractus spinocerebellaris anterior getrennt. Die Schmerz- und Temperaturfasern der unteren Segmente liegen im Tractus spinothalamicus lateralis weiter lateral und hinten, jene der oberen Segmente medial und vorne (Abb.108,115). Die Bahn endet im *Nucleus ventralis posterior des Thalamus*, zusammen mit anderen afferenten Fasern. Hier kommt es zur Umschaltung auf die *tertiären Neurone*, multipolare Ganglienzellen, deren Neuriten über die *Capsula interna* ins psychosensorische Feld der Großhirnrinde eintreten, wo Schmerz und Temperatur bewußt wahrgenommen werden. Bereits im Thalamus soll es zu einem Gewahrwerden von Schmerz- und Temperaturerregungen und zur Auslösung emotioneller Reaktionen kommen können.

Die genaue Kenntnis der Verlaufsweise der Schmerz- und Temperaturbahn ist für das Verständnis einiger typischer Funktionsstörungen des Rükkenmarks von Bedeutung: Einseitige Schädigung eines Rückenmarkssegmentes ist mit einem Ausfall der Schmerz- und Temperaturempfindung auf der kontralateralen Körperseite im Bereich unterhalb des geschädigten Segmentes verbunden, da ja die Bahn im Rückenmark die Seite kreuzt (Abb. 114 u. 115).

Erleidet die vordere Rückenmarkskommissur Schaden – etwa durch eine Syringomyelie (pathologische Höhlenbildung im Rückenmark) – so kommt es zu einer beidseitigen Schmerz- und Temperaturanästhesie in den den betroffenen Kommissurabschnitten entsprechenden Segmenten.

Wächst etwa ein Tumor im Halsbereich von innen gegen den Tractus spinothalamicus lateralis vor, so werden – entsprechend der somatotopischen Gliederung – die Ausfälle zuerst die oberen, in der weiteren Folge die mittleren und unteren Segmente betreffen. Eine umgekehrte Reihenfolge der Ausfälle wird sich ergeben, wenn die Zerstörung des Tractus spinothalamicus von außen beginnt.

Bei der sog. *lateralen Chordotomie* wird der Tractus spinothalamicus lateralis operativ von außen durchschnitten, um die Schmerzleitung zu unterbrechen. Dieser Eingriff wird bei unerträglichen Schmerzen vorgenommen. Man geht hierbei ventral von der Ansatzstelle des Ligamentum denticulatum ein.

Es liegen klinische und experimentelle Hinweise darauf vor, daß neben der geschilderten, 3 Hauptneurone umfassenden Schmerz-Temperaturbahn auch noch eine *Neuronenkette* für die Leitung von Schmerzimpulsen in Frage kommt; deren Perikaryen liegen in der Hintersäule, die kurzen Neuriten verlaufen im Verband des Tractus spinothalamicus lateralis jeweils nur über einige Segmente. Diese Bahn soll sowohl gekreuzte als auch ungekreuzte Fasern enthalten; die über sie verlaufenden Schmerzimpulse sollen letzten Endes auch in den Thalamus gelangen.

Leitungsbahn für Berührung und Druck

a) Druck und grobe Berührungsempfindung: Die Perzeption erfolgt durch verschiedene Nervenendigungen in der Haut, von denen die Nervenfasernetze an den Haarbälgen und die MEISSNER*schen Tastkörperchen* erwähnt sein sollen. Die Leitung zum Rükkenmark erfolgt über II-Fasern; die zugehörigen Spinalganglienzellkörper zeigen mittlere Größe. Ihre zentralen Neurite gelangen über die hinteren Wurzeln zum Hinterstrang, wo sie sich T-förmig teilen. Der längere aufsteigende Schenkel ist meist über etwa 6 Segmente verfolgbar und sendet Kollateralen in die Hintersäule und in die Zona intermedia. Diese endigen hier offenbar großteils an Zwischenneuronen, teils an Strangzellen. Über Zwischenneurone kommt es zur Bildung verschiedener Reflexbögen des Eigenapparates des Rückenmarkes. Die Perikaryen der sekundären Neurone dieser Bahn für Druck und grobe Berührung dürften vorwiegend in den Laminae VI und VII gelegen sein. Sie senden ihre Axone über die vordere Rückenmarkskommissur in den Vorderstrang der anderen Rückenmarkshälfte, wo sie kranialwärts umbiegen und im *Tractus spinothalamicus anterior* (Abb. 108) hirnwärts verlaufen. Viele Fasern endigen in der Formatio reticularis des Hirnstammes, die anderen zusammen mit dem *Tractus spinothalamicus* lateralis im *Nucleus ventralis posterior* des *Thalamus*. Hier findet die Umschaltung auf *tertiäre Neurone* statt, deren Axone

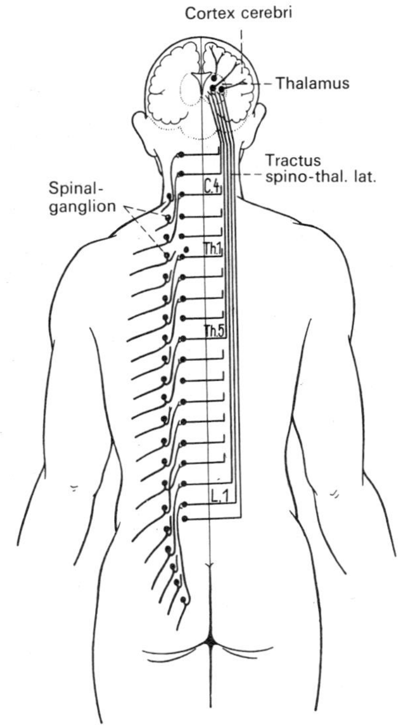

Abb. 115. Der Verlauf des Tractus spinothalamicus lateralis (nach LARSELL). Die Axone des ersten Neurons verlaufen eine kurze Strecke innerhalb der LISSAUERschen Randzone, ehe sie das zweite Neuron in der grauen Substanz des Rückenmarks erreichen. Die Axone dieses Neurons kreuzen und verlaufen auf der anderen Seite als Tractus spinothalamicus lateralis bis zum Thalamus. Dort beginnt das dritte Neuron, welches die Großhirnrinde erreicht.

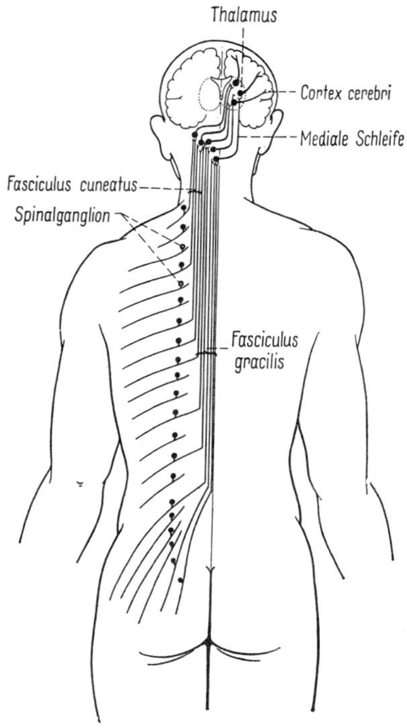

Abb. 116. Der Verlauf der Hinterstrangbahn (nach LARSELL). Die Axone des ersten Neurons steigen von den sakralen, lumbalen und unteren Thorakalnerven im Fasciculus gracilis und von den Zervikalnerven im Fasciculus cuneatus des Hinterstrangs auf der gleichen Seite aufwärts bis zu den Kernen dieser Stränge in der Medulla oblongata. Die Axone des hier beginnenden zweiten Neurons kreuzen und verlaufen als Teil des Lemnicus medialis zum Thalamus. Hier beginnt auch das dritte Neuron, das in der Großhirnrinde endet.

im psychosensorischen Zentrum der Großhirnrinde enden. Sicherlich kommt es bereits im Thalamus zu einer Verarbeitung von Berührungsempfindungen. Der Umstand, daß sich eine beträchtliche segmentale Überlappung dadurch ergibt, daß jede Berührungsimpulse führende Faser eines primären Neurons über Kollateralen Impulse auf sekundäre Neurone mehrerer Segmente verteilt, führt zu einer *Unschärfe* dieser Empfindungsqualität. Neben dieser Divergenz liegt auch eine Konvergenz vor, da viele sekundäre Neurone Fasern von mehreren Hinterwurzeln erhalten.

b) Feine Berührungsempfindung: Der Weg des feinen Tastsinnes *(Diskrimination)*, mit dessen Hilfe eine sehr präzise Lokalisation der Berührungsreize möglich ist, beginnt in den Hautrezeptoren. An Orten besonders guten Diskriminationsvermögens konnten besonders viele MEISSNERsche Tastkörperchen gefunden werden – doch mögen auch andere Rezeptoren für diese Empfindungsqualität in Frage kommen. Die Leitung zum Rückenmark erfolgt über II-Fasern, deren im Spinalganglion gelegenen Perikaryen sehr groß sind. Über die hinteren Wurzeln treten die zentralen Fortsätze dieser Zellen in den Hinterstrang ein, biegen hier kranialwärts um und enden in den *Hinterstrangkernen*, dem *Nucleus gracilis* (GOLL) und dem *Nucleus cuneatus* (BURDACH), die bereits in der Medulla oblongata liegen (Abb. 70). Im Hinterstrang ist eine klare somatitopische Anordnung der Fasern zu finden (Abb. 108 u. 116), derart, daß die von kaudalen Segmenten aufsteigenden Fasergruppen medial liegen, die von höheren Segmenten hinzukommenden sich lateral an diese anlegen. In den Hinterstrangkernen erfolgt die Umschaltung auf die *sekundären Neurone*. Diese dürfte eine präzise „Punkt zu Punkt-Umschaltung" sein, da die Zahl der primären und sekundären Neurone ungefähr gleich ist. Die Neuriten der sekundären Neurone kreuzen als *Fibrae arcuatae internae in der Decussatio lemniscorum* die Seite und ziehen in der Bahn des *Lemniscus medialis zum Nucleus ventralis posterior des Thalamus*. Hier findet offensichtlich ebenfalls eine „Punkt zu Punkt-Umschaltung" auf *tertiäre Neurone* statt, die die Impulse zum psychosensorischen Zentrum der Großhirnrinde weiterleiten.

Da die Zahlen der primären, sekundären und tertiären Neurone annähernd gleich zu sein scheinen, ergibt sich eine genaue Projektion des peripheren Perzeptionsfeldes auf die Großhirnrinde.

c) Klinische Bedeutung der verschiedenen Verlaufsweisen der Leitungsbahnen für Oberflächensensibilität: Aus der eben gegebenen Beschreibung ergibt sich, daß bis zum Eintritt in das Rückenmark alle Empfindungsqualitäten den gleichen Weg nehmen. Mit dem Eintritt in das Rückenmark kommt es zu einer Wegtrennung, da die Schmerz- und Temperaturbahn bereits im Rückenmark, die Bahn der epikritischen Sensibilität erst in der Medulla oblongata die Seite kreuzt. Eine Schädigung, die nur *eine* Rückenmarkshälfte betrifft, kann somit zu einer „dissoziierten Sensibilitätsstörung" führen, derart, daß auf der Seite der Schädigung – unter dem Läsionsniveau – die epikritische, auf der Gegenseite die Schmerz- und Temperaturempfindung ausfällt. Die mit dem Ausfall der Schmerz- und Temperaturempfindung einhergehende Störung der groben Berührungswahrnehmung ist bei Erhaltensein der epikritischen Sensibilität schwer nachweisbar. Oberhalb der Decussatio lemniscorum rücken die beiden Bahnen wieder zusammen, um schließlich im gleichen Thalamuskern zu enden, von wo ein gemeinsamer Weg zur Großhirnrinde führt. Schädigungen im Bereich dieses gemeinsamen Wegs betreffen naturgemäß wieder alle sensiblen Qualitäten (vgl. Abb. 108 u. 116).

Leitung der Tiefensensibilität

Die *Perzeption* der Tiefensensibilität erfolgt in Muskel- und Sehnenspindeln, in Nervenendigungen von Gelenkskapseln, Periost und anderen Bindegewebsstrukturen. Die *Leitung* erfolgt über markhaltige Nervenfasern der Kalibergruppe I und II (I a- und II-Fasern aus Muskelspindeln, I-b-Fasern aus Sehnenspindeln).

Nach Eintritt der zentralen Fortsätze der Spinalganglienzellen durch die hinteren Wurzeln ins Rückenmark kommt es zu einer Wegtrennung: Ein Kontingent von Fasern zieht zum *Hinterstrang* und biegt hier in die Längsrichtung um. Viele dieser Fasern steigen zu den Hinterstrangkernen auf, wo die Umschaltung auf sekundäre Neurone erfolgt. Diese Bahn führt weiter über den Thalamus zur *Großhirnrinde*. Ein anderes Kontingent von Tiefensensibilität führenden Hinterwurzelfasern tritt in die Hintersäule ein und endigt an Strangzellen des Rückenmarks, deren Neuriten über die *Kleinhirnseitenstrangbahnen* zum Kleinhirn aufsteigen. Fasern *beider* Kontingente geben in großer Zahl Kollateralen an den *Eigenapparat des Rückenmarks* ab; diese sind an der Bildung vieler wichtiger Reflexbögen beteiligt.

Die Wege der Tiefensensibilität führen also
1. zum Großhirn,
2. zum Kleinhirn,
3. zum Eigenapparat des Rückenmarks und des Hirnstamms.

Der Weg zum Großhirn: Die in die Hinterstränge eintretenden Fasern der Tiefensensibilität teilen sich jeweils in einen stärkeren aufsteigenden und einen schwächeren absteigenden Ast. Die *absteigenden Äste* verlaufen in umschriebenen Zonen des Hinterstranges: jene der Halssegmente bilden das SCHULTZE*sche Komma*, das zwischen Fasciculus gracilis und cuneatus liegt; jene der Thorakal- und oberen Lumbalsegmente verlaufen im FLECHSIG*schen ovalen Feld*, jene der unteren Segmente im PHILLIPE-GOMBAULT*schen Triangel* (Abb. 109). Die absteigenden Fasern sind kurz und nur über wenige Segmente verfolgbar. Sie endigen, ebenso wie die von ihnen abgehenden Kollateralen an Zwischenneuronen der grauen Rükkenmarkssubstanz, z. T. direkt an Vorderhornzellen. Sie sind zur Gänze dem Eigenapparat des Rückenmarks zuzurechnen. Die *aufsteigenden Äste* nehmen den gleichen Weg wie die Fasern der epikritischen Sensibilität. Sie halten innerhalb des Hinterstranges auch die gleiche somatotopische Ordnung ein. Viele Fasern entsenden zahlreiche Kollateralen in die graue Substanz des Rückenmarks; ein Teil dieser Fasern erschöpft sich auf diese Weise noch im Rückenmark und erreicht nicht die Medulla oblongata. Es wurde geschätzt, daß nur ein Viertel aller Tiefensensibilität führenden Fasern des Hinterstranges die Nuclei gracilis und cuneatus erreicht. In diesen Kernen erfolgt die Umschaltung der Impulse auf *sekundäre Neurone*. Diese enden mit ihren Neuriten, so wie die sekundären Neurone der Oberflächensensibilität, im *Nucleus ventralis posterior* des Thalamus. Hier findet die Umschaltung auf *tertiäre Neurone* statt, deren Neuriten zur Großhirnrinde den gleichen Weg nehmen wie die Oberflächensensibilität führenden Fasern.

Die Gemeinsamkeit des Weges der Impulse für Tiefensensibilität und epikritische Sensibilität kommt bei Erkrankungen oder Verletzungen der Hinterstränge deutlich zum Ausdruck: Diskriminationsvermögen, Sinn für Lage und Bewegung, Vibrations- und Gewichtsempfindungen gehen bei Zerstörung der Hinterstränge ebenso verloren, wie das Formwahrnehmungsvermögen mit Hilfe des Tastsinns. Durch Wegfall des Gefühls für Bewegung und Stellung der Glieder zeigen die Patienten einen stolpernden, schwankenden Gang. Die Ausführung verschiedener Bewegungen kann nur noch durch den Gesichtssinn kontrolliert werden. Der Eigenapparat des Rückenmarks ist durch die Unterbrechung vieler Reflexbögen in seiner Arbeitsweise schwer geschädigt. Die hieraus resultierende motorische Störung wird als *spinale Ataxie* bezeichnet.

Eine allgemeine Berührungswahrnehmung bleibt bei Hinterstrangschädigung erhalten, solange die Tractus spinothalamici intakt sind.

Der Weg zum Kleinhirn: Die zentralen Fortsätze der primären *Neurone* der Bahn zum Kleinhirn treten entweder unmittelbar in die Hintersäule ein, oder erst nach kürzerem oder längerem Verlauf im Hinterstrang.

In der grauen Substanz des Rückenmarkes enden I-a- und II-Fasern aus Muskelspindeln, sowie I-b-Fasern aus Sehnenspindeln[1]) an Zellen des *Nucleus dorsalis* (CLARKE-STILLINGsche Zellsäule). Die in diesem Kern liegenden sekundären Neurone senden ihre auffallend dicken Neuriten an die Peripherie des Seitenstranges der gleichen Rückenmarksseite (Abb. 117). Hier biegen die Fasern kranialwärts um und formieren den *Tractus spinocerebellaris posterior* (Abb. 108). Dieser schließt lateral unmittelbar an die *Lissauer*sche Randzone an und grenzt vorne an den Tractus spinocerebellaris anterior.

Im Tractus spinocerebellaris posterior sind die Fasern somatotopisch geordnet (Abb. 108), derart, daß die aus kaudalen Segmenten kommenden Fasern dorsomedial, die aus höheren Segmenten stammenden ventrolateral zu liegen kommen. Die Fasern dieser Bahnen ziehen, ohne die Seite zu kreuzen, über den *unteren Kleinhirnstiel* zum *Kleinhirn*.

---

[1]) Während die Muskelspindeln Perzeptionsorgane sind, die im Muskelbauch, zwischen den extrafusalen Muskelfasern liegen, befinden sich die gleichfalls rezeptorischen *Sehnenspindeln* zwischen den kollagenen Faserbündeln der Sehnen.

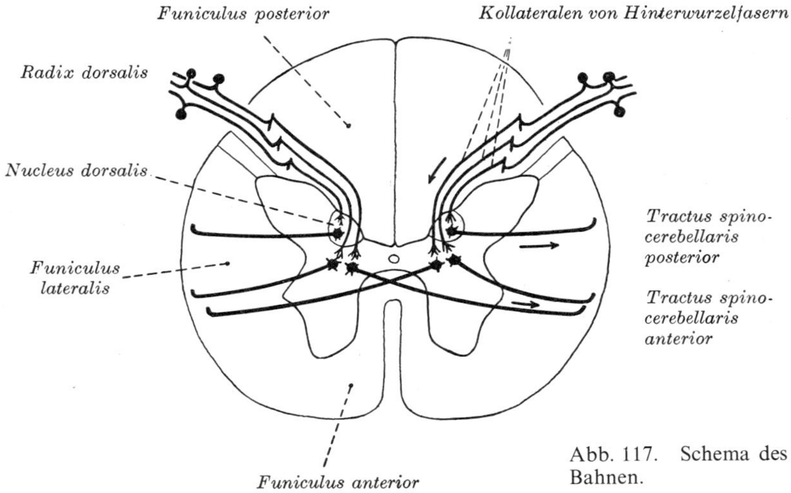

Abb. 117. Schema des Ursprungs der spinozerebellaren Bahnen.

Der Nucleus dorsalis (CLARKE-STILLINGsche Säule) ist nur im Thorakal- und oberen Lumbalmark vorhanden. Die von der *oberen* Extremität kommenden I- und II-Fasern nehmen einen anderen Weg zum Kleinhirn. Sie treten in den Hinterstrang ein, ziehen hier kranialwärts zum *Nucleus cuneatus externus*, wo die Perikaryen *sekundärer Neurone* liegen. Deren Neuriten gelangen über die *Fibrae arcuatae externae posteriores* und den *unteren Kleinhirnstiel* zum *Kleinhirn*.

Die aus unteren Lumbal- und aus Sakralsegmenten Tiefensensibilität führenden Fasern dürften im Hinterstrang einige Segmente aufsteigen, um dann in den untersten Teil des Nucleus dorsalis einzutreten, der hier besonders mächtig entwickelt ist.

Im Tractus spinocerebellaris posterior wird nicht nur Tiefensensibilität geleitet, vielmehr auch exterozeptive Informationen von Rezeptoren der Haut.

Zahlreiche aus Sehnenspindeln stammende I-b-Fasern der unteren Extremität enden nicht im Nucleus dorsalis, sondern an *Strangzellen im lateralen Teil der gleichen Hintersäulenhälfte* und im *lateralen Teil der Zona intermedia*, im Lumbalmark auch im Bereich der Vorderhörner. Die aus diesen Strangzellen hervorgehenden Neuriten kreuzen zum großen Teil in der Commissura alba die Seite und biegen an der Peripherie des kontralateralen Seitenstranges hirnwärts um (Abb. 117). Sie ziehen dann in der Bahn des *Tractus spinocerebellaris anterior* (Abb. 108) ins Mittelhirn, von dort rückläufig über den oberen Kleinhirnstiel zum Kleinhirn. Hier kreuzt zumindest ein Teil der Fasern noch einmal die Seite. Der Tractus spinocerebellaris anterior soll auch ungekreuzte Fasern enthalten.

Als *Tractus spinocerebellaris rostralis* wird eine in der Leitungsfunktion dem Tractus spinocerebellaris anterior entsprechende Bahn bezeichnet, die aus der oberen Extremität stammende Impulse ungekreuzt über den unteren Kleinhirnstiel zum Kleinhirn führt. Ventral vom Tractus spinocerebellaris anterior verlaufen *spinoolivāre* Faserbündel zu den *Nuclei olivares accessorii medialis* und *dorsalis*.

Bei Verletzung der Kleinhirnseitenstrangbahnen tritt, zumindest vorübergehend, eine Tendenz zum Fallen nach der Seite der Schädigung und ein gewisser Spannungsverlust der Muskulatur ein. Sind die Kleinhirnseitenstrangbahnen beider Seiten geschädigt, so kommt es zu einer Ataxie, die allerdings durch intakte Hinterstrangsysteme relativ gut kompensiert werden kann. Die erwähnten Störungen sind zu verstehen, zieht man in Betracht, daß das Kleinhirn in die *Koordination* (geregelte Zusammenarbeit der Muskelgruppen im Bewegungsspiel des Körpers) und in den *Tonus* (Spannungszustand der Muskulatur) regelnd eingreift. Bei der Deutung der Symptomatik ist zu bedenken, daß die vom Rückenmark stammenden Impulse zumindest großteils die *gleichseitige* Kleinhirnhemisphäre erreichen.

Andere aufsteigende Fasersysteme

Der *Tractus spinotectalis* ist eine Bahn ähnlichen Verlaufs wie der Tractus spinothalamicus lateralis. Sie führt vor allem Impulse von der Haut und endet in den *Colliculi superiores* des Mittelhirndaches, die wichtige Reflexzentren sind.

Unter dem Begriff des *Tractus spinoreticularis* werden alle jene aus dem Rückenmark stammenden Fasern zusammengefaßt, die in der *Formatio reticularis* des unteren Hirnstammes enden. Sie bilden offensichtlich kein kompaktes Faserbündel, sondern steigen verstreut empor. Im übrigen ist festzuhalten, daß die Formatio reticularis eine große Zahl von Kollateralen vom Tractus spinothalamicus anterior empfängt. Die Formatio reticularis steht ihrerseits mit dem Zwischenhirn, dem Thalamus und der Großhirnrinde in Verbindung und hat verschiedene bedeutende Funktionen im Zusammenhang mit der Perzeption und dem allgemeinen Wachheitszustand inne.

Über die Bahn der zum Gehirn aufsteigenden *viszeralen Afferenzen* ist noch wenig bekannt. Wahrscheinlich entspringt ein großer Teil der Fasern im Kern der viszeralen Afferenzen und in anderen Teilen des Hinterhorns. Viele Fasern dürften in der Bahn des Tractus spinothalamicus lateralis verlaufen, andere zusammen mit spinoretikulären Fasern. Möglicherweise ist diese Bahn durch Neuronenketten repräsentiert, woraus eine langsamere Leitung resultiert. Schnell leitende afferente Fasern aus dem N.splanchnicus wurden im Hinterstrang beschrieben. Die viszeroafferenten Fasern enden in verschiedenen Zentren des Gehirns (Thalamus, Hypothalamus u.a.).

Die absteigenden Leitungsbahnen

Nach ihrem Ursprung können folgende vom Gehirn zum Rückenmark absteigende Leitungsbahnen unterschieden werden:

1. Die Pyramidenbahn (Tractus corticospinalis), deren Ausgangspunkt die Großhirnrinde ist.
2. Die extrapyramidalen Bahnen, die in verschiedenen Zentren des Hirnstammes entspringen.
3. Autonome Bahnen, die von autonomen Zentren des Gehirns zu solchen des Rückenmarkes ziehen.

Die Pyramidenbahn

Die Pyramidenbahn ist ein phylogenetisch junges System und leitet Impulse für die gezielten präzisen Bewegungen unserer willkürlichen Motorik. Die größtenteils pyramidenförmigen Ursprungszellen („Pyramidenzellen“) finden sich in einem großen Areal der Großhirnrinde. Etwa zwei Fünftel dieser Zellen liegen im „*primären motorischen Rindenfeld*“ (Area 4 nach BRODMANN), das im wesentlichen den Gyrus praecentralis und die vordere Hälfte des Lobulus paracentralis umfaßt. Die Großhirnrinde ist hier sehr dick und enthält die BETZ*schen Riesenpyramidenzellen*, deren starke Neuriten besonders schnell leiten. Etwa ein Fünftel der Pyramidenfasern entspringt im *Gyrus postcentralis* (Areae 1, 2, und 3 nach BRODMANN), weitere Fasern kommen aus angrenzenden Teilen des Parietallappens (Areae 5 und 7). Auch aus Teilen des Frontallappens, die vor dem Gyrus praecentralis gelegen sind (Areae 6 und 8), vereinzelt aber auch aus anderen Regionen, gehen Pyramidenfasern hervor.

Das Ursprungsgebiet der Pyramidenbahn ist somit viel ausgedehnter als früher angenommen. Der Umstand, daß Pyramidenfasern nicht nur *vor* dem Sulcus centralis entspringen, sondern auch dahinter, deutet auf eine Überlappung motorischer und sensorischer Rindenfelder hin. Möglicherweise auch auf eine Vielfalt der Funktionen der Pyramidenbahn. Dafür spricht auch das Kaliberspektrum: Die Faserdurchmesser schwanken zwischen 1 und 25 μm. Ein Teil der Fasern ist marklos.

Die in den angeführten Rindenregionen entspringenden Pyramidenfasern konvergieren hirnstammwärts, ziehen unter Abgabe von Kollateralen über den hinteren Schenkel der *Capsula interna* und über das *Crus cerebri* zur *Brücke*, durch die sie im lockeren Verband hindurchziehen, um sich wieder im Bereich der *Pyramis* eng aneinanderzulegen. An Querschnitten durch die Pyramis wurden beim Menschen über eine Million Fasern gezählt, darunter 35000 besonders dicke, die von den BETZschen Riesenpyramidenzellen stammen dürften. Am Übergang der Medulla oblongata in das Rückenmark kreuzen in der Regel 70–90% der Fasern in der *Decussatio pyramidum* die Seite, um im dorsalen Teil des Seitenstranges als *Tractus corticospinalis lateralis* abzusteigen (Abb. 108 u. 118). Aus dem Verband dieser Bahn treten in jedem Rückenmarkssegment Fasern in die graue Substanz ein, wo sie zumeist an *Zwischenneuronen* enden, die ihrerseits die Impulse an *motorische Vorderhornzellen* weiterleiten. Ein kleiner Prozentsatz von Pyramidenfasern endet direkt an motorischen Vorderhornzellen.

Die Fasern des Tractus corticospinalis lateralis verteilen sich nicht gleichmäßig auf die einzelnen Rückenmarksabschnitte: Im Halsabschnitt enden etwa 55%, im Brustabschnitt 20% und im Lumbosakralbereich 25% der Fasern. Die Lagerung der Fasern innerhalb des Tractus corticospinalis lateralis folgt der früher erwähnten Grundregel, daß die kurzen, bereits in zervikalen Segmenten endenden Fasern weiter innen, die längeren, zu tieferen Rückenmarkssegmenten verlaufenden Fasern weiter außen liegen (Abb. 108). Im Seitenstrang des 5. Sakralsegmentes konnten keine Pyramidenfasern mehr nachgewiesen werden.

Die in der *Decussatio pyramidum nicht kreuzenden Fasern* (normalerweise 10–30% der Pyramidenfasern[1]) ziehen als *Tractus corticospinalis anterior* im Vorderstrang des Rückenmarks abwärts (Abb. 108). Die Fasern dieser Pyramidenvorderstrangbahn kreuzen jeweils in der *Commissura anterior alba* jenes Segmentes die Seite, in welchem sie im Bereich des Vorderhorns ihr Ende finden.

Es liegen Hinweise darauf vor, daß einige Fasern des Tractus corticospinalis anterior, wie auch vereinzelte Fasern des Tractus corticospinalis lateralis, die in der Decussatio pyramidum die Seite nicht gekreuzt haben, an motorischen Vorderhornzellen der *gleichen* Seite enden. Dies dürfte die Erklärung dafür

---

[1]) Es wurden seltene Fälle beschrieben, in denen alle Fasern in der Decussatio pyramidum die Seite kreuzen, andererseits vereinzelt aber auch solche, bei denen die Decussatio pyramidum fehlt.

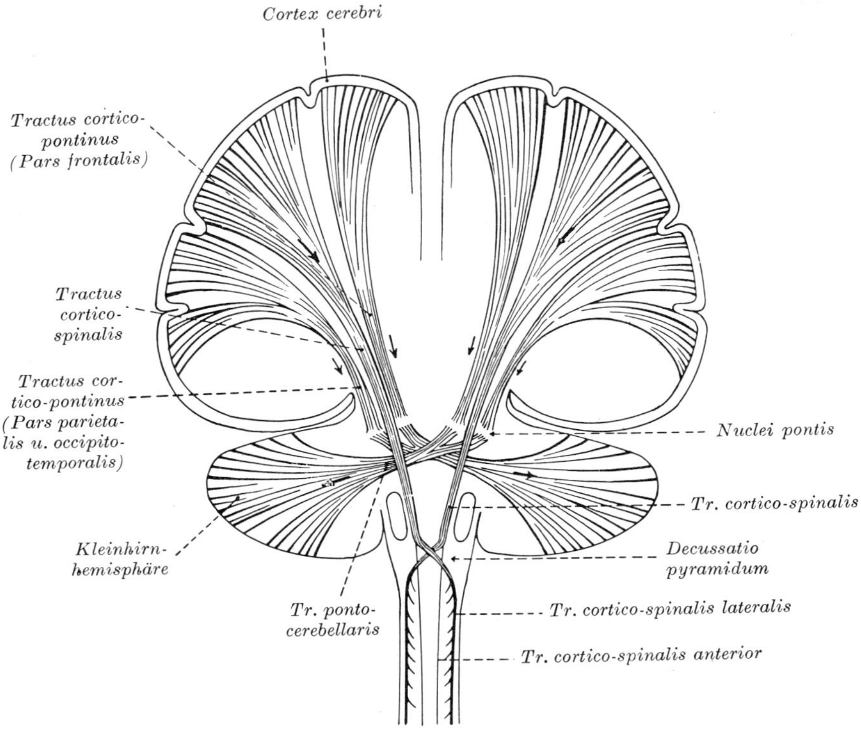

Abb. 118. Schema der kortikofugalen Bahnen in einem frontalen Längsschnitt durch Gehirn und Rückenmark. Das Bild zeigt die Tractus corticospinales (Pyramidenbahnen) und die Tractus corticopontini mit den anschließenden Tractus pontocerebellares. Der Tractus corticospinalis lateralis enthält (hier nicht angegeben) auch ungekreuzte Fasern.

sein, daß einige Muskeln des Halses und des Rumpfes bilateral kortikal kontrolliert werden.

Schließlich sei darauf hingewiesen, daß im Verband der Pyramidenbahnen auch einige nichtmotorische Fasern zum Rückenmark gelangen. Diese dürften an verschiedenen Schaltstellen des Rückenmarkgraues hemmend oder fördernd eingreifen. Auch aufsteigende Fasern sollen im Bereich der Pyramidenbahn vorkommen.

Die extrapyramidalen Bahnen

Das extrapyramidal-motorische System umfaßt verschiedene Zentren und Bahnen des Gehirns, die neben den Pyramidenbahnen regelnd in die Motorik eingreifen. Das System übt über aufsteigende Bahnen Einfluß auf motorische Rindengebiete, über absteigende Bahnen auf die motorischen Hirnnervenkerne und auf die motorischen Vorderhornzellen des Rükkenmarks aus. Die Kerne des extrapyramidalen Systems erhalten ihrerseits Impulse von der *Großhirnrinde* und stehen in engster Beziehung zum *Kleinhirn*. Wichtige Zentren des extrapyramidalen Systems sind *Corpus striatum, Pallidum, Nucleus subthalamicus, Substantia nigra* und *Nucleus ruber;* hinzu kommt die *Formatio reticularis*, die aus diffus über weite Teile des Hirnstammes verstreuten Ganglienzellgruppen besteht, Zellgruppen, die in vielfältiger Weise untereinander, mit afferenten oder efferenten Systemen verknüpft und an der Regelung verschiedener Funktionen beteiligt sind.

Die von den Kernen des extrapyramidalen Systems entspringenden aufsteigenden Bahnen und die Verbindungen der Kerne untereinander werden in diesem Kapitel nicht erörtert. Nur zum Rückenmark *absteigende* Bahnen sollen hier Berücksichtigung finden, insbesondere die *Tractus reticulospinalis und rubrospinalis*. Über diese Bahnen können die Kerne des extrapyramidalen Systems direkt, die Großhirnrinde und das Kleinhirn indirekt Einfluß auf die motorischen Vorderhornzellen ausüben. Daneben sollen hier noch einige Bahnen Erwähnung finden, die von wichtigen Schaltzentren des Hirnstammes zum Rückenmark herabziehen:

Der *Tractus tectospinalis* von den Colliculi superiores,
der *Tractus vestibulospinalis* von den Nuclei vestibulares, sowie
der *Tractus olivospinalis* vom Nucleus olivaris inferior.

Da auch die zuletzt genannten Bahnen Impulse leiten, die am peripheren motorischen Neuron wirksam werden, werden sie von verschiedenen Autoren dem extrapyramidalen System im weiteren Sinne des Begriffes zugerechnet.

Tractus reticulospinalis

Unter dem Begriff Tractus reticulospinalis werden mehr oder weniger gut abgrenzbare Faserbündel zusammengefaßt, die aus der Formatio reticularis des Hirnstammes – vom Mittelhirn bis zur Medulla oblongata – hervorgehen. Zahlreiche dieser Faserbündel verlaufen zusammen mit dem Tractus rubrospinalis im Seitenstrang des Rückenmarks vor der Pyramidenseitenstrangbahn abwärts (Abb. 108). Andere retikulospinale Bündel finden sich verstreut im Vorderstrang, teils ventral, teils medial vom Vorderhorn. Die retikulospinalen Fasern treten in die Zona intermedia oder ins Vorderhorn ein und endigen hier zum Großteil an Zwischenneuronen. Über diese gewinnen sie Einfluß auf die motorischen Vorderhornzellen. Die retikulospinale Bahn läuft bis zu den kaudalen Rükkenmarksegmenten.

Im Vorderstrang verlaufende retikulospinale Fasern dürften die Verbindungsbahn zwischen Atemzentrum und Motoneuronen für die Atemmuskulatur darstellen.

Viele retikulospinale Faserzüge, insbesondere solche, die in unmittelbarer Nachbarschaft der grauen Rückenmarkssubstanz herabsteigen, dürften mehrfach unterbrochen sein und stellen Neuronenketten dar. Die genaue Lokalisierung vieler retikulospinaler Faserzüge ist so problematisch, daß diese im Schema Abb. 108 nicht berücksichtigt worden sind. Neben Impulsen für die Vorderhornzellen dürften auch vasomotorische Impulse den Weg über retikulospinale Fasern nehmen.

Tractus rubrospinalis

Als Tractus rubrospinalis wird ein Faserbündel bezeichnet, das im Nucleus ruber entspringt, in der Haubenregion des Mittelhirns die Seite kreuzt (*ventrale Haubenkreuzung*) und dann gegen das Rückenmark absteigt. Beim Menschen dürfte jedoch ein großer Teil der Fasern dieses Bündels das Rückenmark gar nicht erreichen, vielmehr an Kernen des Hirnstammes sein Ende finden. Im Rückenmark ist der Tractus rubrospinalis nur im Halsbereich deutlich nachweisbar. Er liegt hier ventral vom Tractus corticospinalis lateralis. Möglicherweise erreichen vom Nucleus ruber ausgehende Impulse das Rückenmark auch auf dem Umweg über die Formatio reticularis und retikulospinale Bahnen.

Tractus tectospinalis

Im Colliculus superior entspringt ein als Tractus tectospinalis bezeichnetes Faserbündel, das im dorsalen Teil der Mittelhirnhaube die Seite wechselt (*dorsale Haubenkreuzung*) und zum Rückenmark absteigt, wo es im medialen Teil des Vorderstranges zu finden ist (Abb. 108). Die Fasern des Tractus tectospinalis enden in der Vordersäule.

Die Colliculi superiores sind Reflexzentren, denen vor allem optische, aber auch akustische und exterozeptive Impulse zugeleitet werden, und die außerdem in Faserverbindung mit der Rinde des Okzipitallappens stehen. Der Tractus tectospinalis spielt bei reflektorischen Kopfbewegungen, die im Gefolge optischer, akustischer und anderer Reize auftreten, eine Rolle.

Tractus vestibulospinalis

Der *Tractus vestibulospinalis* besteht aus Fasern, die im *Nucleus vestibularis lateralis* entspringen und gleichseitig zum Rückenmark absteigen, wo sie im Vorderstrang weiterverlaufen. Sie endigen an Zwischenneuronen des Vorderhorns. Über diese Bahn gelangen Impulse aus der vestibulären Kerngruppe – indirekt auch solche aus dem Kleinhirn – an motorische Vorderhornzellen. Diese Impulse sind für die Tonusregulation im Zusammenhang mit der Aufrechterhaltung des Gleichgewichtes von Bedeutung. Insbesondere wurde ein bahnender Effekt auf die Motoneurone der Extensoren nachgewiesen.

Vestibulospinale Fasern gelangen auch über den *Fasciculus longitudinalis medialis* zum Halsteil des Rückenmarks. Dieses Faserbündel entspringt zum größten Teil im *medialen Vestibulariskern* und verbindet die vestibuläre Kerngruppe mit anderen Hirnnervenkernen, vor allem mit den Augenmuskelkernen sowie mit motorischen Vorderhornzellen des Halsmarkes. An Querschnitten durch den Halsteil des Rückenmarks ist es im Bereich des *Fasciculus sulcomarginalis* (Abb. 108) zu finden. Dem Fasciculus longitudinalis medialis kommt für die Koordination von Augen- und Kopfbewegungen unter Berücksichtigung des Gleichgewichtssinnes Bedeutung zu.

Tractus olivospinalis

Als Tractus olivospinalis wurde ein dünnes, gut begrenztes Bündel im Vorderstrang des Rückenmarks (Abb. 108), dessen Fasern im *Nucleus olivaris inferior* entspringen und in der *Vordersäule des Halsmarkes* enden sollen, bezeichnet. Ob es sich hier tatsächlich um eine absteigende Bahn handelt, wurde neuerdings in Frage gestellt. Der Nucleus olivaris inferior ist ein wichtiges Schaltzentrum des verlängerten Markes mit enger Beziehung zum Kleinhirn und zum extrapyramidalen System.

Die absteigenden autonomen Bahnen

Im allgemeinen nicht eindeutig lokalisierbar, aber höchstwahrscheinlich im Verband retikulospinaler Bahnen, verlaufen im Vorder- und Seitenstrang des

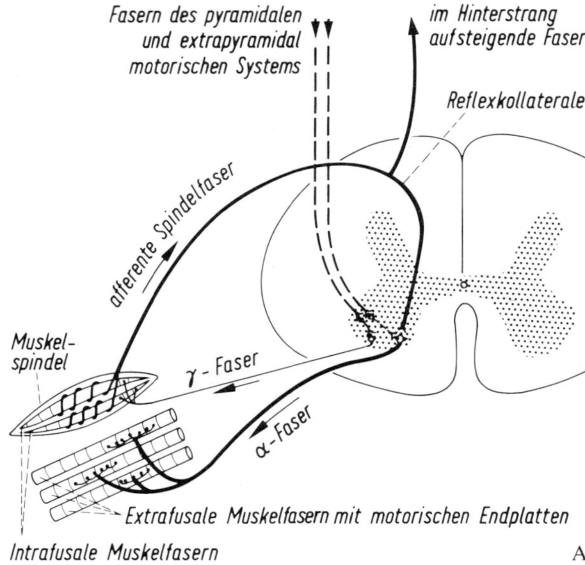

Abb. 119. Schema des peripheren motorischen Neurons.

Rückenmarkes absteigende Faserzüge, die *autonome Zentren des Gehirns* mit *sympathischen* und *parasympathischen Zellen* der *Zona intermedia* verbinden. Ein derartiges Faserbündel dürfte unmittelbar lateral von der Zona intermedia liegen, da bei Schädigung dieser Gegend Störungen der Schweißsekretion beobachtet wurden.

Das periphere motorische Neuron (Motoneuron)

(„Letzte gemeinsame Endstrecke", SHERRINGTON)

Das periphere motorische Neuron – die motorische Vorderhornzelle mit ihren Fortsätzen – stellt zusammen mit den viszeroefferenten Neuronen die eigentliche Exekutive unseres Körpers dar. Soma und Dendriten eines einzigen Motoneurons erhalten Impulse über Tausende von exzitatorischen und inhibitorischen Synapsen. Diese Impulse kommen (Abb. 119) 1. *von peripheren Rezeptoren* und werden über Hinterwurzelfasern direkt oder unter Vermittlung von Zwischenneuronen an die Vorderhornzellen geleitet; der Eigenapparat des Rückenmarks ist bei der Impulsverteilung in verschieden starkem Maß beteiligt; 2. *von Zentren des Gehirns*. Von diesen werden sie über die Pyramidenbahn und über extrapyramidale Bahnen zu den Motoneuronen bzw. zu den den Motoneuronen vorgeschalteten Zwischenneuronen geleitet. Die Leistung der motorischen Vorderhornzelle besteht darin, die vielen, meist von verschiedenen Stellen (Konvergenz) an sie herangeleiteten Impulse zu integrieren. Hierbei spielen die Vorgänge der Erregung, der Hemmung, der zeitlichen und räumlichen Summation von Erregungen eine wesentliche Rolle. Kommt es im Motoneuron, das von SHERRINGTON treffend als „letzte gemeinsame Endstrecke" bezeichnet wurde, zur Erregungsbildung, so wird diese ohne Unterbrechung zum Erfolgsorgan, dem Muskel, geleitet. 70–80% der Neuriten von alpha-Motoneuronen geben vor Verlassen des Rückenmarks drei bis vier Kollateralen ab, die zurücklaufen und an RENSHAW-Zellen synaptisch enden. Letztere senden ihrerseits Axone zu Motoneuronen und können, da sie inhibitorisch wirksam sind, deren Erregbarkeit herabsetzen. So ergibt sich eine „rückläufige Hemmung" der Motoneurone (Abb. 120).

Fallen die von Rezeptoren der Peripherie an die motorischen Vorderhornzellen herankommenden Impulse durch Unterbrechung von mehreren Hinterwurzeln

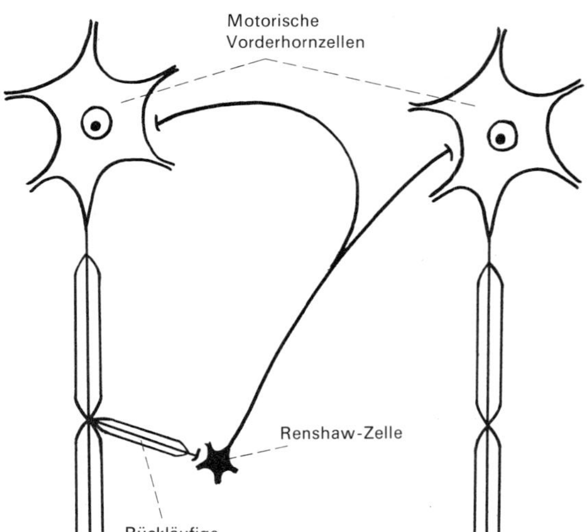

Abb. 120. Schema der rückläufigen Hemmung zweier Motoneurone.

oder durch Zerstörung eines Teils des Eigenapparats des Rückenmarks aus, so kann die Ordnung im Ablauf von Bewegungen gestört sein; es kommt zu *ataktischen Symptomen*.

Werden die absteigenden Bahnen unterbrochen, und erhalten die Vorderhornzellen vom Gehirn keine Impulse mehr, so treten in den Segmenten unterhalb der Unterbrechungsstelle die Symptome einer *zentralen motorischen Lähmung* auf: Lähmung der willkürlichen Motorik, Spastizität (erhöhte Muskelspannung), Hyperreflexie (verstärkte Reflexaktivität). Die Störung der willkürlichen Motorik, also des Vermögens der Durchführung selektiver, fein abgestufter Bewegungen, wird auf die Unterbrechung der Pyramidenbahn zurückgeführt, die Spastizität und Hyperreflexie auf die Unterbechung extrapyramidaler Bahnen, die einen dämpfenden Effekt auf den Eigenapparat des Rückenmarks haben. Eine klare Abgrenzung des pyramidalen und extrapyramidalen Anteils in der Symptomatologie ist indessen nicht ohne weiteres möglich; zumal bei Läsionen des Seitenstrangs des Rückenmarks, wo Tractus corticospinalis lateralis, reticulo- und rubrospinalis eng benachbart verlaufen oder gar teilweise ineinander verflochten sind. Im übrigen liegen Beobachtungen vor, nach denen auch das extrapyramidale System einen nicht unbeträchtlichen Anteil an der „Willkürmotorik" hat. Andererseits sind bis heute nicht alle durch die Pyramidenbahn vermittelten Funktionen voll erfaßt.

Nach der Größe der Perikaryen und der Dicke der Neuriten unterscheidet man alpha-Motoneurone und gamma-Motoneurone.

alpha-Motoneurone

Diese Neurone senden ihre Neuriten zu *extrafusalen Muskelfasern* (Abb.(119). Die synaptischen Verbindungsstellen zwischen Nerv und Muskel werden *motorische Endplatten* genannt. Die Gesamtzahl der von einem Motoneuron innervierten Muskelfasern wird als *motorische Einheit* bezeichnet. Die Größe der motorischen Einheit hängt vom Aufteilungsgrad des Neuriten ab und ist der Größe des Perikaryons korreliert. Bei Muskeln, die bei besonders fein abstufbaren Bewegungen eingesetzt werden, wie äußere Augenmuskeln und Kehlkopfmuskeln, sind die motorischen Einheiten klein, die *relative Innervationsgröße* (d.i. das Verhältnis der Flächen der motorischen Endplatten zu den Volumina der Muskelfasern) groß. Bei den äußeren Augenmuskeln liegen die motorischen Einheiten unter 10. Bei „grob" arbeitenden Extremitätenmuskeln können mehrere hundert Muskelfasern von einem Motoneuron innerviert werden.

Im allgemeinen hat eine extrafusale Muskelfaser nur eine, normalerweise in der Fasermitte liegende Endplatte aufzuweisen. Es gibt aber auch Muskelfasern, die mehrere Endplatten haben, also *multipel innerviert* sind, wobei mehrere Motoneurone an der Innervation *einer* Muskelfaser beteiligt sind. Derartige multipel innervierte extrafusale Muskelfasern konnten beim Menschen mit Sicherheit bisher nur in der äußeren Augenmuskulatur nachgewiesen werden.

Die Größe der Perikaryen der alpha-Motoneurone hängt nicht nur mit der Größe des Innervationsfeldes zusammen, vielmehr auch mit der morphologischen Charakteristik und den physiologischen Eigenschaften der Muskelfasern, die sie innervieren.

Man unterscheidet *tonische* und *phasische* Motoneurone (GRANIT 1956). Die *tonischen Motoneurone* sind kleiner und haben niedrigere absolute Schwellenwerte. Sie versorgen *tonische („rote") Muskelfasern* mit langsamer Reizantwort und relativ langer Latenzzeit. Auf Grund ihres oxydativ ausgerichteten Stoffwechsels sind diese Muskelfasern langanhaltender, „tonischer" Kontraktionen fähig; diese haben für die Körperhaltung eine große Bedeutung. Die *phasischen Motoneurone* sind größer, haben höhere absolute Schwellenwerte und innervieren *phasische („weiße") Muskelfasern*. Diese sind kurzdauernder, kraftvoller Kontraktionen fähig; ihr Stoffwechsel ist in der Regel anaerob glykolytisch. Auch Übergangstypen kommen in großer Zahl vor. Auf die Zuordnung bestimmter Motoneurone zu bestimmten Muskelfasertypen soll noch im Abschnitt „Trophische Funktion" (S. 119) kurz eingegangen werden.

gamma-Motoneurone

Diese Neurone senden ihre Neuriten zu Muskelspindeln (Abb.119). Sie innervieren die in den Spindeln liegenden *intrafusalen Muskelfasern* motorisch und sind für die Regelung der Empfindlichkeit dieses wichtigen Rezeptors von großer Bedeutung.

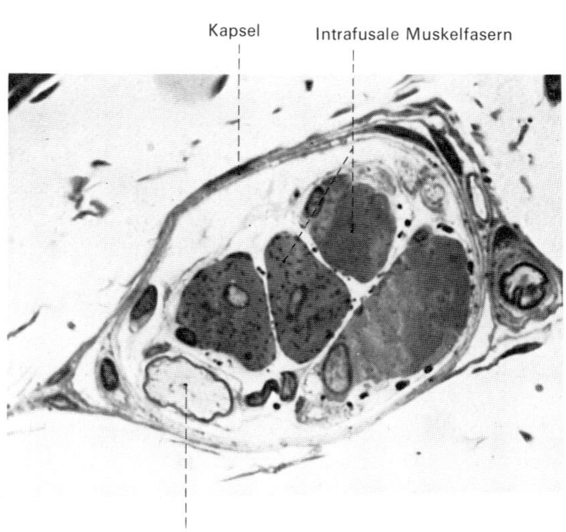

Abb. 121. Muskelspindel, Ratte, Querschnitt (Vergr. 1000fach) (Präparat R. MAYR, Wien).

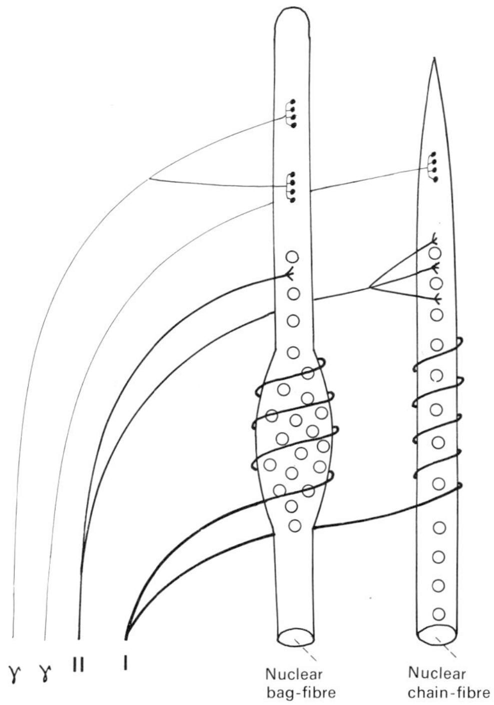

Abb. 122. Schema intrafusaler Fasern.

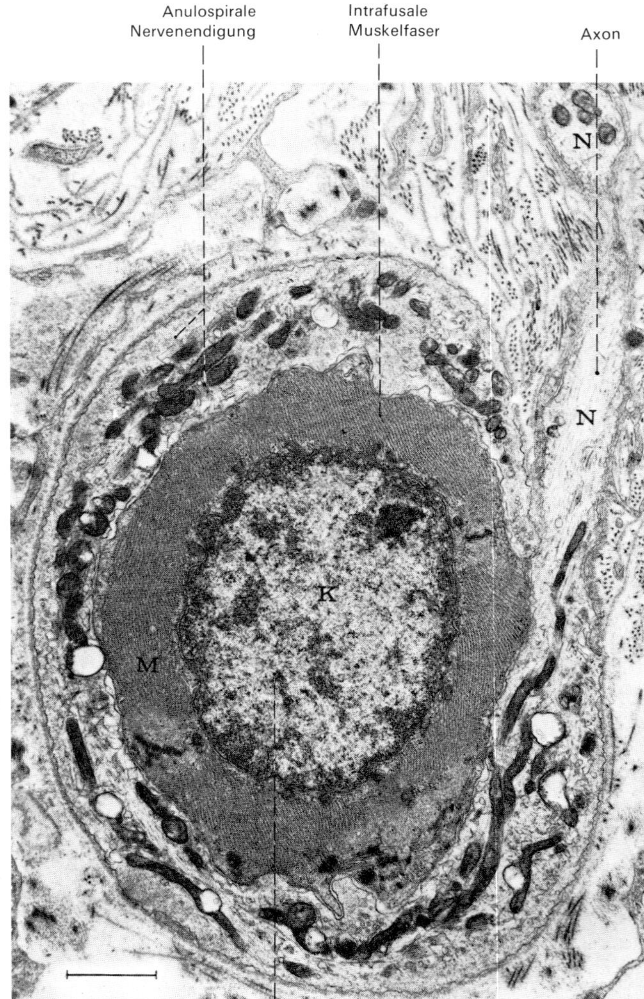

Abb. 123. Sensible Endigung an einer intrafusalen Muskelfaser. Vergr. 12000 × (Präparat und Aufnahme: R. MAYR, Wien).

Die etwa 1 mm dicken und mehrere Millimeter langen Muskelspindeln enthalten im Inneren ihrer spindelförmigen Bindegewebsscheide zwei bis zehn intrafusale Muskelfasern (Abb. 121), die in der Längsrichtung der Muskelspindel eingestellt und damit den extrafusalen Muskelfasern parallel gelagert sind (Abb. 119). Die intrafusalen Muskelfasern sind dünner als die extrafusalen; ihr Mittelabschnitt, die sog. Äquatorialzone, zeigt spärlich Myofibrillen, dafür bei einem Fasertyp eine Anhäufung von Zellkernen, die zu einer sackförmigen Auftreibung dieses Mittelteiles führt *(nuclear bag fibres)*. In anderen Fasern sind die Kerne in Reihen angeordnet *(nuclear chain fibres)* (Abb. 122).

Die gamma-motorischen Nervenfasern enden nicht (wie alpha-motorische Nervenfasern an extrafusalen Muskelfasern) in mittelständigen Endplatten, sondern ziehen gegen die beiden Enden der intrafusalen Muskelfasern hin, um dort motorische Endigungen zu bilden. Intrafusale Muskelfasern verfügen in der Regel über mehrere motorische Endigungen, sind also multipel innerviert.

An jeder intrafusalen Muskelfaser finden sich auch *sensible* Endigungen, entweder in Form einer spiraligen Umwindung der Äquatorialzone durch den Endteil einer sensiblen Nervenfaser *(anulospiral ending)* (Abb. 123), oder als weniger regelmäßig geformte Endigung in der Paraäquatorialzone (Abb. 122). Die afferenten Spindelfasern gehören teils der Kaliberklasse Ia (primäre sensible Endigungen) oder der Kaliberklasse II (sekundäre sensible Endigungen) an. Die primären sensiblen Endigungen werden nur in der Phase der Spannungserhöhung *(dynamische Phase)* erregt, die sekundären sensiblen Endigungen während der gesamten Dauer der erhöhten Muskelspannung *(statische Phase)*. Zur Erregung kommt es entweder durch Dehnung des Gesamtmuskels oder durch Aktivierung intrafusaler Muskelfasern durch gamma-Fasern. Es gibt gamma-Motoneurone, die die Empfindlichkeit der primären sensiblen Endigungen erhöhen (dynamische gamma-Fasern) und solche, die die Empfindlichkeit der sekundären sensiblen Endigungen erhöhen (statische gamma-Fasern). Da die gamma-Motoneurone ihrerseits unter dem Einfluß des pyramidalen und extrapyramidalen Systems, vor allem auch unter dem Einfluß der Formatio reticularis stehen, kann der für die reflektorische Kontrolle der Muskelspannung so wichtige Rezeptor Muskelspindel in seiner Empfindlichkeit von höheren Zentren des Gehirns „eingestellt" werden. In der Willkür-Motorik soll die sog. *Gamma-Schleife* eine Rolle spielen (Abb. 119): Gamma-Motoneurone, die von motorischen Zentren des Gehirns erregt werden, bringen intrafusale Muskelfasern zur Kontraktion, wodurch es zur Erregung sensibler Muskelspindelendigungen kommt, die ihrerseits über einen direkten Reflexbogen alpha-Motoneurone erregen. So kommt es zur Koaktivierung extrafusaler Muskelfasern und damit zur Muskelkontraktion.

Haben wir in den rückläufigen Kollateralen alphamotorischer Nervenfasern und in den RENSHAW-Zellen einen Hemmungsapparat für die alpha-Motoneurone kennengelernt, so können wir die gamma-Schleife als ein antagonistisch wirkendes, also bahnendes System betrachten.

Die Muskelspindeln liegen in den Muskeln an verschiedenen Stellen im Endomysium und sind allseits von extrafusalen Muskelfasern umgeben. Die Kontraktion intrafusaler Muskelfasern spielt naturgemäß für die eigentliche mechanische Leistung eines Muskels keine Rolle. Die Kraft einer Muskelkontraktion hängt ausschließlich von der Zahl der durch alpha-Motoneurone aktivierten extrafusalen Muskelfasern ab.

Während die Muskelspindeln den extrafusalen Muskelfasern parallel gelagert sind und bei der Kontraktion des Gesamtmuskels entspannt werden, werden die in Sehnen eingelagerten *Sehnenspindeln* durch Zug der sich kontrahierenden Muskelfasern an der Sehne erregt. Diese Erregungen werden über I-b-Fasern Zwischenneuronen zugeführt, die ihrerseits einen hemmenden Einfluß auf alpha-Motoneurone haben.

„Trophische Funktion" des Motoneurons

Die sog. trophische Funktion des Motoneurons kommt darin zum Ausdruck, daß die Integrität und Charakteristik jeder quergestreiften Muskelfaser an ihren normalen Kontakt mit der innervierenden Nervenfaser gebunden ist. Die quergestreiften Muskelfasern unterscheiden sich voneinander sowohl in ihrer Struktur als auch hinsichtlich ihrer Kontraktions- und Stoffwechseleigenschaften. In den letzten Jahren ist es gelungen, die physiologische Charakteristik bestimmter Muskeln mit morphologisch erhobenen Befunden über deren Struktureigentümlichkeiten zu korrelieren. Die morphologische Charakteristik ergibt sich vor allem aus der Struktur der Myofibrillen und des sarkoplasmatischen Retikulum, dem Gehalt an Mitochondrien, dem Enzymmuster und der Endplattenstruktur. Es konnte gezeigt werden, daß alle zu einer motorischen Einheit gehörenden Muskelfasern sich histochemisch gleich verhalten. Die histochemische Charakteristik von Muskelfasern wieder konnte mit physiologischen Eigenschaften der Motoneurone korreliert werden. In welchem Maß Struktur und Funktion eines Muskelfasertyps vom innervierenden Motoneuron abhängt, zeigten die Ergebnisse von Uminnervierungsexperimenten (BULLER und ECCLES): Die Einpflanzung von Nervenfasern phasischer Motoneurone in einen vorwiegend „roten" (tonisch arbeitenden) Muskel hat eine teilweise Umwandlung des roten in einen weißen (phasisch arbeitenden) Muskel zur Folge. Das Umgekehrte tritt bei Einpflanzung von Nervenfasern tonischer Motoneurone in vorwiegend „weiße" Muskeln ein. Die Uminnervierungen haben nicht nur Änderungen des physiologischen Verhaltens, sondern auch des Stoffwechsels und damit der histochemischen Charakteristik zur Folge. Auch in der Zusammensetzung des Myosins treten Änderungen auf. Die „trophische Funktion" des Neurons scheint unter genetischer Kontrolle zu stehen.

Periphere motorische Lähmung

Die Zerstörung einer motorischen Vorderhornzelle oder die Schädigung bzw. Unterbrechung ihres Neuriten hat eine periphere motorische Lähmung zur Folge. Die vom geschädigten Neuron innervierten Muskelfasern erhalten keine Impulse mehr. Durch den Tonusverlust ergibt sich das Bild der „schlaffen Lähmung". Die *Reflexe* sind *erloschen*. Der Wegfall der trophischen Funktion des Motoneurons hat tiefgreifende *Veränderungen im Stoffwechsel* zur Folge. Nach zwei bis drei Wochen tritt *Muskelatrophie* ein. Schließlich kommt es auch zum Untergang von Muskelfasern. Auch die elektrische Erregbarkeit ändert sich. Meist tritt in der 2. Woche nach Auftreten der Lähmung die Entartungsreaktion auf.

Die Feinstruktur des Nervengewebes

Von Wolfgang Zenker

Das Nervensystem unseres Körpers enthält folgende Bauelemente:

1. Nervenzellen
2. Gliazellen (die den Gliazellen des zentralen Nervensystems korrespondierenden Elemente im peripheren Nervensystem werden als Satellitenzellen bzw. Schwann-Zellen bezeichnet)
3. Blutgefäße
4. Bindegewebe

Die Nervenzellen

Formen und Größen

Die Nervenzelle ist die funktionelle Grundeinheit des Nervensystems. Morphologisch als zelluläre Einheit klar abgrenzbar, steht sie mit anderen Nervenzellen in *synaptischem* Kontakt, derart, daß im ganzen ein überaus kompliziertes dreidimensionales Netzwerk resultiert (Abb. 124). Dieses Netzwerk ist als Träger der spezifischen Leistungen des Nervensystems zu betrachten und erscheint aus kleineren und größeren Systemeinheiten verschiedener Vernetzungsweise aufgebaut. Vielen dieser Systemeinheiten kann heute auf Grund experimenteller und klinischer Erfahrungen eine bestimmte funktionelle Wertigkeit zugeschrieben werden. Um einen Begriff von der Komplexität des Gesamtsystems zu geben, sei angeführt, daß die Zahl der Nervenzellen des menschlichen Gehirns auf 10^{10}, die Zahl der synaptischen Verbindungen pro Nervenzelle im Durchschnitt auf 1000 bis 10 000 geschätzt wird.

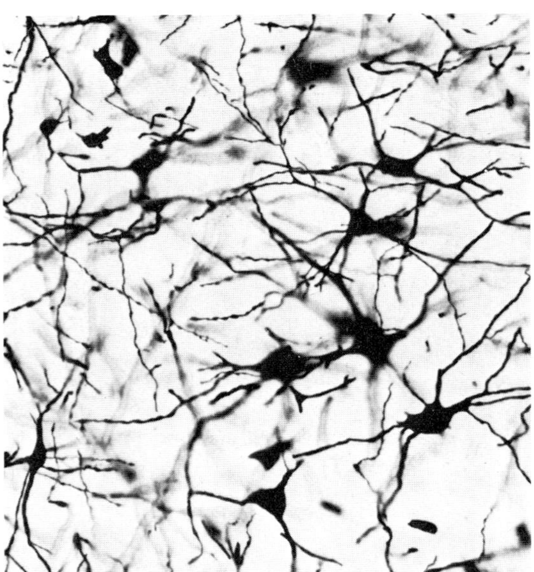

Abb. 124. Nervenzellennetz im Hirnstamm der Ratte (Golgi-Präparat). Sowohl die Perikaryen als auch die Fortsätze vieler Nervenzellen sind zur Gänze imprägniert (Präparat: H. Gruber, Vergr. 900fach).

Die Nervenzellen zeigen eine außerordentliche Mannigfaltigkeit in Form und Größe. Die Unterschiede betreffen den Zellkörper (*Zellsoma* oder *Perikaryon*), in viel eindrucksvollerer Weise aber noch die vom Zellkörper ausgehenden Fortsätze, die *Dendriten* und den *Neuriten*. Die Einteilung der verschiedenen Nervenzelltypen erfolgt demzufolge auch seit langem nach Anzahl und Verzweigungsmodus der Zellausläufer. Diese lassen sich durch eine von Golgi entwickelte Silberimprägnationstechnik bis in ihre feinsten Verzweigungen übersichtlich darstellen (vgl. Abb. 124 u. 128).

Eine Nervenzelle mit allen ihren Fortsätzen wird auch als *Neuron* (W. Waldeyer) bezeichnet. Allen Neuronen gemeinsam ist die Fähigkeit der *Reizaufnahme* und der raschen *Leitung* entstehender Erregungen zu anderen Nervenzellen oder zu Erfolgsorganen. Dementsprechend verfügt jedes Neuron ebenso wie jede Sinneszelle über eine *Rezeptorzone* und über einen *Leitungsapparat*.

Der im menschlichen Nervensystem weitaus am häufigsten vertretene Zelltyp ist die *multipolare Nervenzelle* (Abb. 125a). Bei ihr liegt die Rezeptorzone an der Oberfläche des *Zellsomas* (Perikaryon) und der *Dendriten*. Letztere stellen verzweigte Ausläufer des Zellkörpers dar. In ihrer Ultrastruktur stimmen Soma und Dendriten in so hohem Maß überein, daß eine Grenzziehung elektronenmikroskopisch nicht möglich ist. Den *Leitungsapparat* der multipolaren Nervenzellen bildet der *Neurit* (*Achsenzylinder* oder *Axon*), der in mancher Hinsicht anders strukturiert und gegenüber dem Soma oft schon lichtmikroskopisch abgrenzbar ist. Der Neurit kann wohl bereits kurz nach seinem Abgang vom Perikaryon einige Seitenästchen, *Kollateralen*, abgeben, verzweigt sich im wesentlichen jedoch erst in seinem Endabschnitt, dem Endbaum. Die einzelnen Ästchen dieses Endbäum-

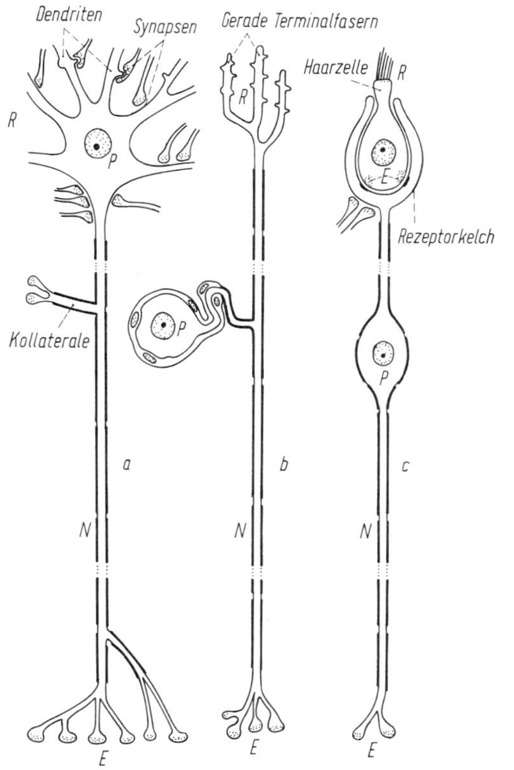

Abb. 125. Bauprinzip der Haupttypen der Nervenzellen (K. H. ANDRES). R = Rezeptorzone, P = Perikaryon, N = Neurit bzw. neuritisches Axon, E = präsynaptische Endigung. a) multipolare Nervenzelle, b) pseudounipolare Nervenzelle, c) bipolare Nervenzelle.

chens enden unter Bildung von *Synapsen* an Perikaryen und Dendriten anderer Nervenzellen oder am Erfolgsorgan, z. B. an Muskelfasern. An den Synapsen werden die vom Soma über den Neuriten zum Endbaum geleiteten Erregungen auf nachgeschaltete Erfolgszellen übertragen.

Der Neurit einer multipolaren Nervenzelle kann lang, der Endbaum dementsprechend weit ab vom Perikaryon gelegen sein (Zelle vom GOLGI-*Typ I* oder DEITERS-*Zelle*). Der Neurit kann kurz und stark verzweigt sein (Zelle vom GOLGI-Typ II); in diesem Fall liegt der Wirkungsbereich nahe dem Perikaryon, meist innerhalb eines eng umschriebenen Rinden- oder Kerngebietes.

Als *bipolar* werden Nervenzellen mit zwei Ausläufern bezeichnet. Ein Ausläufer empfängt an seinen Enden die Impulse und verhält sich diesbezüglich wie ein Dendrit; in seiner Morphologie entspricht er jedoch einem Axon. Er kann somit als *dendritisches Axon* bezeichnet werden. Der andere Ausläufer leitet die Erregungen zu nachgeschalteten Nervenzellen; man spricht auch vom *neuritischen Axon*. Bipolare Nervenzellen kommen in der Netzhaut des Auges und in den Ganglien des Hör- und Gleichgewichtsnerven vor (Abb. 125c).

Die *pseudounipolaren Nervenzellen* (Abb. 125b) sind entwicklungsgeschichtlich Abkömmlinge bipolarer Zellen (Abb. 126). Die Entwicklung dieser Zellen ist dadurch charakterisiert, daß sich die Anfangsteile der beiden Ausläufer mehr oder weniger aneinanderlegen und miteinander verschmelzen, so daß letztlich nur ein Fortsatz aus dem Perikaryon hervorgeht. In unterschiedlicher Entfernung vom Perikaryon teilt sich dieser Fortsatz T-förmig in zwei Ausläufer, die unter Umständen verschieden dick sein können. Pseudounipolare Nervenzellen finden sich in den sensiblen Spinal- und Hirnnervenganglien sowie im Bereich des mesenzephalen Trigeminuskernes. Die beiden Fortsätze der Spinal- und Hirnnervenganglienzellen werden als *peripherer* bzw. als *zentraler Neurit* bezeichnet. Der periphere Fortsatz, der an seinem distalen Ende den Rezeptor trägt, wird auch als dendritisches Axon, der zentrale als neuritisches Axon bezeichnet.

Als *unipolare Zellen* bezeichnen verschiedene Autoren *Sinneszellen,* die einen rezeptorischen Fortsatz im apikalen Bereich des Zellsomas haben und die basal einen Neuriten aussenden (Abb. 127). Andere Autoren wieder fassen die rezeptorischen Fortsätze der Sinneszellen als modifizierte Dendriten auf und nennen diese Zellen bipolar.

Im angloamerikanischen Schrifttum werden die in der deutschen Literatur als pseudounipolar bezeichneten Zellen unipolar genannt. Es wird empfohlen, die Sinneszellen als eigene Gruppe zu behandeln und den Begriff unipolar nicht anzuwenden. Die Tatsache,

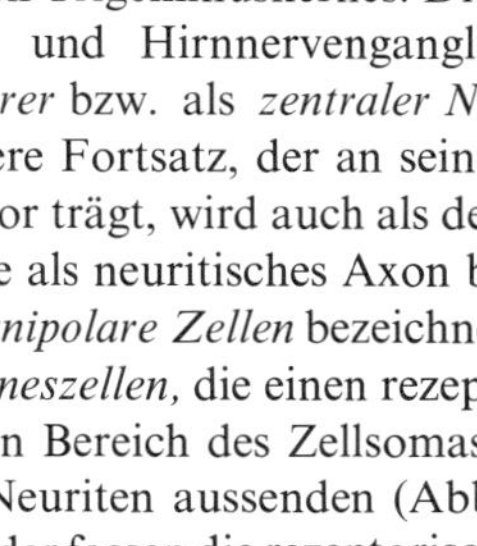

Abb. 126. Schema der Entwicklung einer pseudounipolaren Nervenzelle aus einer bipolaren Nervenzelle.

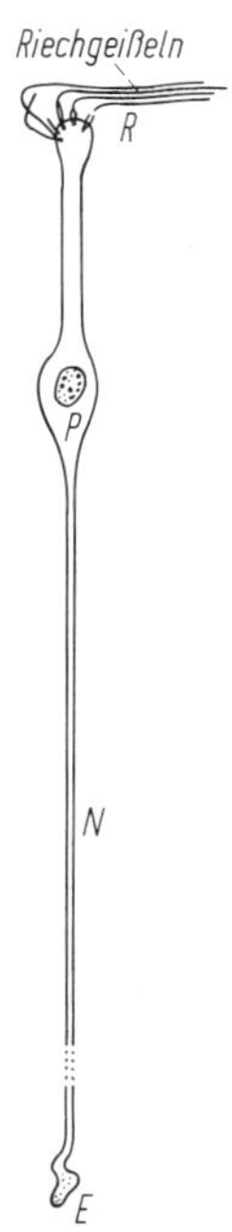

Abb. 127. Schema einer Sinneszelle aus der Riechschleimhaut. R = rezeptorischer Teil, P = Perikaryon, N = Neurit, E = präsynaptische Endigung (K. H. ANDRES).

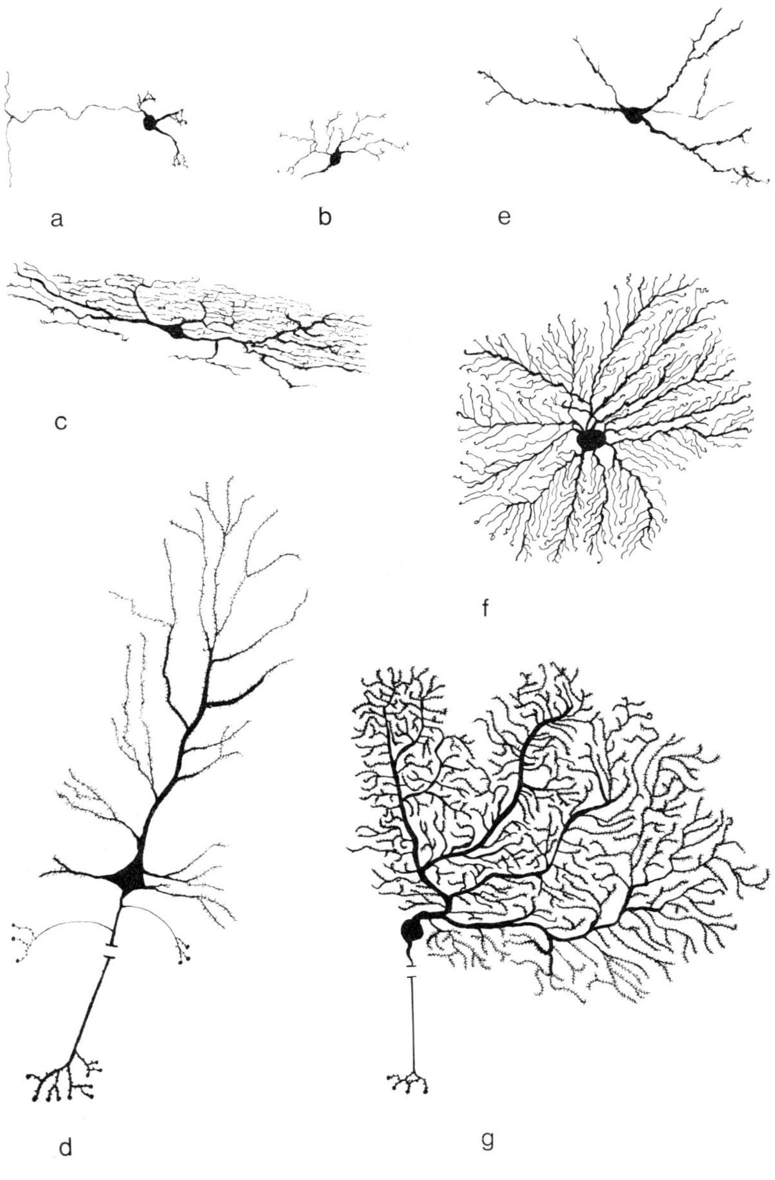

Abb. 128. Schematische Darstellung einiger Typen multipolarer Nervenzellen. Nach TRUEX-CARPENTER, Human Neuroanatomy, Baltimore 1969. a) Körnerzelle aus der Kleinhirnrinde, b) Zelle des spinalen Trigeminus-Kernes, c) Zelle aus der Substantia gelatinosa des Rückenmarks, d) Pyramidenzelle aus der Großhirnrinde, e) Zelle des Globus pallidus, f) Zelle aus dem Thalamus, g) Purkinje-Zelle aus der Kleinhirnrinde.

daß in der englischen Literatur die sensiblen Spinal- und Hirnnervenganglienzellen als unipolar, und nicht wie bei uns als pseudounipolar bezeichnet werden, muß jedoch zur Kenntnis genommen werden.

Das geschilderte, auf Anzahl und Verzweigungsart der Fortsätze begründete Einteilungsprinzip der Nervenzellen ist vom didaktischen Standpunkt aus nützlich, wird jedoch keineswegs dem unermeßlichen Formenreichtum gerecht, den die Zellen unseres Nervensystems zeigen (vgl. Abb. 128). Jeder der gezeigten Hauptzelltypen präsentiert sich in vielen Spielarten. Zwischen multipolaren Nervenzellen vom Typ GOLGI I und solchen vom Typ GOLGI II gibt es zahlreiche Übergangsformen, wie auch Übergangsformen zwischen bipolaren und pseudounipolaren Nervenzellen beobachtet werden können.

Auch das Vorkommen *axonloser Nervenzellen* ist zu erwähnen. Als Beispiel seien die Körnerzellen des Bulbus olfactorius und die amakrinen Zellen der Retina angeführt. Diese Zellen verfügen nur über ein Zellsoma und mehrere Dendriten. Sie spielen als Zwischenneurone eine wichtige Rolle für die Integration von Impulsen. Die Dendriten enthalten sowohl rezeptive als auch präsynaptische Areale und stehen mit Dendriten anderer Zellen in synaptischem Kontakt.

Charakteristischerweise kommen bestimmte Zellformen an bestimmten Orten des zentralen Nervensystems gehäuft vor, wobei mehr oder weniger deutlich abgrenzbare Zellgruppierungen entstehen, die als *Kerne* oder *Ganglien* bezeichnet werden. In der Hirnrinde verteilen sich die Perikaryen bestimmter Zellformen auf bestimmte Rindenschichten. Hierdurch ergibt sich die Möglichkeit, die graue Substanz des zentralen Nervensystems nach zytotopischen bzw. *zytoarchitektonischen* Gesichtspunkten zu beschreiben.

So groß der Formenreichtum, so beträchtlich sind auch die *Größenunterschiede* der Nervenzellen: Für Perikaryen der kleinsten Zellen des zentralen Nervensystems, der Körnerzellen des Kleinhirns, wurden Volumina von 100 μm^3, für jene der größten, der Riesenpyramidenzellen der Großhirnrinde, Volumina von 30 000 μm^3 angegeben. Die größten Zellen haben somit mehrhundertfach größere Perikaryen als die kleinsten.

Vergleicht man den Volumenanteil des Perikaryons mit jenem, der der Gesamtheit der Volumina aller Fortsätze des gleichen Neurons entspricht, so ergibt sich bei vielen Nervenzellen, daß der Volumenanteil des Fortsatzsystems wesentlich größer ist. Bei großen Neuronen kann das Gesamtvolumen aller Fortsätze das 100- bis 1000fache des Perikaryon-Volumens ausmachen.

Für die Größe des Einstroms an Impulsen ist die Größe der Rezeptorzone einer Nervenzelle und die Anzahl der hier befindlichen Synapsen wesentlich. Für die Größe der rezeptorischen Zone fällt vor allem die Größe der *Oberfläche des Dendritensystems* ins Gewicht (vgl. Abb. 128g). Das Verhältnis der Oberfläche des Perikaryons zur Gesamtoberfläche aller Dendriten einer motorischen Vorderhornzelle des Rückenmarkes beispielsweise soll 1:14 betragen. Diese Relation schwankt von Zelle zu Zelle außerordentlich und hängt auch vom Vorkommen bzw. der Anzahl dendritischer Dorne ab (s. S. 130).

Der Verzweigungsbereich der Dendriten kann eine beträchtliche Größe aufweisen. Im Gehirn der Katze beträgt der Durchmesser des dendritischen Verzweigungsbereiches („Zellterritorium") eines größeren Neurons bis zu 0,5 mm. Innerhalb seiner Grenzen können bis zu 3000 Perikarya anderer Neurone liegen (SHOLL). Im Vorderhorn des Rückenmarkes der Katze wurden zwischen den Enden zweier entgegengesetzt verlaufender Dendriten ein und derselben motorischen Vorderhornzelle Entfernungen bis zu 1,6 mm gemessen.

Die *Neuriten* sind je nach Zelltypus sehr verschieden lang. Manche Neuriten verzweigen sich in der Nähe des zugehörigen Perikaryons, andere können über 1 m lang werden. So erstrecken sich die Neuriten zahlreicher Pyramidenzellen von der Großhirnrinde bis in die kaudalsten Bereiche des Rückenmarkes. Das Verhältnis zwischen dem Soma-Volumen einer motorischen Vorderhornzelle und ihrem Axon kann etwa 1:100 betragen. Innerhalb des Endbaumes vergrößert sich der Gesamtaxonquerschnitt so, daß die Summe der Querschnitte aller Endästchen eines Neuriten die Querschnittsfläche des Stammaxons um ein Vielfaches übertrifft.

Jene Stellen des zentralen Nervensystems, an denen Nervenzellkörper in Gruppen zusammenliegen, werden als *Kerne* (*Nuclei*) bezeichnet. Im weiteren Sinn spricht man auch von *grauer Substanz*. Die *weiße Substanz* hingegen wird durch die Masse der Axone gebildet. Innerhalb der weißen Substanz ergibt sich eine Gliederung dadurch, daß die einem bestimmten Kern entstammenden Axone zusammenliegen und über eine kürzere oder längere Wegstrecke einen einheitlichen *Faserzug, Tractus (Fasciculus, Bahn)* bilden. Für jenen Faserfilz innerhalb der grauen Substanz, der aus terminalen Axonabschnitten, Dendriten und Gliazellfortsätzen aufgebaut ist, wurde die Bezeichnung *Neuropil* geprägt.

Feinstruktur der Nervenzellen

Zellmembran

Jede Nervenzelle ist außen zur Gänze von einer *Zellmembran, Plasmalemm,* umgeben (Abb. 129). Im Lichtmikroskop nicht auflösbar, erweist sich diese bei starker elektronenmikroskopischer Vergrößerung als dreischichtige *Elementarmembran (unit membrane)* von 70–80 Å Dicke (Abb. 130). Äußere und innere Schicht der Elementarmembran sind bei elektronenmikroskopischer Betrachtung dementsprechend dunkler. Nach üblicher Vorbehandlung für Elektronenmikroskopie ergibt sich eine charakteristische Asymmetrie der Elementarmembran dadurch, daß die innere Schicht kontrastreicher bzw. etwas dicker erscheint als die äußere.

Verschiedene Diskrepanzen in den Angaben über die Ultrastruktur der Nervenzellmembran sind wohl in erster Linie auf unterschiedliche Vorbehandlung des Gewebes zurückzuführen. Es liegen Hinweise darauf vor, daß für das Membranbild auch der Funktionszustand einer Nervenzelle vor der Fixation relevant sein kann. So konnten PERACCHIA und ROBERT-

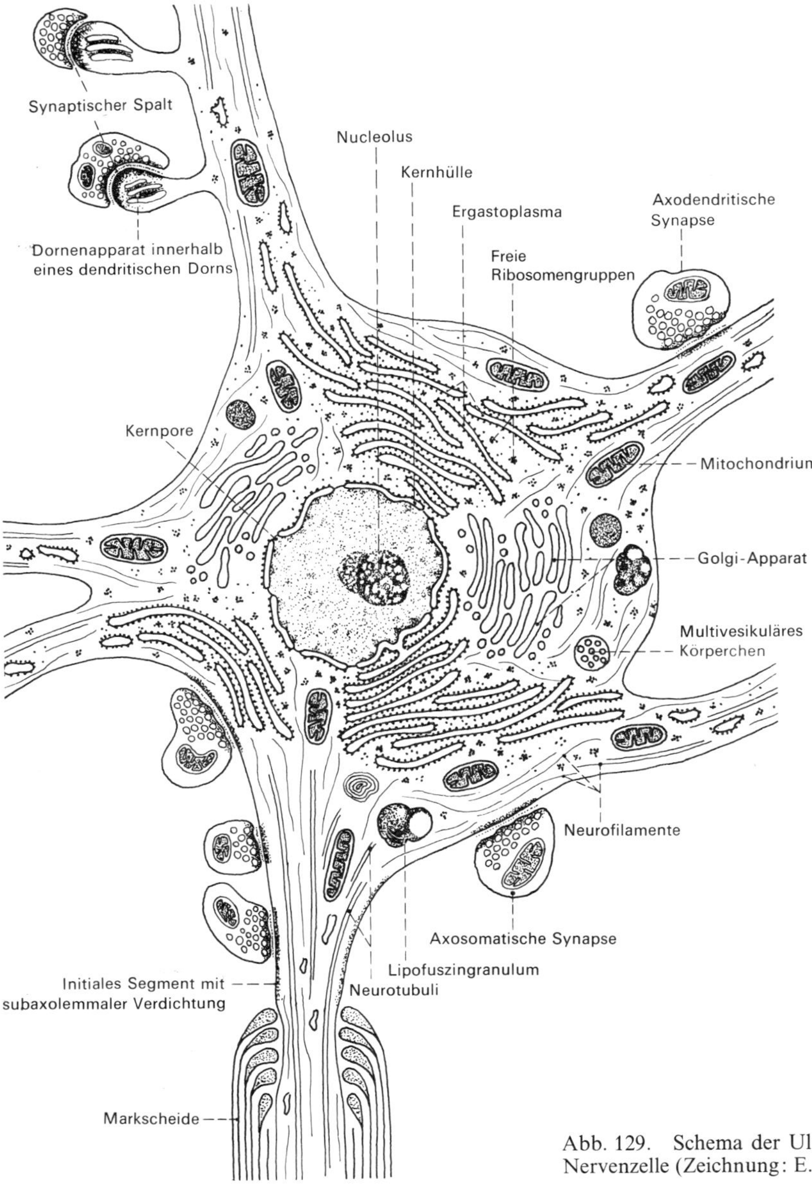

Abb. 129. Schema der Ultrastruktur einer multipolaren Nervenzelle (Zeichnung: E. KRAMMER, Wien).

SON vor kurzem zeigen, daß Axonmembranen, im Zustand elektrischer Reizung fixiert, im Elektronenmikroskop durch größere Schichtdicke und stärkeren Kontrast auffallen.

An verschiedenen Stellen zeigt die Nervenzellmembran kryptenartige Einsenkungen, die zytoplasmawärts von einem Stäbchenkranz umgeben werden (vgl. Abb. 130). Diese Einsenkungen dürften Ausdruck der Inkorporation bestimmter Stoffe sein. Die für viele andere Zellalrten charakteristische Membranvesikulation ist bei Nervenzellen nicht ausgeprägt. Auf die besonderen Membrandifferenzierungen im Bereich von Synapsen soll im entsprechenden Kapitel (S. 142ff.) näher eingegangen werden.

Außen ist das Plasmalemm von einem aus Glykoproteinen und Glykolipiden bestehenden Mantel („cellcoat") überzogen, der durch Rutheniumrot oder Lanthanhydroxyd elektronenmikroskopisch sichtbar gemacht werden kann. Dieser Schicht wird Bedeutung für die funktionellen Eigenschaften der Gesamtmembran zugeschrieben. Auch immunbiologisch scheint sie eine Rolle zu spielen.

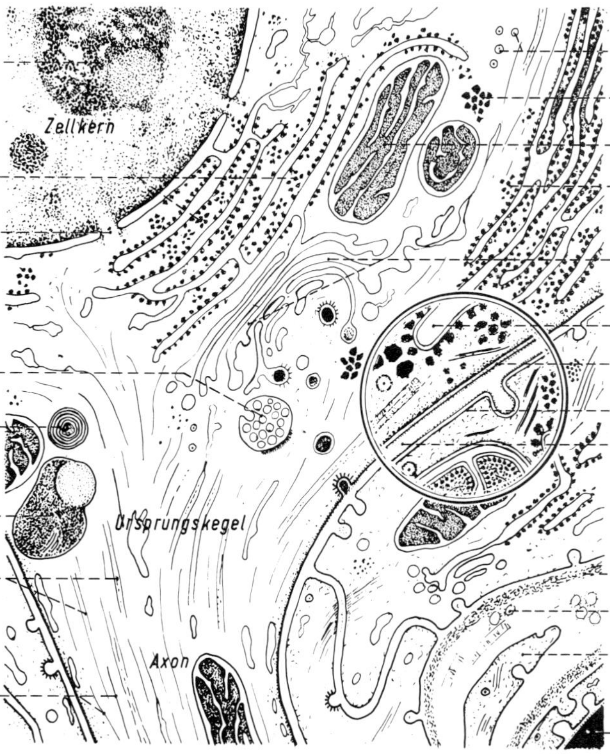

Abb. 130. Ausschnitt aus einer Spinalganglienzelle mit Darstellung der Ultrastruktur der Zellorganellen (K. H. ANDRES, Bochum).

Das Perikaryon

Das Perikaryon der Nervenzelle enthält den Zellkern und die zytoplasmatischen Zellorganellen, eingebettet in eine morphologisch nicht weiter strukturiert erscheinende Matrix (Abb. 129–131).

Zellkern

Der Zellkern füllt bei manchen Nervenzellen das Perikaryon zu einem beträchtlichen Teil aus, ist bei anderen wieder von viel Zytoplasma umgeben. Er liegt zumeist in der Mitte des Perikaryons, bei manchen Zelltypen charakteristischerweise am Rande. Die Randständigkeit von Kernen kann aber auch Ausdruck einer besonderen Reizung einer Nervenzelle sein. Sie ist bei Axondurchtrennung häufig zu beobachten. Die meisten Nervenzellkerne sind rund, doch kommen auch andere Formen vor. Viele Kerne zeigen starke Einfaltungen.

Da sich Nervenzellkerne nach der Geburt im allgemeinen nicht mehr teilen, verhalten sie sich wie Interphasenkerne. Die Kerne großer Nervenzellen sind charakteristischerweise sehr chromatinarm. Viele kleine Nervenzellen, wie etwa die Körnerzellen des Kleinhirns, zeigen hingegen chromatinreiche Kerne. Elektronenmikroskopisch präsentiert sich das Chromatin in Form verschieden dichter Anhäufungen feinster bandartiger und körniger kontrastreicher Strukturen. In der Regel enthält jeder Kern einen (oder mehrere) frei im *Karyoplasma* liegenden *Nucleolus* (Kernkörperchen). Die Nucleoli der meisten Nervenzellen fallen durch ihre Größe auf. Die Kernkörperchen enthalten viele dichte, ribosomenähnliche Körnchen und feine Filamente; dazwischen sind vakuolenartige Aufhellungen zu beobachten. In Nervenzellkernen bestimmter Species findet sich sehr häufig in der unmittelbaren Nachbarschaft des Nucleolus das *Geschlechtschromatin.* Viele Nervenzellkerne enthalten außer den angeführten Strukturen verschiedene *Einschlüsse.* So wurden in sympathischen Neuronen besondere tubulöse und filamentöse Strukturen beschrieben; zwischen der Zahl solcher Strukturen und Aktivität der Nervenzelle soll ein Zusammenhang bestehen.

Die aus einer inneren glatten und einer äußeren gewellten Membran bestehende *Kernhülle* ist als spezieller Teil des endoplasmatischen Reticulum aufzufas-

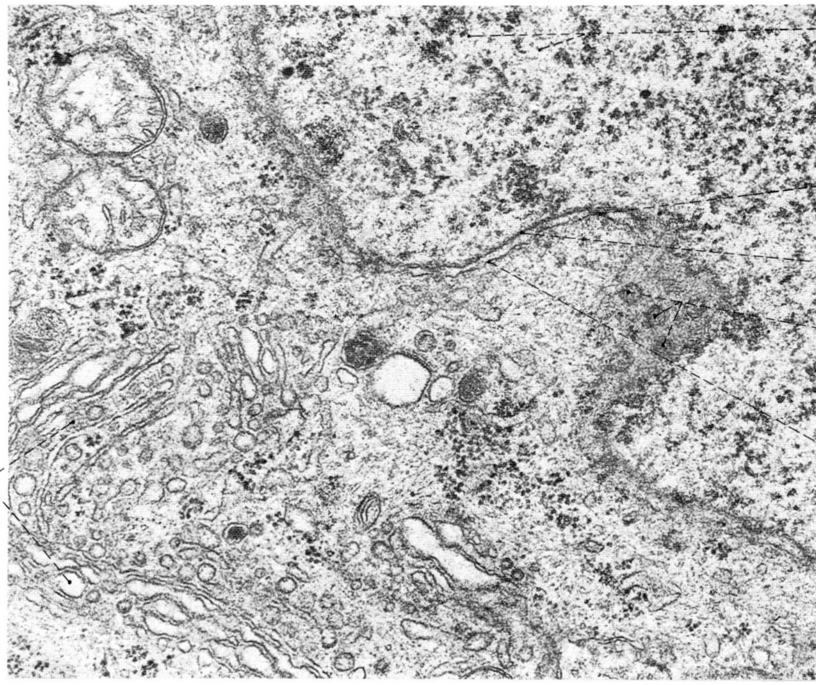

Abb. 131. Hülle des Zellkernes einer Spinalganglienzelle. Vergr. 31920× (Präparat: W. ZENKER).

sen. Die innere Membran der Kernhülle ist charakteristischerweise frei von Ribosomen. Der zwischen den beiden Membranen gelegene *perinukleäre Spalt* steht mit den Zysternen des endoplasmatischen Reticulum in Verbindung. Die Kernhülle zeigt in regelmäßigen Abständen Unterbrechungen, die *Kernporen* (Abb. 131), an deren Peripherie inneres und äußeres Blatt der Kernhülle ineinander übergehen. Die Kernporen stellen jedoch keine echten Öffnungen dar, erscheinen vielmehr durch dünne Membranen, die als *Diaphragmen* bezeichnet werden, verschlossen. Die Diaphragmen sind zentral verdickt; im übrigen liegt ihnen außen und innen feinfädiges Material auf. Den Kernporen wird regelnder Einfluß auf den Stoffaustausch zwischen dem Raum des Kerns und jenem des Zytoplasmas zugeschrieben.

Endoplasmatisches Reticulum, Ribosomen, NISSL-*Substanz*

Das endoplasmatische Reticulum (ER) durchsetzt mit einer großen Zahl miteinander vielfach in Verbindung stehender Zysternen das gesamte Perikaryon. Ein Teil der Zysternen ist von glatten, teilweise fenestrierten Membranen begrenzt, *glattwandiges oder ungranuliertes ER,* ein Teil von Membranen, denen außen Ribosomen aufliegen: *granuliertes* oder *rauhes ER (Ergastoplasma).* Granuliertes und ungranuliertes ER stehen miteinander in Verbindung; im übrigen hängt der Ausbildungsgrad und die Verteilung beider Typen des ER von der Zellart ab: so enthalten die PURKINJE-Zellen des Kleinhirns viel ungranuliertes, die motorischen Vorderhornzellen des Rückenmarkes viel granuliertes ER.

Ribosomen finden sich in Nervenzellen aber nicht nur an Membranen des ER, vielmehr auch in großer Zahl frei in der zytoplasmatischen Matrix. In dieser können sie einzeln oder in kleinen Gruppen (Polyribosomen) liegen. Polyribosomen haben oft Rosettenform. Die Zahl der freien Ribosomen kann wesentlich größer als jene der membrangebundenen sein. In vielen Nervenzellen sind Gruppen von Polyribosomen und Anteile dicht gelagerten Ergastoplasmas in mehr oder minder gut abgrenzbaren Bezirken zusammengefaßt (Abb. 129–132). Diese Areale sind aufgrund ihrer Basophilie lichtmikroskopisch mit basischen Farbstoffen (z. B. Kresylviolett) gut darstellbar und werden nach ihrem Entdecker als NISSL-*Schollen (Tigroid)* bezeichnet (Abb. 133). NISSL-Schollen kommen nur in Perikaryen und in somanahen Dendritenabschnitten vor, nicht aber in Neuriten. Schon die Abgangsstelle des Neuriten vom Perikaryon, der sog. *Axonhügel* ist frei von lichtmikroskopisch wahrnehmbaren NISSL-Schollen. Elektronenmikroskopisch können im Axonhügel allerdings bisweilen granuliertes ER und freie Ribosomen gesehen werden.

Daß NISSL-Schollen nicht, wie früher von manchen Autoren angenommen worden war, Artefakte der lichtmikroskopischen Technik sind, konnte durch

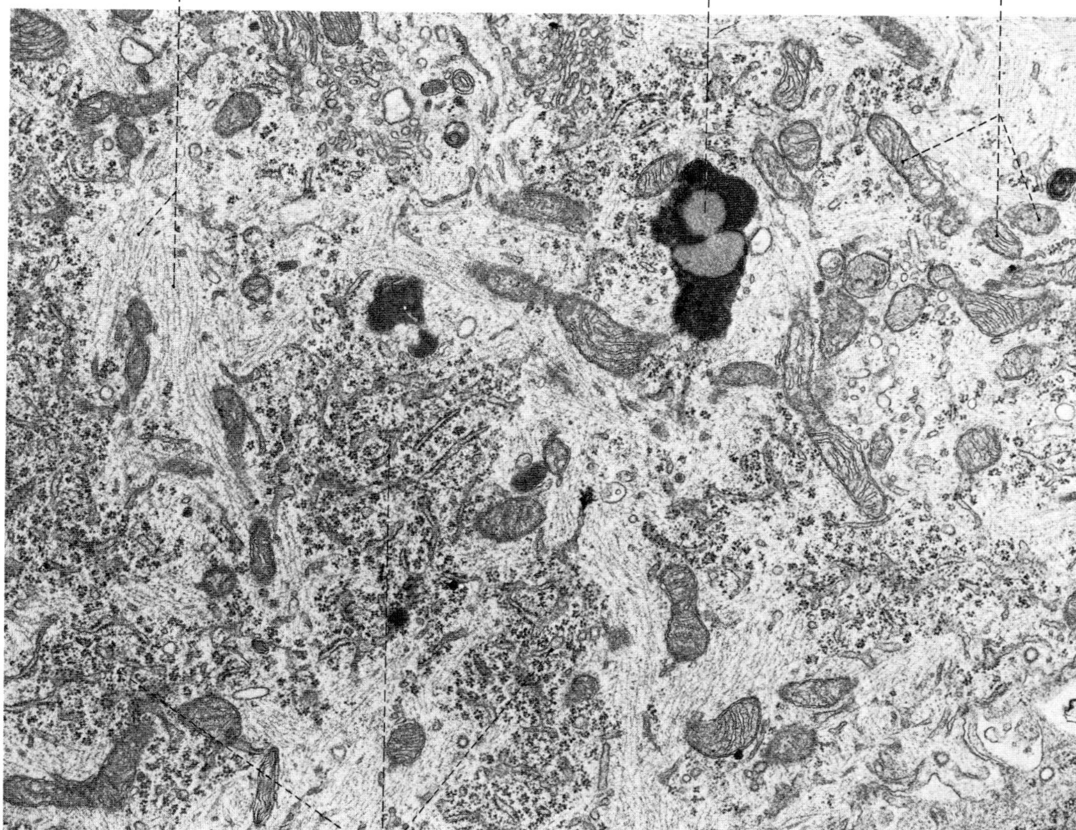

Abb. 132. Ausschnitt aus dem Neuroplasma einer Spinalganglienzelle. Vergr. 18050 × (Präparat: W. ZENKER).

den Nachweis von NISSL-Schollen in der lebenden Nervenzelle gezeigt werden. Dichte und Größe der Schollen sind für verschiedene Nervenzelltypen charakteristisch: Motorische Vorderhornzellen des Rükkenmarkes beispielsweise haben große, Spinalganglienzellen kleine, staubförmig verteilte NISSL-Schollen aufzuweisen.

Nach Schädigung einer Nervenzelle beobachtet man im Lichtmikroskop eine Auflösung der NISSL-Schollen in feinste Körnchen und schließlich deren völligen Schwund. Man spricht von *Chromatolyse* oder *Tigrolyse*. Das „NISSL-Zellbild" kann somit vom

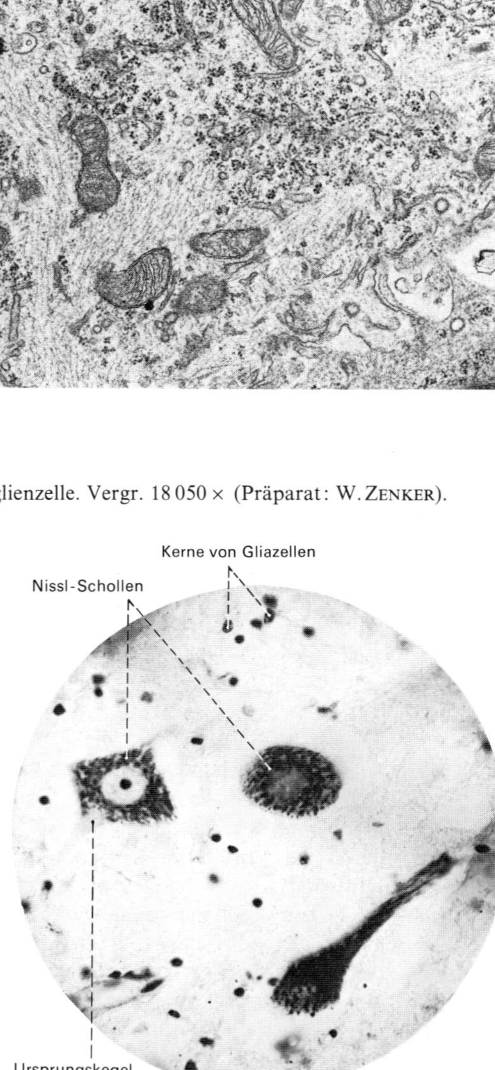

Abb. 133. Vorderhornzellen aus der grauen Substanz des Rückenmarkes (Nissl-Färbung). Zwischen den großen Nervenzellen sind die Kerne verschiedener Gliazellen zu sehen. Die Nissl-Schollen erstrecken sich bis in die Dendriten hinein. Sie lassen die Abgangsstelle des Neuriten (Ursprungskegel) frei.

Morphologen als Indikator für Schädigung, zumindest für Zustandsänderungen von bestimmten Nervenzellen verwendet werden. Da sich die im Perikaryon und in den großen Dendriten befindliche NISSL-Substanz auch nach Axondurchtrennung im Zuge der *„retrograden Degeneration“* entsprechend verändert, wurden NISSL-Färbungen oft bei der Lösung von Fragen der Zugehörigkeit bestimmter Nervenbahnen zu bestimmten Nervenzellgruppen herangezogen (S. 165).

Die außerordentlich starke Entfaltung des Ergastoplasmas und die große Zahl freier Ribosomemkomplexe hängen mit der überaus starken Proteinsynthese-Aktivität der Nervenzellen zusammen. Diese dient in erster Linie der Erhaltung und der Erneuerung des Zytoplasmas des Perikaryons und des gesamten Fortsatzsystems. Man nimmt an, daß große Neuronen täglich ein Drittel ihres Proteingehaltes erneuern.

Nach WAELSCH und LAJTHA soll das gesamte Gehirn seinen Eiweißgehalt – dieser beträgt etwa 40% seines Trockengewichtes – durchschnittlich einmal innerhalb von 14 Tagen komplett umsetzen. Eine Syntheseleistung von 15000 Proteinmolekülen pro Sekunde pro Zelle wurde errechnet. Bei Aktivierung von Nervenzellen nimmt die Protein-Syntheserate beträchtlich zu.

Golgi-Apparat

Der GOLGI-*Apparat* (Abb. 129–131) besteht aus einem Komplex parallel liegender, dicht gepackter glattwandiger Zysternen und einer Anzahl von Bläschen. Die Zysternen liegen meist zu fünft oder zu sechst übereinander. Sie zeigen seitliche Erweiterungen und bläschenförmige Abschnürungen. Die zu beiden Seiten der Zysternen befindlichen Bläschen haben Durchmesser bis zu 600 Å. Sie sind meist glattwandig, können aber auch mit einem Stäbchensaum versehen sein. Manche dieser Bläschen enthalten hydrolytische Enzyme und werden deshalb als *primäre Lysosomen* bezeichnet. Im übrigen ist der gesamte Bereich des GOLGI-Apparats immer frei von Ribosomen.

Viele Nervenzellen haben mehrere GOLGI-Felder aufzuweisen. Die GOLGI-Felder liegen meist in der Nähe des Zellkernes, doch können sie auch in anderen Zellbereichen, bisweilen auch in Dendriten, gefunden werden. Die mächtige Entfaltung des GOLGI-Systems kann mit den hohen Stoffwechselleistungen der Nervenzellen in Zusammenhang gebracht werden.

GOLGI beschrieb das nach ihm benannte Zellorganell erstmalig an metallimprägnierten Nervenzellen als fädige gitterartige Struktur in Zellkernnähe. Seither wurde der GOLGI-Apparat lichtmikroskopisch und elektronenmikroskopisch auch in anderen Zellarten regelmäßig festgestellt. Lichtmikroskopisch ist der GOLGI-Apparat durch Schwärzung mit Osmiumsäure oder durch Silberimprägnation darstellbar.

Lysosomen, multivesikuläre Körperchen und Lipofuszingranula

Lysosomen kommen in großer Anzahl in allen Nervenzellen vor. Sie präsentieren sich im Elektronenmikroskop als feingranulierte, membranumschlossene Körperchen, in denen histochemisch Hydrolasen nachgewiesen werden können. Ihre Größe liegt meist zwischen 0,3 und 0,5 μm, kann aber bis zu 2 μm erreichen. Sie sind somit auch lichtmikroskopisch sichtbar. Lichtmikroskopisch wurden Lysosomen auch in lebenden Zellen nachgewiesen. Die engen Beziehungen zwischen Lysosomen und GOLGI-Apparat lassen an die Möglichkeit denken, daß sie aus dem GOLGI-Apparat hervorgehen.

Während die Lysosomen im jugendlichen Alter ein recht einheitliches Bild hinsichtlich ihrer Form und ihres Inhaltes zeigen, beobachtet man im Alter oder in pathologischen Situationen verschiedene Einlagerungen, vor allem membranöse Einschlüsse und Vakuolen. Morphologisch ergeben sich Übergangsbilder zu Lipofuszingranula.

Lipofuszingranula stellen 1–3 μm große geformte, oft gelappt erscheinende, membranumschlossene Gebilde dar, deren Inhalt sich im Elektronenmikroskop teils sehr dicht, teils vakuolär präsentiert (Abb. 129, 130 u. 132). Lichtmikroskopisch sind sie bereits in ungefärbten Präparaten als gelblich-braune Pigmentkörperchen erkennbar. Da die Lipofuszingranula im Alter zahlenmäßig stark zunehmen, hat man sie auch als *Abnützungspigment* bezeichnet. Morphologisch sind Lipofuszingranula gegenüber Lysosomen nicht klar abgrenzbar, um so weniger, als in Lipofuszinkörnchen histochemisch oft hydrolytische Enzyme nachweisbar sind.

Als *multivesikuläre Körperchen* (Abb. 129 u. 130) werden etwa 0,5 μm große Gebilde bezeichnet, die mehrere Bläschen und andere Einschlüsse enthalten und außen von einer Membran umgeben sind. Sie finden sich in enger Nachbarschaft des GOLGI-Komplexes und scheinen ebenfalls mit den Lysosomen verwandt zu sein. An Nervenzellen herangebrachtes Ferritin ist in multivesikulären Körperchen elektronenmikroskopisch nachweisbar. Diese spielen somit offensichtlich bei der Inkorporation und Lyse bestimmter Stoffe eine Rolle.

Mitochondrien

Mitochondrien sind in allen Teilen der Nervenzellen anzutreffen; an Orten der Reizaufnahme, im Perikaryon und in präsynaptischen Endigungen kommen sie gehäuft vor. Ihre Form ist variabel; im Perikaryon überwiegen runde, in den Nervenzellausläufern gestreckte, dünne Mitochondrien. Die Cristae mitochondriales sind meist axial ausgerichtet. In neuronalen Endabschnitten wie in motorischen Endplatten findet man viele Mitochondrien im Zustand der De-

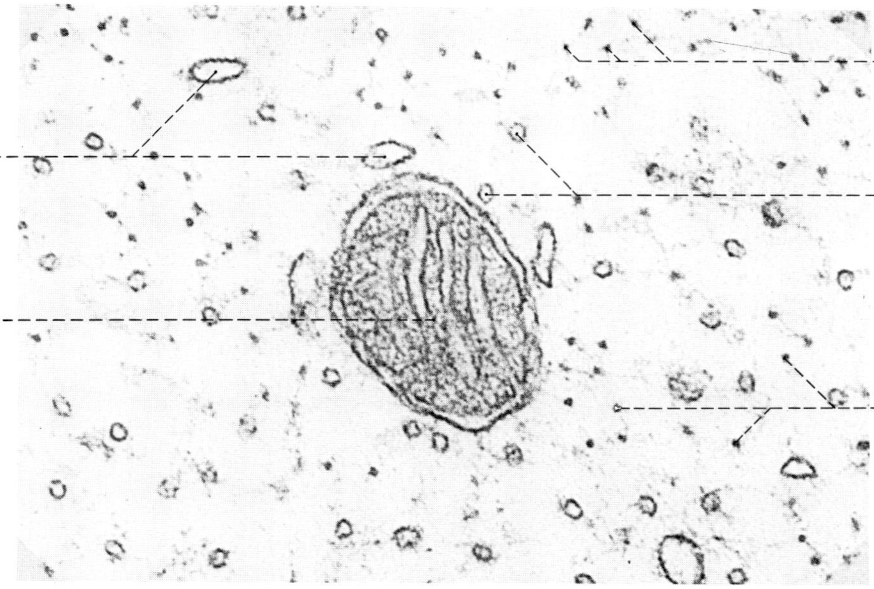

Abb. 134. Querschnitt durch ein Axon. Im Inneren einiger Neurotubuli erkennt man einen dunklen Punkt, im Inneren einiger Neurofilamente eine helle Stelle. Vergr. 90 720 × (Präparat: W. ZENKER).

generation. Bewegungen der Mitochondrien innerhalb der Nervenzellen konnten auf indirektem Weg, aber auch durch direkte Beobachtung festgestellt werden. In Axonen bewegen sich Mitochondrien mit der Axonströmung proximodistal. Nach Beobachtungen an Gewebekulturen können Mitochondrienbewegungen aber auch dem Axoplasmastrom entgegengerichtet sein. Bei den Bewegungen der Mitochondrien werden bestimmte „Plasmastraßen" bevorzugt (ANDRES).

Neurotubuli und Neurofilamente

Als *Neurotubuli* werden gestreckt verlaufende röhrenförmige Bildungen von etwa 200 Å Durchmesser bezeichnet, die in allen Teilen der Nervenzellen, vor allem in den Fortsätzen, anzutreffen sind (Abb. 130 u. 134). Ihre etwa 50–70 Å dicke Wand ist aus globulären Untereinheiten aufgebaut. Im Zentrum der Neurotubuli findet man an Querschnitten häufig einen elektronendichten Fleck.

Während die Neurotubuli das Perikaryon in verschiedener Richtung durchziehen, verlaufen sie in den Nervenzellfortsätzen achsenparallel. Im Axon ist eine regelmäßige Beziehung der Tubuluszahl zum Axonkaliber nachweisbar.

In ihrem Aufbau sowie auf Grund des Vermögens ihrer Wandproteine, selektiv Colchicin zu binden, entsprechen die Neurotubuli den Mikrotubuli anderer Zellen. Wie die Mikrotubuli anderer Zellen sind sie auch sehr strukturlabil und nur bei bestimmter Vorbehandlung elektronenmikroskopisch darstellbar. Durch Kälte sowie durch verschiedene chemische Einflüsse kommt es zur Desintegration der Neurotubuli. Da Tubuli im Gefrierätzbild frischen unfixierten Gewebes gesehen werden konnten, handelt es sich offensichtlich nicht um Artefakte. Der die Tubuli aufbauende Eiweißkörper wird auch als *Tubulin* bezeichnet. Dieses kommt im Neuron offenbar auch in gelöster Form vor. Neurotubuli werden scheinbar nicht nur im Perikaryon gebildet; sie dürften vielmehr auch in distalen Axonabschnitten aus gelöstem Tubulin geformt werden können.

Die funktionelle Bedeutung der Neurotubuli ist noch nicht geklärt. Auf Grund ihrer relativen Steifheit könnte ihnen eine gewisse Bedeutung für die Festigkeit der Nervenzelle und deren Fortsätze zukommen. Andererseits wird diskutiert, ob die Neurotubuli nicht eine Rolle bei den Transportvorgängen im Axoplasma spielen.

Ebenfalls längliche, jedoch wesentlich dünnere Strukturen (Durchmesser 80–100 Å) sind die *Neurofilamente* (Abb. 129 u. 134) Bei hoher elektronenmikroskopischer Vergrößerung quergetroffener Neurofilamente sieht man, daß eine etwa 30 Å dicke Wand ein hell erscheinendes Zentrum umgibt. Von den globulären Einheiten, die die Wand aufbauen, strahlen speichenartige Fortsätze aus.

Die Neurofilamente füllen den von allen anderen Organellen freigelassenen Raum des Neuroplasmas. Sie sind bei optimaler Fixierung ziemlich regelmäßig

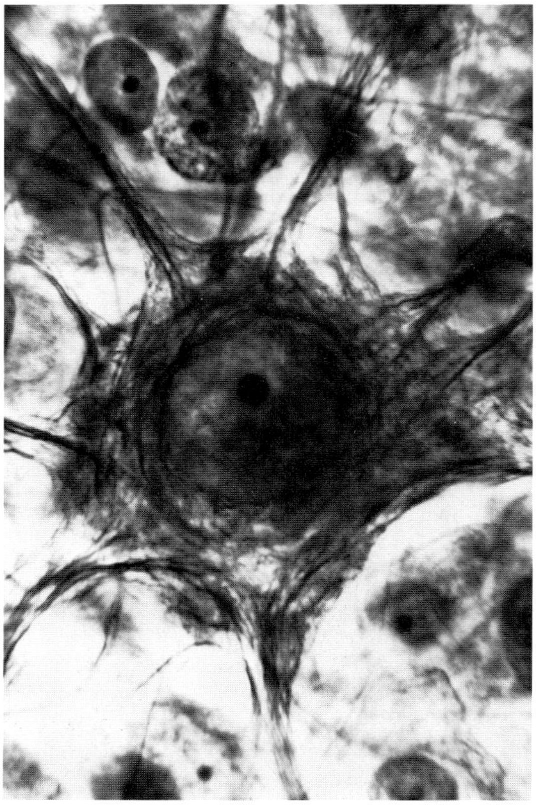

Abb. 135. Nervenzelle aus einer 46 Tage alten Kultur von Kleinhirnzellen einer jungen Katze. Darstellung der Neurofibrillen durch Silberimprägnation nach BODIAN. Vergr. etwa 1000 × (nach POMERAT und COSTERO).

verteilt und legen sich niemals aneinander. Die Neurofilamente sind weniger strukturlabil als die Neurotubuli. Gruppen von Neurofilamenten scheinen das Substrat der durch Versilberung lichtmikroskopisch darstellbaren Neurofibrillen zu sein (Abb. 135).

Andere Zellbestandteile von Nervenzellen

Neben den angeführten regelmäßig in Nervenzellen anzutreffenden Strukturen wurden an verschiedenen Orten des zentralen Nervensystems noch weitere Zellbestandteile und Einschlüsse beschrieben, etwa Zilien, Zentriolen, lamellierte Körperchen u. a. Auf diese kann jedoch im Rahmen dieses Lehrbuches nicht näher eingegangen werden.

Dendriten

Die Feinstruktur der *Dendriten* unterscheidet sich prinzipiell nicht von jener des Perikaryons. Die großen Dendritenstämme enthalten alle wichtigen Organellen, die sich auch im Perikaryon finden. Anteile des GOLGI-Komplexes reichen allerdings nur in die Anfangsteile hinein. Ergastoplasma und freie Ribosomengruppen nehmen mit fortschreitender Verzweigung der Dendriten allmählich ab und sind in den freien dendritischen Endästchen in der Regel nicht mehr nachweisbar. Längliche Mitochondrien verteilen sich über den gesamten Verzweigungsbaum der Dendriten. Neurotubuli kommen regelmäßig auch in den feinsten Verzweigungen vor. Sie sind in der Längsrichtung der Ästchen eingestellt, regelmäßig und dicht gelagert. Neurofilamente treten gegenüber den Tubuli in den Hintergrund.

Auffällige Bildungen der Dendriten vieler Nervenzellen sind sog. *Dornen,* bis zu 2 µm lange oberflächliche Ausbuchtungen verschiedener Form (Abb. 129). An ihrem Ende zeigen sie meist eiförmige Endauftreibungen. Die Dornen sind lichtmikroskopisch an GOLGI-Präparaten gut sichtbar (Abb. 128d, g). Sie können so zahlreich auftreten, daß sie eine enorme Oberflächenvergrößerung des rezeptorischen Bereiches der Nervenzellen bedingen. Die Zahl der Dornen nimmt gegen das Ende des dendritischen Verzweigungsbaumes stark zu. An Pyramidenzellen wurden bis zu 4000 Dornen festgestellt. Es wurde geschätzt, daß die Dornen über 40% der rezeptorischen Oberfläche einer Nervenzelle ausmachen können.

Das im Elektronenmikroskop flaumig erscheinende Zytoplasma der Dornen enthält keine Neurotubuli und keine Filamente. In vielen Dornen findet sich ein sog. *Dornenapparat,* kleine geschichtete Zysternen, die zwischen sich kontrastreiche Zytoplasmaverdichtungen einfassen (Abb. 129). Die Bedeutung des Dornenapparates ist nicht bekannt.

Es liegen Hinweise darauf vor, daß die Dornen „dynamische“ Strukturen sind, deren Aus- und Rückbildung mit der Funktion der Nervenzelle in Zusammenhang stehen.

Axon

Wie bereits erwähnt, verfügt eine multipolare Nervenzelle zwar in der Regel über mehrere Dendriten, immer aber nur über *ein* Axon. Dieses entspringt am sog. *Ursprungskegel* oder *Axonkegel,* d. i. eine Stelle des Perikaryons, die zumindest bei großen Nervenzellen schon bei lichtmikroskopischer Betrachtung durch das Fehlen von NISSL-Schollen auffällt (Abb. 129 u. 133).[1]).

Länge und Durchmesser der Axone differieren außerordentlich. Während die Axone vieler GOLGI I-Zellen beim Menschen bis über 1 m lang werden, enden die Axone von GOLGI II-Zellen bereits nach kurzem Verlauf in der Nähe des Perikaryons, von dem sie entspringen. Die Durchmesser der Axone schwanken bei Säugern zwischen 0,05 und 20 µm. Ab einem bestimmten Kaliber verfügen Axone über eine besonders differenzierte Hülle, eine sog. *Mark-*

---

[1]) Es wurden auch Nervenzellen beschrieben, deren Axone an Dendriten entspringen.

scheide. Die dünnsten Axone sind *marklos*. Der für den Beginn der Markscheidenbildung kritische Durchmesser beträgt im Zentralnervensystem etwa 0,2 bis 0,6 µm, im peripheren Nervensystem 1–2 µm. Diese Werte dürfen jedoch nicht als absolut betrachtet werden, da auch Species- und Typenunterschiede eine Rolle spielen.

Die Zellmembran wird im Bereich des Axons als *Axolemm* bezeichnet. Das Axolemm bietet elektronenmikroskopisch das gleiche Bild wie die übrige Nervenzellmembran. Das *Axoplasma* unterscheidet sich vom Zytoplasma des Perikaryons und der größeren Dendriten durch das Fehlen von GOLGI-Komplexen und Ergastoplama, in der Regel auch durch das Fehlen freier Ribosomen. Hingegen enthält das Axoplasma glattes endoplasmatisches Reticulum in Form länglicher Zysternen, Mitochondrien, Neurotubuli und Neurofilamente (Abb. 134). Da dünne Dendriten des zentralen Nervensystems auch keine Ribosomen und kein Ergastoplasma aufzuweisen haben, ist es oft schwierig oder gar unmöglich, im Elektronenmikroskop dünne Dendriten von dünnen marklosen Axonen zu unterscheiden.

Die Neurofilamente zeigen in Axonen eine relativ konstante Dichte und stehen zahlenmäßig in einem linearen Verhältnis zur Axon-Querschnittsfläche. Auch die Zahl der Neurotubuli nimmt mit der Axondicke zu, jedoch nicht linear, so daß die Tubuli in dickeren Axonen weniger dicht liegen als in dünneren. An Nerventeilungsstellen werden die Neurotubuli des Stammaxons auf die Tochteraxone entsprechend deren Kalibergröße verteilt. Im Endbaum, dessen Gesamtquerschnitt jenen des Stammaxons weit übertreffen kann, scheint jedoch die Dichte der Tubuli im ganzen konstant zu bleiben (ZENKER, MAYR), so daß angenommen werden kann, daß in diesen perikaryonfernen Axonästchen Tubuli aus präexistentem Material formiert werden können.

Spezialisierte Stellen des Axons sind:

1. Das *initiale Segment*, das ist die Strecke zwischen jener Stelle, an der das aus dem Ursprungskegel hervorgehende Axon seinen endgültigen Durchmesser erreicht, und dem Beginn der Markscheide. Im Bereich des initialen Segmentes liegt unter dem Axolemm eine elektronendichte Schicht von etwa 150–250 Å. Die Neurotubuli sind hier zu parallel verlaufenden Bündeln gepackt, innerhalb deren die einzelnen Neurotubuli meist nicht mehr als 250 Å voneinander entfernt und durch Querbrükken verbunden sind.
2. Der *Bereich des* RANVIER*schen Schnürrings* (s. auch S. 135 u. ff.): Wie im initialen Segment ist das Axolemm auch im Bereich des RANVIERschen Schnürrings von einer elektronendichten Schicht unterfüttert. Die Neurotubuli sind hier entsprechend dem Grad der Einschnürung zusammengedrängt und daher dichter gelagert, die Zahl der Mitochondrien größer, jene der Filamente kleiner als im übrigen Axon (vgl. Abb. 143).
3. Das *präsynaptische Axonende;* dieses ist vor allem durch den Gehalt an *synaptischen Bläschen* und eine besonders große Zahl von *Mitochondrien* gekennzeichnet. Nähere Angaben finden sich im Kapitel über Synapsen (S. 142ff.).
4. *Periphere sensible Axon-Endabschnitte:* Unter der kontrastreichen Rezeptormembran peripherer Endabschnitte sensibler Axone befindet sich eine feinfilamentöse Matrix, die auch Vesikel und Granula enthält und die von einem feinen Kanälchennetz durchzogen erscheint (ANDRES). Weiters finden sich im Rezeptorbereich gehäuft Mitochondrien und lamellierte osmiophile Körper.

Nervenhüllen

Umhüllung der Axone

Nur marklose Axone des *zentralen Nervensystems* liegen hüllenlos zwischen den übrigen Strukturen des Neuropils (Abb. 136). Im *peripheren Nervensystem* liegt jedes einzelne marklose Axon in *Hüllzellen*, SCHWANN*sche Zellen*, eingebettet (Abb. 137). Auch die *Markscheiden* markhaltiger Nervenfasern des peripheren Nervensystems sind Bildungen SCHWANNscher Zellen. Im zentralen Nervensystem werden die Markscheiden von *Gliazellen* gebildet.

Marklose Nervenfasern

Die *peripheren* marklosen Nervenfasern liegen in furchenförmige Vertiefungen oder kanalartige Einsenkungen der SCHWANN-Zellen eingebettet (Abb. 137). Die SCHWANN-Zellen bilden im ersten Fall offene Rinnen, wobei die eingelagerten Axone im Rinnenbereich vom Plasmalemm der SCHWANN-Zelle umgeben sind, während sie oberflächenwärts nur von Basallamina bedeckt werden. Wenn die Axone tiefer in die SCHWANN-Zellen eingesenkt sind, so liegen sie in Kanälen, die praktisch zur Gänze vom eingestülpten Plasmalemm der SCHWANN-Zellen ausgekleidet sind. Durch *Mesaxone* sind die eingestülpten Teile des Plasmalemms mit dem übrigen Plasmalemm der SCHWANN-Zelle in ähnlicher Weise verbunden wie die viszerale Serosa eines Darmstückes mit der parietalen Serosa (Abb. 137 u. 138). Eine SCHWANN-Zelle bildet auf diese Weise entweder mehrere enge Rinnen oder einzelne Kanälchen für mehrere (bis zu 30) dünne

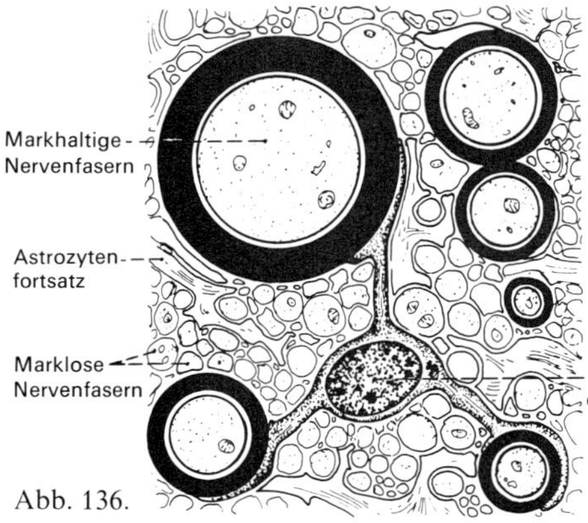

Abb. 136.

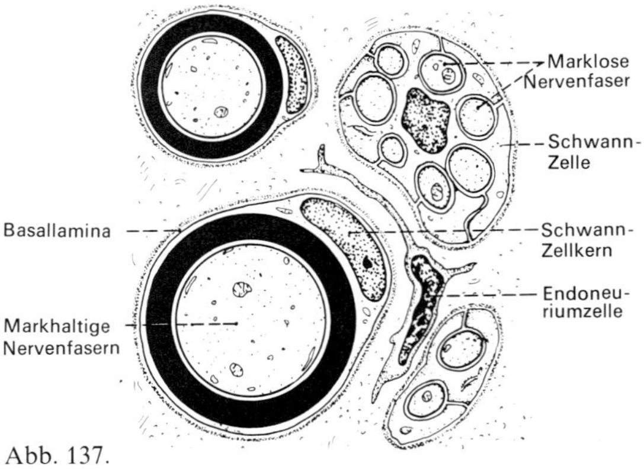

Abb. 137.

Marklose und markhaltige Fasern im zentralen (Abb. 136) und im peripheren (Abb. 137) Nervensystem. In den peripheren marklosen Nervenfasern finden sich jeweils mehrere Axone in eine Schwann-Zelle eingebettet (K. H. ANDRES, Bochum).

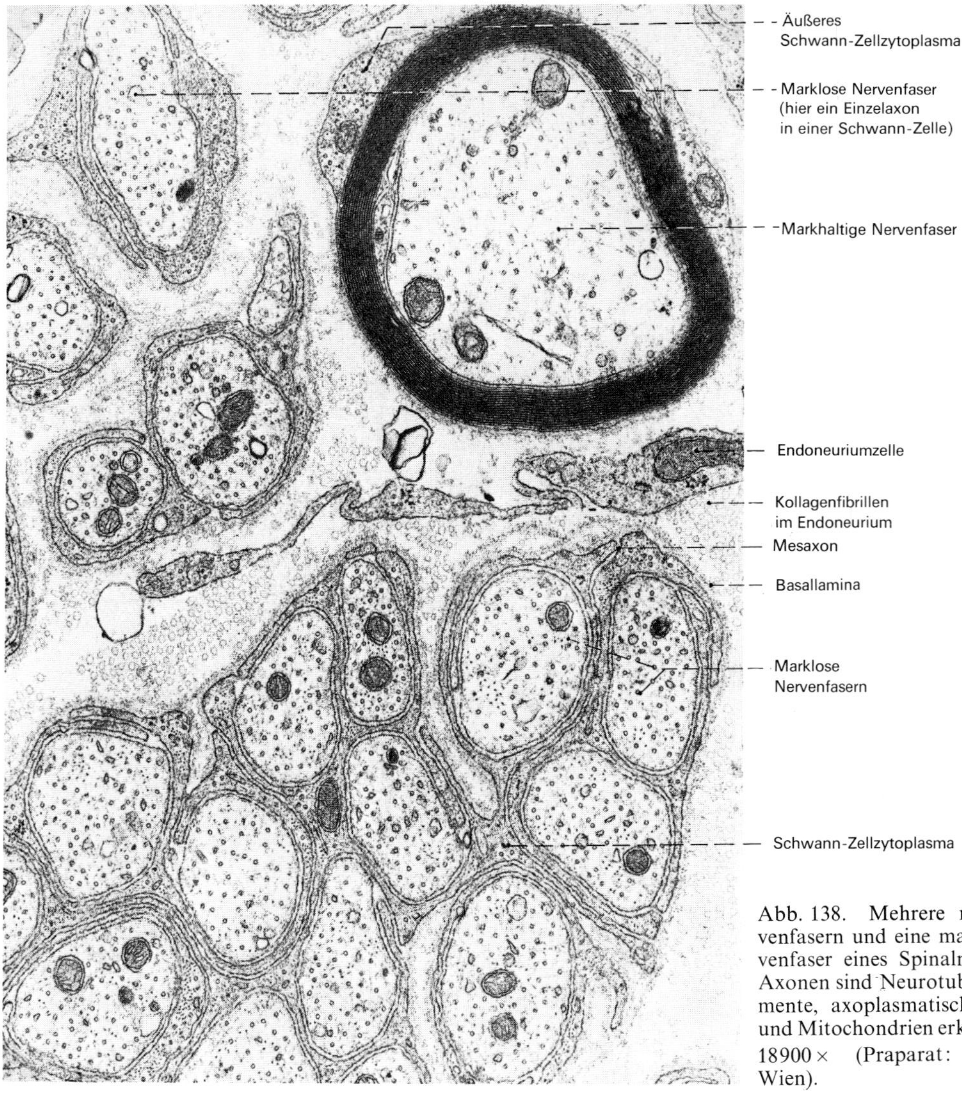

Abb. 138. Mehrere marklose Nervenfasern und eine markhaltige Nervenfaser eines Spinalnerven. In den Axonen sind Neurotubuli, Neurofilamente, axoplasmatisches Retikulum und Mitochondrien erkennbar. Vergr. 18900 × (Praparat: Dr. GRUBER, Wien).

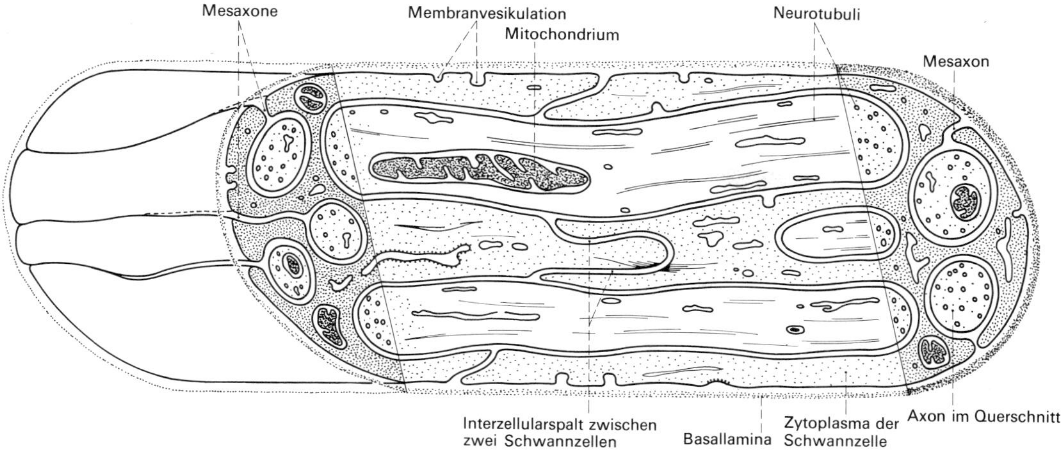

Abb. 139. Räumliches Schema markloser Nervenfasern. Die Axone sind in eine Hülle von Schwann-Zellen eingebettet. Prof. Dr. K. H. ANDRES, Bochum.

Axone oder aber nur einen einzigen größeren Kanal für ein dickeres Axon (Abb. 138). In der Regel findet sich in einem Kanälchen ein Axon. Auch können Gruppen von Axonen innerhalb eines einzigen Kanälchens liegen.

Da Axone normalerweise viel länger als einzelne SCHWANN-Zellen sind, wird die Hülle für eine marklose Nervenfaser nicht durch eine einzige SCHWANN-Zelle, sondern durch mehrere, in einer Reihe hintereinandergeschaltete SCHWANN-Zellen beigestellt. Die Plasmalemmata der aneinanderstoßenden SCHWANN-Zellen sind ineinander verzahnt und stellenweise durch Zellhaften verbunden (Abb. 139).

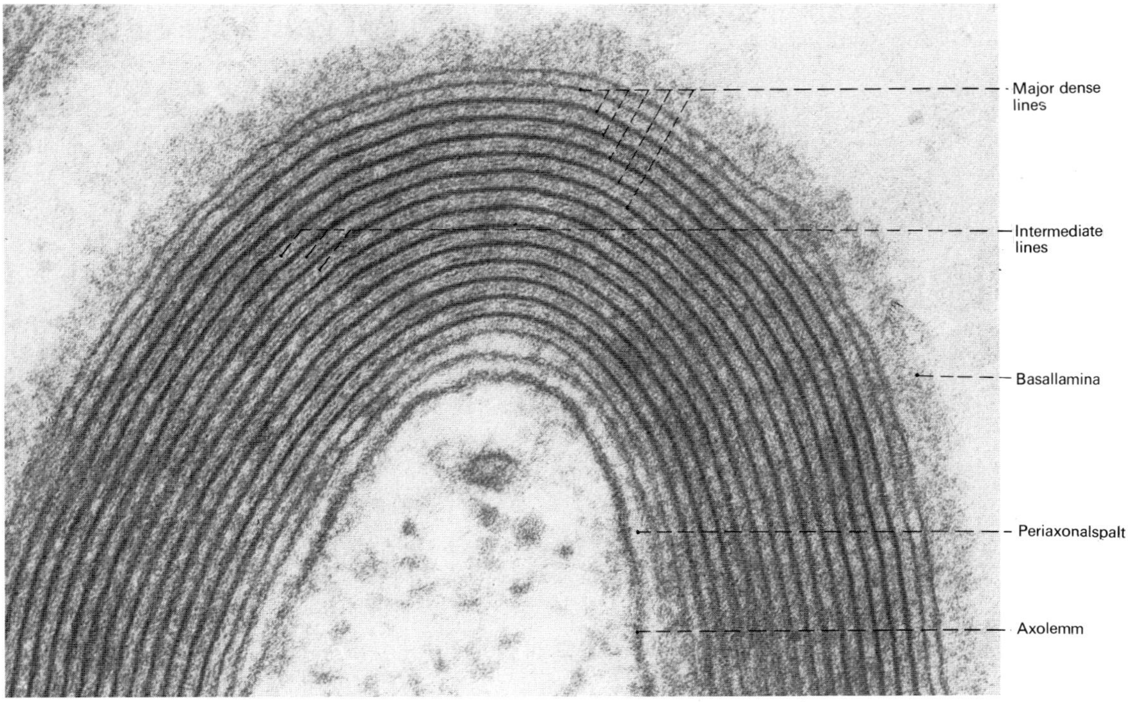

Abb. 140. Markscheidenausschnitt eines peripheren Nerven. Im Bereich der intermediate line sind zwei Linien erkennbar, die den beiden „Außenschichten" der Schwann-Zell-Elementarmembran entsprechen. Präparat und Aufnahme: Doz. Dr. Böck, Wien. Vergr. 120 000 ×.

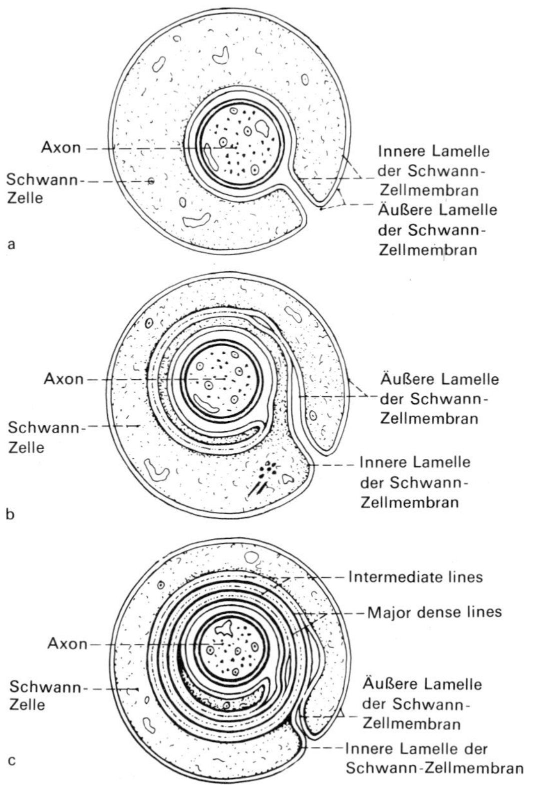

Abb. 141. Schematische Darstellung der Markscheidenentwicklung. Vergr. 1200 ×. a) Einsenkung des Axons in die Schwann-Zelle, b) Beginn der Umwicklung durch das Mesaxon, c) Aneinanderlegung der Mesaxonlamellen zur Markscheide (Prof. ANDRES, Bochum).

Markhaltige Nervenfasern

Die Markscheide stellt bei der *peripheren* markhaltigen Nervenfaser ein Produkt der SCHWANN-Zellen dar. Biochemisch ein Lipoproteinsystem, erscheint sie im elektronenmikroskopischen Querschnittsbild aus einer Anzahl konzentrischer Lamellen aufgebaut, wobei in regelmäßiger Periodizität dichte und helle Schichten aufeinanderfolgen (Abb. 138 u. 140). Die elektronendichten Schichten sind nach dem üblichen Präparationsverfahren etwa 30 Å dick und werden als *major dense lines* bezeichnet. Zwei aufeinanderfolgende major dense lines sind jeweils durch eine 90 Å breite helle Zone getrennt. Bei stärkerer elektronenmikroskopischer Vergrößerung erkennt man, daß diese hellen Zonen durch dünne elektronendichte Linien, *intermediate lines*, zweigeteilt sind (Abb. 140). Die Breite einer ganzen Periode beträgt somit ungefähr 120 Å am fixierten Präparat; an frischen, unfixierten Objekten beträgt sie 170–185 Å.

Der Aufbau der Markscheide wird am besten verständlich, wenn man sich den Entwicklungsgang der Beziehungen zwischen Axonen und SCHWANN-Zellen vor Augen führt: In frühen Entwicklungsstadien liegen Nervenfasern, die später markhaltig werden sollen, in Gruppen in SCHWANN-Zellen eingebettet, im Prinzip in gleicher Weise wie marklose Nervenfasern im ausgereiften Gewebe. Erreicht ein Axon ein bestimmtes Kaliber, wird es allmählich von den anderen Axonen separiert und kommt schließlich in eine eigene, nur ihm zugeteilte SCHWANN-Zelle zu liegen. Es liegt zunächst in einer oberflächlichen Rinne der SCHWANN-Zelle. Diese Rinne vertieft sich dann zu einem Kanal (Abb. 141), wobei das eingestülpte Plasmalemm der SCHWANN-Zelle durch ein *Mesaxon* mit dem oberflächlichen Anteil des Plasmalemms in Verbindung bleibt. Ein die SCHWANN-Zelle nun erfassender Wachstumsprozeß führt im weiteren dazu, daß das Mesaxon verlängert und in Spiraltouren um das eingesenkte Axon gewickelt wird. Hierbei verschwindet das anfangs zwischen zwei Wickelungen noch vorhandene SCHWANN-Zellzytoplasma, und die beiden dichteren Innenschichten der dreischichtigen SCHWANN-Zell-Elementarmembran vereinigen sich jeweils zu einer besonders kontrastreichen *major dense line*. Auch die beiden Außenschichten der SCHWANN-Zell-Elementarmembran kommen bei diesem Umwickelungsprozeß aneinander zu liegen und bilden jeweils eine *intermediate line*, die dünner erscheint als die major dense line. Die beiden in der intermediate line aneinandergelegten Membranen verschmelzen jedoch nicht, so daß ein Spaltraum auftritt, der bei hoher elektronenmikroskopischer Vergrößerung bisweilen auch deutlich sichtbar ist (Abb. 140). Da dieser Spaltraum mit dem Extrazellularraum zusammenhängt, können z. B. an die Oberfläche eines Nerven herangebrachte Lanthaniumsalze in ihn eindringen. Die Anzahl der Wickelungen, die schließlich ein Axon umgeben, bestimmt die jeweilige Markscheidendicke und hängt vom Axonumfang ab.

Dicke Axone besitzen Markscheiden von einigen hundert Lamellen. Bei peripheren Nervenfasern wurde auf Grund zahlreicher Messungen errechnet, daß dem Anwachsen des Axonumfanges um 0,17 µm eine Zunahme der Markscheide um eine Lamelle entspricht.

So besteht die vollentwickelte Markscheide vorwiegend aus aneinanderliegenden Mesaxonlamellen, die das eigentliche Mark oder *Myelin* bilden; nur innen und außen bleibt SCHWANN-Zellzytoplasma erhalten (Abb. 138). Die äußere Zytoplasmaschicht beherbergt auch den SCHWANN-Zellkern (Abb. 145). Die innerste Myelinlamelle wird durch das *innere Mesaxon* mit jenem Plasmalemmanteil der SCHWANN-Zelle verbunden, der das Axon umgibt. Zwischen diesem „inneren Plasmalemm" der SCHWANN-Zelle und dem Axolemm liegt der 120–200 Å breite *periaxonale Spaltraum* (Abb. 140). Die äußerste Marklamelle steht andererseits über das *äußere Mesaxon* mit dem äußeren Plasmalemm in Verbindung (Abb. 141c).

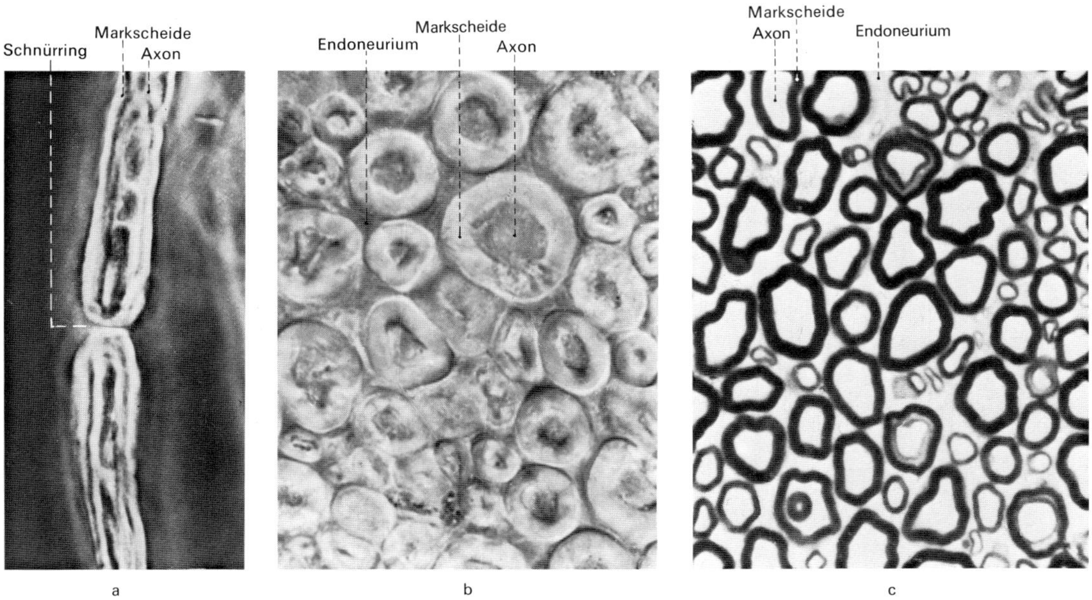

Abb. 142. Markhaltige Nervenfasern in lichtmikroskopischer Darstellung. a) Isolierte Nervenfaser im Phasenkontrast, b) Ungefärbter Querschnitt durch eine hintere Rückenmarkswurzel der Ratte, c) Osmiumgefärbter Querschnitt durch eine Hinterwurzel der Ratte (Präparate: W. ZENKER).

Eine einzelne SCHWANN-Zelle ist in der Lage, die Markscheide für einen Axonabschnitt von 100–1500 µm Länge beizustellen. Man nennt diese Strecke ein *Internodium.* Jedes Internodium wird von zwei RANVIER*schen Schnürringen* („nodes of RANVIER") begrenzt. Die Anzahl der Internodien einer Nervenfaser ist mit dem Ende der Markscheidenbildung festgelegt. Dies bedeutet, daß das weitere Wachstum einer einmal myelinisierten Nervenfaser nicht mit Neubildung von Internodien, sondern mit Verlängerung der bestehenden einhergeht. Bei erwachsenen Individuen stehen die Internodienlängen zur Dicke der Axone in Relation. In der mittleren Verlaufsstrecke eines Nerven sind sie etwa 500–1500 µm lang. Im Bereich von Nervenfaserenden werden die Internodien – auch bei gleichbleibender Axondicke – kontinuierlich kürzer (bis unter 100 µm).

Im *Zentralnervensystem* werden die Markscheiden von *Gliazellen,* in der Regel von *Oligodendrozyten,* gebildet. Der Grundvorgang der Markscheidenbildung ist prinzipiell der gleiche wie bei der peripheren Nervenfaser. Allerdings konnte ein wesentlicher Unterschied festgestellt werden: Während in der Peripherie einer einzelnen SCHWANN-Zelle *ein* internodaler Markabschnitt *einer* einzigen Nervenfasser zugeordnet ist, beteiligt sich im Zentralnervensystem in der Regel eine Oligodendrogliazelle mit verschiedenen Ausläufern an der Bildung der Markscheiden *mehrerer* Axone (Abb. 136). So ist es auch zu verstehen, daß Kern und Perikaryon markbildender Gliazellen des ZNS jeweils in einiger Entfernung von den Markscheiden liegen und mit diesen lediglich durch Zytoplasmabrücken verbunden sind, während die SCHWANN-Zellkerne peripherer Nervenfasern im unmittelbaren Markscheidenbereich liegen.

An der Oberfläche der Markscheiden zentraler Nervenfasern finden sich nur schmale Zytoplasmabänder. Die *Markscheidenperioden,* d. h. die Abstände zweier aufeinanderfolgender major dense lines, sind bei Fasern des ZNS im allgemeinen um etwa 10% kleiner als bei peripheren Fasern. Doch variieren diese Abstände auch innerhalb des ZNS bis zu einem gewissen Grad.

Während die äußeren Oberflächen der Myelinscheiden peripherer Nervenfasern von Basalmembranen und Bindegewebsfibrillen bedeckt sind, ist dies bei zentralen Fasern nicht der Fall. Die Markscheiden benachbarter Fasern können hier unmittelbar aneinanderliegen (vgl. Abb. 136 u. 137).

Lichtmikroskopisch imponieren die Markscheiden am ungefärbten Präparat als einheitliche weißliche Umhüllungen der Axone und erscheinen je nach Vorbehandlung mehr oder weniger stark gequollen (Abb. 142a u. b). Sie färben sich mit Osmiumsäure, Sudanschwarz B und anderen lipidfärbenden Stoffen deutlich an (Abb. 142c).

Ranviersche Schnürringe (nodes of Ranvier) und Schmidt-Lantermannsche Inzisuren

Wie bereits festgestellt wurde, stellen die einzelnen SCHWANN-Zellen peripherer Nerven bzw. die mark-

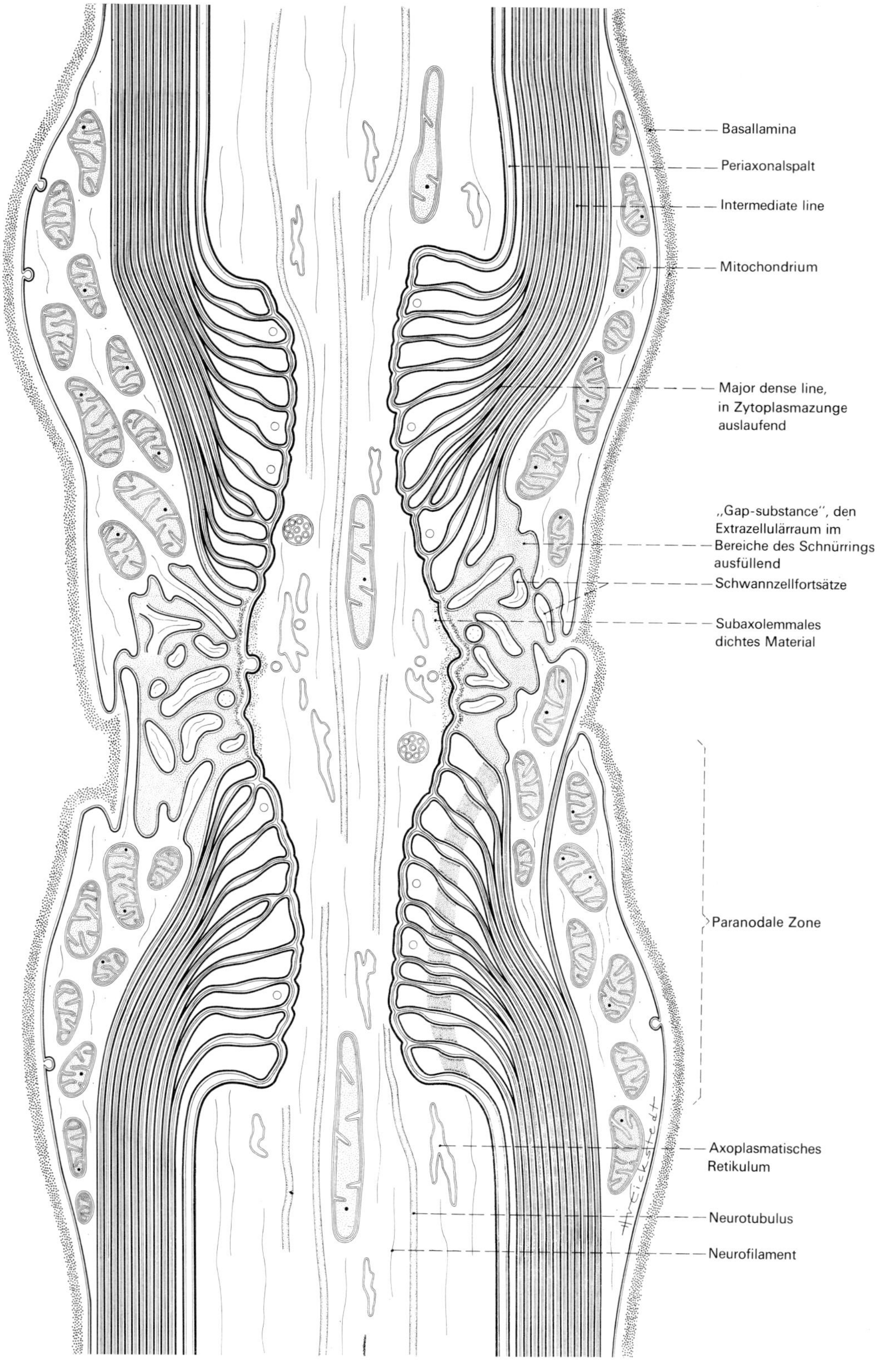

Abb. 143. Schema eines RANVIERschen Schnürringes (Dr. E. KRAMMER).

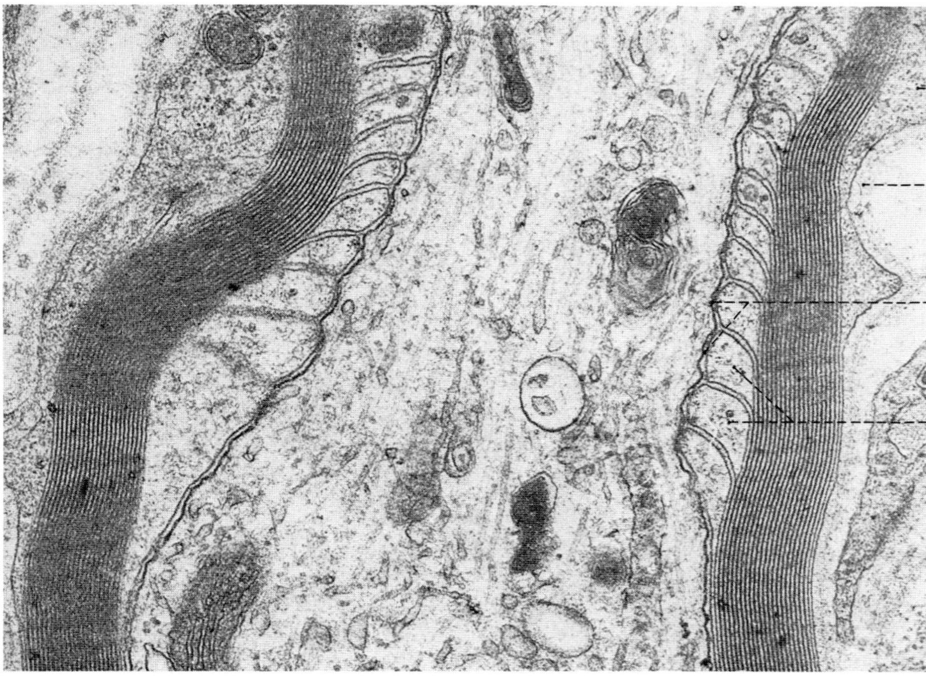

Abb. 144. Paranodale Zone. Vergr. 42 000 × (Präparat und Aufnahme: R. MAYR, Wien).

bildenden Fortsätze einzelner Oligodendrogliazellen im ZNS immer nur die Markumscheidung eines bestimmten, begrenzten Teiles einer Nervenfaser bei, so daß die gesamte Markscheide *eines* peripheren Axons immer von einer größeren Anzahl von SCHWANN-Zellen gebildet wird. Zwischen den von benachbarten SCHWANN-Zellen gebildeten Markabschnitten liegen jeweils sog. RANVIER*sche Schnürringe*, in deren Bereich die Axonoberfläche zu einem relativ weiten Extrazellularraum Kontakt erhält, einen Kontakt, der für Stoff- und Ionenaustauschvorgänge von Bedeutung ist. Das die SCHWANN-Zellen zweier im Schnürring aneinander grenzender Internodien verbindende Material wurde als *„gap-substance"* bezeichnet.

Die Strukturdetails eines RANVIERschen Schnürringes lassen sich am besten an elektronenmikroskopischen Längsschnitten studieren. Wie aus Abb. 143 zu ersehen ist, finden beiderseits eines Schnürringes die einzelnen Markscheidenlamellen ihr Ende. Hierbei biegen sie, eine nach der anderen, nach innen, gegen das Axon zu, ab. Die major dense lines laufen hierbei in zungenförmige Zytoplasmafortsätze aus, die in besondere Beziehung zum Axolemm treten: Die beiden Zellmembranen, die im Bereich des Internodiums einen Periaxonalspalt von mindestens 120 Å begrenzen, nähern sich hier bis auf 30 Å. Im zentralen Nervensystem bleibt der Abstand zwischen den beiden Membranen auch paranodal 120 Å, jedoch fassen hier die beiden Membranen in periodischen Abständen elektronendichtes Material zwischen sich (Abb. 144). Auf diese Weise kommt eine *Barriere* zwischen dem den Schnürring umgebenden *Extrazellularraum* und dem *internodalen Periaxonalspalt* zustande. Die Bereiche der Nervenfaser, innerhalb deren die einzelnen Markscheidenlamellen beiderseits des Schnürrings in der geschilderten Weise enden, bezeichnen wir als *paranodale Zonen* (Abb. 143 u. 144). Das Axon ist in der paranodalen Zone eingeschnürt. Im eigentlichen Schnürringbereich, der nodalen Zo-

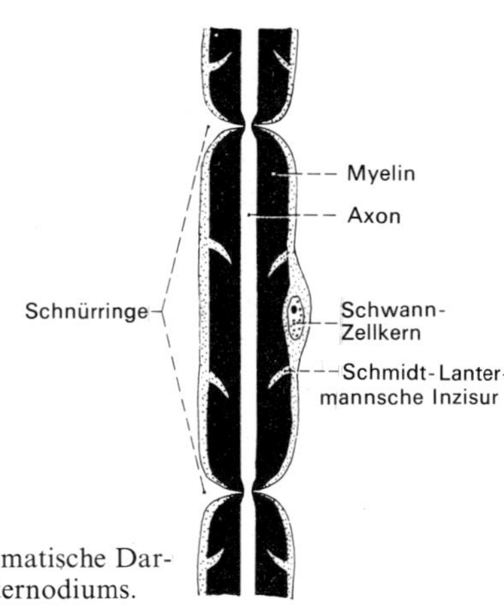

Abb. 145. Schematische Darstellung eines Internodiums.

ne, kommt es meist wieder zu einer relativen Axonverdickung; von dieser ist die Bezeichnung „node of RANVIER", „RANVIER-Knoten", abzuleiten. In der nodalen Zone kann man unter dem Axolemm eine etwa 200 Å breite Schicht elektronendichten Materials feststellen.

Während die Axone des zentralen Nervensystems im Schnürringbereich völlig freiliegen, erhalten die Axone peripherer Nerven durch Fortsätze der äußeren Zytoplasmaschicht der im Schnürring aneinandergrenzenden SCHWANN-Zellen eine Umhüllung. Diese Fortsätze sind mehr oder weniger ineinander verzahnt und in die oben erwähnte gap-substance eingebettet. Das Zytoplasma der SCHWANN- oder Gliazellen zeigt paranodal vermehrt Mitochondrien.

Am peripheren Ende des markhaltigen Teils einer Nervenfaser enden die einzelnen Marklamellen des letzten Internodiums wie an einem Schnürring.

Bei der lichtmikroskopischen Betrachtung peripherer Nervenfasern erscheint die Kontinuität der Markscheiden nicht nur durch RANVIERsche Schnürringe unterbrochen, vielmehr auch durch eine Anzahl schräg verlaufender Spalten, die im Bereich der Internodien gelegen sind (Abb. 145). Die als SCHMIDT-LANTERMANN*sche Inzisuren* bezeichneten Spalten wurden früher oft als Fixationsartefakte der Markscheide gedeutet. Diese Deutung konnte jedoch nicht länger aufrechterhalten werden, nachdem diese Spalten polarisationsmikroskopisch auch an lebenden Nervenfasern festgestellt werden konnten. Im elektronenmikroskopischen Bild stellen SCHMIDT-LANTERMANNsche Inzisuren Stellen der Markscheiden dar, an denen die major dense lines aufgespalten erscheinen, um zytoplasmatisches Material zwischen sich zu fassen und die intermediate lines auseinanderweichen, wodurch eine Erweiterung des Extrazellularraumes entsteht. Das zytoplasmatische Material steht im Bereich der SCHMIDT-LANTERMANNschen Inzisuren sowohl mit der äußeren als auch mit der inneren Lage des SCHWANN-Zellzytoplasmas in Verbindung.

Umhüllung der Perikaryen von Ganglien des peripheren Nervensystems

Die Nervenzellkörper der meisten peripheren Ganglien sind von Hüllen umgeben, die in der Regel aus einer Schicht sogenannter *Satellitenzellen* aufgebaut sind (Abb. 146); eine Zellart, die sich grundsätzlich nicht vom Typus der SCHWANN-Zelle unterscheidet. Ihr Zytoplasma erscheint im Elektronenmikroskop wesentlich dunkler als das der meisten Nervenzellen (Abb. 147). Die Satellitenzellen sind durch einen 200 Å breiten Spalt von den Nervenzellen getrennt. Ein gleichbreiter Spaltraum trennt auch die Plasmalemmata der meist ineinander verzahnten, benachbart liegenden Satellitenzellen. Die Zahl der Satellitenzellen, die eine Nervenzelle umgeben, hängt von deren Größe ab.

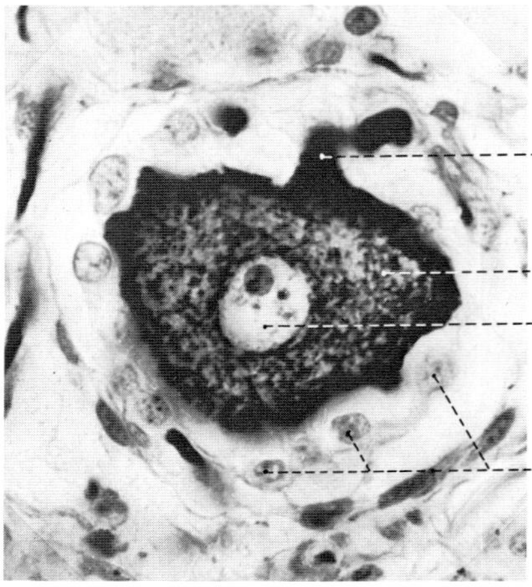

Abb. 146. Spinalganglienzelle einer Ratte (Silberimprägnation nach BODIAN). Vergr. 1000 × (W. ZENKER).

In den Ganglien des achten Hirnnerven sind Perikaryen bipolarer Nervenzellen von Markscheiden umhüllt.

Nervenfaserteilungen

Die Teilung einer markhaltigen Nervenfaser erfolgt immer an einem RANVIERschen Schnürring (Abb. 148). Am häufigsten kommt eine Teilung in zwei Äste, eine *dichotome Teilung,* vor, doch kann sich eine markhaltige Nervenfaser auch in drei und mehr Äste teilen. Die Teilungsäste haben immer ein kleineres Kaliber als die Stammfasern und dementsprechend auch dünnere Markscheiden. Die Summe der Querschnittsflächen der Tochteräste ist jedoch größer als die Querschnittsfläche der Stammfaser. Bedenkt man, daß sich der Neurit einer motorischen Vorderhornzelle des Rückenmarks in letztlich mehrere hundert Endästchen aufteilt, so ergibt sich im Endbaum einer solchen Faser eine beträchtliche Gesamtquerschnittsvergrößerung.

Bedeutung der Markscheiden und des Axonkalibers für die Leitungsgeschwindigkeit von Nervenfasern

Nervenfasern können als elektrische Kabel betrachtet werden. Das Innere des Kabels, das Axoplasma, leitet relativ gut, das Äußere, die Membran, leitet wesentlich schlechter. Kommt es an einer Stelle der Membran zur *Erregung* und damit zur Bildung eines *Aktionspotentials,* so findet man – in Umkehrung der Situation des Ruhezustandes – die erregte Stelle an der Außenseite der Nervenfaser negativ, ihr Inneres positiv geladen: Zustand der *Depolarisation.* Zwischen

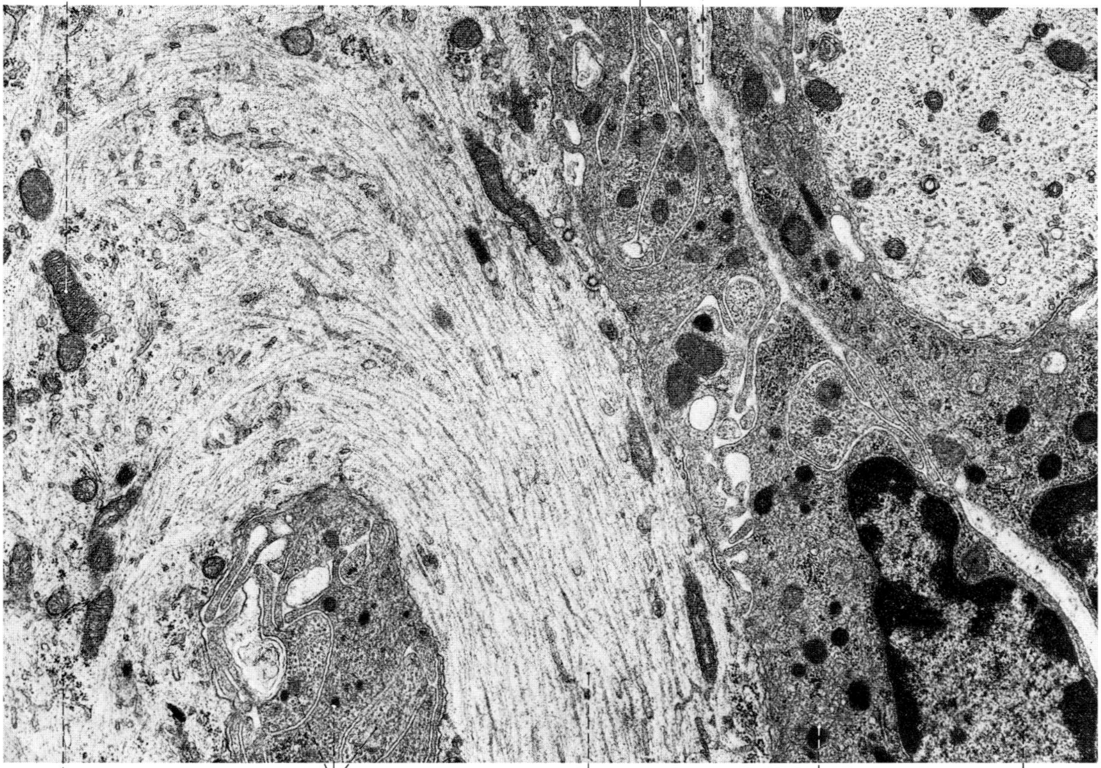

Abb. 147. Satellitenzellen einer Spinalganglienzelle im Bereich des Abgangs des Neuriten. Vergr.: 18 800 × (W. Zenker).

den erregten und den benachbarten, noch unerregten Membranstellen kommt es nun auf Grund des aufgetretenen Potentialgefälles zur Entstehung von *Stromkreisen,* die eine Depolarisation des benachbarten, zunächst noch nicht erregten Membranabschnittes herbeiführen können. Tritt eine solche ein, so wird diese nun erregte Stelle selbst wieder Ursache für einen Stromfluß zu einer nächsten Membranstelle. Indem sich dieses Spiel fortsetzt, breitet sich die Erregung weiter aus, bis sie schließlich die Nervenendigung erreicht.

Die Geschwindigkeit des geschilderten Vorganges hängt vor allem vom Längswiderstand, welcher der Ausbreitung des Stroms entgegenwirkt, und damit vom Kabelquerschnitt ab. Dickere Nervenfasern leiten die Erregung somit schneller als dünne. Nach Stämpfli müßte eine marklose Nervenfaser, die imstande wäre, eine Erregung mit einer Geschwindigkeit von 100 m/sec zu leiten, einen Durchmesser von einem ganzen Millimeter haben. Würden unsere schnell leitenden Nerven aus so dicken marklosen Nervenfasern aufgebaut sein, fänden sie in unserem Körper keinen Platz; bestehen doch etwa die Nerven-

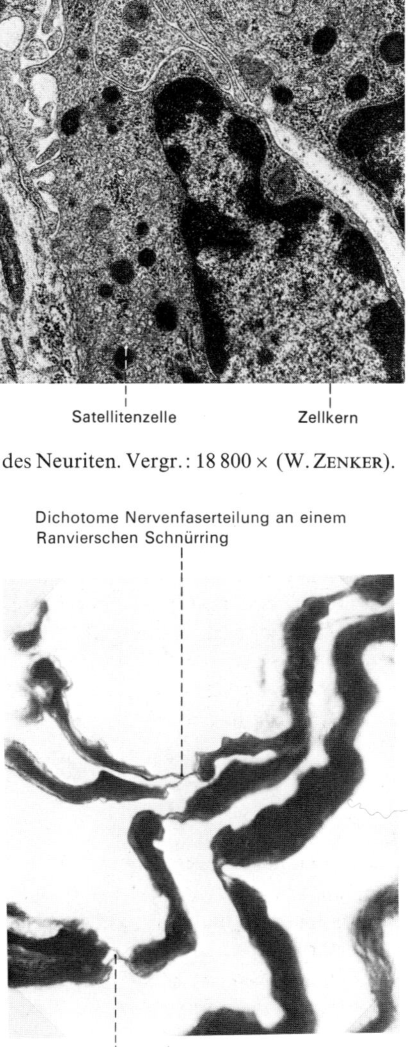

Abb. 148. Nervenfaserteilungen im Endausbreitungsgebiet eines motorischen Augenmuskelnerven beim Rhesusaffen. Methode: Silberimprägnation nach Jabonero, Vergr. 1200 × (W. Zenker).

stämme unserer Extremitäten aus Tausenden von Einzelfasern. Das Auftreten markhaltiger Nervenfasern in der Evolution brachte eine Kabelkonstruktion, die bei wesentlich geringeren Faserdurchmessern hohe Leitungsgeschwindigkeiten ermöglicht: Bei markhaltigen Nervenfasern bleibt der Erregungsvorgang nämlich auf die kleinen Membranabschnitte der RANVIERschen Schnürringe beschränkt. Die Isolationswirkung der Markscheide bewirkt, daß die Stromkreise von einem Schnürring nicht zu dem diesem Schnürring benachbarten Membranabschnitt verlaufen, sondern zum nächsten Schnürring, wo sie eine Depolarisation früher herbeiführen, als dies die Erregungsausbreitung an einer markscheidenfreien Nervenfaser gleichen Kalibers für eine vergleichbare Distanz bewerkstelligen könnte. Hierdurch ergibt sich bei markhaltigen Fasern eine viel schnellere Erregungsleitung. Da diese „von Schnürring zu Schnürring springt", spricht man auch von der *saltatorischen Erregungsleitung*. Sie erst ermöglicht unser schnelles Reaktionsvermögen.

Natürlich ist auch bei markhaltigen Nervenfasern die Leitungsgeschwindigkeit vom Faserkaliber abhängig. Das Verhältnis von Leitungsgeschwindigkeit (ausgedrückt in m/sec) und Faserdicke (ausgedrückt in µm Gesamtfaserdurchmesser) wurde von verschiedenen Autoren für markhaltige Nervenfasern übereinstimmend mit annähernd 6:1 angegeben. Die Markscheidendicke hängt vom Gesamtdurchmesser der Nervenfaser ab. Vernachlässigt man gewisse Schwankungen, so liegt das Verhältnis von Axondurchmesser zu Gesamtfaserdurchmesser („g") etwa bei 0,6[1]).

In Anbetracht des Zusammenhanges zwischen Nervenfaserdicke und Leitungsgeschwindigkeit wurde eine Einteilung der Nervenfasern in *Kaliberklassen* getroffen. In der Tabelle 8 wird die klassische Einteilung nach ERLANGER und GASSER wiedergegeben und der in letzter Zeit für sensible Nerven verwendeten Zahlenbezeichnung nach LLOYD und HUNT gegenübergestellt. Die Tabelle soll eine grobe Orientierung über das Spektrum der vorkommenden Kaliber vermitteln. Darüber hinaus zeigt sie, daß Korrelationsmöglichkeiten zwischen Faserkalibern und Funktionen bestehen. So gehören beispielsweise die Nervenfasern, die die motorischen Impulse vom Rückenmark zu den extrafusalen Muskelfasern überbringen, der Kaliberklasse der schnell leitenden A-α-Fasern an. Weitere Funktionsbeispiele finden sich in Tabelle 9.

[1]) Dieser Wert entspricht auch den von RUSHTON, HUXLEY und STÄMPFLI ausgesprochenen theoretischen Überlegungen über ein optimales Verhältnis zwischen dem elektrischen Längswiderstand des Axons und dem Widerstand der Markscheide.

Tabelle 8. Einteilung der Nervenfasern (s. Text).

Faserdurchmesser in µm	Leitungsgeschwindigkeit in m/sec	Buchstabenbezeichnung	Zahlenbezeichnung
12 – 20	70 – 120	A α	I a; I b
5 – 15	30 – 70	β	II
2 – 10	15 – 30	γ	
1 – 7	12 – 30		III
3	3 – 15	B	
0,3 – 1,3	0,7 – 2,3	C	IV

Tabelle 9. Beispiele für die Korrelation von Leitungsfunktion und Faserkaliber.

A α	Nervenfasern für extrafusale Muskelfasern; die dickeren für „schnelle", die dünneren für „langsame" Muskelfasern	I a	Fasern von primären sensiblen Endigungen an Muskelspindeln
		I b	Fasern von Sehnenspindeln
β	Fasern, die „langsame" extrafusale Muskelfasern innervieren und Kollateralen zu intrafusalen Muskelfasern abgeben	II	Fasern von sekundären sensiblen Endigungen an Muskelspindeln, Fasern von sensiblen Nervenendigungen der Haut
γ	Fasern, die intrafusale Muskelfasern innervieren	III	Fasern, die Schmerz- und Temperaturempfindungen und andere sensible Qualitäten leiten
B	Präganglionär-autonome (markhaltige) Fasern		
C	Postganglionär-autonome (marklose) Fasern	IV	Schmerzleitende Fasern von Eingeweiden und anderen Körperstellen (marklos)

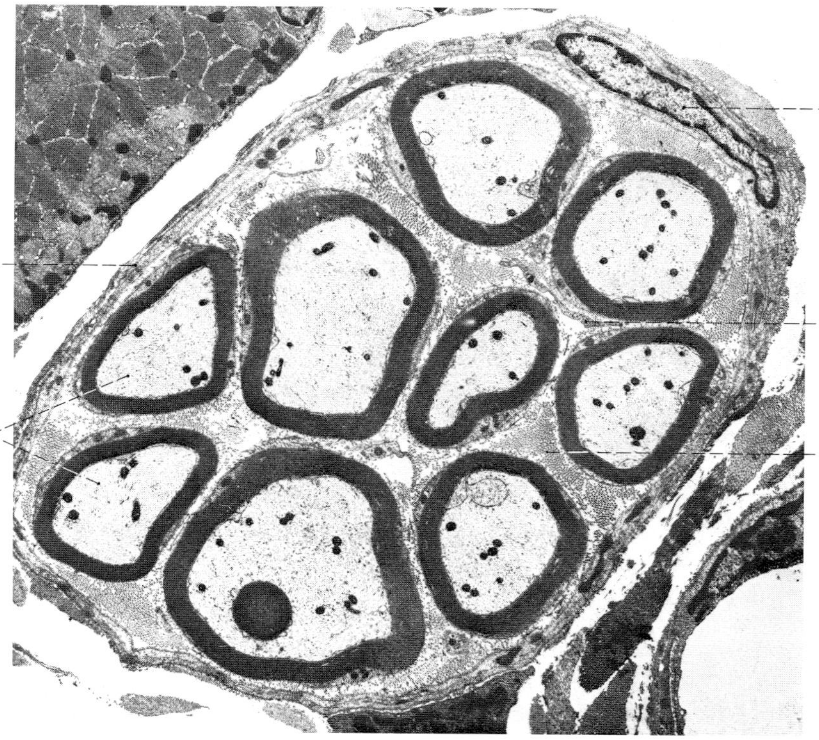

Abb. 149. Hüllen des peripheren Nerven. Vergr. 4176× (Präparat: R. MAYR, Wien).

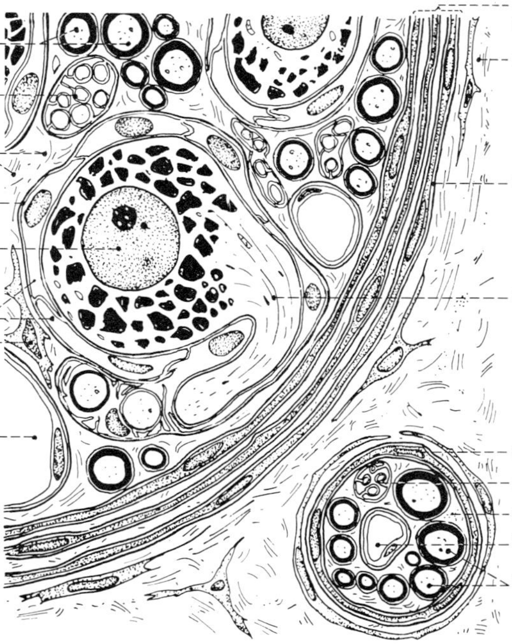

Abb. 150. Nervenhüllen im peripheren Nervensystem, schematisch. Links oben Schnitt durch ein Spinalganglion, rechts unten durch einen dünnen peripheren Nerven (K. H. ANDRES, Bochum).

Doch dürfen die wiedergegebenen Zahlen nur als Richtwerte aufgefaßt werden. Die Grenzen der Kaliberklassen verschieben sich nicht nur von Species zu Species, sondern bis zu einem gewissen Grad auch innerhalb verschiedener Systeme eines Individuums. Schließlich sei darauf hingewiesen, daß das Kaliber einer einzelnen Nervenfaser in deren Verlauf beträchtlichen Schwankungen unterworfen ist. Bezüglich einer bestimmten Faser kann somit nur ein *mittlerer* Kaliberwert angegeben werden.

Bindegewebsscheiden der peripheren Nerven

Im peripheren Nervensystem sind die Nervenfasern (Axon mit SCHWANN-Scheide) in ein zartes Bindegewebe eingelagert, das als *Endoneurium* bezeichnet wird (Abb. 149). Dieses enthält nebst Bindegewebszellen zarte kollagene Fasern, die meist in der Längsrichtung des Nerven verlaufen und in eine homogene Grundsubstanz eingebettet sind. Die Dichte der Kollagenfasern des Endoneuriums kann sehr verschieden sein und scheint von den mechanischen Gegenheiten des jeweiligen Körperabschnittes abzuhängen. Im Endoneurium finden sich spärlich kleine Blutgefäße bzw. Kapillaren, gelegentlich Mastzellen und histiozytäre Elemente.

Der endoneurale Bindegewebsraum ist gegen das übrige Körperbindegewebe durch eine feste Bindegewebskapsel getrennt (Abb. 149 u. 150), das *Perineurium.* Dieses umgibt verschieden dicke Bündel von Nervenfasern und besteht aus mehreren konzentrisch angeordneten Mesothelschichten, zwischen die kollagene Fasern eingelagert sind. Die durch Zellhaften miteinander in Verbindung stehenden flachen Mesothelzellen, die zentral mit dem *subduralen Neurothel* (Abb. 171) in Verbindung stehen, bilden eine zelluläre Diffusionsbarriere, die für die Aufrechterhaltung eines für die Leistungsfunktion der Nervenfasern möglicherweise wichtigen speziellen Milieus von Bedeutung sein dürfte. Die Perineuriumzellen zeigen eine starke pinozytotische Aktivität. Den Nervenwurzeln fehlt beim Durchtritt durch den leptomeningealen Bindegewebsraum die Perineurialscheide, so daß in diesem Bereich toxisch wirkende Stoffe auf die einzelnen Nervenfasern direkt schädigend einwirken können.

Ein größerer peripherer Nervenstamm („Nerv" im Sinn der makroskopischen Anatomie) besteht aus hunderten von größeren und kleineren Nervenfaserbündeln, deren jedes von einer Perineurialscheide umgeben wird. Die Bündel eines Nervenstammes werden durch das *Epineurium* zusammengehalten. Dieses besteht aus einem weniger dichten kollagenen Bindegewebe, das meist zahlreiche Fettzellen und elastische Netze enthält. Es steht zentral mit der Dura mater in Verbindung.

Synapsen

Allgemeines

Die Leistungen unseres Nervensystems beruhen darauf, daß sich die einzelnen Nervenzellen untereinander verständigen und Informationen bzw. Befehle an Erfolgsorgane wie Muskeln und Drüsen weitergeben können. Die Informationsübertragung erfolgt über besondere Schaltstellen, die als *Synapsen* bezeichnet werden.

Der Begriff der Synapse wurde 1897 von CHARLES SHERRINGTON eingeführt. Mit SHERRINGTON begann auch die Erforschung der Funktionsweise dieser Schaltstellen, eines Gebietes, das heute im Brennpunkt der modernen Hirnforschung steht. Mußte sich die Lichtmikroskopie noch damit begnügen, Nervenfaserendigungen an Oberflächen von Erfolgszellen mit Hilfe von Metallimprägnationen darzustellen (Abb. 151 u. 167) oder die Aktivität bestimmter Enzyme, die beim Mechanismus der Impulsübertragung eine Rolle spielen, auf histochemischem Wege sichtbar zu machen (Abb. 152), so blieb es erst elektronenmikroskopischer Forschung vorbehalten, den Bauplan dieser Schaltstellen im einzelnen aufzudecken. Die wichtigste Erkenntnis war, daß Synapsen Grenzstellen von Neuronen zu anderen Neuronen oder Erfolgszellen sind, an denen die Zellmembranen in besondere Beziehung zueinander treten. Der der Schaltstelle zugehörige Membrananteil jenes Neurons, das die Impulse der Synapse zuleitet, wird als *präsynaptische Membran*, der synaptische Membrananteil des Impulse empfangenden Neurons als *postsynaptische* (oder subsynaptische) *Membran* bezeichnet. Prä- und postsynaptische Membranen haben bei den meisten Synapsen besondere Membrandifferenzierungen aufzuweisen und schließen den *synaptischen Spalt* zwischen sich. Dieser zeigt, je nach Synapsentyp, verschiedene Breite. Grundsätzlich unterscheidet man zwischen *elektrischen* und *chemischen* Synapsen.

Elektrische Synapsen

Elektrische Synapsen wurden zunächst bei niederen Wirbeltieren und Avertebraten gefunden und physiologisch näher untersucht. In letzter Zeit wurden entsprechende Strukturen auch im zentralen Nervensystem von Säugern nachgewiesen, und die Annahme erscheint gerechtfertigt, daß elektrische Synapsen auch im Gehirn des Menschen vorkommen.

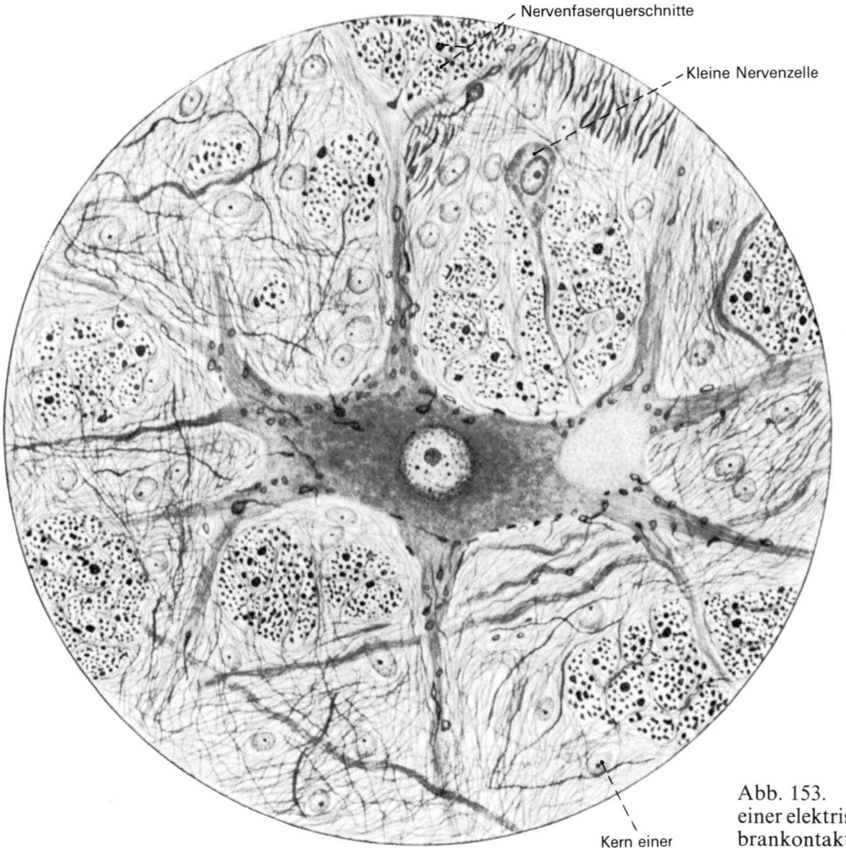

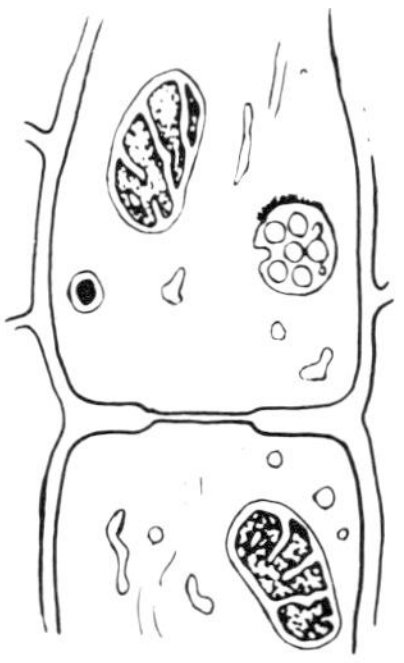

Abb. 153. Schematische Darstellung einer elektrischen Synapse. Enger Membrankontakt zwischen benachbarten Nervenzellen (K. H. ANDRES, Bochum).

Abb. 151. Synaptische Endigungen an einer großen multipolaren Nervenzelle des Nucleus reticularis gigantocellularis bei der Katze. Methode nach BIELSCHOWSKY-FEYRTER. Vergr. 600 × (H. KNOCHE, Münster).

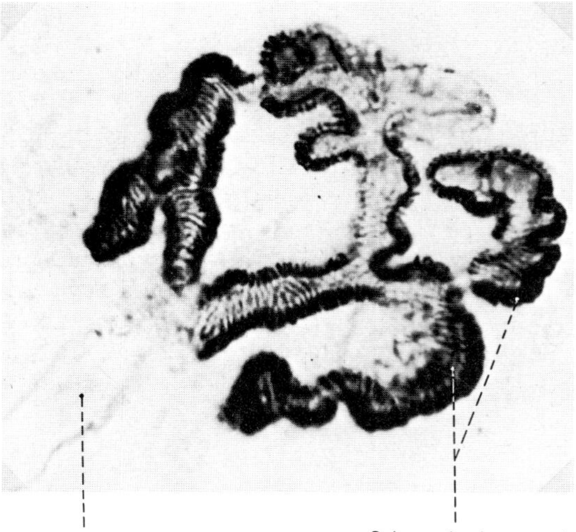

Abb. 152. Myoneurale Synapse: Motorische Endplatte aus dem M. soleus der Ratte, Darstellung des subneuralen Apparates mit Hilfe der histochemischen Acetylcholinesterasereaktion. Vergr. 1520 × (W. ZENKER).

Bei den elektrischen Synapsen legen sich prä- und postsynaptische Membran unmittelbar aneinander bzw. fassen einen Spalt von nur 20 Å zwischen sich (Abb. 153). Hieraus ergibt sich ein verminderter Membranwiderstand, wodurch ermöglicht wird, daß eine Erregung von Zelle zu Zelle überspringt. Dies ist meist in beiden Richtungen möglich. Doch gibt es auch elektrische Synapsen, die sich wie Gleichrichter verhalten und die Impulse nur in einer Richtung durchlassen. In der Art ihrer Membranbeziehungen und ihrer meist symmetrischen Bauweise erinnern elektrische Synapsen morphologisch an die Kontaktstellen zwischen Herzmuskelfasern oder jene zwischen Leberzellen.

Chemische Synapsen

Die chemische Synapse stellt den Synapsentyp dar, mit dem wir es im zentralen und peripheren Nervensystem der Säuger vorwiegend zu tun haben. Chemische Synapsen sind durch *unidirektionale Übertragungsrichtung* gekennzeichnet. Die Ankunft eines Ner-

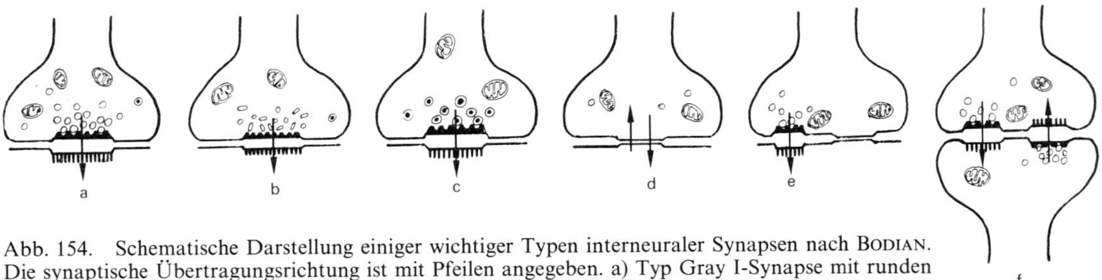

Abb. 154. Schematische Darstellung einiger wichtiger Typen interneuraler Synapsen nach BODIAN. Die synaptische Übertragungsrichtung ist mit Pfeilen angegeben. a) Typ Gray I-Synapse mit runden Bläschen, b) Typ Gray II-Synapse mit ellipsoiden Bläschen, c) Synapse mit granulierten Vesikeln, d) elektrische Synapse, e) chemische und elektrische Synapse im Bereiche desselben Endkolbens, f) reziproke assymmetrische Verbindung zweier Nervenzellen.

venimpulses führt bei der chemischen Synapse dazu, daß im präsynaptischen Neuroplasma eine *Überträger-* oder *Transmittersubstanz* freigesetzt wird, die durch den synaptischen Spalt zur postsynaptischen Membran diffundiert, an der sie in einer Zeitspanne von weniger als einer tausendstel Sekunde eine Veränderung der Ionenpermeabilität herbeiführt. Diese wiederum führt zur Entstehung eines elektrischen Signals im nachgeschalteten Neuron oder im Erfolgsorgan. Das elektrische Signal kann entweder eine Steigerung oder eine Hemmung der Erregbarkeit der nachgeschalteten Nervenzelle bedingen. Dies hängt davon ab, ob erregende Synapsen aktiviert werden, in denen es zur Entstehung eines *exzitatorischen postsynaptischen Potentials (EPSP)* kommt, oder ob *hemmende Synapsen* aktiviert werden, in denen ein *inhibitorisches postsynaptisches Potential (IPSP)* auftritt.

An der Oberfläche der meisten Nervenzellen findet sich jeweils eine große Zahl von Synapsen: erregende und hemmende. Die laufend erzeugten erregenden bzw. hemmenden postsynaptischen Potentiale werden von der Membran der Empfängerzelle *integriert;* überwiegen die erregenden Potentiale, so kommt es bei Erreichen eines Schwellenwertes zur Auslösung eines *Aktionspotentials,* das sich entlang des Neuriten der betreffenden Nervenzelle mit einer dem Faserkaliber entsprechenden Geschwindigkeit (bei dicken Fasern bis zu 120 m/sec) fortpflanzt und seinerseits wieder über Synapsen zur Aktivierung weiterer Nervenzellen oder peripherer Erfolgsorgane führen kann.

Das Innere „ruhender" Nervenzellen ist gegenüber dem Außenmilieu um etwa 70 mV negativ geladen (Ruhepotential). Diese Potentialdifferenz ist das Resultat einer unterschiedlichen Ionenkonzentration an der Innen- und Außenseite der Membran. Ein *exzitatorischer* synaptischer Impuls führt durch Permeabilitätsänderung der Membran zum Einströmen von Natriumionen in die Zelle, wodurch das Ruhepotential in positiver Richtung verschoben wird *(Depolarisation)*. Ein *inhibitorischer* synaptischer Impuls erhöht die Durchlässigkeit der postsynaptischen Membran für Kalium- und Chlorionen, wodurch das Ruhepotential in negativer Richtung verschoben wird. Diese *Hyperpolarisation* hat im Gegensatz zur Depolarisation hemmenden Einfluß auf die Erregbarkeit der Nervenzelle.

Der unidirektionalen Übertragungsrichtung der chemischen Synapse entspricht eine *asymmetrische Bauweise.* Diese kommt vor allem dadurch zum Ausdruck, daß das präsynaptische Neuroplasma neben einer vermehrten Mitochondrienzahl eine Anhäufung kleiner Bläschen enthält, die als *synaptische Bläschen* bezeichnet werden (Abb. 154). Heute besteht wohl kein Zweifel mehr daran, daß die synaptischen Bläschen chemische Überträgersubstanz enthalten. Die Lage der synaptischen Bläschen gibt dem Morphologen einen Fingerzeig, welches das vor- und welches das nachgeschaltete neuronale Element einer Synapse ist.

Zur Asymmetrie von Synapsen können auch bestimmte Differenzierungseigentümlichkeiten der prä- und postsynaptischen Membran beitragen, die z.T. auch durch zytochemische Verfahren, wie Wismuth-Iodid-Imprägnation sichtbar gemacht werden können.

Interneuronale Synapsen

Lagemöglichkeiten

Im zentralen Nervensystem kommen Synapsen an den verschiedensten Stellen von Neuronen vor. In den meisten Fällen liegen die *präsynaptischen* Anteile im Bereich von Axonen, die *postsynaptischen* im Bereich von Dendriten und Soma, aber auch im Bereich von Neuriten nachgeschalteter Nervenzellen. Dementsprechend spricht man von

axodendritischen Synapsen,
axosomatischen Synapsen und
axoaxonalen Synapsen.

Die Axone sind im präsynaptischen Bereich sehr oft mehr oder weniger stark aufgetrieben. Diese präsynaptischen Auftreibungen werden *boutons terminaux (Endknöpfe)* genannt, wenn sie an Axonenden gelegen sind. Mit boutons terminaux enden sowohl markhaltige als auch marklose Fasern. Markhaltige Fasern verlieren vor den Endknöpfen ihre Mark-

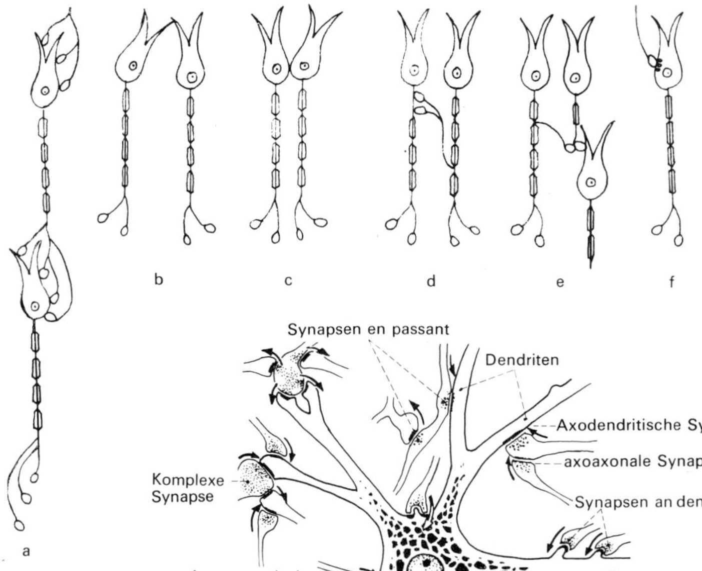

Abb. 155. Schematische Darstellung verschiedener synaptischer Verbindungsmöglichkeiten von Neuronen des zentralen Nervensystems nach BODIAN. a) Axo-somatische und axodentrische Verbindung, b) dendrodendritische Verbindung, c) somatosomatische Verbindung, d) axo-axonige Verbindung, e) axo-axo-dendritische Verbindung, f) somato-axonige Verbindung.

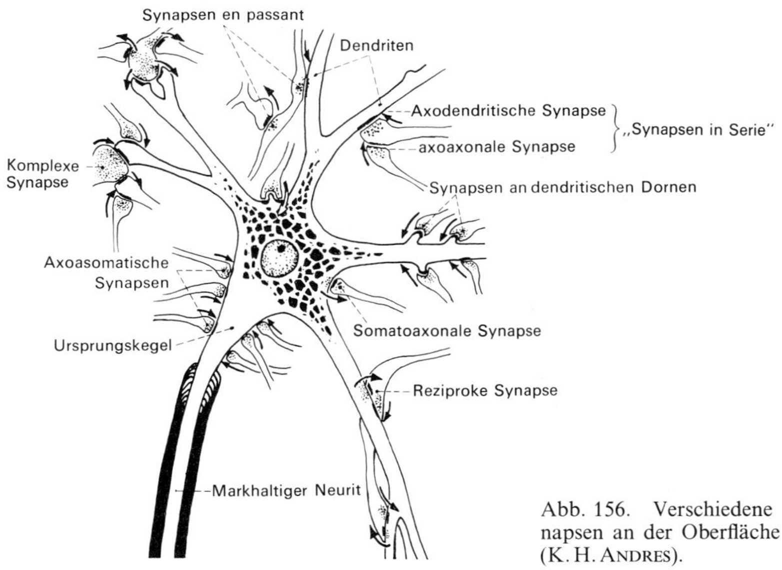

Abb. 156. Verschiedene interneurale Synapsen an der Oberfläche einer Nervenzelle (K. H. ANDRES).

scheiden. Liegen Synapsen nicht an Faserenden, sondern im Verlauf eines Axons, so nennt man die entsprechende präsynaptische Formation *bouton en passant*. Eine solche kann an jeder Stelle einer marklosen Nervenfaser gelegen sein. Bei markhaltigen Nervenfasern kommt als Lage für eine derartige Synapse nur der Schnürringbereich in Frage.

Wenn auch der präsynaptische Teil einer Synapse in den meisten Fällen von einem Axon beigestellt wird, so kommen bei verschiedenen interneuralen Synapsen doch auch andere Anteile von Nervenzellen – zumindest nach morphologischen Kriterien – als präsynaptische Elemente in Betracht. Das Schema Abb. 155 soll veranschaulichen, in welcher Weise verschiedene Teile von Nervenzellen Partner innerhalb einer Synapse werden können; daß etwa auch Dendriten zweier Nervenzellen in synaptischem Kontakt miteinander stehen können. In Abb. 156 sind Beispiele verschiedener synaptischer Kontaktstellen im Bereich einer einzigen multipolaren Nervenzelle dargestellt. Die Benennung der einzelnen Typen erfolgt in der Weise, daß der erste Teil des Namens das präsynaptische, der zweite Teil das postsynaptische Element enthält. Wie aus Abb. 155 u. 156 zu ersehen ist, können Synapsen auch „in Serie" angeordnet sein, dann nämlich, wenn etwa am präsynaptischen Endkopf einer axodendritischen Synapse das Axon eines weiteren Neurons synaptisch endet. In diesem Fall kann ein über die axoaxonale Synapse eintreffender Impuls am Ort der Erregungsübertragung einer anderen Schaltstelle eingreifen. Dieser Synapsentyp kann als morphologisches Substrat für die *präsynaptische Bahnung* oder für die *präsynaptische Hemmung* angesehen werden. Als *synaptischen Glomerulus* bezeichnet man einen von Glia umgrenzten Komplex, innerhalb dessen eine Vielzahl von Synapsen um eine Auftreibung eines Axons oder eines Dendriten gruppiert ist.

Dendrodendritische Synapsen spielen eine wichtige Rolle bei der Verbindung axonhaltiger mit axonlosen Zellen. Solche Synapsen, die exzitatorische oder inhibitorische Wirkungen haben können, finden sich beispielsweise im Bulbus olfactorius.

„Reziproke synaptische Verbindungen" wurden im Bulbus olfactorius und in der Retina beschrieben. Bei diesen liegen zwei chemische Synapsen unmittelbar nebeneinander, wobei deren präsynaptische Elemente entgegengesetzt angeordnet sind (Abb. 154f).

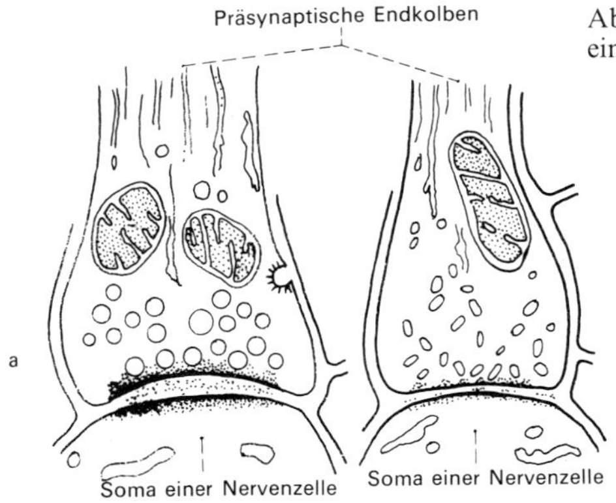

Abb. 157. Schematische Darstellung einer Gray I-Synapse a) und einer Gray II-Synapse b). Nach K. H. ANDRES, Bochum (modifiziert).

Feinstruktur

Der *präsynaptische Teil* einer interneuralen Verbindung im zentralen Nervensystem kann verschieden strukturiert sein. Wird er durch ein Axonende gebildet, so ist dieses, wie bereits erwähnt, meist kolben- oder knopfförmig erweitert. In dieser Erweiterung finden sich regelmäßig haufenweise synaptische Bläschen, viele Mitochondrien, daneben oft ein besonders differenziertes endoplasmatisches Reticulum und mikro-

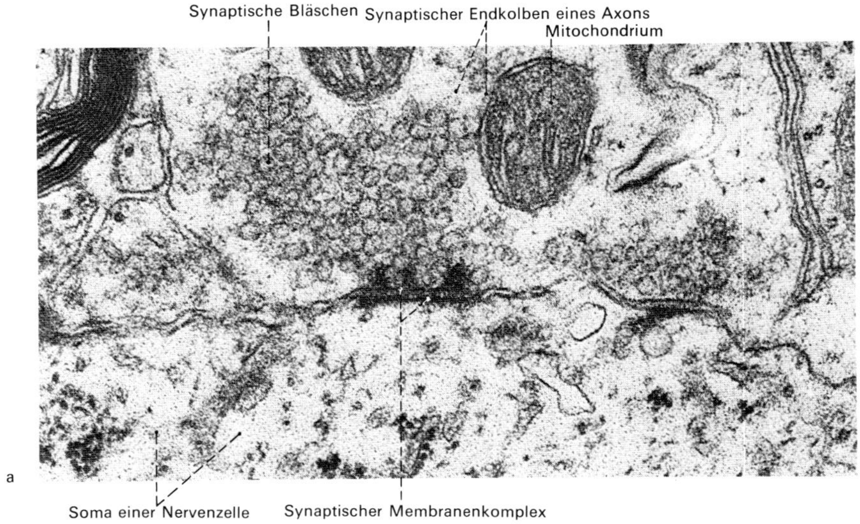

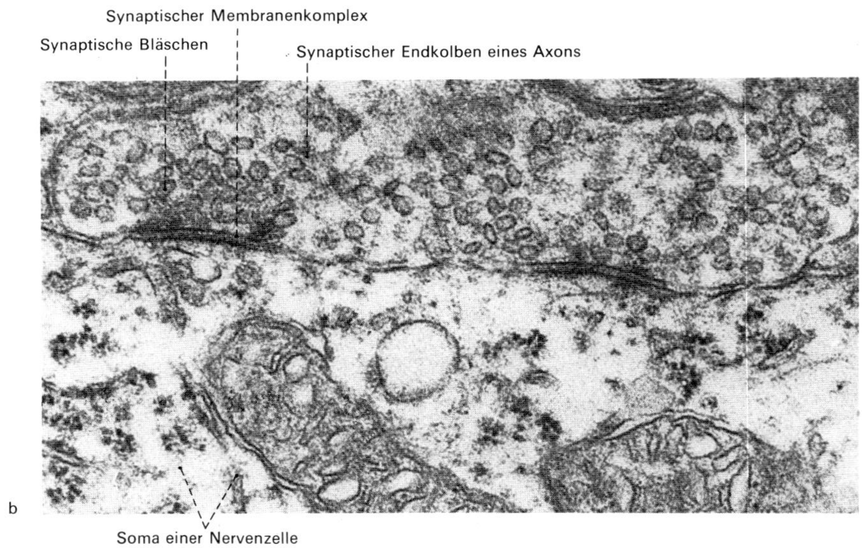

Abb. 158. Interneurale Synapsen aus dem Vorderhorn des Rückenmarks (Ratte). Vergr. 47880× (W. Zenker). a) Die synaptischen Bläschen sind rund, von der präsynaptischen Membran ragen Fortsätze dichten Materials tief in den präsynaptischen Endkolben hinein. Diese Synapse würde am ehesten dem Typ Gray I entsprechen. b) Die synaptischen Bläschen sind zum großen Teil ellipsoid. Diese Synapse würde am ehesten dem Typ Gray II entsprechen.

pinozytotische Strukturen mit und ohne Stachelsaum. Neurotubuli fehlen meist im präsynaptischen Neuroplasma, können jedoch gelegentlich gefunden werden.

Die *synaptischen Bläschen* zeigen Größen- und Formunterschiede. Verschiedene Typen synaptischer Bläschen prägen das Bild bestimmter Synapsen, indem sie in diesen ausschließlich oder zahlenmäßig vorherrschend vorkommen (Abb. 157 u. 158).

Am häufigsten sind nach Osmium- oder Aldehydfixation hell und rund erscheinende Bläschen vertreten, deren Durchmesser 400–600 Å beträgt und die von einer einfachen Membran umschlossen sind (Abb. 157a u. 158a). Dieser Bläschentyp wird stets in Synapsen gefunden, die *Acetylcholin* als Überträgerstoff benützen. Studien an Fraktionen von Gehirn-Homogenaten und Resultate pharmakologischer und physiologischer Untersuchungen lassen es sehr wahrscheinlich erscheinen, daß Acetylcholin in den erwähnten Bläschen gespeichert wird. Nervenfasern, deren Überträgersubstanz Acetylcholin ist, werden als *cholinerg* bezeichnet.

Wenn man heute auch mit gutem Recht annehmen kann, daß die genannten 400–600 Å großen synaptischen Bläschen in Endigungen cholinerger Nerven Acetylcholin enthalten, darf man dennoch nicht so weit gehen, synaptische Bläschen dieser Größe und Form in Nervenendigungen, deren Transmitterstoff nicht sichergestellt ist, prinzipiell als acetylcholinhaltig zu bezeichnen. Möglicherweise können derartige Bläschen auch andere Transmitterstoffe speichern.

In vielen Synapsen wurden nach der üblichen Fixation *ellipsoide,* im übrigen ebenfalls hell erscheinende Bläschen beschrieben (Abb. 157b u. 158b). Ein Korrelat zu einer bestimmten Transmittersubstanz konnte bis heute im Fall dieser Bläschen nicht mit Sicherheit gefunden werden. Auf Grund von Gefrierätzbildern, die von unfixierten Präparaten stammen, wird die ellipsoide Form der in Rede stehenden Bläschen auf Fixationseinflüsse zurückgeführt. Die Bläschen sollen im Nativzustand Kugelform haben.

Als *kleine granulierte Bläschen (small dense core vesicles)* werden synaptische Bläschen von rund 500 Å Durchmesser bezeichnet, die besonders nach Kaliumpermanganatfixation einen elektronendichten Inhalt zeigen (Abb. 159). Solche Bläschen dürften die häufigste Speicherform von *Monoaminen* (Noradrenalin, Dopamin, 5-Hydroxytryptamin) darstellen. Monoamine (Katecholamine), sind Überträgerstoffe von Neuronen des sympathischen Nervensystems. Sie wurden auch in verschiedenen Hirnabschnitten nachgewiesen. Nach entsprechender Vorbehandlung des Gewebes können Katecholamine *fluoreszenzmikroskopisch* sichtbar gemacht, z.T. auch voneinander differenziert werden.

Noradrenalin ist die Transmittersubstanz postganglionärer sympathischer Neurone. Die Axone dieser Neurone werden dementsprechend als *adrenerg* bezeichnet. Daß in sympathischen Neuronen vorkommendes Noradrenalin tatsächlich in Form kleiner granulierter Vesikel gespeichert wird, geht nicht nur aus Beobachtungen hervor, nach denen die Verteilung dieser Vesikel der im Fluoreszenzmikroskop festgestellten Verteilung von Noradrenalin entspricht, vielmehr auch aus dem Nachweis radioaktiv markierten Noradrenalins im Inneren solcher Bläschen. Es konnte auch gezeigt werden, daß die Freisetzung von Noradrenalin oder Dopamin aus Nervenendigungen mit Aufhellung oder gar mit Verlust des dichten Inhaltes granulierter Vesikel verbunden ist. Granulierte Bläschen kommen auch im Perikaryon und Axon adrenerger Neurone vor. In diesen Teilen der Nervenzelle können sie einen wesentlich größeren Durchmesser haben. Es konnte gezeigt werden, daß derartige Bläschen aus dem Perikaryon zur Nervenendigung transportiert werden (S.161).

In Hirngegenden mit hohem Gehalt an Aminen kann man viele 700 Å große Bläschen sehen, die nach Kaliumpermanganatfixierung einen dichten Inhalt zeigen. In Nervenendigungen des peripheren autonomen Nervensystems, aber auch an verschiedenen Stellen des zentralen Nervensystems, werden Bläschen mit einem Durchmesser von etwa 1000 Å gefunden, die ebenfalls einen elektronendichten Inhalt zeigen. Die Bedeutung dieser Bläschen ist noch nicht geklärt und gegenwärtig Gegenstand wissenschaftlicher Diskussion.

Zusammenfassend kann festgestellt werden, daß die in präsynaptischen Nervenendigungen stets nachweisbaren synaptischen Bläschen als Speicherorganellen für Transmittersubstanzen aufzufassen sind. Aus der Bläschenform können keine Rückschlüsse auf bestimmte Transmittersubstanzen gezogen werden,

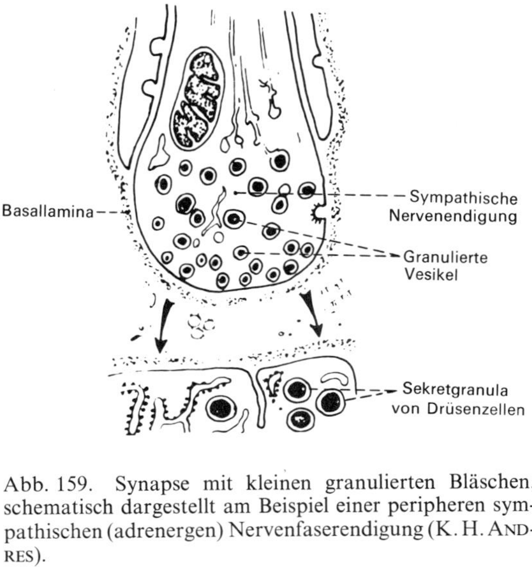

Abb. 159. Synapse mit kleinen granulierten Bläschen, schematisch dargestellt am Beispiel einer peripheren sympathischen (adrenergen) Nervenfaserendigung (K. H. ANDRES).

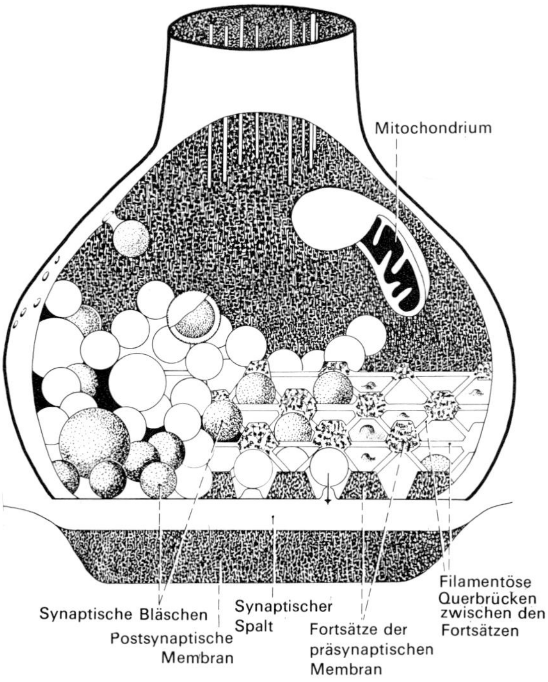

Abb. 160. Schema der Struktur der präsynaptischen Membran und ihrer Beziehungen zu den synaptischen Bläschen (K. AKERT, Zürich). Der Pfeil deutet an, wie man sich die Öffnung der synaptischen Bläschen in den synaptischen Spalt vorstellen kann (Exozytose).

wenn nicht weitere Anhaltspunkte vorliegen. Die sichersten Korrelationsmöglichkeiten zur Bläschenform ergeben sich heute bezüglich des *Acetylcholins,* der Überträgersubstanz aller Motoneurone, aller präganglionären sympathischen, aller prä- und postganglionären parasympathischen Neurone, wie auch vieler Synapsen des zentralen Nervensystems. Ähnliches gilt für das *Noradrenalin,* den Transmitterstoff postganglionärer sympathischer Neurone und ebenfalls verschiedener Synapsen des zentralen Nervensystems. Bezüglich der genannten Überträgersubstanzen haben die Techniken der intrazellulären Ableitung und der mikroelektrophoretischen Applikation von Substanzen direkt auf die Nervenzellen wichtige neue Erkenntnisse gebracht. Bezüglich aller weiteren heute diskutierten Überträgersubstanzen sei auf die Lehrbücher der Biochemie, Physiologie und Pharmakologie verwiesen. Morphologisch sind Transmittersubstanzen nur indirekt nachweisbar: Entweder, wie im Fall des Noradrenalins, auf dem Weg der Autoradiographie markierter Substanzen oder durch histochemischen bzw. immunfluoreszenzmikroskopischen Nachweis der in die Synthese- oder Abbauvorgänge bestimmter Transmittersubstanzen eingreifenden Enzymsysteme.

Die *präsynaptische Membran* ist gegenüber dem übrigen Plasmalemm durch einen höheren Kontrast hervorgehoben. Kleine, omegaförmige Einsenkungen wurden als morphologisches Zeichen für die Ausschüttung von Transmittersubstanz durch Exozytose in den synaptischen Spalt gedeutet. Die ganze präsynaptische Membran soll im normalen Funktionszustand gegen den präsynaptischen Endkolben zu eingebuchtet sein (Abb. 157). Von der Innenseite der präsynaptischen Membran ragen dicht strukturierte Fortsätze („dense projections") in das Innere des Endkolbens vor (Abb. 158a u. 160). Diese Fortsätze sind durch filamentöse Querbrücken miteinander so verbunden, daß das Relief der Innenseite der präsynaptischen Membran im Gefrierätzbild als trigonales Gitter erscheint. Die Maschen dieses Gitters entsprechen in ihrer Größe synaptischen Bläschen (Abb. 160). Im Bereich der Maschen können im Gefrierätzbild kraterförmige Strukturen mit einem Durchmesser von etwa 200 Å sichtbar werden (Abb. 161), die möglicherweise den Stellen entsprechen, an denen sich synaptische Bläschen exozytotisch in den synaptischen Spalt entleeren (AKERT).

Der *synaptische Spalt* interneuraler Synapsen variiert in seiner Breite zwischen 130 und 400 Å. Das ihn erfüllende Material, das eine Kohlehydrat- und Proteinkomponente enthält, ist durch besondere Methoden der elektronenmikroskopischen Technik kontrastierbar. Im Bereich verschiedener Synapsen des zentralen Nervensystems sind prä- und postsynapti-

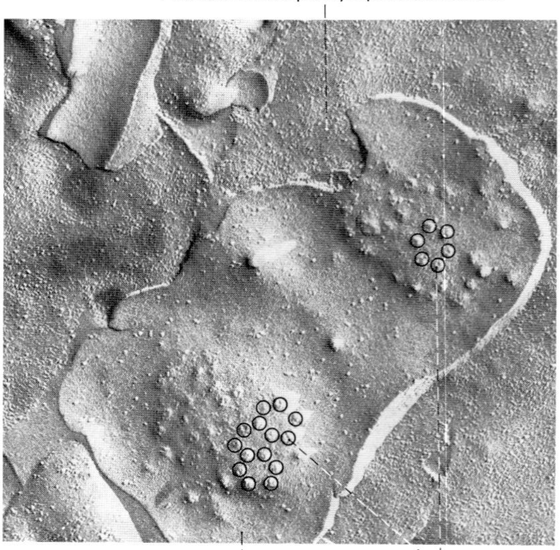

Abb. 161. Gefrierätzbild der Innenfläche einer präsynaptischen Membran mit zahlreichen kraterförmigen Vorwölbungen. Präparat und Foto: Prof. Dr. K. AKERT, Zürich. Vergr. 73 000 ×.

sche Membran durch Zellhaften, die auch als *Puncta adhaerentia* bezeichnet werden, verbunden.

Der synaptische Spalt spielt bei der Erregungsübertragung in chemischen Synapsen eine wichtige Rolle. In ihn wird von der präsynaptischen Nervenendigung die Überträgersubstanz ausgeschüttet. Physiologische Untersuchungen über die Wirkung des Acetylcholins haben gezeigt, daß die Ausschüttung des Transmitters in Quanten erfolgt. Es ist in hohem Maß wahrscheinlich, daß ein Quant dem Inhalt eines synaptischen Bläschens entspricht. Ein einziges Quant vermag an der postsynaptischen Membran ein *Miniaturpotential* zu erzeugen. Größere Potentiale entstehen durch Ausschüttung mehrerer Quanten.

Der *postsynaptische Teil* interneuraler Synapsen kann verschieden gestaltet sein. Während der präsynaptische Teil durch den Gehalt an synaptischen Bläschen charakterisiert ist, kann man kein Einzelorganell anführen, das für den postsynaptischen Teil besonders typisch wäre. Oft liegt der postsynaptischen Membran dichtes zytoplasmatisches Material unmittelbar an. In geringer Entfernung von der Membran zeigen gewisse Synapsen eine weitere dichte Schicht, die aus hexagonalen Strukturen besteht. An vielen Stellen des Zentralnervensystems finden sich Synapsen, bei denen unmittelbar unter der postsynaptischen Membran eine flache *postsynaptische Zysterne* gelegen ist (Abb. 162). Mikropinozytotische Strukturen, multivesikuläre Körperchen und Anhäufungen von Mitochondrien finden sich in der postsynaptischen Zone vieler interneuraler Synapsen.

Typenunterschiede interneuraler Synapsen

Wenn auch alle chemischen Synapsen ein gleiches Bauprinzip zeigen, so stößt man doch auf erhebliche morphologische Unterschiede, wenn man verschiedene Bereiche des zentralen und peripheren Nervensystems untersucht. Solche Unterschiede betreffen die Größe der synaptischen Endigungen, die Form und Größe der synaptischen Bläschen, die synaptischen

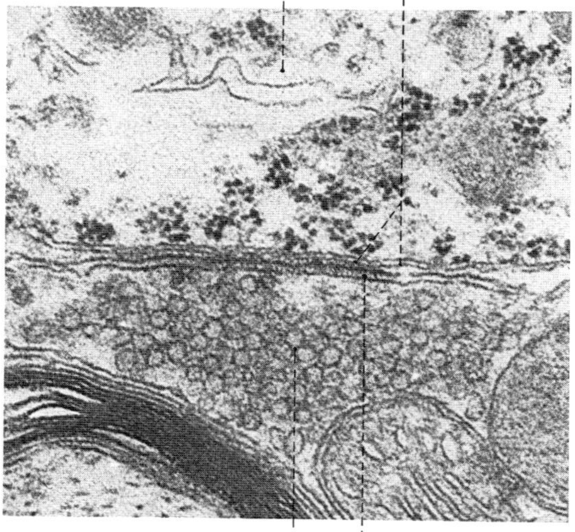

Abb. 162. Interneurale Synapse aus dem Rückenmark (Ratte) mit einer postsynaptischen Zysterne. Vergr. 47 880 × (W. ZENKER).

Membranen und die Weite des synaptischen Spaltes. GRAY beschrieb 2 Grundtypen interneuraler Synapsen der Großhirnrinde. Wenn dieses Einteilungsschema auch der Vielfalt der Erscheinungsformen nicht voll gerecht wird, erwies es sich bisher doch zur einfachen Verständigung praktikabel und wird von verschiedenen Forschern auch für andere Bereiche des zentralen Nervensystems für anwendbar erachtet. In Tabelle 10 sind die von GRAY angegebenen Typenunterschiede in einem von AKERT erweiterten Einteilungsschema wiedergegeben.

Die Frage, inwieweit morphologische Typenunterschiede von Synapsen physiologischen Parametern zugeordnet werden können, ist heute noch nicht eindeutig beantwortet. Eine Anzahl bisher erhobener

Tabelle 10. Typenunterschiede interneuraler Synapsen.

Kriterien	Synapsentyp GRAY I	Synapsentyp GRAY II
Synaptische Bläschen bei		
a) Glutaraldehyd-Osmiumfixierung	rund	flach
b) Gefrierätzung	rund, 480 Å Durchmesser	rund, 390 Å Durchmesser
Präsynaptische Membran		
Trigonales Gitter		
Maschenweite	größer	kleiner
dense projections	ca. 800 Å lang	ca. 600 Å lang
Synaptischer Spalt	weiter	enger
Postsynaptische Membran		
Breite der Verdichtungszone	200–500 Å	100–200 Å

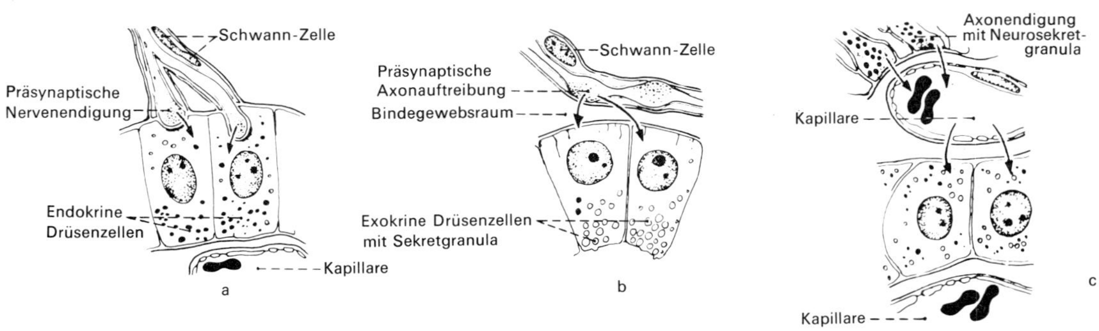

Abb. 163. Neuroglanduläre Synapsen. a) Kontaktsynapsen an endokrinen Drüsenzellen, b) Synapse en distance an exokrinen Drüsenzellen, c) neurovaskuläre Kette zu inkretorischen Zellen des neurohypophysären Systems. Das in Nervenzellen gebildete Neurosekret gelangt über Blutgefäße an die endokrinen Drüsenzellen (K. H. ANDRES, Bochum).

Befunde spricht dafür, daß *exzitatorische Synapsen* dem *Typ* GRAY I zuzuordnen wären. Diese Synapsen sind vorwiegend an Dendriten lokalisiert. Andererseits scheinen *inhibitorische Synapsen* dem *Typ* GRAY II zu entsprechen; sie bevorzugen die Lage am Soma der Nervenzelle und sind auch oft im Bereich somanaher Dendritenanteile lokalisiert. Eine weitergehende Einteilung der Synapsen in 5 Klassen wurde von BODIAN getroffen. Sie gründet sich auf das Erscheinungsbild der synaptischen Vesikel, vor allem auf deren Größe und Empfindlichkeit gegenüber formverändernden Wirkungen von Aldehyden. Weiterhin werden die Morphologie der synaptischen Membranen, das Vorkommen subsynaptischer Zysternen und bestimmte Anordnungsprinzipien der präsynaptischen Organellen berücksichtigt.

Synapsen zwischen Neuronen und peripheren Erfolgsorganen

Die synaptischen Verbindungen zwischen Neuronen und peripheren Erfolgszellen sind sehr verschieden gestaltet (Abb. 163–165). Synapsen mit typisch differenziertem Membrankomplex finden sich in bestimmten endokrinen Drüsen, im *Nebennierenmark*, in der *Pars intermedia der Hypophyse* oder an den Zellen des *plurivakuolären (braunen) Fettgewebes*. In Drüsen und in der glatten Muskulatur ist die Distanz zwischen Nervenendigung und Erfolgszelle relativ groß *(synapse en distance)*, wobei oft Basallaminae zwischengelagert sind (Abb. 163b u. 164).

Für *autonome Nerven* ist es charakteristisch, daß sich die terminalen Axonteile in einem Netzwerk von SCHWANN-Zellen – „Grundplexus“ – verzweigen. Sie zeigen vielerorts Auftreibungen, die perlschnurartig hintereinander aufgereiht sein können und granuläre bzw. agranuläre synaptische Bläschen verschiedener Größe enthalten. An der den Erfolgszellen zugewandten Seite entbehren diese Auftreibungen in der Regel der SCHWANNschen Zellhülle *(synapse en passant)* (Abb. 163b u. 164). Die Distanz zwischen der präsynaptischen Axonauftreibung und der Erfolgszelle beträgt bei dieser Art der synaptischen Beziehung in

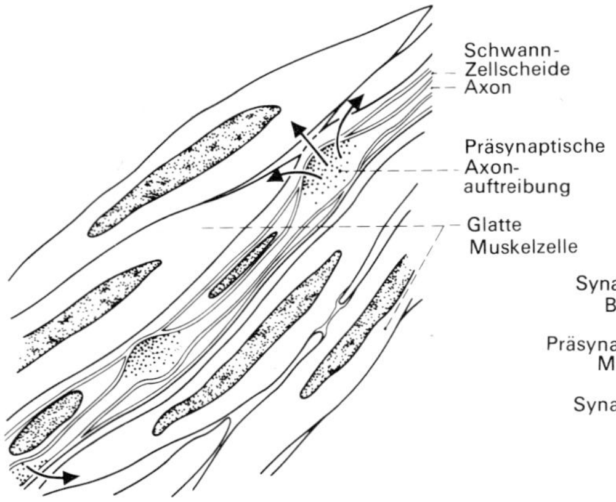

Abb. 164. Synapsen an glatten Muskelfasern (Synapse en distance) (K. H. ANDRES, Bochum).

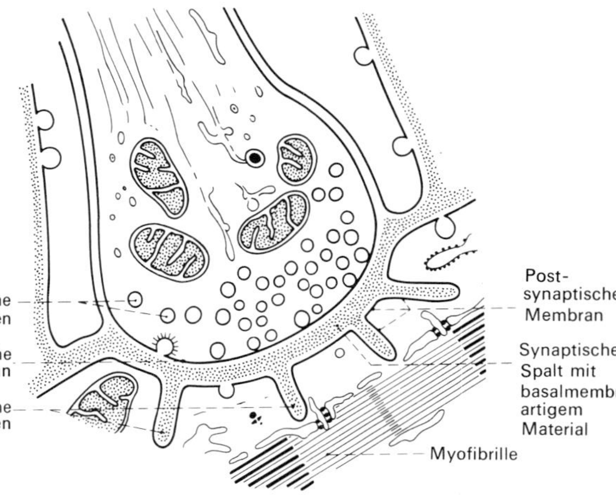

Abb. 165. Schematische Darstellung einer motorischen Endplatte (K. H. ANDRES, Bochum).

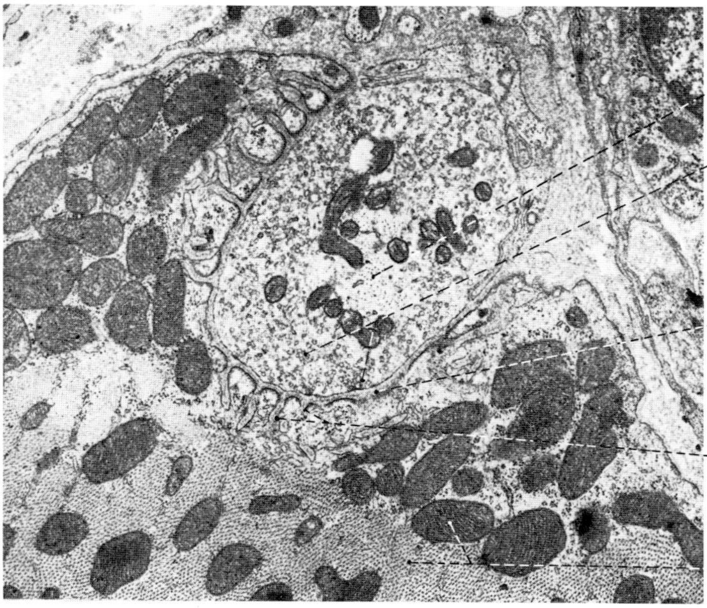

Abb. 166. Motorische Endplatte. Vergr. 10925— (Präparat: R. MAYR, Wien).

der glatten Muskulatur oft über 1500 Å; sogar Entfernungen bis zu 1 µm wurden angegeben.

Die *motorische Endplatte,* das ist die synaptische Verbindung zwischen Motoneuron und quergestreifter Muskelfaser, zeigt eine sehr charakteristische Bauweise: Keulenartige Verdickungen der markfreien Endästchen einer motorischen Nervenfaser endigen in einer Anzahl nahe beieinander liegender wannenförmiger Vertiefungen des Sarkolemms (Abb. 165). Das Sarkolemm bildet im Bereich dieser Vertiefungen die postsynaptische Membran und entläßt eine Anzahl faltenförmiger Fortsätze in die Tiefe des Zytoplasmas der Muskelfaser *(synaptische Falten)* (Abb. 165 u. 166). Die *cholinergen* Axonendigungen motorischer Endplatten enthalten fast ausschließlich *helle, runde synaptische Bläschen von 300–500 Å Durchmesser* sowie viele Mitochondrien. Der 500–1000 Å breite *synaptische Spalt* ist von *homogenem, dichtem Material* erfüllt. Das kern- und mitochondrienreiche, meist jedoch myofibrillenfreie Sarkoplasma des Endplattenbereichs wird auch als *Sohlenplatte* bezeichnet.

Die Axonendigungen der motorischen Endplatten sind durch *Silber-* oder *Goldimprägnation* darstellbar (Abb. 167); die synaptischen Membrankomplexe einschließlich des synaptischen Faltenapparates („*subneuraler Apparat*") können durch histochemische Darstellung der Acetylcholinesterase-Aktivität, die ja für die Spaltung des bei der Erregung freigesetzten Transmitters Acetylcholin notwendig ist, sichtbar gemacht werden (Abb. 152).

Die Größe und Form einer motorischen Endplatte steht zum Typ einer Muskelfaser, die Größe auch zu deren Volumen in Beziehung. Die meisten Skelettmuskelfasern der Säuger sind *einfach innerviert,* d. h. sie verfügen jeweils über eine motorische Endplatte. Nur die äußere Augenmuskulatur enthält Muskelfasern mit mehreren Endplatten. Diese *multipel innervierten Muskelfasern* sind durch besondere physiologische Eigenschaften („slow fibres") gekennzeichnet.

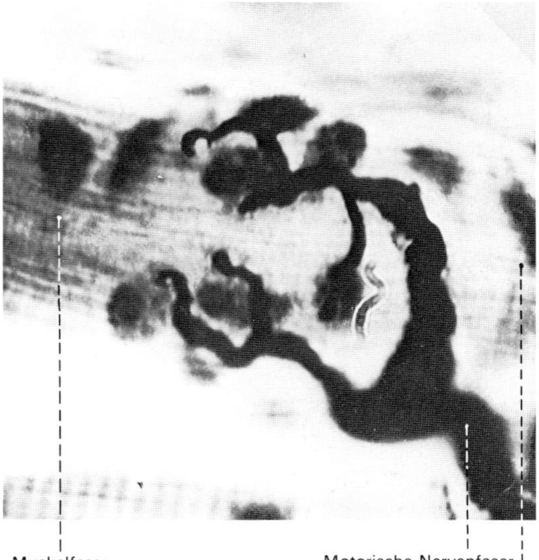

Abb. 167. Endzweige einer motorischen Nervenfaser im Bereich einer motorischen Endplatte. Silberimprägnation nach JABONERO. Vergr. 600 × (W. ZENKER).

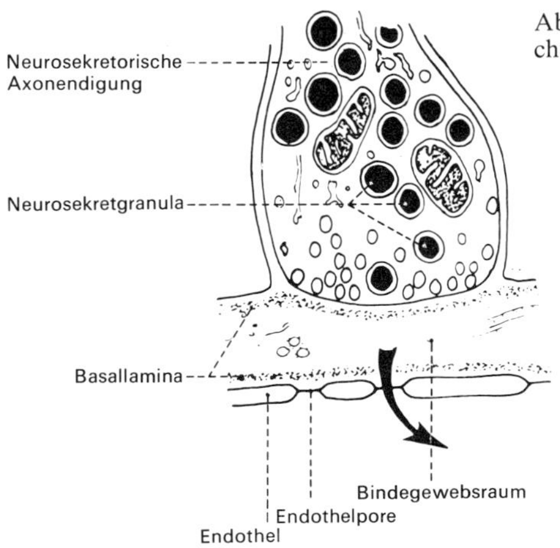

Abb. 168. Neurosekretorische Nervenendigung (K. H. ANDRES, Bochum).

Nervenendigungen im neurosekretorischen System

In den Perikaryen, Axonen und Nervenendigungen von Nervenzellen der Nuclei supraoptici und paraventriculares, finden sich Bläschen mit einem Durchmesser von 1200–1500 Å, die zum größten Teil von elektronendichten Tropfen ausgefüllt sind (Abb. 168). Eine große Zahl von Untersuchungsresultaten spricht eindeutig dafür, daß die erwähnten Tropfen Hormone (Oxytocin und Vasopressin) enthalten, die in den hypothalamischen Kernen gebildet und an den Nervenendigungen freigesetzt werden, um in die Blutbahn zu gelangen. Diese Hormone werden dann auf dem Blutwege an ihre Erfolgsorgane herangebracht. Näheres über das neurosekretorische System findet sich im Kapitel über das Zwischenhirn (S. 257).

Die Gliazellen

Allgemeines

Der Begriff *Neuroglia* stammt von RUDOLF VIRCHOW (1846) und bezeichnet im ursprünglichen Sinn seiner Anwendung das „zellhaltige Material", das im zentralen Nervensystem den Raum zwischen den Nervenzellen ausfüllt und die Nervenzellen von den Blutgefäßen trennt. Die Elektronenmikroskopie erwies, daß die Neuroglia *ausschließlich* durch Zellen, nämlich durch *Gliazellen,* repräsentiert wird. Die Gliazellen füllen den interneuronalen Raum so weit aus, daß zwischen den einzelnen Zellelementen des Zentralnervensystems Spalten von rund 200 Å Breite (Horstmann) übrigbleiben. In der grauen Substanz macht das Gesamtvolumen des Interzellularspaltensystems etwa 5–7% des Gesamtvolumens der grauen Substanz aus.

Die Zahl der Gliazellen soll im Gehirn jene der Nervenzellen im ganzen etwa um das zehnfache übertreffen. Das Verhältnis der Gliazellzahl zur Anzahl der Neurone, der sog. *Gliaindex,* wechselt von Stelle zu Stelle im Nervengewebe stark, dabei so regelhaft, daß es als Strukturmerkmal einer gegebenen Region angesehen werden kann. Änderungen des Gliaindex innerhalb einer bestimmten Region treten im Lauf der Entwicklung auf, können aber auch Ausdruck eines pathologischen Prozesses sein.

Die Gliazellen unterscheiden sich von Nervenzellen vor allem dadurch, daß sie ihre Teilungsfähigkeit während des ganzen Lebens beibehalten und daß sie keine Synapsen bilden.

Man unterscheidet folgende Gliazelltypen:

1. Astrozyten (Makroglia)
2. Oligodendrogliazellen
3. HORTEGA-Zellen (Mikroglia).

Von manchen Autoren werden die Oligodendrozyten der Makroglia, von anderen der Mikroglia, zugerechnet. Astro- und Oligodendrogliazellen sind, ebenso wie die Nervenzellen, ektodermaler Herkunft. Die HORTEGA-Zellen hingegen sollen aus dem Mesoderm stammen und von den bindegewebigen Hüllen bzw. von den Gefäßen aus ins zentrale Nervensystem gewandet sein; dementsprechend werden sie auch als *Mesoglia* bezeichnet.

Astrozyten

Die Astrozyten finden sich überall im Zentralnervensystem. Sie füllen den gesamten von Nervenzellen, deren Fortsätzen und anderen Gliaelementen freigelassenen Raum bis auf den erwähnten 200 Å breiten Interzellularspalt komplett aus. Im Bereich besonderer Haftzonen tritt das Plasmalemm der Gliazellen in direkten Kontakt zur Membran der Nervenzellfortsätze. Die Astrozyten sind sternförmige Zellen (Abb. 169). Von einem Perikaryon, das einen großen, rundlichen chromatinarmen Kern enthält, strahlt eine verschieden große Zahl unterschiedlich langer Fortsätze in die Umgebung aus. Indem sie sich radiär ausbreiten, teilen sich diese Fortsätze weiter auf und formieren schließlich dünne Blätter, die entweder Gruppen von Axonen abgrenzen oder sich an der Umscheidung von Perikaryen und Dendriten von Nervenzellen beteiligen (Abb. 170). Hierbei können sich mehrere Astrozytenfortsätze aneinanderlegen und einander überlappen. An der Oberfläche des Zentralnervensystems bilden dicht aneinandergrenzende füßchenartige Ausläufer von Astrozyten eine zusammenhängende Grenzmembran, die *Membrana limitans gliae superficialis* (Abb. 171), die vermittels einer Basalmembran an die Pia mater grenzt. In gleicher

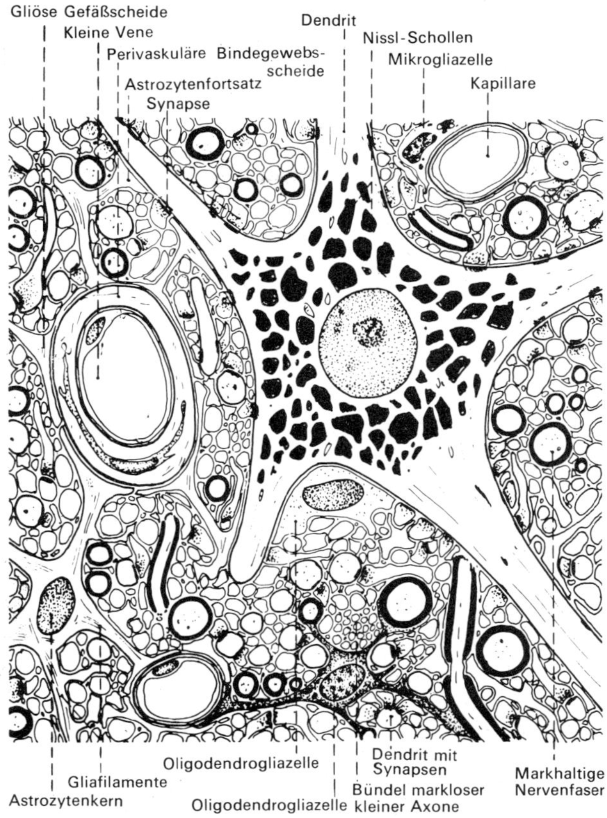

Abb. 170. Die Bestandteile der grauen Substanz des Nervensystems in elektronenmikroskopischer Auflösung. Vergr. ca. 3600×. (K. H. Andres, Bochum.)

Weise kommt eine Grenzmembran des Nervengewebes gegenüber den Blutgefäßen zustande: die *Membrana gliae perivascularis.* Diese ist von der Gefäß- bzw. Kapillarwand durch eine bis zwei Basalmembranlagen getrennt.

Das eher organellenarme Zytoplasma der Astrozyten erscheint im Elektronenmikroskop relativ hell. Es enthält eine verschieden große Zahl 80–90 Å dicker Filamente, die an Tonofilamente erinnern und die in den Astrozytenfortsätzen gerichtet verlaufen. Größere Bündel derartiger Filamente sind offenbar das Substrat der lichtmikroskopisch darstellbaren *„Gliafasern“.* Die Astrogliazellen der weißen Substanz sind meist besonders reich an Filamenten („faserige Astrozyten“) (Abb. 169); im übrigen haben sie lange und wenig verzweigte Fortsätze. Die Astrozyten der grauen Substanz erscheinen hingegen fibrillenärmer („proto-

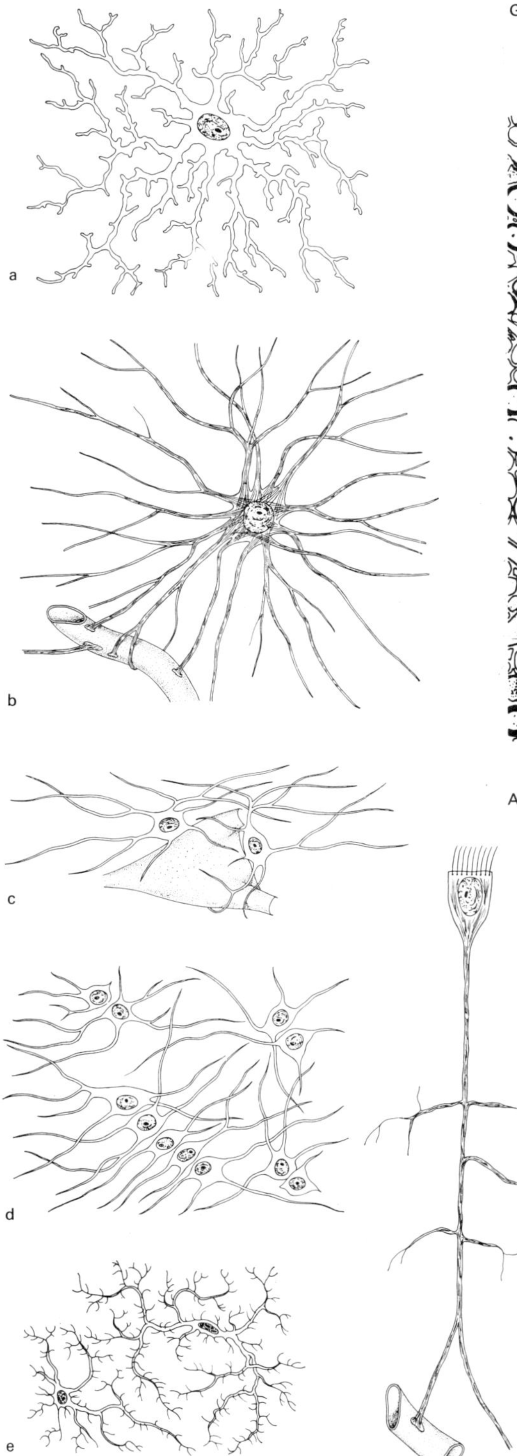

Abb. 169. Schematische Darstellung des lichtmikroskopischen Bildes verschiedener Zelltypen der Glia (nach Fleischhauer) a) protoplasmatischer Astrocyt, b) faseriger Astrocyt, c) Oligodendrogliazellen der grauen Substanz (Satellitenzellen), d) Oligodendrogliazellen der weißen Substanz (interfaszikuläre Oligodendroglia), e) Mikrogliazellen, f) Ependymzelle. (b und c umgezeichnet nach Penfield and Cole, 1926, a, d und e nach Bargmann, 1959).

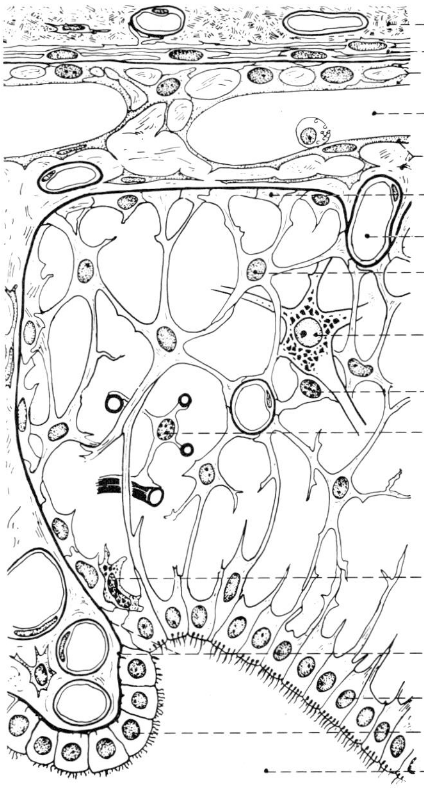

Abb. 171. Schema der Grenzzonen des Gehirns. In der zentral-nervösen Substanz sind die Räume, die von Nervenzellen und Nervenzellfortsätzen eingenommen werden, ausgespart. An der oberen Bildseite sind die Beziehungen der Hirnoberfläche zu den Hirnhäuten dargestellt, an der unteren Seite die Ventrikelgrenzen; links Plexus chorioideus, rechts Ependym (K. H. ANDRES, Bochum).

plasmatische Astrozyten") und haben im allgemeinen kürzere Fortsätze. Übergangsformen kommen vor.

Über die Bedeutung der Astrozyten wurden viele Untersuchungen und Überlegungen angestellt. In Anbetracht ihres ubiquitären Vorkommens im zentralen Nervensystem und des Umstandes, daß die Gliagrenzmembranen Bildungen der Astrozyten sind, wird der Astroglia Bedeutung für den geweblichen Zusammenhalt des Zentralnervensystems eingeräumt. Möglicherweise kommt ihr auch Bedeutung für den Ionenfluß und den Transport von Makromolekülen im Extrazellulärraum des ZNS zu, an dessen Begrenzung die Astrozyten in so hohem Maß Anteil haben. Ob durch die Astrozyten hindurch, auf Grund ihrer Lage zwischen Nervenzellen und Blutgefäßen, ein ins Gewicht fallender transzellulärer Stofftransport stattfindet, konnte bisher nicht mit Sicherheit erwiesen werden. Ein derartiger Stofftransport müßte auch nicht unbedingt postuliert werden, da der Extrazellulärraum sehr schnelle Bewegungen von Makromolekülen zulassen dürfte.

Den der Oberfläche von Perikaryen und Dendriten anliegenden Astrozytenfortsätzen wird von verschiedenen Autoren eine Isolationsfunktion zugeschrieben, die Gewähr dafür bieten soll, daß die Transmissionsvorgänge nur auf die „unmittelbar angesprochenen" Synapsen beschränkt bleiben, daß also eine Beeinflussung benachbarter rezeptiver Zonen hintangehalten wird.

Kürzlich konnte gezeigt werden, daß Astrozytenfortsätze überschüssiges Kalium aus dem Extrazellularspalt aufnehmen können. Dies spricht für die Hypothese von KUFFLER und NICHOLLS, daß die Gliazellen die Kaliumkonzentration im Extrazellularraum regeln. Die Kaliumkonzentration im Extrazellularraum kann meßbare Effekte auf die synaptische Aktivität haben. Es konnte auch gezeigt werden, daß die Aktivitäten bestimmter Enzyme in Astrozyten nach Nervenzellreizung verändert werden.

Der Umstand, daß die Membrana perivascularis gliae, zusammen mit der Kapillarwand, die Blutbahn vom System der Nervenzellen trennt, hat zu der weit verbreiteten Ansicht geführt, daß die Astrozyten wesentliche Elemente der sog. *Blut-Hirnschranke* darstellen. Als Blut-Hirnschranke wird eine für das Zentralnervensystem sehr bedeutungsvolle Barriere zwischen Blutbahn und dem Nervenzellsystem bezeichnet, durch die bestimmte Stoffe nicht hindurchtreten können. So färbt beispielsweise der saure halbkolloidale Farbstoff *Trypanblau* bei intravenöser Verabreichung alle Organe und Gewebe des Körpers mehr oder weniger stark an, nicht jedoch das Gehirn – ausgenommen einige besondere Stellen, wie Neurohypophyse oder Area postrema. Versuche mit elektronenmikroskopisch sichtbaren Markierungssubstanzen (Meerrettichperoxydase), die einerseits intravenös, andererseits intraventrikulär injiziert worden waren, ergaben, daß wohl die Membrana perivascularis gliae, nicht jedoch die Endothelschicht der Blutkapillaren von den Makromolekülen der Markierungssubstanz durchdrungen wird. Die Undichtheit der Membrana perivascularis gliae könnte dadurch bedingt sein, daß die Zellhaften (Zonulae occludentes) zwischen den die Membran aufbauenden Astrozyten-Endfüßchen nicht kontinuierlich sind. Die Blutkapillarwand ist also offenbar das wichtigere Element der Blut-Hirnschranke.

Bei *pathologischen Vorgängen* im ZNS spielt die Astroglia eine große Rolle. Sie kann auf Schädigungen des Nervengewebes mit Schwellung und Hypertrophie reagieren, kann bei Verlust von Nervenzellen den frei werdenden Raum ausfüllen, verschiedene Stoffe aufnehmen, schließlich die geschädigte Stelle gegen die Leptomeninx abgrenzen und Narben bilden. Bei dem äußerst gefürchteten Hirnödem, einer krankhaften Flüssigkeitsvermehrung im Gehirn, die im Gefolge verschiedenster Hirnschädigungen, so auch bei einer „Hirnprellung", auftreten kann und die durch eine plötzlich eintretende Undichtheit der Blut-Hirnschranke zustande kommt, saugen die Astrozyten die Ödemflüssigkeit auf und nehmen an Volumen zu. Hierbei kommt es zu einer lebensbedrohenden Volumenzunahme des Gesamtgehirns.

Oligodendrogliozyten

Die Oligodendrogliazellen besitzen einen runden oder polygonalen Zellkörper, der zum größten Teil von einem chromatinreichen Kern ausgefüllt ist und der peripher einige dünne Fortsätze in verschiedener Richtung entsendet (Abb. 169c). Das Zytoplasma enthält ein gut entwickeltes rauhes endoplasmatisches Reticulum und einen ausgeprägten GOLGI-Apparat. Eine große Zahl dichtgelagerter kleiner Granula verleiht dem Zytoplasma im ganzen eine auffallend dichte Struktur.

Die Oligodendrozyten kommen als *Satellitenzellen* großer Nervenzellen vor (Abb. 169c u. 171), deren Perikaryen sie sich eng anlegen. Andererseits findet man sie überall in der weißen, aber auch in der grauen Substanz in *enger Beziehung zu markhaltigen Nervenfasern* (Abb. 136). Wie bereits auf Seite 135 ausgeführt wurde, kommt die Aufgabe der Markscheidenbildung im Zentralnervensystem den Oligodendrogliazellen zu.

Hortega-Zellen

Die HORTEGA-Zellen werden auch als Meso- oder Mirkogliazellen bezeichnet, da sie viel kleiner als die Astrozyten sind. Der die länglichen oder dreieckig begrenzten, dicht strukturierten Kerne umgebende Zytoplasmamantel entläßt lange, dünne, wellige Fortsätze, die sich peripher noch weiter teilen (Abb. 169e). Im Elektronenmikroskop ist eine Unterscheidung gegenüber Oligodendrogliazellen nicht ohne weiteres möglich.

HORTEGA-Zellen kommen überall im Zentralnervensystem vor, besonders zahlreich oft in Blutgefäßnähe. Indem sie *Vitalfarbstoffe* aufnehmen und Lipoide, Eisen, Pigmente und andere Stoffe speichern können, verhalten sich die Mikrogliazellen wie Makrophagen des retikuloendothelialen Systems. Bei entzündlichen oder degenerativen Vorgängen im Gehirn scheinen sie schnell aktivierbar zu sein und können mit Proliferation und Formveränderung reagieren. Sie sollen auch an die Stelle einer Schädigung wandern, und sich mit Abbaustoffen beladen können („Abraumzellen").

Das Ependym

Auch das Ependym zählt zu den gliösen Elementen. Es stellt die epitheliale Auskleidung der Hirnventrikel und des Zentralkanals des Rückenmarkes bei und besteht aus einer meist einschichtigen Lage isoprismatischer, hochprismatischer oder flacher Zellen. An ihren dem Ventrikellumen zugekehrten Seiten haben die Ependymzellen Mikrovilli, bei vielen Species auch Kinozilien aufzuweisen (Abb. 169f u. 171). Seitlich sind die Zellen miteinander verzahnt und in ihrem lumennahen Bereich durch Zellhaften – Zonulae adhaerentes und Zonulae occludentes – verbunden. Viele Ependymzellen haben basale Fortsätze, die teils verzweigt, teils unverzweigt sind. Als *Tanyzyten* werden Ependymzellen mit einem einzigen unverzweigten, oft langen basalen Fortsatz bezeichnet. Die Ependymzellen und deren basale Fortsätze grenzen vermittels eines 200 Å breiten Spaltes an die subependymal gelegenen Nerven- und Gliazellen. Basale Fortsätze reichen oft an die Wand subependymaler Blutkapillaren heran (Abb. 169f. u. 171). Das Zytoplasma der Ependymzellen enthält neben den üblichen Zellorganellen Mikrotubuli und Bündel von Gliafilamenten.

An verschiedenen Stellen wurden zwischen Ependymzellen in das Ventrikellumen vorragende *Nervenendigungen* beschrieben. Manche von diesen bieten das Bild rezeptorischer Nervenendigungen; bei anderen wurden Sekretionszeichen festgestellt. *Zeichen der Sekretion* wurden aber auch an Ependymzellen gefunden. Somit fehlt es nicht an morphologischen Hinweisen für eine Abgabe von Stoffen aus der Ependymschicht in den Liquor cerebrospinalis. Um welche Stoffe es sich hierbei handelt, ist indessen noch nicht bekannt.

Unter dem Ependym findet sich an den meisten Stellen ein *Maschenwerk von „Gliafasern"*, die filamentreichen Ausläufern von Ependymzellen und subependymalen Astrozyten entsprechen. Diese Ausläufer formieren eine kompakte Schicht verschiedener Dicke.

Es gibt beträchtliche regionale Unterschiede des Ependyms. Differenzierungseigentümlichkeiten bestimmter Stellen der Ventrikelwand gaben Anlaß, besondere *zirkumventrikuläre Organe* zu unterscheiden. Zu diesen werden gerechnet: Das *subkommissurale Organ,* das *subfornikale Organ,* das *Organon vasculosum laminae terminalis,* das *paraventrikuläre Organ,* die *Area postrema,* schließlich auch *Hypophyse* und

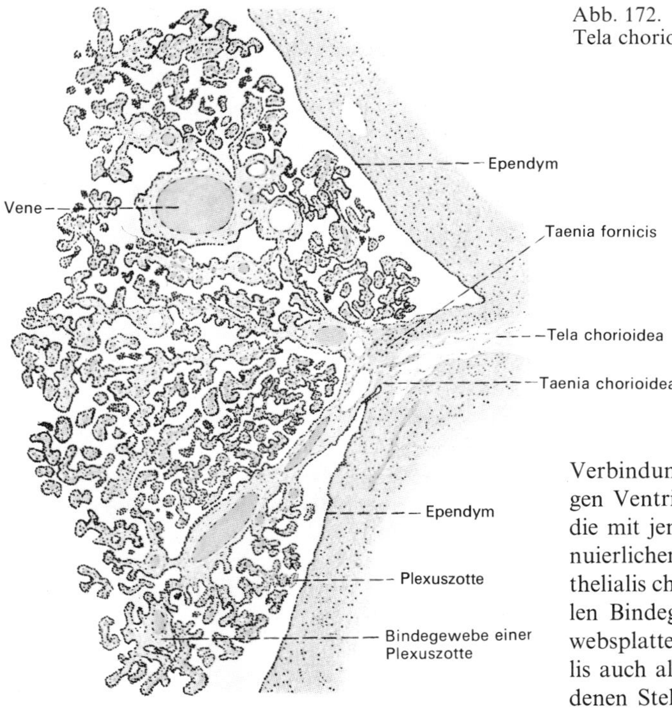

Abb. 172. Plexus chorioideus und Ansatzstellen der Tela chorioidea. Vergr. 69 × (aus M. CLARA).

Zirbeldrüse. Noch ist über die Bedeutung der meisten dieser Organe zu wenig bekannt, um im Rahmen eines Lehrbuches auf weitere Einzelheiten einzugehen.

In physiologischen Untersuchungen konnte der Nachweis erbracht werden, daß an bestimmten Stellen der Ventrikelwand Perzeptionsfelder lokalisiert sind, die bei der zentralen Regulation bestimmter Funktionen, wie etwa der Atmung, eine Rolle spielen. Mit Sicherheit kann noch nicht gesagt werden, ob hierbei die erwähnten, in der Ependymschicht gelegenen Nervenendigungen von Bedeutung sind.

Das Ependym und die subependymale Schicht spielen zweifellos beim Transport von Stoffen aus dem Liquor cerebrospinalis in das Nervengewebe eine Rolle. Bezüglich dieser Funktion wurden allerdings beträchtliche regionale Unterschiede festgestellt (FLEISCHHAUER 1964). Ein Stofftransport durch die Ependymschicht kann entweder transzellulär erfolgen, wobei die Ependymzellen Stoffe pinozytotisch aufnehmen, oder über die Interzellularspalten. Dieser Weg ist möglich, da die die Ependymzellen seitlich verbindenden Zellhaften den Interzellularraum nicht vollständig abdichten.

Lamina epithelialis chorioidea und Plexus chorioideus

In bestimmten Bereichen des Endhirns, Zwischenhirns und Rautenhirns ist die Wandung der Ventrikel auf eine einzige Zellage reduziert, die *Lamina epithelialis chorioidea.* Diese Schicht steht in kontinuierlicher Verbindung mit der Ependymauskleidung der übrigen Ventrikelwand (Abb. 171). Eine Basalmembran, die mit jener der Membrana limitans gliae in kontinuierlicher Verbindung steht, grenzt die Lamina epithelialis chorioidea vom gefäßreichen leptomeningealen Bindegewebe ab. Diese gefäßführende Bindegewebsplatte wird zusammen mit der Lamina epithelialis auch als *Tela chorioidea* bezeichnet. An verschiedenen Stellen scheint die Tela chorioidea unter Bildung zahlreicher, oft bäumchenartig verzweigter Zotten gegen das Ventrikellumen vorgestülpt; *Plexus chorioideus (Adergeflecht)* (Abb. 172).

Die Lamina epithelialis besteht im Bereich der Plexus chorioidei aus relativ großen kubischen Zellen, die durch Zellhaften miteinander verknüpft sind. An ihrer Oberfläche tragen sie, wie die Ependymzellen, Mikrovilli und beim Embryo und einer Reihe von Tieren Kinozilien. Das basal gelegene Plasmalemm zeigt zahlreiche Einfaltungen. Darin ähneln diese Zellen Hauptstückzellen der Niere. Das Zytoplasma ist von einem ausgedehnten endoplasmatischen Reticulum durchsetzt, das über weite Bereiche einen Ribosomenbesatz aufzuweisen hat. Auch makrophagenartige Zellen kommen in dieser Zellschicht vor.

Die Blutkapillaren der Plexus chorioidei sind durch ein sehr dünnes, gefenstertes Endothel gekennzeichnet. Das Bindegewebe der Plexus chorioidei enthält außerdem ein umfangreiches Nervengeflecht und Nervenendkörperchen. Bei älteren Menschen finden sich im Bereich der Plexus chorioidei häufig konzentrisch geschichtete, mehr oder weniger verkalkte kugelige Konkremente. Die Plexus chorioidei dienen der Absonderung des *Liquor cerebrospinalis,* jener wasserklaren, eiweißarmen Flüssigkeit, die die Ventrikel und den Subarachnoidalraum ausfüllt. Eine genauere Untersuchung der Zusammensetzung des Liquor cerebrospinalis, ein eventueller abnormer Gehalt an Zellen kann dem untersuchenden Arzt gewisse diagnostische Hinweise auf pathologische Prozesse im Bereich des Zentralnervensystems geben.

Die sog. periphere Glia

Die SCHWANN*schen Zellen* peripherer Nervenfasern und die die Nervenzellen peripherer Ganglien umgebenden *Satellitenzellen* werden auch als *periphere Glia* bezeichnet. Über die SCHWANNschen Zellen und deren Bedeutung für die Isolation peripherer Axone wurde bereits im Kapitel Nervenhüllen (S. 131ff.) ausführlich berichtet.

Die den Perikaryen peripherer Ganglien anliegenden Satellitenzellen bilden die Fortsetzung der SCHWANN-Zellen der Nervenfasern. Sie haben ein relativ dichtes Zytoplasma. Ein 200 Å breiter Spalt trennt sie von den Perikaryen der Nervenzellen und von benachbarten Satellitenzellen (Abb. 147). Außen wird die Schicht der Satellitenzellen von einer Basallamina umgeben (vgl. Abb. 147 u. 150).

Einige morphologische Aspekte der Dynamik des Nervengewebes

Das genaue Studium der Strukturelemente des Nervensystems, ihrer Topik und Einfügung in den Gesamtbauplan mit Hilfe neuroanatomischer Methoden hat eine große Zahl von Befunden erbracht, die für das Verständnis der Hirn- und Rückenmarksfunktion von wesentlicher Bedeutung geworden sind. Bei kritischer Betrachtung und Auswertung anatomischer Befunde muß man sich aber darüber im klaren sein, daß diese immer nur Momentaufnahmen entsprechen. Die Nervenzelle, der Axonquerschnitt, die Synapse, die wir am Präparat sehen, zeigen – naturgemäß immer auch in starker Abhängigkeit von der Präparationstechnik – jene Form, die sie im Augenblick der Präparatentnahme eingenommen haben. Die im Leben herrschende Dynamik des Nervensystems erschließt sich nur schwer morphologischer Methodik. Sehr wohl sind höhergradige Veränderungen von Nervenzellen nach Setzung von Schädigungen morphologisch faßbar.

Reaktionen von Nervenzellen auf Schädigungen

Die Kenntnis der Reaktion von Neuronen auf Schädigung der Axone ist von Bedeutung für die Beurteilung des durch die Schädigung bedingten Funktionsausfalls, für die Prognose der Folgeerscheinungen und Erholungsmöglichkeiten, wie auch für die richtige Einschätzung der Chancen chirurgischer Eingriffe. Die morphologische Darstellung der Strukturveränderungen nach experimentell getätigten Läsionen wurde und wird vielfach als neuroanatomische Arbeitsmethode verwendet, um Verlauf und Verbindungen von Nervenbahnen zu studieren.

Schädigung oder Zerstörung des Perikaryons

Da das Perikaryon das trophische Zentrum eines jeden Neurons ist, führt seine Zerstörung zum Untergang der Nervenzelle und aller ihrer Fortsätze. Dies kann auch Konsequenzen für die der betroffenen Nervenzelle vor- und nachgeschalteten Neurone haben.

Schädigung des Axons

Eine Durchtrennung oder andere Schädigung eines Axons hat Veränderungen zu beiden Seiten der Schädigungsstelle zur Folge: *Anterograde Veränderungen* betreffen den distal von der Schädigungsstelle gelegenen (Perikaryon-fernen) Teil des Axons, *retrograde Veränderungen* den proximal von der Schädigungsstelle gelegenen (Perikaryon-nahen) Teil des Neurons Abb. 173). Von *transneuronalen Veränderungen* spricht man, wenn andere, mit der geschädigten Ner-

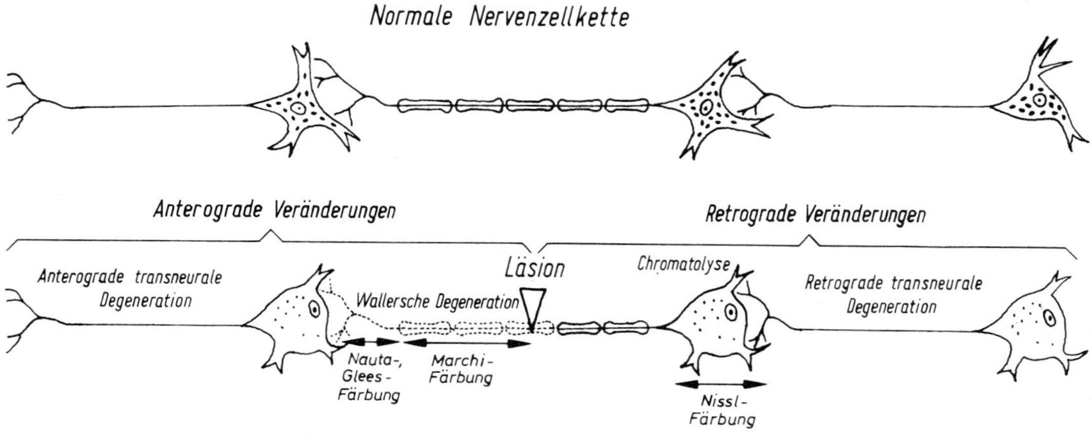

Abb. 173. Schema der Strukturveränderungen von Nervenzellen nach Axonschädigung. In Anlehnung an ein Schema von GRAY. Erklärung siehe Text.

venzelle in synaptischer Verbindung stehende Neurone auch betroffen werden (Abb. 173). Transneuronale Veränderungen nennt man *anterograd,* wenn Degenerationszeichen an einer Zelle auftreten, an der das Axon des geschädigten Neurons endet; man nennt sie *retrograd,* wenn eine mit dem Soma oder mit den Dendriten des geschädigten Neurons in synaptischem Kontakt stehende Nervenzelle mitbetroffen ist. Beschränkt sich eine transneuronale Veränderung auf eine mit dem geschädigten Neuron unmittelbar verbundene Nervenzelle, spricht man von *primärer transneuronaler Veränderung.* Transneuronale Veränderungen dürften im allgemeinen nur dann auftreten, wenn eine geschädigte Nervenzellgruppe mit einer anderen Zellgruppe derart verbunden ist, daß letztere ihre Afferenzen größtenteils aus dem geschädigten Bereich bezieht. So können *Läsionen der Netzhaut* zu degenerativen Veränderungen von Zellen des Corpus geniculatum laterale führen, mit denen die Netzhautganglienzellen in direktem synaptischen Kontakt stehen (primäre transneuronale Veränderungen); darüber hinaus aber können auch Veränderungen von Nervenzellen der Sehrinde eintreten, an denen die Fasern der Nervenzellen des Corpus geniculatum laterale enden (*sekundäre transneuronale Veränderungen*). Nervenzellen, die zwar mit einem geschädigten Zentrum in Verbindung stehen, gleichzeitig aber reichliche synaptische Kontakte zu anderen, intakten Zellen oder Zellgruppen haben, scheinen im allgemeinen nicht von transneuronalen Veränderungen betroffen zu werden.

Das Phänomen der transneuronalen Veränderung führt vor Augen, daß ein einzelnes Neuron, an sich eine abgrenzbare Zelleinheit, auf Grund seiner Verbindungen mit anderen Nervenzellen oder Erfolgsorganen immer nur ein Zwischenglied darstellt. Ein Zwischenglied, dem die Rolle eines funktionell wichtigen Knotenpunktes in einem ausgedehnten Netzwerk zukommt. Die Intaktheit der synaptischen Verbindungen ist für die Integrität eines Neurons von Bedeutung.

Anterograde Veränderungen

Der Degenerationsprozeß, der den distal von einer Schädigungsstelle liegenden Teil des Neuriten ergreift, wird als WALLER*sche Degeneration* bezeichnet. Die degenerativen Veränderungen treten nicht in allen Teilen des betroffenen Nervenfaserabschnittes gleichzeitig auf, breiten sich vielmehr von der Läsionsstelle wellenförmig in distaler Richtung aus. Im *Axon* tritt bald nach der Durchtrennung ein Verfall des axoplasmatischen Reticulum und der Mitochondrien ein. Nach 12 Stunden erscheint das Axon geschwollen und unregelmäßig begrenzt. Innerhalb einiger Tage zerfällt es in Bruchstücke, von denen einige noch nach Wochen erkennbar sein können. Veränderungen der Markscheide werden nach etwa 2 Tagen deutlich sichtbar: Zu diesem Zeitpunkt treten die ersten Brüche auf. Die Markscheide zerfällt zunächst in größere längliche, später in kleinere kugelförmige oder ellipsoide Fragmente (Abb. 174). Veränderungen der chemischen Zusammensetzung des Myelins haben eine Änderung der Färbbarkeit degenerierender Markscheiden zur Folge: Ein bis drei Wochen nach der Durchtrennung des Nerven tritt eine auffällige Färbbarkeit der Zerfallsprodukte des Myelins durch Osmiumsäure nach vorheriger Behandlung mit Chromsäure ein (MARCHI-Methode). Das zugrundegehende Myelin und die Axonfragmente werden von SCHWANN-Zellen abgebaut; diese hypertrophieren. Zwischen dem vierten und zehnten Tag des Degenerationsprozesses vermehren sie sich durch Mitosen so stark, daß ihre Zahl bis auf das 13fache des ursprünglichen Bestandes ansteigen kann. Die proliferierenden SCHWANN-Zellen legen sich in Reihen hintereinander und füllen schließlich zur Gänze den vom Endoneurium umschlossenen ursprünglichen Nervenfaserkanal (HANKEN-BÜNGNER*sche Bänder*). Sie bilden neue Basallaminae, vor allem gegen das Endoneurium. Dieses reagiert mit einer Zunahme kollagener Fasern. Bandartige SCHWANN-Zellproliferationen sind es auch, die den zwischen proximalem und distalem Nervenstumpf liegenden Spalt überbrücken und so Leitstrukturen für neu auswachsende Axonfortsätze formieren können. Wächst kein neues Axon ein, so schrumpfen diese Stränge immer mehr und mehr. Drei Monate nach der Schädigung ist keine dieser Reststrukturen degenerierter Nervenfasern dicker als 3–4 µm.

Die elektrische und chemische *Erregbarkeit* des distalen Nervenstumpfes kann noch 3–4 Tage nach Schädigung oder Nervendurchtrennung nachweisbar sein. Bis zu diesem Zeitpunkt scheint das Axolemm des degenerierenden Faseranteils funktionsfähig zu bleiben.

Retrograde Veränderungen

Das Ausmaß der mit einer Axonschädigung einhergehenden retrograden Veränderungen eines Neurons hängt vor allem von der Entfernung der Läsionsstelle vom Perikaryon ab. Ist das Axon nahe dem Perikaryon geschädigt oder durchtrennt, kann die Nervenzelle ganz zugrunde gehen. Weiter peripher gelegene Axonschädigungen führen in der Regel zu reversiblen Veränderungen des Zellkörpers.

Ein bis zwei Wochen nach Axondurchtrennung kommt es meist zu einer Abrundung und Vergrößerung des Perikaryons. Der Kern wird an die Zellperipherie verlagert und verformt. Die NISSL-Schollen zerfallen in staubförmige Teilchen, um sich der lichtmikroskopischen Erfassung eventuell vollkommen zu entziehen (*Tigrolyse* oder *Chromatolyse,* Abb. 175).

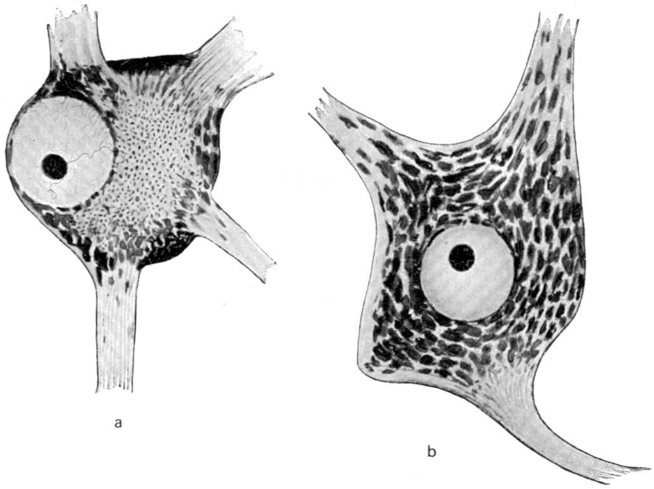

Abb. 175. Degenerierende a) und normale b) Ganglienzelle vom Hund. Beachte das Verhalten der NISSL-Schollen (nach SCHÄFER aus Handbuch der Neurologie).

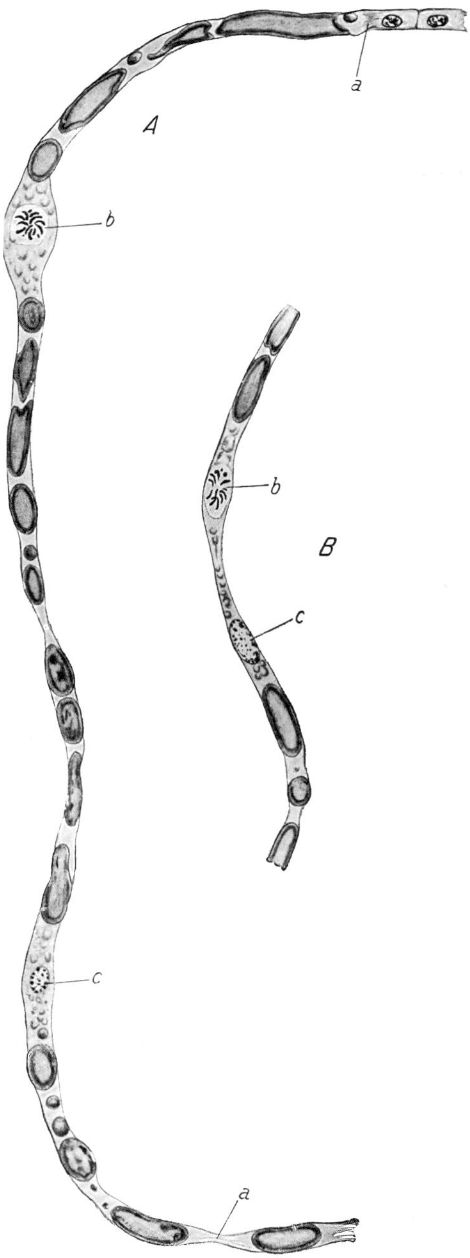

Abb. 174. A = Nervenfaser 4 Tage, B = 7 Tage nach einer Quetschung, a = RANVIERscher Schnürring, b = Teilung eines SCHWANNschen Kernes, c = SCHWANNscher Kern, zur Teilung ansetzend (nach HANKEN aus Handbuch der Neurologie).

Diese morphologischen Veränderungen, die etwa 3 Tage nach der Läsion im Zentrum des Zellkörpers einzusetzen pflegen und am 12.–14. Tag ihren Höhepunkt erreichen, werden nach NISSL auch als *primäre Reizung* bezeichnet. Die primäre Reizung ist Ausdruck verstärkter Stoffwechselaktivität der betroffenen Zelle. Sowohl die Aktivität abbauender lysosomaler Enzyme als auch die Syntheserate von Proteinen und Nukleinsäuren sind gesteigert. Elektronenmikroskopisch ist in diesem Stadium eine Zunahme von Lysosomen, Ribosomen und Mitochondrien festzustellen; das granulierte endoplasmatische Reticulum erscheint anders verteilt.

Neben den Veränderungen im Nervenzellkörper des geschädigten Neurons ist im Zentralnervensystem auch eine proliferative Aktivität der angrenzenden Glia, insbesondere von Mikrogliazellen, festzustellen. Bereits wenige Tage nach der Axonschädigung findet man die Zellsoma-Oberfläche zum größten Teil von diesen Gliazellen bedeckt, wobei es zur Abdrängung synaptischer Endköpfe durch die Glia kommt. Diese morphologische Beobachtung könnte dem elektrophysiologischen Befund zu korrelieren sein, daß bei geschädigten Neuronen ein Teil der axosomatischen Informationen verloren geht.

Regeneration

Hat eine Nervenzelle des peripheren Nervensystems die Schädigung oder Durchtrennung ihres Axons überlebt, so setzt ein *Regenerationsprozeß* ein, der schließlich zur Reinnervation des betroffenen Organs führen kann. Für den erfolgreichen Ablauf eines Reinnervationsprozesses ist das Vorhandensein von Leitstrukturen für die neu auswachsenden Axone – intaktgebliebene Endoneurialkanäle bzw. HANKEN-BÜNGNERsche Bänder – sehr wichtig.

Das Einsetzen des Regenerationsvorganges ist am Anschwellen der peripheren Enden der proximalen Axonstümpfe erkennbar. Von diesen oft keulenartig aussehenden Verdickungen sproßt eine Anzahl dünner Fortsätze aus, die in verschiedener Richtung in

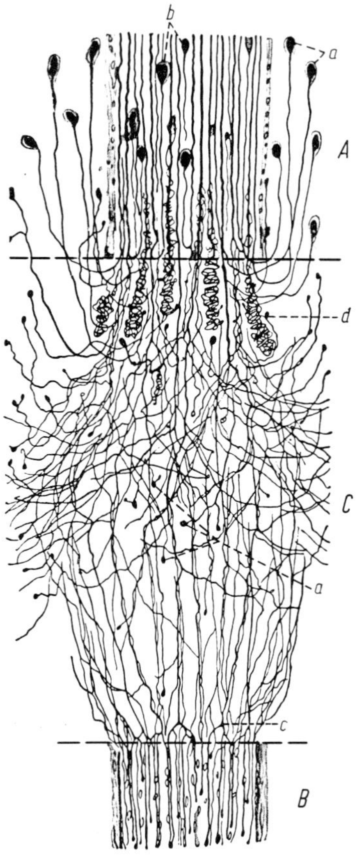

Abb. 176. Schema eines regenerierenden Nerven (nach CAJAL aus Handbuch der Neurologie). – A = zentrales Ende, B = peripheres Stück, C = Narbe, a = Wachstumskeulen, b = Wachstumskeule rückläufig in den zentralen Stumpf hineinwachsend, c = Anschluß einer neugebildeten und sich aufsplitternden Faser an den peripheren Stumpf, d = spiralig geformte Enden wegbehinderter Fasern.

das umgebende Gewebe einwachsen (Abb. 176). Viele dieser im Narbengewebe „sich vortastenden" Sprosse gehen jedoch wieder zugrunde. Jene aussprossenden Fasern, die den degenerierten oder in Degeneration befindlichen distalen Nervenstumpf erreichen, finden in diesem eine Leitstruktur für ihr weiteres Auswachsen. In jede HANKEN-BÜNGERsche Bandstruktur wachsen zunächst mehrere dünne Axonsprosse ein. Von diesen bleibt aber letzten Endes jeweils nur einer erhalten. Dieser Axonsproß wird dicker und von den SCHWANN-Zellen der Leitstruktur ummarkt. Indem er in distaler Richtung weiterwächst, erreicht er schließlich das Erfolgsorgan. Ist das Längenwachstum beendet, nimmt die ursprünglich 0,5–3 µm dicke regenerierende Faser weiter an Kaliber zu, wobei auch die Markscheide entsprechend dicker wird. Die Internodien regenerierter Nervenfasern erreichen bei erwachsenen Individuen nicht die Länge wie bei normalen Fasern. Sie werden in der Regel nicht länger als 300 µm.

Im zeitlichen Ablauf überlappen die Vorgänge der Degeneration und Regeneration einander oft beträchtlich. Das Aussprossen neuer Axonfortsätze setzt meist zu einem Zeitpunkt ein, da der Abbau der Axone und Markscheiden des peripheren Nervenstumpfes noch nicht abgeschlossen ist und bevor die Chromatolyse im Perikaryon ihren Höhepunkt erreicht hat. Der gesamte Regenerationsablauf nimmt eine Zeit von drei bis sechs Monaten ein. Doch kommen viel kürzere und auch viel längere Zeiten in Betracht. Die Dauer des Regenerationsprozesses hängt vor allem von der Zeitspanne ab, innerhalb derer die auswachsenden Axonsprosse die alten Leitstrukturen erreichen; naturgemäß spielen auch die Länge des neuzubildenden Nervenstückes und allfällige störend wirkende Narbenbildungen eine Rolle.

Ist ein Nerv nur teilgeschädigt, so können von RANVIERschen Schnürringen intakt gebliebene Nervenfasern seitlich Ästchen aussprossen und in die SCHWANNschen Scheiden benachbarter degenerierender Fasern einwachsen. Dieser Vorgang wird als *kollaterale Nervenregeneration bezeichnet.*

Bei Schädigung eines Muskelnerven kann der betroffene Muskel von Nervenästen eines benachbarten Muskels reinnerviert werden. Auf dem Weg der kollateralen Nervenregeneration sprossen in so einem Fall von Schnürringen des terminalen Verzweigungsbaumes der Nervenfasern des intakten Muskels neue Axone aus, die in den denervierten Muskel einwachsen. Derartige Reinnervationsvorgänge können auch bei Poliomyelitis-bedingten Muskelausfällen reparativ Bedeutung haben. Natürlich kann nicht erwartet werden, daß die volle Funktionstüchtigkeit im ursprünglichen Sinn wiederhergestellt wird.

Kollaterale Nervenregeneration wurde im peripheren und zentralen Nervensystem beschrieben.

Finden die vom zentralen Stumpf eines durchtrennten Nerven aussprossenden Axonfortsätze nicht ihren Weg, sei es, daß der periphere Stumpf zu weit entfernt ist, sei es, daß eine ungünstige gewebliche Konstellation das weitere Vorwachsen verhindert, so kann es zur Bildung eines geschwulstartigen Knotens, eines *Amputationsneuroms,* kommen.

Für einen erfolgreichen Regenerationsvorgang, der die nach Nervendurchtrennung verlorengegangene Funktion einigermaßen wiederbringt, ist eine saubere Nervennaht eine wichtige Voraussetzung. Hierbei sollen Epineurium und vor allem die Perineurialscheiden der beiden Stümpfe unter bestmöglicher Berücksichtigung der Topographie miteinander verbunden werden. Liegen die beiden Stümpfe zu weit voneinander entfernt, so kann die Distanz durch Einfügung eines autologen Nerventransplantats überbrückt werden.

Bewegungsvorgänge im Neuroplasma

Wie auch in anderen Zellen, spielen sich im Zytoplasma der Nervenzellen ständig Bewegungsvorgänge ab. Den Bewegungsvorgängen im Neuroplasma kommt deshalb besondere Bedeutung zu, da die Synthese der wichtigsten Zellkomponenten im Perikaryon, evtl. auch in den Anfangsteilen der Dendriten stattfindet, das hier synthetisierte Material jedoch bis in die Perikaryonfernsten Teile des Axons und der Dendriten gebracht werden muß. Es wurde bereits darauf hingewiesen, daß es im Körper des erwachsenen Menschen Axone von etwa einem Meter Länge gibt. Da in den Axonen keine Proteinsynthese erfolgt, muß das in den Nervenendigungen benötigte Material, Enzyme, Mitochondrien und ständig neu benötigte andere Substanzen vom Perikaryon hierher transportiert werden.

Auf Grund der Untersuchungen von PAUL WEISS und seiner Schule weiß man, daß sich die gesamte *Axoplasmasäule* in einer ständigen proximodistal gerichteten Bewegung befindet, die so lange nachweisbar ist, als die Nervenzelle lebt. Diese Bewegung läuft mit einer Geschwindigkeit von 1–3 mm/Tag ab und wird als „axonal flow", Plasmaströmung, bezeichnet. Eine chronische Konstriktion eines Nerven – WEISS und HISCOE (1948) verwendeten in ihren klassischen Experimenten Arterienmanschetten – führt zu einer Vergrößerung und Verdickung der Axone proximal vom Hindernis, eine Erscheinung, die als Anstau des sich ständig perikaryofugal bewegenden Axoplasmas aufzufassen ist. Durch verschiedene Methoden, wie Mikrokinematographie, Autoradiographie und Einzelzellinjektionstechnik konnte das ursprüngliche Konzept von WEISS auch an der intakten Nervenfaser glänzend bestätigt werden. Es gelang der Nachweis der Bewegung von Proteinen, Phoshoproteinen, RNS-Vorstufen, Katecholaminen und Acetylcholin, von Mitochondrien und Neurosekretgranula. Es stellte sich heraus, daß sich verschiedene Zellelemente und bestimmte markierte Substanzen mit der gleichen Geschwindigkeit fortbewegen wie die gesamte Axoplasmasäule (1–3 mm/Tag), daß aber andere Substanzen wesentlich schneller transportiert werden. Transportgeschwindigkeiten bis zu 500 mm/Tag konnten festgestellt werden. Innerhalb der sich im ganzen fortbewegenden Axoplasmasäule *(„langsamer Transport")* müssen somit Transportwege für schnellere Substanzbewegungen angenommen werden *(„schneller Transport")*. Um dies anschaulich zu erklären, hat man auch den Vergleich einer Rolltreppe herangezogen, auf der sich einige Personen langsam hinaufbringen lassen, andere aber, die es besonders eilig haben, auf der sich bewegenden Rolltreppe schnell hinauflaufen. Verschiedene Befunde sprechen auch für einen Stofftransport in umgekehrter Richtung, d. h. in Richtung zum Perikaryon.

Die Bewegungsaktivität des Axoplasmas kann durch verschiedene Faktoren beeinflußt werden. So wurde festgestellt, daß elektrische Reizung einen Einfluß auf die Menge des im Axon transportierten Materials hat. Die Durchschneidung eines Axons führt im erhalten gebliebenen Axonstumpf zu einer Geschwindigkeitserhöhung sowohl des „langsamen" als auch des „schnellen" Transportes. Andererseits können die axonalen Transportbewegungen durch Narkotika bis zu einem gewissen Grad gehemmt, durch Kolchizin vollständig blockiert werden.

Die langsame Komponente der Axonströmung ist auch die Grundlage der Axonregeneration nach Nervendurchtrennung. Da keine, zumindest keine nennenswerte Proteinsynthese in Axonen stattfindet, muß ja das Material der peripherwärts vorwachsenden Axonsprosse aus dem Perikaryon kommen. Wie bereits auf Seite 159 ausgeführt wurde, konnte in Perikaryen nach Axondurchtrennung eine Aktivierung des Zellstoffwechsels, insbesondere der Proteinsynthese festgestellt werden. Der Proteintransport regenerierender Axone ist signifikant erhöht.

Wenn auch die Strömungsvorgänge im Axon für den Transport von Transmittersubstanzen zu den Nervenendigungen von Bedeutung sind, muß es heute bezüglich einiger Transmitter als erwiesen erachtet werden, daß der Hauptteil der in den Nervenendigungen benötigten Überträgersubstanzen an Ort und Stelle, also im Bereich der Synapsen resynthetisiert wird.

Auch in *Dendriten* konnten nach intrazellulärer Injektion markierter Aminosäuren in das Perikaryon zentrifugale Substanzbewegungen nachgewiesen werden. Die Geschwindigkeit, mit der sich die markierten Proteinbausteine in den Dendriten bewegen, liegt nach bisherigen Messungen bei etwa 3 mm pro Tag (SCHUBERT u. KREUTZBERG).

Im Perikaryon wurden Bewegungen von Mitochondrien und Lysosomen sichtbar gemacht. Weiterhin wurden Rotationsbewegungen des Zellkernes beobachtet. POMERAT gab als Zeitspanne für eine Umdrehung eines Nervenzellkernes sechzig Minuten an. Über Ortsveränderungen des Nervenzellkernes innerhalb des Perikaryons wurde anläßlich der Besprechung der Degenerations- und Regenerationsvorgänge auf Seite 158 berichtet.

Über Wechselbeziehungen zwischen Nerven- und Gliazellen

So offenbar dem Morphologen die außerordentlich engen Beziehungen zwischen Nerven- und Gliazellen entgegentreten, so wenig kann heute noch über funktionelle Wechselwirkungen zwischen diesen beiden Zellarten gesagt werden. Daran, daß das Leben eines Neurons auf lange Sicht von dessen normalem Kontakt zu seinen Satellitenzellen bzw. SCHWANN-Zellen abhängt, dürfte kaum zu zweifeln sein. Während normale Nervengewebsexplantate in Gewebekulturen viele Monate überleben, gehen Neurone, die von ihren Satellitenzellen oder SCHWANN-Zellen getrennt wurden, nach wenigen Tagen zugrunde.

Immerhin kann eine isolierte Nervenzelle, ebenso wie eine isolierte Gliazelle, eine zeitlang am Leben erhalten werden. Vorübergehend kann die Zellatmung einer isolierten Nervenzelle durch Glucose sogar gesteigert werden. HYDEN versuchte nach präparativer Isolierung einzelner Nerven- und Gliazellen Hinweise auf spezifische Stoffwechselleistungen der beiden Zellelemente zu erhalten. Nach HYDEN soll im Gefolge einer Stimulation eines Nervenzentrums eine Vermehrung des Gesamtproteins und der Ribonukleinsäuren in Nervenzellen, eine Abnahme jedoch in umgebenden Gliazellen zu beobachten sein. Nach Lernexperimenten soll eine Vermehrung der Ribonukleinsäuren sowohl in Nerven- als auch in umgebenden Gliazellen auftreten.

Ob Glia- bzw. SCHWANN-Zellen bei den Transportvorgängen in den Axonen mechanische Wirkungen entfalten, ist derzeit Gegenstand der Diskussion. Tatsache ist, daß rhythmische Pulsationen beobachtet wurden, die bei Oligodendrogliazellen einem Kontraktions-Relaxations-Zyklus von 4,5 Minuten, bei SCHWANN-Zellen einem Zyklus von 8 Minuten folgen.

Die Wechselbeziehungen zwischen Nerven- und Glia- bzw. SCHWANN-Zellen bei der Markscheidenbildung wurden bereits ausführlich dargelegt.

Zur Frage der Veränderlichkeit synaptischer Verbindungen

Zum Zeitpunkt der Geburt ist im menschlichen Zentralnervensystem die endgültige Nervenzellzahl fast erreicht. Das Neuropil aber dehnt sich allein bis zum zweiten Lebensjahr auf das Drei- bis Vierfache aus, wobei die synaptischen Verbindungen entsprechend zunehmen. Die Frage, ob im postnatalen Leben neue Synapsen gebildet werden, ist somit prinzipiell zu bejahen. Ob Dendriten und Endausbreitungen von Axonen im zentralen Nervensystem auch noch im reifen Lebensalter Sprossen treiben und neue Verbindungen eingehen können, ist bisher nicht erwiesen. Festzustehen scheint jedoch, daß sich Funktionsänderungen im Strukturbild der an den Dendriten vorhandenen synaptischen Haftstellen, der dendritischen Dornen, niederschlagen können. So zeigte VALVERDE, wie die apikalen Dendriten der Zellen der IV. Schicht der Sehrinde der Maus schmächtiger werden und die Zahl der Dornen stark abnimmt, wenn die Augen entfernt worden sind. Untersuchungen über allfällige Strukturveränderungen von Synapsen durch länger anhaltende Aktivität erbrachten bisher widersprechende Ergebnisse.

CRAGG berichtete über Veränderungen der Ultrastruktur retinaler Synapsen auf Grund der ersten Tageslichteinwirkung bei neugeborenen Ratten.

AKERT und Mitarbeiter verglichen kürzlich Synapsen wacher mit solchen narkotisierter Tiere und fanden im Wachzustand eine andere Wölbungsform der synaptischen Membranen als im Zustand der Narkose. Außerdem soll die Zahl der kleinen Eindellungen der präsynaptischen Membran im Wachzustand viel größer sein als beim narkotisierten Tier. Diese Wandlungen im Erscheinungsbild der Synapsen wurden auf den durch Narkotika veränderten Aktivitätszustand des Nervensystems bezogen.

An motorischen Endplatten konnte nach experimenteller Reduktion der Frequenz von Miniatur-Endplattenpotentialen das Verschwinden synaptischer Bläschen beobachtet werden. Andererseits wurden keine elektronenmikroskopisch faßbaren Veränderungen motorischer Endplatten nach intensiver Stimulation gefunden.

Es liegen Befunde vor, daß motorische Endplatten bei Muskelhypertrophie, Hand in Hand mit der Vergrößerung der Muskelfaservolumina, an Größe zunehmen.

Daß im peripheren Nervensystem auch im reifen Alter Synapsen neugebildet werden können, ergibt sich aus dem schon lange bekannten Phänomen der Reinnervation denervierter Muskeln.

Die trophische Funktion des Neurons

Die Bedeutung des Neurons für das Erfolgsorgan erschöpft sich nicht in den Funktionen der Erregungsleitung und Transmission von Impulsen. Neurone sind auch für die Erhaltung der Integrität bestimmter Gewebe von Bedeutung. Verschiedene Gewebe zeigen einen verschiedenen Grad der Abhängigkeit von Nerven. Die Denervation eines Skelettmuskels führt nicht nur zu dessen Lähmung, sondern auch zu tiefgreifenden Veränderungen im Stoffwechsel der Muskelfasern. Diese sind durch eine zunehmende proteolytische Aktivität gekennzeichnet und führen schließlich zum Untergang der Muskelfasern. Eine rechtzeitig eintretende Reinnervation, in deren Gefolge sich neue motorische Endplatten bilden, kann einen solchen Untergang verhindern und den Muskel wieder funktionstüchtig machen.

Der motorische Nerv bestimmt auch bis zu einem gewissen Grad die Eigenschaften der von ihm innervierten Skelettmuskelfasern. Ändert man experimentell die Innervation zweier Muskeln unterschiedlicher physiologischer Charakteristik derart, daß man den Nerven eines ursprünglich „schnellen" Muskels in einen „langsamen" einpflanzt und vice versa, so gelingt es bis zu einem gewissen Grad, Struktur und Funktionsweise dieser Muskeln zu ändern.

Trophische Einflüsse von Nerven auf ihr „Zielgewebe" spielen auch in der Entwicklung eine große Rolle. Die Kontaktbildung zwischen Nerv und Muskel zu einem bestimmten Zeitpunkt der Entwicklung ist von entscheidender Bedeutung dafür, daß sich der Muskel weiterentwickeln kann und in welcher Richtung er sich weiterentwickelt.

Für das Zustandekommen synaptischer Verbindungen in der Entwicklung des zentralen Nervensystems müssen wohl molekulare Erkennungszeichen und Empfängereigenschaften der Nervenzellen angenommen werden, die eine funktionsspezifische Verbindungsweise ermöglichen. Im vollentwickelten Gehirn muß auch eine gegenseitige trophische Beeinflussung von Nervenzellen angenommen werden. Möglicherweise bedarf jede multipolare Nervenzelle, um ihre Integrität zu bewahren, einer Mindestzahl funktionstüchtiger Synapsen. Wie bereits auf Seite 158 erwähnt wurde, führt eine Läsion der Retina nicht nur zu einer Degeneration der Neurite der geschädigten Nervenzelle, vielmehr auch zur transneuralen Degeneration nachgeschalteter Neurone im Zentralnervensystem.

Neuroanatomische Arbeitsmethoden

Makroskopische Untersuchungsmethoden

Die makroskopisch-anatomische Betrachtungsweise des Zentralnervensystems muß sich darauf beschränken, die *äußeren* und *inneren Oberflächen* der einzelnen Hirnteile und des Rückenmarkes zu beschreiben und die *Verteilung grauer* und *weißer Substanz* zu studieren. Um solche Studien an haltbaren Präparatén vornehmen zu können, ist es am günstigsten, die Objekte in Formol zu fixieren.

Während an *Schnittpräparaten* die weiße Substanz makroskopisch als weißes Feld imponiert, an welchem man die Anschnitte zahlreicher Blutgefäße, ansonsten jedoch keinerlei Gliederung erkennen kann, ergibt sich durch die *Technik des Abfaserns* die Möglichkeit, einen Einblick in die grobe Faserarchitektonik zu erhalten und die Hauptverlaufsrichtungen größerer Nervenbahnen zu verfolgen. Für das Gelingen solcher Faserpräparate ist eine mehrmonatige Fixation mit 5% Formol günstig. Friert man hierauf die Gehirne für etwa 8–10 Tage bei –10 bis –15 °C ein, erreicht man noch eine Auflockerung der grauen Substanz, was die Faserpräparation erleichtert. Mit entsprechenden Pinzetten und anderen geeigneten Instrumenten können dann Bahnen dargestellt werden. Natürlich hat diese Methode in ihrer wissenschaftlichen Aussagekraft ihre Grenzen, da sie den komplizierten Faserdurchflechtungen an vielen Stellen der weißen Substanz nie ganz gerecht werden kann. Sie liefert jedoch eindrucksvolle Präparate der wichtigsten Fasersysteme, die didaktisch von hohem Wert sind.

Die *Injektion der Gefäße* des Zentralnervensystems mit kontrastgebenden, erhärtenden Massen gestattet es, die Gefäßversorgung der einzelnen Teile genau zu studieren. Mengt man der Injektionsmasse röntgenkontrastgebende Substanz bei, so kann man das anatomische Präparat dem Angiogramm bis in alle Einzelheiten korrelieren. Solche Studien sind heute besonders wertvoll, da das Lesen von Angiogrammen eine sehr wichtige Arbeitsmethode der modernen neurologischen Diagnostik darstellt.

Mikroskopische Untersuchungsmethoden

Von größter Bedeutung für die Erforschung des Zentralnervensystems waren und sind die neurohistologischen Techniken. Die gängigen histologischen Übersichtsfärbungen gewähren im Bereich des Nervensystems nur einen groben Überblick. Um in die Histologie des Nervensystems tiefer einzudringen, bedarf es der Anwendung verschiedener Spezialfärbungen und der Elektronenmikroskopie. Erst die kombinierte Anwendung zahlreicher Spezialtechniken und die minuziöse Verfolgung angefärbter Strukturen an Serien- oder Stufenserienschnitten gewähren einen umfassenderen Einblick in die für das Funktionsverständnis so wichtige Architektonik dieses außerordentlich komplex organisierten Gewebes.

Im folgenden sollen einige Methoden kurz angeführt werden, die in der Strukturforschung des Nervensystems wesentliche Resultate erbracht haben und auch heute noch reichlich Anwendung finden.

Die Nissl-Methode

Mit Hilfe der Farbstoffe Kresylviolett, Toluidinblau oder Thionin werden basophile Zellstrukturen, vor allem *Kern, Kernkörperchen* und NISSL-*Schollen* deutlich angefärbt (Abb. 133, 175 u. 177b). Die aus Ergastoplasma und Polyribosomen bestehenden NISSL-Schollen werden aber nur dann lichtmikroskopisch deutlich sichtbar, wenn sie schollig angeordnet sind. Verteilen sie sich „staubförmig" im Zytoplasma, so treten sie lichtmikroskopisch auch bei NISSL-Färbung kaum hervor.

Da Gruppierungen von Perikaryen zu Kernen (Ganglien) oder zu Schichten in NISSL-Präparaten übersichtlich dargestellt werden können, eignet sich diese Technik für *zytoarchitektonische Studien* im ZNS sehr gut. Das System der Zellfortsätze kann aller-

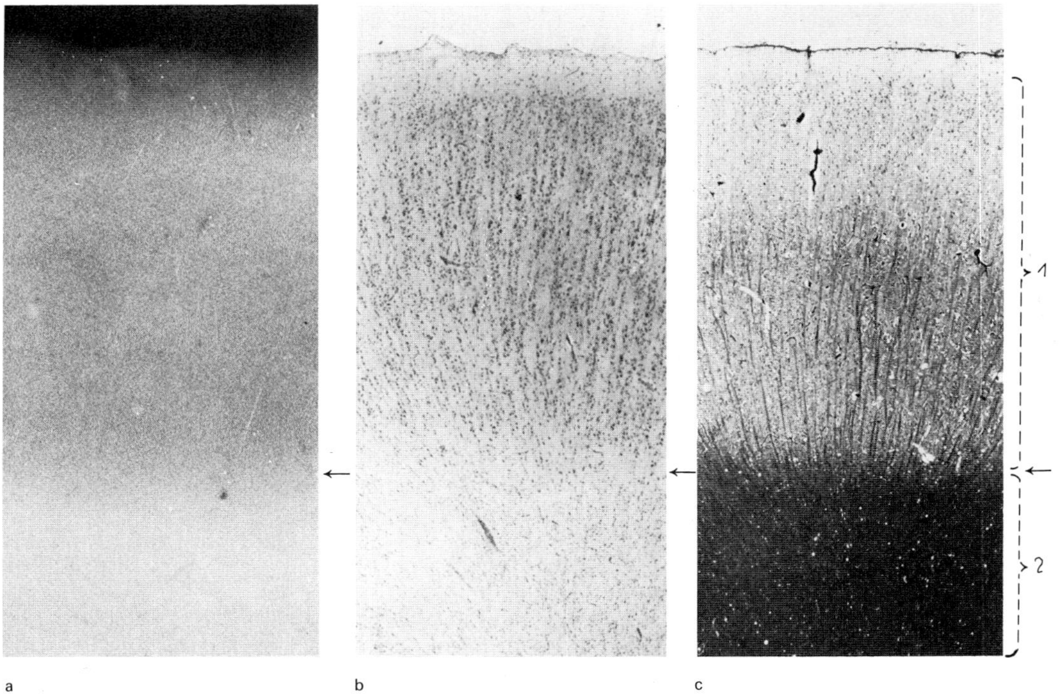

Abb. 177. Graue und weiße Substanz im Bereiche einer Hirnwindung im a) ungefärbten, formolfixierten Präparat, b) Nissl-gefärbten Schnitt, in dem die Körper und Kerne der zellulären Elemente zur Darstellung kommen, c) Weigert-gefärbten Schnitt, in welchem die Faserstrukturen dunkel angefärbt sind. Die Rindenmarksgrenze ist in allen drei Abbildungen deutlich erkennbar (←). 1 Rinde, 2 Mark. Vergrößerung 8fach.

dings mit der NISSL-Färbung nicht sichtbar gemacht werden.

Die Silberimprägnationsmethode

Das Einlegen von Nervengewebsblöcken in Silbersalzlösungen oder in organische Silberverbindungen und nachfolgende Behandlung mit Reduktionsmitteln, wie sie auch in der photographischen Technik Verwendung finden, führen zur Darstellung der „argyrophilen" Strukturen, zu denen vor allem die sog. *Neurofibrillen* gehören (Abb. 135, 146 u. 148). Die Neurofibrillen erscheinen im Silberpräparat als schwarze, dünne Stränge, die das Perikaryon und die Nervenzellfortsätze durchsetzen und bis in die Nervenendigungen hinein verfolgbar sind. Daher eignen sich die Silberimprägnationsmethoden nach CAJAL, BIELSCHOWSKY und BODIAN – um nur einige der bekanntesten zu nennen – zur Darstellung des Neuropils im zentralen Nervensystem (Abb. 151) und zur Darstellung der Nervenfasern und ihrer Endigungen im peripheren Nervensystem (Abb. 167). Das Korrelat der Neurofibrillen im elektronenmikroskopischen Bild dürften Bündel von Neurofilamenten sein.

Die Weigert-Methode

Mit dieser Methode färben sich *intakte Markscheiden* intensiv schwarz bis schwarzbraun an (Abb. 177c). Markhaltige Fasersysteme können daher mit dieser Methode an Serienschnitten durch das Gehirn verfolgt werden. Viele Details der Faserarchitektonik (Myelarchitektonik) des zentralen Nervensystems konnten mit Hilfe dieser Methode geklärt werden. Die Originalmethode besteht aus folgenden Schritten: Gewebsblöcke werden zunächst in eine Kaliumbichromatlösung eingelegt, danach eingebettet und mikrotomiert; die Schnitte werden mit Haematoxylin gefärbt. Heute stehen verschiedene einfacher zu handhabende Modifikationen der WEIGERT-Methode zur Verfügung.

Die Golgi-Methode

Das Prinzip dieser Methode besteht darin, daß kleine Gewebsblöcke in Kaliumbichromat fixiert und dann in eine Silbernitratlösung eingelegt werden. Von den so behandelten Blöcken werden Schnitte angefertigt. Mit der GOLGI-Methode kann man Nervenzellen mit allen ihren Fortsätzen zur Anfärbung bringen (Abb. 124). Merkwürdigerweise kommt bei der GOLGI-Färbung immer nur eine Anzahl von Nervenzellen zur Darstellung, während andere völlig ungefärbt bleiben. Dieser Nachteil der GOLGI-Methode wird bewußt ausgenützt: ergibt sich doch der eminente Vorteil, daß einzelne Neurone in ihrer Ganzheit übersehen werden können, ohne daß der Verlauf ihrer

Fortsätze durch andere Elemente des Neuropils überdeckt wird, wie dies der Fall wäre, wenn alle Nervenzellen und Zellfortsätze angefärbt wären. Fertigt man bezüglich eines zu explorierenden Hirnteils eine genügend große Anzahl von GOLGI-Präparaten an und kombiniert man in der Auswertung die Erscheinungsbilder der in den einzelnen Präparaten jeweils zur Anfärbung gelangenden Nervenzellen, so kann man wichtige Aufschlüsse über den Aufbau dieses Hirnteiles gewinnen.

Elektronenmikroskopie

Die Elektronenmikroskopie eröffnet einerseits Einblick in den Feinbau der Zellen des Nervensystems, andererseits in die interzellularen Membranbeziehungen. Die Richtigkeit der CAJALschen Neuronentheorie wurde erwiesen, die Synapsen konnten morphologisch definiert, die strukturellen Beziehungen zwischen Nerven- und Gliazellen, insbesondere der Markscheidenaufbau, aufgeklärt werden, um nur die markantesten Beiträge dieser Technik zur Erforschung des Nervensystems anzuführen. Die Elektronenmikroskopie stellt auch weiterhin eine hochaktuelle Methode am Schnittpunkt morphologischer, physiologischer und biochemischer Hirnforschung dar. Mit Erfolg wurde in den letzten Jahren auch die Gefrierätztechnik zur Klärung spezieller Fragen der Feinstruktur herangezogen (vgl. Abb. 161).

Histochemie

Viele chemische Bestandteile der Nerven- und Gliazellen, Stoffwechselprodukte und Enzymaktivitäten können heute mit histochemischen Methoden dargestellt und zum Teil sehr exakt lokalisiert werden. So bildet die Histochemie eine Brücke zwischen der Biochemie und der mikroskopischen Anatomie des Nervensystems. Die *Autoradiographie* ermöglicht durch Darstellung des Einbaues radioaktiver Isotope die Untersuchung verschiedener Stoffwechselvorgänge in den Zellelementen und gestattet es, Bewegungen verschiedener Substanzen im Zytoplasma (vgl. S. 161) zu verfolgen. Durch Mikroinjektion radioaktiver Aminosäuren in Nervenzellen können unter Ausnützung der Transportvorgänge im Neuroplasma Neurone mit allen ihren Fortsätzen auf autoradiographischem Weg dargestellt werden, was auch der Strukturforschung neue Möglichkeiten gezielter Nervendarstellungen erschließt.

Untersuchung degenerierender Neurone als neuroanatomische Arbeitsmethode

Untergehende Nervenfasern können in bestimmten Stadien der Degeneration spezifisch angefärbt werden. Auf Grund dieser Möglichkeit ist die Durchschneidung bestimmter Nervenbahnen oder die Zerstörung bestimmter Kerne mit nachfolgender histologischer Darstellung der durch die Schädigung zur Degeneration gebrachten Nervenfasern eine viel geübte Technik der Neuroanatomie geworden. Ermöglicht sie doch die Verfolgung von Nervenbahnen und ihre Zuordnung zu bestimmten Zentren. Die Methode wird tierexperimentell oft angewendet und hat das Wissen über die Organisation des Nervensystems sehr bereichert. Ein ganzes Spektrum von Techniken wurde für das gezielte Setzen von Schädigungen entwickelt, darunter verschiedene stereotaktische Verfahren. In der menschlichen Neuropathologie wurden solche Färbemethoden vielfach verwendet, um Nervenbahnen, die im Gefolge verschiedener pathologischer Prozesse oder neurochirurgischer Eingriffe zur Degeneration gekommen sind, zu lokalisieren. Eine Fülle von Befunden, die auf diese Weise

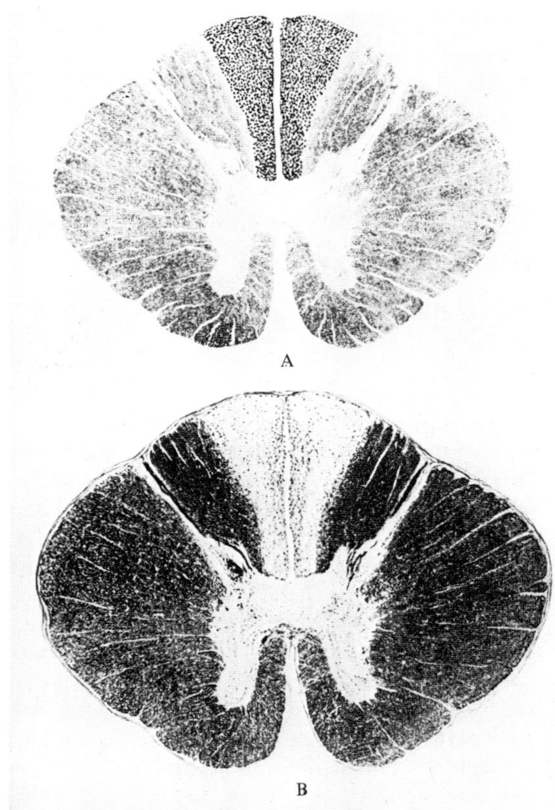

Abb. 178. Degenerierende Markscheiden nach Rückenmarksverletzung (aus M. CLARA). a) Frühstadium („Marchi-Stadium“). Das chemisch veränderte Myelin der degenerierenden Nervenfasern des GOLLschen Stranges ist nach Calciumbichromat-Behandlung durch Osmiumsäure färbbar. b) Späteres Stadium. Die Markscheiden sind vollständig degeneriert die GOLLschen Stränge bleiben daher bei Anwendung der Markscheidenfärbung ungefärbt.

gewonnen wurden, lieferte wichtige Beiträge zur menschlichen Neuroanatomie.

Degenerierende Markscheiden können mit der MARCHI-*Methode* etwa eine bis drei Wochen nach der Schädigung schwarz gefärbt werden. In dieser Degenerationsphase löst sich die Myelinscheide in verschieden große Tropfen auf, wobei es zu einem Zerfall der komplexen Lipide kommt. Das chemisch veränderte Myelin ist nach Kaliumbichromat-Vorbehandlung durch Osmiumsäure färbbar. Degenerierte Nervenbahnen können längere Zeit nach der Schädigung im WEIGERT-Präparat als ungefärbte Areale lokalisiert werden (Abb. 178).

Will man auch noch die markfreien terminalen Axonabschnitte degenerierender Nervenfasern oder überhaupt degenerierende marklose Nervenfasern darstellen, so kann man sich besonderer Versilberungstechniken bedienen. Bei Anwendung der Methode von NAUTA erscheinen markfreie Nervenfasern in der Zeit zwischen dem 5. und 7. Tag nach Abtrennung von ihren Perikaryen fragmentiert und dunkler gefärbt als intakte Nervenfasern. Neben der NAUTA-Methode wird heute auch die Technik von GLEES zur Identifizierung degenerierender markfreier Nervenfasern viel geübt.

Es würde den für dieses Lehrbuch vorgesehenen Rahmen sprengen, würden noch weitere aus der Vielzahl der bisher beschriebenen neurohistologischen Arbeitsmethoden angeführt werden. Es erscheint angebracht, an dieser Stelle darauf hinzuweisen, daß das Wissen, das wir heute über den Bauplan und über die Organisation des Zentralnervensystems besitzen, bei weitem nicht nur auf Erkenntnissen beruht, die mit neuroanatomischen Methoden gewonnen worden sind, vielmehr auch in hohem Maße auf Resultaten der Neurophysiologie, der klinischen Neurologie und der Neurochirurgie. Die moderne Hirnforschung bedient sich bei der Klärung von Einzelproblemen immer mehr einer zielgerichteten Kombination von Arbeitsmethoden, wobei die herkömmlichen Fachgrenzen zwischen Anatomie, Physiologie und Neurologie in den Hintergrund treten.

Architektonik des unteren Hirnstammes: Verlängertes Mark, Brücke und Mittelhirn

Bearbeitet von ROBERT MAYR

Verteilung der grauen und weißen Substanz

Die Verteilung der grauen und weißen Substanz, die im Rückenmark sehr konstante Verhältnisse aufweist, unterliegt in den verschiedenen Abschnitten des unteren Hirnstamms grundsätzlichen Veränderungen. Ursache dafür sind die Seitenkreuzungen wichtiger Fasersysteme, das breite Ausladen des im Bereich des vierten Ventrikels dorsal „aufgeplatztten" Neuralrohres und die damit verbundene Lateralverlagerung der dem Hinterhorn des Rückenmarks entsprechenden Zellsäulen, sowie die Nebenschaltung des Kleinhirns, das durch die mächtigen Faserbündel der drei Paare von Kleinhirnstielen mit dem Hirnstamm verbunden ist und in Form der Oliven und Brückenkerne ausgedehnte Relaiskerne im Hirnstamm besitzt. Im Tegmentum des Hirnstamms findet man außer den in charakteristischen Kernsäulen angeordneten Hirnnervenkernen einen ausgeprägten Eigenapparat, die Formatio reticularis, sowie kürzere und längere Fasersysteme.

Wir wollen uns zunächst anhand einer ausgewählten Serie von Hirnstamm-Querschnitten eine Übersicht über die Anordnung von grauer und weißer Substanz verschaffen. Zur Orientierung über die Höhenlage der einzelnen Querschnitte dient die schematische Skizze der Abb. 179.

Das verlängerte Mark (Schnittebenen 1 bis 4)

Im untersten Teil der Medulla oblongata ist der Bau des Rückenmarks noch erkennbar (Abb. 180). Durch die Kreuzung der Pyramidenbahn (*Decussatio pyramidum*), deren Fasern größtenteils von den ventral liegenden *Pyramiden* in den gegenüberliegenden Seitenstrang übertreten und dort den Tractus corticospinalis lateralis bilden, wird die Vordersäule der grauen Substanz an ihrer Basis abgetrennt. Das abgetrennte Grau enthält noch motorische Ursprungszellen für den ersten Halsnerven *(Nucleus supraspinalis)* und für den spinalen Teil des XI. Hirnnerven *(Nucleus spinalis n. accessorii)* und endet wenig höher unter rascher Verjüngung.

Abb. 180. Medulla oblongata, Grenze zum Rückenmark = Höhe der Pyramidenkreuzung (Schnittebene 1). Die Pyramidenbahn schiebt sich seitlich zwischen die Vorder- und Hintersäule der grauen Substanz. Die Columna anterior enthält hier die motorischen Kerne des 1. Zervikalsegments (C 1 = Nucleus supraspinalis) und der spinalen Wurzeln des N. accessorius (XI). Die Kerne der beiden Hinterstrangbündel (Nucleus gracilis und cuneatus) erscheinen im Anschnitt. Markscheidenfärbung (auch Abb. 181–190). a) Vergr. 6 ×, b) natürliche Größe. ▶

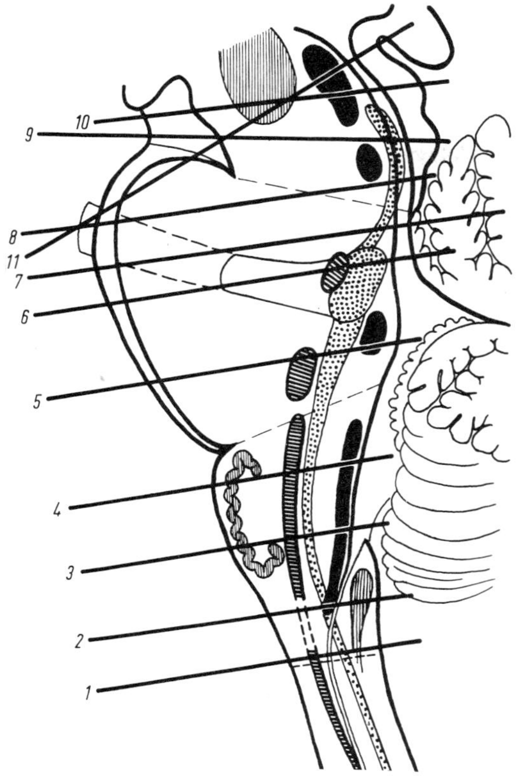

Abb. 179. Schema zur Höhenlokalisation der Hirnstammquerschnitte. 1 bis 11 = Schnittebenen entsprechend den Abbildungen 180 bis 190. Bezeichnungen vgl. in Farbtafel 3.

Der Vordersäule entsprechen weiter rostral die Ursprungskerne jener motorischen Hirnnerven, die in Fortsetzung der Vorderwurzeln in einer medialen Reihe aus dem Hirnstamm hervortreten. Der kaudalste dieser motorischen Ursprungskerne, der Kern des XII. Hirnnerven *(Nucleus n. hypoglossi)*, liegt in der unteren Hälfte des verlängerten Marks ventral und seitlich des Zentralkanals (Abb. 181). Er wird nach rostral zu gemeinsam mit dem Zentralkanal immer weiter nach dorsal verdrängt und liegt mit seinem oberen Abschnitt dicht unter dem Boden der Rautengrube (Abb. 179, 182 u. 183).

Oberhalb der Pyramidenkreuzung treten im Querschnitt die *Hinterstrangkerne* auf (Abb. 180 u. 181), der *Nucleus gracilis* und der *Nucleus cuneatus*, an denen die Fasern der Hinterstränge enden. Mit ihnen beginnt das zweite Neuron der Hinterstrangbahn, dessen Fasern im Bogen nach ventral ziehen *(Fibrae arcuatae internae)* und nach Seitenkreuzung *(Decussatio lemniscorum)* dorsal der Pyramiden zu liegen kommen und nahe der Medianen als *Lemniscus medialis (mediale Schleife)* weiter aufsteigen (Abb. 182).

Die Hintersäulen der grauen Substanz sind in Höhe der Hinterstrangkerne durch den absteigenden Teil des sensiblen Endkerns des V. Hirnnerven *(Nucleus tractus spinalis n. trigemini)* ersetzt und schon weit zur Seite gedrängt (Abb. 180 u. 181). Zwischen diesem Kern und der Pyramide hat sich in Verlängerung des Seitenstrangs die *Formatio reticularis* stark entwickelt. Dieses Areal des Querschnitts enthält auch die

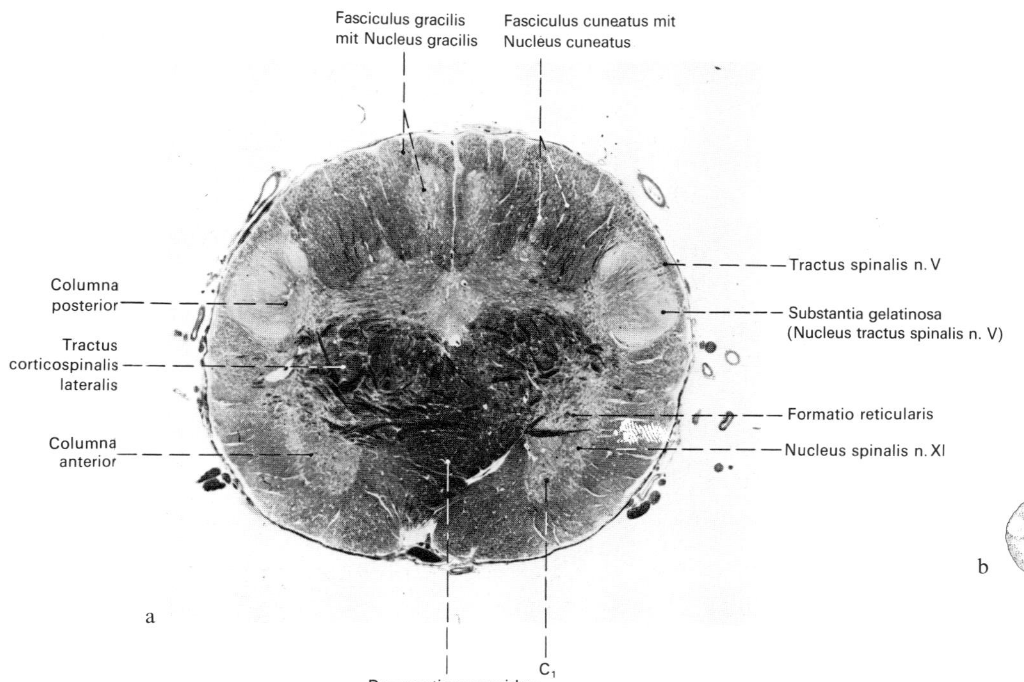

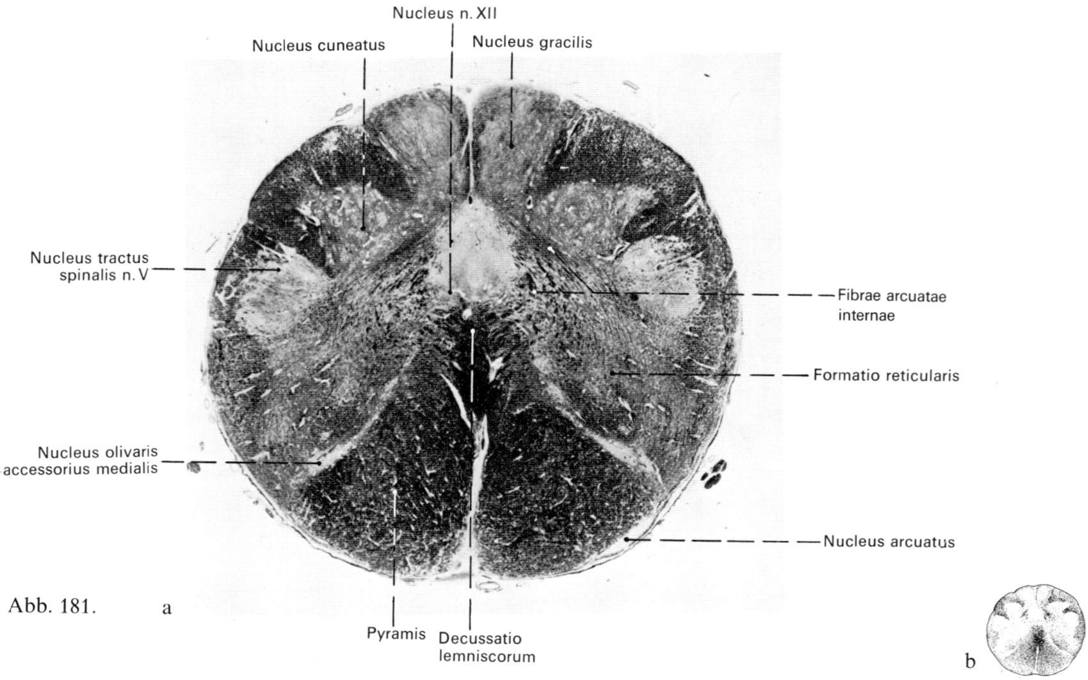

Abb. 181.

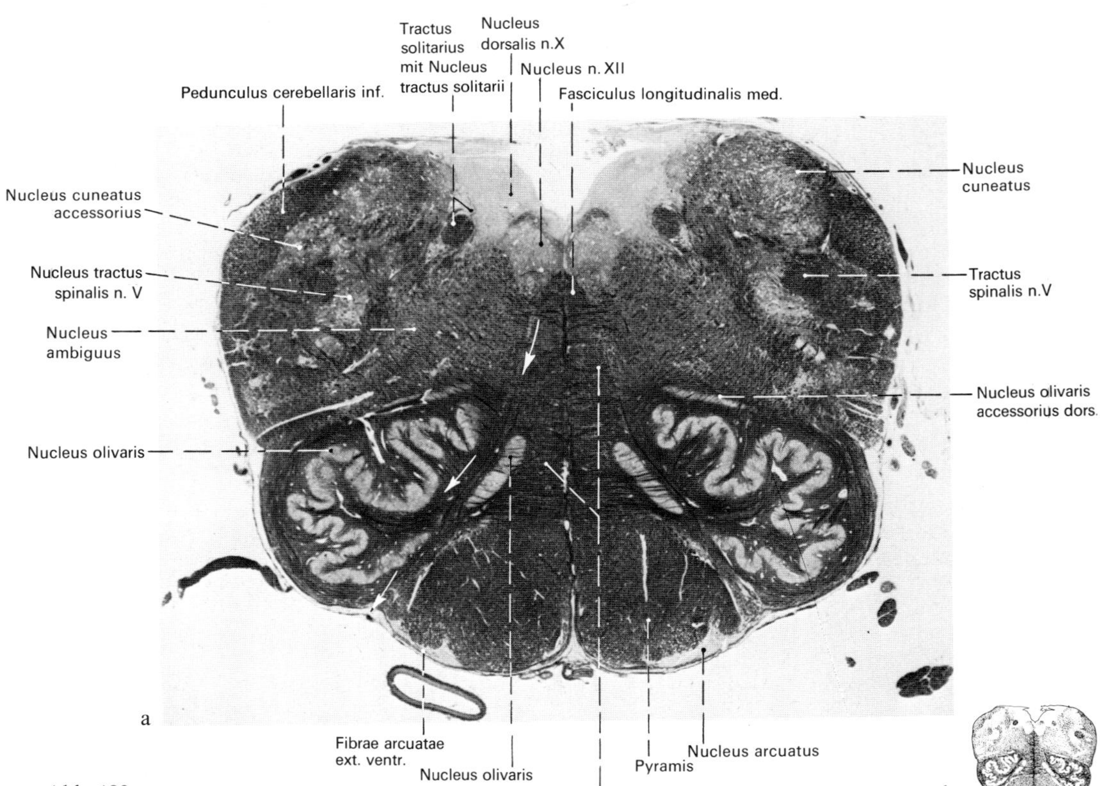

Abb. 182.

◄ Abb. 181. Medulla oblongata, Höhe der Hinterstrangkerne (Schnittebene 2). Dorsal von den beiden Pyramiden erkennt man die Kreuzung der aus den Hinterstrangkernen entspringenden Fasern beider Tractus bulbothalamici. Die Vordersäule der grauen Substanz des Rückenmarks ist verschwunden. An ihrer Stelle findet sich eine sehr ausgedehnte Formatio reticularis. Der Kern des N. hypoglossus (XII) liegt in direkter Nachbarschaft des Zentralkanals. a) Vergr. 6 ×, b) natürliche Größe.

von den Pyramiden seitwärts verdrängten Bahnen des Vorderstrangs und die Bahnen des Seitenstrangs des Rückenmarks mit Ausnahme der Pyramidenbahn.

Noch weiter rostralwärts öffnet sich der Zentralkanal in die Rautengrube (Abb. 182). Die graue Substanz ist nun in einzelne Kernsäulen aufgelöst (s. später). Der seitlich von der Pyramide sich erhebende, als *Olive* bezeichnete Vorsprung enthält den *Nucleus olivaris* als Hauptkern und die sog. Nebenkerne, *Nucleus olivaris accessorius medialis* und *dorsalis* (Abb. 182). Der Hauptkern liegt posterolateral von der Pyramidenbahn und hat die Gestalt eines länglichen Sackes mit stark gefalteter Wand, der schräg gestellt sich medial- und dorsalwärts öffnet. Die mediale Nebenolive legt sich als eine Platte vor die Öffnung des Hauptkerns. Zwischen beiden ziehen die Hypoglos-

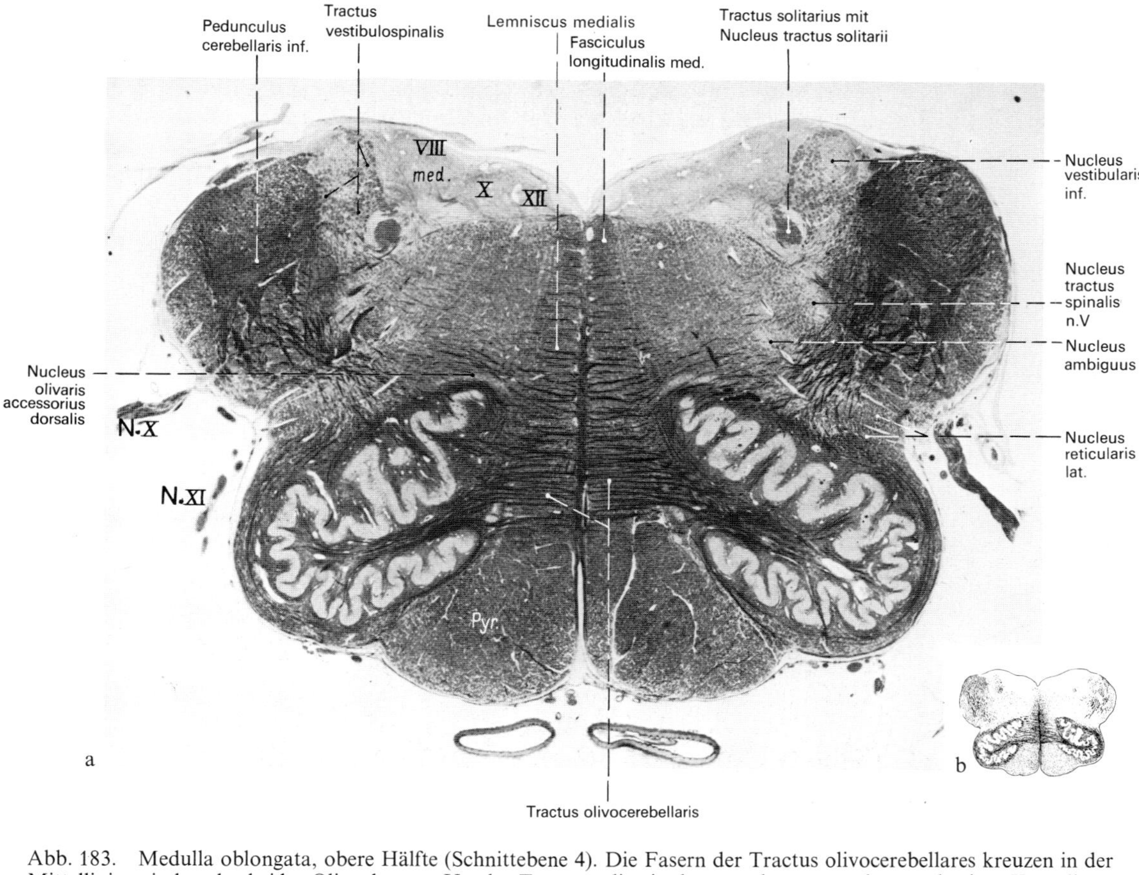

Abb. 183. Medulla oblongata, obere Hälfte (Schnittebene 4). Die Fasern der Tractus olivocerebellares kreuzen in der Mittellinie zwischen den beiden Olivenkernen. Um den Tractus solitarius herum erkennt man den zugehörigen Kern dieses Bündels. Die Verbindung der Medulla oblongata zum Kleinhirn – Pedunculus cerebellaris inferior – zeigt seine größte Ausdehnung. VIII med. = Nucleus vestibularis medialis, X = Nucleus dorsalis n. vagi, XII = Nucleus n. hypoglossi, N. X = N. vagus, N. XI = N. accessorius, Pyr. = Pyramide. a) Vergr. 6 ×, b) natürliche Größe.

◄ Abb. 182. Medulla oblongata, Schnitt durch den untersten Abschnitt des vierten Ventrikels (Schnittebene 3). Die Olive erscheint mit ihren beiden Nebenkernen im Schnittbild. Der vollständig gekreuzte Tractus bulbothalamicus bildet jederseits neben der Mittellinie ein dreieckiges Feld, dessen Spitze ventrikelwärts gerichtet ist. Er heißt nun Lemniscus medialis. An Hirnnervenkernen erkennt man neben dem Nucleus n. hypoglossi (XII) den Nucleus dorsalis n. vagi (X) und in der Tiefe den Nucleus ambiguus. Die Pfeile kennzeichnen den Verlauf des XII. Hirnnerven. a) Vergr. 6 ×, b) natürliche Größe.

suswurzeln nach ventral und begrenzen jederseits die Olivenzwischenschicht. Die dorsale Nebenolive liegt als eine flache, mit ihrer Höhlung ventral gekehrte Schale über dem dorsalen Rand des Hauptkerns. Die Verbindungen zwischen Olive und Kleinhirn bilden den Hauptteil des *Pedunculus cerebellaris inferior* (Abb. 182 u. 183), der sich im dorsolateralen Teil des Querschnitts durch Faserzustrom aus der kontralateralen Olive zunehmend verdickt und dadurch immer stärker hervortritt.

In der Olivenzwischenschicht liegt nun der *Lemniscus medialis* als ein im Querschnitt keilförmiges Faserbündel. Die Spitze des Keils zeigt dorsalwärts, die Basis schließt sich ventralwärts direkt den Pyramiden an.

Der *Nucleus n. hypoglossi* liegt hier schon am Boden der Rautengrube. Ventral von ihm erkennt man den *Fasciculus longitudinalis medialis,* lateral von ihm liegt der *Nucleus dorsalis n. vagi* unter dem *Trigonum n. vagi* (S. 67). Der *Nucleus tractus solitarii*, noch etwas weiter lateral gelegen, fällt am Querschnitt bei Markscheidenfärbung durch sein zugehöriges Faserbündel auf. Der spinale Trigeminuskern ist durch den unteren Kleinhirnstiel in dieser Höhe von der Oberfläche schon deutlich abgedrängt; ventromedial von ihm ist der *Nucleus ambiguus* erkennbar. In Abb. 182 ist auch noch der rostralste Teil des *Nucleus cuneatus* getroffen, während der *Nucleus gracilis* nicht mehr zu sehen ist. Lateral des Nucleus cuneatus sieht man hier den *Nucleus cuneatus accessorius* (bzw. *lateralis*), einen Kern, der die CLARKEsche Säule für das Halsmark ersetzt und seine Fasern ans Kleinhirn sendet (s. S. 219). An der ventralen Oberfläche der Pyramiden liegen die *Nuclei arcuati.* Die von ihnen ausgehenden *Fibrae arcuatae externae ventrales* ziehen um Pyramiden und Oliven herum zum unteren Kleinhirnstiel (Abb. 182).

Gegen das obere Ende der Medulla oblongata zu erweitert sich die Rautengrube stark (Abb. 183). Die unteren Kleinhirnstiele springen stark vor. Seitlich

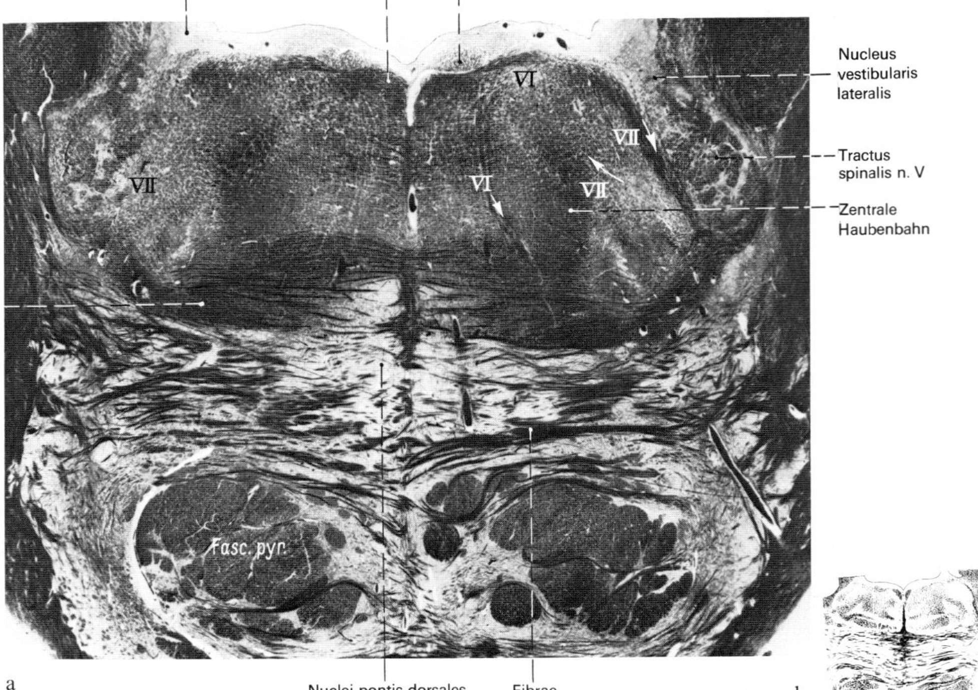

Abb. 184. Kaudales Ende der Brücke (Schnittebene 5). Die Fibrae corticospinales bilden zwischen den Brückenkernen einen ziemlich geschlossenen Strang (Fasc. pyr.). Die Oliven liegen bereits kaudal dieses Schnittes. Der nach der Seite geschobene Lemniscus medialis, der durchsetzt ist von den obersten Fasern der Hörbahn (Corpus trapezoideum), bildet die Grenze des Tegmentum gegenüber der Pars ventralis der Brücke. Die Nuclei n. abducentis (VI) und n. facialis (VII) sind hier zu sehen, ebenso das Genu n. facialis. Die Pfeile zeigen die Verlaufsrichtung der zugehörigen Nerven (weiße VI u. VII). Die zentrale Haubenbahn bildet ein geschlossenes Bündel. a) Vergr. 6 ×, b) natürliche Größe.

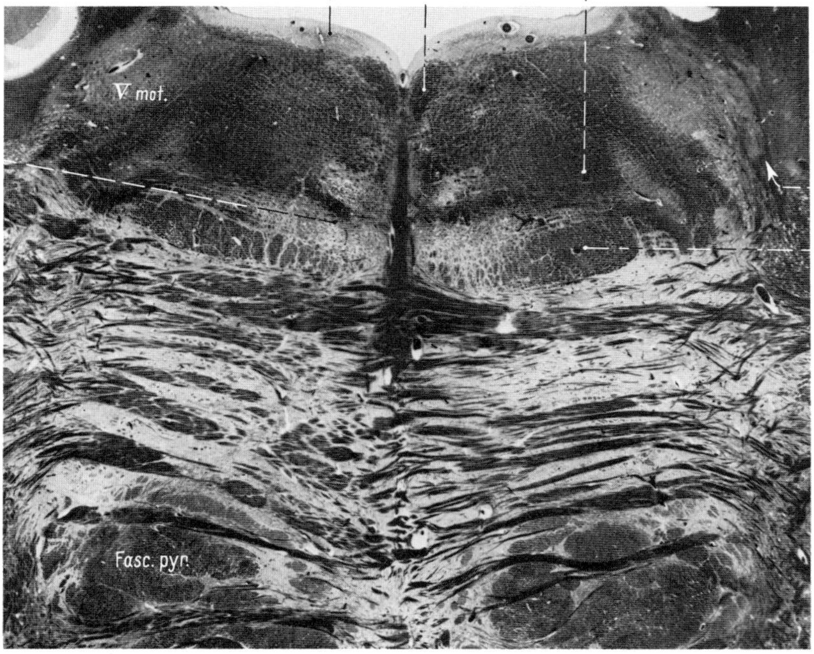

a

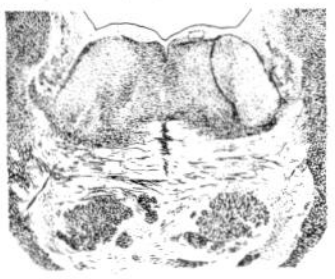

b

Abb. 185. Brücke, Schnitt etwas rostral der Mitte (Schnittebene 6). Ausschnitt mit einem Teil der Pars ventralis der Brücke und der gesamten Brückenhaube. Der Lemniscus medialis nimmt an der Grenze der beiden Brückenabschnitte ein querovales Feld ein. V mot. = Nucleus motorius n. trigemini, Fasc. pyr. = Fasciculi pyramidales (= Fibrae corticospinales PNA). a) Vergr. 6 ×, b) natürliche Größe.

sind unter dem Boden der Rautengrube *Nucleus vestibularis inferior* und *medialis* neu hinzugekommen. Die übrigen Kerne und Faserzüge haben ihre Form und Lage gegenüber dem vorherigen Schnitt nur wenig verändert.

Die Brücke (Schnittebenen 5 bis 8)

Die größte in das Rautenhirn eingebaute, zum System des Kleinhirns gehörende graue Masse bilden die *Nuclei pontis*. Sie setzen mit den zu ihnen gehörenden Fasern und den zwischen ihnen hindurchziehenden Bündeln der psychomotorischen Bahn *(Fibrae corticospinales)* die *Basis der Brücke (Pars ventralis pontis)* zusammen. Auf die Basis lagert sich die *Pars dorsalis pontis*, die *Brückenhaube*, *Tegmentum pontis* (Abb. 184), die nur ein Teil des vom Mittelhirn bis zum Rückenmark durchlaufenden Tegmentum im weiteren Sinne ist.

Die Brückenkerne vermitteln eine gekreuzte Verbindung zwischen der Großhirnrinde und der Rinde der Kleinhirnhemisphäre, von Gebieten also, die erst bei den Säugetieren zu starker Entfaltung kommen, so daß auch nur bei ihnen eine Brücke besteht.

Die Brückenkerne verteilen sich in diffuser Weise zwischen den ihr Gebiet durchziehenden Faserbündeln. An der ventralen Oberfläche und ebenso gegen die Brückenhaube sind sie durch eine besonders starke Schicht querverlaufender pontozerebellarer Fasern abgedeckt *(Fibrae pontis transversae)*. Der Strang der Pyramidenbahn zerfällt beim Eintritt in die Brücke in eine große Zahl von Bündeln *(Fibrae corticospinales)*, die die Brückenkerne durchsetzen und am Unterrand der Brücke zu den Pyramiden zusammentreten.

Im untersten Abschnitt der Brücke (Abb. 184) bilden sie bereits wieder einen ziemlich geschlossenen Strang.

Während die Basis der Brücke in allen Schnittebenen grundsätzlich gleichartig aufgebaut ist, verändert sich die Situation im Bereich der Brückenhaube in verschiedenen Schnittebenen (Abb. 184–187). Der *Lemniscus medialis* wird am Übergang in die Brücke durch die quer verlaufenden Brückenfasern vom Bündel der Pyramidenfasern getrennt und nimmt nun ein

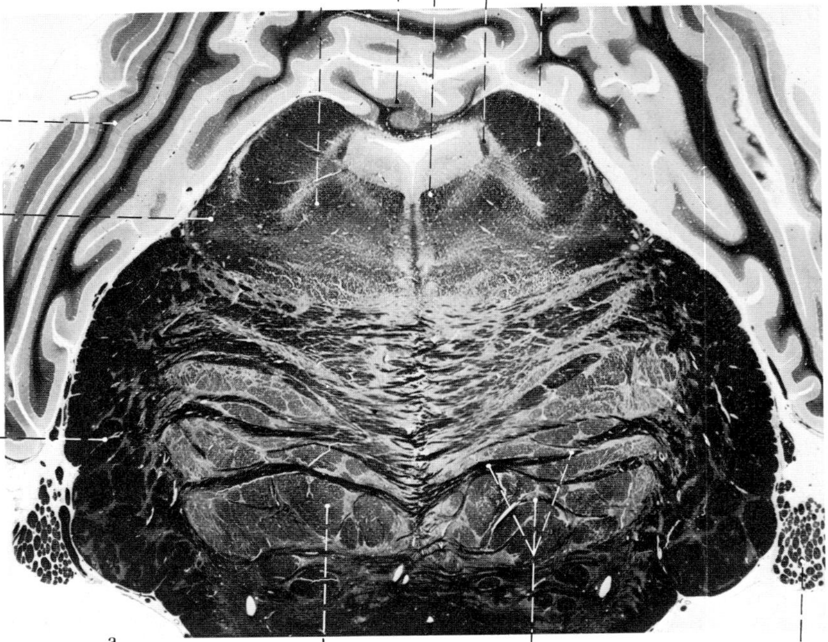

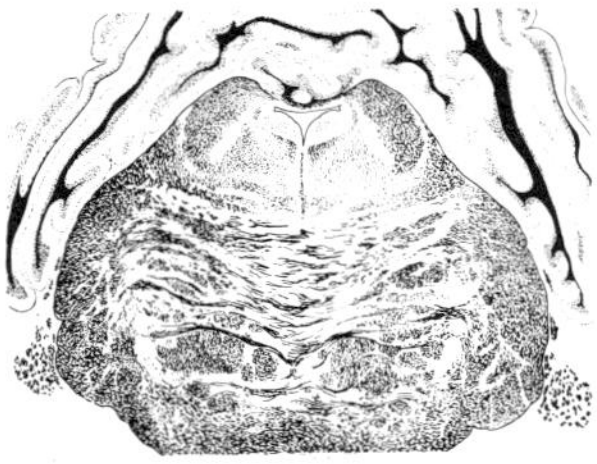

Abb. 186. Brücke, oberes Drittel (Schnittebene 7). Im Schnitt erscheinen die Pedunculi cerebellares superiores et medii. Man erkennt den Tractus mesencephalicus n. trigemini. a) Vergr. 3×, b) natürliche Größe.

eher querovales Feld am Querschnitt ein. Er liegt ganz ventral in der Brückenhaube und wird etwa an der Grenze von Medulla oblongata und Pons von den quer verlaufenden Fasern des *Trapezkörpers (Corpus trapezoideum)* durchsetzt (Abb. 184). Rostralwärts schiebt er sich immer mehr nach lateral und schließt sich von medial her dem *Lemniscus trigeminalis*, dem *Tractus spinothalamicus* (= *Lemniscus spinalis*) und dem *Lemniscus lateralis* an. Mit diesen erscheint er oberhalb der Brücke an der Lateralfläche des Mittelhirns unter dem sog. *Trigonum lemnisci* (Abb. 187 u. 188). In der kaudalen Hälfte der Brückenhaube erkennt man dorsal den Abducenskern *(Nucleus n. abducentis)*, ventrolateral davon den Facialiskern *(Nucleus n. facialis)*, dessen Fasern den Abducenskern in einem Bogen umschlingen *(Genu n. facialis)* und die Grundlage des *Colliculus facialis* der Rautengrube bilden (Abb. 184). In dieser Höhe trifft man auch noch den *Nucleus vestibularis superior* und *lateralis* an sowie den *Tractus spinalis n. trigemini* mit seinem zugehörigen Kern. Die Mitte des Tegmentum enthält Teile der ausgedehnten *Formatio reticularis* des Hirnstamms und die *zentrale Haubenbahn*. Der *Fasciculus longitudinalis medialis* liegt weit dorsal und etwas medial des Nucleus n. abducentis.

In der oberen Hälfte der Brücke (Abb. 185) hat sich vor allem die Situation hinsichtlich der Hirnnervenkerne verändert. Hier findet man den motorischen Trigeminuskern *(Nucleus motorius n. trigemini)* medial des sensiblen Hauptkerns *(Nucleus sensorius principalis n. trigemini)* und die Wurzelfasern dieses Hirnnerven.

Noch weiter rostral (Abb. 186) ist bereits der ins Mittelhirn aufsteigende Anteil des sensiblen Trigeminuskernkomplexes getroffen *(Nucleus tractus mesencephalici n. trigemini)*. Der vierte Ventrikel verjüngt sich am Übergang zum Aquaeductus und ist beidseits von einem dicken Faserstrang flankiert, dem *Peduncu-*

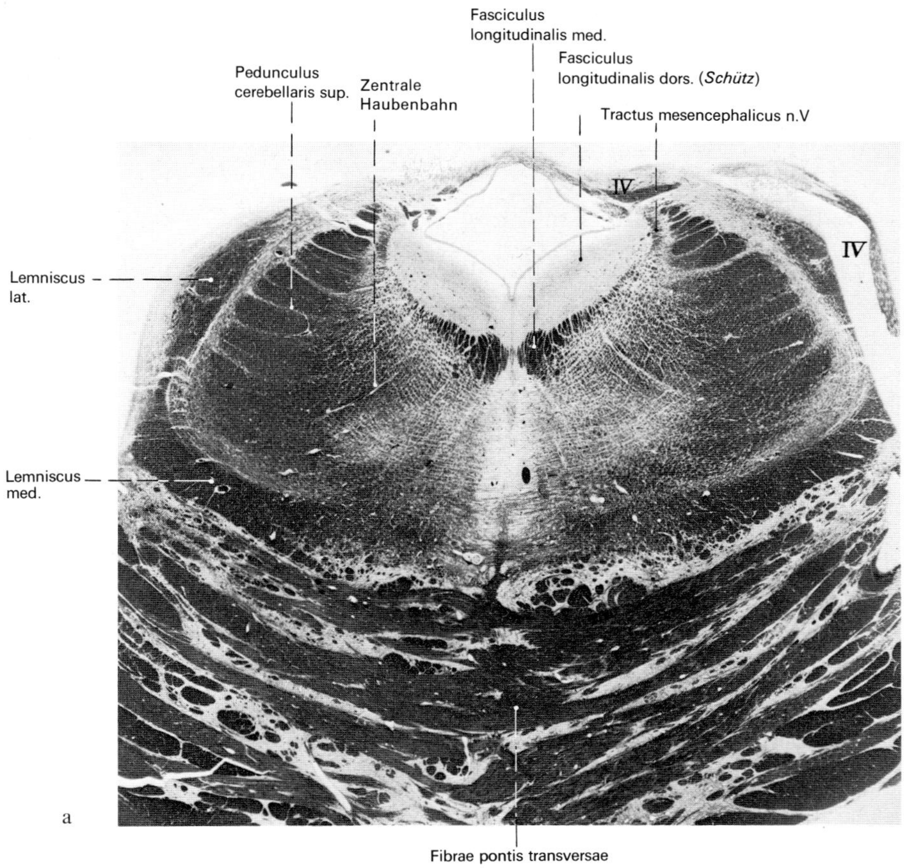

a

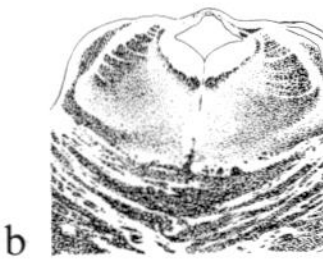

b

Abb. 187. Brücke, knapp vor dem Übergang ins Mittelhirn (Schnittebene 8). Der Lemniscus lateralis (s. Hörbahn) erscheint im Schnitt. IV = N. trochlearis. a) Vergr. 6×, b) natürliche Größe.

lus cerebellaris superior. Dem *Velum medullare superius*, hier Dach des vierten Ventrikels, liegt dorsal noch die *Lingula cerebelli* auf.

Knapp vor dem Übergang ins Mittelhirn (Abb. 187) hat sich der *Pedunculus cerebellaris superior* schon tiefer ins Tegmentum eingesenkt. Der *Lemniscus lateralis* steigt gegen den Colliculus inferior des Mittelhirns auf und liegt daher hier schon weiter dorsal an der seitlichen Oberfläche des Hirnstamms. Er stellt die Hörbahn dar, deren Fasern sich nach Seitenkreuzung im Corpus trapezoideum lateral in der Haube zu diesem aufsteigenden Bündel der Hörschleife gesammelt haben. Die in sie eingeschalteten Kerngebiete, an denen jeweils ein Teil der Bahn eine Umschaltung erfährt, nämlich *Nucleus corporis trapezoidei*, *Nucleus olivaris metencephali* und *Nucleus lemnisci lateralis* (s. S. 430), sind an unseren Schnitten nicht zu erkennen. Dorsal sehen wir in Abb. 187 schon den Austritt des IV. Hirnnerven, des *N. trochlearis*, dessen Kern etwas weiter rostral bereits im Mittelhirn liegt, und zwar ventral des Aquaeductus im zentralen Höhlengrau.

Das Mittelhirn (Schnittebenen 9 bis 11)

Der Mittelhirnquerschnitt ist an der typischen Form klar zu erkennen. Dorsal des *Aquaeductus cerebri* liegt als Dach *(Tectum)* die Vierhügelplatte *(Lamina tecti, Lamina quadrigemina)*. Vom Aquaeductus, der von der *Substantia grisea centralis* umgeben ist, bis an die *Substantia nigra* reicht das *Tegmentum* des Mittelhirns; basal davon liegen im *Crus cerebri* die vom Cortex absteigenden Bahnen, *Tractus corticospinalis* und *corticonuclearis* sowie die *kortikopontinen Bahnen*. Die beiden Crura cerebri sind durch die *Fossa interpeduncularis* separiert.

In Höhe der *Colliculi inferiores* (Abb. 188) kreuzt das kräftige efferente Faserbündel des oberen Kleinhirnstiels, das *Brachium conjunctivum*, die Seite *(Decussatio brachiorum conjunctivorum)*. Beidseits davon erkennt man Anteile der *Formatio reticularis*. *Lemniscus lateralis* und *Lemniscus medialis* liegen an der seitlichen Oberfläche unter dem Trigonum lemnisci. Der Lemniscus lateralis tritt an den Colliculus inferior heran, wo ein Teil seiner Fasern eine Um-

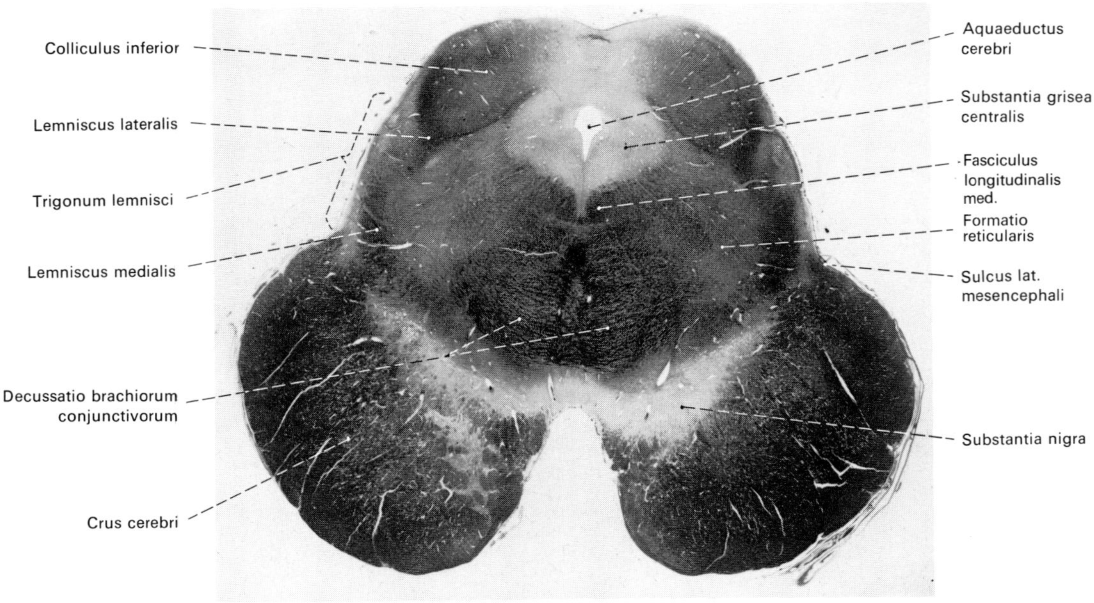

Abb. 188. Mittelhirn, Höhe der Colliculi inferiores (Schnittebene 9). Vergr. ca. 3×.

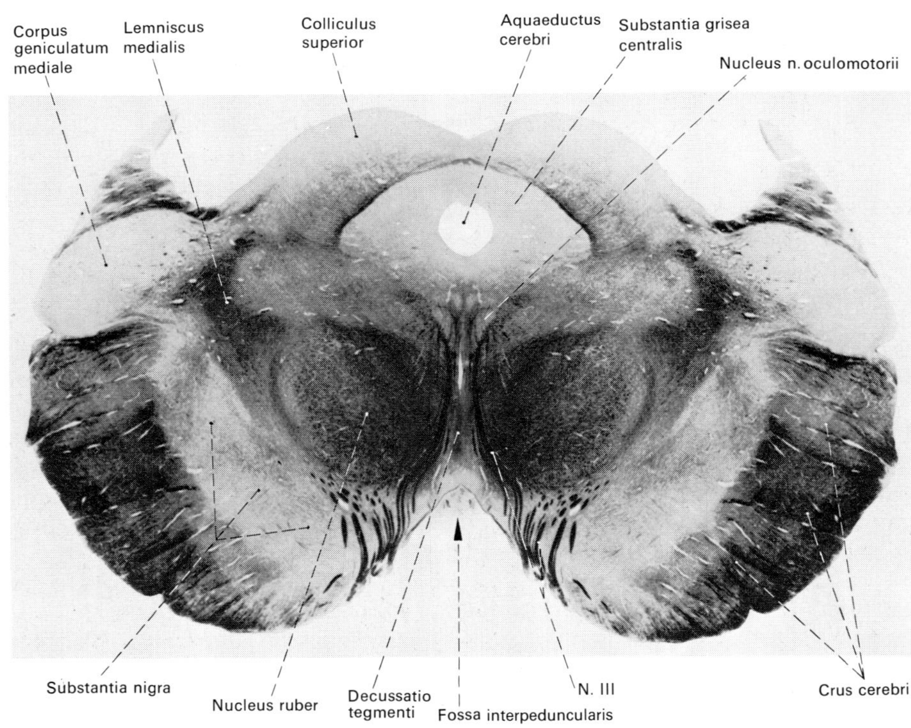

Abb. 189. Mittelhirn, Höhe der Colliculi superiores (Schnittebene 10). Vergr. ca. 3×. N.III = Nervus oculomotorius (Original: R. MAYR).

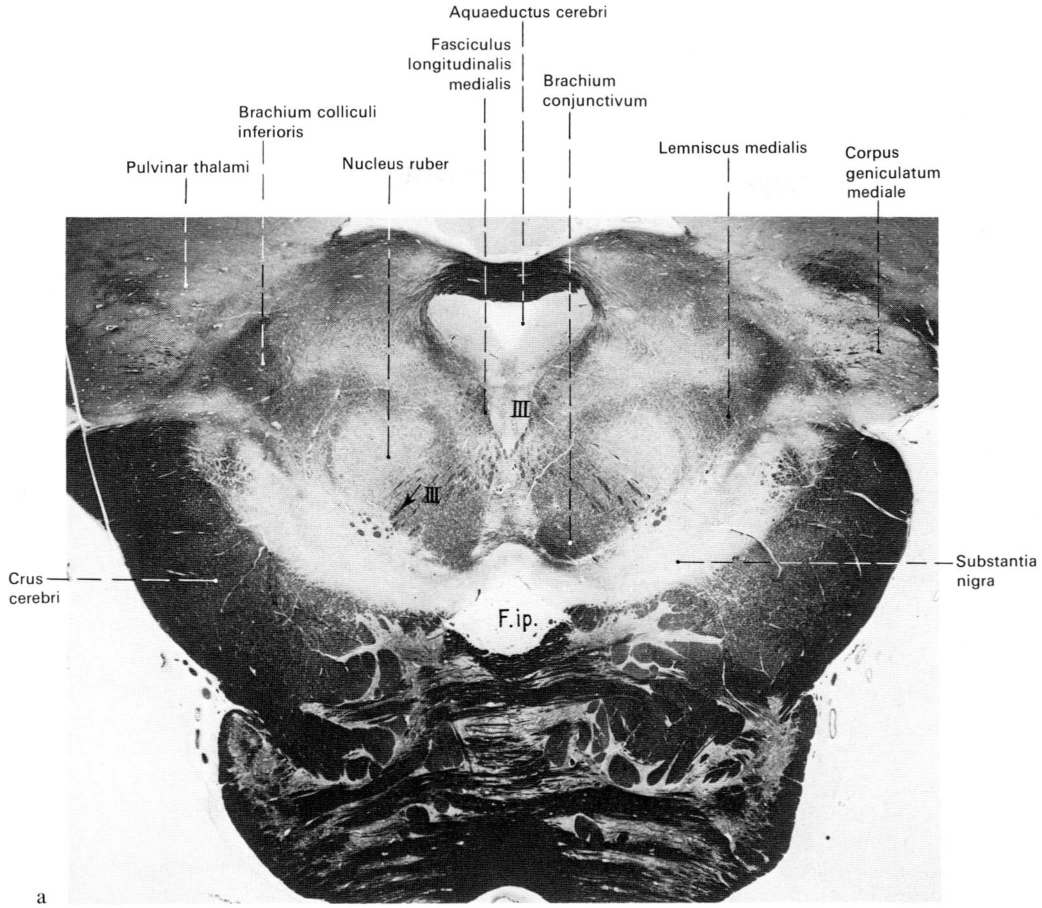

a

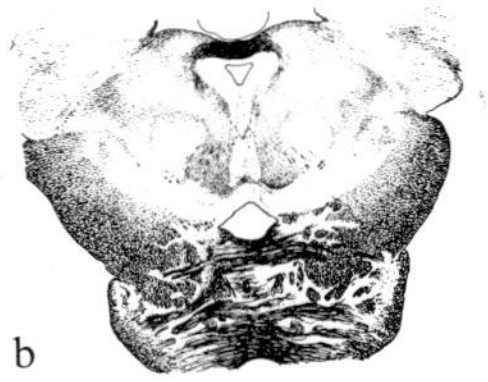

b

Abb. 190. Annähernd frontal geführter Schnitt durch Zwischenhirn (Pulvinar thalami), Mittelhirn und Brücke (Schnittebene 11). Die kaudal des Nucleus ruber kreuzenden Faserbündel der Brachia conjunctiva liegen hier medial und ventral vom Nucleus ruber. Im Bild erscheinen weiterhin die Substantia nigra, die Crura cerebri und das Corpus geniculatum mediale. Unter der Fossa interpeduncularis (F. ip.) liegt der kranialste Teil der Brückenbasis im Schnitt. a) Vergr. 3×, b) natürliche Größe.

schaltung erfährt. Der *Fasciculus longitudinalis medialis* liegt beidseits der Medianen ventral des zentralen Höhlengraus. Der *Nucleus n. trochlearis* ist am Schnitt nicht getroffen und wäre nur wenig kaudal dieser Schnittebene, dorsal dem Fasciculus longitudinalis medialis angeschlossen, zu finden.

Ein Schnitt durch die *Colliculi superiores* zeigt im Tegmentum einen mächtigen runden Kern, den *Nucleus ruber*. Er wird medial von den austretenden Wurzelfasern des III. Hirnnerven durchsetzt, die aus dem *Nucleus n. oculomotorii* hervorgehen und in der *Fossa interpeduncularis* austreten. Die vom Nucleus ruber ausgehenden Fasern (Tractus rubrospinalis und rubroreticularis) kreuzen in der Medianen die Seite (Decussatio tegmenti; vgl. auch Abb. 213). Seitlich der aufsteigenden sensiblen Bahnen ist in diesem Schnitt (Abb. 189) bereits das dem Zwischenhirn zugehörige *Corpus geniculatum mediale* getroffen, die letzte Schaltstelle der Hörbahn auf dem Weg zum Cortex.

Abb. 190 zeigt in einem annähernd frontal geführten Schnitt den Eintritt der Crura cerebri in die Brücke und die Aufsplitterung der Faserbündel in diesem Bereich. Dorsal des Aquaeductus cerebri ist als dunkel gefärbte Fasermasse schon die *Commissura posterior* zu erkennen.

Eine besonders mächtige Entwicklung erfährt innerhalb des ganzen Bereichs des Hirnstamms die *Formatio reticularis.* Sie besteht im wesentlichen aus Assoziationszellen und wird damit zum wichtigsten Koordinationsapparat für die Weiterleitung und Verknüpfung aller Erregungen, welche den Hirnstamm passieren.

Sie liegt zunächst in den seitlichen Teilen der grauen Substanz, nimmt später den größten Teil des Querschnitts der Medulla oblongata ein und setzt sich durch den dorsalen Teil der Brücke (sog. Brückenhaube) in das Mittelhirn fort. Sie besteht aus Nervenfasern, die in verschiedenen Richtungen verlaufend einen netzartigen Bau erzeugen, und enthält Nervenzellen, die sich in ihr verteilen oder in Gruppen zusammenballen und als *Nuclei reticulares* bezeichnet werden.

Übersicht der Hirnnerven, ihrer Kernsäulen und Faserkomponenten

Der untere Hirnstamm (Mesencephalon, Pons und Medulla oblongata) ist Ursprungs- bzw. Terminalgebiet aller jener Hirnnerven, die ihrem histologischen Aufbau nach als echte periphere Nerven zu betrachten sind. Es handelt sich dabei in kraniokaudaler Sequenz um folgende Hirnnervenpaare:

Nervus oculomotorius (III)
Nervus trochlearis (IV)
Nervus trigeminus (V)
Nervus abducens (VI)
Nervus facialis (VII)
Nervus vestibulocochlearis (VIII)
Nervus glossopharyngeus (IX)
Nervus vagus (X)
Nervus accessorius (XI)
Nervus hypoglossus (XII)

Der Austritt dieser Hirnnerven aus dem Hirnstamm erfolgt in zwei Reihen. Eine *mediale Reihe* entspringt in Verlängerung der Reihe der Vorderwurzeln des Rückenmarks; dazu gehören (von kaudal nach kranial) der XII., VI. und III. Hirnnerv. Auch der IV. Hirnnerv, der als einziger dorsal den Hirnstamm verläßt, wird aufgrund der Lage seines Kerns und seiner Faserqualität dieser medialen Reihe zugerechnet. In einer *lateralen Reihe* gehen entsprechend der Reihe der Hinterwurzeln die sog. Kiemenbogennerven (XI., X., IX., VII. und V. Hirnnerv) sowie der VIII. Hirnnerv aus dem Hirnstamm hervor (vgl. S. 70, Tabelle 1).

Zu den beiden Reihen der austretenden Hirnnerven gehören im Tegmentum des Hirnstamms auch *mehrere Reihen von Ursprungs- oder Endkernen*. Den ersteren, den *Nuclei originis*, entsprechen die vorderen Säulen der grauen Substanz im Rückenmark, und den *Nuclei terminationis* entsprechen die Hintersäulen, an denen die zentralen Fortsätze von Spinalganglienzellen enden. So betrachtet, ist die graue Substanz der Medulla oblongata nur ein vorgeschobenes Rückenmarksgrau. Die Abweichung der Form von der des Rückenmarks hängt mit den viel differenzierteren Aufgaben dieses Gehirnabschnittes zusammen.

Da die Kiemenbogennerven viel mehr afferente Fasern enthalten als die hinteren Wurzeln der Spinalnerven, nimmt auch die Masse der Flügelplatte in der oberen Hälfte der Medulla oblongata und im Bereich des Pons so stark zu, daß sich diese beiden Hirnabschnitte nicht mehr zum Rohr schließen können. Sie „platzen" dorsal gewissermaßen auseinander. Dabei bleiben die im Rückenmark ventral liegenden Teile in der Mitte liegen, und die dorsal liegenden Hintersäulen werden nach lateral verlagert (Abb. 180–183). Die Zellgruppen bilden im Hirnstamm auch keine zusammenhängenden Säulen mehr, sondern nur noch isolierte Kerne, da sie durch eine ungeheure Menge neu hinzugekommener Schalt- und Assoziationszellen des Elementarapparats auseinandergedrängt werden. Die Funktionen der im Lauf der phylogenetischen Entwicklung aus dem Kiemendarm entstandenen Organsysteme, die alle für das Leben des Organismus fundamentale Bedeutung besitzen, müssen von hier aus gesteuert werden. Das sind:

1. Die Funktion des Vestibularapparates, durch den die gesamte Motorik beherrscht und reguliert wird.
2. Die Funktionen aller Bewegungseinrichtungen, welche der Nahrungsaufnahme dienen (Aufsuchen der Beute, Ergreifen, Kauen, Schlucken usw.).
3. Die Funktion des Atemmechanismus, welcher mit dem Kreislaufgeschehen gekoppelt werden muß.
4. Die Artikulation der Sprache beim Menschen.

So ergibt sich morphologisch ein sehr komplizierter Bau, dessen Einzelteile nur unscharf gegeneinander abzugrenzen sind und dessen Gesamtbild nur vom vereinfachten Plan her verständlich ist. Nach ihm unterscheiden wir in der Medulla oblongata vier längsverlaufend nebeneinanderliegende Kernreihen, die mit bestimmten Kernsäulen der grauen Substanz des Rückenmarks verglichen werden können. Zwischen einer somatomotorischen und einer somatosensiblen Kernreihe, welche der Vorder- und Hintersäule des Rückenmarks entsprechen (Abb. 191, 1 u. 4), liegen zwei weitere Kernreihen (Abb. 191, 2 u. 3), die man mit den *Nuclei intermediomedialis* und *-lateralis* des Seitenhorns im Rückenmark vergleichen muß. Sie sind Nuclei originis und dienen vegetativen Funktionen, zu denen wir hier herkunftgemäß auch die gesamte Motorik der Wand des Kopfdarmgebietes mit hinzurechnen müssen. Manche Hirnnerven beziehen Fasern aus mehreren Kerngebieten bzw. enden an solchen. Die Tiefenlage der Kerne innerhalb der Rautengrube ist nur auf Schnitten festzustellen und bleibt zunächst unberücksichtigt. Die detaillierte Darstellung der Kerne (Abb. 192) läßt erkennen, daß sich die äußersten Kernreihen der Nuclei terminationis in der unteren Hälfte der Rautengrube immer weiter dorso-

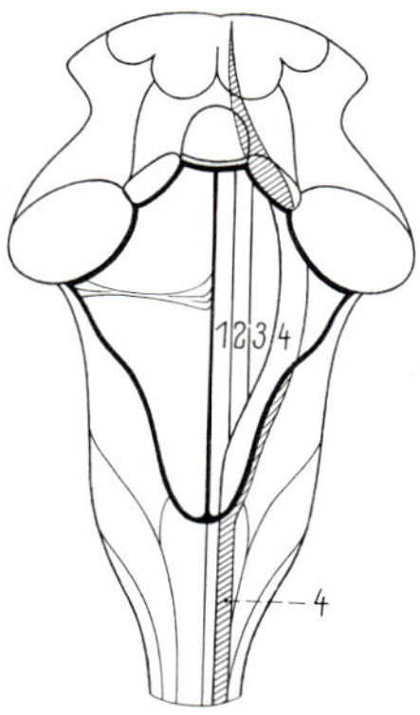

Abb. 191. Schematische Darstellung der vier Kernreihen der Hirnnerven in Medulla oblongata und Brücke. Die 4. Reihe (z. T. schraffiert) schiebt sich nach unten dorsal über die 2. und 3. Aufwärts setzt sie sich bis ins Mittelhirn hinein fort.

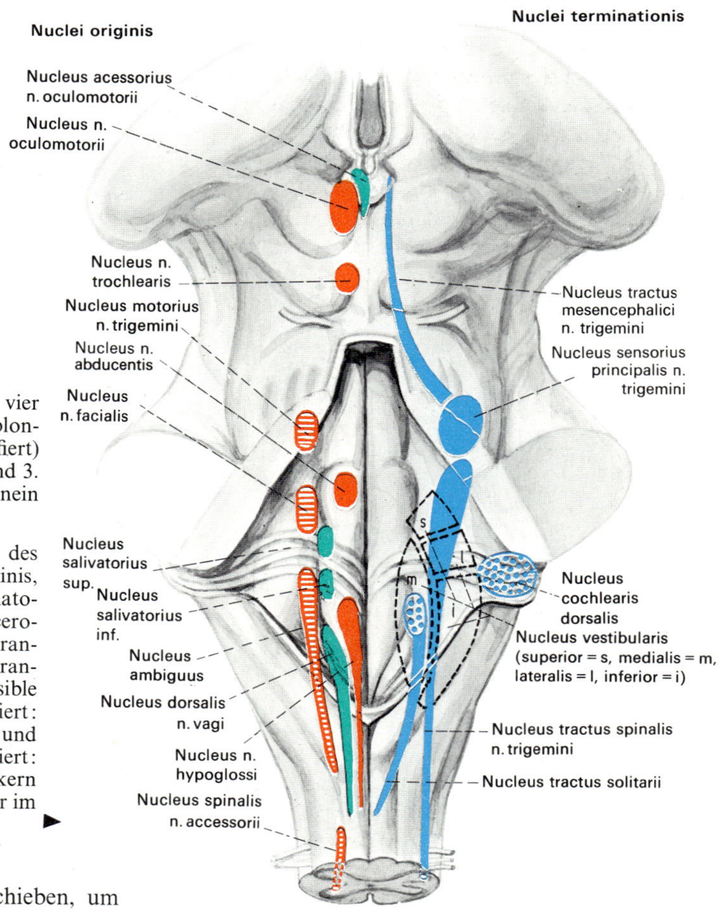

Abb. 192. Die Hirnnervenkerne. Ansicht des Hirnstamms von dorsal, links Nuclei originis, rechts Nuclei terminationis. Orange: somatomotorische Kernreihe; grün: allgemeine visceromotorische (parasympathische) Kernreihe; Orange strichliert: spezielle visceromotorische (branchiomotorische) Kernreihe; blau: somatosensible und viscerosensible Kernsäulen; blau punktiert: sensorische Kerne („Nucleus gustatorius“ und dorsaler Cochleariskern); schwarz strichliert: Vestibulariskerne. (Der ventrale Cochleariskern wäre vom dorsalen verdeckt und wurde daher im Schema nicht berücksichtigt.) ►

medialwärts über die Nuclei originis schieben, um schließlich im Rückenmark mit dem weit hinunterreichenden Kern des N. trigeminus wieder Anschluß an die graue Substanz des Hinterhorns zu finden. Der *Nucleus spinalis n. accessorii* kann als Fortsetzung des *Nucleus ambiguus* betrachtet werden, der sozusagen Anschluß an den dorsolateralen Teil der grauen Substanz des Vorderhorns gewinnt.

Klassifizierung der Faserkomponenten der Hirnnerven

Die in den Spinalnerven vorkommenden Faserkomponenten, nämlich *somatosensible*, *viszerosensible*, *somatomotorische* und *viszeromotorische* Fasern, lassen sich auch in den Hirnnerven wiederfinden. Allerdings variiert die qualitative Zusammensetzung der einzelnen Hirnnerven viel stärker als die der Spinalnerven. Darüber hinaus kommen in den Hirnnerven noch zusätzliche Faserkomponenten vor, die auf das Vorhandensein besonderer Sinnesorgane und von quergestreiften Muskeln besonderer Herkunft im Einzugsgebiet der Hirnnerven zurückzuführen sind. Ihnen sind auch besondere Kerngebiete zugeordnet. Insgesamt kann man daher an den Hirnnerven folgende Faserkomponenten und zugehörige Kerngebiete unterscheiden:

Afferente Faserkomponenten

1. *Allgemein somatisch-afferente* (= somatosensible) Fasern. Diese Fasern vermitteln Impulse der allgemeinen Oberflächen- und Tiefensensibilität, also von Druck-, Berührungs-, Schmerz- und Temperaturrezeptoren der Körperoberfläche sowie von Muskel-, Sehnen- und Gelenksrezeptoren. Die dieser Komponente zugehörigen Fasern aus dem Kopfbereich gehören vornehmlich dem N. trigeminus an, finden sich aber in geringerer Menge auch in anderen Kiemenbogennerven (VII, IX und X). Alle diese Fasern enden im Hirnstamm in den sensiblen Trigeminuskernen, die somit dem Hinterhorn des Rückenmarks und den Hinterstrangskernen der Medulla oblongata entsprechen.
2. *Allgemein viszeroafferente* (= viszerosensible) Fasern. Sie vermitteln Sensationen von den Eingeweiden, wie Eingeweideschmerz, Völlegefühl usw., und bilden den afferenten Schenkel für Eingeweidereflexe. Derartige Fasern kommen in den Kiemenbogennerven, vor allem im IX. und X. Hirnnerven vor. Sie ziehen im Hirnstamm über den Tractus

solitarius an die kaudale Portion des Nucleus tractus solitarii. Möglicherweise enden solche Fasern auch im Nucleus dorsalis n. vagi. Diese Kerne entsprechen somit Zellgruppen des Hinterhorns des Rückenmarks.

3. *Spezielle somatisch-afferente* (= sensorische) Fasern. Zu dieser Gruppe werden die Fasern aus jenen speziellen Sinnesorganen gerechnet, die uns Eindrücke aus der Umwelt vermitteln, also N. opticus und die beiden Anteile des N. vestibulocochlearis.

Tabelle 11. Übersicht über die 4 Kernreihen der Hirnnerven und die zugehörigen Faserkomponenten und Versorgungsgebiete.

Nuclei originis			*Nuclei terminationis*
1 somatomotorisch (vgl. Rückenmark: Cornu anterius)	2 viszeromotorisch (allg.) (vgl. Rückenmark: Nucleus intermedio-medialis)	3 viszeromotorisch (spez.) (vgl. Rückenmark: Nucleus intermedio-lateralis)	4 somatosensibel, viszerosensibel und sensorisch (vgl. Rückenmark: Cornu posterius)
III äußere Augenmuskeln IV	III glatte Muskeln des Auges		
		V Kaumuskeln	V Gesicht Nasenhöhle + Nebenhöhlen, Mundhöhle + Zähne + Zungenspitze
VI äußere Augenmuskeln			
	VII Tränendrüse Speicheldrüsen	VII mimische Muskeln	VII²) Zungenspitze (Geschmack)
			VIII Innenohr (Gehör und Gleichgewicht)
	IX Ohrspeicheldrüse	IX¹) Rachenmuskeln	IX²) Rachen, Zungengrund
	X glatte Muskeln und Drüsen der Eingeweide, Herz	X¹) + XI (kran.)¹) Rachen- und Kehlkopfmuskeln	X²) Kehlkopf, Brust- und Baucheingeweide
		XI (spin.) M. sternocleidomastoideus und M. trapezius	
XII Zungenmuskeln			

¹) gemeinsamer Kern: *Nucleus ambiguus*.
²) gemeinsamer Kern für viszerosensible Fasern und Geschmacksfasern: *Nucleus tractus solitarii*; gemeinsamer Kern für somatosensible Fasern: *Nucleus tractus spinalis* n. V.

Letztere enden im unteren Hirnstamm an den beiden Cochleariskernen bzw. an den Vestibulariskernen.

4. *Spezielle viszeroafferente* (= sensorische) Fasern. Der Geschmack wird als Eingeweidesinn betrachtet. Gechmacksfasern ziehen über den VII., IX. und X. Hirnnerven in den Hirnstamm und endigen dort im rostralen Abschnitt des Nucleus tractus solitarii, dem sog. *Nucleus gustatorius*. Auch die Nn. olfactorii werden gewöhnlich zur viszeralen sensorischen Komponente gerechnet, da der Geruch starken Einfluß auf die Eingeweidefunktionen ausübt.

Efferente Faserkomponenten

5. *Allgemein somatisch-efferente* (= somatomotorische) Fasern. Diese Fasern innervieren Muskeln, die aus den Myotomen der Ursegmente abstammen. Dazu gehören von den Hirnnerven die Nerven für die äußeren Augenmuskeln (III, IV und VI) sowie der XII. Hirnnerv. Ihre Ursprungskerne bilden eine der Vordersäule des Rückenmarks entsprechende Kernsäule.
6. *Allgemein viszeroefferente* (= viszeromotorische) Fasern. Bei ihnen handelt es sich um die präganglionären Fasern des autonomen Nervensystems. Solche Fasern sind dem III., VII., IX. und X. Hirnnerven angeschlossen. Die Ursprungskerne dieser Fasern, Nucleus accessorius n. III, Nucleus salivatorius superior und inferior sowie Nucleus dorsalis n. vagi bilden eine Kernreihe, die etwa dem Seitenhorn des Rückenmarks entspricht.
7. *Spezielle viszeroefferente* Fasern. Sie innervieren quergestreifte Muskeln, die vom Material der Kiemenbögen abstammen. Die entsprechenden Ursprungskerne liegen in einer besonderen Kernreihe des Hirnstamms. Es sind dies die motorischen Kerne des V. und VII. Hirnnerven, der Nucleus ambiguus, der seine Fasern an den IX., X. und die kraniale Portion des XI. Hirnnerven abgibt, sowie der im Halsmark liegende Kern der spinalen Portion des XI. Hirnnerven. Die Unterscheidung dieser Fasern von den allgemein somatomotorischen ist allerdings nur von akademischem Interesse, da beide Gruppe von Fasern quergestreifte, dem Willenseinfluß unterworfene Muskeln innervieren.

In der Tabelle 11 sind die wichtigsten Versorgungsgebiete der in den verschiedenen Kernreihen liegenden Kerne der Hirnnerven III bis XII zusammengestellt.

Die Kerne und Leitungsbahnen von verlängertem Mark und Brücke

Die Hirnnervenkerne

Die folgende kurze Beschreibung der einzelnen Kerngebiete wird durch die Abb. 192 u. Farbtafel 3 ergänzt. Wir beginnen mit der am weitesten medial liegenden Kernreihe und enden bei den am weitesten außen liegenden sensiblen Endkernen.

Die Kerne der somatomotorischen Kernsäule

Zu dieser Kernreihe gehören die Kerne der Augenmuskelnerven, Nucleus n. oculomotorii (Hauptkern), Nucleus n. trochlearis und Nucleus n. abducentis, sowie der Kern des XII. Hirnnerven, Nucleus n. hypoglossi. Oculomotorius- und Trochleariskern liegen ventral des Aquaeductus cerebri nahe der Medianen im Mittelhirn, der Oculomotoriuskern mit seiner größeren Längsausdehnung in Höhe der Colliculi superiores, der kleine und mehr runde Trochleariskern unmittelbar an den anderen anschließend in Höhe der Colliculi inferiores. Sie werden als Kerne des Mittelhirns auf S. 195 ausführlicher beschrieben.

Der Abducenskern, **Nucleus n.abducentis**, liegt in der Brückenhaube nahe dem Boden der Rautengrube unter dem Colliculus facialis. Dieser Kern entsendet nicht nur die Fasern für den VI. Hirnnerven, sondern auch Fasern, die auf dem Weg über das mediale Längsbündel die beiden anderen Augenmuskelkerne erreichen und diese im Sinn eines Zentrums für konjugierte Augenbewegungen beeinflußen. Wegen der engen Beziehungen zu diesen Kernen wird auch der Abducenskern gemeinsam mit den beiden anderen Augenmuskelkernen später noch ausführlicher behandelt (s. S. 196).

Nucleus n.hypoglossi: In der Verlängerung der Reihe der motorischen Kerne der Augenmuskelnerven liegt im Bereich der Medulla oblongata als letzter Kern der medialsten Kernsäule der Kern des XII. Hirnnerven, des motorischen Nerven der Zunge.

Der Kern des Hypoglossus ist eine rundliche, aus mehreren Zellgruppen aufgebaute Säule. Er beginnt in dem unteren Teil der Medulla oblongata ventral vom Canalis centralis dicht neben der Medianebene. Nach vorn setzt er sich am Boden der Rautengrube fort und bildet hier dicht neben der medianen Längsfurche einen länglichen Vorsprung, das *Trigonum n. hypoglossi*. Die den Kern verlassenden Wurzelfasern ziehen ventralwärts und treten zwischen Pyramide und Olive aus (Abb. 182 u. 193). Die Hypoglossuskerne beider Seiten liegen so dicht beieinander, daß schon eine winzige Blutung die *ganze* Zunge zu lähmen vermag.

Der N. hypoglossus entstammt dem Zusammenschluß der vorderen Wurzeln von 2–3 ehemaligen Spinalnerven, die in die Okzipitalregion des Schädels aufgenommen wurden, der sog. Okzipitospinalnerven. Indem ihr Muskelmaterial bei der Bildung der Zungenmuskulatur Verwendung fand und sich damit nach vorn verschob, erfuhr der Ursprungskern des Hypoglossus eine Verlagerung im gleichen Sinn, trennte sich von der Vordersäule des Rückenmarks und gelangte in den Verband der Medulla oblongata. Von den ehemals den Okzipitospinalnerven zugehörigen, mit Spinalganglien ausgestatteten dorsalen Wurzeln erhalten sich nur bei einzelnen Säugetieren unbedeutende Reste. Der N. hypoglossus ist also ein Fremdling unter den Hirnnerven, ein neokranialer Nerv.

Verbindungen des Nucleus n. hypoglossi: Der Kern erhält afferente Fasern aus dem Gyrus praecentralis und benachbarter Rindengebiete, vor allem der kontralateralen Großhirnhemisphäre, über den Tractus corticonuclearis. Die medialsten Kerngebiete sollen doppelseitig versorgt sein. Weiterhin dürfte der Kern Verbindungen mit der Formatio reticularis, den sensiblen Trigeminuskernen und dem Nucleus tractus solitarii haben. Über die benachbarten perihypoglossären Kerne geht er Verbindungen mit dem Kleinhirn ein.

Die Kerne der parasympathischen Kernsäule (Abb. 192 u. Farbtafel 3)

Mit Ausnahme des *Nucleus accessorius n. oculomotorii*, des parasympathischen Kerns des III. Hirnnerven (s. S. 196), schieben sich die in der Haube des Hirnstamms liegenden parasympathischen Kerne zwischen die somatomotorische Kernsäule und die weiter lateral liegende Reihe der besonderen (viszero-) motorischen Ursprungskerne der fünf Kiemenbogennerven (V, VII, IX, X und XI) und bilden eine eigene Kernsäule (Reihe 2, Abb. 192). Die Kerne dieser Säule gehören zum Ursprungsgebiet des N. facialis, N. glossopharyngeus und N. vagus.

Der parasympathische Kern des VII. Hirnnerven ist der **Nucleus salivatorius superior**. Er entsendet aus zwei nicht scharf voneinander gesonderten Zellgruppen sekretorische Fasern für die Glandula submandibularis und sublingualis sowie zu den übrigen Drüsen der Mund- und Nasenhöhle und zur Tränendrüse. Seine Fasern verlassen den Hirnstamm im Intermediusanteil des Facialis.

Der parasympathische Kern des XI. Hirnnerven ist der **Nucleus salivatorius inferior**. Er umfaßt ein aus kleinen Zellen bestehendes, aber nicht scharf abgrenzbares Kerngebiet dorsal vom Ursprungsgebiet der motorischen Glossopharyngeusfasern (= rostraler Anteil des Nucleus ambiguus) und entsendet die sekretorischen Fasern für die Glandula parotis.

Der parasympathische Kern des X. Hirnnerven ist der **Nucleus dorsalis n. vagi**. Er ist der längste aller Kerne dieser Reihe und entsendet die autonomen viszeromotorischen Fasern zu allen Eingeweiden, welche vom Vagus versorgt werden. Der Kern liegt direkt unter dem Boden der Rautengrube lateral des Hypoglossuskerns im Trigonum n. vagi und reicht fast ebensoweit nach kaudal wie der Hypoglossuskern, also weit in den „geschlossenen" Anteil der Medulla oblongata hinab.

Die besondere viszeromotorische Kernsäule der Kiemenbogennerven.

Die motorischen Kerne der fünf Kiemenbogennerven, von denen die Fasern zur Versorgung der quergestreiften Muskulatur im Gebiet des Kopfdarms stammen, bilden die dritte Reihe unseres Schemas. Sie

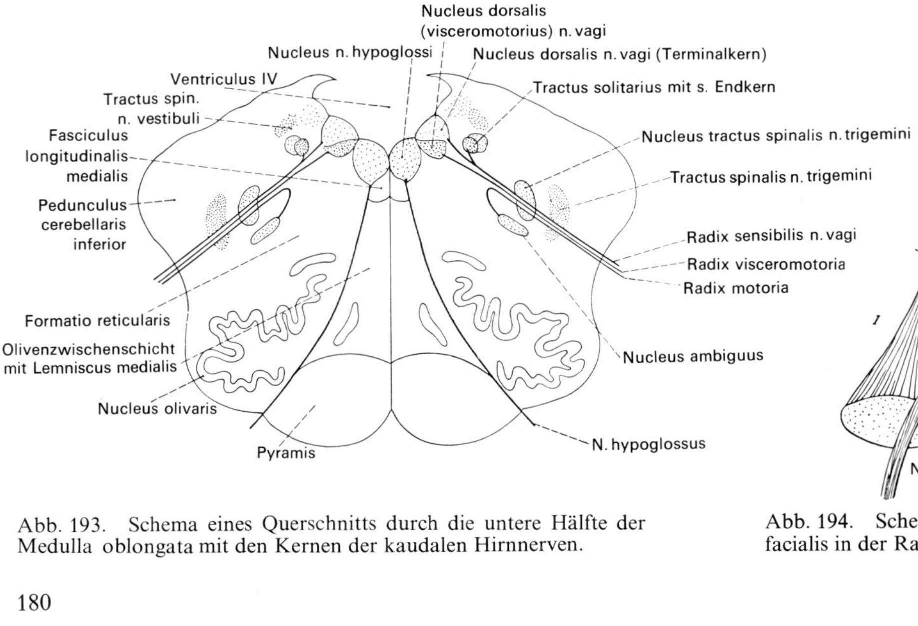

Abb. 193. Schema eines Querschnitts durch die untere Hälfte der Medulla oblongata mit den Kernen der kaudalen Hirnnerven.

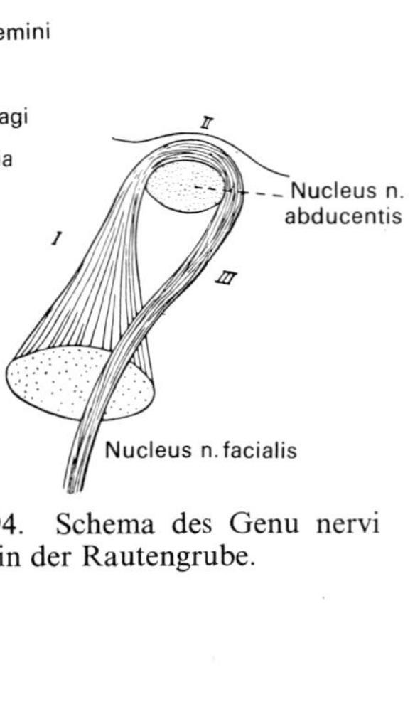

Abb. 194. Schema des Genu nervi facialis in der Rautengrube.

liegen ursprünglich alle medial neben den sensiblen Kernen. So bleiben die Verhältnisse auch beim Trigeminus. Beim Facialis, Glossopharyngeus und Vagus trennt sich aber der motorische Kern von den anderen Teilen des Kernsystems und erfährt eine ventrale Verlagerung. Die aus ihnen austretenden Fasern besitzen deshalb alle ein sogenanntes „inneres Knie", d. h. sie verlaufen zunächst dorsalwärts, um dann erst in ventraler Richtung den Hirnstamm zu verlassen. Die aus den dorsal liegenden parasympathischen Kernen stammenden Fasern treten auf direktem Weg aus dem Hirnstamm heraus (Farbtafel 3).

Die motorischen Fasern des V. Hirnnerven (zur Kaumuskulatur) stammen aus dem etwa 3 mm langen **Nucleus motorius n.trigemini** in der oberen Hälfte der Rautengrube.

Unmittelbar kaudalwärts folgt auf ihn der **Nucleus n.facialis**. Er umfaßt ein Areal von etwa 4 mm Länge und ist entsprechend der hohen Differenzierung der Facialismuskulatur in sich wieder in verschiedene Abteilungen gegliedert. Da er mit den motorischen Kernen aller Kiemenbogennerven ventralwärts verlagert ist und viel tiefer im Boden der Rautengrube liegt als der Trigeminuskern, steigen die Wurzelfasern zunächst dorsalwärts zum Boden der Rautengrube empor und schließen sich dabei allmählich zu einem dicht gefügten Strang zusammen, der dorsal und medial vom Abducenskern nach rostral zieht und die als *Colliculus facialis* bezeichnete Erhebung am Ventrikelboden aufwirft (Abb. 194). Das Vorderende des Abducenskerns umfassend, biegt das Bündel ventralwärts ab und erreicht schräg kaudalwärts geneigt seine Austrittsstelle hinter dem Brückenrand (Tafel 3). Wir unterscheiden also an der intrazerebralen Strecke des Facialis einen aufsteigenden (I), einen absteigenden (III) Schenkel und das Schlußstück des Bogens II, das innere Knie des Facialis (Abb. 184 u. 194): *Genu nervi facialis*.

Die motorischen Fasern für die quergestreiften Muskeln, die von Glossopharyngeus, Vagus und Accessorius versorgt werden, entspringen von dem nach ventral verlagerten **Nucleus ambiguus**[1]), dessen Name auf seine Beziehungen zu zwei Nerven hinweist. Die aus ihm entspringenden Wurzeln erreichen in einem dorsalwärts aufsteigenden Bogen die viszeromotorischen und sensiblen Wurzelbündel und begleiten sie zur Austrittslinie (Abb. 193 u. Tafel 3). Die Herzmuskulatur soll von einem dem Nucleus ambiguus ventral angeschlossenen Kerngebiet aus, dem sog. Herzkern des Vagus, versorgt werden, und nicht vom Nucleus dorsalis n.vagi. Die kaudale Portion des Nucleus ambiguus bildet den vorderen Teil des langgestreckten Accessoriuskerngebiets. Von diesem Kernabschnitt aus, der seine Fasern nach dem Austritt aus der Medulla als Ramus internus dem Vagus zuführt („N.accessorius vagi") und der, wie gesagt, zum Nucleus ambiguus gehört, sollen die inneren Kehlkopfmuskeln versorgt werden.

Der kaudale Teil des Accessoriuskerns ist der **Nucleus spinalis n.accessorii**, der sich an den vorigen anschließt. Er läßt sich spinalwärts bis zum V. oder VI. Zervikalsegment verfolgen und liegt dann im Dorsalgebiet der Vordersäule, entsprechend dem später hier auftretenden Nucleus intermediolateralis. Die hier entspringenden Wurzelbündel (Abb. 13 u. 195) verlassen das Rückenmark zwischen den Vorder- und Hinterwurzeln und vereinigen sich aufsteigend zu einem schlanken Stämmchen, das dem Accessorius die Fasern zuführt, die ihn bald als *Ramus externus* verlassen, um den Sternocleidomastoideus und Trapezius zu innervieren.

Die Reihe der sensiblen Endkerne

Die *Nuclei terminationis* für die afferenten Fasern der fünf Kiemenbogennerven, denen seitlich noch die Kerne des N. vestibulocochlearis angeschlossen sind, bilden die vierte Kernreihe des Hirnstamms. Sie sind eine Fortsetzung der grauen Hintersäulen, in welche die Hinterwurzelfasern des Rückenmarks einstrahlen. Die sensiblen Nerven des Gesichtes und des größten Teiles vom Kopf sowie auch der Schleimhäute des Mundes und Rachens, der Nasenhöhle und des Bronchialsystems finden in zentraler Fortsetzung der ihnen zugehörigen, außerhalb des Gehirns liegenden Ganglienzellen hier ihr Ende. In diesen Endkernen, die dicht unter dem Boden der Rautengrube liegen, endet das erste und entspringt das zweite Neuron der sensiblen Bahn, das unter Übergang nach der anderen Seite nach vorn umbiegt, sich größtenteils der medialen Schleifenbahn anschließt und den Thalamus erreicht, *Lemniscus trigeminalis*.

Der **Nucleus n.trigemini**. Unter diesem Begriff werden alle Trigeminuskerne zusammengefaßt. Die kleine, nur 8000 Fasern umfassende motorische Wurzel (Pars motoria) stammt aus dem bereits oben erwähnten *Nucleus motorius n.trigemini*, der der dritten (besonderen viszeromotorischen) Kernreihe angehört. Die etwa 140000 Fasern der Pars sensoria n. trigemini, deren zugehörige pseudounipolare Zellen das mächtige Ganglion trigeminale aufbauen, treten seitlich in die Brückenhaube ein und gelangen an das lang ausgezogene Gebiet der sensiblen Trigeminuskerne, das sich vom Mittelhirn bis in das Rückenmark hinab erstreckt. Es besteht aus dem sensiblen Hauptkern, *Nucleus sensorius principalis n.trigemini*, aus dem in das Rückenmark hinabreichenden spinalen Trigeminuskern, *Nucleus tractus spinalis n.trigemini*, und dem seitlich des Aquaeductus sich ins Mittelhirn erstreckenden Kern, dem *Nucleus tractus mesencephalici n.trigemini* (Abb. 192 u. Farbtafel 3).

---

[1]) ambiguus = nach beiden Seiten sich hinneigend.

Die vordersten Trigeminusfasern treten unmittelbar in den Nucleus sensorius principalis ein, der besonders breit ist und in Höhe des Eintritts der Fasern in den Hirnstamm zwischen motorischem Trigeminuskern und mittlerem Kleinhirnstiel in der Brückenhaube liegt. Der größte Teil der Fasern legt sich aber zu einem absteigenden Bündel zusammen, das man als spinale Wurzel bzw. Tractus spinalis n. trigemini bezeichnet. Dieses Bündel läuft die Kernsäule des Nucleus tractus spinalis n. trigemini lateral entlang und sendet dem Kern Kollateralen und Faserenden zu (Abb. 198). Das Bündel gelangt mit seinen längsten Fasern bis in das zweite oder dritte Zervikalsegment und nimmt im Halsmark das Gebiet der Zona terminalis ein, während sich der Kern in die Substantia gelatinosa des Rückenmarks fortsetzt (Abb. 195). Die längsten Fasern, die bis in das Zervikalmark hinabreichen, stammen aus dem N. ophthalmicus. Die Fasern des N. maxillaris überschreiten die kaudale Grenze des verlängerten Marks nicht, jene des N. mandibularis enden noch etwas höher. Viele der afferenten Fasern teilen sich nach Eintritt in das Zentralnervensystem T-förmig, so daß eine absteigende und eine aufsteigende Wurzel zustande kommt. Die letztere ist meist kurz. Die dicksten Fasern schließen sich ungeteilt der aufsteigenden Wurzel an und enden am sensiblen Hauptkern; die dünnsten (darunter viele marklose) Fasern steigen ungeteilt im Tractus spinalis ab und enden nur am spinalen Kern. In ganzer Länge dieser Kerne entspringt dann das 2. Neuron der afferenten Leitung und bildet nach Seitenkreuzung den Lemniscus trigeminalis, der zum Thalamus aufsteigt.

Der mesenzephale Kern des Trigeminus wird von einer ins Mittelhirn aufsteigenden Wurzel, dem Tractus mesencephalicus n. trigemini begleitet. Die Fasern dieses Bündels stammen aus dem N. mandibularis und laufen durch das Ganglion trigeminale oder an diesem Ganglion vorbei. Die zugehörigen Zellkörper liegen im mesenzephalen Trigeminuskern selbst, so daß dieser Kern einem sensiblen Ganglion entspricht (vgl. auch S. 186). Bei den Fasern des Tractus mesencephalicus soll es sich um periphere Neuriten handeln, die Erregungen von den Muskelspindeln der Kaumuskeln und wahrscheinlich auch der Augenmuskeln sowie von Rezeptoren im Bereich der Zähne leiten.

Die somatosensiblen Fasern des VII., IX. und X. Hirnnerven sollen sich dem Tractus spinalis n. trigemini anschließen und im spinalen Trigeminuskern endigen. Nach manchen Autoren soll es im Bereich des Nucleus dorsalis n. vagi, der im wesentlichen ein parasympathischer Ursprungskern ist, auch einen sensiblen Endkern für Glossopharyngeus- und Vagusfasern geben. Die an diesen Kernen endigenden Fasern sind zentrale Neuriten peripherer sensibler Neurone, deren zugehörige pseudounipolare Zellkörper in den peripheren Ganglien dieser Hirnnerven liegen (Ganglion geniculi n. VII, Ganglia supp. et inff. n. IX bzw. X).

Der **Nucleus tractus solitarii**. Andere Fasern der sensiblen Wurzeln von N. glossopharyngeus und N. vagus, nämlich viszerosensible Fasern und Geschmacksfasern, treten innerhalb des Hirnstamms zu einem absteigenden Faserbündel zusammen, dem *Tractus solitarius*, der ventrolateral vom Nucleus dorsalis n. vagi als ein sehr charakteristisches Faserbündel (Abb. 182 u. 183) kaudalwärts zieht und bis in die untersten Teile der Medulla oblongata verfolgt werden kann. Sein Faserbestand wird allmählich erschöpft durch Abgabe von Kollateralen und Faserenden an die den Tractus begleitende und ihn schließlich als dünne Schicht umschließende graue Substanz, den *Nucleus tractus solitarii* (Tafel 3), der damit Reize aus der Schleimhaut des Schlundes, des Kehlkopfs und der Speiseröhre empfängt. Von vorn her treten in den Anfang des Tractus aus dem N. intermedius des Facialis stammende Geschmacksfasern ein, die zusammen mit den Geschmacksfasern des Glossopharyngeus und des Vagus im vordersten Teil des Nucleus tractus solitarii enden. Man bezeichnet diesen Kernabschnitt daher als Geschmackskern, *Nucleus gustatorius*. Der Nucleus tractus solitarii ist also ein gemeinsamer sensorischer und viszerosensibler Endkern des VII., IX. und X. Hirnerven. Aber auch viszerosensible Fasern des V. Hirnnerven schließen sich statt dem eigenen Tractus spinalis dem Tractus solitarius an.

Die **Endkerne des VIII. Hirnnerven** (N. vestibulocochlearis) liegen im Gebiet des Recessus lateralis ventriculi quarti unter der *Area vestibularis* und unter dem *Tuberculum acusticum*. Die Pars cochlearis besitzt zwei Endkerne, den *Nucleus cochlearis dorsalis* und den *Nucleus cochlearis ventralis*. Die Pars vestibularis des VIII. Hirnnerven endigt mit Ausnahme der direkt zum Kleinhirn aufsteigenden Vestibularisfasern (s. S. 189) an den *Nuclei vestibulares*, deren es insgesamt vier auf jeder Seite gibt, nämlich *Nucleus vestibularis superior, medialis, lateralis* und *inferior*. Diese Kerne werden später mit ihren zugehörigen Faserverbindungen noch mehrfach Erwähnung finden (S. 189 u. 218).

Die Verzahnung des Rückenmarks mit der Medulla oblongata erfolgt im Bereich der grauen Substanz durch die weit kaudalwärts reichenden Kernsäulen des N. trigeminus, des Nucleus tractus solitarii und des Nucleus spinalis nervi accessorii (Abb. 195). Ihre Lokalisation im Rückenmark entspricht Formationen, die wir dort bereits als wichtige Bestandteile des Elementarapparates erkannt haben. Der spinale Trigeminuskern gehört zur Substantia gelatinosa, und der Tractus spinalis bildet die kraniale Fortsetzung der Zona terminalis der Hintersäule. Sie sammelt

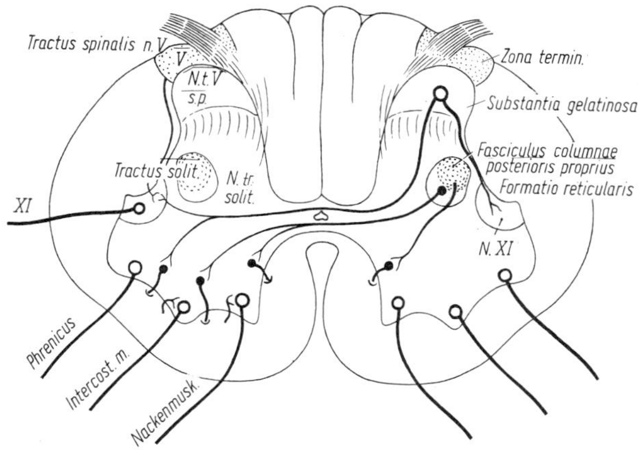

Abb. 195. Die spinalen Kerne der Hirnnerven (des V., des Tractus solitarius und des XI.) in einem schematischen Querschnitt durch das obere Zervikalmark. Auf der rechten Bildseite sind Rückenmarkszonen bezeichnet. Die direkten und indirekten Reflexkollateralen vom Trigeminus und vom Tractus solitarius zu den Kerngruppen der Vordersäule sind eingezeichnet. N.t.sp.: Nucleus tractus spinalis, N.t. solit. = Nucleus tractus solitarii, N.XI = Nucleus n.accessorii.

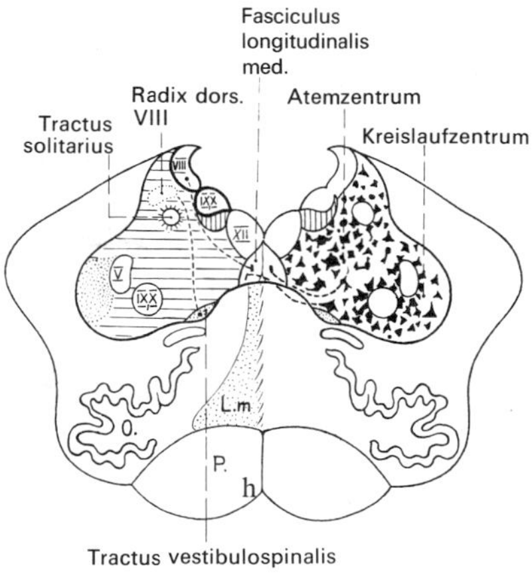

Abb. 196. Schematischer Querschnitt durch die untere Hälfte der Rautengrube. Links die Kerne der Hirnnerven. Der visceromotorische Vaguskern ist senkrecht schraffiert. Das zwischen den Hirnnervenkernen liegende Gebiet des Nucleus reticularis ist quer schraffiert. Rechts die Verdichtung der Zellgruppen innerhalb des Reticularisgebietes in der Umgebung der Kerne des IX und X, die man ohne genaue Lokalisationsmöglichkeit als „Atemzentrum" und „Kreislaufzentrum" bezeichnen kann. P = Pyramide, L.m. = Lemniscus medialis. O = Olive.

exteroceptive Erregungen z. B. aus dem Gebiet der Sinnes-Haare. Der Tractus solitarius mit seinen Kernen entspricht dem Fasciculus proprius der Hintersäulen (Abb. 195), und der Kern des Accessorius entspricht im Rückenmark dem Nucleus intermediolateralis. Die Reflexübertragung von diesen Kerngebieten aus erfolgt über den Elementarapparat des Rückenmarks.

Das Reticularissystem

Die Gruppierung der wichtigsten sensomotorischen Apparate im Gebiet des Kopfes führt während der phylogenetischen Entwicklung zu einer Häufung von Koordinationseinrichtungen in dem Kopfabschnitt des zentralen Nervensystems. Sie bestehen aus Ganglienzellen mit vielen reich verzweigten Dendriten, die mit Endverzweigungen afferenter Fasern in Verbindung stehen. Bei niederen Wirbeltieren handelt es sich meistens um besonders große Zellen mit langen, in der Längsachse des zentralen Nervensystems angeordneten Fortsätzen. Mit steigender Differenzierung des Organismus, und besonders beim Menschen, werden diese Zellen bei wachsender Zahl immer kleiner, mit kurzen, sich schon in der nächsten Umgebung verzweigenden Dendriten. Sie erfüllen in der Medulla oblongata und im übrigen Hirnstamm alle Zwischenräume zwischen den weit auseinandergesprengten Kernen der Hirnnerven, welche erst durch sie zu Leistungsgemeinschaften verbunden werden. Sie sind also auch die wichtigsten Funktionsträger des Hirnstamms. Ihr netzartig zusammenhängender Verband wird als *Formatio reticularis* bezeichnet. Die gleichen Zellen finden sich auch im Rückenmark besonders zahlreich in der Intermediärzone zwischen den beiden Hörnern der grauen Substanz, wo sie sich als *Zona reticularis* vor allem im Gebiet des Seitenhorns bis in die weiße Substanz hinein vorschieben. Dieser Region entspricht in der Tiefe der Medulla oblongata dorsolateral von den Oliven und den Pyramiden eine Zona reticularis in der Umgebung der viszeromotorischen Kerne der Vagusgruppe bis hinauf zum motorischen Trigeminuskern. Sie reicht darüber hinaus bis in das Gebiet des Mittelhirns und Zwischenhirns hinein. Neben der direkten Reizübertragung von den sensiblen Endkernen auf die motorischen und viszeromotorischen Endkerne spielt die indirekte Übertragung durch Vermittlung dieses Reticularissystems durch mehrgliedrige Bahnen hinauf bis zum Mittelhirn und Zwischenhirn und abwärts bis zu den motorischen Vorderhornzellen des Rückenmarks eine viel wichtigere Rolle. In der Formatio reticularis werden die Verbindungen innerhalb des Systems der Gehirnnerven geknüpft. Sie verbindet aber mit ihren auf- und abwärtssteigenden Neuronenketten auch die Einrichtungen des Zwischenhirns, Mittelhirns, der Brücke, der Medulla oblongata und des Rückenmarks untereinander. Ihre Nervenzellen bilden stellenweise Lokkere Ansammlungen in gruppenweiser Anordnung, die *Nuclei reticulares*. Auch dichter gefügte Kerne bilden sich aus, zu denen z. B. der *Nucleus ruber* des Mittelhirns und der zum Vestibularissystem gehörende

Nucleus vestibularis lateralis (DEITERS) zu zählen ist.

Die zu den Nuclei reticulares gehörenden Bahnen können gekreuzt oder ungekreuzt aus kurzen Gliedern zusammengesetzte lange Ketten bilden, oder sie bestehen aus Zügen langgestreckter, zum gleichen Kern gehöriger Fasern, wie z. B. der *Tractus vestibulospinalis* aus dem DEITERSschen Kern (Abb. 203), der *Tractus rubrospinalis* und der *Fasciculus longitudinalis medialis* (Abb. 203, 213 u. 212). Durch die Formatio reticularis können Erregungen eines einzelnen sensiblen Nerven auf eine Mehrzahl motorischer Kerne übertragen und Bewegungskombinationen reflektorisch in Gang gesetzt werden. Hierher gehören beispielsweise die Vorgänge bei der Inspiration und Exspiration, der Saugreflex des Säuglings, der Schluckreflex (in der Umgebung des Nucleus ambiguus) und der Niesreflex. In den retikulären Kernen können dabei auch Reize verschiedener Art und Herkunft zu gemeinsamer Verwendung im motorischen Gebiet gebracht werden. Die Formatio reticularis enthält also die anatomischen Grundlagen für die von der Physiologie im Rautenhirn unterschiedenen und nur schlecht lokalisierbaren Zentren. Es sollen das Atmungszentrum im kaudalen Gebiet der Rautengrube und die Zentren für die Kreislauforgane besonders erwähnt sein (Abb. 196 u. 197). Im Atmungsgebiet lassen sich wieder ein dorsales Exspirationszentrum und ein ventrales Inspirationszentrum voneinander sondern (Abb. 197). Die Formatio reticularis beherrscht also sowohl willkürliche wie unwillkürliche Muskulatur. Wenn die von der Physiologie beschriebenen Zentren anatomisch nicht faßbar sind, so beruht das darauf, daß sie auf der Verknüpfung zahlreicher Kerne beruhen und daß diese Schaltneuronen in der Formatio reticularis gleichsam untertauchen, ohne sich erkennbar zusammenzuballen.

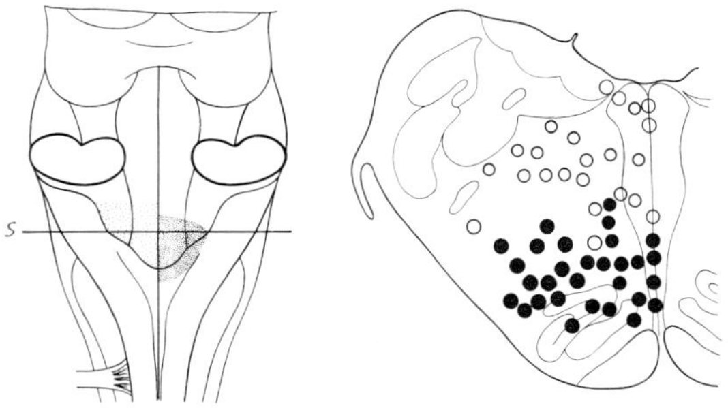

Abb. 197. Lokalisation des Atemzentrums im Hirnstamm einer Katze. (Nach PITTS, MAGOUN und RANSON 1939.) a) Dorsalansicht Respirationszentrum. Links aufgelockerte Punktierung – Exspirationszentrum, rechts dichte Punktierung – Inspirationszentrum. b) Querschnitt entsprechend der Linie s in a. Reizung im Gebiet der hellen Punkte ergibt Exspirationsbewegungen. Danach ist also nahezu das gesamte Feld des Nucleus reticularis als „Atemzentrum“ zu bezeichnen.

Die mächtige Entwicklung der Formatio reticularis zu einem aus mehr und mehr selbständigen Zentren zusammengefaßten Assoziationsapparat im Hirnstamm erklärt die wichtigsten Unterschiede in der Funktion des Hirnstamms gegenüber dem Rückenmark. Im Rückenmark sind die einzelnen, durch einen Spinalnerven versorgten Segmente auch niederste Funktionseinheiten. Im Hirnstamm aber bildet kein einziger Nerv für sich eine solche Funktionseinheit. Die Funktionen der Hirnnerven sind immer nur Glieder übergeordneter Mechanismen im Dienst des gesamten Organismus. Eine metamere Gliederung ist hier funktionell nicht mehr durchführbar. Wir können deshalb auch das Ganze nicht mehr von den Gliedteilen ausgehend aufbauen, sondern nur umgekehrt versuchen, diese in ihrer Bedeutung vom Ganzen ausgehend verständlich zu machen (s. später: Reticularissystem des Tegmentum S. 199).

So sammelt z. B. der N. trigeminus die afferenten Fasern aus allen Teilen des Gesichtes. Seine motorischen Fasern versorgen aber nur einen kleinen Teil der Muskeln dieses Gebietes, so daß die zugehörigen efferenten Bahnen gleichermaßen im Facialis, Glossopharyngeus, Vagus, Accessorius und Hypoglossus verlaufen. Der Trigeminus übernimmt die gesamte exterozeptive Sensibilität, während alle übrigen Hirnnerven die reaktive Leistung übernehmen. Der Eigenapparat des Hirnstamms ist deshalb auch nur von einer funktionellen Gliederung ausgehend zu beschreiben (s. später), da das segmentale Prinzip hier versagt. Wegen dieser engen Verflechtung wichtiger Kerne und Bahnen können im Hirnstamm verhältnismäßig kleine Herde großen Schaden anrichten und sehr mannigfaltige Ausfallssymptome erzeugen. Fast immer ist die Funktion irgendwelcher Hirnnerven mitbetroffen, und meist bestehen auch motorische und sensible Ausfallserscheinungen des Rumpfes und der Extremitäten, da die großen afferenten und efferenten Bahnen vom und zum Rückenmark, gekreuzt oder ungekreuzt, immer den Hirnstamm passieren müssen. So erzeugen Läsionen in verschiedener Höhe des Hirnstamms sehr verschiedenartige Ausfallssymptome. Aus der Kenntnis der anatomischen Verhältnisse können jedoch sehr genaue Schlüsse auf die Lokalisation des Krankheitsherdes gezogen werden.

Der neuronale Aufbau des V., VII., IX., X., XI. und des VIII. Hirnnerven

Die Arbeitsteilung im Funktionssystem der Hirnnerven zwingt uns auch, seine Beschreibung nach funktionellen Gesichtspunkten durchzuführen. Es besteht aus Kerngruppen, welche zusammen mit den zu ihnen gehörenden assoziativen Elementen der Sub-

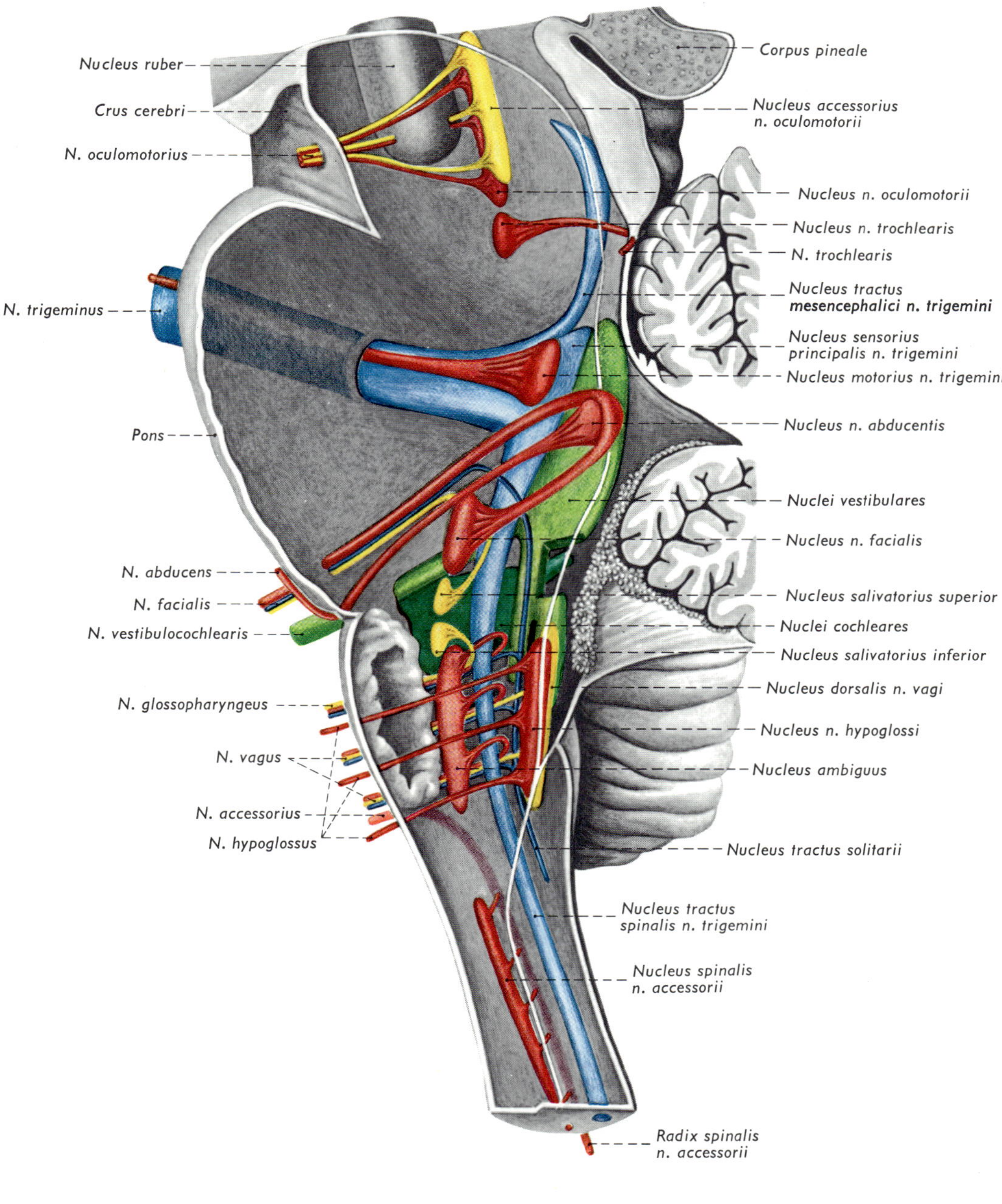

Plastische Darstellung der Hirnnervenkerne (nach *Braus-Elze*). Man blickt in die rechte Hälfte von Mittelhirn, Brücke und verlängertem Mark. Rot: motorische Ursprungskerne; gelb: parasympathische Ursprungskerne; blau: sensible Endkerne; hellgrün: Vestibulariskerne; dunkelgrün: Cochleariskerne.

stantia reticularis mehr oder weniger selbständige Zentralapparate für bestimmte Funktionen bilden (s. später; Abb. 212). Solche medullären, d.h. vom Kopfnervengebiet aus in Gang gesetzten Funktionen sind: 1. die Nahrungsaufnahme, die Nahrungsverarbeitung und der Nahrungstransport; 2. die Atmungs- und Kreislaufregulation; 3. die sensible und vestibuläre Raumorientierung.

Kein einziger Hirnnerv gehört ausschließlich in einen dieser drei großen Funktionskreise hinein. Der Trigeminus z.B. spielt in allen dreien eine entscheidende Rolle. Die dem Zentralnervensystem vom Kopfgebiet aus zugeleiteten Erregungen beeinflussen aber auch in besonderer Weise das Affektleben und dienen damit von vornherein ganzheitlichen Funktionen.

Als Nerv des ersten Kiemenbogens ist der Trigeminus zusammen mit dem Facialis der wichtigste Nerv für die Nahrungsaufnahme und -verarbeitung. Zum Ablauf dieses Geschehens gehört die Sensibilität des Gesichts (V), der Schleimhäute des Mundes und der Zunge (V) sowie des Rachens (IX und X). Die motorischen Impulse zum Mundöffnen (XII und Nn. cervicales), Belecken (XII), Kauen, Saugen, Schlucken (V, VII, IX und X) und die sekretorischen Impulse für die Speicheldrüsen (Nuclei parasympathici, VII und IX) schaffen den entsprechenden Reaktionsapparat. Selbstverständlich muß auch ein zentrales Assoziationssystem vorhanden sein, das geeignet ist, alle beteiligten afferenten und efferenten Nerven miteinander zu verbinden (Abb. 212).

Der sensible Kern des **Trigeminus** (Tafel 3) ist der mächtigste aller Hirnnervenkerne. Er reicht vom Höhlengrau des Aquaeductus cerebri im Gebiet der oberen vier Hügel bis ins Zervikalmark hinunter, wo er sich der Zona spongiosa und der Substantia gelatinosa des Hinterhorns anschließt (Abb. 195).

Man unterscheidet einen breiten terminalen Hauptkern dorsolateral in der Brückenhaube (Nucleus sensorius principalis n. trigemini) sowie einen spinalen (Nucleus tractus spinalis n. trigemini) und einen mesenzephalen Kern (Nucleus tractus mesencephalici n. trigemini), doch gehen alle drei sensiblen Endkerne ohne scharfe Grenzen ineinander über.

Am *sensiblen Hauptkern* enden vor allen Dingen die zentralen Fortsätze jener im Ganglion trigeminale liegenden pseudounipolaren Nervenzellen, die feine Druck- und Berührungsempfindungen aus dem Bereich des Gesichtes vermitteln. Es handelt sich dabei um dick myelinisierte Fasern, deren zugehörige periphere Fortsätze an den komplizierter gebauten eingekapselten Rezeptoren, wie etwa an MEISSNERschen Tastkörperchen, ihren Ausgang nehmen. Mittelkalibrige Fasern – ebenso zentrale Fortsätze pseudounipolarer Zellen des Ganglion trigeminale – teilen sich nach Eintritt der Radix sensoria n. trigemini in den Hirnstamm in einen Ast an den sensiblen Hauptkern und einen im Tractus spinalis n. trigemini lateral des spinalen Kerns absteigenden Ast. Diese Fasern sollen grobe Druck- und Berührungsempfindungen der protopathischen Sensibilität vermitteln. Die dünnsten, oft unmyelinisierten Fasern – ebenfalls Fortsätze von Zellen aus dem Ganglion trigeminale – steigen im Tractus spinalis n. V ab und enden nur am spinalen Kern des Trigeminus, vor allem in der unteren Hälfte des verlängerten Marks und in der Substantia gelatinosa der obersten 2 bis 3 Halssegmente.

Innerhalb der *Radix sensoria* und des *Tractus spinalis n. V* existiert eine somatotopische Anordnung der Fasern dermaßen, daß in der sensiblen Wurzel die Fasern des I. Trigeminusastes (V_1 = N. ophthalmicus) dorsal, die des II. Astes (V_2 = N. maxillaris) anschließend und die des III. Astes (V_3 = N. mandibularis) am weitesten ventral liegen; nach dem Eintritt in den Hirnstamm kommt es zu einer Drehung des ganzen Bündels nach medial, so daß im Tractus spinalis die Ophthalmicusfasern ventral und die Mandibularisfasern dorsal zu liegen kommen, wobei die Maxillarisfasern ihre intermediäre Position beibehalten.

Auf zytoarchitektonischer Grundlage läßt sich der lange, *spinale Trigeminuskern* in drei Abschnitte untergliedern. Die Pars caudalis ist ebenso aufgebaut wie Substantia gelatinosa und Nucleus columnae posterioris und kann als deren rostrale Fortsetzung betrachtet werden; im Kernbereich läßt sich keine scharfe Grenze zum Rückenmark ziehen. Diesem Kernabschnitt dürfte ähnlich der Substantia gelatinosa des Rückenmarks eine gewisse integrative Leistung für Schmerz- und Temperaturempfindungen vor ihrer Übertragung auf das 2. Neuron der afferenten Leitung zukommen. In den ersten 2 bis 3 Halssegmenten überlappen Fasern aus dem Trigeminusbereich (Gesicht) und den obersten 4 Halssegmenten (Nacken-, Hinterhaupt- und Halsregion). Die Pars caudalis reicht bis über die Pyramidenkreuzung nach rostral. Es folgt die Pars interpolaris, die bis in Höhe des rostralen Drittels der Olive reicht, und zuoberst die Pars oralis, die an den sensiblen Hauptkern anschließt. Diese Teile unterscheiden sich in ihrer Zellzusammensetzung voneinander.

Die im spinalen Trigeminuskern endenden Fasern dienen offenbar der Reflexmotorik, welche von der protopathischen Sensibilität (Druck-, Schmerz- und Temperaturreize) her in Gang gesetzt wird. Die Berührung der Cornea führt z.B. zum Lidschluß, zum Zurückwerfen des Kopfes und evtl. zum Tränenfluß. Das heißt, von den Ophthalmicusfasern aus werden der motorische und parasympathische Facialiskern, der Kern des Accessorius und die Vorderhornzellen des Rückenmarks für die Nackenmuskulatur erreicht. Das geschieht durch Vermittlung der Zellen des Endkerns und des Reticularissystems. Die aus der

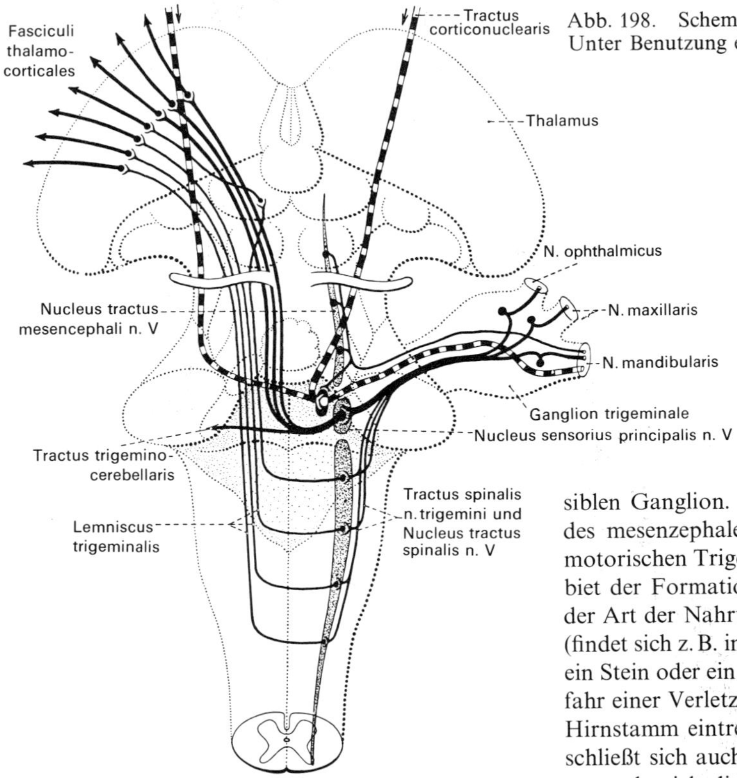

Abb. 198. Schema der Bahnen des Nervus trigeminus. Unter Benutzung einer Abbildung von BING und CLARA.

Mundhöhle und ihrer äußeren Umgebung stammenden sensiblen Fasern des N. maxillaris erreichen über den sensiblen Trigeminuskern den motorischen Trigeminus- und Facialiskern sowie ebenfalls die Kerne des Accessorius und Hypoglossus. Durch Berührung der Lippen beim Belecken und Beschnüffeln der Nahrung werden die Öffnungsbewegungen des Mundes und das Zubeißen ausgelöst. Kompliziertere Reflexe, z. B. das Saugen und Niesen sowie die Kombination dieser Funktionen mit Speichelfluß und Tränensekretion, werden durch das zwischen den Kernen liegende Reticularissystem gesteuert.

Den *Fasern der Pars motoria*, welche aus dem Nucleus motorius n. V stammen, schließen sich die Fasern aus dem *mesenzephalen Kern* an. Bei ihnen handelt es sich aber um sensible Fasern, welche propriorezeptive Erregungen aus den Muskelspindeln der Kaumuskulatur sowie aus Rezeptoren des Kiefergelenks und der Zähne leiten. Diese Fasern sind insofern besonders interessant, als die zugehörigen pseudounipolaren Zellen nicht etwa im Ganglion trigeminale, sondern im Nucleus tractus mesencephalicis n. trigemini selbst liegen. Diese Situation, daß periphere Fortsätze der sensiblen Neurone und die Somata solcher pseudounipolarer Zellen innerhalb des Zentralnervensystems zu finden sind, ist sonst nirgends anzutreffen. Der mesenzephale Trigeminuskern entspricht sozusagen einem nach zentral verlagerten sensiblen Ganglion. Die zentralen Fortsätze der Zellen des mesenzephalen Trigeminuskerns ziehen an den motorischen Trigeminus (Abb. 198) und auch ins Gebiet der Formatio reticularis. Dadurch wird je nach der Art der Nahrung die Kraft des Zubisses reguliert (findet sich z. B. in einer weichen oder zähen Nahrung ein Stein oder ein Knochensplitter, so besteht die Gefahr einer Verletzung der Zähne). Ein Teil der in den Hirnstamm eintretenden sensiblen Trigeminusfasern schließt sich auch dem Tractus solitarius an. In ihm sammeln sich die absteigenden viszerosensiblen Fasern aller Kiemenbogennerven (Abb. 199); die des Trigeminus stammen wahrscheinlich aus der Schleimhaut der Nase, des Mundes und evtl. einige auch aus den Geschmacksorganen. Sie dienen der Geschmacksfunktion und höchstwahrscheinlich auch der Reflexmotorik der Atmung.

Der Kern des **Facialis** gehört gewissermaßen mit zum effektorischen Apparat des Trigeminus. Von ihm aus wird die gesamte mimische Muskulatur innerviert. Von seinem parasympathischen Kern aus ziehen sekretorische Fasern über das Ganglion submandibulare und das Ganglion pterygopalatinum zu den Speicheldrüsen des Mundes (mit Ausnahme der Parotis) und zur Tränendrüse. Er enthält aber auch die Geschmacksfasern für die vorderen zwei Drittel der Zunge. Die Ursprungszellen dieser Fasern liegen im *Ganglion geniculi* des Facialis. Ihre zentralen Fortsätze schließen sich meist zu einem selbständigen Faserbündel zusammen, das neben den motorischen, jedoch gemeinsam mit den sekretorischen Fasern als *N. intermedius* in den Hirnstamm eintritt (Abb. 199). Man könnte hier, genau wie bei einem Spinalnerven, von einer ventralen und dorsalen Wurzel des Facialis sprechen. Die Geschmacksfasern schließen sich absteigend dem Tractus solitarius an (Abb. 199). Sie enden wahrscheinlich am vordersten Kerngebiet des Tractus, der als Geschmackskern (Nucleus gustatorius) angesprochen wird. So bildet der Facialis gewissermaßen eine Brücke vom Funktionskreis der Nahrungsaufnahme und Nahrungsverarbeitung, welche vom Trigeminus beherrscht wird, zu dem des Nahrungstransportes, der vom Glossopharyngeus und Vagus geregelt wird. Der Vagus beherrscht außerdem den Reflexapparat des Kreislaufs und der Atmungsfunktionen in der Medulla oblongata und der Brücke.

Der **IX., X. und XI. Hirnnerv** bilden zusammen eine funktionelle Gruppe, deren Kernmaterial einen einheitlichen Komplex bildet (Abb. 199). Auch die Wurzelbündel des Vagus und Glossopharyngeus sind bei ihrem Austritt aus dem Bulbus (= Medulla oblongata) nicht scharf voneinander zu trennen, und die Radices craniales des N. accessorius, die zur Innervation des Kehlkopfs dienen, trennen sich im Foramen jugulare als Ramus internus vom N. accessorius und schließen sich dem Vagus an. Die zahlreichen Anastomosen zwischen Glossopharyngeus- und Vagusfasern in der Peripherie der innervierten Organe heben die Individualität beider Nerven vollends auf. Nur die Ursprungszellen der sensiblen Fasern und Geschmacksfasern, welche beide führen, liegen getrennt voneinander – beim Glossopharyngeus im Ganglion sup. (intracraniale) und Ganglion inf. (extracraniale) und beim Vagus in dem viel größeren Ganglion sup. (jugulare) und Ganglion inf. (nodosum). Die zentralen Leitungswege sind gemeinsam. Sie enden am Nucleus tractus solitarii und am spinalen Trigeminuskern. Nach manchen Autoren soll auch dem Nucleus dorsalis n. vagi ein sensibler Endkern für Fasern des IX. und X. Hirnnerven angeschlossen sein (Abb. 193). Höchstwahrscheinlich existieren auch zahlreiche direkte Kollateraläste zum Nucleus ambiguus und zu den parasympathischen Kernen des Hirnstamms.

Kompliziertere Mechanismen, wie Schlucken, Erbrechen, Niesen, Husten und die Reflexe zur Steuerung des Blutdrucks, der Herztätigkeit und der Atmung, werden mit Hilfe des Reticularissystems reguliert, das im Nebenschluß an alle afferenten Fasern angeschlossen ist (Abb. 196). Unter dem *Atemzentrum* der Physiologie, in dem die automatischen Atembewegungen ihren Ursprung haben, hat man sich ein weit ausgebreitetes Kerngebiet in der kaudalen Hälfte der Medulla oblongata vorzustellen (Abb. 197). Neben den afferenten Reizen über den Vagus und Glossopharyngeus und wahrscheinlich auch von höher gelegenen Zentren des Gehirnstammes aus wird das Atemzentrum auch noch durch den CO_2-Gehalt des Blutes angeregt. Seine Zellen liegen überall zerstreut zwischen den Nuclei originis und terminales (Abb. 196). In direkter Nachbarschaft des Nucleus ambiguus liegt wahrscheinlich ein sog. *Kreislaufzentrum*, von dem die Fasern zur Versorgung der Herzmuskulatur stammen. Ein *Vasomotorenzentrum*, dessen genaue Lokalisation noch nicht feststeht, erstreckt sich wahrscheinlich hinauf bis zur Brückengegend. Seine

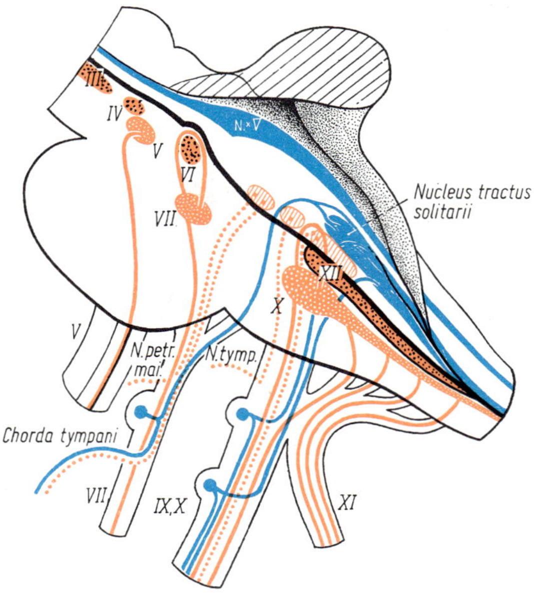

Abb. 199. Halbschematische Darstellung des Faserverlaufs im Kerngebiet der Vagusgruppe. Rot-schwarz punktiert: die mediale Kernreihe der Nuclei originis, rot-weiß punktiert: die ventral verlagerten Nuclei originis der Kiemenbogennerven. – Rot schraffiert: die Nuclei originis der parasympathischen, visceromotorischen Nerven; blau: die Terminalkerne des V. Hirnnerven und der Nucleus tractus solitarii. N.tymp. = N.tympanicus. N.petr. mai. = N.petrosus major.

afferenten Fasern stammen aus dem Glossopharyngeus und Vagus. Dieses Zentrum steht wahrscheinlich auch unter dem Einfluß von Zwischenhirnzentren.

Der nervöse Reflexapparat für Schlucken, Erbrechen, Niesen und Husten liegt in der Nähe des viszeromotorischen Vaguskernes sowie des Nucleus tractus solitarii. Die Reizauslösung führt von hier aus über den Elementarapparat des Rückenmarks zur Mitbeteiligung der gesamten Rumpfmuskulatur.

Während Glossopharyngeus und Vagus gemischte Nerven sind, ist der angeschlossene *N. accessorius* ein rein motorischer Nerv. Er innerviert (mit seinem Ramus externus) den Musculus trapezius und den M. sternocleidomastoideus, die beide aus der Kiemenbogenmuskulatur stammen. (Der M. trapezius wird sekundär auch noch von Zervikalnerven versorgt, da sich ein Teil seiner Muskelfasern auch aus somatischen Myotomen entwickelt hat). Bei niederen Tieren ist der Accessorius ein Teil des Vagus. Sein Kern ist eine direkte Fortsetzung des Nucleus ambiguus und reicht weit ins Rückenmark hinunter (Abb. 195). Eine rostrale Fasergruppe von drei bis fünf Wurzelbündeln geht aus dem kaudalsten Abschnitt des Nucleus ambiguus hervor (*Radices craniales*), tritt seitlich von der Olive aus und schließt sich außerhalb des Schädels als *Ramus internus n. accessorii* dem N. vagus an. Sie

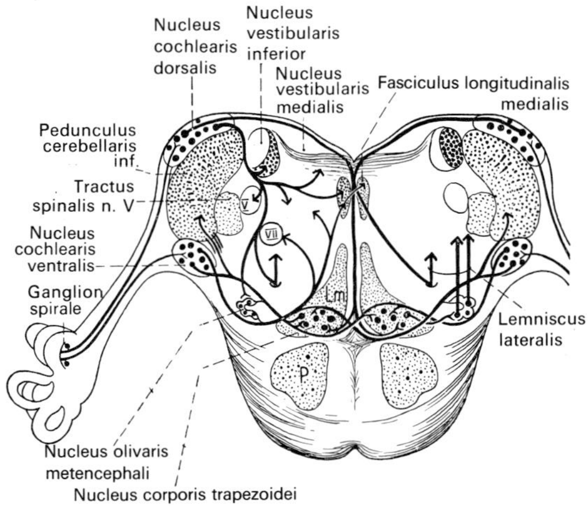

Abb. 200. Die Cochlearisbahn (in Anlehnung an VILLIGER-LUDWIG, Gehirn und Rückenmark, Schwabe-Verlag, Basel 1946). Lm = Lemniscus medialis. P = Pyramidenbahn.

enthält die Fasern zur Innervation der Kehlkopfmuskulatur, welche im N. recurrens verlaufen. Eine kaudale Fasergruppe von sechs bis sieben Wurzelbündeln (*Radices spinales*) entstammt dem spinalen Ursprungskern (Nucleus spinalis n.accessorii). Ihre Austrittslinie am Rückenmark liegt dorsal des Lig. denticulatum. Sie vereinigen sich zu einem Stamm, der im Wirbelkanal zwischen den vorderen und hinteren Wurzeln aufwärts und durch das Foramen occipitale magnum in die Schädelhöhle steigt. Dort vereinigt er sich mit den kranialen Wurzelfasern zum Stamm des N.accessorius, der dann in einer gemeinsamen Durascheide zusammen mit dem Vagus den Schädel durch das Foramen jugulare verläßt. Zwischen dem Accessorius und den Wurzeln der ersten beiden Zervikalnerven bestehen beständig Verbindungen. Im Foramen jugulare verläßt, wie erwähnt, der Ramus internus den Stamm und schließt sich dem N. vagus an, so daß die spinalen Wurzeln als *Ramus externus* übrig bleiben und den eigentlichen N.accessorius bilden, der dann am Hals zum M.sternocleidomastoideus und M.trapezius absteigt.

Der **VIII. Hirnnerv** entspringt in direkter Nachbarschaft des VII. im Kleinhirnbrückenwinkel (Abb. 68 u. 75). Er ist entsprechend der Gliederung der Labyrinthanlage aus zwei Anteilen zusammengesetzt. Die *Pars vestibularis* (*n.octavi*) versorgt die Maculae utriculi et sacculi sowie die Cristae ampullares der Bogengänge. Die *Pars cochlearis* (*n.octavi*) ist der untere Nerv und versorgt im wesentlichen das CORTIsche Organ der Schnecke. Seine Ursprungszellen, deren periphere Fortsätze die Hörzellen umspinnen, stammen aus dem *Ganglion spirale* (Abb. 200). Die zentralen Neuriten der hier liegenden bipolaren Nervenzellen bilden den Stamm des N.cochleae, dessen Fasern sich nach ihrem Eintritt in den Hirnstamm teilen. Sie ziehen zu einem *Nucleus cochlearis dorsalis* (unter dem Tuberculum acusticum) bzw. zu einem *Nucleus cochlearis ventralis*, die beide an der breitesten Stelle der Rautengrube liegen und zwischen denen der Pedunculus cerebellaris inferior von der Medulla oblongata zum Kleinhirn zieht (Abb. 192 u. 200). Das erste Neuron der Hörbahn endet an diesen beiden Terminalkernen.

Die aus dem ventralen Kern weiterlaufenden Fasern überqueren die Mitte, wobei sie in Achtertouren zwei Kernmassen umkreisen, welche in ihren Verlauf eingeschaltet sind oder mit denen sie durch Kollateralen verbunden sind. Dadurch entsteht ein charakteristisches Bild dieser Faserplatte, das *Corpus trapezoideum*. Bei den niederen Säugetieren, bei denen noch keine Brücke ausgebildet ist, liegt der Trapezkörper äußerlich sichtbar an der Ventralseite des Hirnstamms. Der medial liegende der beiden genannten Kerne im ventralen Teil der Cochlearisbahn ist der *Nucleus corporis trapezoidei*, der laterale ist der *Nucleus olivaris metencephali* oder die obere Olive. Dieser Kern ist bei allen Säugetieren besonders groß und für die Gehörfunktion offenbar von wichtiger Bedeutung. Durch diese Kerne werden akustische Reize auf motorische Kerne ihrer Umgebung übertragen und Reflexe ausgelöst. So geht vom oberen Olivenkern eine Faserung dorsalwärts zum Abducenskern und vermittelt reflektorische Bewegungen des Auges. Verbindungen mit den motorischen Kernen des Trigeminus und Facialis ermöglichen Beeinflussungen der Muskeln des Mittelohres und bei den Säugetieren die Einstellung der Ohrmuscheln in Richtung des auslösenden Reizes. Verbindungen mit spinalwärts ziehenden Leitungen erklären das Zustandekommen von Körperbewegungen im Anschluß an Höreindrücke. Die Ausbreitung dieser Erregungen (Lausch- und Schreckbewegungen) erfolgt durch Vermittlung des Reticularissystems und seiner Leitungsbahnen, unter denen der *Fasciculus longitudinalis medialis* eine der ältesten ist, die hinunter bis zu den Sakralsegmenten des Rückenmarks und aufwärts bis in das Zwischenhirn hinein zu verfolgen ist.

Die im dorsalen Cochleariskern entspringenden Fasern verlaufen unterhalb des Ventrikelbodens medialwärts, kreuzen ebenfalls oberflächlich oder tiefer liegend die Mittellinie, geben Kollateralen ab zum Trapezkern und vereinigen sich seitlich mit den ventralen Fasern zu einem gemeinsam aufsteigenden Bündel, der lateralen Schleife (*Lemniscus lateralis*, Abb. 187, 200 u. 201). Die dorsalen Fasern, *Striae acusticae dorsales* (MONAKOW), liegen unter dem Boden der Rautengrube, sind aber mit den oberflächlich in der Mitte der Rautengrube quer verlaufenden Striae medullares ventriculi quarti (s. S. 222) nicht zu verwechseln! Indem

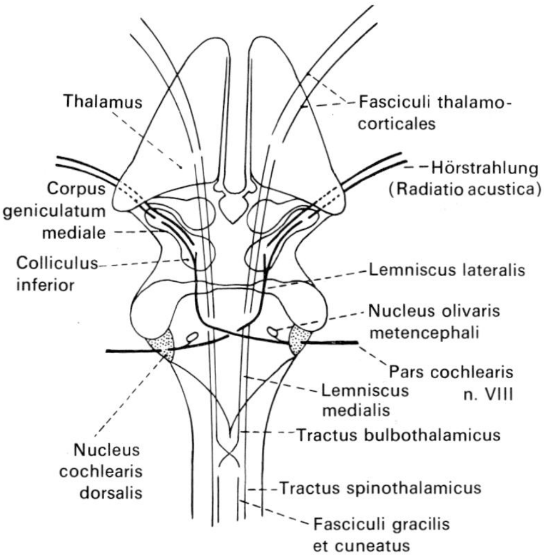

Abb. 201. Hauptzüge der zentralen Bahn der Pars cochlearis n.VIII (Hörbahn) in einem Schema des Hirnstamms. Durch dünne Linien ist der Weg der medialen Schleife wiedergegeben.

beide Bahnen auseinanderweichen, gelangt die laterale Schleife im Gebiet des Isthmus rhombencephali seitlich an die Oberfläche und zum Colliculus inferior (Abb. 201). Hier wird ein Teil der Bahn unterbrochen. Auch der Colliculus superior erhält Verbindungen. Der andere Teil der Cochlearisbahn zieht mit neuen Fasern aus dem unteren Hügel im *Brachium colliculi inferioris* weiter und gelangt, nachdem wiederum in einen Teil des Zuges das Grau des Corpus geniculatum mediale eingeschaltet wird, unter dem Thalamus zur Hemisphäre des Großhirns (Abb. 201). Hier erreicht die Hörbahn auf dem Weg durch die weiße Substanz das in der Rinde des Schläfenlappens der Großhirnhemisphäre gelegene Hörzentrum (s. später). Die zentrale Cochlearisbahn ist doppelläufig, d.h. sie enthält zwischen allen Kernen, welche in sie eingeschaltet sind, hin- und herleitende zentrifugale und zentripetale Fasern, so daß ein außerordentlich empfindliches gegenseitiges Kontrollsystem aufgebaut ist, dessen biologische Bedeutung wahrscheinlich auf einer Steigerung der Empfindsamkeit beruht.

Die *Pars vestibularis n. octavi* leitet die Erregungen aus dem Gleichgewichtsapparat zentralwärts. Wir kennen vier ihm zugehörige Terminalkerne (Abb. 202): 1. Nucleus vestibularis medialis (SCHWALBE); 2. Nucleus vestibularis inferior (spinalis ROLLER); 3. Nucleus vestibularis lateralis (DEITERS); 4. Nucleus vestibularis superior (dorsalis, BECHTEREW).

Über die Bedeutung des medialen und des unteren Kerns besteht noch keine Klarheit. Sie sind beide weit kaudalwärts bis in das Gebiet der Hinterstrangkerne hinein zu verfolgen. Die in die Medulla oblongata eintretenden Fasern teilen sich, genau wie die hinteren spinalen Wurzelfasern, in aufsteigende und absteigende Äste. Die aufsteigenden Fasern verlaufen an der medialen Seite des Pedunculus cerebellaris inferior und enden größtenteils gekreuzt und ungekreuzt am Nucleus vestibularis superior. Dieser entsendet seine Fasern dann zu den Dachkernen des Kleinhirns (Nuclei fastigii) sowie zur Rinde des Wurms und zum Flocculus. Dieser Bahn (Tractus vestibulocerebellaris) schließen sich auch Faserzüge aus den sensiblen Kernen des V., IX. und X. an. Die ohne Unterbrechung durch Kerne zur Rinde des Wurms aufsteigenden Fasern werden als direkte sensorische Kleinhirnbahn bezeichnet (s. später, S. 218). Auch am Nucleus vestibularis medialis enden aufsteigende Fasern. Das Cerebellum ist also offenbar durch seine Funktion mit dem Gleichgewichtsapparat verkoppelt. Das zeigt schon die Tatsache, daß die zentrale Vestibularisbahn ebenfalls doppelläufig ist, d.h. Erregungen in beiden Richtungen, zerebellopetal und zerebellofugal, leitet. Vom Kleinhirn aus gehen tonische Erregungen zur Muskulatur, welche der Gleichgewichtserhaltung dienen. Der Vestibularapparat ist eines der zahlreichen Kontrollorgane dieser statischen Funktion.

Die absteigenden Fasern enden gekreuzt und ungekreuzt vorzugsweise am Nucleus vestibularis medialis und inferior. Sie bilden genau wie der Trigeminus eine absteigende Wurzel, deren Fasern an beiden Kernen entlangziehen und dort enden. Wahrscheinlich erfolgt von hier aus eine Umschaltung auf die Kerne des

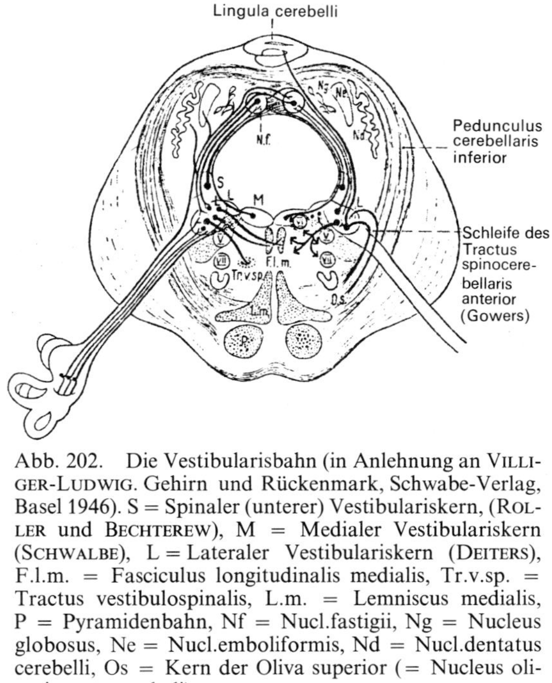

Abb. 202. Die Vestibularisbahn (in Anlehnung an VILLIGER-LUDWIG. Gehirn und Rückenmark, Schwabe-Verlag, Basel 1946). S = Spinaler (unterer) Vestibulariskern, (ROLLER und BECHTEREW), M = Medialer Vestibulariskern (SCHWALBE), L = Lateraler Vestibulariskern (DEITERS), F.l.m. = Fasciculus longitudinalis medialis, Tr.v.sp. = Tractus vestibulospinalis, L.m. = Lemniscus medialis, P = Pyramidenbahn, Nf = Nucl.fastigii, Ng = Nucleus globosus, Ne = Nucl.emboliformis, Nd = Nucl.dentatus cerebelli, Os = Kern der Oliva superior (= Nucleus olivaris metencephali).

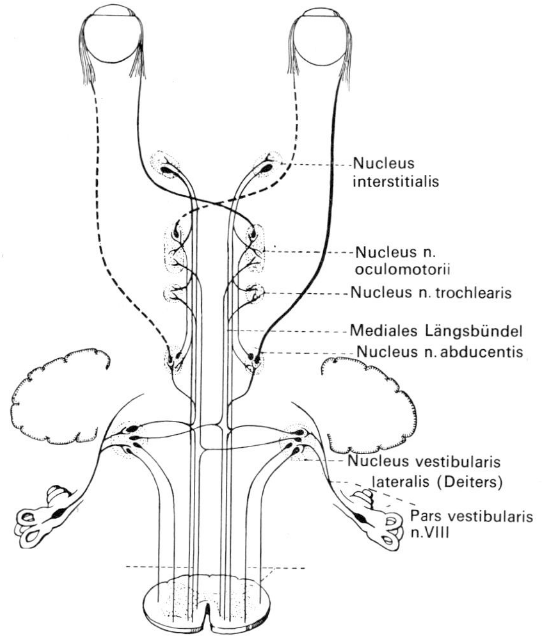

Abb. 203. Verlauf des medialen Längsbündels – Schema.

Reticularissystems der Medulla oblongata. Zu diesen gehört der großzellige, bei Säugetieren besonders gut ausgebildete DEITERSsche Kern, *Nucleus vestibularis lateralis*, der in diesem Sinn kein eigentlicher Endkern der Pars vestibularis n. VIII, sondern ein Koordinationskern ist. Der DEITERSsche Kern ist als eine Verdichtung von Zellen der Formatio reticularis phylogenetisch entstanden. Er enthält afferente Leitungsschenkel:

1. von Kollateralen der Pars vestibularis n. VIII
2. vom Kleinhirn (Wurm und Flocke),
3. vom Tractus spinocerebellaris posterior,
4. von der Cochlearisbahn.

Die Antwort auf diese verschiedenen Reize sendet der DEITERSsche Kern auf folgende efferente Bahnen (Abb. 203):

1. *Tractus vestibulospinalis*, der im Vorderstrang des Rückenmarks bis in das Sakralmark verläuft und mit den motorischen Vorderhornzellen in Verbindung tritt. Er stellt damit die Skelettmuskulatur, hauptsächlich die genuine Nacken- und Rückenmuskulatur, unter den Einfluß des Gleichgewichtsapparats.
2. Die langen Fasern in dem Verband des *Fasciculus longitudinalis medialis*, zum größeren Teil zur gleichen Seite, teils auf der Gegenseite. In diesem medialen Längsbündel erreichen die Fasern drei Ziele:
   a) rostralwärts ziehend gelangen sie zu den Augenmuskelkernen. So gewinnt der Vestibularapparat Einfluß auf die Augenbewegungen (s. kalorischer Nystagmus). Das erklärt die innige funktionelle Beziehung zwischen optischer, akustischer und vestibulärer Raumorientierung;
   b) rostralwärts ziehend erreichen Fasern den Nucleus ruber des Mittelhirns. Wird der Nucleus ruber zerstört, dann fallen die sog. Labyrinthstellreflexe aus. Es vermittelt also auch der Nucleus ruber die Übertragung der Vestibularis-Erregung auf den motorischen Apparat des Rückenmarks;

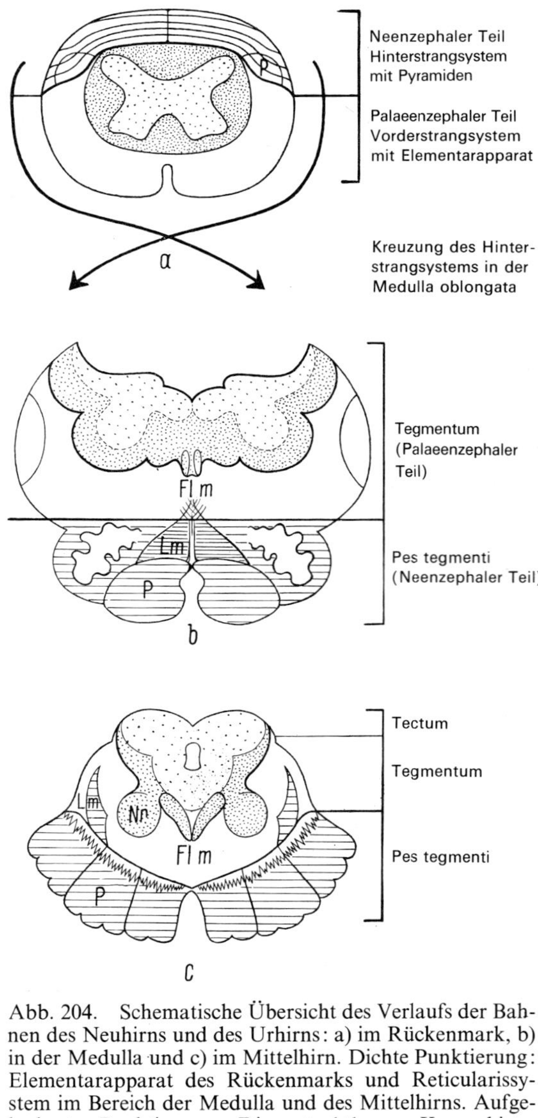

Abb. 204. Schematische Übersicht des Verlaufs der Bahnen des Neuhirns und des Urhirns: a) im Rückenmark, b) in der Medulla und c) im Mittelhirn. Dichte Punktierung: Elementarapparat des Rückenmarks und Reticularissystem im Bereich der Medulla und des Mittelhirns. Aufgelockerte Punktierung: Die autochthonen Kerngebiete. Schraffiert: Die Neuhirnbahnen. P = Pyramidenbahn, Flm = Fasciculus longitudinalis medialis, Lm = Lemn. medialis, Nr = Nucleus ruber.

c) kaudalwärts verlaufende Fasern in den medialen Längsbündeln zu den motorischen Vorderhornzellen des Halsmarks.

3. Durch Vermittlung der Kerne des Reticularissystems (s. Pfeile Abb. 202) können die Erregungen an alle efferenten Wurzelfasern des unteren Hirnstamms weitergeleitet werden. Die von der Formatio reticularis absteigend zum Elementarapparat des Rückenmarks ziehenden Fasern enden an den Vorderhornzellen der grauen Substanz. Aufsteigend erreichen sie das Zwischenhirn. Der DEITERSsche Kern kann somit den ganzen motorischen Apparat von den Augenmuskelkernen bis hinab ins Rückenmark beeinflussen.

Die langen auf- und absteigenden Bahnen

In der Medulla oblongata finden wir den gesamten, im Rückenmark schon besprochenen Leitungsapparat wieder. Viele seiner absteigenden Fasern enden schon hier an den Hirnnervenkernen, während das aufsteigende Fasersystem aus den afferenten Fasern der Hirnnerven und aus deren Nuclei terminationis beträchtlichen Zuwachs erhält. Wir orientieren uns zunächst über die grundsätzliche Anordnung des Leitungsapparates (Abb. 204). Die phylogenetisch jüngeren Fasersysteme (Hinterstrangbahn und Pyramidenbahn) besetzen im Rückenmark die dorsale Hälfte des Querschnitts. Die älteren Bahnen liegen im vorderen Seitenstrang. In der Medulla oblongata ist dieses Verhältnis umgekehrt. Die Leitungen des Neuhirns kreuzen hier auf die andere Seite und verlagern sich dabei auf die ventrale Hälfte. In dieser Lage bleiben sie bis zum Zwischenhirn und bilden zusammen mit den ihnen angeschlossenen Kernen des „Neuhirns" den sogenannten Haubenfuß *(Pes tegmenti)*. Die ihm dorsal aufsitzende „Haube", Tegmentum, enthält dagegen den Leitungsapparat des „Urhirns", der dem Vorderseitenstrang im Rückenmark entspricht, sowie das Reticularissystem und die autochthonen Kerngebiete des unteren Hirnstamms. Der Verlauf der im Rückenmark besprochenen Bahnen läßt sich am besten an typischen Querschnittsbildern des Hirnstammes erläutern (Abb. 205–207). S I (Abb. 205, vgl. Übersicht Abb. 208) durchschneidet die kaudale Hälfte des verlängerten Marks kurz vor der Öffnung des Zentralkanals in den 4. Ventrikel. Der Schnitt liegt oberhalb der Pyramidenkreuzung (Abb. 180), – Decussatio pyramidum –, so daß wir die Pyramidenbahn als geschlossenes Faserbündel auf der ventralen Seite finden. Dorsal führt der Schnitt durch die Anschwellungen (*Tubercula*) der Hinterstränge (Abb. 181), in denen die Terminalkerne der Hinterstrangbahn (d. h. ihre zweiten Neurone) liegen. Hier enden also die *Fasciculi gracilis et cuneatus* und beginnt in weiterer Fortsetzung der Bahn zum Zwischenhirn der *Tractus bulbothalamicus* (Lemniscus medialis). Die Hinterstrangkerne haben die Hintersäule der grauen Substanz des Rückenmarks seitwärts gedrängt, welche hier im Nucleus des Tractus spinalis des Trigeminus ihre Fortsetzung findet (Abb. 205). Der Tractus spinalis n. V nimmt das Feld der Zona terminalis ein (Abb. 195). Er kann an dieser Stelle und bei Neuralgien des Trigeminus, besonders in dessen I. Ast (vgl. Abb. 198), durchschnitten werden *(Traktotomie)*. Die Berührungsempfindung (Cornea!) ist erfahrungsgemäß nach dieser Operation nur wenig oder gar nicht gestört.

Seitlich anschließend an den Tractus spinalis beginnen sich die Fasern zu sammeln, welche weiter rostralwärts den *Pedunculus cerebellaris inferior* bilden (unterer Kleinhirnschenkel). Es sind vor allem Fasern aus dem Olivenkern der Gegenseite, aus dem gleichseitigen Nucleus cuneatus accessorius und der Tractus spinocerebellaris posterior.

Die aus den Hinterstrangkernen entspringenden Fasern ziehen in dichten Zügen ventralwärts und überkreuzen die Mittellinie in der Höhe der Decussatio pyramidum (*Fibrae arcuatae internae*). Sie sammeln sich unmittelbar hinter den Pyramiden in einem im Schnitt dreieckigen Faserfeld (Abb. 205), dessen basale seitliche Spitze dem *Tractus spinothalamicus* sehr nahe liegt, dessen Fasern im Vorderseitenstrang des Rückenmarks aufwärts steigen. Diese leiten, wie früher besprochen, die protopathische Sensibilität (Schmerz- und Temperaturempfindungen sowie grobe Druck- und Berührungsempfindungen) und stammen aus Hinterhornzellen, deren Neuriten schon im Rükkenmark kreuzen. Hier in der Medulla oblongata sammeln sich die aufsteigenden Fasern seitlich, während die absteigenden aus motorischen Zentren des Mittel- und des Zwischenhirns stammenden efferenten Fasern mehr in den inneren Teilen des dem gemischten Vorderseitenstrang des Rückenmarks entsprechenden Querschnittsfeldes liegen. Dieses wird nun als Feld der *zentralen Haubenbahn* bezeichnet. Sie ist als gesondertes Faserbündel auf Querschnitten durch die Haube im Jahre 1856 von STILLING entdeckt worden (Abb. 213). Es handelt sich eigentlich um keine einheitliche Bahn, sondern um ein Sammelkabel von Bahnen verschiedenen Ursprungs und verschiedener Endigung. Dazu gehören auch die längsverlaufenden Neuronenketten der Formatio reticularis.

S. II (Abb. 206) gibt eine Übersicht der oberen Hälfte der Medulla oblongata mit den Kernen der Vagusgruppe und des Hypoglossus. Die Hinterstrangkerne sind verschwunden. Statt dessen sind im Haubenfuß die beiden im Zusammenhang mit der Entwicklung der Großhirn-Kleinhirnhemisphären entstandenen *Oliven* aufgetreten. Die Fasern der gekreuzten Hinterstrangbahn, Lemniscus medialis, nehmen annähernd noch das gleiche Feld ein. Zwi-

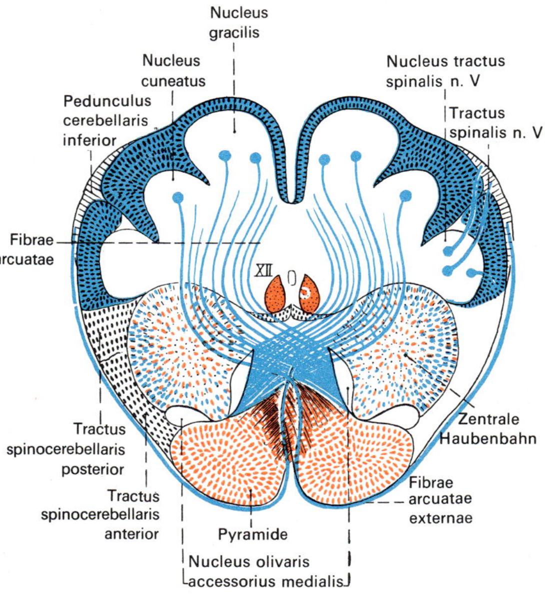

Abb. 205. Schnitt durch die Hinterstrangkerne (s. Abb. 208, S I). Rot: motorische Bahnen, blau: sensible Bahnsysteme. In der zentralen Haubenbahn sind beide gemischt. Unter den Kernen des XII. Gehirnnerven – schwarz punktiert – liegen die beiden Fasciculi longitudinales mediales.

schen ihnen hindurch schieben sich die aus den Olivenkernen stammenden efferenten Fasern zum Kleinhirn, welche in den Pedunculus cerebellaris inferior eintreten. Die *dorsale Kleinhirn-Seitenstrangbahn* macht hier die Hauptmasse seiner Fasern aus, doch aus den Terminalkernen der Hirnnerven treten noch Fasern hinzu, unter ihnen auch die direkte sensorische Kleinhirnbahn aus der Pars vestibularis n. VIII.

Die Haubenbahn behält ihre zentrale Lage. Durch die Dorsalverschiebung der Kleinhirn-Seitenstrangbahn gerät der Tractus spinothalamicus seitwärts neben den Oliven immer mehr unter die Oberfläche des Hirnstammes und kann hier chirurgisch erreicht werden. Seine Durchtrennung, die sog. *Chordotomie*, führt zur vollständigen Unterbrechung der aus dem Rückenmark aufsteigenden Schmerzbahn, wobei aber die aus den Hirnnervenkernen stammenden Erregungen, welche sich der Bahn oberhalb des Schnittes anschließen, größtenteils nicht ausgeschaltet werden.

S. III (Abb. 207) führt oberhalb des Nucleus motorius n. V durch die Brücke. Diese gehört mit ihren Kernen und Fasern zum Neuhirn. Die aus den Brükkenkernen stammenden Fasern verbinden die Großhirnrinde mit der Rinde der kontralateralen Hemisphäre des Kleinhirns. Die Brückenarme – *Pedunculi cerebellares medii* – bestehen ausschließlich aus Fasern, welche aus den Nuclei pontis stammen und zur Kleinhirnrinde ziehen. Die Pyramidenbahn zerfällt zwischen den Brückenfasern und ihren Kernen in zahlreiche Bündel von *Fibrae corticospinales* (= Fasciculi pyramidales), wobei Fasern des *Tractus corticonuclearis*, z.T. gekreuzt und z.T. ungekreuzt, an den Nuclei originis der Hirnnerven endigen. Das aufsteigende 2. Neuron der Hinterstrangbahn, der Lemniscus medialis, hat sich mit dem Tractus spinothalamicus des Vorderseitenstranges, nun Lemniscus spinalis

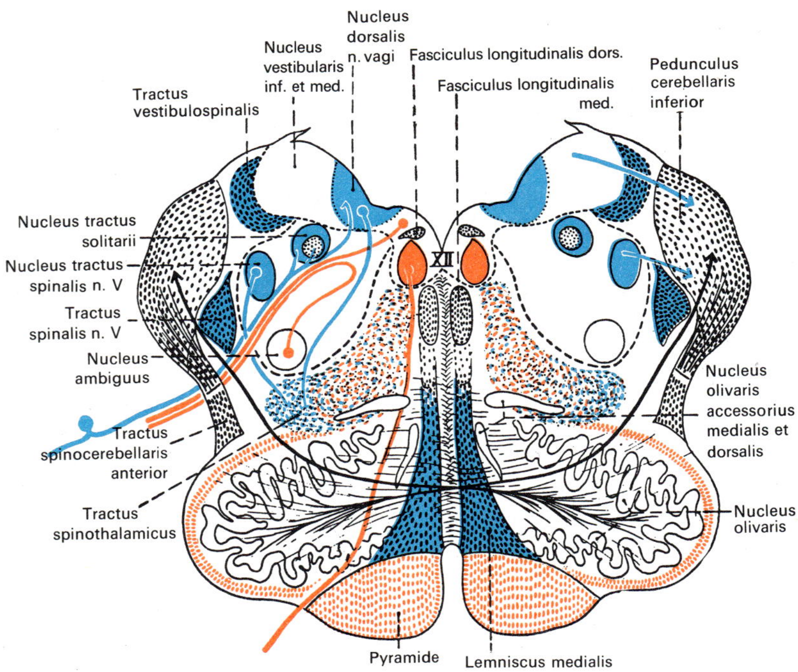

Abb. 206. (nebenstehend). Schnitt durch die untere Hälfte der Rautengrube (s. Abb. 208 S II). Farben wie in Abb. 205. Das Gebiet der autochthonen Kerne in der Medulla ist durch eine punktierte Linie abgegrenzt.

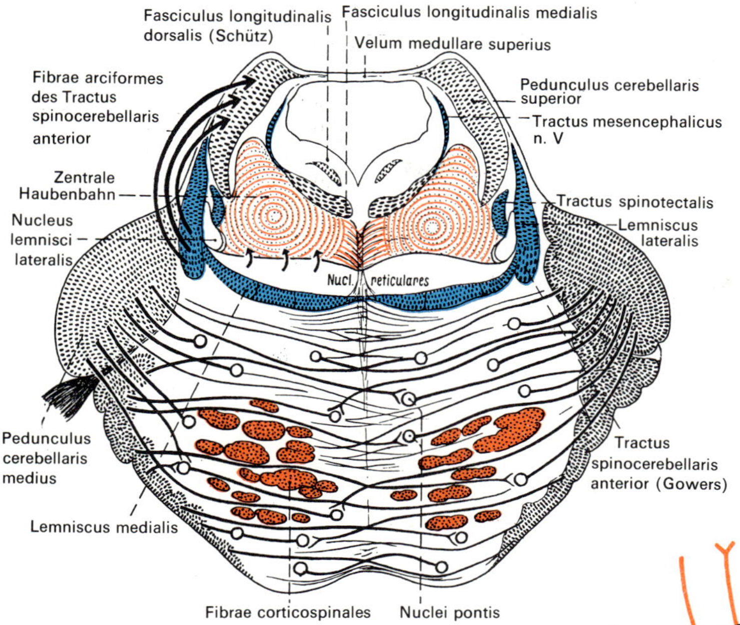

Abb. 207. Schnitt durch die Brücke am Übergang des IV. Ventrikel in den Isthmus mesencephali (s. Abb. 208 S III). Farben wie in Abb. 205.

Abb. 208. Die langen Bahnen des Hirnstammes, Schema, Profildarstellung. Rot: Pyramidenbahn, blau: die mediale Schleifenbahn und ihre Zuleitungen aus dem Rückenmark und den Hirnnervenkernen V, IX und X. Blau, quergebändert: die laterale Schleifenbahn mit der Pars cochlearis des N. vestibulocochlearis (VIII), blau punktiert: die beiden Kleinhirn-Seitenstrangbahnen, schwarz gestrichelt: die zentrale Haubenbahn mit auf- und absteigenden Faserzügen, querschraffiert: die Substantia nigra und dorsal von ihm der Nucl. ruber S I, S II, S III, S IV, s. Abb. 205–207 u. 213.

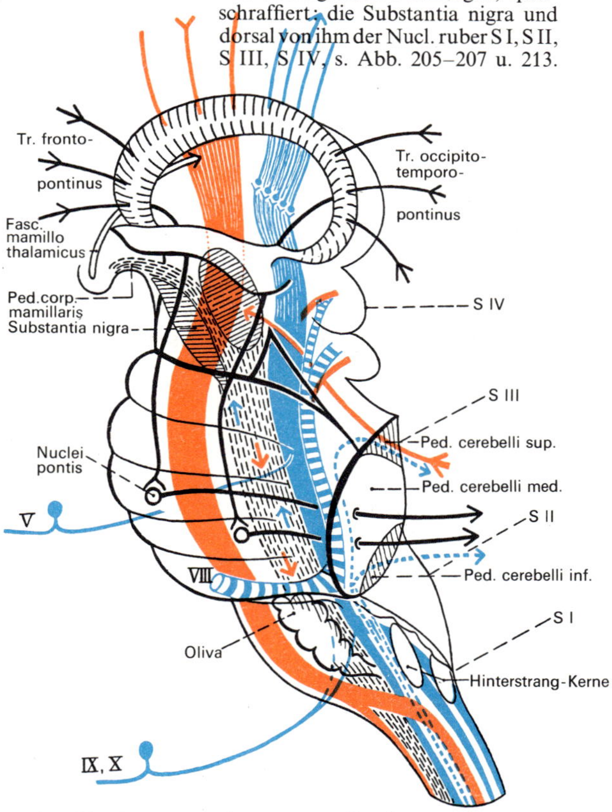

genannt, vereinigt. Die von nun an gemeinsam zum Thalamus aufsteigende Bahn enthält nur gekreuzte Fasersysteme. Die aus den Nuclei terminationis der Hirnnerven neu hinzugekommenen Fasern liegen am weitesten medial und bilden den Lemniscus trigeminalis (Abb. 198).

Der vierte Ventrikel ist wesentlich enger geworden. Er ist durch das Velum medullare superius dorsal geschlossen. Seitlich anschließend erscheint im Schnitt der *Pedunculus cerebellaris superior* des Kleinhirns, dessen Fasern im wesentlichen aus dem Nucleus dentatus des Kleinhirns stammen und weiter rostralwärts zum Nucleus ruber des Mittelhirns und zum ventrolateralen Thalamuskern ziehen. Ihm schließt sich zum Kleinhirn ziehend der *Tractus spinocerebellaris anterior*, das GOWERSsche Bündel der Kleinhirnseitenstrangbahn an, nachdem das FLECHSIGsche Bündel bereits viel weiter kaudal auf dem Weg über den Pedunculus cerebellaris inferior das Kleinhirn erreicht hat. Seitlich neben dem Trigeminuskern wird der Raum, welcher auf dem vorigen Schnitt S II vom Tractus spinalis n.V eingenommen wurde, nun von Fasern der zentralen Hörbahn, dem *Lemniscus lateralis*, besetzt (vgl. Abb. 201). Zu ihm gehört ein medial angeschlossener Nucleus lemnisci lateralis, in dessen unmittelbarer Nachbarschaft die aus dem Vorderseitenstrang des Rückenmarks zur Vierhügelplatte aufsteigenden Fasern des *Tractus spinotectalis* liegen. Die zentrale Haubenbahn liegt jetzt mitten im Querschnitt der Haube; ventralwärts von ihr liegt die mächtig entwickelte *Formatio reticularis tegmenti*, deren Fasern in die zentrale Haubenbahn eingebaut sind. Die Abbildungen, welche den neuronalen Aufbau der Pars vestibularis und cochlearis des Nervus vestibulocochlearis zeigen (Abb. 200 u. 202), sind ihrer Lage nach zwischen S II und S III einzuordnen. Abb. 208 gibt eine schematische Übersicht über die langen Bahnen des Hirnstamms.

Die Kerne und Leitungsbahnen des Mittelhirns

Das Tectum: Die Colliculi superiores et inferiores

Die **Colliculi superiores** (Abb. 189) haben bei den höheren Säugetieren und namentlich beim Menschen viel an Umfang und Komplikation ihres Baues eingebüßt, während die höheren Zentren sich mächtig entfalten. Die Verbindung mit dem Tractus opticus stellt das Brachium colliculi superioris dar. Auf diesem Weg gelangt ein verhältnismäßig kleiner Teil der Fasern des Tractus opticus ins Grau der Vorderhügel, um hier zu enden. Die Vorderhügel gehören also zu den primären Endstätten des Sehnerven. Sie haben jedoch keine Sehleistung. Es treffen aber noch mannigfache andere Reize in ihnen ein. So bilden sie ein sensibles Koordinationszentrum, dessen Bedeutung keineswegs ganz aufgeklärt ist, durch dessen Vermittlung jedenfalls Lichtreize in Bewegungen des Auges, der Pupille und sogar des ganzen Körpers umgesetzt werden.

Von einer ehemals rindenähnlichen Differenzierung, die wir bei niederen Wirbeltieren antreffen, ist beim Menschen nur noch die Andeutung einer Schichtung übriggeblieben, indem Lagen weißer und grauer Substanz abwechseln. Trotz der reichen Differenzierung verlaufen Schädigungen des Vorderhügels fast symptomlos.

Rostral des Graus der Colliculi superiores liegt der sog. *Nucleus praetectalis*, über den die Bahn für den Lichtreflex der Pupille läuft (vgl. S. 198).

Am Vorderhügel selbst nimmt eine oberflächliche Lage grauer Substanz die übrigen aus dem Auge stammenden Fasern des Brachium colliculi superioris auf, die sich in dünner Schicht an ihrer Außenseite und hauptsächlich an ihrer Unterseite ausbreiten (*Stratum opticum*). In dieser grauen Masse, der sog. *Cappa cinerea*, endet das erste und wurzelt das zweite Neuron der Bahn, das nach innen führt und im „*tiefen Grau*" endet. Von dessen Nervenzellen entspringt dann der größte Teil der efferenten Bahnen des Hügels, die in der Umgebung des Höhlengraus eine weiße Zone, das *tiefe Mark*, bildend, der Haube zustrebend (*Fibrae tectonucleares*).

Den Nervenzellen des tiefen Graus werden im vorderen Brachium auch Fasern aus der Großhirnrinde (Okzipitallappen, vor allem Sehrinde), *Fibrae corticotectales*, zugeleitet, die das System des Vorderhügels dem Einfluß des Endhirns unterstellen.

In das mittlere Gebiet des Vorderhügels treten noch afferente Fasern anderer Herkunft ein. Sie stammen als *Fibrae spino- und nucleotectales (bulbotectales)* aus der medialen Schleife, die sie dort verlassen, wo sie unter der Vierhügelplatte vorbeizieht. Sie führen Reize der allgemeinen Körpersensibilität an die Schaltstätten der Vorderhügel. Auch Kollateralen der lateralen Schleife, also der Hörbahn, sollen sich ihnen zugesellen. Nervenzellen einer mittleren Schicht grauer Substanz nehmen diese Bahnen auf. Ihre Neuriten gelangen als Fibrae efferentes zwischen die tektonukleären Fasern. Beide Vorderhügel sind durch zahlreiche Kommissurenfasern miteinander verbunden.

Die von den vorderen Hügeln zur Haube weitergegebenen Erregungen stammen, wie die anatomischen Verhältnisse erkennen lassen, von Reizen, die hauptsächlich vom Opticus, aber auch vom N. cochleae und aus dem Gebiet von Spinalnerven zugeleitet werden. Von den das tiefe Mark verlassenden efferenten Fasern der vorderen Hügel gelangt der dorsal gelegene Teil in die Formatio reticularis. Aus diesem Tractus tectonuclearis lateralis gelangen auch Verbindungen zum Nucleus niger. Die aus dem ventralen Teil des tiefen Marks hervortretenden Fasern umfassen die Oberfläche des Höhlengraus und treten, medianwärts gebogen, in den Raum zwischen dem roten Kern und dem medialen Längsbündel. Diese als Tractus tectonuclearis (medialis) zu bezeichnenden Fasern überschreiten die Medianebene und kreuzen sich dabei zum größten Teil unter Bildung der dorsalen Haubenkreuzung (Meynert). Dann ziehen die Fasern auf der anderen Seite kaudalwärts, angeschlossen an einen Faserzug, der ventrolateral vom medialen Längsbündel spinalwärts verläuft und als „prädorsales Bündel" bezeichnet wird. Der Trakt durchzieht auf diesem Wege Mittelhirn, Brücke, Medulla oblongata und verläuft, wie man annehmen kann, auch beim Menschen als *Tractus tectospinalis* im Vorderstrang des Rückenmarks in der Grenzzone der Medianfissur. Seiner Funktion nach wird er als optisch-akustische Reflexbahn bezeichnet.

In seiner Anfangsstrecke führt der *Tractus tecto-nucleo-spinalis*, wie man ihn zusammenfassend bezeichnen kann, Fasern, die mit den Kernen der Augenmuskeln in Zusammenhang stehen und die Einwirkung von Lichtreizen auf die Bewegungen der Augen ermöglichen. Er kommt in seinem Beginn auch für die Übertragung von Lichtreizen über den Nucleus praetectalis auf den kleinzelligen Kern des Oculomotorius, d. h. die Übermittlung des Pupillarreflexes, in Frage. Im Gebiet der Medulla oblongata werden Verbindungen des Trakts mit dem motorischen Facialiskern dem *Lidschlußreflex* zugrunde liegen, d. h. der Kontraktion des Musculus orbicularis oculi als Reaktion auf Belichtung des Auges. Endlich beruhen optisch ausgelöste Bewegungen und Bewegungsregulationen auf Verbindungen, die man zwischen dem Tractus tectospinalis und den motorischen Teilen der Vordersäulen des Rückenmarks annehmen kann: optische Reflexbahn.

Der Vorderrand der Lamina quadrigemina erfährt median eine Verstärkung durch ein queres Bündel, die

Commissura posterior. Ihre die Medianebene überschreitenden Fasern gehören zu verschiedenen Systemen der Haube im Gebiet der Vorderhügel.

Die **Colliculi inferiores** enthalten einen Kern, welcher in die zentrale Hörbahn eingeschaltet ist und von einer dünnen Schicht markhaltiger Nervenfasern überzogen ist. Von ihm aus entspringen auch absteigende Fasern, welche sich der zentralen Haubenbahn, dem Fasciculus longitudinalis medialis und dem Tractus tectospinalis anschließen. In das hier bestehende Reflexzentrum (akustische Reflexbahn) gelangen auch afferente Fasern aus dem spinalen und bulbären Teil der medialen Schleife. Ein Teil der Fasern der lateralen Schleife endet in diesem Kern. Von hier führt die Fortsetzung der Bahn im Brachium colliculi inferioris nach Umschaltung im Corpus geniculatum mediale durch die weiße Masse der Hemisphäre des Endhirns zur Querwindung des Schläfenlappens in der Tiefe des Sulcus lateralis cerebri (Fossa SYLVII), wo die Hörrinde liegt (Abb. 19).

Das Tegmentum: Kerngebiete und Faserverbindungen

Die Substantia grisea centralis (zentrales Höhlengrau)

Um das Ependym des Aquaeductus liegt in dicker Lage eine markarme graue Substanz, das *Höhlengrau, Substantia grisea centralis* (Abb. 188 u. 189). Es setzt sich kaudalwärts in einem dünnen Bodenbelag der Rautengrube, rostralwärts in die Bekleidung der Seitenwand und des Bodens des dritten Ventrikels fort. Dorsal grenzt es sich gegen die Teile der Lamina tecti scharf ab. Ventral von ihm liegen die Kerne des Oculomotorius und Trochlearis mit dem Fasciculus longitudinalis medialis und lateral der Tractus mesencephalicus n. trigemini mit seinem Kern und endlich im kaudalen Gebiet des Mittelhirns die abwärts laufende Trochleariswurzel.

Man nimmt an, daß das Höhlengrau zum autonomen Nervensystem gehört (s. S. 342).

Bau, Verbindungen und Bedeutung dieses ausgedehnten Gebiets grauer Substanz ist noch wenig klargestellt. Zwischen zahlreichen, meist marklosen Nervenfasern liegen kleine Nervenzellen von der Art, wie sie die Kerne des autonomen Systems charakterisieren, die mehrere Gruppen bilden. Unter den besonderen Faserzügen des Graus macht sich ein als *Fasciculus longitudinalis dorsalis*, SCHÜTZsches Bündel, bezeichneter dünner Strang besonders bemerkbar (Abb. 207), der bereits in vegetativen Kernen des Zwischenhirns beginnt, ventral vom Boden des Aquaeductus jederseits der Medianebene verläuft und bis in die Medulla oblongata zu verfolgen ist. Er stellt eine Leitungsbahn für vorwiegend ungekreuzte auf- und absteigende Verbindungen zwischen dem Gebiet des Hypothalamus und einer Reihe von Zellgruppen des unteren Hirnstamms dar, nämlich dem akzessorischen Oculomotoriuskern, dem Colliculus superior, dem Nucleus ambiguus, den Speicheldrüsenkernen sowie dem Facialiskern, dem Hypoglossuskern und dem Nucleus tractus solitarii.

Die Kerne der Augenmuskelnerven (III, IV und VI)

An der Ventralseite des zentralen Höhlengraus des Mittelhirns treffen wir in Höhe der Colliculi superiores den Kernkomplex des Nervus oculomotorius *(Nucleus n. oculomotorii)* und in Höhe der Colliculi inferiores den Trochleariskern *(Nucleus n. trochlearis)*. Deutlich von diesen beiden Kernen getrennt liegt im kaudalen Abschnitt der Brückenhaube der Abducenskern *(Nucleus n. abducentis)* nahe der Medianen unter der als *Colliculus facialis* bezeichneten Erhebung des Bodens der Rautengrube. Die drei Kerne bilden, wie auf S. 179 erwähnt, gemeinsam mit dem Nucleus n. hypoglossi die medialste (somatomotorische) Kernreihe des Hirnstamms. An ihrer Ventralseite verläuft das mediale Längsbündel *(Fasciculus longitudinalis*

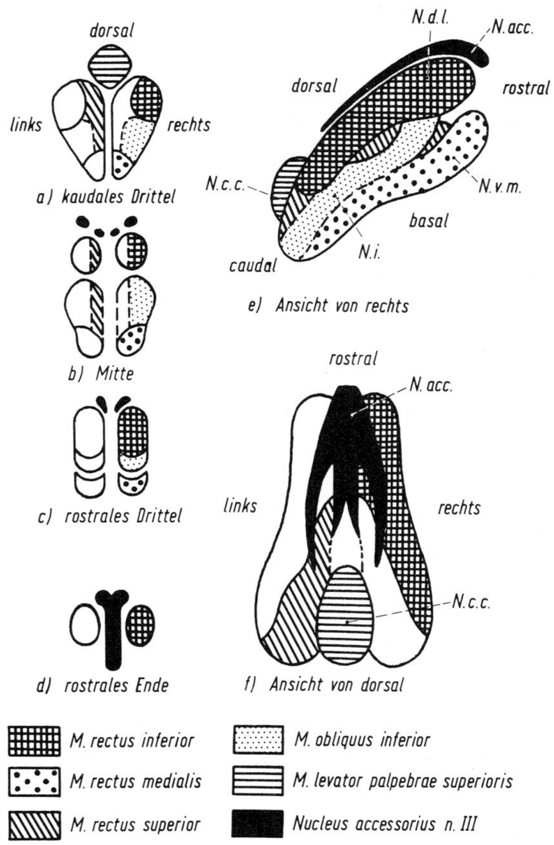

Abb. 209. Schema der Zellsäulen der Okulomotoriuskerne (nach WARWICK). a–d) Querschnitte, e) Seitenansicht und f) Dorsalansicht des Kernkomplexes. N.d.l. = Nucleus dorsolateralis, N.i. = Nucleus intermedius, N.v.m. = Nucleus ventromedialis, N.c.c. = Nucleus caudalis centralis, N.acc. = Nucleus accessorius (EDINGER-WESTPHAL).

medialis). Sie sollen von kranialen (präotischen) Myotomen abstammen. Die Augenmuskelnerven und ihre Kerne stellen somit eine ihrer Funktion, ihrer Herkunft und auch ihrer Faserkomponenten nach einheitliche Gruppe dar, die den Vorderhornzellen bzw. den Vorderwurzeln des Rückenmarks vergleichbar sind.

Der **Nucleus n.oculomotorii** stellt einen Kernkomplex dar, der sich ventral des Aquädukts durch die obere Hälfte des Mittelhirns erstreckt und mit seinem rostralen Ende noch an den Boden des dritten Ventrikels heranreicht. Die aus dem Kern entspringenden Wurzelfasern des N. oculomotorius schließen sich ventralziehend zu 10 bis 15 Strängen zusammen, durchsetzen in leicht lateralkonvexem Bogen den Nucleus ruber und den medialen Teil der Substantia nigra und vereinigen sich an ihrem Austritt medial des Crus cerebri zum Nervenstamm (Abb. 213), der jederseits aus insgesamt etwa 24000 Nervenfasern zusammengesetzt ist.

Der N. oculomotorius versorgt mit Ausnahme des M.rectus lateralis und des M.obliquus superior alle äußeren Augenmuskeln und außerdem aus glatten Muskelzellen aufgebaute innere Muskeln des Bulbus oculi, d. h. den der Akkommodation dienenden M. ciliaris und den die Pupille verengenden M. sphincter pupillae. Zu ihm gehören also Teile des autonomen Nervensystems (Parasympathicus).

Entsprechend dem Versorgungsgebiet des Nerven zerfällt der Nucleus n. oculomotorii in mehrere Zellgruppen. In erster Linie lassen sich ein aus großen multipolaren Nervenzellen aufgebauter paariger *Hauptkern*, der die äußeren Augenmuskeln versorgt, und ein dorsomedial und rostral von diesem gelegener, ebenfalls paariger kleinzelliger Kernabschnitt (*Nucleus accessorius* bzw. *autonomicus* Edinger-Westphal) unterscheiden. Im parasympathischen Nucleus accessorius entspringen die präganglionären Fasern, die auf dem Weg über das *Ganglion ciliare* die genannten Augenmuskeln innervieren.

Im *großzelligen Lateralkern* (= Hauptkern) sind die Zellgruppen in einer bestimmten Ordnung untergebracht und sollen den einzelnen von diesem Kern versorgten äußeren Augenmuskeln entsprechen. Nach Warwick lassen sich ein *Nucleus dorsolateralis*, ein *Nucleus intermedius* und ein *Nucleus ventromedialis* abgrenzen, die als etwa in Richtung der Längsachse des Mittelhirns verlaufende Kernsäulen die Motoneurone für *M. rectus inferior*, *M. obliquus inferior* bzw. *M. rectus medialis* enthalten sollen. Dorsal dieser beiden lateralen Hauptkerne und etwa an deren kaudalem Ende liegt der ebenfalls großzellige und unpaare *Nucleus caudalis centralis*, der die Ursprungszellen für beide *Mm. levatores palpebrarum superiorum* beherbergt. Beidseits dieses Kerns und rostral davon, häufig auch im Bereich der medianen Rhaphe zwischen rechtem und linkem Lateralkern, liegen große Nervenzellen für die Innervation des *M.rectus superior* (Abb. 209).

Der sog. *Nucleus centralis* Perlia ist eine höchst variable und beim Menschen oft fehlende Zellgruppe. Man brachte ihn früher mit der Funktion der Konvergenz in Zusammenhang, ist jedoch heute von dieser Ansicht abgekommen, sollen doch die in diesem Bereich in variabler Menge vorhandenen Zellen den M. rectus superior, und nicht den M. rectus medialis versorgen.

Die beiden dorsomedial und etwas weiter rostral liegenden *Nuclei accessorii* vereinigen sich rostral des Hauptkerns und krümmen sich dort etwas nach basal.

Die Topographie der Zellgruppen für die einzelnen äußeren Augenmuskeln in den großzelligen Kernanteilen des Nucleus n. oculomotorii ist indes noch nicht ganz einhellig akzeptiert. Einige Autoren haben im Gegensatz zu Warwick eine kraniokaudale Sequenz der Subnuclei angegeben, allerdings mit sehr unterschiedlicher Reihenfolge. Einhellige Ansicht besteht heute jedoch bei allen Autoren darüber, daß sowohl die somatomotorischen als auch die parasympathischen Nervenfasern fast ausschließlich aus dem ipsilateralen Kernkomplex hervorgehen. Dies steht im Gegensatz zu den bisher üblichen Lehrbuchangaben, denen zufolge sehr viele Fasern die Seite kreuzen.

Der **Nucleus n.trochlearis** liegt am Boden des Aquaeductus in Höhe des vorderen Abschnitts der Colliculi inferiores und etwa in Verlängerung der ventromedialen Portion des Oculomotoriuskerns. Er gehört zur somatomotorischen Kernreihe (Abb. 192) und schließt nach hinten unmittelbar an den Kern des Oculomotorius an bzw. kann sogar mit diesem etwas überlappen, so daß er histologisch oft nur aufgrund seiner etwas geringeren Zellgrößen von diesem unterschieden werden kann. Ventral des Trochleariskerns verläuft der Fasciculus longitudinalis medialis.

Der N. trochlearis ist der zarteste aller Hirnnerven und versorgt mit seinen etwa 3400 Nervenfasern nur den *M. obliquus bulbi superior*. Die Trochleariswurzel steigt nach ihrem Ursprung aus dem Trochleariskern vorerst im Tegmentum nach kaudal und nach lateral ab, wendet sich dann um das zentrale Höhlengrau nach dorsal und gelangt in den rostralen Abschnitt des *Velum medullare superius*. Hier kreuzen rechte und linke Trochleariswurzel die Seite und treten beidseits des *Frenulum* und unmittelbar kaudal der Colliculi inferiores aus dem oberen Marksegel aus. Der N. trochlearis hat als einziger Hirnnerv seine Austrittsstelle an der Dorsalseite des Hirnstamms (Abb. 65).

Der **Nucleus n.abducentis** liegt als kleiner rundlicher Kern im Boden der oberen Hälfte des vierten Ventrikels, und zwar nahe der Medianen unter dem *Colliculus facialis* (Abb. 184 u. 192). Die Wurzelfasern des N. abducens laufen von der Ventralseite des Kerns

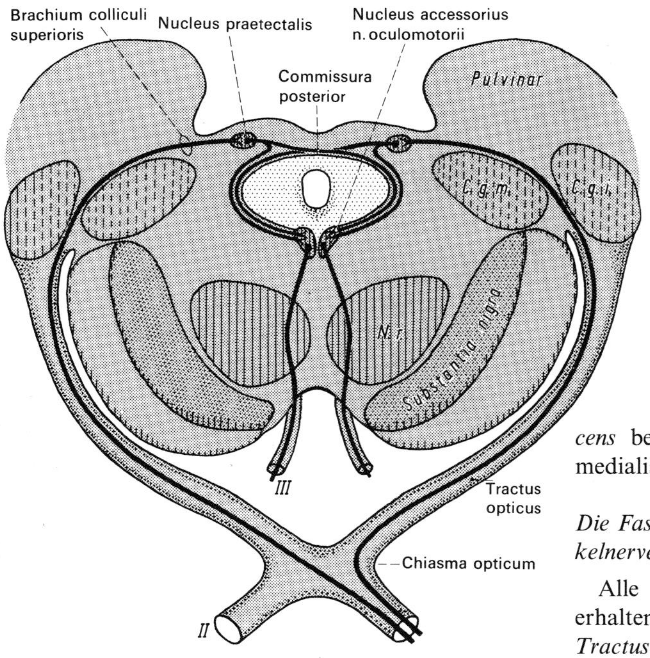

Abb. 210. Schema der Bahn für den Pupillarreflex (= Lichtreaktion der Pupille). II = N.opticus, III = N.oculomotorius, N.r. = Nucleus ruber, C.g.m. = Corpus geniculatum mediale, C.g.l. = Corpus geniculatum laterale. (Nach RANSON).

schräg absteigend durch die Brücke und treten in der Furche zwischen kaudalem Rand der Brücke und rostralem Ende der Pyramide des verlängerten Marks aus dem Hirnstamm aus (Abb. 75). Der Nerv besteht aus ca. 6600 Fasern und versorgt den *M. rectus bulbi lateralis*.

Der Abducenskern liegt in einer Linie mit den Kernen des III., IV. und XII. Hirnnerven und gehört der somatomotorischen Kernsäule an. Der *Fasciculus longitudinalis medialis* läuft an seiner ventromedialen Seite vorbei und sorgt für eine Verbindung dieses Kerns mit anderen Hirnnervenkernen (s. unten). Topographisch hat der Abducenskern enge Beziehungen zur motorischen Wurzel des N. facialis, die sich mit einer Schleife *(Genu n. facialis)* um den Abducenskern schlingt und so den Colliculus facialis am Boden der Rautengrube aufwirft. Eine relativ kleine Läsion im Bereich des Abducenskerns kann daher eine Lähmung des M. rectus bulbi lateralis und gleichzeitig eine „periphere Facialisparese" derselben Gesichtshälfte bewirken. Des weiteren treten die Wurzelfasern des N. abducens auf ihrem Weg zur Austrittsstelle aus dem Hirnstamm durch die *Formatio reticularis*, durch das *Corpus trapezoideum*, den *Lemniscus medialis* und die *Pars ventralis pontis*. Auch das Wissen um diese topischen Beziehungen kann für die Lokalisation von Läsionen in der neurologischen Diagnostik von Bedeutung sein.

Der Abducenskern besteht aus großen und kleinen multipolaren Nervenzellen. Die Zellzahl des Kerns liegt bei etwa 22000. Nur die großen Zellen bilden mit ihren Neuriten den N. abducens. Die größere Masse der kleinen Zellen, manchmal als *Nucleus paraabducens* bezeichnet, soll via Fasciculus longitudinalis medialis auf den Oculomotoriuskern projizieren.

Die Faserverbindungen der Kerne der drei Augenmuskelnerven

Alle drei somatomotorischen Augenmuskelkerne erhalten wichtige afferente Nervenfasern (1) über den *Tractus corticonuclearis*, (2) über den *Tractus tectonuclearis* und (3) über den *Fasciculus longitudinalis medialis*.

Fasern des *Tractus corticonuclearis* vermitteln den Augenmuskelkernen Impulse von bestimmten motorischen Rindenfeldern (s. S. 41). Diese Fasern sollen in Höhe der entsprechenden Kerne die Bahn verlassen und entweder direkt oder über Zwischenneuronen an die Zellen dieser Kerne herantreten. Andere Fasern dieser Bahn sollen bereits weiter rostral als „aberrante Pyramidenfasern" in den *Lemniscus medialis* übertreten und über diese Leitung absteigend die Augenmuskelkerne erreichen. Während Oculomotorius- und Trochleariskern bilateral versorgt sein sollen, soll der Abducenskern hauptsächlich gekreuzte Fasern erhalten.

Der *Tractus tectonuclearis* soll den Augenmuskelkernen Impulse der Sehrinde via Colliculi superiores vermitteln (vgl. S. 194).

Der *Fasciculus longitudinalis medialis* verbindet die Augenmuskelkerne untereinander, aber vor allem auch mit den Vestibulariskernen beider Seiten. Diese Bahn dient vor allem dazu, die Koordination der Augenbewegungen zu sichern. Durch die vielseitigen Verbindungen des Fasciculus longitudinalis medialis mit anderen Hirnnervenkernen (s. S. 190) können über diese Bahn auch reflektorische Bewegungen der Augen auf verschiedene Reize bewirkt werden, etwa ein Hinwenden der Augen auf einen Schallreiz oder die Anpassung der Augenstellung auf Veränderungen der Kopfhaltung. Besonders die Impulse vom Vestibularapparat spielen in diesem Zusammenhang eine besondere Rolle; sie werden über den Fasciculus longitudinalis medialis von den Vestibulariskernen einer-

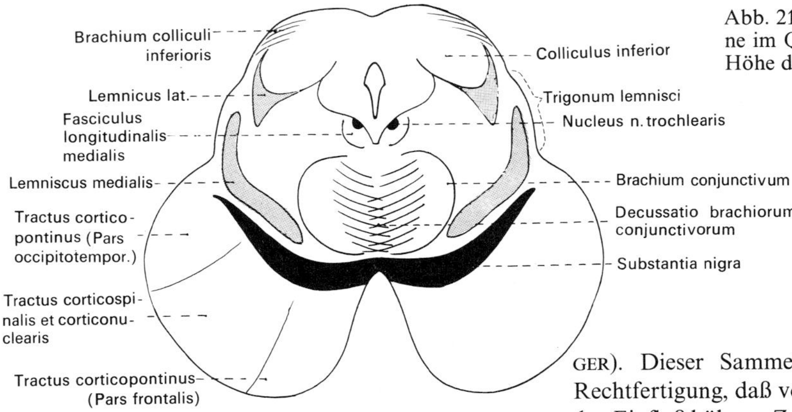

Abb. 211. Umrisse der Bahnen und Kerne im Querschnitt des Mittelhirns in der Höhe der Colliculi inferiores.

seits an die Augenmuskelkerne weitervermittelt, andererseits durch absteigende Fasern dieser Bahn ans Halsmark weitergeleitet, wo sie in besonderem Maß die Motorik der Nackenmuskeln beeinflussen. so daß über den Fasciculus longitudinalis medialis Kopf- und Augenbewegungen koordiniert werden können.

Der parasympathische *Nucleus accessorius* (EDINGER-WESTPHAL) des Oculomotoriuskerns erhält wichtige afferente Nervenfasern vom **Nucleus praetectalis** beider Seiten (s. S. 194). Über den Nucleus praetectalis verläuft die *Reflexbahn für die Lichtreaktion der Pupille.* Der Kern soll allein in diesem Zusammenhang von Bedeutung sein. Er liegt als etwas unscharf abgegrenzte Zellgruppe in der prätektalen Region am Übergang des Mittelhirns ins Zwischenhirn. Dabei erstreckt er sich jederseits von einem Gebiet dorsolateral der Commissura posterior (S. 51) bis zum Colliculus superior, in den er teilweise auch übergeht. Der Kern erhält seine Afferenzen über das *Brachium colliculi superioris* teils aus der Rinde des Okzipitallappens, teils über die laterale Portion des Tractus opticus direkt aus der Retina. Die kurzen efferenten Fasern ziehen im vordersten Anteil des Tractus tectonuclearis zum akzessorischen Oculomotoriuskern derselben Seite und der Gegenseite. Die kreuzenden Fasern verlaufen ventral des Aquaeductus oder durch die Commissura posterior auf die andere Seite (Abb. 210).

Der Nucleus ruber

Der *Nucleus ruber* ist der größte Kern des Mittelhirns. Anatomisch und funktionell ist er das Zentrum der Mittelhirnhaube und der Hauptkern der zentralen Haubenbahn. Er ist walzenförmig, im Querschnitt annähernd rund und reicht von den Okulomotoriuskernen aufwärts bis ins Zwischenhirngebiet. Zusammen mit dem *Nucleus reticularis* des Mittelhirns und dem *Nucleus interstitialis* (CAJAL) am Eingang des Aquaeductus in den dritten Ventrikel, an den der *Fasciculus longitudinalis medialis* grenzt, und mit den Haubenkernen der Medulla oblongata bildet der Nucleus ruber den sog. *Nucleus motorius tegmenti* (EDINGER). Dieser Sammelbegriff erhält dadurch seine Rechtfertigung, daß von diesem Kerngebiet aus ohne den Einfluß höherer Zentren zusammenhängende Leistungen hervorgebracht werden können. Alle diese Kerne sind durch kurze Fasern aus der zentralen Haubenbahn eng miteinander verbunden und bestehen aus den gleichen kleinen Zelltypen. Der rote Kern ist von einer Hülle markhaltiger Fasern umgeben, die entweder aus ihm stammen oder an ihm enden. Er ist deshalb innerhalb seiner Umgebung besonders gut abgrenzbar. Die natürliche Färbung des Kerns beruht auf seinem Gehalt an kolloidalem Eisen. Bei den Reptilien und Vögeln bildet der rote Kern eine diffus-begrenzte Ansammlung von Zellen der Formatio reticularis und beginnt erst bei den Säugetieren eine mächtige Entwicklung. Sein ursprünglicher Teil besteht hier aus großen Nervenzellen, die den Zellen der motorischen Kerne gleichen *(Palaeorubrum).* Zu ihnen gesellen sich in wachsender Zahl kleinere Zellformen, die bei den höheren Säugetieren eine erhebliche Vergrößerung des Kerns bedingen *(Neorubrum).* Beim Menschen hat dabei der großzellige Kernabschnitt stark abgenommen und bildet nur noch einen kleinen kaudalen Teil des Kerns. Im Nucleus ruber finden die aus Nucleus emboliformis und globosus des Kleinhirns sowie ein Teil der aus dem Nucleus dentatus cerebelli stammenden efferenten Fasern Anschluß an die zentrale Haubenbahn. Sie erreichen das Mittelhirn über den Pedunculus cerebellaris superior (Abb. 227 u. 235) im Brachium conjunctivum, dessen Fasern ventral in der Mittelhirnhaube die Seite kreuzen, bevor sie den Nucleus ruber der Gegenseite erreichen (Abb. 211).

Ferner gelangen Fasern, welche aus den Vestibulariskernen des Octavus stammen, durch das mediale Längsbündel (Abb. 203) zum roten Kern. Sie vermitteln vermutlich die Labyrinthstellreflexe. Auch mit dem nahen *Cochlearisgebiet* bestehen Beziehungen. Kollateralen setzen die benachbarte mediale Schleife mit ihm in Verbindung. Schließlich treffen den Kern von vorn her Fasern aus dem Thalamus, dem Nucleus hypothalamicus, dem Globus pallidus sowie der Rinde des Frontalhirns, die wohl doppelläufige Verbindungen herstellen.

Die verschiedenen, von dem roten Kern aufgenommenen und kombinierten Erregungen werden dem Bewegungsapparat zugeleitet. Der Nucleus ruber bildet damit einen entscheidend wichtigen Teil des Apparates, der als *extrapyramidal-motorisches System* zusammengefaßt und dem psychomotorischen System, zu dem die Pyramidenbahn gehört, gegenübergestellt wird (s. S. 41).

Die wichtigste efferente Leitung ist der *Tractus rubrospinalis*, der sofort nach seinem Ursprung in der *ventralen Haubenkreuzung* (FOREL)[1]) die Seite kreuzt und dann ventral der Decussatio brachiorum conjunctivorum nach kaudal zieht. Diese Bahn ist somatotopisch organisiert. Ihre Fasern gehen aus jenen Kerngebieten des Nucleus ruber hervor, an denen die entsprechenden Fasern der ebenfalls somatotopisch organisierten kortikorubralen und zerebellorubralen Projektionen endigen. Im Rückenmark enden die Fasern in denselben Laminae der grauen Substanz, in denen auch die Fasern der Pyramidenbahn endigen, so daß die kortikorubrospinale Projektion als eine indirekte kortikospinale Leitung betrachtet werden kann.

Ein Teil der efferenten Fasern des Nucleus ruber endigt bereits an den motorischen Hirnnervenkernen *(Tractus rubronuclearis)*, vor allem am motorischen Trigeminuskern und am Facialiskern. Darüber hinaus gehen Fasern des Nucleus ruber zur Substantia reticularis des Hirnstamms und des Rückenmarks *(Fibrae rubroreticulares)*, an die untere Olive, an die motorischen Augenmuskelkerne und an den ventrolateralen Thalamuskern. Ein geringes Faserkollektiv soll auch eine rückläufige Verbindung zu den zentralen Kleinhirnkernen der Gegenseite herstellen (vgl. S. 225).

Die Substantia nigra

Als eine neue Erwerbung der Säugetiere besteht jederseits zwischen der Haube und dem *Crus cerebri* eine Schicht grauer Substanz, die bei den Primaten und dem Menschen eine besondere Mächtigkeit erreicht (Abb. 189 u. 213). Die durch den Melaningehalt eines Teils ihrer Nervenzellen beim Menschen bedingte dunklere Färbung hat ihre Bezeichnung als *Substantia nigra (Nucleus niger)* veranlaßt. Sie bildet ein Glied im extrapyramidalen System.

Die Substantia nigra besitzt eine dorsale dünne *schwarze Zone*, deren dicht gelagerte Nervenzellen beim Menschen vom vierten Lebensjahr an melanotisches Pigment enthalten (Pars compacta). Ventral folgt als *rote Zone* eine wesentlich breitere melaninfreie, aber in frischem Zustand rötlich bis rotbraun gefärbte Schicht (Pars reticularis). Sie zeigt starke Eisenreaktion. Ihre spärlich liegenden Nervenzellen enthalten wie auch ihre Neurogliazellen in großer Menge Abnutzungspigment. Rostralwärts schließt sich die rote Zone dicht an den Globus pallidus an, mit dem sie in Bau und Färbung weitgehende Übereinstimmung zeigt und auch physiologisch, wie die Folgen pathologischer Veränderungen zeigen, zusammengehört.

Die vielfachen Verbindungen des Nucleus niger sind noch in wesentlichen Punkten ungeklärt. Jedenfalls bildet er einen wichtigen Teil des extrapyramidalen Systems, mit dessen höheren Zentren er ebenso eng verbunden ist wie der Nucleus ruber (S. 198). Der Kern steht mit dem Globus pallidus, dem Corpus striatum und der Großhirnrinde in doppelläufiger Bahnverbindung. Er empfängt aber auch sehr verschiedene Impulse durch seine Verbindungen mit den Mittelhirnstationen des Opticus, des Olfactorius, Cochlearis und der medialen Schleife und setzt sich durch efferente Fasern mit dem System der bis zu dem motorischen Apparat des Rückenmarks führenden Bahnen der Mittelhirnhaube in Verbindung.

Große Bedeutung mißt man in neuerer Zeit den Efferenzen der Substantia nigra an das Corpus striatum und an den Globus pallidus bei. Es wurde nachgewiesen, daß diese Leitungen inhibitorisch auf die Stammganglien wirken und Dopamin als Transmittersubstanz benutzen. Mangelnde Funktion dieses dopaminergen inhibitorischen Systems soll für die Genese des Tremor beim Morbus PARKINSON eine entscheidende Rolle spielen.

Das Reticularissystem des Tegmentum und die zentrale Haubenbahn

Anatomisch läßt sich das Mittelhirn zwar abgrenzen, funktionell aber ist es ein Glied des Ganzen. Das kommt im besonderen in der mächtigen Entwicklung des Reticularissystems zum Ausdruck, welches vom Zwischenhirn bis hinunter zum Rückenmark eine Einheit bildet. Seine Kerne werden, wie früher erwähnt, zusammengefaßt als *Nucleus motorius tegmenti* bezeichnet, und seine Fasern bilden den größten Teil der *zentralen Haubenbahn (Tractus tegmentalis centralis)* und erfüllen den mittleren Abschnitt der Haube des Mittelhirns (Abb. 212). Bei niederen Wirbeltieren läßt sich noch eine Gliederung in drei große Reticulariskerngebiete durchführen. Sie enthalten dort teilweise ganz riesige motorische Zellen, deren Ausläufer einen dem Fasciculus longitudinalis medialis entsprechenden Strang durch das ganze Zentralnervensystem hin-

[1]) *Haubenkreuzungen (Decussationes tegmenti)*: Die rostral der Decussatio brachiorum conjunctivorum in der medianen Rhaphe der Mittelhirnhaube kreuzenden, absteigenden Faserbündel aus den Colliculi superiores und aus dem Nucleus ruber bilden die Decussationes tegmenti. In deren dorsalem Anteil kreuzen Tractus tectospinalis und Tractus tectonuclearis unmittelbar ventral der Oculomotoriuskerne und des Fasciculus longitudinalis medialis (= *dorsale Haubenkreuzung nach* MEYNERT); im ventralen Abschnitt kreuzen Tractus rubrospinalis, Tractus rubronuclearis und Fasciculi rubroreticulares (= *ventrale Haubenkreuzung nach* FOREL).

Tabelle 12. Übersicht über die afferenten und efferenten Verbindungen des Reticularissystems.

Medulla oblongata	*Kleinhirn*	*Zwischenhirn*	*Großhirn*
Kerne d. N. vestibularis und mediale Schleife	zentrale Kerne	Thalamus, Nucleus subthalamicus, Pallidum	Frontalhirn

↓ ↓ ↓ ↓

Nucleus ruber

Tractus rubrospinalis	Tractus rubroreticulo-spinalis	Tractus rubroolivaris ↓ Tractus olivospinalis

Vorderseitenstrang
des Rückenmarks

durch bilden. Bei den höheren Wirbeltieren werden diese großen Zellen immer mehr durch kleinere ersetzt, die nun in so großer Zahl auftreten, daß die einzelnen Kerngebiete ohne scharfe Grenzen ineinander übergehen. Das Reticularissystem beginnt mit dem kleinen *Nucleus interstitialis* (CAJAL) an der Öffnung des Aquaeductus cerebri zum dritten Ventrikel. In ihm entspringen die obersten Fasern des Fasciculus longitudinalis medialis. Der Nucleus ruber entwickelt sich genau wie der DEITERSsche Kern der Medulla aus den Zellen des Reticularissystems.

Bei den niederen Säugetieren läuft, aus dem noch *großzelligen Teil* des Nucleus ruber entspringend, der starke *Tractus rubrospinalis*, das MONAKOWsche Bündel, kaudalwärts. Es verläßt die ventromediale Fläche des Kerns, kreuzt das Bündel der anderen Seite in der sog. ventralen Haubenkreuzung (FORELsche Kreuzung) und zieht durch die Formatio reticularis der Brücke und Medulla oblongata im Seitenstrang bis in die unteren Teile des Rückenmarks hinab. Seine Wirkung erstreckt sich auf die motorischen Kerne der Spinalnerven in den Vordersäulen. Beim Menschen ist bei der Rückbildung des großzelligen Teils des roten Kerns der Tractus rubrospinalis ein ganz schwaches Bündel geworden, das anatomisch nur bis in die oberen Teile des Rückenmarks verfolgt werden kann.

Damit treten hier andere Wege des extrapyramidalen Systems in den Vordergrund, die vom *kleinzelligen* Teil des Nucleus ruber und von Zellen der Formatio reticularis seiner Umgebung zu den motorischen Teilen des Rückenmarks führen. Zu ihnen gesellen sich Fasern aus dem Globus pallidus (s. S. 246). Diese Bahnen führen vielfach unter Einschaltung von Nervenzellen, also in mehrgliedrigem Aufbau, durch die Formatio reticularis in der *zentralen Haubenbahn* abwärts. Im oberen Teil der Medulla oblongata spaltet sich die zentrale Haubenbahn in zwei Teile. Der stärkere Zug zieht als *Tractus rubroolivaris* zum Olivenkern, der auf das Kleinhirn weiterprojiziert. Die Bahn

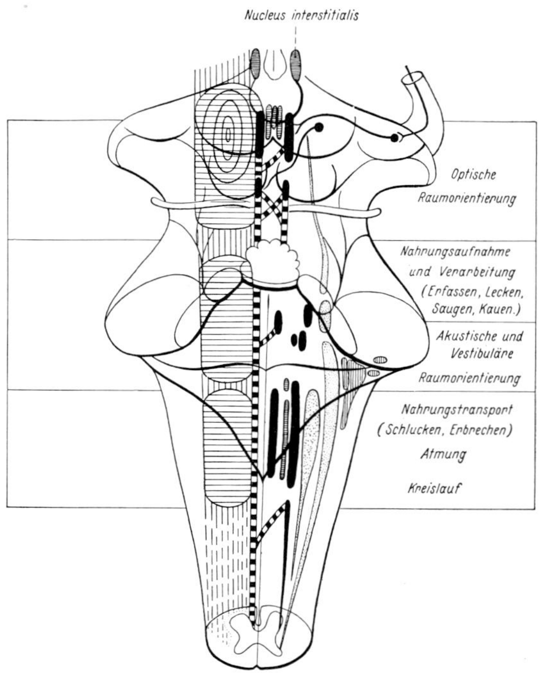

Abb. 212. Schema der morphologischen und funktionellen Gliederung des Nucl. motorius tegmenti beim Menschen. Auf der linken Bildseite sind querschraffiert drei große Kerngruppen der Formatio reticularis zu unterscheiden. Der älteste Teil der dazu gehörenden Längsfaserzüge ist der Fasc. longitud. med. – quergebändert. Die Hirnnervenkerne auf der rechten Bildseite (schwarz = motorische Kernsäulen, quergestrichelt = parasympathische Kerne, punktiert = sensible Kerne, senkrecht gestrichelt = Vestibularis- und Cochleariskerne; für Bezeichnung der Kerne vergl. Abb. 192) sind in der Formatio reticularis eingebettet zu denken. Sie sind gekreuzt und ungekreuzt mit den Längsfaserzügen des Reticularisgebiets verbunden. Auf der rechten Seite sind die den hierstehenden Kerngruppen entsprechenden Funktionen angegeben.

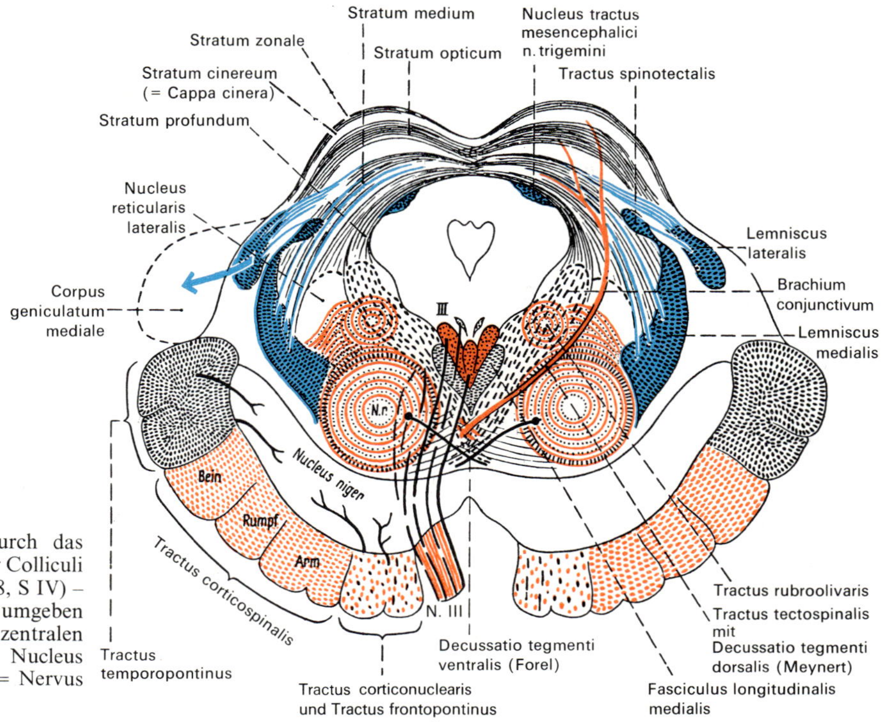

Abb. 213. Schnitt durch das Mittelhirn in Höhe der Colliculi superiores (s. Abb. 208, S IV) – N.r. = Nucl. ruber, umgeben von den Fasern der zentralen Haubenbahn. III = Nucleus n.oculomotorii, N.III = Nervus oculomotorius.

wird, wie man annimmt, z. T. auch durch Bestandteile des *Tractus olivospinalis* in das Zervikalmark fortgesetzt. Ein schwächerer Abschnitt der aus dem kleinzelligen Teil des Nucleus ruber stammenden Faserung wird durch die Neuren der Formatio reticularis in den Vorderseitenstrang des Rückenmarks hinuntergeführt. Man kann hier zusammenfassend von einem *Tractus rubroreticulospinalis* sprechen. Er gewinnt, wie man annehmen kann, gleich dem Tractus olivospinalis Anschluß an die motorischen Kerne der Vordersäulen. Die Wirkung beider Bahnen kann sich auf dem Weg kurzer, kettenartig aneinanderschließender Neuren bis in die kaudalen Teile des Rückenmarks fortsetzen und muß auf den ganzen motorischen Apparat der Vordersäulen wirksam gedacht werden.

Eine Gliederung des Reticularissystems ist beim Menschen z.Z. nur nach funktionellen Gesichtspunkten möglich (s. S. 183f). Man muß es im Zusammenhang mit der Leistung aller Hirnnervenkerne betrachten (Abb. 212). Es bildet dann mit seinem Nucleus ruber und der Substantia nigra einen wichtigen Teil des phylogenetisch alten Leitungsapparates, dessen höchste efferente Zentren im Globus pallidus des Zwischenhirns und in den Stammganglien (Corpus striatum) des Endhirns liegen. Die zentrale Haubenbahn enthält alle afferenten und efferenten Fasern dieses ganzen extrapyramidalen Systems, das schließlich in der Entwicklung auch noch Anschluß an bestimmte Regionen der Hirnrinde gewinnt. Die von ihm geleiteten motorischen Erregungen unterscheiden sich auch physiologisch von denen, welche blitzschnell in den Hinterstrangbahnen aufsteigend und über die Pyramidenbahnen abwärts fortgeleitet werden. Sie verlaufen, wahrscheinlich infolge der zahlreichen Umschaltungen, innerhalb dieses mosaikartig zusammengesetzten Systems viel langsamer als die im Leitungssystem des „Neuhirns".

Die afferenten Fernbahnen

Wir studieren die Lage dieser Bahnen an den Abb. 205–208. Die zunächst getrennt in der Medulla oblongata liegenden afferenten Fernbahnen (Lemniscus medialis, Lemniscus spinalis und Lemniscus trigeminalis) vereinigen sich auf dem Weg durch die Brücke an der Grenze von Brückenhaube und Brükkenbasis und wenden sich im Mittelhirn dorsalwärts, um in Höhe des Diencephalon den Thalamus zu erreichen. So kommen sie im Mittelhirn gemeinsam unter das Trigonum lemnisci zu liegen (Abb. 211). An dieser Stelle ist es möglich, die Bahn auf chirurgischem Wege zu erreichen (Mesenzephalotomie). Eine vollständige Durchschneidung führt hier neben einer kompletten sensiblen Lähmung auf der Gegenseite auch zur Unterbrechung der Schmerzbahnen, welche von den Hirnnervenkernen ausgehen (vgl. hier: Chordotomie S. 192; Traktotomie S. 191).

Die *laterale Schleife* hat sich schon im Brückengebiet von der medialen Schleife getrennt. Sie endet am Colliculus inferior, im Stratum lemnisci der oberen vier Hügel und durch das Brachium colliculi inferioris hindurchziehend im medialen Kniehöcker (Corpus geniculatum mediale).

Das Crus cerebri: Die langen kortikofugalen Bahnen

Die Lage der Bahnen innerhalb der Crura cerebri entspricht der topographischen Lage ihrer Ursprungsgebiete innerhalb der Großhirnrinde. In dem mittleren Teil jedes Crus läuft der *Tractus corticonuclearis* und lateral von ihm der *Tractus corticospinalis* der Pyramidenbahn. Den medialen und den lateralen Randteil jedes Crus cerebri nehmen die kortikopontinen Bahnen ein (Abb. 213). Medial liegen die Fasern des Tractus frontopontinus, die aus dem Frontallappen des Großhirns, vor allem aus den Areae 6 und 4 nach BRODMANN stammen und durch den vorderen Schenkel der Capsula interna absteigend die mediale Portion des Großhirnstiels erreichen. Lateral der Pyramidenbahn liegt der Tractus temporopontinus, der von der Rinde des Temporallappens durch den hinteren Schenkel der inneren Kapsel in den Hirnstiel gelangt. Auch vom Parietal- und Okzipitallappen steigen Fasern zur Brücke ab (Tractus parietopontinus bzw. occipitopontinus); sie liegen medial der temporopontinen Fasern in den Crura cerebri. Die gesamte kortikopontine Leitung führt nach Umschaltung in den Nuclei pontis zur kontralateralen Kleinhirnhemisphäre weiter (vgl. S. 221). Die Hirnstiele bilden also ein Kabel von Bahnen, die am Mittelhirn vorbeilaufen. Weitere Einzelheiten sind den Abbildungen direkt zu entnehmen.

Was das Mittelhirn noch zu leisten vermag, das zeigt eine menschliche Mißbildung, bei der das Gehirn am Mittelhirn aufhörte, das GAMPERsche Mittelhirnwesen. Dieses verhielt sich fast wie ein normaler Säugling. Außer den von dem Rautenhirn vermittelten Reflexen waren z.B. die Stellreflexe bei leidlicher Tonusverteilung erhalten. Es konnte süß und sauer unterschieden werden, die Temperatur wurde fast normal reguliert, Schlaf- und Wachzustand waren nachzuweisen, und beim Erwachen zeigten sich die typischen „Gähn- und Räkelbewegungen". Bei Erkrankungen des Mittelhirns ist zu beachten, daß die sensiblen und motorischen Bahnen relativ dicht bei den Augenmuskelkernen und dem Apparat für das Pupillenspiel liegen. Wenn also ein Oculomotorius und die gekreuzte Körperseite gleichzeitig gelähmt sind, besteht der Verdacht auf einen Herd unter dem Mittelhirndach.

Die Architektonik des Kleinhirns

Von ROBERT MAYR

Das Kleinhirn trägt an seiner Oberfläche einen Überzug **grauer Substanz**, den *Cortex cerebelli*. Unter ihm folgt eine zusammenhängende Masse **weißer Substanz**, das *Corpus medullare*, das im Inneren des Wurms nur spärlich, im Bereich der Hemisphären (Abb. 215) jedoch mächtig entwickelt ist. In das Zentrum des Markkörpers sind vier Paare von **Kleinhirnkernen** eingelagert (Abb. 81). Die weiße Substanz setzt sich einerseits in die Faserung der Kleinhirnstiele (*Pedunculi cerebellares*) fort (Abb. 214), die von den **afferenten und efferenten Leitungsbahnen des Kleinhirns** aufgebaut werden, anderseits erhebt sie sich in Form transversal gestellter Lamellen *(Laminae albae)*, die sich in sekundäre und tertiäre Markblättchen weiterverzweigen, gegen die Oberfläche (Abb. 216). Letztere werden in all ihren Verzweigungen von der grauen Rinde überzogen. In den Marklamellen steigen die afferenten Fasersysteme zur Kleinhirnrinde auf bzw. die efferenten Fasern der Rinde (die Neuriten der PURKINJE-Zellen) zu den zentralen Kleinhirnkernen ab.

Ein Schnitt senkrecht zum Windungsverlauf, vor allem ein Sagittalschnitt durch den Wurm (Abb. 82), zeigt die einem zierlich verästelten Baum gleichende Anordnung der weißen Substanz *(Arbor vitae cerebelli)*. Zwischen den schmalen Windungen *(Folia cerebelli)*, deren Grundlage von den feinsten Markblättchen gebildet wird, sieht man die Querschnitte der engen und tiefen Furchen *(Fissurae cerebelli)*, in die das Bindegewebe der Pia mater eindringt. Man

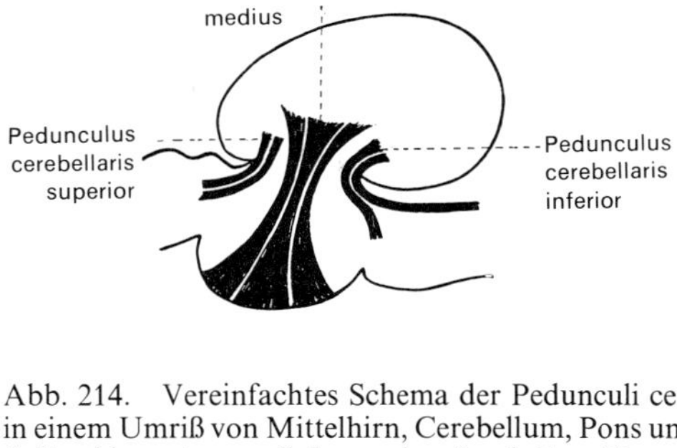

Abb. 214. Vereinfachtes Schema der Pedunculi cerebelli in einem Umriß von Mittelhirn, Cerebellum, Pons und Medulla oblongata, von links gesehen (nach EMIL VILLINGER).

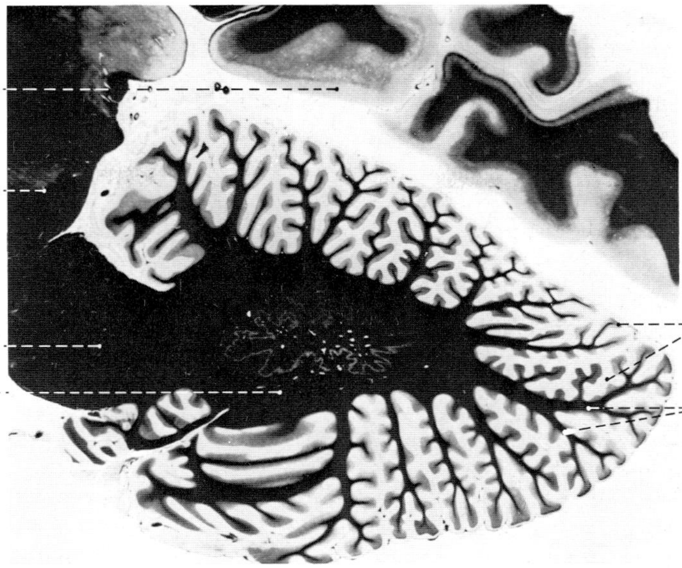

Abb. 215. Paramedianschnitt durch das menschliche Kleinhirn (Markscheidenfärbung). Corpus medullare und Marklamellen tief schwarz. Stratum moleculare (außen, hell) und Stratum granulosum (innen, etwas dunkler) des Cortex cerebelli unterscheidbar. Vergleiche Kleinhirnrinde und Großhirnrinde! Vergr. ca. 2:1 (Original: HELMUT FERNER).

erkennt, daß der Cortex cerebelli, bedingt durch die starke Faltung der Kleinhirnoberfläche, trotz einer Dicke von weniger als 1 mm einen großen Teil der Kleinhirnmasse ausmacht.

Schon mit freiem Auge kann man am ungefärbten Schnitt eine äußere, hellgrau gefärbte und eine innere, gelb bis rostbraun gefärbte Rindenschicht unterscheiden (Abb. 216).

Die Kleinhirnrinde (Cortex cerebelli)

Mikroskopische Anatomie der Rindenschichten

Im Gegensatz zur Großhirnrinde hat die Kleinhirnrinde überall denselben mikroskopischen und zytoarchitektonischen Aufbau. Sie gliedert sich in drei charakteristische Schichten (Abb. 217 u. 218):

die oberflächlich gelegene *Molekularschicht (Stratum moleculare)*,

die *Schicht der Purkinje-Zellen* (*Stratum gangliosum*) und

die *Körnerschicht (Stratum granulosum)* als innerste und an das Mark angrenzende Schicht.

Die schmale Schicht der PURKINJE-Zellen ist bei schwacher Vergrößerung kaum zu erkennen (vgl. Abb. 217 u. 218). Sie wird oft auch der Körnerschicht zugerechnet, so daß dann nur zwei Schichten unterschieden werden, die den schon makroskopisch sichtbaren Schichten entsprechen.

Das Stratum gangliosum

Das Stratum gangliosum enthält als wesentlichsten Bestandteil die birnenförmigen und etwa 50–70 µm hohen Zellkörper der PURKINJE-Zellen[1]) (Abb. 218 u. 220). Sie bilden eine einzige Zellage von sehr regelmäßiger Anordnung. Aufgrund ihrer Größe und ihrer typischen Gestalt stehen diese Zellen im ganzen Nervensystem einmalig da. Sie sind als zentrales Struktur- und Funktionselement der Kleinhirnrinde zu betrachten.

Zwischen den PURKINJE-Zellen findet man in dieser Schicht, abgesehen von Gliaelementen, vor allem reichlich auf- und absteigende Axone und Dendriten, gelegentlich auch Somata von Korbzellen, die sich gewissermaßen aus der höher gelegenen Molekularschicht in die Reihe der PURKINJE-Zellen herabsenken können.

Das Stratum moleculare

Das Stratum moleculare (Abb. 217) hat eine durchwegs gleichmäßige Dicke von 300–400 µm. Die makroskopisch blaßgraue Färbung geht auf die geringe Nervenzelldichte dieser Schicht zurück (vgl. Abb. 218). Die Molekularschicht ist in erster Linie als ein *Synapsenlager* zu betrachten, in dem eine Unzahl meist dünner Axone mit regelmäßig angeordneten

[1]) Nach J. E. PURKINJE (auch PURKYNĚ) benannt (1787 bis 1869, Breslau und Prag).

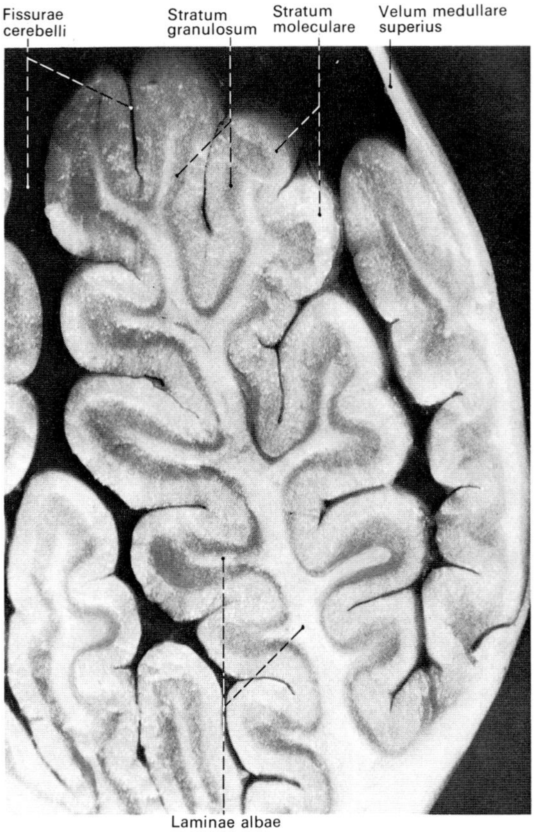

Abb. 216. Menschliches Kleinhirn, Läppchenquerschnitt (Lobulus centralis und Lingula cerebelli). Lupenaufnahme eines ungefärbten Präparats, Vergr. ca. 7 : 1. Man erkennt deutlich beide Rindenschichten und die typische Verästelung der Laminae albae (Original: ROBERT MAYR).

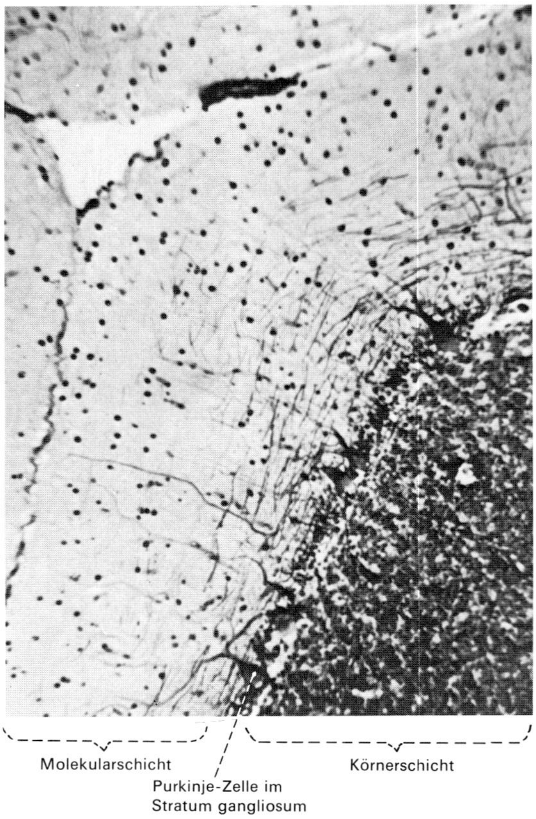

Abb. 218. Die drei Rindenzonen. Mikroaufnahme der menschlichen Kleinhirnrinde, Vergr. ca. 100 : 1 (Original: HELMUT FERNER).

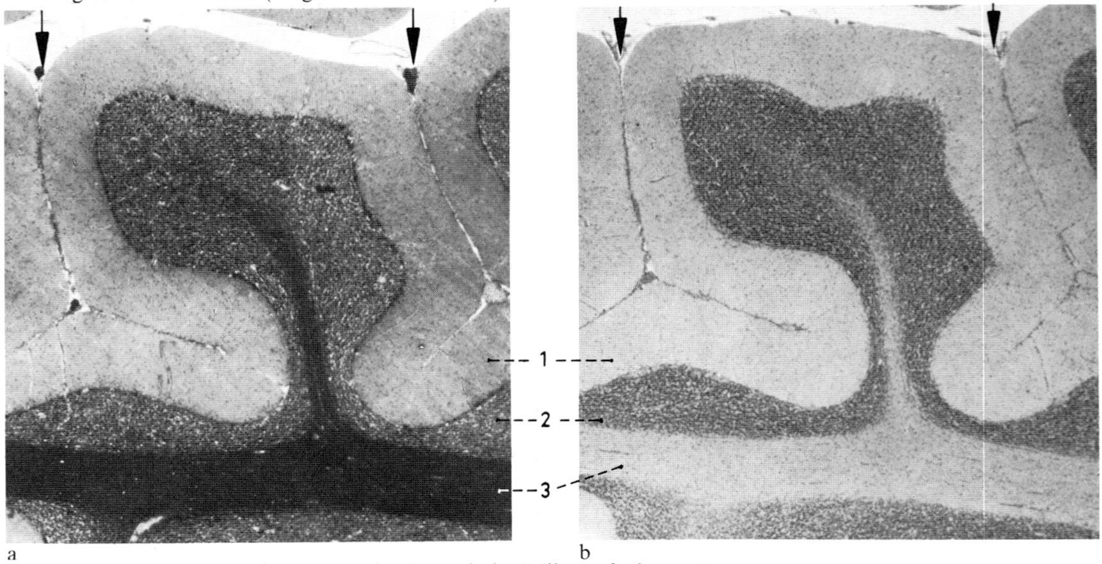

Abb. 217. Einzelne Kleinhirnwindung im Querschnitt (Mikroaufnahmen, Vergr. ca. 20 : 1). Dieselbe Windung bei (a) Markscheidenfärbung nach WEIGERT und (b) Zellfärbung mit Toluidinblau. 1 = Stratum moleculare. 2 = Stratum granulosum. 3 = Lamina alba. Die Fissuren an den Grenzen des Foliums sind durch Pfeile markiert (Original: ROBERT MAYR).

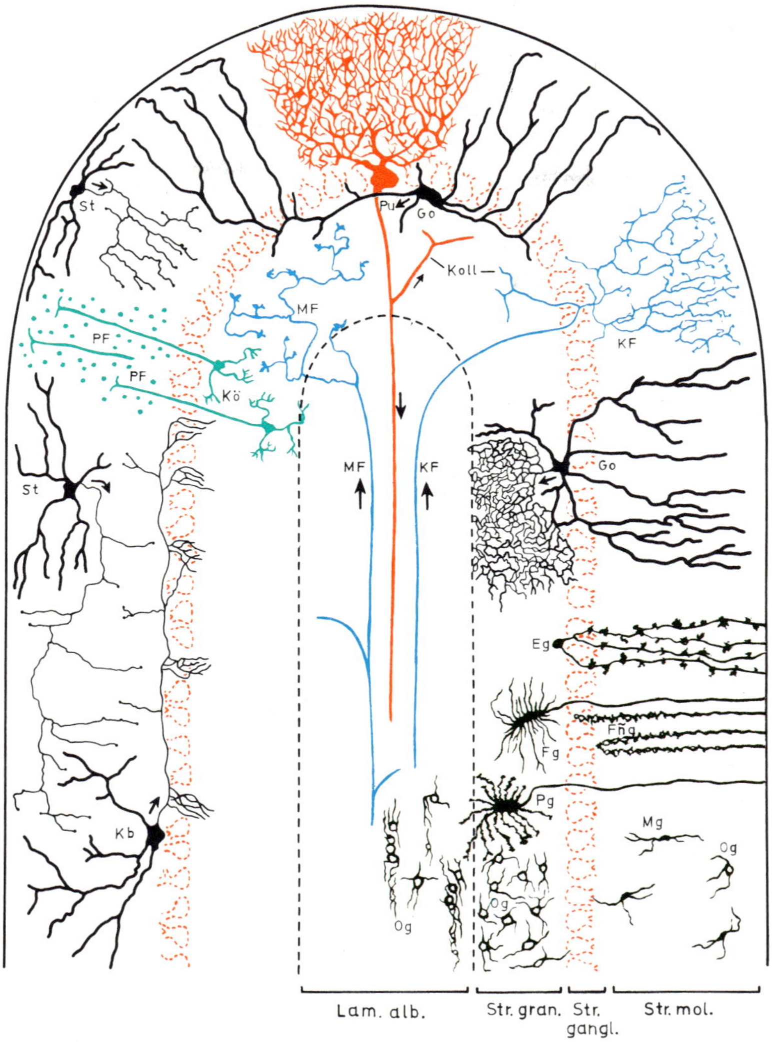

Abb. 219. Die Nervenzell- und Gliaelemente der Kleinhirnrinde (umgezeichnet nach JANSEN-BRODAL 1958). Querschnitt eines Folium cerebelli schematisch: Lam. alb. = Lamina alba, Str.gran. = Stratum granulosum, Str. gangl. = Stratum ganglionare und Str. mol. = Stratum moleculare. Afferente Fasern (blau): Moosfasern (MF) und Kletterfasern (KF). Efferent (Orange): PURKINJE-Zelle (Pu) sowie eine Reihe von Somata von PURKINJE-Zellen (Orange gestrichelt) als Hauptelement des Stratum ganglionare. Intrakortikale Neurone: Körner (Kö) des Stratum granulosum und deren in der Molekularschicht längs verlaufende Axone (PF = Parallelfasern) grün; alle intrakortikalen Hemmneurone schwarz (Go = GOLGI-Zellen, Kb = Korbzelle, St = Sternzellen). Die Gliazellformen (olivgrün): Epitheloide Glia GOLGIS = BERGMANNsche Stützzellen (Eg), gefiederte Gliazellen von FAÑANÁS (Fñg), fibröse und protoplasmatische Astrozyten (Fg bzw. Pg), Mikroglia (Mg) und Oligodendroglia (Og). Koll. = Kollateralen. Leitungsrichtung der Axone (Pfeile).

Dendritenbäumen in Kontakt steht. Die Hauptmasse der Axone wird von den sog. *Parallelfasern* gebildet, die parallel zur Längsachse der Windungen verlaufen (Abb. 219 u. 221). Senkrecht dazu breiten sich die *Dendritenverzweigungen der Purkinje-Zellen* bis zur Oberfläche der Kleinhirnrinde aus. An den PURKINJE-Dendriten ranken sich die sog. *Kletterfasern* empor, die zu den afferenten Fasern der Kleinhirnrinde zählen.

Zwischen den querstehenden Spalieren der PURKINJE-Dendriten findet man in lockerer Anordnung die Nervenzellen der Molekularschicht, die oberflächlicher gelegenen *(äußeren) Sternzellen* und die in den tieferen Abschnitten vorkommenden *Korbzellen.* (Letztere können als *modifizierte* bzw. *„innere" Sternzellen* aufgefaßt werden). Beide stellen lokale Elemente dar, deren Fortsätze die Rinde nicht verlassen. Die Dendriten beider Zellarten verästeln sich quer zur

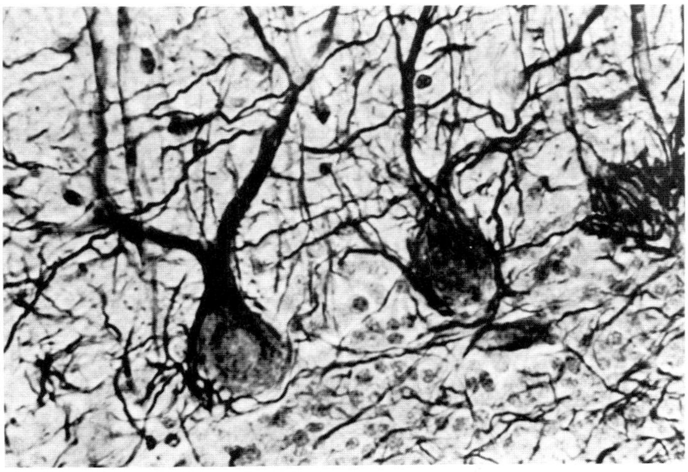

Abb. 220. PURKINJE-Zellen mit Faserkörben. Mikroaufnahme aus der Kleinhirnrinde des Menschen, Silberdarstellung, Vergr. ca. 500 : 1. Links PURKINJE-Zelle mit Kern und typischer Zweiteilung des apikal abgehenden Dendriten (Original: HELMUT FERNER).

Folienachse und nehmen die schmalen Räume zwischen den Dendritenspalieren der PURKINJE-Zellen ein. Auch ihre Axone sind quer orientiert; die der Sternzellen enden an den Dendriten, die der Korbzellen in korbähnlichen Fasergeflechten an den Somata der PURKINJE-Zellen (Abb. 220).

Aus der Körnerschicht steigen schließlich noch die *Dendriten der Golgi-Zellen* in das Synapsenlager der Molekularschicht auf. Die längsverlaufenden Parallelfasern, die durch T-förmige Verzweigung aus den in die Molekularschicht aufsteigenden Körnerzellaxonen hervorgehen, ziehen somit durch die querstehenden Dendritenspaliere von PURKINJE-, Stern-, Korb- und GOLGI-Zellen hindurch und können so eine große Anzahl von Synapsen ausbilden (Abb. 221).

Das Stratum granulosum

Das Stratum granulosum ist am Kamm der Folien dicker (400–500 μm) als in den Tälern (100 μm) und ist erfüllt von dicht liegenden, kleinen Nervenzellen (5–8 μm), den sog. *Körnern*. Sie bedingen das typische Aussehen dieser Schicht im Mikroskop (Abb. 217 u. 218). Im äußeren Bereich der Körnerschicht gibt es noch eine zweite, seltenere Nervenzellart, die relativ großen *Golgi-Zellen* (auch *große Sternzellen der Körnerschicht* genannt).

Einen nicht unbeträchtlichen Raum der Körnerschicht nehmen die sog. *Parenchyminseln* ein. Sie enthalten die eigentümlich gebauten synaptischen Formationen zwischen den rosettenähnlichen Auftreibungen der sog. *Moosfasern* und den klauenförmig gestalteten Dendriten der Körnerzellen. Diese Formationen werden *Glomeruli cerebellares* (auch *Eosinkörper*) genannt (Abb. 221). Im übrigen enthält diese Schicht noch auf- bzw. absteigende Axone und natürlich auch Gliazellen.

Die afferenten und efferenten Fasern der Kleinhirnrinde

Die afferenten und efferenten Fasern erreichen bzw. verlassen die Kleinhirnrinde auf dem Weg über die Marklamellen der weißen Substanz (Abb. 219).

Die afferenten Fasern

Die afferenten Fasern zerfallen nach ihrer Endigungsweise in zwei Gruppen, die Moosfasern und die Kletterfasern.

Die Moosfasern

Die Moosfasern steigen als dick myelinisierte Nervenfasern durch die weiße Substanz auf und geben auf ihrem Weg zur Rinde zahlreiche Äste ab, die vorwiegend an einem, zum Teil aber auch an benachbarten Folien enden. Diese Äste treten unter Verlust der Markscheide in die Körnerschicht ein und zerfallen dort in ihre Endäste; diese tragen in ihrem Verlauf und an ihren Enden die oben erwähnten charakteristischen Auftreibungen, die sog. *Rosetten*. Die Art der Verzweigung und die typischen Auftreibungen dieser Fasern haben zur Bezeichnung „Moosfasern" geführt (Abb. 219).

Jede Moosfaserrosette stellt das zentrale Element eines *Glomerulus cerebellaris* dar, in dem die über die Moosfasern einlangenden Erregungen auf die Dendriten der Körner übertragen werden (Abb. 221 u. 223).

Vestibulo-, spino- und pontozerebellare Kleinhirnafferenzen enden als Moosfasern.

Die Kletterfasern

Die Kletterfasern (Abb. 219) durchlaufen im Gegensatz zu den Moosfasern die weiße Substanz des Kleinhirns unverzweigt und steigen radiär durch die Körnerschicht zu den PURKINJE-Zellen auf. Jede Kletterfaser endigt am Dendritenbaum vorwiegend nur einer PURKINJE-Zelle, indem sie sich mit ihren Endästen an den Dendriten schlingpflanzenähnlich hochrankt (Abb. 221) und zahlreiche Synapsen ausbildet.

Diese auf eine oder wenige PURKINJE-Zellen beschränkte und direkte Endigungsweise mittels Kletterfasern soll nach neueren Erkenntnissen *nur* den olivozerebellaren Kleinhirnafferenzen zukommen.

Die efferenten Fasern

Die *Neuriten der Purkinje-Zellen* stellen das einzige *efferente* Fasersystem der Kleinhirnrinde dar (Abb. 219 u. 221). Noch in der Körnerschicht erhalten diese Neuriten Markscheiden und ziehen zum weitaus überwiegenden Teil an die zentralen Kleinhirnkerne. Nur wenige verlassen das Kleinhirn, um an den Vestibulariskernen zu enden.

Die Axone der PURKINJE-Zellen geben auf ihrem Weg reichlich rückläufige Kollateralen ab, die unmittelbar über und unter den PURKINJE-Zellkörpern einen *supra-* bzw. einen *infraganglionären Plexus* markhaltiger Nervenfasern bilden und schließlich hauptsächlich an GOLGI- und Korbzellen, entgegen früherer Auffassung jedoch weniger zahlreich an PURKINJE-Zellen endigen.

Die feinere Zyto- und Faserarchitektonik der Kleinhirnrinde

Nähere Kenntnisse über die Feinstruktur der neuronalen Elemente und ihrer synaptischen Verbindungen sowie über die subtile räumliche Organisation (Abb. 221) und über manche quantitativ-morphologische Details sind unabdingbare Voraussetzungen für ein Verständnis der Kleinhirnrinden-Funktion. Daher sollen die Neuronentypen der Kleinhirnrinde einschließlich ihrer synaptischen Verbindungen noch detaillierter beschrieben werden. Dabei werden auch schon einige funktionelle Aspekte Beachtung finden, etwa die exzitatorische oder inhibitorische Natur der Neurone bzw. ihrer Synapsen und das Ausmaß von Konvergenz und Divergenz an den einzelnen Neuronentypen.

Die Purkinje-Zellen

Die PURKINJE-Zellen nehmen eine zentrale Stellung im Cortex cerebelli ein. Der „Output" der Kleinhirnrinde wird durch ihren Erregungszustand bestimmt. Insgesamt enthält das Kleinhirn des Menschen etwa 15 Millionen PURKINJE-Zellen. Ihre Perikarya sind 50–70 μm hoch und 30–35 μm breit und bilden eine einzige Zellage von sehr regelmäßiger Anordnung; die Zellabstände betragen in der Längsrichtung der Folien etwa 50 μm, quer zum Windungsverlauf 50–100 μm. Ihre Dichte pro mm^2 Rindenoberfläche beträgt etwa 500. Aus jedem Zelleib steigt ein sich zweiteilender Dendrit in die Molekularschicht auf (Abb. 220 u. 222), dessen zahlreiche weitere Verästelungen bis an die Kleinhirnoberfläche reichen und streng in einer Ebene, nämlich quer zur Folienachse, ausgebreitet sind. Die Spannweite eines solchen Dendritenspaliers beträgt mehr als 200 μm, die Höhe entspricht der Dicke der Molekularschicht, die Tiefe (in Richtung der Folienachse) nur etwa 6 μm. Während die primären und sekundären Dendritenäste glatte Oberflächen haben, tragen die tertiären einen dichten Besatz synaptischer Dornen („synaptic spines"). An den tertiären Dendriten einer einzigen PURKINJE-Zelle, deren Längen zusammengerechnet etwa 40 mm betragen, sollen rund 180000 synaptische Dornen sitzen. Die Dornen stehen ausschließlich mit Parallelfasern in synaptischem Kontakt. An den glatten Oberflächen der dickeren Dendriten liegen die synaptischen Endigungen von Kletterfasern und Sternzellaxonen. Am basalen Teil des Zellkörpers und am noch nicht ummarkten Anfangsteil des Axons (auch Präaxon genannt) liegen die Synapsen der Korbzellaxone (Abb. 222). Parallel- und Kletterfasern wirken exzitatorisch, Korb- und Sternzellen inhibitorisch. Der apikale Abschnitt des Somas der PURKINJE-Zellen und ein Großteil der Dendritenoberfläche ist von Fortsätzen der BERGMANN-Glia bedeckt. Während an jeder PURKINJE-Zelle nur eine Kletterfaser endigt, ist die Konvergenz der übrigen Axone auf die PURKINJE-Zellen sehr groß: ca. 180000 Parallelfasern, etwa 20–30 Korbzellen und etwas weniger Sternzellen stehen mit jeder PURKINJE-Zelle in synaptischem Kontakt.

Kletterfasern, Moosfasern und Glomeruli cerebellares

Der „Input" in die einem Computer vergleichbare „neuronale Maschine" der Kleinhirnrinde (ECCLES, ITO und SZENTAGOTHAI) fließt über zwei verschieden verästelte Fasersysteme ein, die Kletterfasern und die Moosfasern. Beide enden mit exzitatorischen Synapsen.

Jede *Kletterfaser* tritt an nur wenige PURKINJE-Zellen heran, rankt sich mit ihren Endästen an deren Dendritenbaum hoch und bildet an den glatten Oberflächen der größeren Dendriten eine große Zahl von Synapsen. Die Stimulation einer Kletterfaser bewirkt daher eine streng lokalisierte, jedoch intensive Exzitation an der Kleinhirnrinde.

Das *Moosfasersystem* ist durch starke Divergenz ausgezeichnet. Es führt über das Körnerzellsystem indirekt zur Stimulation von PURKINJE-Zellen, aber auch aller Arten von Hemmneuronen der Kleinhirnrinde. Durch die Abgabe von Kollateralen in benachbarte oder sogar weiter entfernte Folien verteilen sich die Moosfasererregungen in diffuser Weise auf ein größeres Rindengebiet. Innerhalb des Folium, in dem eine Moosfaser vorwiegend endigt, bildet sie an ihren verzweigten terminalen Ästen etwa 20 bis 30 Moos-

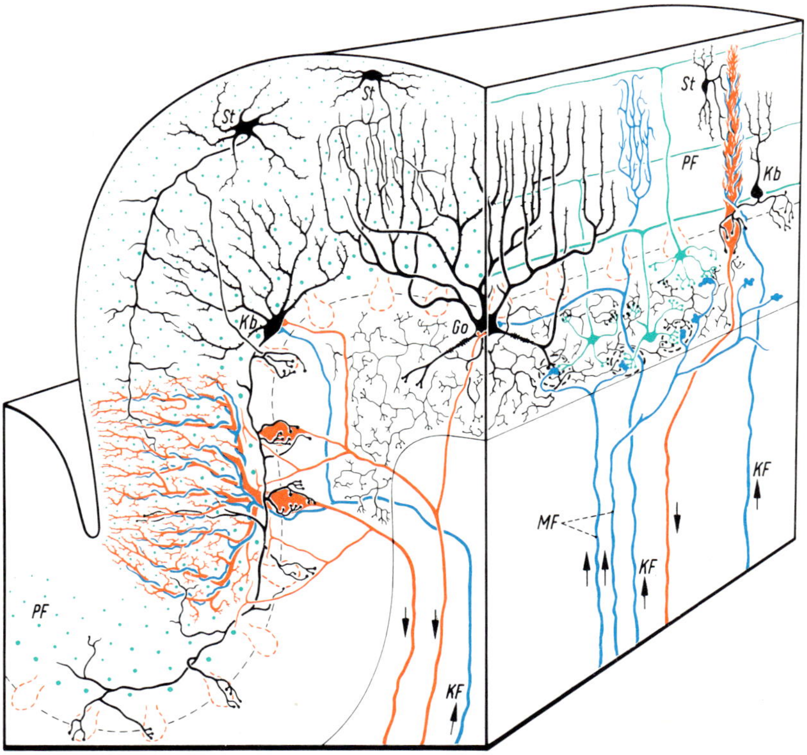

Abb. 221. Anordnung und Verbindungen der fünf Neuronentypen der Kleinhirnrinde und der Moos- und Kletterfasern (Stereodiagramm). Beschriftung und Farben wie in Abb. 219. Die Umrisse dreier Glomeruli cerebellares sind schwarz strichliert angedeutet. Aus ECCLES, ITO, SZENTAGOTHAI 1967 (Nachzeichnung).

faserrosetten für ebensoviele *Glomeruli cerebellares* aus. An der Oberfläche jeder Moosfaserrosette sitzen etwa 300 bis 400 Endknöpfchen von Körnerdendriten, die von den Moosfasern her über exzitatorische Synapsen erregt werden. In einem Teil der Glomeruli, vor allem in der oberen Körnerschicht, bilden die Rosetten auch exzitatorische Synapsen mit GOLGI-Zelldendriten aus (Abb. 223). Die Glomeruli cerebellares sind durch Gliahüllen nach der Umgebung zu abgegrenzt, ihr Durchmesser beträgt etwa 20 µm.

Körnerzellen und Parallelfasern

Die Zahl der Körner ist etwa 1000mal so groß wie die der PURKINJE-Zellen. Jede Körnerzelle hat 3–6 kurze Dendriten, die an ihren klauenförmig gestalteten Enden je 15–20 Endknöpfchen tragen. Jeder der 3–6 Dendriten zieht an eine andere Moosfaserrosette. Da der Abstand der Rosetten an einer Moosfaser größer ist als die Spannweite der Körnerdendriten, dürften an jeder Körnerzelle die Erregungen von 3–6 Moosfasern konvergieren. Anderseits wird in jedem Glomerulus cerebellaris die Erregung der Moosfasern auf etwa 20 verschiedene Körner übertragen. Die Divergenz der über die Moosfasern in die Kleinhirnrinde einlaufenden Erregungen wird durch die Körner noch um einige Potenzen erhöht: Die Axone der Körner steigen nämlich senkrecht in die Molekularschicht auf und verlaufen nach T-förmiger Teilung streng windungsparallel durch die querstehenden Dendritenspaliere von PURKINJE-, Korb-, Stern- und GOLGI-Zellen, wobei sie an den synaptischen Dornen aller dieser Dendritenbäume exzitatorische Synapsen ausbilden. Von der Teilungsstelle an reicht jede Parallelfaser 1–1,5 mm weit, so daß eine Parallelfaser mit 3 mm Spannweite ca. 450 Dendritenbäume von PURKINJE-Zellen kreuzt, darüber hinaus noch die der dazwischenliegenden intrakortikalen Hemmneurone.

Die Packung der Parallelfasern ist so dicht, daß etwa 250000 Parallelfasern auf das Ausbreitungsgebiet eines PURKINJE-Spaliers kommen, von denen allerdings nur etwa $^2/_3$ mit dieser PURKINJE-Zelle Synapsen bilden.

Korbzellen, Sternzellen und Golgi-Zellen (intrakortikale Hemmneurone)

Eine über Moosfasern einlangende Erregung bringt auf dem Weg über die Parallelfasern die PURKINJE-

Abb. 222. Ultrastrukturschema der Faserkorbsynapsen an der PURKINJE-Zelle (aus: ECCLES, ITO, SZENTAGOTHAI 1967, neu gezeichnet). Der apikale Teil des Somas der PURKINJE-Zelle ist von epitheloider Glia (BERGMANN-Glia) umhüllt; an der Basis des Zelleibs und am sog. Prä-Axon sitzen zahlreiche Korbzellsynapsen. ►

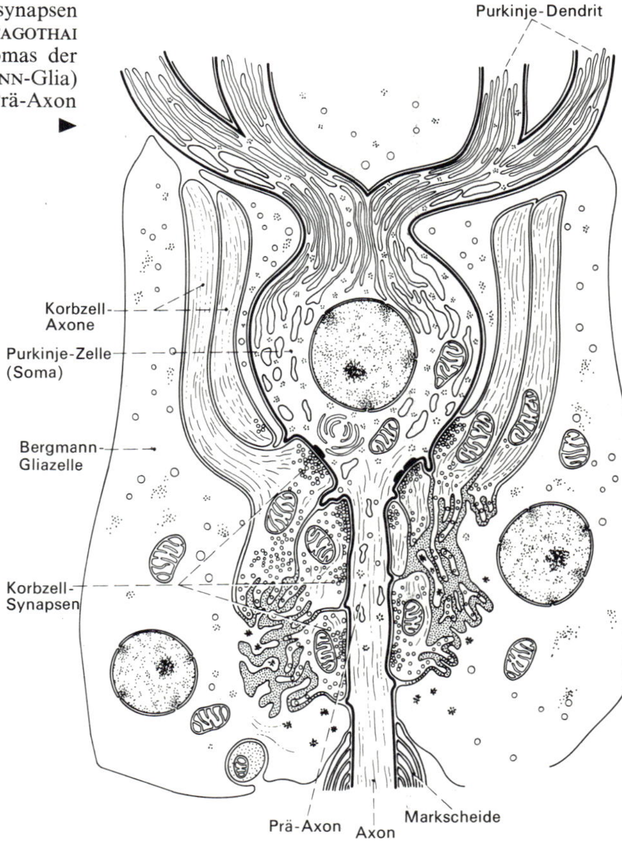

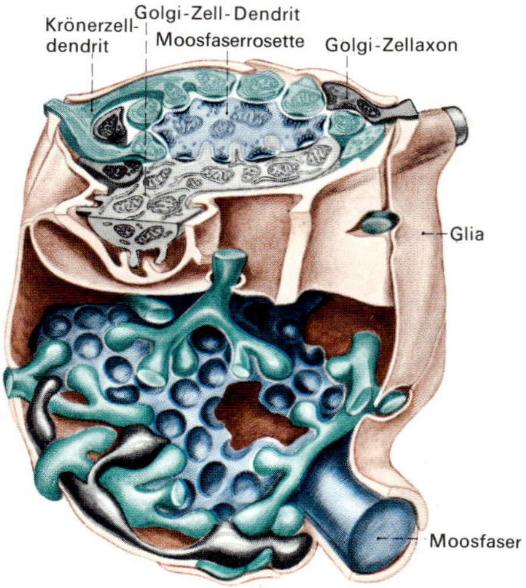

Abb. 223. Glomerulus cerebellaris, räumliche Darstellung mit Querschnitt (leicht verändert nach ECCLES, ITO, SZENTAGOTHAI 1967). Farben entsprechend Abb. 219 und 221. Eine Moosfaser (blau) bildet innerhalb einer Gliakapsel (rotbraun) eine sog. Rosette aus, die mit zahlreichen Körnerzelldendriten (grün) und einem GOLGI-Dendriten (hellgrau am Anschnitt) Synapsen ausbildet. Axonendverzweigungen einer GOLGI-Zelle (dunkelgrau) enden mit Synapsen an den Dendritenendknöpfen der Körner jenseits der Moosfaserrosette.

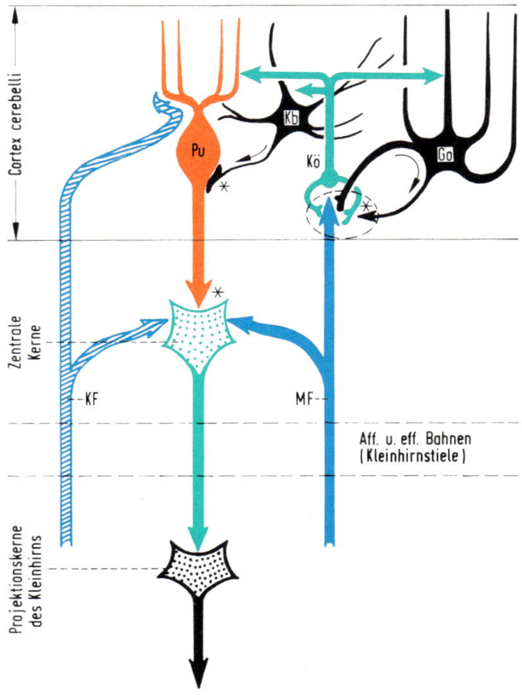

Abb. 224. Schaltprinzip im Kleinhirn (umgezeichnet und verändert nach ECCLES, ITO, SZENTAGOTHAI 1967). Erläuterung im Text. Beschriftung und Farben wie in Abb. 219. * = inhibitorische Synapsen. Zelle der zentralen Kleinhirnkerne (grün punktiert) und von ihr ausgehende efferente Kleinhirnfaser (grün) sowie Zelle aus einem Projektionskern des Kleinhirns (VL thalami, Nucleus ruber, Formatio reticularis, Nucleus vestibularis bzw. Rückenmark) sind zusätzlich zu den Haupteelementen der Kleinhirnrinde im Schema dargestellt.

Zellen in 3 mm langen, jedoch schmalen Rindenstreifen zur Erregung (Abb. 225); die von denselben Parallelfasern miterregten Korb- und Sternzellen üben ihren inhibitorischen Einfluß vor allem transversal zur Folienachse, also auf PURKINJE-Zellen zu beiden Seiten des erregten Längsstreifens aus.

Die Axone der *Korbzellen* ziehen nach der einen oder nach der anderen Seite quer zum Folium etwa 1 mm weit, somit über etwa 10 PURKINJE-Zellen hinweg. Sie geben Äste ab, die in das Stratum ganglionare absteigen und sich am Aufbau der Faserkörbe dieser PURKINJE-Zellen beteiligen. Auch an PURKINJE-Zellen benachbarter Querreihen werden Äste abgegeben, so daß jede Korbzelle etwa 50 PURKINJE-Zellen hemmend beeinflussen kann. An der Bildung jedes einzelnen Faserkorbs sind Äste von 20 bis 30 Korbzellaxonen beteiligt. Die Zahl der Korbzellen soll 10–20% der Zahl der PURKINJE-Zellen ausmachen.

Auch die Axone der *Sternzellen* verlaufen quer und üben über axodendritische Synapsen ihren inhibitorischen Einfluß auf die PURKINJE-Zellen über eine 0,9 mm lange Strecke aus.

Die *Golgi-Zellen* stellen ein inhibierendes „feedback-System“ der Körnerzellen dar. Ihre Zahl beträgt rund 10% der Zahl der PURKINJE-Zellen; ihr Dendritenbaum steigt aus der Körnerschicht in die Molekularschicht auf und breitet sich dort nicht flächenhaft, sondern räumlich aus. Er deckt sich längs und quer zur Folienachse mit den Territorien von je drei PURKINJE-Zellen und weist mit den Dendritenbäumen benachbarter GOLGI-Zellen keine wesentliche Überlappung auf (Abb. 225). Die GOLGI-Zellen werden über die synaptischen Dornen ihrer Dendriten ebenfalls von den Parallelfasern erregt. Allerdings werden die Dendritenstämme vor ihrem Aufstieg in die Molekularschicht auch von den Moosfasern direkt stimuliert, mit denen sie in den Glomeruli cerebellares der oberen Körnerschicht Synapsen ausbilden (Abb. 223). Die Axone der GOLGI-Zellen breiten sich in der Körnerschicht mit starker Verästelung in jenem Areal aus, das sich unter ihrem Dendritenbaum befindet (Abb. 219). Sie endigen mit inhibitorischen Synapsen an den Endformationen der Körnerdendriten innerhalb der Glomeruli cerebellares (Abb. 221 u. 223). Die Körnerdendriten werden somit einerseits von den Moosfasern erregt, anderseits von den GOLGI-Zellen postsynaptisch inhibiert. Dieser rückläufige hemmende Einfluß der GOLGI-Zellen erstreckt sich auf jene Körner, die sich unterhalb des 3 mm langen, von den Parallelfasern erregten Streifens von PURKINJE-Zellen befinden (Abb. 225).

Die Kollateralen von Purkinje- und Kletterfasern

In das Wechselspiel von Hemmung und Bahnung greifen auch noch die rückläufigen Kollateralen der PURKINJE-Axone mit ihrem inhibitorischen Einfluß ein. Sie ziehen über den markhaltigen *Plexus infra-* bzw. *supraganglionaris* vor allem an die Somata von GOLGI- und Korbzellen heran. Die Inhibition von GOLGI- und Korbzellen über die Kollateralen der PURKINJE-Axone bedeutet allerdings eine Disinhibition (also eine Enthemmung) der Körner- bzw. PURKINJE-Zellen.

Schließlich sei noch erwähnt, daß die Kletterfasern über Kollateralen in geringem Ausmaß mit Sternzellen, Korbzellen und GOLGI-Zellen durch axosomatische Synapsen in Verbindung treten. Die genannten intrakortikalen Hemmneurone werden über diese (exzitatorischen) Synapsen aktiviert, das bedeutet, daß die diesen Hemmneuronen nachgeschalteten PURKINJE- und Körnerzellen inhibiert werden.

Die Glia-Architektonik der Kleinhirnrinde

In der Kleinhirnrinde finden wir alle drei Hauptformen der Glia vertreten, nämlich Makro-, HORTEGA-(Mikro-) und Oligodendroglia (vgl. Abb. 219).

An *Makrogliazellen* lassen sich in der Molekularschicht zwei besondere Formen unterscheiden: 1. Die BERGMANN*schen Stützzellen* oder GOLGI*schen Epithelzellen*, deren Zellkörper in mehreren Reihen angeordnet zwischen den Perikarya der PURKINJE-Zellen liegen; sie bedecken die synapsenfreien Oberflächen der PURKINJE-Zellen (Abb. 222) und geben einen oder mehrere Ausläufer ab, die die Molekularschicht durchsetzen und mit ihren Endfüßchen eine geschlossene *Membrana limitans gliae* an der Rindenoberfläche ausbilden. Mit anderen Ausläufern ziehen sie an die Gefäße der Molekularschicht. 2. Die *gefiederten Zellen von* FANANÁS, die in allen Höhen der Molekularschicht zu finden sind und eigenartig geformte Fortsätze haben. – In der Körnerschicht und in der weißen Substanz kommen *unterschiedliche Formen von Astrozyten* vor. Sie bilden mit ihren Fortsätzen die *Membrana perivascularis gliae* um die Gefäße, umhüllen in der Körnerschicht die Glomeruli cerebellares und reichen mit ihren längsten Fortsätzen in die Molekularschicht und bis an die Rindenoberfläche.

Die *Oligodendroglia* ist in der Molekularschicht spärlicher, in der Körnerschicht reichlicher und, wie immer, in der weißen Substanz am reichlichsten vertreten. Die Oligodendrozyten umklammern mit ihren Ausläufern die Körnerzellen und bilden die Markscheiden der auf- und absteigenden Fasern der Kleinhirnrinde.

Die *Hortega-Glia* zeigt auch im Kleinhirn die sonst üblichen Merkmale. Sie ist über die ganze Kleinhirnrinde verteilt, jedoch in der Molekularschicht, und zwar besonders in deren unterstem Drittel, reichlicher vertreten.

Die Funktionsweise der Kleinhirnrinde

Im Folgenden soll versucht werden, einige Prinzipien der Kleinhirnrindenfunktion in kurzen Zügen darzustellen. Durch die intensive Kleinhirnforschung der vergangenen Dezennien und eine zunehmende Koordination morphologischer und neurophysiologischer Untersuchungen konnten zahlreiche neue Erkenntnisse gewonnen werden. Obwohl der Großteil der Befunde an Tieren, vor allem an der Katze und am Affen, gewonnen wurde, darf doch aufgrund des bei allen Säugern sehr ähnlichen Baus der Kleinhirnrinde angenommen werden, daß für die menschliche Kleinhirnrinde dieselben Funktionsprinzipien gelten.

Wie sich bereits aufgrund der streng geometrischen und stereotypen Anordnung der neuronalen Elemente der Kleinhirnrinde vermuten läßt, verarbeitet die Kleinhirnrinde den Impulszustrom überall im Kleinhirn nach demselben Prinzip. Abb. 224 zeigt das Grundschema der intrakortikalen Schaltung und der afferenten und efferenten Leitungen des Kleinhirns. Es fällt auf, daß alle in der Rinde einlangenden Impulse spätestens im zweiten Neuron der intrakortikalen Leitung an Hemmneurone übertragen werden, sind doch mit Ausnahme der Körner alle Nervenzellen der Rinde inhibitorischer Natur. Die relativ frühzeitige Umwandlung aller durch die afferenten Leitungen vermittelten exzitatorischen Aktivität in inhibitorische postsynaptische Potentiale spielt für die Leistung der Kleinhirnrinde eine besondere Rolle. Die durch Impulszufuhr an der Rinde ausgelösten Entladungen verlöschen nach längstens 30 msec, die durch sie hervorgerufenen postsynaptischen Potentiale (EPSPs und IPSPs) sind innerhalb von 100 msec völlig verebbt. Mangels entsprechender Schaltkreise ist längeres Kreisen von Erregungen („Reverberation") im Kleinhirn ausgeschlossen. Auch Assoziationsfasern zur Ausbreitung von Exzitation auf andere Rindenareale fehlen. (Die wenigen als Assoziations- und Kommissurenfasern beschriebenen Bündel in der weißen Substanz des Kleinhirns dürften PURKINJE-Axone sein und daher inhibitorisch wirken). Hinsichtlich aller dieser Eigenschaften unterscheidet sich das Kleinhirn grundsätzlich vom Großhirn.

Diese Konstruktionsmerkmale sichern offenbar eine computerähnliche Funktionsweise des Kleinhirns. Für jeden eingegebenen Satz an Daten wird rasch und präzis ein Ergebnis geliefert. Der neuronale Apparat steht durch die sofortige Löschung „alter" Daten laufend für neue Operationen zur Verfügung.

Während als „Output"-Kanal nur die Axone der PURKINJE-Zellen zur Verfügung stehen, hat die Kleinhirnrinde in Form von Moos- und Kletterfasern zwei verschiedene Kanäle für den „Input". Moos- und Kletterfasern führen dem Kleinhirn letztlich Information aus denselben Quellen zu, nämlich von Haut- und Muskelrezeptoren, von der Formatio reticularis des Hirnstamms und von der Großhirnrinde. Beide Systeme wirken exzitatorisch. Der wesentliche Unterschied zwischen beiden liegt darin, daß die Kletterfasern fast ohne Divergenz direkt an den PURKINJE-Zellen enden und auf diese einen starken und immer zur Entladung führenden exzitatorischen Einfluß ausüben. Im Gegensatz dazu verbreitet sich der exzitatorische Effekt eines Moosfaserimpulses in diffuser Weise über Hunderte von Körnern auf viele Tausende von PURKINJE-Zellen eines mehr oder weniger großen Rindenareals.

Es wird heute angenommen, daß die wesentlichen integrativen Einheiten der Kleinhirnrinde aus Moosfaserendigungen, Körnerzellen mit Parallelfasern, PURKINJE-Zellen und intrakortikalen Hemmneuronen aufgebaut sind.

In jedem Rindengebiet überlappen die Aufzweigungsgebiete zahlreicher Moosfasern. Jede Körnerzelle steht über ihre Dendriten mit 3 bis 6 Rosetten verschiedener Moosfasern in Verbindung. Diese – wenn auch geringe – Konvergenz dürfte für das Zustandekommen starker Körnerzellstimulation eine Rolle spielen. Je nach Moosfaseraktivität sollen sich in rascher Folge an verschiedenen Stellen Herde stark aktivierter Körnerzellen ausbilden können (Fokusbildung).

Wie man aus experimentellen Untersuchungen an der Katze weiß, führt fokale Körnerzellstimulation zu einer entsprechenden Aktivität in einem schmalen Parallelfaserbündel in der Molekularschicht (Abb. 225). Dieses Bündel erstreckt sich über etwa 3 mm in Richtung der Längsachse des Folium und übt auf alle in seinem Verlauf getroffenen Dendritenbäume exzitatorischen Effekt aus. Zu schmale Bündel oder geringe Aktivität können an den betreffenden Zellen keine Impulse auslösen. Eine optimale Erregung wird dann erzielt, wenn sich die Breite des erregten Parallelfaserbündels der Spannweite der Dendritenbäume nähert. Ein etwa 200 μm breiter Strahl aktiver Parallelfasern wird eine starke Exzitation der PURKINJE-Zellen dieses Rindenstreifens bewirken. Gleichzeitig werden auch die an diesem Strahl liegenden Korb- und Sternzellen stark erregt. Durch sie werden die PURKINJE-Zellen beidseits des erregten Streifens inhibitorisch beeinflußt. Diese Hemmzonen sind etwa 1 mm breit. Die GOLGI-Zellen mit ihrem wesentlich breiteren Dendritenfeld werden unter diesen Umständen noch nicht mit Impulsaktivität antworten. Sie sollen die Aufgabe haben, die Breite der erregten Parallelfaserbündel zu kontrollieren. Breite Bündel führen durch Aktivierung der GOLGI-Zellen zu postsynaptischer Hemmung der Körnerdendriten in den Glomeruli cerebellares und unterbinden so den weiteren Moosfaser-„Input". Es soll also die Ausbil-

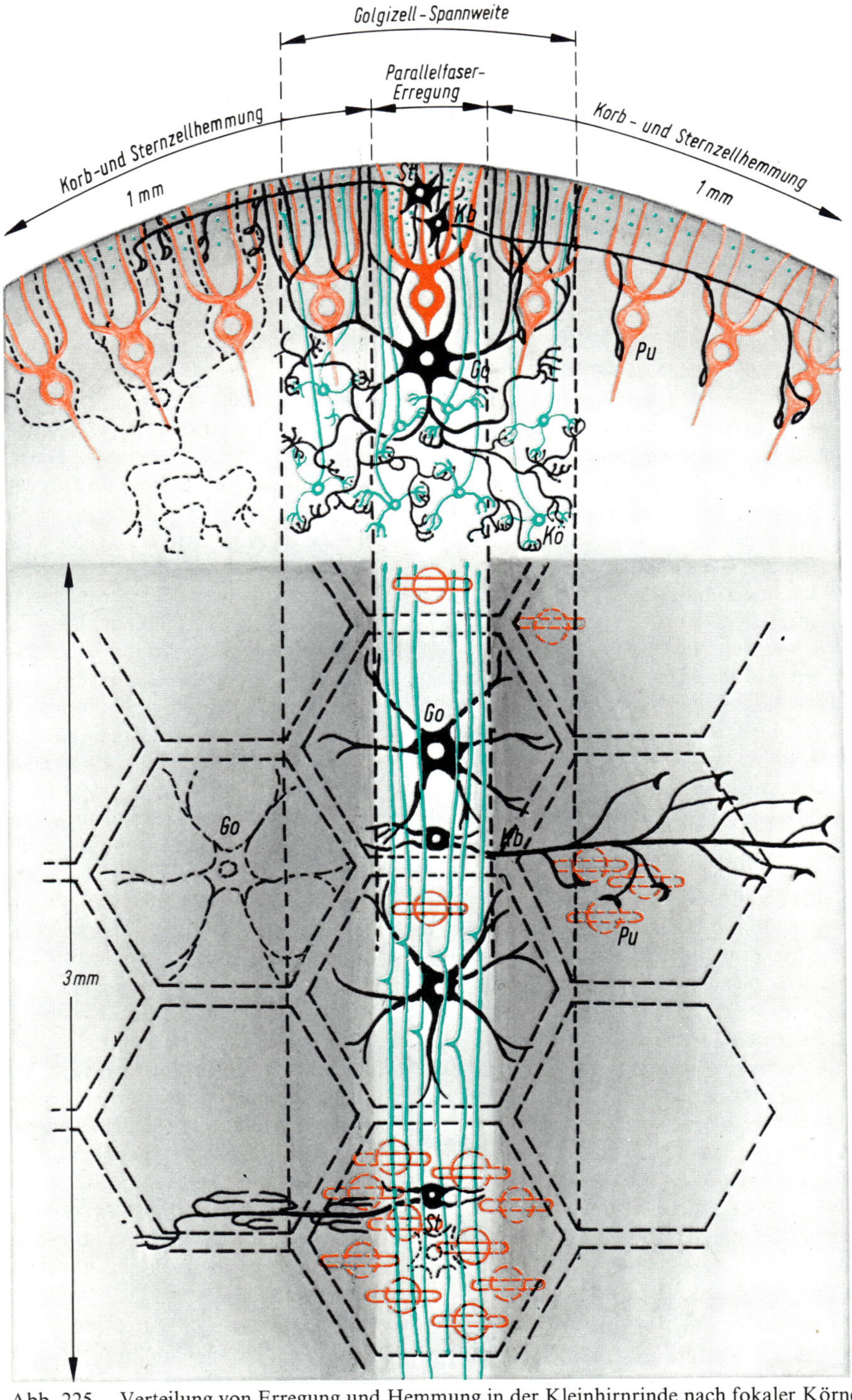

Abb. 225. Verteilung von Erregung und Hemmung in der Kleinhirnrinde nach fokaler Körnerzell-Stimulation (Moosfaser-„Input"). (Geringfügig verändert nach ECCLES, ITO, SZENTAGOTHAI 1967). Beschriftung und Farben wie in Abb. 219 und 221. Der obere Anteil des Schemas stellt einen Folienquerschnitt, der untere Anteil eine Aufsicht dar. Fokale Körnerstimulation durch Moosfasern führt über die Parallelfasern zur Ausbildung schmaler, jedoch 3 mm langer streifenförmiger Exzitationszonen. Diese sind beidseits durch Korb- und Sternzellhemmung scharf abgegrenzt. Die Erregung der GOLGI-Zellen mit ihrem breiteren Dendritenbaum wird nur durch breitere Erregungszonen effektiv. Sie bewirkt dann durch „negatives Feed-back" eine völlige Unterbrechung des Moosfaser-„Input" unterhalb des betreffenden Streifens von Parallelfasern. Die Hemmneurone bewirken sozusagen eine Fokussierung der Erregung der Parallelfasern in relativ schmalen Rindenstreifen in der Längsrichtung der Folien.

dung einzelliger Reihen von erregten PURKINJE-Zellen, flankiert von Hemmzonen, begünstigt werden.

Das durch den Moosfaser-„Input“ an der Kleinhirnrinde erzeugte Erregungsmuster ist aus einer Unzahl derartiger folienparalleler Streifen erregter PURKINJE-Zellen zusammengesetzt, die von Hemmung begrenzt sind. Dieses Muster fluktuiert laufend in Abhängigkeit vom Impulszufluß über das Moosfasersystem. Es enthält in jedem Augenblick die kodierte Information des wenige Millisekunden zuvor eingelaufenen Datenzustroms.

Auf diesem Hintergrund eines ständig wechselnden Musters erregter, inhibierter oder in Ruhe befindlicher Reihen von PURKINJE-Zellen üben die Kletterfasern ihre streng lokalisierte und stark exzitatorische Wirkung aus. Ein Kletterfaserimpuls führt immer zur Entladung der PURKINJE-Zelle; die Entladungsfrequenz hängt allerdings vom Ladungszustand der PURKINJE-Zelle zum Zeitpunkt der Exzitation durch die Kletterfaser ab. Eine PURKINJE-Zelle in Ruhe antwortet mit repetitiver Entladung; bei stärkster Hemmung wird nur 1 Impuls ausgelöst.

Die Tatsache, daß an jeder PURKINJE-Zelle nur eine Kletterfaser endigt, schließt eine integrative Leistung des Kleinhirns hinsichtlich der Kletterfaserafferenzen aus. Man betrachtet das Kletterfasersystem als eine Art Ablesevorrichtung für die Erregbarkeit der PURKINJE-Zellen. Die im Ladungszustand der PURKINJE-Zellen kodierte Information des Moosfaser-„Input“ kann durch die Kletterfaserimpulse laufend und an jedem Punkt der Rinde isoliert abgegriffen werden und in Form eines entsprechenden Impulsmusters über die Axone der PURKINJE-Zellen an die zentralen Kleinhirnkerne weitergeleitet werden. PURKINJE-Zellen wirken inhibitorisch auf die zugehörigen Zellen der zentralen Kerne, das bedeutet, daß die in diesen Kernen vorhandene Aktivität sozusagen durch ein Negativ des Erregungsmusters der Kleinhirnrinde konturiert wird. Inhibierte PURKINJE-Zellen hemmen die Zellen der zentralen Kerne nur wenig, stark exzitatorisch beeinflußte hemmen ihr Projektionsgebiet hingegen stark.

Die zentralen Kleinhirnkerne

Der mikroskopische Aufbau

Über dem Dach des vierten Ventrikels liegt in Form der zentralen Kleinhirnkerne graue Substanz in das Marklager des Kleinhirns eingebettet (Abb. 81).

Der *Nucleus fastigii* oder *Dachkern* liegt am weitesten medial und gehört dem zentralen Marklager des Wurms an. Er ist eiförmig und erreicht mit seiner Längsachse, die sagittal eingestellt ist, eine Ausdehnung von 9–10 mm. Er steht fast in Kontakt mit dem Dach des vierten Ventrikels.

An den Dachkern schließen lateral der *Nucleus globosus* oder *Kugelkern* und der *Nucleus emboliformis* oder *Pfropfkern* an. Der erstere besteht aus einem 5 mm dicken kugelförmigen Abschnitt und einem 7–9 mm langen Stiel, der in mehrere Zellgruppen zerfällt. Der Pfropfkern ist länglich, mit einem hinteren keulenförmig verdickten Ende; sein sagittal eingestellter Längsdurchmesser beträgt 13–18 mm.

Der lateralste Kleinhirnkern ist der *Nucleus dentatus cerebelli* oder *Zahnkern*, der im Marklager der Hemisphäre liegt, und, wie diese, bei den Primaten und besonders beim Menschen sehr groß ist. Ähnlich wie der Olivenkern der Medulla oblongata, nur in größerem Maßstab, bildet er einen länglichen Sack von 16–21 mm Durchmesser, dessen dünne Wand (0,3–0,5 mm) aus grauer Substanz besteht und zahlreiche, in der Längsrichtung des Sackes eingestellte Falten bildet. Damit wird die Oberfläche der grauen Substanz zur Aufnahme und Abgabe von Nervenfasern stark vergrößert. Die Öffnung des Sackes *(Hilus)* ist nach vorn und medial gerichtet. Durch sie treten aus dem Inneren die von den Zellen des Kerns stammenden Nervenfasern aus, die sich mit den Fasern von Nucleus globosus und Nucleus emboliformis zum größten efferenten Fasersystem des Kleinhirns zusammenschließen. Die afferenten Fasern des Nucleus dentatus bilden vor ihrem Eintritt in die Wand des Sackes an der äußeren Oberfläche des Kerns einen dichten Faserfilz, das sog. Vlies *(Amiculum)*.

In allen erwähnten Kernen des Kleinhirns gibt es groß- und kleinzellige Anteile.

In der Säugetierreihe bilden die zentralen Kleinhirnkerne eine mehr oder minder zusammenhängende Zellmasse, die sich allerdings in drei Kerngruppen zerlegen läßt, nämlich eine mediale, eine intermediäre und eine laterale. Stärker als die mediale Kerngruppe (= Nucleus fastigii) entfalten sich bei höheren Säugern die intermediäre und die laterale durch zunehmende Differenzierung und Größenzunahme, die beim Menschen ihren Höhepunkt erreichen. Aus der intermediären Zellgruppe, dem *Nucleus interpositus* der Säuger, gehen der Nucleus globosus und der Nucleus emboliformis hervor; aus dem *Nucleus lateralis* der Säuger entsteht der Nucleus dentatus.

Afferenzen und Efferenzen der zentralen Kleinhirnkerne

An den zentralen Kleinhirnkernen enden die Axone der PURKINJE-Zellen, also der Faserausstrom der Kleinhirnrinde. Nur wenige Neuriten von PURKINJE-Zellen ziehen aus dem Kleinhirn hinaus direkt an die Vestibulariskerne.

Die Projektion der Kleinhirnrinde auf die zentralen Kerne ist so organisiert, daß jeder der drei Kerngruppen ein bestimmter Teil der Kleinhirnrinde zugeordnet ist; der Wurm projiziert auf den Nucleus fastigii, die Pars intermedia der Hemisphären auf die intermediären Kerne und die Pars lateralis auf den Nucleus dentatus (Abb. 229). So ergibt sich eine longitudinale Gliederung der Kleinhirnoberfläche, die sich trotz unscharfer Grenzen als sinnvoll erweist, üben doch die drei Rindenzonen über die zugehörigen Kleinhirnkerne ihren Einfluß auf verschiedene Gebiete des Hirnstamms aus (vgl. Abb. 235).

Außer den PURKINJE-Axonen haben die Kleinhirnkerne eine zweite wichtige Quelle afferenter Fasern, die erst in jüngster Zeit in ihrer Bedeutung voll erkannt wurde. Sowohl die als Kletterfasern in der Rinde endenden Afferenzen als auch die Moosfasern geben auf ihrem Weg durch die weiße Substanz regelmäßig Kollateralen an die zentralen Kleinhirnkerne ab. Auch hier besteht eine gewisse Zuordnung. Der Nucleus fastigii erhält direkte afferente Fasern vom Vestibularapparat und Kollateralen des Tractus vestibulocerebellaris, die intermediären Kerne dürften Kollateralen der spinozerebellaren Zuleitungen und darüber hinaus einige rubrozerebellare Fasern (S. 225). beziehen, der Nuclus dentatus erhält Kollateralen der pontozerebellaren Fasern und eines Großteils der olivozerebellaren Fasern.

Die efferenten Leitungen der Kleinhirnkerne verlassen das Kleinhirn vor allem durch den oberen, aber auch durch den unteren Kleinhirnstiel. Die Fasern des Nucleus fastigii verlaufen hauptsächlich über die unteren Kleinhirnstiele an die Vestibulariskerne und die Formatio reticularis beider Seiten (Abb. 235). Die Fasern der übrigen Kerne ziehen auf dem Weg über den oberen Kleinhirnstiel vor allem an den Nucleus ruber und an den Nucleus ventrolateralis des Thalamus der Gegenseite.

Funktionelle Bedeutung der zentralen Kleinhirnkerne

Nach physiologischen Befunden wirkt die Kleinhirnrinde über die Axone der PURKINJE-Zellen inhibitorisch auf die zentralen Kleinhirnkerne. Diese Tatsache unterstreicht die Bedeutung der Moos- und Kletterfaserkollateralen, über welche die Kleinhirnkerne ihre wichtigen exzitatorischen Impulse erhalten. Letztere dominieren über die Hemmung von Seiten der Kleinhirnrinde, so daß die Hirnstammkerne einschließlich des Thalamus in Abhängigkeit von den dem Kleinhirn zufließenden Erregungen unter einem ständigen tonisierenden Einfluß der Kleinhirnkerne stehen.

Die Faserverbindungen des Kleinhirns

Übersicht

Das Corpus medullare, die weiße Substanz im Inneren des Kleinhirns, setzt sich in die drei Paare von Kleinhirnstielen fort (Abb. 226). Diese enthalten gemeinsam mit dem Velum medullare superius alle *auf- und absteigenden Projektionsbahnen des Kleinhirns.* Während die afferenten Fasern bis an die Rinde aufsteigen, geht die Hauptmasse der efferenten Fasern aus den zentralen Kleinhirnkernen hervor (Abb. 235). Nur wenige efferente Fasern gehen direkt vom Cortex cerebelli aus an Kerne des Hirnstamms (lange kortikonukleäre Fasern).

Außer den langen Projektionsfasern gibt es in der weißen Substanz des Kleinhirns noch *intrazerebellare Fasern*, vor allem die von der Rinde an die zentralen Kerne absteigenden Axone der PURKINJE-Zellen, die (kurzen) kortikonukleären Fasern, und ein kleines Kontingent von Assoziations- und Kommissurenfasern.

Die **afferenten** Leitungen verteilen sich auf alle drei Kleinhirnstiele und das Velum medullare superius (s. Tabelle 13 u. Abb. 227). Grundsätzlich geben die aufsteigenden Fasern auf dem Weg zur Rinde Kollateralen an die zentralen Kerne ab, sei es daß sie als Moos- oder als Kletterfasern im Cortex endigen.

Die *Kletterfasern* stammen ausschließlich aus der unteren Olive und den beiden Nebenoliven und bilden den *Tractus olivocerebellaris.* Sie verteilen sich an die gesamte Kleinhirnrinde.

Alle übrigen Afferenzen bilden das *Moosfaser*system. Dazu gehören eine Reihe Leitungsbahnen aus verschiedenen „präzerebellaren Kernen", wie Vestibulariskerne und Vestibularganglion (*Tractus vestibulocerebellaris*), Kernsäulen des Rückenmarks (*Tractus spinocerebellares*), Brückenkerne (*Tractus pontocerebellaris*), Kerne der Vierhügelplatte (*Tractus tectocerebellaris*) und Kerngebiete der Formatio reticularis (*Tractus reticulocerebellaris*). Diese Bahnen enden in bestimmten, jedoch nicht scharf voneinander abgegrenzten Rindenarealen des Kleinhirns. Aufgrund der Projektionsgebiete der wichtigsten Moosfaserafferenzen an der Kleinhirnrinde unterscheidet man ein *Vestibulo-*, ein *Spino-*, ein *Ponto-* und evtl. ein *Tectocerebellum.* Diese Einteilung der Kleinhirnoberfläche nach der Herkunft der Afferenzen deckt sich weitgehend mit der älteren entwicklungsgeschichtlichen Gliederung des Kleinhirns in ein *Archäocerebellum* (= Vestibulocerebellum), ein *Paläocerebellum* (= Spinocerebellum) und ein *Neocerebellum* (= Pontocerebellum) (Abb. 228; man orientiere sich anhand der Abb. 83 und 84).

Die entwicklungsgeschichtliche und vergleichend-anatomische Betrachtung des Kleinhirns zeigt, daß

Tabelle 13. Die Verteilung der wichtigsten Projektionsbahnen des Kleinhirns auf die drei Kleinhirnstiele.

	afferent	efferent
Pedunculus cerebellaris superior	Tractus spinocerebellaris anterior	„Brachium conjunctivum" (Tractus cerebellorubralis, Tractus dentatothalamicus) Fasciculus uncinatus ascendens
(inkl. Velum med. sup.)	Tractus tectocerebellaris	
Pedunculus cerebellaris medius	Tractus pontocerebellaris	
Pedunculus cerebellaris inferior	Tractus olivocerebellaris Tractus spinocerebellaris posterior (+ Tractus cuneocerebellaris) Tractus reticulocerebellaris	
(inkl. Corpus juxtarestiforme)	Tractus vestibulocerebellaris (direkte und indirekte Bahn)	Fastigiobulbäre Fasern (Fasciculus uncinatus, Fibrae fastigiobulbares rectae) Tractus corticonuclearis (lange Fasern zum Nucl. vestibularis)

bei einfachen Vertebraten das Vestibulocerebellum (Lobus flocculonodularis) dominiert; die mit der Höherentwicklung der Motorik einhergehende Zunahme spino- und pontozerebellarer Afferenzen führt jedoch zu einer zunehmenden Vergrößerung von Wurm und Hemisphären des Corpus cerebelli. Entgegen früherer Ansicht ist allerdings ein Corpus cerebelli mit entsprechenden Afferenzen auch schon bei primitivsten Vertebraten vorhanden (LARSELL).

[1]) Vgl. Fußnote S. 225.

Die **efferenten** Projektionsfasern verlaufen hauptsächlich durch die oberen, in geringerem Ausmaß auch durch die unteren Kleinhirnstiele (s. Tabelle 13). Die von Nucleus dentatus sowie von den beiden intermediären Kernen ausgehenden Fasern bilden das mächtige efferente Bündel des *Brachium conjunctivum*[1]), den Hauptbestandteil des oberen Kleinhirnstiels. Die Fasern aus dem Nucleus fastigii verlaufen mit wenigen Ausnahmen (*Fasciculus uncinatus ascendens*) durch die unteren Kleinhirnstiele (*Fasciculus uncinatus* und *Fibrae fastigiobulbares rectae*). Ihnen

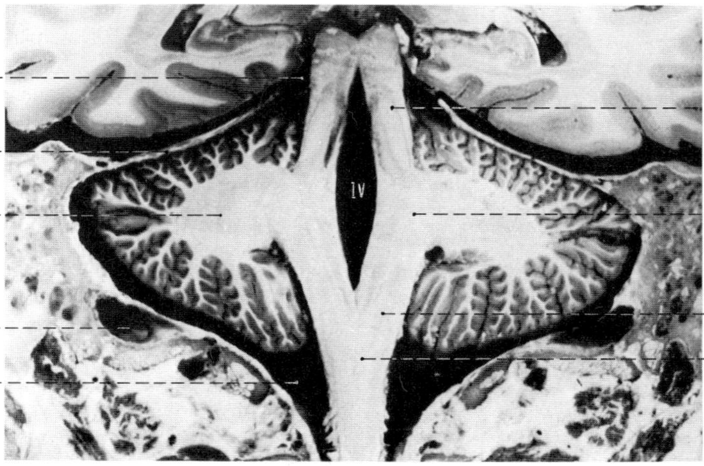

Abb. 226. Schnitt durch einen menschlichen Kopf in Richtung des Hirnstamms, ungefärbt. Kleinhirn mit Markkörper und den drei Kleinhirnstielen, natürliche Größe. IV = Ventriculus quartus (Original: HELMUT FERNER).

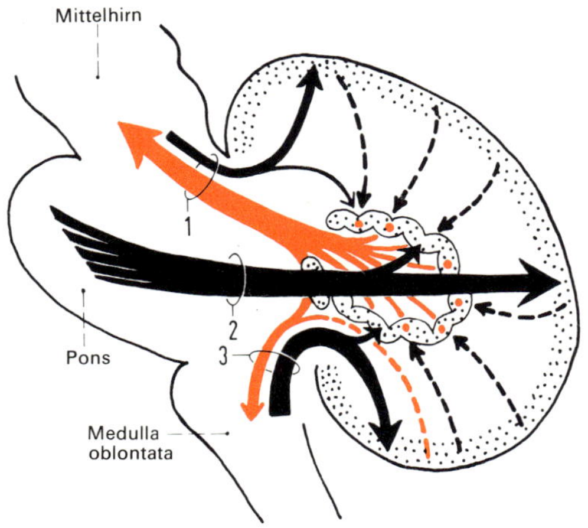

Abb. 227. Die Verteilung afferenter und efferenter Leitungen auf die drei Kleinhirnstiele. Pedunculus cerebellaris superior (1), medius (2) und inferior (3). Cortex cerebelli und zentrale Kleinhirnkerne (punktiert), kortikonukleäre Fasern (gestrichelt). Die Kollateralen der aufsteigenden Fasersysteme an die zentralen Kerne sind im Schema berücksichtigt (Original: ROBERT MAYR).

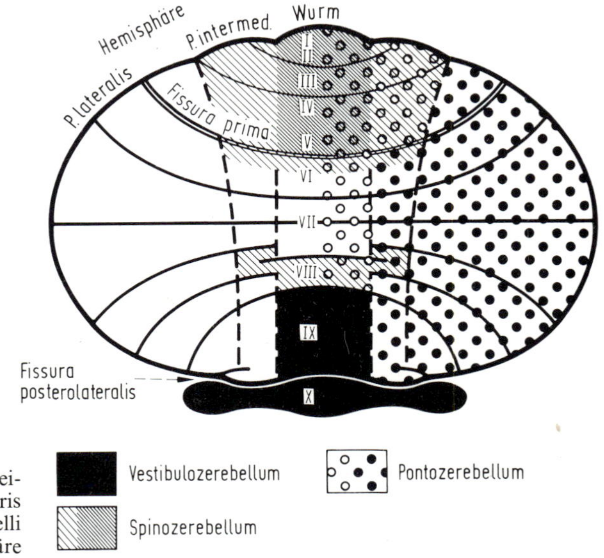

Abb. 228. Einteilung der Kleinhirnoberfläche in Vestibulo-, Spino- und Pontocerebellum. Es besteht eine gewisse Überlappung der Areale, vor allem von Spino- und Pontocerebellum. Dichtere Schraffierung bzw. volle Kreise bedeuten höhere Dichte der betreffenden Moosfaserafferenzen an der Rinde. Schematisierung der Kleinhirnoberfläche entspr. Abb. 83 u. 84.

schließen sich die langen kortikonukleären Fasern an. Der Pedunculus cerebellaris inferior wird vielfach unterteilt in eine größere laterale Portion, die nur afferente Bahnen enthält („*Corpus restiforme*"), und in einen kleineren medialen Abschnitt, das *Corpus juxtarestiforme*; dieses führt den Tractus vestibulocerebellaris und alle Efferenzen (s. Tabelle 13).

Insgesamt ist die Zahl der afferenten Projektionsfasern des Kleinhirns etwa dreimal so groß wie die der efferenten.

Die intrazerebellaren Faserverbindungen

Assoziations- und Kommissurenfasern

Über die Assoziations- und Kommissurenfasern, auch *Fibrae propriae* des Kleinhirns genannt, stehen verschiedene Rindenareale untereinander in Verbindung. Die ersteren sind vorwiegend kurze Bündel, die mehr oder weniger benachbarte Folien an Hemisphären und Wurm miteinander verbinden. Sie kreuzen die Seite nicht. Letztere verbinden die beiden Hemisphären; sie sind nicht zahlreich und verlaufen gemeinsam mit seitenkreuzenden Bündeln von Projektionsfasern durch die vor dem Nucleus fastigii gelegene *Commissura anterior* bzw. die hinter ihm gelegene *Commissura posterior* (STILLING) des Kleinhirns.

Die kortikonukleären Fasern

Die Summe der von der Kleinhirnrinde absteigenden Fasern der PURKINJE-Zellen wird als *Tractus corticonuclearis* bezeichnet. Das *Gros* dieser Fasern endigt an den zentralen Kleinhirnkernen und gehört

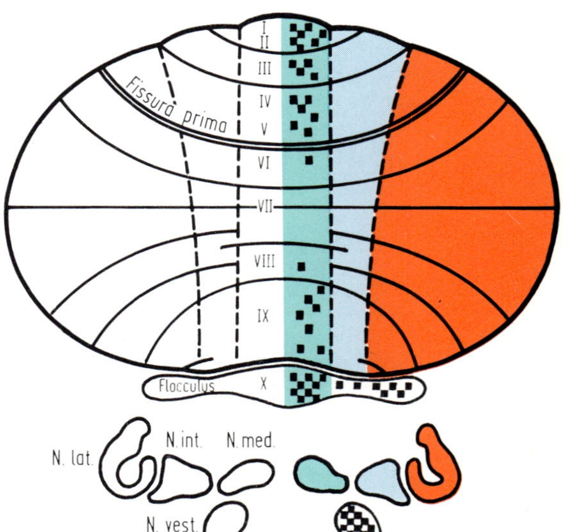

Abb. 229. Longitudinale Gliederung der Kleinhirnrinde aufgrund der kortikonukleären Projektion (umgezeichnet nach JANSEN-BRODAL 1958, nach Befunden am Tier). Die untereinander verbundenen Gebiete sind identisch markiert. N. lat. = Nucleus lateralis (dentatus), N. int. = Nucleus interpositus (= emboliformis + globosus), N. med. = Nucleus medialis (fastigii), N. vest. = Nucleus vestibularis. Schematisierung der Kleinhirnoberfläche entspr. Abb. 83 u. 84.

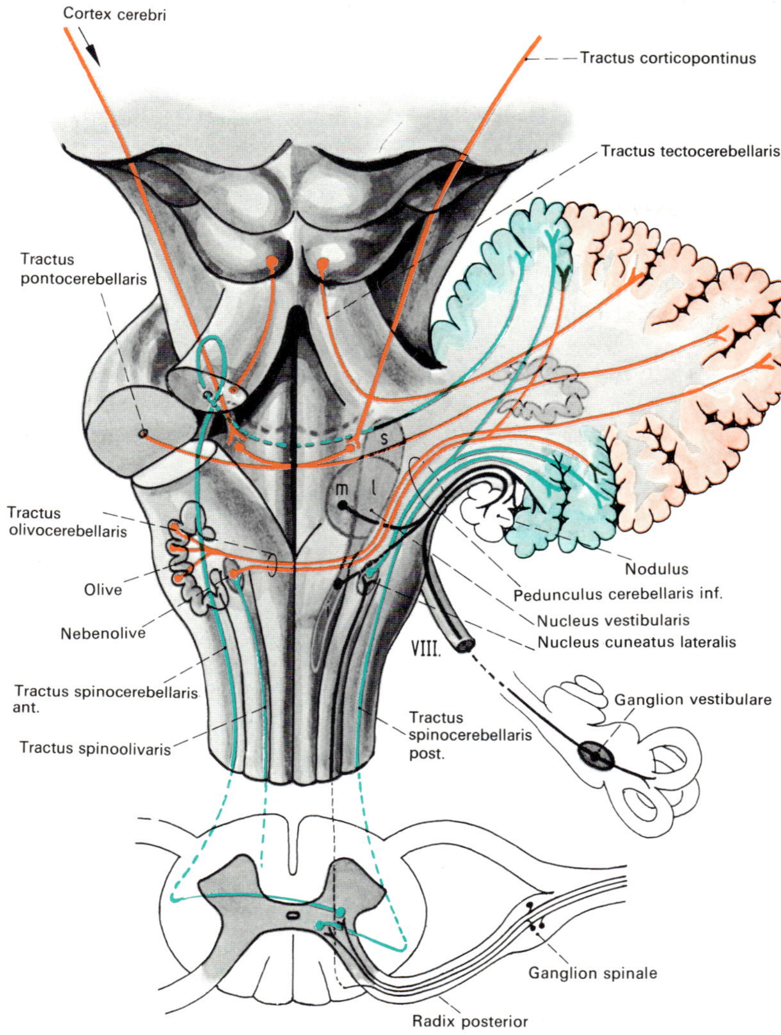

Abb. 230. Schema der wichtigsten afferenten Leitungsbahnen des Kleinhirns. (Rechte Kleinhirnhälfte zur Seite geklappt, links in Höhe der Kleinhirnstiele abgetragen. Rinde des Vestibulocerebellum grau, des Spinocerebellum grün, des Pontocerebellum rot. VIII = N. vestibulocochlearis; s,m,l,i = Nucl. vestibularis sup., med., lat., inf.). Pedunculus cerebellaris inferior mit Tractus vestibulocerebellaris (schwarz, direkte und indirekte Fasern), Tractus spinocerebellaris posterior und cuneocerebellaris (grün) sowie Tractus olivocerebellaris (orange); der Pedunculus cerebellaris medius besteht insgesamt aus dem Tractus pontocerebellaris (orange beidseits eingezeichnet); im Pedunculus cerebellaris superior verlaufen Tractus tectocerebellaris (orange, beidseits eingetragen) und Tractus spinocerebellaris anterior (grün, links). Letzterer kreuzt erst im Kleinhirn auf die Ausgangsseite zurück (grün gestrichelter Abschnitt über der Rautengrube). An vorgeschalteten Neuronen sind primäre sensible Neurone des Rückenmarks (schwarz, dünne Linien), Tractus spinoolivaris (grün) und Tractus corticopontinus (rot) eingetragen. (Tractus reticulo- und trigeminocerebellaris sind nicht berücksichtigt) (Schema: ROBERT MAYR).

daher den intrazerebellaren Faserverbindungen an. Eine geringe Anzahl von PURKINJE-Axonen verläßt das Kleinhirn direkt. Diese langen kortikonukleären Fasern enden vor allem im dorsalen Anteil des Nucleus vestibularis lateralis. Sie sind den efferenten Projektionsfasern des Kleinhirns zuzurechnen.

Es muß allerdings darauf hingewiesen werden, daß der dorsale Teil des lateralen Vestibulariskerns aufgrund seiner Herkunft und seines Aufbaus den zentralen Kleinhirnkernen zugeordnet werden muß und der Tractus corticonuclearis als ein in seiner Organisation einheitliches Fasersystem betrachtet werden kann.

Hinsichtlich der Projektion der Kleinhirnrinde auf die zentralen Kerne und den Nucleus vestibularis besteht eine charakteristische Zuordnung, so daß sich eine *longitudinale Gliederung der Kleinhirnrinde* ergibt: Eine mediane (Wurm), eine intermediäre und eine laterale Rindenzone projizieren auf Nucleus fastigii

(= N. medialis), Nuclei globosus et emboliformis (= N. interpositus) bzw. Nucleus dentatus (= N. lateralis); die langen kortikonukleären Fasern aus Lobus flocculonodularis und Wurm projizieren auf den Nucleus vestibularis (Abb. 229).

Die afferenten Leitungsbahnen des Kleinhirns

Der Tractus olivocerebellaris

Die Fasern des Tractus olivocerebellaris entspringen in der Medulla oblongata im kontralateralen *Nucleus olivaris inferior*, treten aus dessen Hilus in die Olivenzwischenschicht ein, wo sie die Seite kreuzen, und steigen als stärkste Faserkomponente des unteren Kleinhirnstiels ins Kleinhirn auf. Die efferenten Fasern der beiden Nebenoliven, *Nucleus olivaris accessorius medialis* bzw. *dorsalis*, schließen sich den Fasern des Olivenhauptkerns an. Sie werden manchmal als *Tractus parolivocerebellaris* vom Faserbündel des Hauptkerns unterschieden (Abb. 230, vgl. auch S. 169).

Der Tractus olivocerebellaris stellt den gesamten Kletterfaser-Zustrom zum Kleinhirn dar. Seine Fasern geben Kollateralen an die zentralen Kleinhirnkerne ab und verteilen sich an das *gesamte* Rindengebiet. Jede Faser endigt am Dendritenbaum nur weniger (bis zu 15) PURKINJE-Zellen, so daß annähernd eine Punkt-zu-Punkt-Zuordnung zwischen unterer Olive und Cortex cerebelli besteht.

Die Olivenprojektion auf das Kleinhirn weist auch eine klare topische Organisation auf. Die Lokalisation der verschiedenen Abschnitte des Olivenkern-Komplexes an entsprechenden Arealen der Kleinhirnoberfläche kann hier nur in groben Zügen angeführt werden: Die Hauptoliven projizieren auf die kontralateralen Hemisphären, und zwar so, daß Fasern aus der dorsalen Lamelle des Olivenkerns an der Facies superior cerebelli, jene aus der ventralen Lamelle an der Facies inferior endigen. Die beiden Nebenoliven projizieren auf den Wurm, die dorsale auf den Oberwurm, die mediale mehr auf den Unterwurm. Es besteht also eine dorsoventrale und eine mediolaterale Korrespondenz zwischen Oliven und kontralateralen Kleinhirnrindenarealen.

Der Kernkomplex der unteren Olive erhält absteigende und in geringer Menge auch aufsteigende Afferenzen. Vom Nucleus ruber, vom zentralen Höhlengrau und von der Formatio reticularis des Mittelhirns absteigende Fasern gelangen über die zentrale Haubenbahn an den Olivenhauptkern. Fasern aus der motorischen Großhirnrinde ziehen über die Pyramiden an umschriebene Areale der Hauptolive (ventrale Lamelle) und der beiden Nebenoliven. Auch Nucleus caudatus und Globus pallidus projizieren auf die Oliven. Aus dem Rückenmark aufsteigende spinoolivare Leitungen enden in spezifischen Arealen der akzessorischen Olivenkerne. Allen genannten Strukturen, die über die Oliven auf die kontralaterale Kleinhirnhälfte projizieren, sind bestimmte Areale des Olivenkerns bzw. der beiden Nebenoliven sowie bestimmte Areale der Kleinhirnrinde zugeordnet. Obwohl es an den Zellen der Oliven zu einer Konvergenz von Fasern kommt, ist die Lokalisation ziemlich scharf umschrieben.

Über die indirekte *spinoolivozerebellare* Leitung werden dem Spinocerebellum auf dem Weg über die Nebenoliven exterozeptive Impulse und auch Erregungen hochschwelliger Muskelrezeptoren und von Sehnenspindeln aus Extremitäten- und Rumpfbereich zugeleitet. Diese Leitung bildet die Kletterfaserafferenz des Spinocerebellum. Vom Rückenmark steigen die entsprechenden Fasern in mehreren Bündeln zu den Nebenoliven auf. Der schon länger bekannte *Tractus spinoolivaris (ventralis)* steigt im Vorderstrang auf; im Hinterstrang wurde ein *Tractus spinoolivaris dorsalis* beschrieben, und auch ein dorsolaterales Faserbündel des Seitenstrangs ist bei der Katze nachgewiesen worden. Die Bahnen sind somatotopisch organisiert und enden nach Umschaltung in den Nebenoliven an der Rinde des Spinocerebellum.

Der Tractus vestibulocerebellaris

Als Tractus vestibulocerebellaris werden Kleinhirnafferenzen vom Gleichgewichtsorgan und von den Vestibulariskernen zusammengefaßt. Sie steigen gemeinsam im Corpus juxtarestiforme, also im medialen Anteil des unteren Kleinhirnstiels, zum Cerebellum auf (Abb. 230). Sie bilden den Moosfaser-Zufluß des Vestibulocerebellum.

Ein Teil des Faserbündels besteht aus zentralen Neuriten *primärer Vestibularisneurone* (bipolare Zellen des Ganglion vestibulare), die nach dem Eintritt des Nervus vestibulocochlearis in den Hirnstamm direkt zur Kleinhirnrinde aufsteigen (sog. *direkte sensorische Kleinhirnbahn*). Diese primären Neurone endigen im ipsilateralen Lobus flocculonodularis, zum Teil auch in der Uvula und in der Lingula des Wurms.

Die überwiegende Zahl der Fasern des Tractus vestibulocerebellaris sind jedoch *sekundäre Neurone* aus gewissen Regionen des Nucleus vestibularis medialis und inferior. Sie wechseln nach ihrem Eintritt ins Kleinhirn zum Teil die Seite und sollen sich bilateral an Nodulus, Uvula und Dachkerne verteilen.

Die primären vestibulozerebellaren Fasern sollen aus den Cristae ampullares kommen; der vestibuläre Impulszustrom zum Kleinhirn dürfte daher im wesentlichen auf Erregungen aus dem Bogengangsystem beschränkt sein. Die „sekundären" Neurone entspringen interessanterweise in Vestibulariskern-Gebieten, in denen keine primären Vestibularisneurone endigen, sondern vor allem spinovestibuläre Fasern. Somit vermitteln sie dem Kleinhirn offensichtlich keine vestibulären Impulse, sondern Erregungen des Rückenmarks an das Vestibulocerebellum.

Die spinozerebellaren Bahnen

Zu dieser Gruppe von Bahnen gehören nicht nur die beiden klassischen Kleinhirnseitenstrangbahnen, *Tractus spinocerebellaris posterior* und *anterior*, sondern auch der *Tractus cuneocerebellaris* und der erst kürzlich entdeckte *Tractus spinocerebellaris rostralis*. Diese vier Bahnen, die sich anatomisch und funktionell in gewisser Hinsicht unterscheiden, endigen als Moosfaserafferenzen in bestimmter somatotopischer Anordnung an der Rinde des Spinocerebellum (Abb. 228), also einerseits an Wurm und Pars intermedia des Lobus anterior, anderseits in einem umschriebenen Gebiet des Lobus posterior cerebelli (Pyramis, rostrale Teile der Uvula und Lobulus paramedianus, der etwa der Zona intermedia des Lobulus gracilis beim Menschen entspricht). Die Bahnen führen dem Kleinhirn, auf dem Weg über das Rückenmark und den Hirnstamm, Erregungen von Muskel-, Gelenks- und Hautrezeptoren des Rumpfes und der Extremitäten zu. Die Leitung von der Peripherie bis ans Kleinhirn besteht jeweils aus zwei Neuronen. Mit Ausnahme kleinerer Komponenten endigen alle vier Bahnen an der ipsilateralen Kleinhirnhälfte.

Neben diesen vier direkten gibt es noch eine Reihe *indirekter spinozerebellarer Afferenzen*. Sie sind dadurch gekennzeichnet, daß sie auf dem Weg ins Kleinhirn in bestimmten Kernen des Hirnstamms eine synaptische Umschaltung erfahren. Zu diesen zählen *spinoretikulozerebellare* und *spinopontozerebellare* Leitungen sowie mehrere *spinoolivozerebellare* Bahnen. Letztere spielen insofern eine besondere Rolle, als sie den Weg für die Kletterfaserimpulse an das Spinocerebellum darstellen (vgl. S. 218). Die genannten Bahnen werden als Anteile der Tractus reticulo-, ponto- bzw. olivocerebellaris an entsprechender Stelle besprochen.

Der Tractus spinocerebellaris posterior (FLECHSIG)

Diese Bahn besteht hauptsächlich aus sekundären propriozeptiven Neuronen aus dem *Nucleus dorsalis* (= thoracicus, STILLING-CLARKEsche Säule) derselben Rückenmarkshälfte. Die Fasern steigen somatotopisch gegliedert im dorsolateralen Teil des Seitenstrangs auf und erreichen auf dem Weg über den unteren Kleinhirnstiel die Bein- und Rumpfregionen des Spinocerebellum im Lobus anterior und Lobus posterior cerebelli (Abb. 230). Die Leitung bleibt durchwegs in derselben Körperhälfte.

Über die CLARKEsche Säule (s. S. 96) werden Erregungen von Muskelspindeln (Ia-Fasern, in geringerem Maße auch II-Fasern) und Sehnenspindeln (Ib-Fasern) weitgehend modalitätsspezifisch ans Kleinhirn weitergeleitet. Impulse von Muskelspindeln werden über Zellen des dorsomedialen Teils der CLARKEschen Säule, jene von Sehnenspindeln über Zellen des ventrolateralen Kerngebiets weitergegeben (vgl. auch S. 111).

Im Tractus spinocerebellaris posterior sollen auch exterozeptive Afferenzen (von verschiedenen Rezeptoren der Haut) und Afferenzen von anderen Muskelrezeptoren (hohe Reizschwelle) sowie von Gelenksrezeptoren ans Kleinhirn ziehen. Diese Faserqualitäten werden nicht in der CLARKEschen Säule umgeschaltet.

Der Tractus cuneocerebellaris

Dieser geht vom *Nucleus cuneatus lateralis* (= accessorius) der Medulla oblongata (s. S. 170) aus. Dieser Kern ist aufgrund seines Aufbaus und seiner Faserverbindungen als ein Äquivalent der CLARKEschen Säule für die Halssegmente zu betrachten, in denen ja ein Nucleus dorsalis fehlt. Der Nucleus cuneatus externus, der wie die CLARKEsche Säule somatotopisch gegliedert ist, bekommt seine primären propriozeptiven Neurone von den zervikalen Hinterwurzeln über den Hinterstrang zugeleitet. Die von ihm ausgehenden sekundären Neurone ziehen als *Fibrae arcuatae externae dorsales* in den unteren Kleinhirnstiel derselben Seite, wo sie sich dem FLECHSIGschen Bündel anschließen und an die Armregionen des Spinocerebellum von Vorder- und Hinterlappen aufsteigen. Die Bahn ist wie der Tractus spinocerebellaris posterior somatotopisch gegliedert und führt dieselben Faserqualitäten. Sie ist als sein Homologon für die obere Extremität aufzufassen (Abb. 230; vgl. S. 112). Daher wird sie hier zu den spinozerebellaren Bahnen gerechnet, wenn ihre Fasern auch erst in Höhe der Medulla oblongata entspringen.

Der Tractus spinocerebellaris anterior (GOWERS)

Die Fasern dieser Bahn gehen aus Strangzellen des lateralen Anteils der grauen Substanz des Rückenmarks (Basis des Hinterhorns und Zona intermedia) hervor und kreuzen großteils in der Commissura alba zur Gegenseite. Die Fasern sammeln sich vom oberen Lumbalmark aufwärts an der ventrolateralen Oberfläche des Rückenmarks zum GOWERSschen Bündel. Die Bahn steigt durch das Rückenmark und den Hirnstamm bis in Höhe des rostralen Abschnitts der Brücke auf, wo sie sich zwischen sensiblem Trigeminuskern und mittlerem Kleinhirnstiel nach dorsal wendet und dem oberen Kleinhirnstiel von lateral her anschließt (Abb. 231). Nun überkreuzt sie in einem Bogen das efferente Bündel des oberen Kleinhirnstiels und tritt an seiner Medialseite ins Kleinhirn ein. Hier enden die Fasern in den Beinregionen des Spinocerebellum (Vgl. auch S. 112).

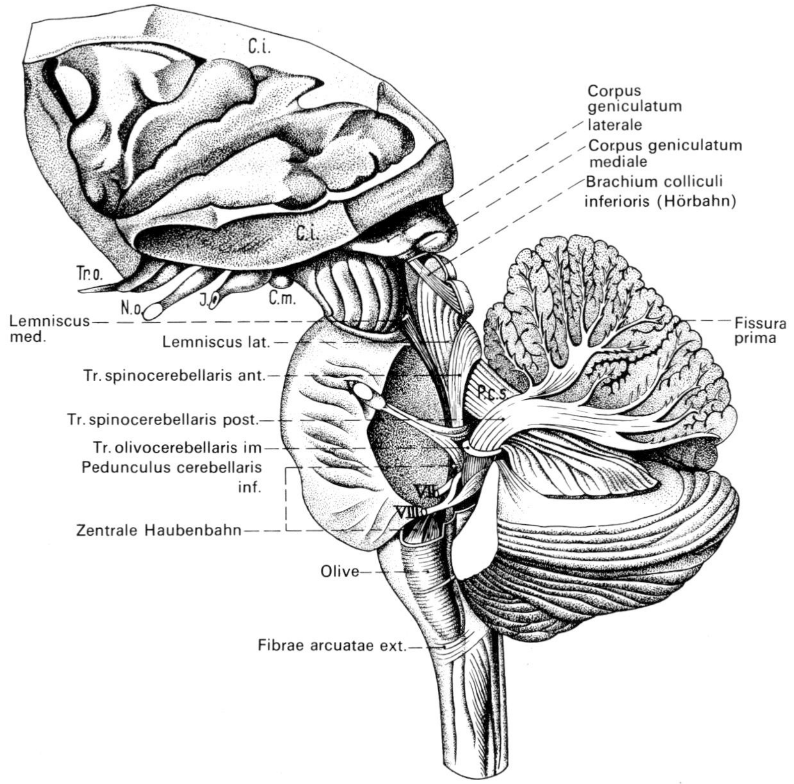

Abb. 231. Die wichtigsten afferenten Faserzüge des Hirnstammes, zusammengestellt von BÜTTNER (Z. Anat. 84, 1927) nach Abfaserungspräparaten. Umzeichnung. Ci = Capsula interna, Tr.o. = Tractus olfactorius, I = Infundibulum der Hypophyse, N.o. = Nervus opticus, C.m. = Corpus mamillare, P.c.s. = Pedunculus cerebellaris superior. V, VII, VIII = N. trigeminus, facialis, vestibulocochlearis. Der letztere gabelt sich in die dorsal liegende Pars vestibularis und die ventrale Pars cochlearis.

Jene Fasern, die im Rückenmark die Seite gewechselt hatten, also der Hauptteil dieser Bahn, kreuzen innerhalb des Kleinhirns auf die ursprüngliche Seite zurück (Abb. 230). Etwa 15% der Fasern enden bilateral.

Der Tractus spinocerebellaris anterior besteht aus den sekundären Neuronen einer tiefensensiblen Leitung, die Impulse von Sehnenspindeln aus dem Gebiet der unteren Rumpfhälfte und der unteren Extremität vermittelt. An den Ursprungszellen im Rückenmark soll es nach physiologischen Befunden bereits zu stärkerer Integration kommen. Diese Zellen sollen auch unter starkem supraspinalen Einfluß stehen, vor allem seitens der Formatio reticularis.

Der Tractus spinocerebellaris rostralis

Diese Bahn, die erst vor 10 Jahren mit physiologischer Methodik an der Katze entdeckt wurde, ist das Äquivalent des Tractus spinocerebellaris anterior für die obere Extremität. Seine Fasern sollen jedoch ohne Seitenkreuzung in ventralen Anteilen des Rückenmarks aufsteigen, das Kleinhirn über den unteren Kleinhirnstiel erreichen und dort sowohl an Arm- als auch an Beinregionen von Wurm und Intermediärzone endigen. Es wird daher angenommen, daß die Bahn für die Koordination der Bewegungsmuster von oberer und unterer Extremität dient. Für die Primaten und den Menschen steht der Nachweis dieser Bahn indes noch aus.

Die *somatotopische Repräsentation* in den beiden Abschnitten des Spinocerebellum ist nicht nur durch entsprechende faseranatomische, sondern auch durch physiologische Befunde gut belegt. Abb. 232 zeigt die Projektionsfelder der Körperregionen an der Kleinhirnrinde, die experimentell durch Stimulation bestimmter Hautareale und Ableitung der Aktionspotentiale an der Kleinhirnrinde nachgewiesen werden konnten. Die Gesichtsregion entspricht Hautreizen im Trigeminusgebiet. Das entsprechende Rindenareal ist Projektionsgebiet trigeminozerebellarer Leitungen (s. S. 223).

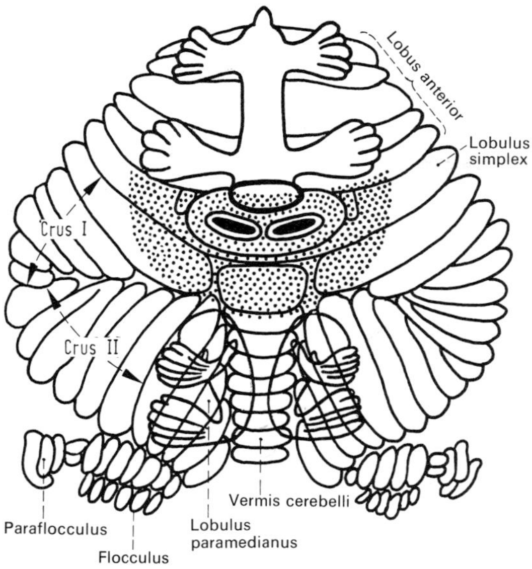

Abb. 232. Somatotopische Lokalisation im Kleinhirn. Die evozierten Potentiale nach Reizung von Hautrezeptoren sind an der Kleinhirnrinde entsprechend den eingezeichneten Figuren lokalisiert. Die Repräsentation im Lobus anterior ist ipsilateral, im Lobulus paramedianus bilateral (nach tierexperimentellen Befunden von SNIDER). Stimulation propriozeptiver Endigungen ergibt eine sehr ähnliche Lokalisation im Kleinhirn. Im punktierten Areal lassen sich evozierte Potentiale auf auditive und visuelle Reize beobachten, die über (direkte oder indirekte) tectozerebellare Afferenzen an das Kleinhirn gelangen dürften („Tectocerebellum"). Dieses Areal überlappt auch die Gesichtsregion, wie sie sich durch taktile Stimulation ergibt. Auch zentrale Hör- und Sehrinde projizieren in dieses Gebiet (nach SNIDER und HAMPSON).

Der Tractus pontocerebellaris

Die dicken mittleren Kleinhirnstiele bestehen ausschließlich aus den Fasern dieser mächtigsten aller afferenten Kleinhirnbahnen. Die Fasern des Tractus pontocerebellaris sind die Neuriten jener Zellgruppen, die als Nuclei pontis die graue Substanz der Pars ventralis der Brücke aufbauen. Die meisten dieser Neuriten wechseln nach ihrem Ursprung aus den Brückenkernen in der Brückenrhaphe die Seite und steigen über den kontralateralen Brückenarm (Abb. 230 u. 233) zur gegenüberliegenden Kleinhirnhemisphäre auf, wo sie an der Rinde des „Pontocerebellum" als *Moosfasern* endigen. Wie aus Abb. 228 hervorgeht, wird das gesamte Spinocerebellum vom Pontocerebellum überlappt, wenn auch die Dichte der pontozerebellaren Afferenzen in diesem Bereich geringer ist. Auf den Wurm projizieren bestimmte Brückenkerne mit gekreuzten und ungekreuzten Fasern. Lingula, Uvula und Nodulus sind die einzigen Rindenareale des Kleinhirns, in denen keine pontozerebellaren Fasern enden.

Die Brückenkerne sind vor allem Relaiskerne einer massiven Projektion des Großhirns auf die kontralaterale Kleinhirnhemisphäre. Großhirn, Brücke und Kleinhirn erfahren in der Phylogenese eine zunehmende Höherentwicklung in gegenseitiger Abhängigkeit voneinander. Es ist wahrscheinlich, daß alle Lappen des Großhirns Brückenfasern entsenden, doch ist ihr kortikaler Ursprung nicht genau bekannt. Sie gelangen durch die vordere bzw. hintere Außenzone der Capsula interna und durch die Hirnschenkel zur Brücke. Eine *zentropontine Bahn* verläuft zusammen mit der Pyramidenbahn und spaltet sich von ihr erst in der Brücke ab. Die *Stirnhirnbrückenbahn (Tractus frontopontinus*, ARNOLDsches Bündel) stammt aus allen Gebieten des Stirnhirns und liegt im Crus cerebri medial der Pyramidenbahn (Abb. Der *Tractus temporopontinus* (TÜRKsches Bündel), an dem sich der vordere Schläfenpol nicht zu beteiligen scheint, liegt lateral der Pyramidenbahn im Großhirnstiel. Diesem schließen sich die weniger starken Bündel aus dem Parietal- und Okzipitallappen (*Tractus parietopontinus* und *occipitopontinus*) an.

Die Nuclei pontis lassen sich hinsichtlich Zelltyp und Zellgröße in etliche Zellgruppen – allerdings ohne scharfe Abgrenzung – unterteilen, und die pontozerebellare Projektion soll auch eine gewisse Lokalisation aufweisen. Grob gesprochen, enden Fasern aus den lateralen und den medialsten Brückenkernen am Wurm; die mittleren, um die Bündel der Pyramidenbahn gruppierten Kerne projizieren auf die Hemisphären. Die Hemisphären erhalten reichlich pontine Fasern, und zwar ausschließlich von kontralateral. Der Wurm erhält einen geringeren pontinen Faserzustrom; allerdings ist diese Projektion bilateral.

Es wird angenommen, daß zwischen Großhirn- und Kleinhirnrinde somatotopische Beziehungen bestehen. Die zerebrozerebellare Projektion auf die „spinalen Regionen" des Kleinhirns wurde in Reizversuchen an Katzen und Affen näher untersucht. Dabei

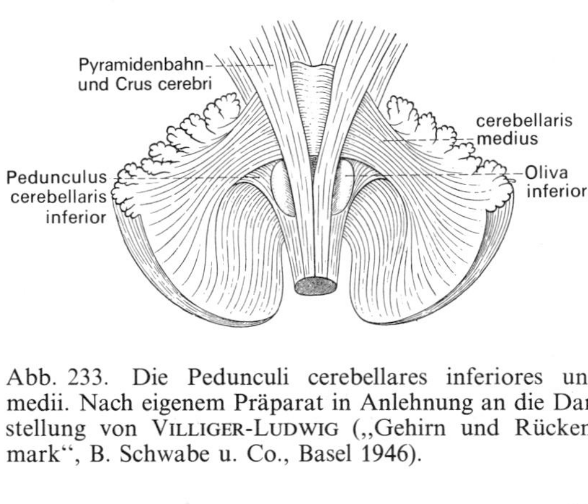

Abb. 233. Die Pedunculi cerebellares inferiores und medii. Nach eigenem Präparat in Anlehnung an die Darstellung von VILLIGER-LUDWIG („Gehirn und Rückenmark", B. Schwabe u. Co., Basel 1946).

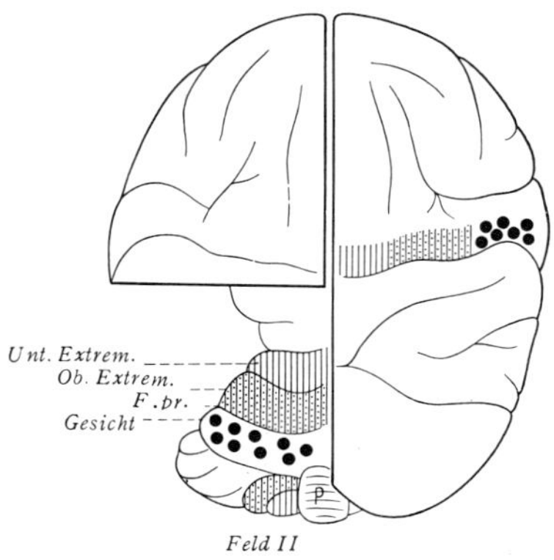

Abb. 234. Schema der somatotopischen Gliederung im Lobus anterior des Kleinhirns und ihre Beziehung zur Gliederung der Großhirnrinde. Nach Reizversuchen von ADRIAN beim Affen. Umgezeichnet und ergänzt. Das Gesichtsfeld greift auf den Lobulus simplex über. Fpr = Fissura prima. Die Projektion des Feldes I ist gegenseitig. In dem zur Pyramide des Wurms (P) gehörenden Lobulus paramedianus soll sich nach SNIDER außerdem ein kleines Feld II mit umgekehrter Orientierung und bilateraler Projektion befinden. Sein Gesichtsfeld würde sich mit dem des oberen Feldes I überdecken.

ergab sich (Abb. 234), daß die sensomotorische Großhirnrinde auf den Lobus anterior und den anschließenden Lobulus simplex der kontralateralen Kleinhirnhälfte projiziert, wobei eine klare Zuordnung von Bein-, Arm- und Gesichtsregionen vorliegt. Anatomische Untersuchungen bestätigen, daß diese Projektion über die Brückenkerne erfolgt.

Corpus pontobulbare und Nuclei arcuati

Im Zusammenhang mit der pontozerebellaren Projektion müssen auch das *Corpus pontobulbare* (Kern des zirkumolivaren Bündels) und die *Nuclei arcuati* (S. 170, Abb. 182) Erwähnung finden. Diese nur beim Menschen gut entwickelten Kerne sind als aberrante Teile des Brückengraus zu betrachten, die sich, wie die Nuclei pontis, von den Rautenlippen herleiten, jedoch in der Entwicklung bei der Zellwanderung in die Pars ventralis pontis zurückgeblieben sind. Das Corpus pontobulbare liegt nahe der Rautengrube an der dorsolateralen Seite des unteren Kleinhirnstiels, die Nuclei arcuati befinden sich an der ventralen Oberfläche der Pyramiden des verlängerten Marks. Beide Kerngebiete sind wie die Brückenkerne Relaiskerne der kortikozerebellaren Projektion.

Die *Nuclei arcuati* erhalten ihren Faserzustrom über kortikospinale Fasern bzw. deren Kollateralen direkt aus der Pyramide. Ihre Efferenzen sollen das Kleinhirn auf zwei Wegen erreichen, (a) als Fibrae arcuatae externae ventrales und (b) als Striae medullares ventriculi quarti.

a) Die *Fibrae arcuatae externae ventrales* nehmen Fasern aus den Nuclei arcuati beider Seiten auf und verlaufen um die Seitenfläche der Medulla oblongata in den unteren Kleinhirnstiel. Man findet sie kranial, oberflächlich und kaudal der Olive und kann die Bündel oft mit freiem Auge erkennen.
b) Andere Fasern aus den Nuclei arcuati ziehen im Inneren der Medulla oblongata entlang der medianen Rhaphe nach dorsal, wechseln am Boden des vierten Ventrikels die Seite und ziehen als *Striae medullares ventriculi quarti* (Abb. 70) nach lateral und im kontralateralen Pedunculus cerebellaris inferior weiter zum Kleinhirn, wo sie im Flocculus enden sollen.

Das *Corpus pontobulbare* erhält seine Afferenzen über das sog. zirkumoliväre Bündel (*Fasciculus circumolivaris*). Die Fasern dieses Bündels durchsetzen den Hirnstamm gemeinsam mit dem Tractus corticospinalis und verlassen diese Bahn sozusagen als aberrantes kortikopontines Bündel erst in der Medulla oblongata. Dort zieht das Faserbündel – manchmal sichtbar – über den unteren Pol der Olive hinweg nach lateral und im Bogen aufwärts zum Corpus pontobulbare. Für die efferente Leitung des Corpus pontobulbare zum Kleinhirn werden zwei Wege angegeben. Nach der einen Meinung sollen auch die efferenten Fasern vorerst im Fasciculus circumolivaris liegen und nach ventral ziehen, um dann gemeinsam mit Fasern der Nuclei arcuati den Weg über die Striae medullares ventriculi IV zu nehmen, so daß sie die kontralaterale Kleinhirnhälfte erreichen. Anderen Angaben zufolge erreichen efferente Fasern des Corpus pontobulbare das Kleinhirn, indem sie vom Kern aus, zwischen den Wurzeln von Nervus vestibulocochlearis und Nervus facialis, vertikal aufsteigen.

Für den Weg vom Großhirn zum Kleinhirn stehen außer den Brückenkernen (einschl. Nuclei arcuati und Corpus pontobulbare) noch andere Relaisstationen zur Verfügung (s. Tractus olivocerebellaris und Tractus reticulocerebellaris). Für die Existenz einer direkten Verbindung zwischen Groß- und Kleinhirn, wie sie von manchen Autoren angegeben wurde, haben sich bisher keine sicheren Anhaltspunkte ergeben.

Der Tractus reticulocerebellaris

Wichtigster Ursprungskern dieser Bahn ist der *Nucleus reticularis lateralis*[1]) der Formatio reticularis medullae oblongatae (Abb. 183). Er liegt dorsolateral der Olive im verlängerten Mark. Man rechnet aber zu dieser Bahn auch kleinhirnafferente Fasern aus anderen Kernen der Formatio reticularis, etwa aus dem *Nucleus reticularis paramedianus* (beim Menschen *Nucleus funiculi anterioris* genannt) und aus den

[1]) Auch *„Seitenstrangkern"* bzw. *Nucleus funiculi lateralis* oder kurz *Nucleus lateralis* genannt.

sog. *perihypoglossären Kernen* (S. 180). Die Bahn gelangt in den gleichseitigen unteren Kleinhirnstiel und endigt über Moosfasern an der Rinde der gesamten ipsilateralen Kleinhirnhälfte. Der Tractus reticulocerebellaris bildet das zweite Neuron hauptsächlich einer indirekten spinozerebellaren Projektion sowie von zerebelloretikulären „Feedback loops".

Die Fasern aus dem *Nucleus reticularis lateralis*, dem Hauptkontingent der Bahn, endigen überwiegend am Wurm, nur in geringem Maß an der Hemisphäre. Dem entspricht, daß der Nucleus reticularis lateralis hauptsächlich spinoretikuläre Afferenzen erhält. Außer diesen aufsteigenden erhält der Kern in geringer Zahl auch absteigende Afferenzen aus dem Nucleus ruber (von kontralateral), dem Nucleus fastigii (über Fibrae fastigiobulbares rectae, s. S. 227), den Vestibulariskernen und sogar von der Großhirnrinde. Im Gegensatz zur Olive (die auch auf- und absteigende Afferenzen erhält) kommt es im Nucleus reticularis lateralis zu einer starken Überlappung der Afferenzen. Dennoch zeigt die retikulozerebellare Projektion ein geringes Maß an Lokalisation insofern, als der (ventrolateral liegende) kleinzellige Kernanteil und der anschließende Abschnitt des (dorsomedialen) großzelligen Kernareals auf den Wurm, der Rest des letzteren auf die Hemisphäre projizieren.

Die spinoretikulären Afferenzen steigen gemeinsam mit den spinothalamischen Fasern im Vorderseitenstrang des Rückenmarks auf. Sie vermitteln exterozeptive (taktile) Empfindungen von der Haut, vor allem von jenen Rezeptoren, deren Impulse das Beugereflexmuster bestimmen. Auf die Neurone des Rückenmarks, aus denen die aufsteigenden Fasern hervorgehen, konvergieren oft Erregungen aus allen vier Extremitäten, d. h. daß die rezeptiven Felder dieser Neurone sehr ausgedehnt sind. Es besteht keine Spezifität hinsichtlich der Modalität der Impulse. Eine supraspinale Beeinflussung der spinoretikulären Neurone ist nachgewiesen, vorwiegend über Tractus vestibulospinalis und Tractus corticospinalis.

Der *Nucleus reticularis paramedianus* sendet seine Fasern hauptsächlich an den Wurm. Afferenzen erhält er vom Rückenmark, von der motorischen Großhirnrinde, in besonderem Maß aber vom Nucleus fastigii, so daß er in erster Linie als Teil eines zerebelloretikulären „Feedback"-Schaltkreises angesehen werden kann.

Die sog. *perihypoglossären Kerne* sind ebenfalls durch Afferenzen und Efferenzen mit dem Kleinhirn verbunden und erhalten darüber hinaus auch spinale Afferenzen.

Bahnen an das „Tectocerebellum" (= „face area")

Nach Stimulation des N. trigeminus sowie auf optische und akustische Reize hin lassen sich in mittleren Wurmabschnitten und angrenzenden Gebieten der Hemisphären Potentiale ableiten. Auch Impulse von Vagus und Glossopharyngeus sollen das Kleinhirn erreichen. Unsere anatomischen Kenntnisse der von diesen Impulsen benützten Leitungsbahnen sind noch sehr bruchstückhaft.

Trigeminozerebellare Leitungen

Trigeminozerebellare Leitungen sind bei Tieren verschiedentlich beschrieben worden, und es ist anzunehmen, daß es sie auch beim Menschen gibt. Bei niedrigen Vertebraten und Säugerembryonen konnten primäre Trigeminusneurone bis ins Corpus cerebelli verfolgt werden. Sie wären zusammen mit den primären Vestibularisneuronen Bestandteil der sog. direkten sensorischen Kleinhirnbahn. Auch sekundäre Trigeminusneurone aus allen sensiblen Trigeminuskernen sollen die Gesichtsregion des Kleinhirns erreichen. Fasern aus dem Nucleus sensorius principalis und aus dem Nucleus tractus spinalis sollen das Kleinhirn über den unteren Kleinhirnstiel erreichen und im Bereich von Culmen und Declive enden. Fasern aus dem Nucleus tractus mesencephalicus, also sekundäre propriozeptive Fasern aus der Gesichtsregion, sollen über den oberen Kleinhirnstiel verlaufen. Das Projektionsgebiet der trigeminozerebellaren Afferenzen, das elektrophysiologisch gesichert ist, deckt sich mit dem optischen und akustischen Projektionsgebiet (Abb. 232).

Tektozerebellare Leitungen

Von den Colliculi inferiores und wahrscheinlich auch von den Colliculi superiores ziehen nahe der Mittellinie die Fasern des Tractus tectocerebellaris über das Velum medullare superius direkt ins Kleinhirn. Sie übermitteln optische und akustische Signale. Für optische Impulse erscheint jedoch aufgrund anatomischer Ergebnisse ein indirekter tektopontozerebellarer Weg wahrscheinlicher. Es konnten tektopontine Fasern aus den Colliculi superiores nachgewiesen werden, die in Nuclei pontis umgeschaltet werden, welche auf den Kleinhirnwurm projizieren.

In mittleren Wurmabschnitten (Gesichtsregion) können Aktionspotentiale auch nach Stimulation der Seh- und Hörrinde des Großhirns ausgelöst werden. Diese Impulse dürften das Kleinhirn wohl auf dem Weg über die Brücke erreichen.

Die efferenten Leitungsbahnen des Kleinhirns

Die efferenten Leitungsbahnen des Kleinhirns (Abb. 235) gehen mit Ausnahme einer kleinen Fasergruppe aus den zentralen Kleinhirnkernen hervor. Nach Ursprungskernen, Austritt der Fasern (oberer bzw. unterer Kleinhirnstiel) und Projektionsgebiet lassen sich die efferenten Fasern in zwei gut abgrenzbare Systeme gliedern, (1) das Brachium con-

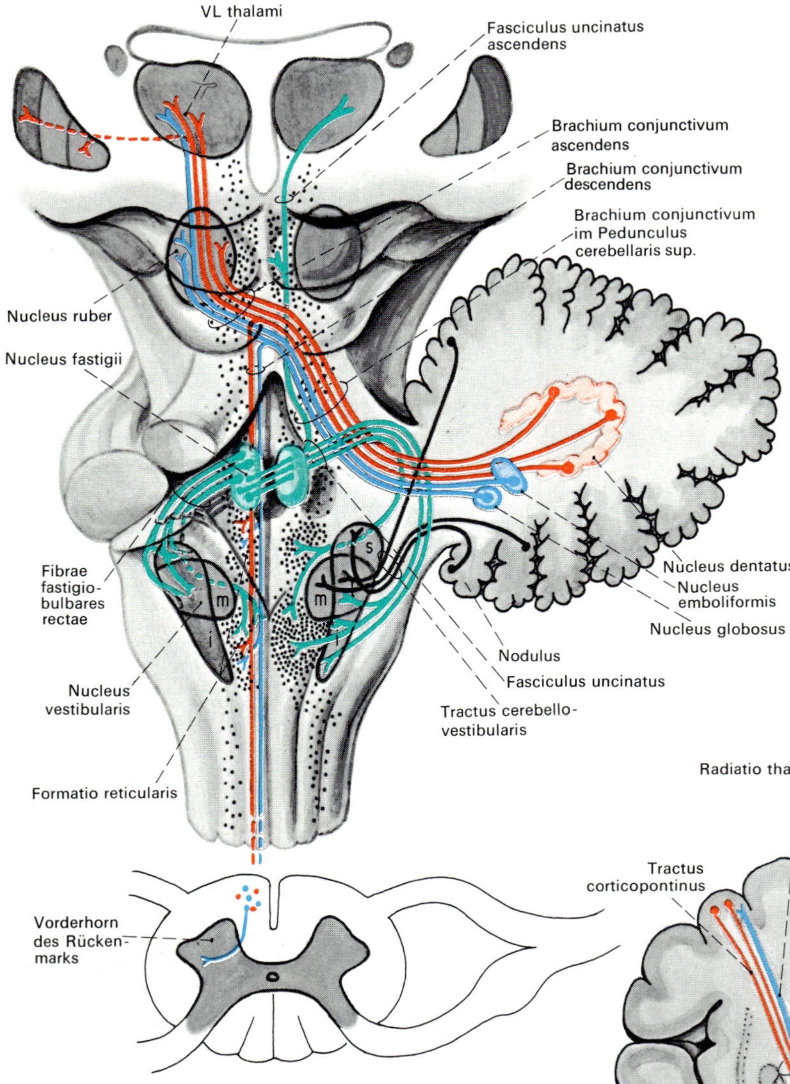

Abb. 235. Schema der efferenten Leitungsbahnen des Kleinhirns. (In Anlehnung an JANSEN-BRODAL 1958 hinsichtlich des Bahnverlaufes). Links Schnittflächen der drei Kleinhirnstiele, rechte Kleinhirnhälfte etwas zur Seite geklappt. Farben entsprechend Schema 229. Nuclei fastigii beider Seiten (grün) an normaler Stelle über der Rautengrube, jedoch „frei schwebend" dargestellt. Terminalkerne der efferenten Kleinhirnverbindungen (grau), Formatio reticularis (punktiert). s,m,l,i = Nucleus vestibularis sup., med., lat., inf. VL thalami = Nucleus ventralis lateralis thalami. Tractus dentatothalamicus (rot) und Tractus cerebellorubralis (blau) bilden mit absteigenden Kollateralen das Brachium conjunctivum descendens.

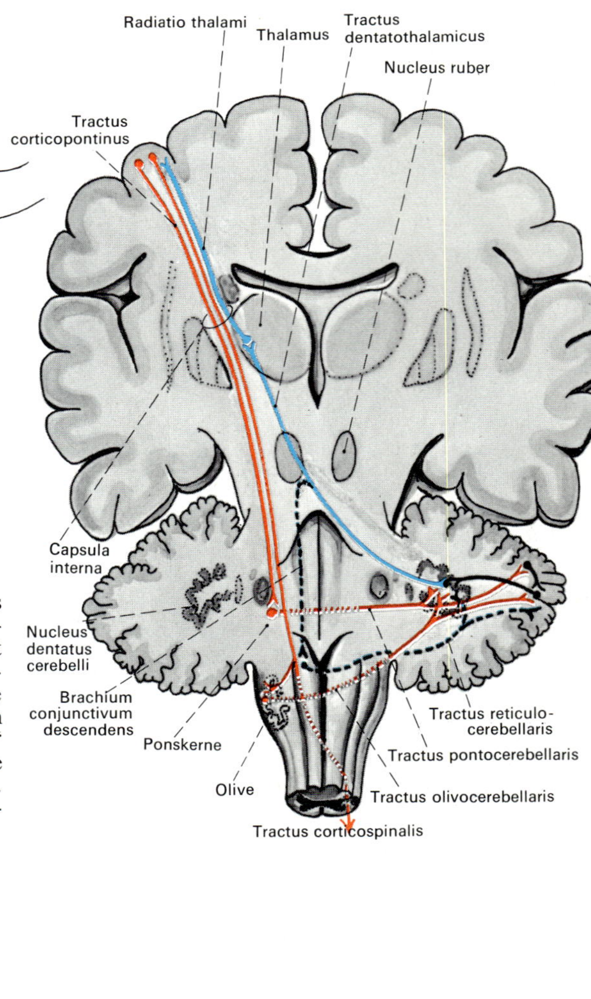

Abb. 236. Neozerebellarer Schaltkreis (Verbindung des Cortex cerebri mit der kontralateralen Kleinhirnhemisphäre). Die kortikopontozerebellare Leitung vermittelt den Moosfaser-„Input" zum Neozerebellum, die kortikoolivozerebellare Leitung den Kletterfaser-„Input" (beide rot). Das intrakortikale Körnerzell-Parallelfasersystem und die kortikonukleäre Leitung schwarz. Der „Output" des Neozerebellums wird über die dentatothalamokortikale Leitung wieder der Großhirnrinde zugeleitet (blau). „Feedback-Loop" über Formatio reticularis (blau gestrichelt).

junctivum[1]) und (2) die fastigiobulbären Fasern. Das Brachium conjunctivum, als kompaktes Bündel die Hauptkomponente des oberen Kleinhirnstiels (Abb. 235), setzt sich aus den efferenten Fasern des Nucleus dentatus und der intermediären Kerne (Nucleus emboliformis und Nucleus globosus) zusammen. Seine Fasern endigen vor allem im Nucleus ruber und im Thalamus der Gegenseite. Die fastigiobulbären Fasern gehen aus dem Nucleus fastigii hervor und erreichen, obwohl nach unterschiedlichem intrazerebellarem Verlauf, durch das Corpus juxtarestiforme das verlängerte Mark. Hauptprojektionsgebiet für diese Fasern sind Vestibulariskerne und Kerne der Formatio reticularis.

Das Brachium conjunctivum

Die Hauptmasse der Fasern des Brachium conjunctivum geht aus dem Nucleus dentatus cerebelli derselben Seite hervor (Abb. 235). Sie gehen von den Zellen seiner in Falten gelegten grauen Substanz aus und treten als markhaltige Fasern ins Zentrum dieses Kerns, dessen weiße Substanz sie aufbauen. Sie verlassen das Gebiet dieses Kerns durch den *Hilus nuclei dentati* in Richtung auf den oberen Kleinhirnstiel zu. Hier schließen sich Fasern aus dem Nucleus emboliformis und dem Nucleus globosus derselben Seite an. Das so entstandene Brachium conjunctivum zieht, bedeckt vom Lobus anterior cerebelli, am Seitenrand und teils auch im Dach des vierten Ventrikels nach rostral und bildet den Hauptbestandteil des Penduncolus cerebellaris superior. Im weiteren Verlauf senkt es sich in ventromedialer Richtung in das Tegmentum des Mittelhirns ein und wechselt dort in der *Decussatio brachiorum conjunctivorum*[2]) die Seite. Auf der Gegenseite zerfällt das Faserbündel in eine große, die Verlaufsrichtung fortsetzende aufsteigende Komponente *(Brachium conjunctivum ascendens)* und in eine wesentlich kleinere absteigende Portion *(Brachium conjunctivum descendens)* (Abb. 235).

Das Brachium conjunctivum ascendens

Das Brachium conjunctivum ascendens, die quantitativ bedeutsamste Efferenz des Kleinhirns, endigt vor allem im Nucleus ruber (= *Tractus cerebellorubralis)* und im Thalamus (= *Tractus dentatothalamicus)* der Gegenseite.

Die Fasern des *Tractus cerebellorubralis* stammen im wesentlichen aus Nucleus emboliformis und Nucleus globosus und endigen am kleinzelligen, in geringerem Maß auch am großzelligen Anteil des Nucleus ruber. Nur wenige Fasern aus dem Nucleus dentatus gehören diesem Bündel an. Ein Blick auf die kortikonukläre Projektion (Abb. 229) zeigt, daß die Pars intermedia der Kleinhirnrinde über die zentralen Kerne auf den kontralateralen Nucleus ruber projiziert. Nach tierexperimentellen Befunden ist diese Bahn somatotopisch gegliedert. Im weiteren wirkt sich der Einfluß dieser Kleinhirnefferenz über den Tractus rubrospinalis auf das Rückenmark aus, wo es auf diesem Weg zu einer Aktivierung der Flexoren-Motoneurone kommen soll. Das Kleinhirn beeinflußt über diese Leitung die ipsilaterale Motorik, da durch die Kreuzung des Tractus rubrospinalis der Seitenwechsel in der Decussatio brachiorum conjunctivorum kompensiert wird.

Eine geringe Anzahl rückläufiger *rubrozerebellarer Fasern,* wahrscheinlich Kollateralen rubrospinaler Fasern, gelangt über das Brachium conjunctivum an die entsprechenden Kleinhirnkerne zurück. Sie schließen einen Rückkoppelungskreis („reverberating circuit") zwischen Kleinhirnkernen und Nucleus ruber.

Der *Tractus dentatothalamicus*, die zweite große Faserkomponente des Brachium conjunctivum ascendens, führt die Fasern aus dem Nucleus dentatus cerebelli am Nucleus ruber der Gegenseite vorbei bzw. durch ihn hindurch bis ins Zwischenhirn. Dort werden die Fasern im Thalamus umgeschaltet, vor allem im Nucleus ventralis lateralis (VL), zum Teil auch im Nucleus ventralis anterior (VA) und anderen „spezifischen" und „unspezifischen" Thalamuskernen (vgl. S. 232). Vom VL geht die Leitung an die Areae 4 und 6 nach Brodmann, also im wesentlichen an den Gyrus praecentralis. Die Pars lateralis des Kleinhirns projiziert also via Nucleus dentatus über sein stärkstes efferentes Bündel letztlich auf die kontralaterale motorische Großhirnrinde. Auf diese soll das Neocerebellum bahnend bzw. stabilisierend wirken. Über das Pyramidenbahn-System beeinflußt diese Kleinhirnefferenz letztlich wieder die Motorik, und zwar in bezug auf das Kleinhirn wiederum an der gleichseitigen Körperhälfte (Abb. 236). Kleinhirnläsionen wirken sich somit in Form von Störungen der Motorik derselben Seite aus.

Die beim Menschen besonders stark entwickelten Kleinhirnhemisphären (Neocerebellum) stehen mit den kontralateralen motorischen Rindengebieten des Großhirns in besonders engem Funktionszusammenhang. Die mächtigen wechselseitigen Verbindungen (in Abb. 236 schematisch dargestellt) sind Ausdruck

[1]) Der Begriff „Brachium conjunctivum" wird hier (vgl. Jansen-Brodal 1958) als gemeinsame Bezeichnung für alle efferenten Fasern des Pedunculus cerebellaris superior gebraucht. In der BNA wurde der Begriff im makroskopischen Sinn synonym für „Pedunculus cerebellaris superior" (PNA) verwendet. Der obere Kleinhirnstiel enthält jedoch auch afferente Leitungen.

[2]) Der Terminus „*Decussatio pedunculorum cerebellarium superiorum* (PNA)" erscheint wenig geeignet, da nicht der gesamte obere Kleinhirnstiel die Seite wechselt, sondern nur das efferente Bündel.

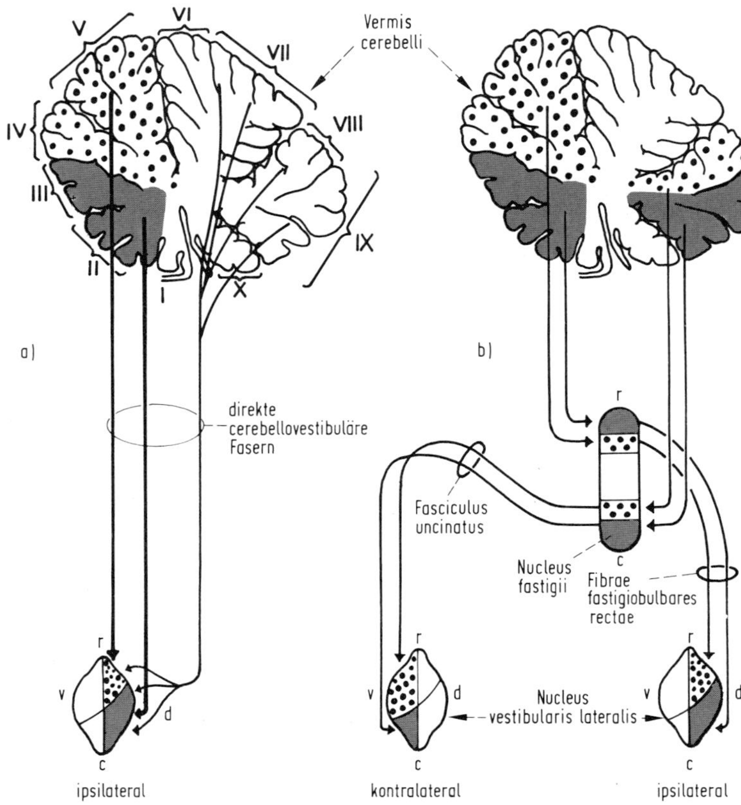

Abb. 237. Projektion der spinozerebellaren Wurmregionen auf den Nucleus vestibularis lateralis. Nach BRODAL 1969 (Befunde an der Katze). Beinregionen grau, Armregionen punktiert. Direkte Projektion (a) und indirekte Projektion über den Nucleus fastigii (b). r = rostral, c = kaudal, v = ventral, d = dorsal.

der funktionellen Abhängigkeit. Die kortikozerebellaren Leitungen erreichen das Neocerebellum auf dem Weg über die Brücke (Moosfasern) und über die unteren Oliven (Kletterfasern); dieses projiziert auf den Nucleus dentatus, von dem die Leitung über den Nucleus ventralis lateralis thalami (VL) und die Radiatio thalami an den Cortex gelangt, womit der Kreis geschlossen ist.

In geringem Maß sollen auch Fasern aus den intermediären Kernen und sogar aus dem Nucleus fastigii an der Projektion auf den Thalamus beteiligt sein und vor allem im VL endigen. Die ersteren verlaufen über den Nucleus ruber hinaus mit dem dentatothalamischen Bündel, also zum kontralateralen Thalamus (Abb. 235). Die letzteren gehen aus dem Fasciculus uncinatus (S. 227) nach dessen Seitenkreuzung im Kleinhirn hervor (Abb. 235), schließen sich dem Brachium conjunctivum an und steigen als *Fasciculus uncinatus ascendens* ohne weitere Seitenkreuzung – sozusagen als ungekreuzte Komponente des Brachium conjunctivum ascendens – bis zum Thalamus auf.

Das Brachium conjunctivum ascendens endigt nach verschiedenen Angaben mit einem kleinen Teil seiner Fasern auch außerhalb des Nucleus ruber und VL thalami, so etwa im zentralen Höhlengrau des Mittelhirns, an den Okulomotoriuskernen, der Formatio reticularis mesencephali, an weiteren Thalamuskernen (VA, Nucleus parafascicularis und Nucleus centromedianus) sowie im Globus pallidus.

Das Brachium conjunctivum descendens

Dieses Bündel trennt sich nach Seitenkreuzung im Mittelhirn vom größeren aufsteigenden Schenkel des Brachium conjunctivum ab und besteht vorwiegend wohl aus Kollateralen der aufsteigenden Fasern (Abb. 235). Es steigt in erster Linie zu den Kernen der Formatio reticularis von Brücke und verlängertem Mark ab, die zum Teil wieder auf das Kleinhirn projizieren, so daß sie einen Anteil eines „Feedback"-Kreises darstellen (Abb. 236). Es werden auch ins Rükkenmark absteigende Fasern des Brachium conjunctivum descendens beschrieben; weitere Fasern sollen über den Fasciculus longitudinalis medialis zu den Kernen des IV. und VI. Hirnnerven absteigen und so Einfluß auf die äußeren Augenmuskeln gewinnen.

Die fastigiobulbären Fasern

Die im Dachkern entspringenden Fasern verlassen das Kleinhirn zum Teil als sog. *Fibrae fastigiobulbares rectae* über das Corpus juxtarestiforme derselben Seite. Der andere Teil der Fasern aus dem Nucleus fastigii, bei der Katze etwa 50%, bildet den *Fasciculus uncinatus*, der die Medulla oblongata über das kontralaterale Corpus juxtarestiforme erreicht (Abb. 235).

Im Nucleus fastigii besteht eine Zuordnung zwischen Wurmabschnitten des Lobus anterior und rostralen Teilen des Nucleus fastigii sowie zwischen Wurmanteilen des Lobus posterior cerebelli und kaudalen Kernabschnitten (Abb. 237, nach Befunden an der Katze). Beide Teile des Nucleus fastigii haben ähnlich den spinozerebellaren Wurmgebieten, die auf sie projizieren, eine somatotopische Gliederung, so daß sich jeweils Bein- und Armregion relativ gut abgrenzen lassen.

Die Fibrae fastigiobulbares rectae

Die Fibrae fastigiobulbares rectae gehen nun aus dem rostralen Teil des Nucleus fastigii hervor und projizieren auf die ipsilateralen Vestibulariskerne und Kerngebiete der Formatio reticularis medullae oblongatae (Abb. 235).

Die fastigiovestibuläre Komponente dieses Bündels endet an Zellen des oberen und lateralen Vestibulariskerns. Die Projektion auf den Nucleus vestibularis lateralis ist auf dessen dorsalen Kernanteil beschränkt und somatotopisch organisiert (Abb. 237).

Der Fasciculus uncinatus

Der Fasciculus uncinatus (RUSSELLsches Hakenbündel bzw. „hook bundle") führt die Fasern aus dem kaudalen Teil des Nucleus fastigii. Er kreuzt sofort nach seinem Ursprung die Seite, durchsetzt in lateraler und leicht rostraler Richtung vorerst den Dachkern der Gegenseite und biegt weiter lateral in typisch hakenförmigem Verlauf um die dorsale und laterale Seite des Brachium conjunctivum nahe dessen Ursprung nach kaudal, um mit den Fibrae fastigiobulbares rectae der anderen Seite gemeinsam das Corpus juxtarestiforme zu durchsetzen (Abb. 235). Über das Hakenbündel projiziert der Nucleus fastigii auf die Vestibulariskerne und die Formatio reticularis der kontralateralen Seite.

Die fastigiovestibuläre Komponente des Hakenbündels endet aber im Gegensatz zu jener der Fibrae fastigiobulbares rectae an Zellen des Nucleus vestibularis inferior und der ventralen Portion des lateralen Vestibulariskerns (Abb. 235 u. 237).

Über den Nucleus fastigii und die fastigiobulbären Bahnen steht indirekt der Kleinhirnwurm mit Vestibulariskernen und Formatio reticularis in Verbindung. Der Wurm übt über diese Kerne und die von ihnen ausgehenden Bahnen, die Tractus reticulospinalis und vestibulospinalis und den Fasciculus longitudinalis medialis, seinen Einfluß auf das Vorderhorn des Rückenmarks und motorische Hirnnervenkerne aus und greift auf diesem Weg in die Motorik ein.

Ähnlich wie für die anderen Kleinhirnefferenzen existiert auch für die Efferenz des Nucleus fastigii ein zerebelloretikulärer „Feedback"-Kreis (vgl. S. 223).

Wenige Fasern des Nucleus fastigii steigen als *Fasciculus uncinatus ascendens* mit dem Brachium conjunctivum auf und enden in erster Linie im Thalamus (vgl. S. 226).

Die langen kortikonukleären Fasern (auch Tractus cerebellovestibularis)

Jene Fasern, die als *direkte zerebellovestibuläre Bahn* ohne Umschaltung die zentralen Kleinhirnkerne verlassen, wurden schon mehrfach erwähnt (S. 207 u. 216). Es handelt sich dabei um Axone von PURKINJE-Zellen der Rinde des Vestibulocerebellum (Flocculus, Nodulus und Uvula) sowie spinozerebellarer Wurmabschnitte (Abb. 229, schwarze Markierungen), die über das Corpus juxtarestiforme auf die Vestibulariskerne projizieren (Abb. 235). Die Leitung ist ipsilateral.

Die von der vestibulozerebellaren Rinde kommenden Fasern enden in allen vier Vestibulariskernen. Fasern vom Flocculus sollen in Form eines besonderen Bündels den Nucleus vestibularis superior erreichen (Fasciculus arcuatus). Auch zum Nucleus tractus solitarii soll es Verbindungen geben.

Die vom Wurm absteigenden zerebellovestibulären Fasern enden im dorsalen Abschnitt des lateralen Vestibulariskerns (Abb. 237), der auch das Projektionsgebiet für die indirekte Leitung vom Wurm des Lobus anterior darstellt.

Das Vestibulocerebellum übt wohl seinen Einfluß auf die Motorik in erster Linie auf dem Weg der direkten Projektion auf die Vestibulariskerne und die von diesen Kernen absteigenden motorischen Bahnen aus.

Die Architektonik des Zwischenhirns

Von Helmut Gruber

Topographische Abgrenzung und innere Einteilung

Das Zwischenhirn ist zwischen unteren Hirnstamm und die beiden Großhirnhälften eingeschaltet.

Die Abgrenzung nach kaudal gegen das Mittelhirn zu ist nicht exakt definierbar, weil Anteile der Mittelhirnhaube kontinuierlich ventral in den Bereich des Zwischenhirns hineinreichen. Üblicherweise wird als Grenze zum Mittelhirn eine gedachte Ebene angegeben, welche durch die Commissura posterior und den Hinterrand der Corpora mamillaria verläuft. Nach rostral schließt die Lamina terminalis das Zwischenhirn gegen das Frontalhirn zu ab. Allerdings ist auch hier seitlich von der Medianebene keine eindeutige Abgrenzung der präoptischen Kerne des Zwischenhirns gegen die septale Region des Frontalhirns („präkommissurales Septum") möglich.

Den ventralen (basalen) Abschluß des Diencephalon bilden das Chiasma opticum und jene hypothalamischen Abschnitte, welche den Boden des III. Ventrikels bilden, nämlich das Tuber cinereum, das Infundibulum und die beiden Corpora mammillaria. Die genannten Strukturen stellen gleichzeitig die einzigen Zwischenhirnabschnitte dar, die am intakten Gehirn von außen her sichtbar sind.

Die dorsale (obere) Begrenzung des Diencephalon entspricht der Tela chorioidea des III. Ventrikels und der dorsalen Oberfläche des Thalamus. Nach der Seite, gegen die beiden Großhirnhemisphären zu, bilden beiderseits die hinteren Schenkel der Capsulae internae den Abschluß des Zwischenhirnbereichs.

Der in seiner Ausdehnung eben umrissene Raum des Zwischenhirns wird in 4 ungleich große Abschnitte unterteilt, die zum Teil nur unscharf gegeneinander abgrenzbar sind:

1. *Epithalamus*, die am Übergang zum Mittelhirn gelegenen Gebilde der Habenulae, der Commissura posterior und der Epiphyse, sowie die Striae medullares;
2. *Thalamus*, der den weitaus größten Abschnitt des Diencephalon einnimmt;
3. *Subthalamus*, das Areal ventral vom Thalamus, das seitlich von der Capsula interna und medial vom Hypothalamus begrenzt wird;
4. *Hypothalamus*, die Region ventral vom Thalamus und medial vom Subthalamus.

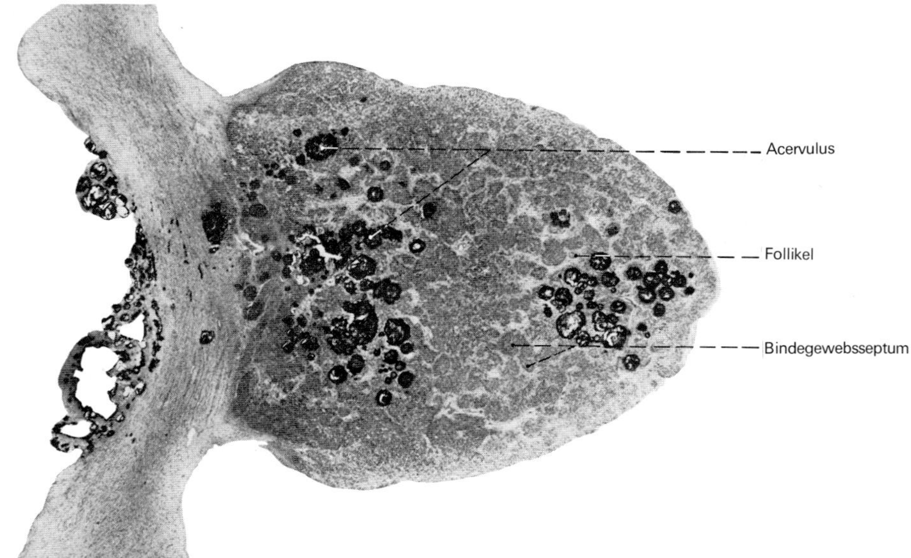

Abb. 238. Corpus pineale im Horizontalschnitt. Ein Teil der Commissura posterior ist angeschnitten. Färbung: HE. Vergrößerung 6,3 ×.

Der Epithalamus

Der Epithalamus besteht aus der *Commissura posterior*, dem *Corpus pineale* (Epiphyse) und den *Habenulae* einschließlich deren Verbindungen (Striae medullares und Commissura habenularum).

Die Commissura posterior

Die Faserzusammensetzung dieser Kommissur ist in vieler Hinsicht noch ungeklärt. In der Commissura posterior verlaufen wahrscheinlich nur wenige aus dem Zwischenhirn stammende Fasern. Mit Sicherheit anzunehmen sind Fasern für *optische Reflexe*: kommissurale Fasern, welche beide Colliculi superiores verbinden, aber auch Fasern, die die Area praetectalis mit dem parasympathischen Oculomotoriuskern verbinden. Auch stehen beide Fasciculi longitudinales mediales über die Commissura posterior miteinender in Verbindung. Schließlich sollen auch Anteile der Kommissur aus den Kernen der Habenulae stammen.

Das Corpus pineale (Epiphysis cerebri, Zirbeldrüse)

Das zapfenförmige Organ ist oben an der Commissura habenularum, unten an der Commissura posterior mit dem Zwischenhirn verbunden. Die dem III. Ventrikel zugewendete Fläche *(Recessus pinealis)* ist mit Ependym überzogen. Die übrige Oberfläche der Epiphyse ist von Pia mater umhüllt. Dieses leptomeningeale Bindegewebe führt Blutgefäße und postgangionäre sympathische Nervenfasern an das Organ heran. Auch innerhalb des Organs befindet sich reichlich Bindegewebe in Form von *Septen*, welche das spezifische Parenchym in einzelne Zellgruppen *(Follikel)* unterteilen (Abb. 238). In diesen Zellgruppen oder -strängen finden sich die fast epithelartig angeordneten *Pinealozyten* sowie Gliazellen (vor allem Astrozyten). Die Pinealozyten zeigen Zeichen von Sekretbildung und weisen an den Enden ihrer verzweigten Ausläufer kolbenförmige Auftreibungen auf. Diese erreichen häufig die Nachbarschaft von Blutgefäßen. Nur ganz vereinzelt werden im Parenchym auch Nervenzellen beobachtet, die höchstwahrscheinlich dem autonomen Nervensystem angehören. Die Epiphyse zeigt etwa von der Pubertätszeit an wechselnd ausgeprägte Zeichen der Involution: Gliafasern vermehren sich und bilden Plaques. Zugrunde gegangenes spezifisches Gewebe ist Ursache für Zystenbildung und extrazelluläre Ablagerung organischer Substanzen (Kolloid). In das Kolloid werden sekundär Calcium- und Magnesiumsalze eingelagert. Diese Konkremente, Hirnsand oder *Acervulus* genannt, sowie die erwähnten Zysten können das spezifische Pinealgewebe zunehmend gegen die Peripherie des Organs hin verdrängen. Reichlich abgelagerter Acervulus ermöglicht die Lokalisation des Corpus pineale im Röntgenbild.

Vergleichend anatomisch ist bemerkenswert, daß das Organ bei Fischen und Amphibien Photorezeptoren besitzt (Parietalauge), die bei höheren Tieren nicht mehr nachweisbar sind. Bei höheren Säugetieren steht die Sekretion von hormonartigen Stoffen im Vordergrund. Auch in der menschlichen Epiphyse ist die Bildung von Melatonin (N-acetyl-5-methoxytryptamin) nachgewiesen worden. Dieses Hormon führt bei Amphibien über eine Verklumpung der Pigmentgranula und eine Kontraktion der Melanophoren zu Depigmentierung der Haut. Nicht nur bei diesen Tieren, sondern auch bei den Säugern, steht die Melatoninbildung unter dem Einfluß der Helligkeitsunterschiede zwischen Tag und Nacht. Die Afferenzen verlaufen beim Säuger von der Netzhaut des Auges, durch den Hirnstamm abwärts und über sympathische Fasern aus dem Rückenmark an die Epiphyse heran. Auf diesem Weg wird bei Helligkeit die Melatoninsynthese in der Epiphyse gehemmt. Die Wirkung von Melatonin oder etwaiger weiterer Epiphysenhormone beim Menschen ist noch nicht geklärt. Höchstwahrscheinlich übt die Epiphyse einen hemmenden Einfluß auf die Gonadenreifung aus: der Ausfall der Drüse kann zu Pubertas praecox führen.

Die Habenulae

Unter dem Trigonum habenulae befinden sich die beiden Nuclei habenulae, welche über die *Stria medullaris thalami* afferente Impulse von der Substantia perforata anterior, der Regio septalis und den präoptischen Kernen des Hypothalamus erhalten. Auch vom Corpus amygdaloideum und vom Globus pallidus sollen Afferenzen zu den Kernen der Habenulae gelangen. Efferente Fasern verlaufen über den *Tractus habenulointerpeduncularis* (Fasciculus retroflexus nach MEYNERT) zum Ncl.interpeduncularis des Mittelhirns (Abb. 259 u. 247). Der Ncl. interpeduncularis sendet seine Efferenzen weiter kaudalwärts zum dorsalen Haubenkern (Ncl. dorsalis tegmenti nach Gudden), von welchem aus über Anteile des Fasciculus longitudinalis (SCHÜTZ) wahrscheinlich die vegetativen Hirnnervkerne erreicht werden. Auf diesem Weg kann eine Stimulation der Speichelsekretion und der Verdauungstätigkeit ausgelöst werden. Neben dieser Verknüpfung mit dem unteren Hirnstamm besitzt die Habenula efferente Verbindungen zu Kernen des Thalamus (v. a. Ncl. medialis und Ncl. anterior), zur präoptischen Region des Hypothalamus und zum limbischen System. Die Bedeutung der Habenulae besteht vor allem in der Verknüpfung von Geruchsempfindungen, Emotionen und Trieben mit vegetativen Funktionen (beispielsweise Speichelsekretion als Folge einer Geruchswahrnehmung).

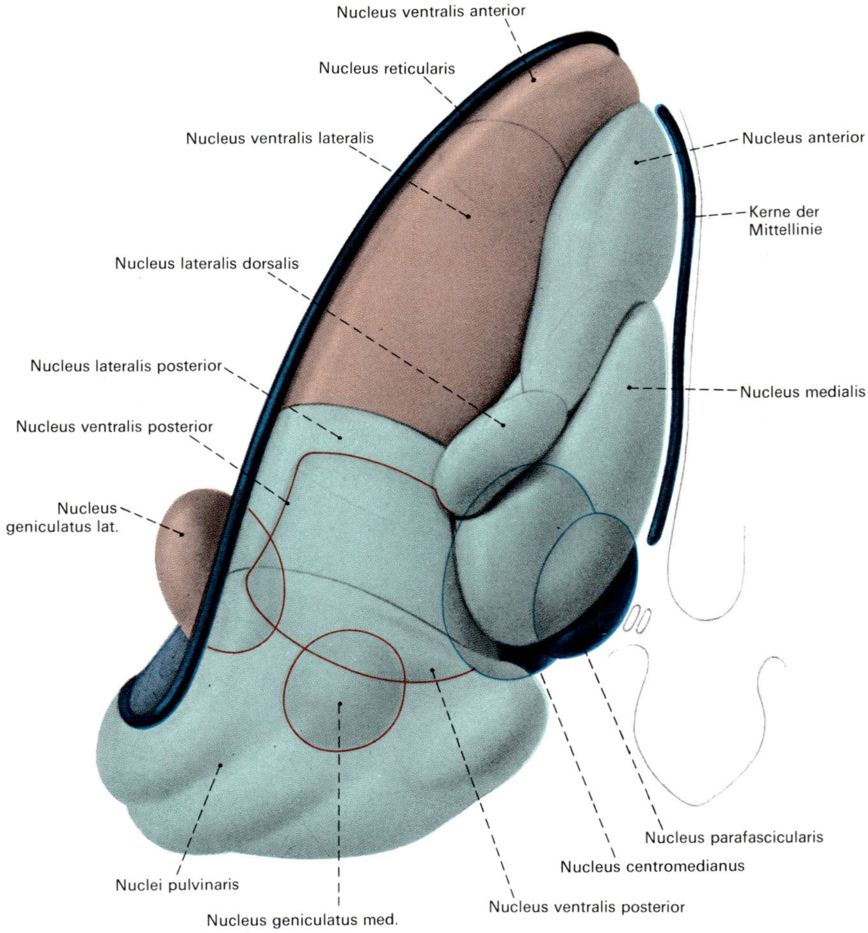

Abb. 239

Der Thalamus

Einteilung des Thalamus in Kerngruppen

Das annähernd eiförmige Kernmassiv des Thalamus verbreitert sich von einem vorderen stumpfen Ende kaudalwärts zu dem mächtigen *Pulvinar*. Dorsal ist der gesamte Thalamus von einem dünnen Blatt weißer Substanz, *Stratum zonale*, bedeckt. Durch zwei annähernd senkrecht stehende Marklamellen wird der Thalamus in einzelne Kerngruppen gegliedert (Abb. 239, 240 u. 245). Die äußere Marklamelle, die *Lamina medullaris externa*, verläuft mehr oder weniger parallel zum hinteren Schenkel der Capsula interna. Zwischen Lamina medullaris externa und Capsula int. befindet sich der blattförmige *Nucleus reticularis thalami*. Zwischen der äußeren Lamelle und der *Lamina medullaris interna* befindet sich das Feld der *lateralen Thalamuskerne*. Sie werden in eine dorsale und eine ventrale Gruppe unterteilt. An die Lamina medullaris int. schließt ventrikelwärts die *mediale Kerngruppe* an. Sie besteht aus dem *Ncl. medialis thalami* (= Ncl. dorsomedialis) und den unmittelbar unter dem Ependym des III. Ventrikels liegenden *Kernen der Mittellinie*. Die Lamina medullaris int. teilt sich rostral annähernd Y-förmig in ein inneres und ein äußeres Blatt. Zwischen beiden Blättern befindet sich der *Ncl. anterior thalami*. In die Lamina medullaris interna sind die sog. *intralaminären Kerne* eingelagert.

Einteilung des Thalamus in Einzelkerne

Die Unterteilung des Thalamus in Einzelkerne erfolgt vor allem aufgrund des *mikroskopischen Bildes* seiner Nervenzellen: innerhalb eines Kernes zeigen die Nervenzellen annähernd gleiche Größe, Form und Färbeeigenschaften. Häufig bestehen auch zwei (beispielsweise große und kleine Ganglienzellen) oder mehrere typische Zellformen nebeneinander in einem

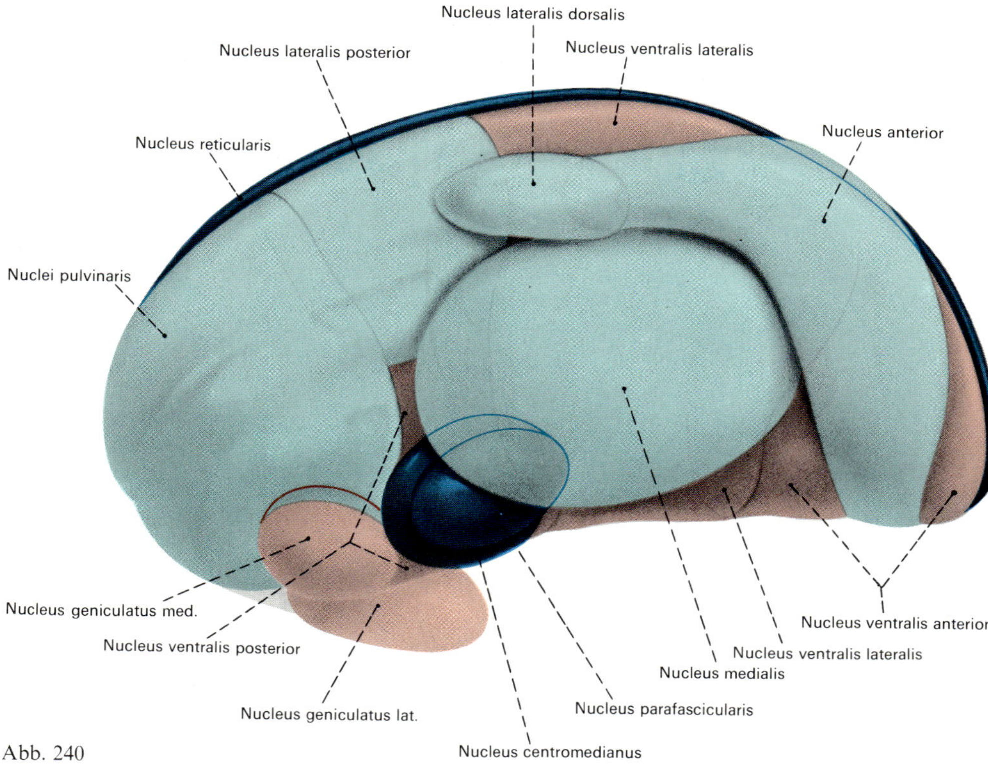

Abb. 240

Abb. 239. u. 240. Die Hauptkerne des Thalamus. Maßstabgetreu gezeichnet nach Originalpräparaten und unter Benutzung des Schnittatlas von VAN BUREN und BORKE (1972). Abb. 239 Ansicht von dorsal, Abb. 240 Ansicht von medial. Vergrößerungsmaßstab 3,9 : 1. Blau: Kerne mit subkortikalen Verbindungen. Grün: Assoziationskerne. Orange: Spezifische Relaiskerne.

Kern. Die rein histologische Kerneinteilung wird durch die exakte neuroanatomische Analyse zirkumskripter *pathologischer Prozesse* am Großhirn oder im Thalamus von verstorbenen Patienten in Korrelation zur klinischen Anamnese ergänzt und bestätigt. Auf diese Weise gelangt man auch zu Hinweisen über die Funktion und die Faserverbindungen der einzelnen Thalamuskerne. Auch die Einführung der *stereotaktischen Operationen* am menschlichen Thalamus hat interesante Aufschlüsse über einige Thalamuskerne liefern können. Sehr viele Kenntnisse über den Thalamus stammen jedoch auch von der Arbeit an Versuchstieren (vorwiegend Katze und Affe). Hier sind es vor allem gezielte *Degenerationsexperimente* und die *elektrophysiologischen Methoden*, welche eine wertvolle Ergänzung zur Morphologie darstellen. Die histologischen Kerneinteilungen gehen mitunter sehr ins Detail: Es sind bisweilen mehr als hundert verschiedene Thalamuskerne beschrieben worden. Vom Standpunkt der Funktion her erscheint jedoch eine derart feine Aufgliederung als nicht gerechtfertigt.

Berücksichtigt man lediglich die von der Mehrheit der Forscher anerkannten histologischen und funktionellen Kriterien und sieht ferner von der Aufgliederung in Unterkerne ab, so gelangt man zu einer durchaus überblickbaren Einteilung des Thalamus in Einzelkerne.

Die einzelnen Thalamuskerne (Abb. 239 u. 240)

I. *Nucleus reticularis* (R), schmaler, blattförmiger Kern an der Außenseite des Thalamus zwischen Lamina medullaris externa und Capsula interna.

II. Die *laterale Gruppe* füllt das Feld zwischen Lamina medullaris externa und Lamina medullaris interna aus und stellt die bei weitem größte Kerngruppe im Thalamus dar. Die Kerne der lateralen Gruppe werden in eine ventrale und eine dorsale Reihe unterteilt:

A. Ventrale Reihe:

1. *Nucleus ventralis anterior* (VA). Er bildet gemeinsam mit dem Nucleus anterior und dem Nucleus reticularis das vordere Ende des Thalamus.
2. *Nucleus ventralis lateralis* (VL). Der Kern füllt ebenso wie der Nucleus VA das laterale Feld in voller Höhe des Thalamus aus.

3. *Nucleus ventralis posterior* (VP). Er schließt kaudal an den VL an und wird dorsal vom Nucleus lateralis posterior überlagert.
4. *Nucleus geniculatus medialis* (GM). Der Kern des medialen Kniehöckers befindet sich auf der Ventralseite des Pulvinar thalami.
5. *Nucleus geniculatus lateralis* (GL). An diesen lateral vom GM liegenden Kern führt der Tractus opticus heran.

B. Dorsale Reihe:
1. *Nucleus lateralis dorsalis* (LD), ein flacher Kern an der dorsalen Oberfläche des Thalamus. Er ist als eine kaudale Fortsetzung des Nucleus thalami aufzufassen.
2. *Nucleus lateralis posterior* (LP), ein dorsal auf dem Nucleus VP liegender Kern.
3. *Nuclei pulvinaris* (PU). Diese Kerne schließen kaudal an die Nuclei LP und VP an und bilden das breite kaudale Ende des Thalamus (Pulvinar thalami).

III. *Die intralaminären Kerne.* In die medial an die laterale Gruppe anschließende Lamina medullaris interna sind mehrere kleine Kerne eingelagert. Im menschlichen Thalamus sind vor allem zwei Kerne dieser Gruppe deutlich ausgebildet:
1. Nucleus medialis centralis (= *Nucleus centromedianus,* CM).
2. *Nucleus parafascicularis* (PF). Er schließt medial an den etwas größeren CM an und ist nur schwer von diesem abgrenzbar.

IV. *Die mediale Kerngruppe.* Diese Kerne füllen den Raum zwischen der Lamina medullaris interna und der Wand des dritten Ventrikels aus.
1. *Nucleus medialis* (M). Er bildet den größten Kern dieser Gruppe.
2. *Kerne der Mittellinie* (ML). Diese rudimentäre Kerngruppe liegt medial vom Nucleus medialis, unmittelbar unter dem Ependym des dritten Ventrikels.

V. *Nucleus anterior* (A). Der Kern liegt vorn zwischen den beiden Blättern der Lamina medullaris interna und läuft kaudalwärts flach auf der dorsalen Oberfläche des Thalamus aus.

Funktionelle Kerneinteilung

Vielfach werden die Thalamuskerne auch nach funktionellen Gesichtspunkten eingeteilt. Nach der Art ihrer Verbindungen mit anderen Hirnteilen bzw. ihrer Einschaltung in afferente Bahnsysteme unterscheidet man 3 Kategorien von Thalamuskernen:

1. *Kerne mit vorwiegend subkortikalen Verbindungen* und nur diffuser, teilweise noch ungeklärter kortikaler Projektion.
2. *Assoziationskerne.* Diese Kerne zeigen wenige subkortikale afferente Verbindungen, dafür reichlich reziproke Verbindungen mit Assoziationsarealen der Großhirnrinde.
3. *Spezifische Relaiskerne.* Das sind Schaltkerne für die großen afferenten Bahnsysteme. Diese Kerne projizieren über distinkte thalamokortikale Fasersysteme direkt Impulse zu den primären Rindenarealen des Großhirns.

Dieses Einteilungsprinzip wurde in Abb. 239 u. 240 in der Weise berücksichtigt, daß die Kerne mit subkortikalen Verbindungen blau, die Assoziationskerne grün und die spezifischen Relaiskerne orange gefärbt sind.

Die nun folgende Einzelbesprechung der Kerne hält sich in ihrer Reihenfolge ebenfalls an die funktionelle Einteilung.

Kerne mit subkortikalen Verbindungen und diffuser kortikaler Projektion

Für jeden unserer Sinne besteht in der Großhirnrinde ein bestimmtes Rindenareal. Jedem dieser *primären Areale* (z. B. Hörrinde, Sehrinde etc.) ist ein bestimmter *spezifischer Relaiskern* im Thalamus zugeordnet, über welchen das primäre Rindenareal die spezifischen Afferenzen erhält. Für die höheren Tiere und den Menschen ist typisch, daß jedes primäre Rindenfeld nur von einem einzigen spezifischen Thalamuskern selektiv erregt wird. Thalamuskern und zugehöriges Rindenareal bilden eine *funktionelle und trophische Einheit:* Die Zerstörung des Rindenfeldes führt in der Folge zur Degeneration des Thalamuskerns.

Neben dieser spezifischen Erregung der Großhirnrinde durch die Relaiskerne des Thalamus erfolgt auch eine unspezifische Erregung weiter Rindengebiete über die *diffuse kortikale Projektion*, welche von den Kernen mit subkortikalen Verbindungen (SC-Kerne) ausgeht. Diese Kerngruppe wird daher auch häufig als unspezifisch den Relaiskernen gegenübergestellt. War für die spezifischen Kerne typisch, daß sie jeweils nur von einer bestimmten Art von Afferenzen erregt werden, so ist für die Kerne mit subkortikalen Verbindungen charakteristisch, daß sie allerdings nicht direkt, sondern über die Formatio reticularis des Hirnstamms Afferenzen von allen afferenten Systemen erhalten (heterotopische, heterosensorische Konvergenz). Der genaue Weg der diffusen kortikalen Projektion der SC-Kerne ist noch weitgehend ungeklärt. Aus der langen Latenzzeit schließt man, daß die Fasern langsam leiten und daß mindestens eine Synapse zwischen Thalamus und Cortex eingeschaltet ist. Gegen eine direkte thalamokortikale Projektion spricht auch der Befund, daß Dekortikation nicht zur Degeneration der SC-Kerne führt.

Der Leitungsweg der diffusen kortikalen Projektion geht nach HASSLER von den SC-Kernen (v. a. den

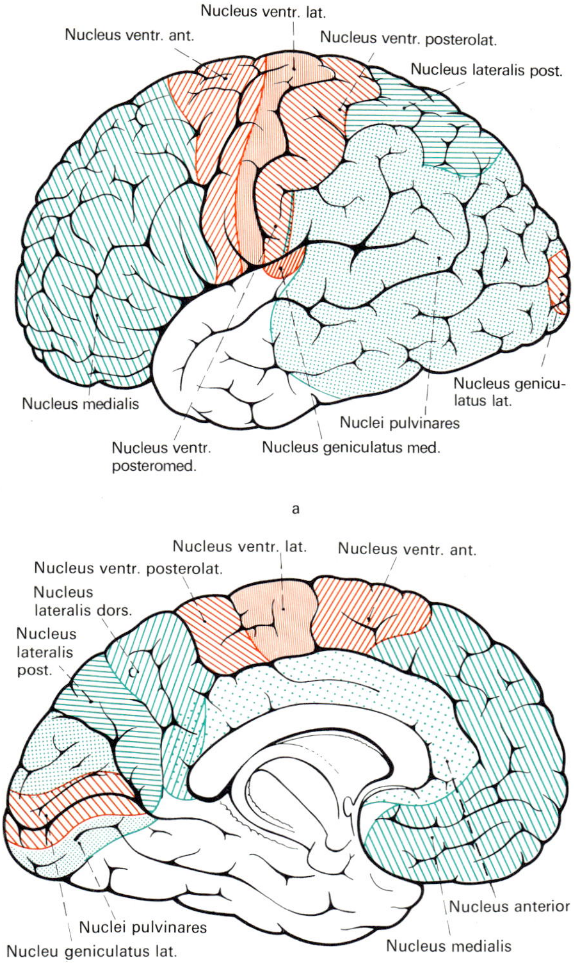

Abb. 241. Schema einer linken Großhirnhemisphäre mit Kennzeichnung der kortikalen Projektionsfelder der Thalamuskerne. Farben wie bei Abb. 239–240 (Orange = spezifische Relaiskerne, grün = Assoziationskerne). Die diffuse Projektion der Kerne mit subkortikalen Verbindungen wurde nicht berücksichtigt. a) Ansicht von lateral, b) Ansicht von medial.

intralaminären Kernen) zum Putamen, von diesem über den Globus pallidus, über die Ansa lenticularis und den Fasciculus lenticularis vorwiegend zum Ncl. ventralis lateralis und Ncl. ventralis anterior des Thalamus und von hier, teils aber auch über andere Thalamuskerne, zum Cortex. Die Unterbrechung dieser Schleife an irgendeiner Stelle durch stereotaktische Eingriffe führt beim Menschen zu Somnolenz und schweren Bewußtseinsstörungen. Nach Bowsher könnte die diffuse thalamokortikale Projektion auch über Kollateralen der thalamostriären Fasern erfolgen, welche bis in die innerste Schicht der Großhirnrinde verfolgt werden konnten.

Der Nucleus reticularis thalami

Die *Formatio reticularis* des Mittelhirns setzt sich in das Zwischenhirn, vor allem in die im Bereich des Subthalamus liegende *Zona incerta* (Abb. 244 u. 245) fort. Der Ncl. reticularis setzt sich als blattförmiger Kern zwischen Capsula interna und Lamina medullaris externa des Thalamus fort.

Der Kern erhält seine Afferenzen vorwiegend von der Großhirnrinde, und zwar in der Weise, daß kortikothalamische Fasern an den Ncl. reticularis Kollateralen abgeben. Die Efferenzen verlaufen zum Großteil zu Kernen des Thalamus derart, daß bestimmte Abschnitte des Ncl. reticularis jeweils bestimmten Thalamuskernen zugeordnet sind. Es ist nicht sicher, ob sich der Ncl. reticularis überhaupt an der diffusen Projektion zum Cortex beteiligt. Möglicherweise integriert er mehr intrathalamische Aktivitäten.

Die Kerne der Mittellinie

Diese Kerngruppe ist beim Menschen nur rudimentär ausgebildet. Die Kerne liegen oberhalb des Sulcus hypothalamicus unmittelbar in der Wand des III. Ventrikels[1]). Afferenzen erhalten die Kerne wahrscheinlich über die Formatio reticularis und vom Hypothalamus.

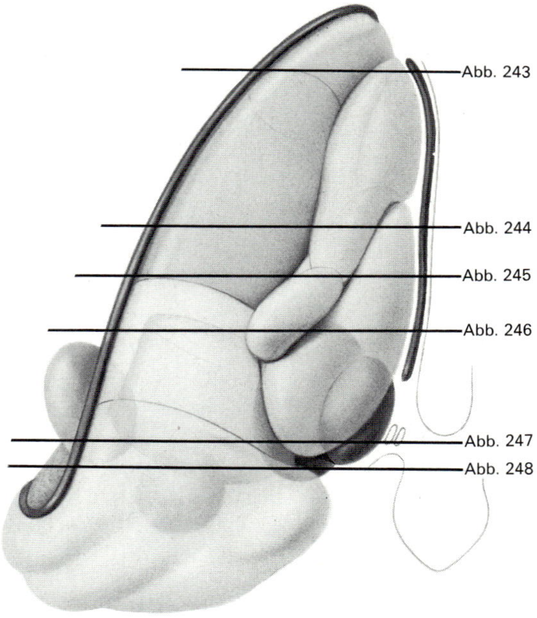

Abb. 242. Orientierungsskizze für die Schnittebenen von Abb. 243–248.

[1]) Wenn eine Adhaesio interthalamica vorhanden ist, befindet sich ein Teil der Mittellinienkerne in dieser.

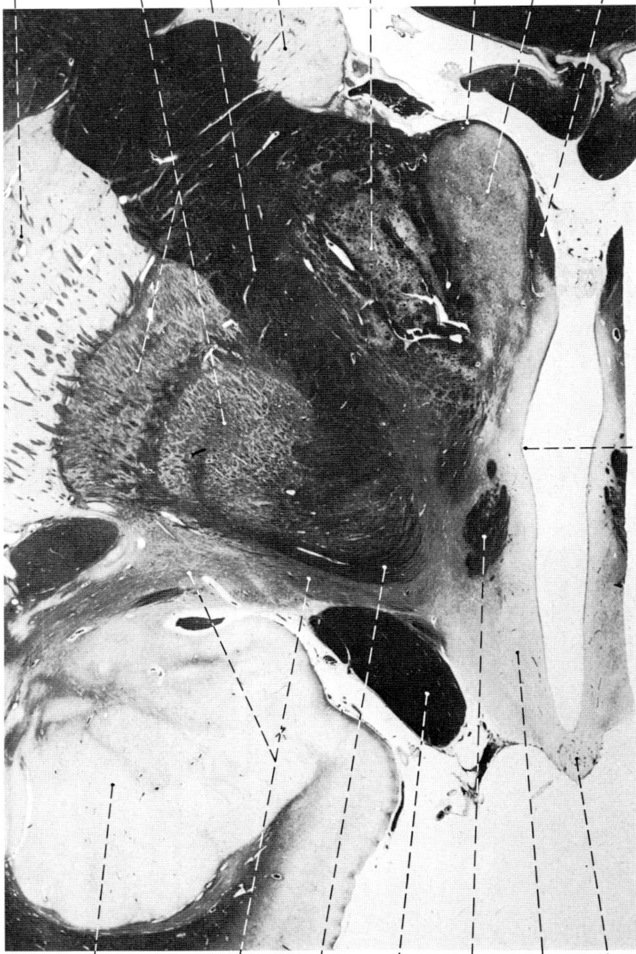

Abb. 243–248. Frontalschnitte durch das Zwischenhirn und die Basalganglien. Markscheidenfärbung nach WEIGERT. Zur Orientierung über die Ebenen der einzelnen Schnitte s. Abb. 242. Vergrößerung: 3 ×.

Abb. 243

Efferente Fasern verbinden die Kerne mit dem Hypothalamus, dem Ncl. medialis und dem Ncl. anterior des Thalamus, sowie mit den intralaminären Kernen. Die kortikale Projektion der Mittellinienkerne erfolgt auf die innersten, rudimentären Anteile des limbischen Lappens (Area septalis, Septum pellucidum, Indusium griseum).

Die intralaminären Kerne

Die intralaminären Kerne treten wie die eben besprochenen Kerne der Mittellinie im menschlichen Gehirn eher in den Hintergrund, mit der Ausnahme des Ncl. medialis centralis (Centre médian de LUYS)[1]) und des Ncl. parafascicularis. Der letztere Kern trägt seinen Namen wegen seiner engen Nachbarschaft zum Fasciculus habenulointerpeduncularis (Abb. 247).

Nucleus centromedianus und parafascicularis (CM-PF): Der CM-PF-Komplex bezieht seine wichtigsten Afferenzen über spinale aufsteigende Systeme (multi-

[1]) Der ältere, gebräuchlichere Name lautet Ncl. centromedianus.

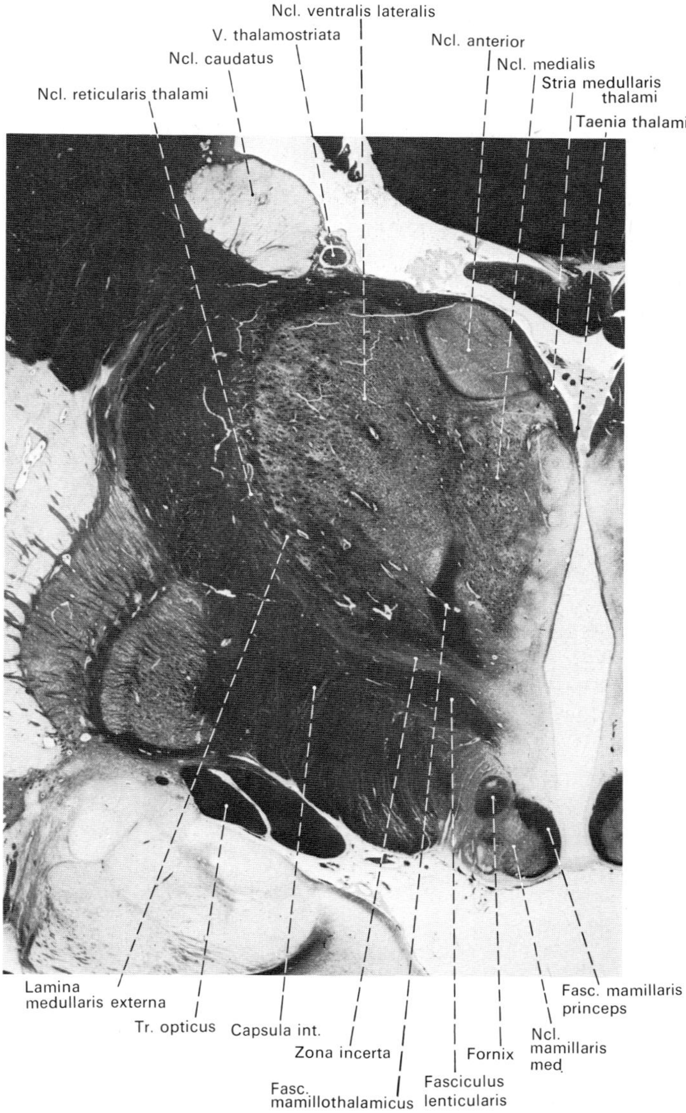

Abb. 244

sensorische Konvergenz). Der Weg dieser Fasern ist noch nicht geklärt; wahrscheinlich verlaufen diese Afferenzen über die Formatio reticularis und die zentrale Haubenbahn. Auch vom Ncl. lentiformis und vom motorischen und prämotorischen Cortex erreichen (wahrscheinlich hemmende) Fasern den CM-PF-Komplex.

Efferenzen: Der Weg der diffusen unspezifischen Projektion ist noch nicht eindeutig geklärt. Sichere Verbindungen bestehen zum Putamen (thalamostriäre Fasern), während die übrigen intralaminären Kerne wahrscheinlich nur zum Ncl.caudatus projizieren (s. Abb. 254).

Funktionelle Gesichtspunkte: Elektrische Reizung der unspezifischen SC-Kerne des Thalamus führt zu typischen kortikalen Erscheinungen, die als „recruiting responses" (Morison and Dempsey) bezeichnet werden. Diese sind wie folgt gekennzeichnet: 1. durch fast über die gesamte Rinde verteilte rhythmische Potentiale, 2. die Potentiale zeigen lange Latenzzeit (20–40 msec), 3. die Potentiale nehmen stufenförmig an Amplitude zu (Rekrutierung), 4. nach Erreichen eines Amplitudenmaximums schwellen die Potentiale rhythmisch ab und wieder an. Auf diese Weise erfolgt die sog. *Synchronisation* weiter Cortexareale, welche im Elektroenzephalogramm (EEG) beobachtet wer-

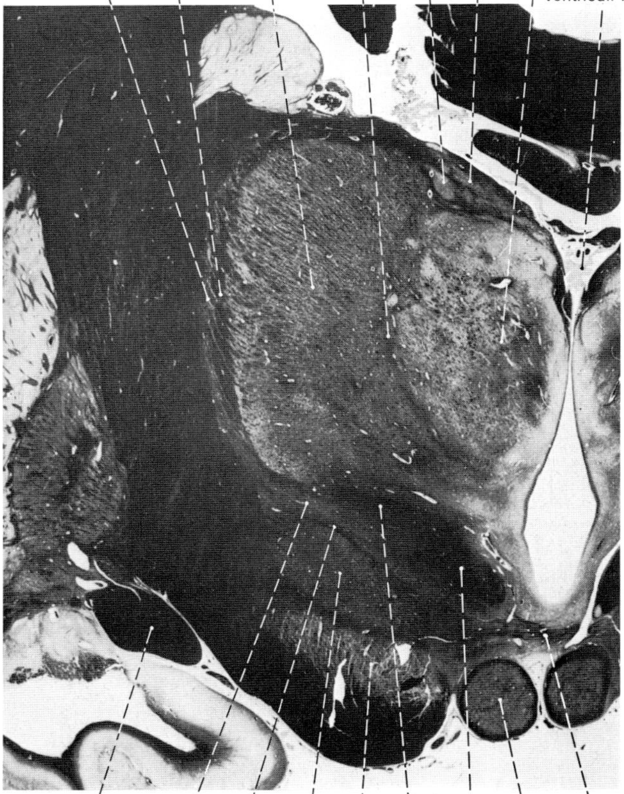

Abb. 245

den kann. Derartige Rhythmen treten auch in vivo spontan auf. Die Frequenz der Rhythmen wechselt je nach dem Wachheitszustand, vor allem unter dem Einfluß des aufsteigenden retikulären Systems des Hirnstamms. Sehr niederfrequente elektrische Stimulation (4–8 Hz) der unspezifischen Thalamuskerne (v.a. des CM-PF-Komplexes und der Mittellinienkerne) führt zu einem Schlafzustand; höhere Reizfrequenzen lösen einen Weckeffekt („arousal reaction") aus. Über reichliche Verbindungen mit den übrigen Thalamuskernen und über die diffuse kortikale Projektion moduliert und modifiziert das unspezifische System die Funktion der spezifischen Thalamuskerne und der mit ihnen verbundenen Rindenareale. Die Verbindung mit dem Corpus striatum legt andererseits auch eine Beteiligung an extrapyramidal motorischen Regelkreisen nahe.

Die Assoziationskerne

Abgesehen von Verbindungen mit anderen Thalamuskernen erhalten die Assoziationskerne weder Afferenzen von aufsteigenden Bahnen aus dem Rückenmark und Hirnstamm noch (mit Ausnahme des Ncl. medialis und des Ncl. anterior) von anderen subkortikalen Zentren. Besonders ausgeprägt sind reziproke Verbindungen mit Assoziationsarealen der Großhirnrinde, welche den primären Rindenarealen benachbart sind. Zu den Assoziationskernen zu rechnen sind: Die Kerne des Pulvinar, der Ncl. lateralis posterior, der Ncl. lateralis dorsalis, der Ncl. anterior und der Ncl. medialis.

Die Kerne des Pulvinar thalami

Es kann heute als gesichert angesehen werden, daß

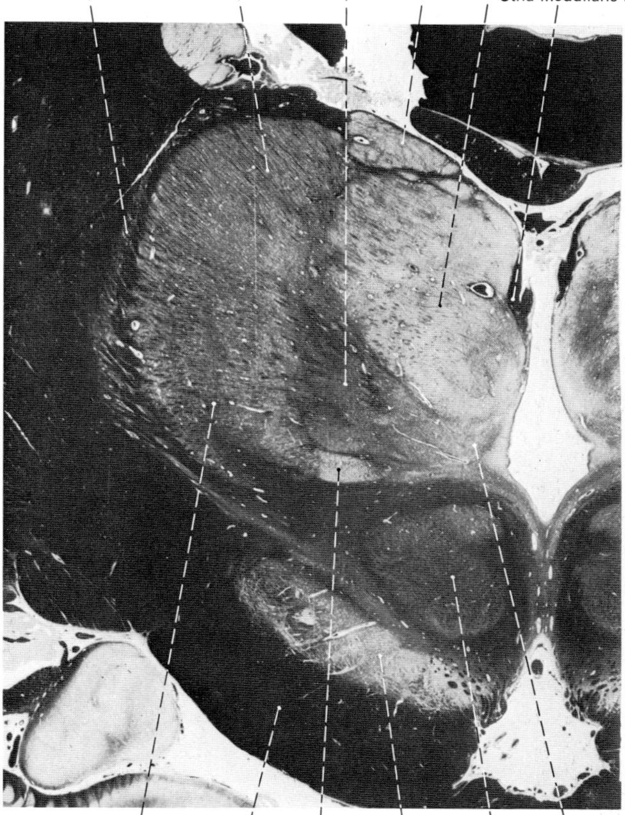

Abb. 246

das Pulvinar keinerlei direkte aufsteigende Fasern von afferenten Systemen erhält, auch nicht vom optischen System. Allerdings bestehen über intrathalamische Fasern Verbindungen mit anderen Thalamuskernen, den beiden Corpora geniculata und möglicherweise auch mit dem Ncl. ventralis posterior. Kortikothalamische Fasern verbinden vor allem die hinteren zwei Drittel des Temporallappens mit dem Pulvinar. Sie enden an den Dendriten der Pulvinarzellen in Form glomerulärer synaptischer Formationen.

Efferenzen: Das Pulvinar projiziert auf ein relativ weites Rindengebiet: a) auf die Konvexität des Parietallappens hinter dem Gyrus postcentralis, b) auf den Okzipitallappen mit Ausnahme der primären Sehrinde (Area), c) auf den Temporallappen mit Ausnahme der vorderen Abschnitte. Man nimmt an, daß die Pulvinarkerne in die Integration von Sensibilität, optischen und akustischen Wahrnehmungen eingeschaltet ist. Ausfallserscheinungen nach Zerstörung des Pulvinar sind allerdings bis jetzt nicht beschrieben worden.

Der Nucleus lateralis posterior

Der Kern liegt vor dem Pulvinar und hat sowohl afferente als auch efferente Verbindungen mit dem Parietallappen. Das entsprechende Rindenfeld zeigt starke Überlappung mit dem Projektionsfeld des Pulvinar thalami, weshalb VAN BUREN zur Diskussion stellt, den Ncl. lateralis posterior als einen Abschnitt des Pulvinar aufzufassen.

Der Nucleus lateralis dorsalis

In der klassischen Kerneinteilung wird dieser Kern zur dorsalen Reihe der lateralen Gruppe gezählt. Aufgrund des Zellbildes und seiner Verbindungen kann er jedoch besser als eine Fortsetzung des im Anschluß zu

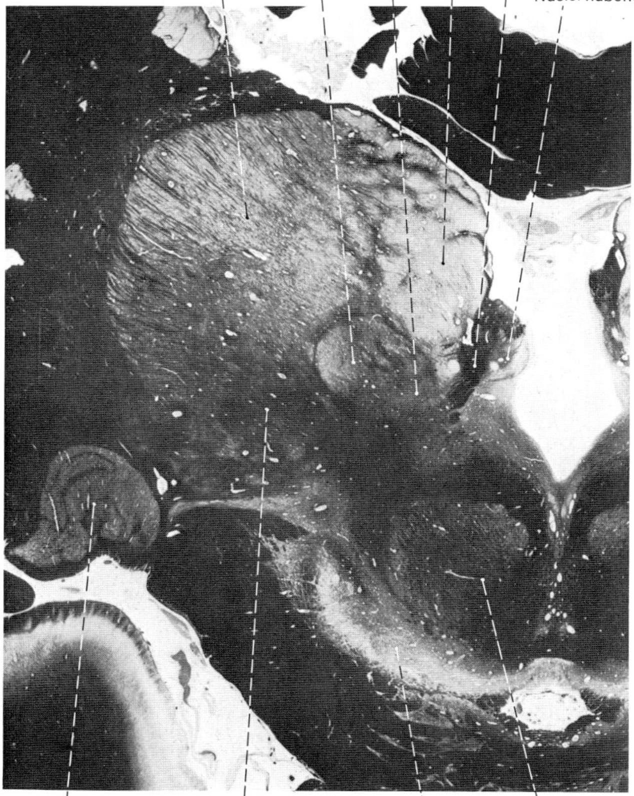

Abb. 247

besprechenden Ncl. anterior thalami aufgefaßt werden. Beide Kerne können infolge ihrer Einschaltung in das limbische System als „limbische Thalamuskerne" bezeichnet werden. Der Ncl. lateralis dorsalis erhält Afferenzen vom Hippocampus über den Fornix und über einen Fasciculus temporothalamicus (Arnold) vom Corpus amygdaloideum. Reziproke Verbindungen bestehen zum hinteren limbischen Cortex (= die Region um das Splenium corporis callosi). Seine efferenten Fasern erreichen auch andere Teile der Medialfläche des Parietallappens (Abb. 241b).

Der Nucleus anterior thalami

Dieser Kern paßt nicht in die strenge Definition der Assoziationskerne. Er erhält zwar, ebenso wie die eben besprochenen, keine aufsteigenden Afferenzen aus dem Rückenmark, stellt jedoch einen wichtigen *Relaiskern für das limbische System* dar. Als solcher bezieht er eine Reihe von Afferenzen aus mehreren Abschnitten dieses Systems: 1. vom Corpus mamillare über den Tractus mamillothalamicus (Vicq d'Azyr), 2. vom Hippocampus über den Fornix, 3. von den Nuclei habenulae über die Stria medullaris thalami, 4. vom Gyrus cinguli kortikothalamische Fasern. Die Verbindung mit dem Corpus mamillare und mit dem Gyrus cinguli ist reziprok, d.h. Efferenzen des Ncl. anterior projizieren zurück auf den Gyrus cinguli und auf das Corpus mamillare.

Das limbische System

Das limbische System, ein entwicklungsgeschichtlich alter Teil des Gehirns, hat Anteile im Bereich des Großhirns, des Zwischenhirns und des unteren Hirnstamms. Der Großhirnanteil, der sog. limbische Lappen, bildet die innersten Abschnitte der Medialseite der Hemisphären und umgibt bogenförmig den

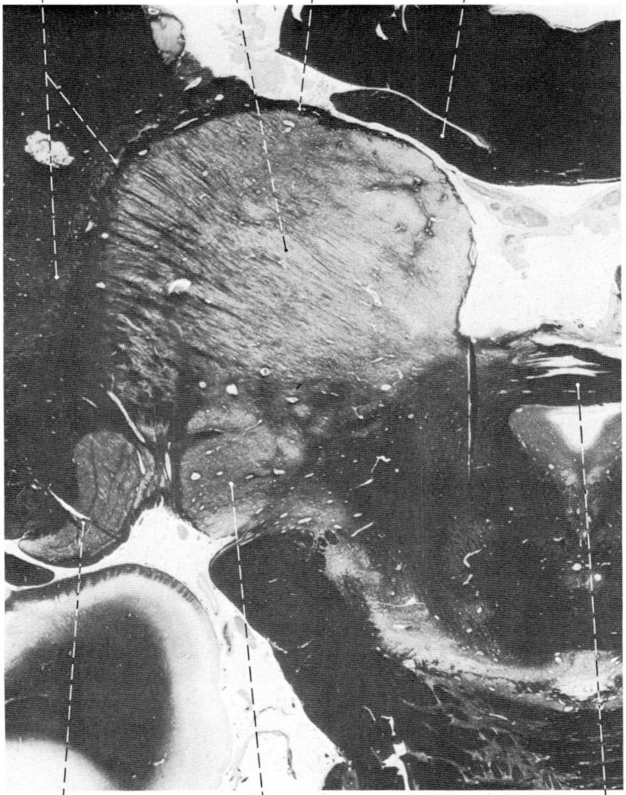

Abb. 248

oberen Hirnstamm. Der limbische Lappen besteht aus dem Gyrus paraterminalis, der Area subcallosa, dem Gyrus parahippocampalis, dem Indusium griseum, dem Gyrus dentatus mit der Hippocampusformation, sowie aus Teilen des Corpus amygdaloideum. Auch Teile der Basalganglien werden zum limbischen System gerechnet. Die limbischen Teile des Zwischenhirns befinden sich im Thalamus (Kerne der Mittellinie, Ncl. lateralis dorsalis, Ncl. anterior, Nuclei habenulae) und in weiten Abschnitten des Hypothalamus, vor allem im Corpus mamillare. Die wichtigsten Faserbündel, die die Anteile des limbischen Systems untereinander verbinden, sind der Fornix, der Tractus mamillothalamicus, die Stria terminalis und die Stria medullaris thalami (Näheres s. Faserverbindungen des Hypothalamus). Über das Zwischenhirn steht das limbische System auch mit tiefer gelegenen Hirnstammabschnitten in Verbindung.

Das limbische System ist für eine Reihe grundlegender biologischer Reaktionen verantwortlich, die für die Erhaltung des Lebens und der Gattung wichtig sind. Darunter sind zu verstehen die Gefühle der Angst, Furcht, aber auch des Wohlbefindens sowie die sexuellen Gefühle und Triebe. Das limbische System ist auch verantwortlich für das Verhalten, welches die erwähnten Gefühlsregungen regelmäßig begleitet. Die viszeralen Erscheinungen, welche ebenfalls diese Gefühle verursachen, werden über den Hypothalamus und dessen efferente Verbindungen mit dem unteren Hirnstamm ausgelöst. Abgesehen von Gefühlen und Trieben spielt das limbische System auch eine gewisse Rolle für das Kurzzeitgedächtnis: Läsionen führen zu Störungen des Gedächtnisses.

Der Nucleus medialis thalami

Der Kern erhält über den Pedunculus thalami extracapsularis Afferenzen vom Corpus amygdaloideum, anderen Teilen des Temporalhirns und vom Hypothalamus. Wahrscheinlich bezieht er auch Fasern von anderen Abschnitten des limbischen Systems. Über intrathalamische Afferenzen aus anderen Thalamuskernen ist nicht viel bekannt, obwohl sie allgemein postuliert werden. Auf diesem Weg könnte der Kern Afferenzen von den verschiedenen Sinnesqualitäten bekommen. Ausgedehnte afferente Verbindungen bestehen ferner mit dem Frontalhirn.

Massive thalamokortikale Projektion besteht vom Ncl. medialis zum Assoziationscortex des Frontalhirns (das Feld vor der Area 6). Darüber hinaus erreicht die subkortikale Projektion des medialen Kerns den Hypothalamus (v. a. den Ncl. praeopticus lateralis) und das Corpus amygdaloideum, sowie die Substantia perforata ant. Intrathalamische Efferenzen erreichen vor allem den Ncl. ventralis ant. und den Ncl. reticularis. Die Vielfalt der Afferenzen des Ncl. medialis bedingt eine eher unspezifische Reaktionsweise auf äußere Reize im Sinn von Gefühlen oder Stimmungen, wie Freude, Euphorie, Depression, Enttäuschung. In diesem Sinn arbeitet der mediale Kern eng mit dem Frontalhirn zusammen. Die Verbindungen mit dem limbischen System und dem Hypothalamus lösen die dabei die für die jeweilige Stimmung typische Verhaltensweise und die damit verbundenen viszeralen Begleiterscheinungen (Erblassen, Erröten, Schweißausbruch usw.) aus. Bei Patienten mit massiven Angstzuständen kann die Durchschneidung der Verbindung des medialen Kerns mit dem Frontalhirn (Leukotomie) eine deutliche Besserung herbeiführen. Allerdings ruft man durch eine derartige Leukotomie unerwünschte Symptome eines Stirnhirnsyndroms hervor. Starke Angst- und Depessionszustände werden daher vorwiegend medikamentös behandelt. Eine pathologisch bedingte Zerstörung des Ncl. medialis führt zu schwerwiegenden Veränderungen der Persönlichkeit und des Bewußtseins.

Die spezifischen Thalamuskerne

Allgemeines: Die spezifischen Schaltkerne (= Relaiskerne) des Thalamus erhalten ihre wesentlichen Afferenzen von umschriebenen Regionen des Rückenmarks, des Hirnstamms oder des Kleinhirns. Folgende Schaltkerne werden unterschieden:

1. Der Ncl. ventralis posterolateralis, für die Sensibilität der Extremitäten und des Rumpfes.
2. Der Ncl. ventralis posteromedialis, für die Sensibilität des Gesichts und für den Geschmackssinn.
3. Der Ncl. geniculatus medialis als Schaltkern für die Hörbahn.
4. Der Ncl. geniculatus lateralis, Schaltkern für die Sehbahn. Hinzuzurechnen sind weiterhin die beiden motorischen Schaltkerne des Thalamus:
5. Der Ncl. ventralis anterior.
6. Der Ncl. ventralis lateralis.

Die spezifischen Kerne stehen über direkte *Punkt-für-Punkt-Projektion* mit genau umschriebenen Arealen der Großhirnrinde in Verbindung (z. B. der Ncl. ventralis posterior mit dem Gyrus postcentralis, der Ncl. geniculatus lateralis mit der Sehrinde). Die *thalamokortikalen Projektionsfasern* enden hauptsächlich mittels axosomatischer Synapsen an den Pyramidenzellen des Cortex. Die Verbindungen der spez. Thalamuskerne mit der Rinde sind gegenläufig, d. h. es bestehen auch rückläufige (*kortikothalamische*) Verbindungen vom Cortex zu den entsprechenden spezifischen Kernen. Die kortikothalamischen Fasern dienen wahrscheinlich der Empfindlichkeitseinstellung der Thalamuskerne. Jeder spezifische Thalamuskern und sein zugehöriges Rindenfeld dienen einer ganz bestimmten (spezifischen) Funktion, wie beispielsweise dem Sehen, Hören usw. Kern und Rindenfeld bilden dabei eine *funktionelle und trophische Einheit:* Die Zerstörung des spezifischen Rindenfeldes hat die Degeneration des entsprechenden Thalamuskerns zur Folge. Darin besteht auch ein grundlegender Unterschied zu den „unspezifischen" Kernen mit subkortikalen Verbindungen, welche nach Dekortikation nicht degenerieren (dieser Umstand hat für die Thalamusforschung eine sehr große Bedeutung). Die Zerstörung eines spezifischen Kernes führt allerdings nicht zum völligen Untergang des Rindenfelds, obwohl es für die spezielle Sinnesfunktion selbstverständlich ausfällt. Über Rindenassoziationsfasern erhält dieses Feld noch immer Afferenzen von anderen Cortexabschnitten. Beispielsweise führt die Zerstörung des Corpus geniculatum laterale zwar zu Blindheit, optische Halluzinationen sind jedoch möglich[1]).

Die spezifischen Thalamuskerne dürfen jedoch nicht als einfache Schaltstellen aufgefaßt werden. Die einzelnen afferenten Impulse werden hier integriert, durch kortikothalamische und intrathalamische Einflüsse modifiziert und moduliert sowie in verarbeiteter Form an den Cortex weitergegeben. Durch intrathalamische Verbindungen der Schaltkerne mit dem Ncl. medialis erhalten die spezifischen Sinneswahrnehmungen auch noch eine affektive Färbung (die verschiedenen Abstufungen von Lust- oder Unlustgefühlen).

Der Thalamus zeigt allgemein eine hohe Bereitschaft zu *rhythmischen* Entladungen (s. auch SC-Kerne): Ein Einzelreiz an einem peripheren Hautnerven führt zwar zu einer einmaligen Entladung in den Hinterstrangkernen (Ncl. gracilis oder cuneatus), löst jedoch eine Reihe rhythmischer Entladungen im Ncl. ventralis posterior thalami aus. Bei der Entstehung der Rhythmen spielen Hemmneurone eine entscheidende Rolle: Diese werden über rückläufige Kollateralen der thalamokortikalen Projektionsfasern erregt und hemmen die thalamokortikalen Nervenzellen durch Hyperpolarisation. Nach Aufhören

[1]) Die unter LSD-Wirkung auftretenden Halluzinationen können in diesem Sinn durch die partielle Blockade des Corpus geniculatum laterale durch LSD erklärt werden.

der Hyperpolarisation kommt es erneut (spontan) zu Aktionspotentialen der thalamokortikalen Zellen, wodurch allerdings via kollaterale und Hemmneurone eine erneute Hyperpolarisation ausgelöst wird. Dieser Zyklus wiederholt sich mehrmals. Der Thalamus projiziert diese rhythmischen Entladungen über thalamokortikale Fasern auf den Cortex, welcher nun ebenfalls mit rhythmischer Aktivität reagiert. Die Erregungswellen des Cortex verlaufen, zumindest anfangs, synchron mit der Aktivität des Thalamus. Niederfrequente, repetitive Stimulation der spezifischen Thalamuskerne führt zum Rekrutierungsphänomen (s. Thalamuskerne mit subkortikalen Verbindungen).

Nucleus ventralis anterior

Die Hauptmasse des Ncl. ventriculis ant. befindet sich vor und lateral vom Fasciculus mamillothalamicus. Medial von ihm befindet sich der Ncl. anterior. Afferenzen erhält der Ncl. ventralis ant. vor allem vom inneren Segment des *Globus pallidus*, daneben auch von der *Substantia nigra*. Die aus dem Pallidum stammenden Fasern verlaufen einerseits als Ansa lenticularis (s. Abb. 243 u. 254) um das vordere Ende der Capsula interna herum, andererseits als Fasciculus lenticularis (H_2 nach Forel, Abb. 245 u. 254) quer durch den hinteren Schenkel der Capsula interna. Beide Bündel vereinigen sich unter dem Thalamus in Forels Haubenfeld H (im Bereich des Subthalamus, Abb. 254). Gemeinsam mit den aus der Substantia nigra aufsteigenden Fasern verlaufen sie dorsolateralwärts als Fasciculus thalamicus (H_1 nach Forel) in den Ncl. ventralis anterior, teilweise auch in den Ncl. ventralis lateralis. Die Efferenzen des VA projizieren auf den motorischen und prämotorischen Cortex (vorwiegend auf Area 6) sowie auf die vordere Inselrinde (Abb. 241a).

Ein Abschnitt des VA ist aufgrund seiner Verbindungen dem System der Thalamuskerne mit subkortikalen Verbindungen zuzurechnen.

Der VA stellt einen Schaltkern für Impulse aus dem Corpus striatum und der Substantia nigra dar, die auf den motorischen und prämotorischen Cortex projiziert werden. Stimulation des Kerns führt zu Verlangsamung der willkürlichen Bewegungen und des Sprechens. Gleichzeitig wird der Muskeltonus auf der kontralateralen Körperseite erhöht (Hassler). Ähnliche Symptome treten beim Krankheitsbild des Parkinsonismus (Paralysis agitans) auf, deren häufigste Ursache eine degenerative Erkrankung der Substantia nigra ist. Die stereotaktische Ausschaltung der Afferenzen zum Ncl. VA und Ncl. ventralis lateralis (VL) führt zu einer merklichen Besserung der Parkinson-Symptome. Neuerdings gewinnt auch die medikamentöse Parkinson-Therapie mit L-DOPA zunehmend an Bedeutung.

Nucleus ventralis lateralis

Der Kern schließt kaudal an den VA an und füllt in voller Höhe des Thalamus den Raum zwischen Lamina medullaris interna und externa aus. Nach hinten reicht er etwa bis zu der Ebene, ab der der Ncl. centromedianus beginnt (Abb. 240). Der Kern bezieht vor allem afferente Fasern aus dem *Ncl. dentatus cerebelli*. Diese verlaufen im oberen Kleinhirnstiel, kreuzen im Mittelhirn auf die andere Seite und erreichen den Ncl. VL des Thalamus vom Subthalamus her. Wie oben erwähnt, erhält der Kern auch Afferenzen vom *Globus pallidus* über den Fasciculus thalamicus. Auch die Kerne der Mittellinie und die Formatio reticularis des unteren Hirnstamms üben Einfluß auf die Aktivität des VL aus. Die efferenten Fasern projizieren auf den motorischen (Gyrus praecentralis) und prämotorischen Cortex des Frontalhirns. Ähnlich wie beim Ncl. ventralis posterior besteht eine somatotopische Gliederung: laterale Kernabschnitte projizieren zur Beinregion der Rinde, mediale Abschnitte zur Gesichtsregion des Gyrus praecentralis. Der Cortex schickt auch absteigende Fasern zum Ncl. ventralis lateralis zurück.

Der VL integriert die teils bahnenden, teils hemmenden Einflüsse aus dem Kleinhirn, den SC-Kernen des Thalamus, dem Corpus striatum und dem motorischen Cortex. Das Resultat dieser Integration wird über thalamokortikale Projektionsfasern dem motorischen Cortex zugeleitet. Auf diesem Weg übt der Kern einen bahnenden Einfluß auf die Willkürmotorik aus: Beschleunigung der willkürlichen Bewegungen und der Sprache. Eigenartigerweise führt jedoch eine operative Zerstörung des Kerns zu keiner bleibenden Beeinträchtigung von Bewegungsgeschwindigkeit und Geschicklichkeit (Hassler).

Nucleus ventralis posterior

Dieses wichtige Kerngebiet ist die Relaisstation für die großen aufsteigenden Bahnsysteme, welche groben, diskriminierenden Tastsinn, Schmerz-, Temperatur-, Vibrationsempfinden und Geschmackssinn vermitteln. Die Afferenzen des Kerns stammen aus allen Regionen des Rumpfes, der Extremitäten und des Kopfes einschließlich der Geschmacksrezeptoren der Mundhöhle.

Die Fasern des Lemniscus medialis, des Tractus spinothalamicus lateralis und des Tractus spinothalamicus ant., welche die Sensibilität des Rumpfes und der Extremitäten führen, endigen in der lateralen Abteilung des Ncl. ventralis post. Dieser Abschnitt wird vom restlichen, medial gelegenen Teil unterschieden und als Ncl. ventralis posterolateralis (VPL) bezeichnet. Die mediale Partie trägt die Bezeichnung Ncl. ventralis posteromedialis (VPM). Im VPM endigen die aufsteigenden sekundären Trigeminusfasern und über einen noch ungeklärten Weg auch die gustatorischen Fasern.

Nucleus ventralis posterolateralis

Die Fasern des Lemniscus medialis verlaufen völlig unverzweigt durch den Hirnstamm und endigen im Gesamtgebiet des VPL. Die Afferenzen aus dem Ncl. gracilis endigen lateral von denen aus dem Ncl. cuneatus. Der vordere und seitliche Tractus spinothalamicus geht im Gegensatz zum Lemniscus medialis ausgedehnte Beziehungen zur Formatio reticularis des Hirnstamms ein, so daß keineswegs die Gesamtheit der spinothalamischen Fasern bis in den VPL gelangen. Über die Formatio reticularis erhalten auch die intralaminären Kerne, allerdings indirekt, somatische Afferenzen.

Auch viszerale Afferenzen erreichen den VPL, zum Teil auch die intralaminären Kerne. Über die Verlaufsstrecke der Viszeroafferenzen bis zum Thalamus herrscht allerdings noch Unklarheit.

Die Endigungen der aufsteigenden Fasern aus dem Lemniscus medialis und dem Tr. spinothalamicus sind im Ncl. ventralis posterolateralis derart verteilt, daß eine präzise *somatotopische Repräsentation* der Oberfläche der kontralateralen Körperhälfte entsteht: Die Beinregion ist ganz lateral, die Rumpfhälfte in der Mitte und der Arm medial im VPL vertreten. Allerdings ist das Bild der Körperform infolge der unterschiedlich dichten Innervation der verschiedenen Körperregionen stark verzerrt.

Die aufsteigenden Fasern endigen vorwiegend an den Dendriten der thalamokortikalen Projektionsneurone des VPL. Sie bilden mit den aufgetriebenen Ästen dieser Dendriten glomeruläre synaptische Formationen, an deren Bildung sich auch noch Endigungen anderer kleiner thalamischer Neurone, sowie die Endigungen der absteigenden kortikothalamischen Fasern beteiligen. Diverse hemmende und bahnende Einflüsse werden hier integriert und über thalamokortikale Projektionsfasern an die Großhirnrinde weitergeleitet. Das entsprechende Rindenfeld für den VPL ist der primäre sensorische Cortex (Area 3, 1 und 2), und zwar die oberen zwei Drittel des Gyrus postcentralis und – jenseits der Mantelkante – der hintere Abschnitt des Lobulus paracentralis. Der VPL projiziert darüber hinaus auch auf den sekundären sensorischen Cortex (s. unten). Jedes thalamokortikale Neuron ist einem ganz bestimmten Rezeptorfeld in der Peripherie sowie einer bestimmten Sinnesqualität zugeordnet und projiziert auf ein umschriebenes Areal des Cortex (vertikale Zellsäule in der Rinde). Diese genaue Punkt-für-Punkt-Zuordnung ist die entscheidende Grundlage für die Fähigkeit, einen peripheren Reiz lokalisieren und nach seiner Modalität erkennen zu können. Eine gewisse Form eines Bewußtwerdens von Reizen erfolgt bereits auf der Ebene des Thalamus (vor allem von Schmerz und Temperatur). Auch scheint eine grobe Lokalisation bereits durch den Thalamus möglich zu sein. Die exakte Lokalisation, Formerkennung berührter Gegenstände und andere höhere Leistungen auf dem Gebiet der Sensibilität erfordern jedoch die Tätigkeit einer intakten Großhirnrinde. Der kaudalste Abschnitt des VPL sowie ein Teil des angrenzenden Corpus geniculatum mediale sind nicht somatotopisch gegliedert und dienen vorwiegend als Umschaltstelle für Schmerzfasern. Diese kaudale Zellgruppe[1]) projiziert sowohl auf die primäre sensorische Rinde (Gyrus postcentralis), als auch auf das sekundäre sensorische Feld, ein Areal, welches hinten an den Gyrus postcentralis anschließt und die obere Begrenzung für den Sulcus lateralis bildet (Abb. 249). Einige Befunde deuten darauf hin, daß das Hinterstrang-Lemniscus-System vorwiegend auf den Gyrus postcentralis, das System der Tractus spinothalamici eher auf die sekundäre sensorische Rinde projiziert. In der sekundären sensorischen Rinde besteht eine weniger deutliche Somatotopik: Das Gesicht ist vorn, in unmittelbarer Nachbarschaft des Gesichtsfeldes des Gyrus postcentralis, die unteren Körperregionen sind weiter kaudal (gegen den Gyrus supramarginalis zu) repräsentiert. Einige Körperabschnitte sind auch bilateral vertreten.

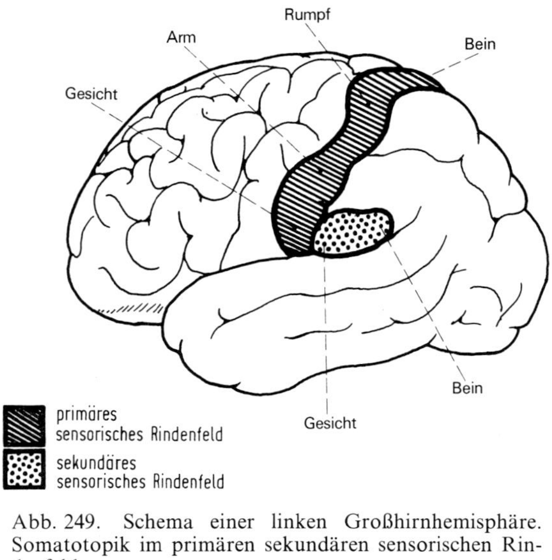

Abb. 249. Schema einer linken Großhirnhemisphäre. Somatotopik im primären sekundären sensorischen Rindenfeld.

Nucleus ventralis posteromedialis

Der Ncl. ventralis posteromedialis (VPM) nimmt den Raum zwischen VPL und Ncl. centromedianus

[1]) In der Fachliteratur meist mit der Abkürzung PO bezeichnet.

ein (Abb. 246). Er reicht medial auch etwas unter diesen Kern. Aufgrund seiner Form wird er vielfach als Ncl. semilunaris oder arcuatus bezeichnet. Der VPM ist der sensible Schaltkern für Tastsinn, Schmerz- und Temperaturempfindung der gegenüberliegenden Hälfte des Kopfes. Die wichtigsten Afferenzen zum VPM verlaufen über aufsteigende sekundäre Trigeminusfasern. Ein Teil der Trigeminusfasern stammt auch von derselben Seite, so daß das Gesicht zum Teil beidseitig im VPM repräsentiert wird. Das entsprechende Rindenprojektionsfeld des VPM ist das untere Drittel des Gyrus postcentralis, aber auch der operkuläre Abschnitt des Gyrus praecentralis. Der medialste Abschnitt des VPM, der sich zum Teil, wie eingangs erwähnt, auch ventral vom Ncl. centromedianus befindet, fällt im histologischen Schnitt durch seinen geringen Gehalt an markhaltigen Fasern auf. Er besteht aus kleinen Ganglienzellen und wird daher als Ncl. ventralis posteromedialis parvocellularis (VPMpc) bezeichnet (Abb. 246). Dieses Kernareal erhält keine somatischen Afferenzen vom Trigeminus, sondern ausschließlich die vom Ncl. tractus solitarii aufsteigenden Geschmacksfasern. Die thalamokortikalen Neurone des VPMpc projizieren auf den vorderen Teil der Inselrinde (kortikales Geschmacksfeld).

Nucleus geniculatus medialis

Der Ncl. geniculatus medialis (GM) wölbt die Thalamusoberfläche unterhalb des Pulvinar thalami in form des Corpus geniculatum mediale vor (Abb. 239 u. 240). Er steht über das Brachium colliculi inferioris mit der Lamina tecti in Verbindung. Der Kern ist der spezifische Relaiskern für die Hörbahn. Der Hauptteil der Afferenzen stammt vom Colliculus inferior, aber einige Fasern erreichen den GM ohne Umschaltung im Colliculus inf. direkt über den Lemniscus lateralis. Im GM sind die Gehörorgane beider Seiten repräsentiert, obgleich die überwiegende Zahl der Afferenzen aus dem kontralateralen CORTIschen Organ stammt. Wie in den anderen Relaiskernen des Thalamus besteht eine topische Gliederung des Kerns, vor allem nach der Tonhöhe. Die thalamokortikale Projektion erfolgt auf die HESCHLschen Querwindungen (Gyri temporales transversi, Area 41) in der Weise, daß hohe Töne medial und tiefe Töne vorn lateral repräsentiert sind. Absteigende kortikothalamische Fasern entspringen vor allem aus der oberen Temporalwindung, welche an die primäre Hörrinde anschließt. Sie wirken modulierend auf den Ncl. geniculatus medialis ein. Wahrscheinlich erfolgen einfache akustische Wahrnehmungen und die grobe Unterscheidung der Tonhöhe bereits auf der Ebene des Corpus geniculatum mediale. Für höhere Leistungen wie etwa das Sprachverständnis ist jedoch die Arbeit der Großhirnrinde unerläßlich notwendig.

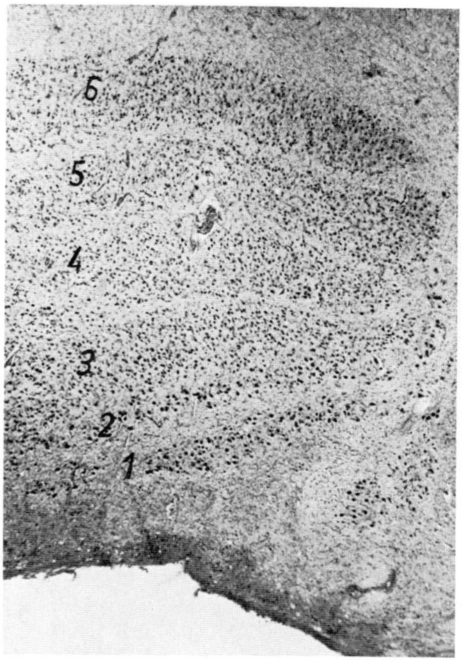

Abb. 250. Schnitt durch den medialen Teil eines Corpus geniculatum laterale. Die ersten zwei der sechs Schichten bestehen aus größeren Zellen. Färbung: Kresylviolett, Vergrößerung: 18 ×.

Nucleus geniculatus lateralis

Im Ncl. geniculatus lateralis (GL) endigen die Fasern des Tractus opticus, welcher die optischen Eindrücke aus der gegenüberliegenden Hälfte des Gesichtsfeldes dem Thalamus zuleitet. Der Kern wölbt die Thalamusoberfläche lateral vom Corpus geniculatum mediale in Form des Corpus geniculatum laterale vor.

Die Nervenzellen des GL sind in 6 mehr oder weniger stark gekrümmten Schichten angeordnet, die jeweils durch dünne Marklamellen (= Optikusfasern) voneinander getrennt sind (Abb. 250). Nach lateral zu verschmelzen die Schichten miteinander (Abb. 248). Die Schichten werden von ventral nach dorsal mit 1 bis 6 numeriert. Die Schichten 1 und 2 bestehen aus großen Ganglienzellen, die übrigen aus eher kleinen Zellen. Die ungekreuzten Fasern des Tr. opticus endigen in den Schichten 2, 3 und 5, während sich die gekreuzten Fasern in den Schichten 1, 4 und 6 verzweigen.

Die Optikusfasern bilden mit den Dendriten der Relaiszellen glomeruläre synaptische Formationen. Die Äste der Dendriten beschränken sich streng auf das Areal derjenigen Schicht, in welcher sich auch das zugehörige Perikaryon befindet. Das Kerngebiet ist derart gegliedert, daß die Optikusfasern aus der

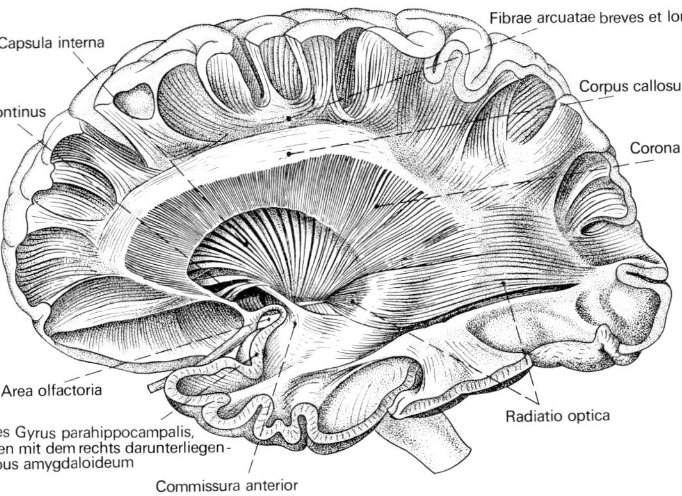

Abb. 251. Faserpräparat der linken Hemisphäre von lateral, Umzeichnung, nach KLINGLER. Der Ncl. lentiformis wurde entfernt.

Netzhautperipherie im vorderen Drittel des GL enden, und die kaudalen zwei Drittel für die makulären Sehnervenfasern bestimmt sind. Darüber hinaus ist eine mediolaterale Zuordnung möglich: Die medialen Kernabschnitte entsprechen den oberen Retinahälften, die lateralen den unteren.

Die Projektionsfasern nehmen auf ihrem Weg zur Sehrinde folgenden Verlauf (*Sehstrahlung*): Die Fasern aus der medialen Hälfte des GL biegen direkt okzipitalwärts um und verlaufen seitlich am Hinterhorn des Seitenventrikels vorbei (Abb. 251) zur oberen Calcarinalippe. Die Fasern aus den lateralen Abschnitten des Kerns bilden erst eine Schleife seitlich vom Unterhorn des Seitenventrikels und verlaufen dann nach hinten zur unteren Calcarinalippe. Die makulären Fasern nehmen in ihrem Verlauf eine mittlere Position ein und enden im makulären Feld der Sehrinde, d.h. im Bereich des Okzipitalpols. Nach diesem komplizierten Verlauf entsprechen schließlich die oberen Netzhauthälften den oberen Calcarinalippen, die unteren Netzhauthälften den unteren Calcarinalippen und die Maculae luteae den Polabschnitten der Sehrinde.

Für *optische Reflexe* geben Tractus opticus und Ncl. geniculatus lat. Fasern an die Colliculi superiores und an die Area praetectalis ab. Letztere beinhaltet Zellgruppen am Übergang vom Thalamus zum Mittelhirn und stellt ein Zentrum für den Pupillarreflex dar.

An weiteren Faserverbindungen des GL sind intrathalamische (v.a. mit dem Pulvinar) und kortikogenikuläre zu erwähnen, welche von der Sehrinde absteigen und die Tätigkeit des GL mit beeinflussen.

Die Radiatio thalami und Capsula interna

Wie bereits mehrfach erwähnt, stehen die spezifischen Relaiskerne und die Assoziationskerne des Thalamus in reziproker Verbindung mit weiten Teilen der Großhirnrinde. Die Gesamtheit dieser thalamokortikalen und kortikothalamischen Projektionsfasern ergeben die sog. Thalamusstrahlung (Radiatio thalami). Die Radiatio thalami bildet einen Teil der Capsula interna und strahlt seitlich vom Thalamus fächerförmig zur Rinde aller vier Großhirnlappen aus. Dementsprechend unterteilt man die Radiatio thalami in einen vorderen, oberen, hinteren und unteren *Thalamusstiel* (Pedunculi thalami). Der vordere Thalamusstiel verbindet den Frontallappen mit dem Ncl. medialis thalami und teilweise auch mit dem Ncl. anterior (vordere Anteile des Gyrus cinguli). Der Pedunculus thalami superior verbindet die Rinde vor und hinter dem Sulcus centralis mit den ventralen Thalamuskernen. Einen wichtigen Teil dieses Thalamusstiels bilden jene Fasern, welche die Sensibilität des gesamten Körpers vom Ncl. VP zum Gyrus postcentralis projizieren. Der hintere Thalamusstiel verbindet Parietal- und Okzipitallappen mit den hinteren Thalamuskernen. Einen wichtigen Anteil stellt dabei die Sehbahn dar, die das Corpus geniculatum laterale mit der Calcarinarinde des Okzipitallappens verbindet. Der etwas schwächere Pedunculus thalami inferior verbindet den Thalamus mit dem Temporallappen und der Insel. Sein wichtigster Anteil ist die Hörbahn. Der einzige Anteil der Thalamusstrahlung, der nicht durch die Capsula interna verläuft ist der *Pedunculus thalami extracapsularis*, ungünstigerweise von manchen Autoren ebenfalls als Pedunculus thalami inferior bezeichnet. Dieses Bündel steigt lateral von der Pars tecta fornicis in den Hypothalamus ab und verläuft von hier aus horizontal lateralwärts, einen Teil der Ansa peduncularis bildend. Es verbindet den Ncl. medialis thalami mit dem Corpus amygdaloideum und Teilen der Temporalrinde. Darüber hinaus verbindet der Pedunculus thalami extracapsularis den medialen Thalamuskern auch mit dem lateralen Hypothalamus und der Region der Substantia perforata anterior.

Die *Capsula intrna* ist eine mächtige Fasermasse, die in Form eines konisch gekrümmten Fächers in Richtung aller vier Großhirnlappen ausstrahlt (Abb. 427). Der Stiel des Fächers geht in den Pedunculus cerebri über. Abgesehen von den bereits besprochenen Thalamusstielen verlaufen in der Capsula int. eine Reihe absteigender kortikofugaler Fasersysteme, wie beispielsweise die Pyramidenbahn und die Trr. corticopontini. Die Capsula int. besteht (s. Abb. 59 u. 252) aus einem kürzeren vorderen Schenkel, einem Knie und einem längeren hinteren Schenkel. Der vordere Schenkel, Crus ant. wird medial durch den Kopf des Ncl. caudatus, lateral durch den Ncl. lentiformis begrenzt. Dem Crus posterius liegt medial der Thalamus und lateral ebenfalls der Ncl. lentiformis an. Crus ant., Genu und Crus post. bilden den supralentikulären Teil der Capsula int. Jenseits des Bereichs zwischen den Basalganglien und dem Thalamus setzt sich die Capsula int. als Corona radiata bis zur Hirnrinde hin fort. Auf diesem Weg kommt es teilweise zu einer dichten Verwebung mit den Fasern des Corpus callosum. Ein Teil des hinteren Schenkels der inneren Kapsel reicht in den Raum hinter dem Ncl. lentiformis: retrolentikulärer Teil; ein Teil befindet sich unterhalb des Linsenkerns: sublentikulärer Abschnitt der inneren Kapsel.

Im vorderen Schenkel der Capsula int. verlaufen die frontopontinen Fasern und der vordere Thalamusstiel (Abb. 252). Im Knie verläuft der Tr. corticonuclearis sowie die thalamokortikalen Fasern zum prämotorischen Cortex (vom Ncl. ventralis anterior). Im hinteren Schenkel verläuft, an den Tr. corticonuclearis anschließend, der Tr. corticospinalis (Pyramidenbahn). Dabei sind die Fasern für die obere Extremität vorne, die für den Rumpf in der Mitte und die für das Bein hinten lokalisiert. Weiten Raum nimmt, vor allem hinter der Pyramidenbahn, die obere Thalamusstrahlung ein, deren Hauptanteil die Körperfühlbahn zum Gyrus postcentralis darstellt. Im retrolentikulären

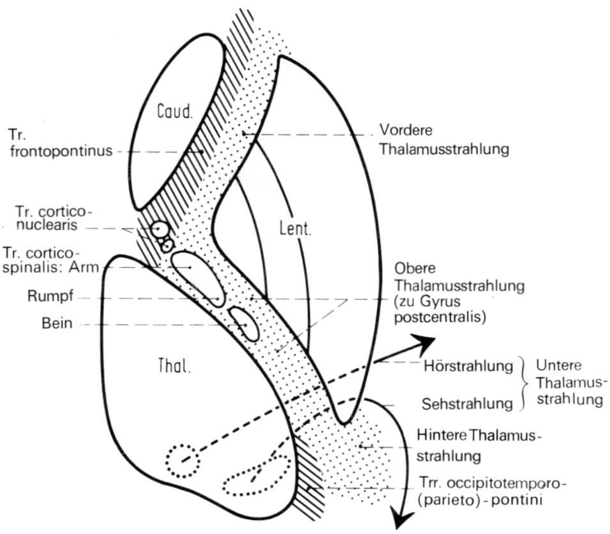

Abb. 252. Die Komponenten einer rechten Capsula interna. Modifiziert nach Crosby, Humphrey, Lauer 1962 (vgl. dazu Abb. 59).

Abschnitt verlaufen die parieto-, okzipito- und temporopontinen Fasern. Die temporopontinen Fasern bilden dabei das stärkste Kontingent. Der Rest des retrolentikulären Abschnittes wird durch die hintere Thalamusstrahlung gebildet. Diese verbindet vor allem die Kerngruppe des Pulvinar thalami mit dem Parietal-, Okzipital- und Temporalhirn.

Vorwiegend im sublentikulären Abschnitt der Capsula int. verlaufen Hörstrahlung und Sehstrahlung. Die Hörstrahlung verbindet das Corpus geniculatum mediale mit den Gyri temporales transversi (Heschl) und mit Teilen der oberen Temporalwindung. Die Sehstrahlung biegt nach hinten zur Calcarinarinde des Okzipitallappens um.

Die Thalamusstiele und die kortikofugalen Bahnen verlaufen, auf engen Raum zusammengedrängt, in der Capsula interna. Dies bringt mit sich, daß an sich kleine Schädigungen der Hirnsubstanz, hervorgerufen durch eine Blutung oder eine Embolie, im Bereich der Capsula int. zu massiven neurologischen Störungen führen kann. Eine vaskulär bedingte Schädigung im hinteren Schenkel der inneren Kapsel führt zum Sensibilitätsausfall (Hemianästhesie) und zur Lähmung (Hemiplegie) der gegenüberliegenden Körperhälfte. Ist das Knie der Kapsel mitbetroffen, so treten zusätzlich Ausfälle der motorischen Hirnnerven auf (z. B. Symptome der zentralen Facialisparese).

Der Subthalamus

Der Subthalamus nimmt den Raum ventral vom Thalamus und seitlich vom Hypothalamus ein. Nach lateral reicht der Subthalamus bis an die Capsula interna bzw. an den Pedunculus cerebri heran. *Der*

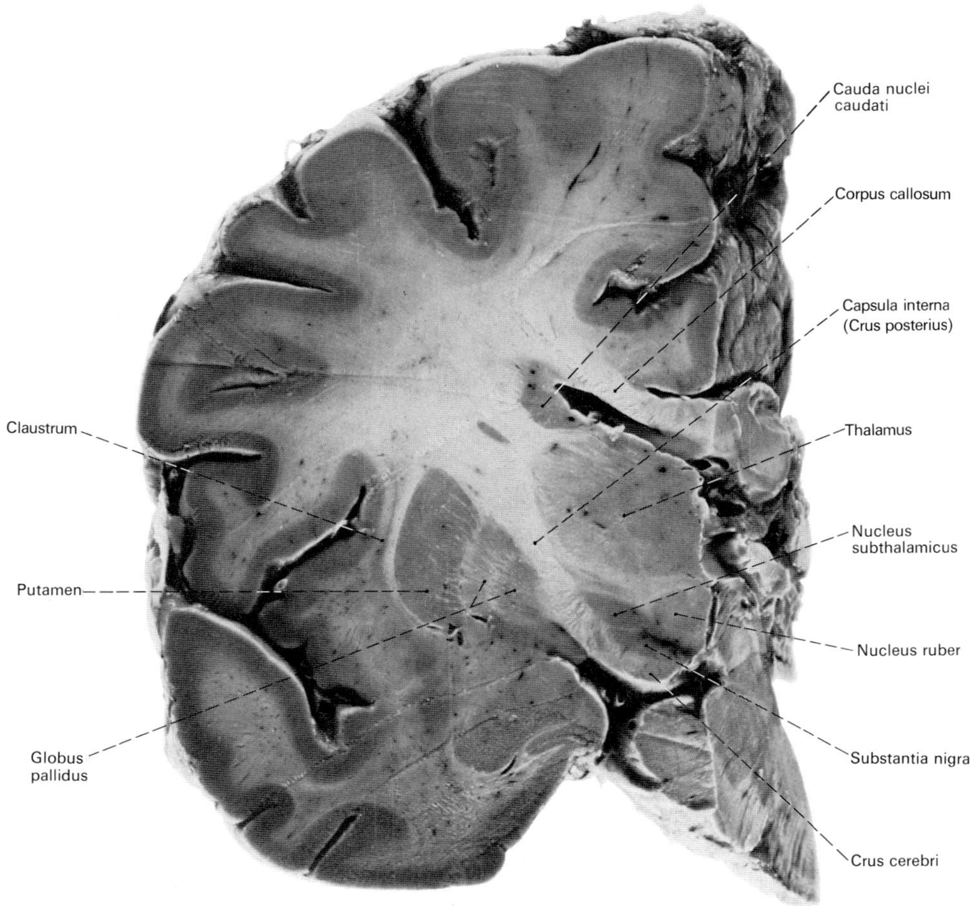

Abb. 253. Vertikaler Schnitt durch eine rechte Gehirnhälfte. Der mediale Teil dieses Schrägschnittes liegt weiter hinten als der laterale Teil. Präparat: Dr. SCHLESINGER, Wien. Um Form und Anordnung möglichst vieler in der Tiefe des Gehirns gelegener Gebilde zur Ansicht zu bringen, wurde durch die rechte Gehirnhälfte ein vertikaler, mit der Medianebene einen Flächenwinkel von etwa 60° bildender Schnitt gelegt. Der mediale Teil dieses Schrägschnittes liegt weiter hinten als der laterale Teil. Um die durch die schräge Schnittführung entstandene Verkürzung der Schnittfigur bei Betrachtung in frontookzipitaler Richtung auszugleichen, wurde der Schrägschnitt in die Frontalebene gedehnt. Gleichzeitig wurde ein Teil der medialen Hemisphärenfläche, bzw. des Medianschnittes, durch Balken und Hirnstamm zur Ansicht gebracht.

Subthalamus ist eine unmittelbare Fortsetzung der Haubenregion des Mittelhirns. Er enthält an Kernen die rostralsten Partien des Ncl. ruber und der Substantia nigra, weiters den Ncl. subthalamicus (LUYSI), die Zona incerta und das Haubenfeld H nach FOREL (Abb. 245). Durch die subthalamische Region verlaufen die aufsteigenden Fasersysteme des Lemniscus medialis, der Tractus spinothalamici, die zerebellothalamischen Fasern und aufsteigende Anteile der Formatio reticularis. Die langen Bahnsysteme treten von hier aus in den VP und VL ein. Im übrigen Subthalamus herrschen Verbindungsbündel des extrapyramidalen Systems vor: Fasciculus subthalamicus, Fasciculus lenticularis, Ansa lenticularis und Fasciculus thalamicus (Abb. 254). Ansa lenticularis und Fasciculus lenticularis sind zwei efferente Bündel aus dem inneren Segment des Globus pallidus. Die Ansa lenticularis verläuft vorne und ventral um die Capsula interna herum, der Fasciculus lenticularis (Feld H_2 nach FOREL) dringt auf direktem Weg durch die Capsula interna hindurch. *Ansa lenticularis* und *Fasciculus lenticularis* treffen einander im Feld H nach FOREL. Von dort biegt ein Großteil der Fasern nach dorsolateral als *Fasciculus thalamicus* (H_1 nach FOREL, Abb. 254) um und endigt im Ncl. VL und VA. Der Fasciculus thalamicus enthält auch noch die dentatothalamischen Fasern aus dem Kleinhirn. Die graue Substanz zwischen Fasciculus thalamicus und Fasc.

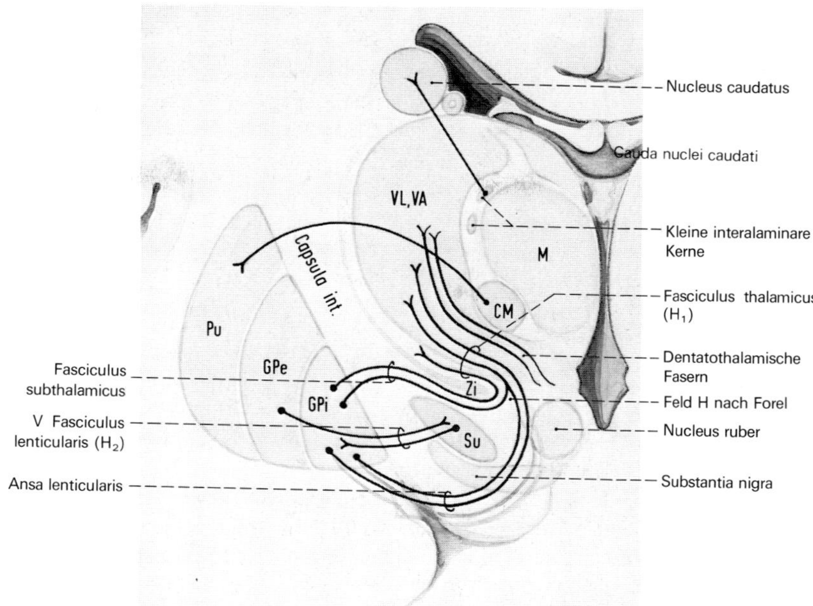

Abb. 254. Verbindungen der Basalganglien mit dem Thalamus (modifiziert nach TRUEX-CARPENTER 1969). Die Ansa lenticularis verläßt das innere Segment des Globus pallidus (GPi) ventral und biegt rostral vor der Capsula int. nach medial zum prärubralen Feld H nach FOREL um. Der Fasciculus subthalamicus durchbricht die Capsula int. und verbindet den Globus pallidus (GPe und GPi) mit dem Ncl. subthalamicus (SU). Der Fasciculus lenticularis (H_2 nach FOREL) durchquert die Capsula int. und erreicht ebenfalls das Feld H. Hier vereinigen sich Fasciculus und Ansa lenticularis. Sie ziehen gemeinsam mit den dentatothalamischen Fasern als Fasciculus thalamicus (H_1 nach FOREL) in den Ncl. VL und teilweise in den VA des Thalamus. Die graue Substanz der Zona incerta (Zi) schiebt sich zwischen Fasciculus thalamicus und Fasciculus lenticularis.

lenticularis wird als *Zona incerta* bezeichnet. Sie steht nach oben zu mit dem Ncl. reticularis thalami in direkter Kontinuität (Abb. 245). Wie dieser erhält die Zona incerta absteigende kortikofugale Afferenzen. Ihre efferenten Verbindungen sind noch ungeklärt.

Der Ncl. subthalamicus (Luysi). Der Kern hat die Form einer bikonvexen Linse (Abb. 255). Er liegt der Capsula interna innen unmittelbar an. Medial oberhalb von ihm verläuft der Fasciculus lenticularis. Der Kern ist besonders reich durchblutet (Äste aus der

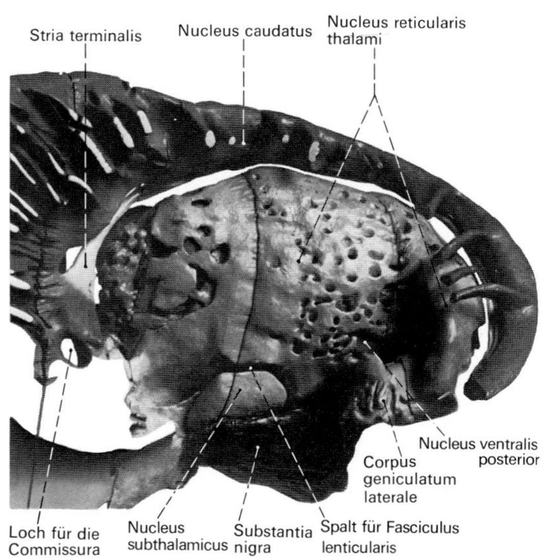

Abb. 255. Thalamus, Subthalamus und Ncl. caudatus von lateral. Der Ncl. lentiformis wurde entfernt. Photographie eines zerlegbaren Modells.

A. cerebri post., der A. communicans post. und der A. chorioidea ant.). Seine wesentlichsten Afferenzen erhält der Kern über den *Fasciculus subthalamicus* aus dem lateralen Segment des Globus pallidus. Die efferenten Fasern erreichen rückläufig über den Fasciculus subthalamicus das innere Segment des Pallidum. Der Ncl. subthalamicus ist ein wichtiger Abschnitt im extrapyramidalen System: Läsionen (v. a. infolge von Blutungen) des Kerns führen zu unwillkürlichen, heftig ausfahrenden Bewegungen der Extremitäten (Hemiballismus). Dabei sind vor allem die rumpfnahen Muskelgruppen der oberen und unteren Extremität betroffen. Der Ncl. subthalamicus übt offensichtlich einen hemmenden und regulierenden Einfluß auf den Globus pallidus aus.

Der Hypothalamus

Einteilung in Zonen und Kerngruppen

Das ventral vom Sulcus hypothalamicus die Seitenwand und den Boden des dritten Ventrikels bildende Kerngebiet des Hypothalamus besteht aus relativ dicht liegenden, vorwiegend kleinen Nervenzellen. Der Hypothalamus ist mit Ausnahme des Corpus mamillare auffallend arm an markhaltigen Nervenfasern (Abb. 243). Das Kerngebiet reicht von der Lamina terminalis bis zur Mittelhirnhaube. Nach rostral steht der Hypothalamus in Kontinuität mit dem olfaktorisch-limbischen Anteil des Frontalhirns, nach kaudal geht sein Kerngebiet in das Mittelhirntegmentum über.

Grob schmeatisch kann man den Hypothalamus von medial nach lateral in drei Längszonen einteilen: 1. eine periventrikuläre, 2. eine mediale, 3. eine laterale Zone. Die beiden erstgenannten sind nicht überall gut voneinander zu trennen. Die laterale Zone ist durch einen etwas höheren Gehalt an markhaltigen Fasern gekennzeichnet, welche vorwiegend längs verlaufen.

Tabelle 14. Die Kerne des Hypothalamus (Abb. 256).

I. Markarmer Hypothalamus
- A. Die hypophysären Kerne
  - 1. Großzellige hypophysäre Kerne
    - a) Ncl. supraopticus
    - b) Ncl. paraventricularis
  - 2. Kleinzellige hypophysäre Kerne
    - a) Ncl. infundibularis
    - b) (Ncl. ventromedialis)
- B. Die non-hypophysären Kerne
  - 1. Nucll. praeoptici
  - 2. Ncl. anterior
  - 3. Ncl. ventromedialis
  - 4. Ncl. dorsomedialis
  - 5. Area dorsalis
  - 6. Ncl. posterior
  - 7. Laterales Feld des Hypothalamus
    - a) Ncl. praeopticus lateralis
    - b) Ncll. tuberis laterales
    - c) Ncl. tuberomamillaris

II. Markreicher Hypothalamus (= Corpus mamillare)
- A. Ncl. mamillaris medialis
- B. Ncl. mamillaris lateralis

Ein Teil der hypothalamischen Kerne steht durch Nervenfasern mit der Hypophyse in Verbindung: diesen Zellgruppen kommt teils die direkte Produktion von Hypophysenhormonen zu, teils erfolgt von hier aus die Steuerung der Hormonausschüttung der Adenohypophyse. Diesen hypophysären Kernen werden die restlichen non-hypophysären Hypothalamuskerne gegenübergestellt, für welche keine direkten Verbindungen mit der Hypophyse nachgewiesen sind. Die hypophysären Kerne liegen nur in der medialen Längszone. Die non-hypophysären Kerne füllen das gesamte laterale Feld des Hypothalamus aus. Darüber hinaus sind auch folgende Kerne des medialen und periventrikulären Felds nicht direkt mit der Hypophyse verbunden: Die Ncll. praeoptici, der Ncl. anterior, die dorsal an den Thalamus anschließenden Zellgruppen der Area dorsalis, der Ncl. ventromedialis, Ncl. dorsomedialis und der Ncl. posterior (s. Tabelle 14).

Alle bisher genannten Kerne werden aufgrund ihres geringen Gehalts an markhaltigen Fasern als *markarmer Hypothalamus* zusammengefaßt und dem *markreichen Hypothalamus* (= Corpus mamillare) gegenübergestellt. Die Sonderstellung des Corpus mamillare manifestiert sich außerdem noch in seiner anderen entwicklungsgeschichtlichen Herkunft, in einer etwas geringeren Zelldichte und einer höheren Gefäßdichte.

Die einzelnen Kerne des Hypothalamus

Markarmer Hypothalamus

Nucleus supraopticus

Dieser Kern wird durch das Chiasma opticum und vor allem durch den Tractus opticus in einen dorsolateralen und einen ventromedialen Abschnitt geteilt. Er fällt am histologischen Schnitt besonders durch die Größe und dichte Anordnung seiner Ganglienzellen sowie durch eine ungewöhnlich reiche Gefäßversorgung auf. Die zahlreich vorhandenen Kapillaren sind von einem Gitterfasergeflecht (bindegewebiger Perivaskularraum) umgeben; es fehlt jedoch eine perivas-

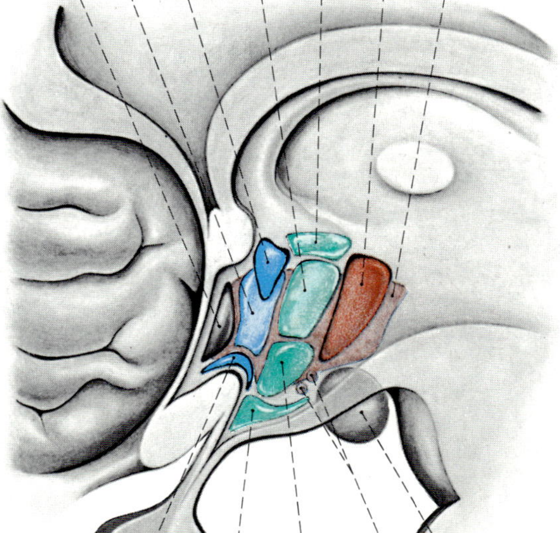

Abb. 256. Die Kerne des Hypothalamus schematisch. Als Einzelkerne gezeichnet: Kerne der medialen Zone. Violettes Feld: laterale Zone. Modifiziert nach TRUEX-CARPENTER 1969.

kulare Gliagrenzschicht. Bemerkenswert ist auch die enge Nachbarschaft des Kerns zur Basalen Hirnoberfläche und somit zum äußeren Liquorraum. Außer der rein topographischen Lagebeziehung besitzt der Ncl. supraopticus höchstwahrscheinlich keine funktionelle Verbindung mit dem Sehnerven.

Nucleus paraventricularis

Auch der Ncl. paraventricularis fällt auf Schnittpräparaten durch die Größe seiner Nervenzellen auf. Während der Ncl. supraopticus sehr nahe an der äußeren Hirnoberfläche liegt, hat der Ncl. paraventricularis eine Lage nahe am III. Ventrikel. Doch ist er von diesem durch eine auffällig dicke Gliaschicht vom Ependym getrennt. Der Kern besitzt die gleichen morphologischen Charakteristika wie der Ncl. supraopticus.

Beide großzelligen hypophysären Kerne stehen über den überwiegend aus marklosen Nervenfasern aufgebauten *Tractus supraopticohypophyseus* mit der Neurohypophyse in Verbindung. Mittels spezieller Färbemethoden (z. B. Färbung mit Chromalaunhämatoxylin-Phloxin nach GOMORI) kann in den verschie-

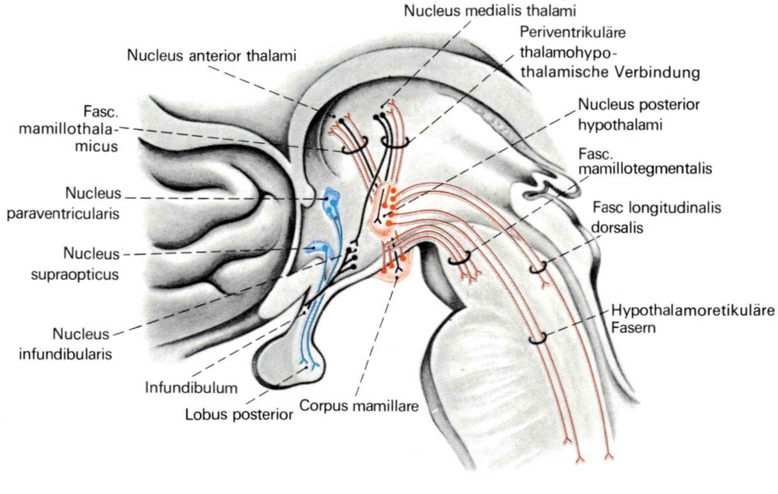

Abb. 257. Schema einiger efferenter Fasersysteme des Hypothalamus (nach TRUEX-CARPENTER 1969).

denen Abschnitten dieser Neurone eine Substanz, das sog. *Neurosekret*, dargestellt werden. Im Neurosekret sind die Hypophysenhormone *Oxytocin* und *Vasopressin* enthalten, welche im Bedarfsfall von den Nervenendigungen an das Blut abgegeben werden können (s. später).

Nucleus infundibularis

Die kleinzelligen hypophysären Zellgruppen des Hypothalamus befinden sich im medialen Feld des Tuber cinereum. Sie stehen mit dem Infundibulum der Neurohypophyse über den *Tractus tuberohypophyseus* in Verbindung.

Der Ncl. infundibularis, Hauptursprungsgebiet für den Tr. tuberohypophyseus, grenzt unmittelbar an das Infundibulum. Rechter und linker Kern stehen hinten miteinander in Verbindung (Ncl. arcuatus). Er zeigt eine sehr enge Lagebeziehung zum III. Ventrikel: das Ependym ist hier lückenhaft und besteht aus niedrigen Zellen; eine subependymale Gliafaserschicht fehlt. Die Zellen des Ncl. infundibularis sind klein, und das Areal ist frei von markhaltigen Fasern. Die dünnen marklosen Fasern, welche den Ncl. infundibularis verlassen (Tr. tuberohypophyseus) sind daher nur schwer zu verfolgen. Sie endigen nach kurzem Verlauf im Infundibulum, und zwar in unmittelbarer Nachbarschaft von Kapillarschlingen. Über das tuberohypophysäre System erfolgt die hypothalamische Steuerung der Hormonausschüttung des Hypophysenvorderlappens (s. unten). Der Ncl. indundibularis ist unter anderem von zentraler Bedeutung für die Entwicklung und Funktion der Keimdrüsen. Läsionen in diesem Gebiet führen bei Kindern zum Ausbleiben der Pubertät, beim Erwachsenen zur Keimdrüsenatrophie, selbst wenn dabei die Hypophyse intakt ist.

Nucleus ventromedialis

Der Ncl. ventromedialis ist der Hauptkern im medialen Feld des Tuber cinereum. Er ist vom Ncl. infundibularis durch eine schmale zellarme Schicht getrennt. Möglicherweise ist er auch an der Bildung des tuberohypophysären Systems beteiligt. Seine Zellen sind etwas größer als die des vorbesprochenen. Der ventromediale Kern erhält eine große Zahl von Afferenzen, die er zum Teil auf die anderen Kerne des medialen Feldes verteilt. Er bekommt Fasern vom basalen Vorderhirnbündel, vom Fornix, der Stria terminalis und vielleicht auch vom Fasciculus lenticularis. Feine Fasern verbinden den Kern mit dem Thalamus und über den Fasciculus longitudinalis dorsalis mit dem unteren Hirnstamm.

Nuclei praeoptici

Infolge eines besonders ausgeprägten Wachstums im Bereich des Frontalhirns kommt es im embryonalen Hypothalamus zu Verlagerungen in dem Sinn, daß die dorsal an den Thalamus anschließenden Areale relativ zu den ventralen Abschnitten des Hypothalamus okzipitalwärts verschoben werden. Die ursprünglich präoptisch gelegenen Kerne liegen dann eigentlich „supraoptisch". Im Gegensatz dazu verschiebt sich der ursprünglich im Zentrum des Tuber cinereum gelegene Ansatz der Hypophyse deutlich nach vorne gegen das Chiasma opticum zu. Aus Gründen der Analogie zum Tierischen Hypothalamus hält man an der ursprünglichen Nomenklatur fest und bezeichnet auch die vordersten Zellansammlungen im menschlichen Hypothalamus als präoptische Kerne.

Diese Kerngruppe füllt das Feld zwischen dem Ncl. supraopticus und paraventricularis einerseits und der Lamina terminalis andrerseits aus. Nach oben stellt die Commissura anterior eine natürliche Grenze für die präoptische Region dar. Die Ncll. praeoptici sind in allen drei Längszonen des Hypothalamus, der periventrikulären, der medialen und der lateralen, vertreten. Sie reichen also auch in die laterale, von längs verlaufenden markhaltigen Fasern durchsetzte Zone. Die periventrikulären Zellgruppen bestehen aus auffallend kleinen Zellen. Die präoptischen Kerne erhalten Afferenzen vorwiegend aus dem olfaktorischen Palaeocortex, dem Mandelkern und dem Septum. Der Weg dieser Afferenzen führt teils über das basale Vorderhirnbündel, teils über kurze direkte amygdalohypothalamische Fasern (als ein Anteil der Ansa peduncularis, s. Abb. 243), aber auch über die Stria terminalis. Der umfangreichste Kern, der Ncl. praeopticus medialis, steht durch intrahypothalamische Fasern mit dem medialen Feld des Tuber cinereum in Verbindung (Beteiligung an der Steuerung der Gonadotropinausschüttung).

Kaudal von der präoptischen Region befindet sich ein kleinzelliger paariger Kern. Er liegt im Ventrikelboden, unmittelbar über dem Chiasma opticum, und wird daher als *Ncl. suprachiasmaticus* (nicht zu verwechseln mit dem Ncl. supraopticus) bezeichnet. Trotz der engen Nachbarschaft lassen sich nicht mit Sicherheit Verbindungen mit dem Sehnerven feststellen.

Nucleus hypothalamicus anterior

Die Bezeichnung Ncl. anterior stammt noch aus einer Zeit, da man die präoptische Region als nicht zum Hypothalamus gehörig betrachtete. Der nicht gut abgegrenzte Ncl. anterior füllt das Feld zwischen Ncl. supraopticus und Ncl. paraventricularis aus. Möglicherweise hat er auch Verbindungen mit den genannten Kernen. Es ist auch denkbar, daß er mit den medialen Kernen des Tuber cinereum, v.a. mit dem Ncl. ventromedialis, im Faseraustausch steht.

Nucleus dorsomedialis

Dieser relativ zellarme Kern besitzt keine direkten Verbindungen mit der Hypophyse. Neben Fasern zum

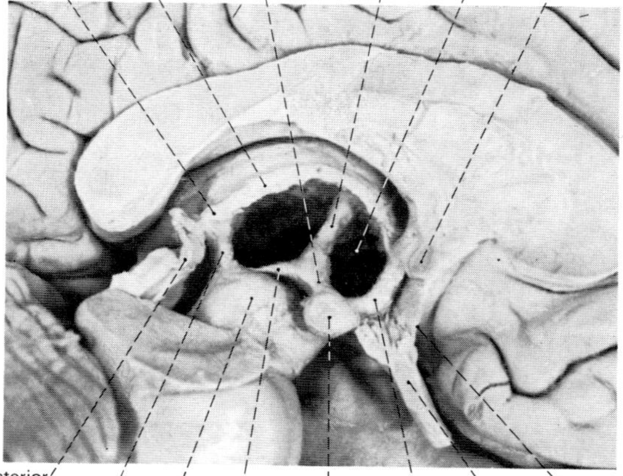

Abb. 258. Faserpräparat einer linken Gehirnhälfte. Im Zwischenhirn sind die Verbindungen des Corpus mamillare und der Habenula dargestellt. Präparat: Anatom. Museum Wien.

Thalamus und solchen zum unteren Hirnstamm (über den Fasciculus longitudinalis dorsalis) besitzt er jedoch einen regen Faseraustausch mit dem Ncl. ventromedialis.

Area dorsalis

Diese Zellgruppe stellt eine unscharf begrenzte Kernregion dorsal vom Ncl. dorsomedialis, am Übergang vom Hypothalamus zum Thalamus, dar. Nach lateral vermischen sich die Zellen der Area dorsalis mit denen der Zona incerta des Subthalamus. Von hier erhält die Area dorsalis auch Afferenzen. Zahlreiche markhaltige Fasern ziehen vom dorsalen Feld des Hypothalamus nach oben in den Thalamus.

Nucleus posterior

Kaudal an die mediale Kerngruppe des Tuber cinereum schließt das Feld des Ncl. hypothalamicus posterior an. Er selbst setzt sich kaudalwärts in das zentrale Höhlengrau um den Aquaeductus cerebri des Mittelhirns fort. Aus dem Ncl. posterior ziehen zahlreiche Fasern den Ventrikel entlang (periventrikuläres Fasersystem) zum Mittelhirn und bilden hier einen Teil des Fasciculus longitudinalis dorsalis (SCHÜTZ) (Abb. 257).

Das laterale Feld des Hypothalamus

Die Grenze zwischen dem medialen und dem lateralen Feld des Hypothalamus stellt eine gedachte Sagittalebene dar, welche durch die Pars tecta fornicis verläuft. Die laterale Zone ist gekennzeichnet durch einen höheren Gehalt an vorwiegend längs verlaufenden Fasern (= basales Vorderhirnbündel) und durch weniger dicht gelagerte, aber durchschnittlich große Nervenzellen. Abgesehen von der lateralen präoptischen Region sind im lateralen Feld des menschlichen Hypothalamus vor allem seitlich vom Tuber cinereum zwei Kerngruppen deutlich ausgebildet: 1. die Nuclei tuberis laterales und 2. der ausgedehnte Ncl.tuberomamillaris.

Nuclei tuberis laterales

Die Ncll. tuberis laterales stellen zwei bis drei runde, mitunter zusammenhängende Zellgruppen dar, die meist die basale Oberfläche des Tuber cinereum seitlich in Form kleiner Höcker vorwölben. Über die Faserverbindungen und die Funktion dieser Kerne ist nichts Sicheres bekannt.

Ncl. tuberomamillaris

Der Ncl. tuberomamillaris ist beim menschlichen Hypothalamus besonders stark ausgebildet. Dieser aus zum Teil auffallend großen Zellen aufgebaute Kern füllt ohne scharfe Abgrenzung das laterale Feld des Tuber cinereum aus. Nach kaudal reicht er bis an das Corpus mamillare heran und umgibt dieses dorsal und lateral. Ein Abschnitt des Ncl. tuberomamillaris begleitet den letzten Abschnitt des Fornix vor dessen Eintritt ins Corpus mamillare. Über die Verbindungen des Kerns ist wenig bekannt. Wahrscheinlich bestehen Afferenzen aus dem Mandelkernkomplex. Faseraustausch besteht auch mit dem basalen Vorderhirnbündel, welches durch den Kern verläuft. Nach kaudal entsendet der Ncl. tuberomamillaris über dieses Bündel Fasern ins Mittelhirntegmentum. Faserverbindungen mit dem Corpus mamillare sind nicht nachgewiesen.

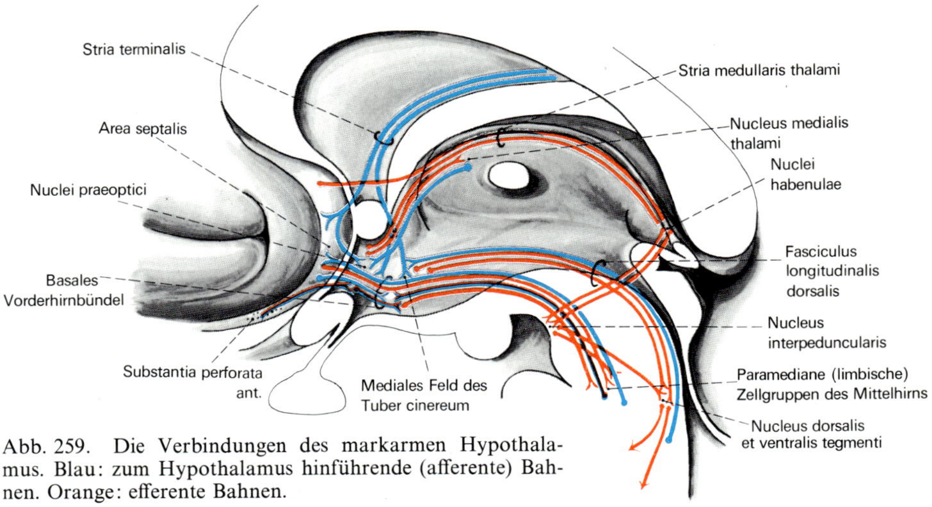

Abb. 259. Die Verbindungen des markarmen Hypothalamus. Blau: zum Hypothalamus hinführende (afferente) Bahnen. Orange: efferente Bahnen.

Markreicher Hypothalamus

Wie bereits erwähnt, nimmt das Corpus mamillare innerhalb des Hypothalamus eine gewisse Sonderstellung ein. Es besitzt keine direkten Verbindungen mit der Hypophyse. Es stellt vielmehr ein wichtiges Glied in der Funktionskette des *limbischen Systems* dar (Hippocampus – Corpus mamillare – Ncl. anterior thalami – Gyrus cinguli). Wie überhaupt das gesamte limbische System, so ist auch das Corpus mamillare beim menschlichen Gehirn sehr stark ausgebildet.

Nucleus mamillaris medialis

Die charakteristische Vorwölbung des Corpus mamillare wird ausschließlich durch den medialen Mamillarkern gebildet. Der Kern ist von einer Kapsel aus markhaltigen Fasern umgeben (Abb. 245). Den lateralen Anteil dieser Kapsel bilden die zuführenden Fasern des *Fornix*, den medialen stellen die das Corpus mamillare verlassenden Fasern des *Fasciculus mamillaris princeps* dar (Abb. 244). Der Fasciculus mammillaris princeps teilt sich nach kurzem Verlauf in den mächtigen Fasciculus mamillothalamicus (*Vicq* D'AZYR) und den schwächeren Fasc. mamillotegmentalis (GUDDEN) (Abb. 258).

Nucleus mamillaris lateralis

Der laterale Mamillarkern ist beim Menschen deutlich schwächer ausgebildet als der mediale. Er liegt lateral von den in den medialen Kern eintretenden

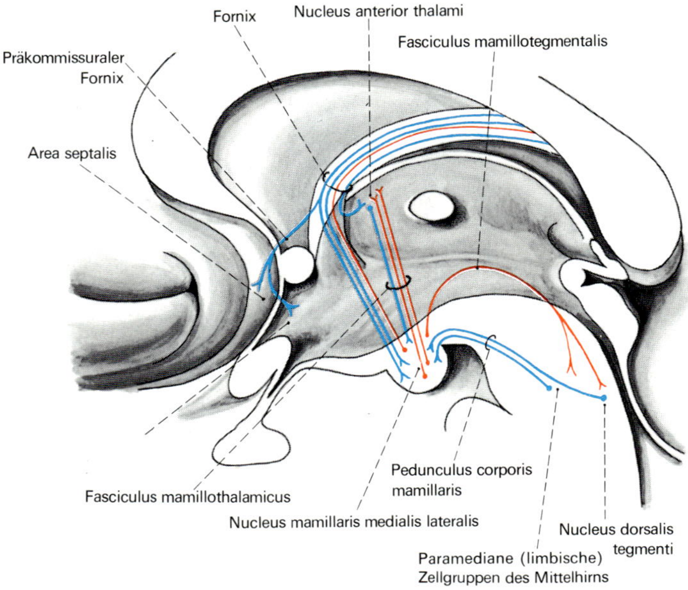

Abb. 260. Verbindungen des Corpus mamillare. Blau = afferente, rot = efferente Fasern.

Fornixfasern. Im lateralen Kern entspringen und endigen die Fasern des aus dem Mittelhirn aufsteigenden *Pedunculus corporis mamillaris.*

Die Faserverbindungen des markarmen Hypothalamus

Verbindungen mit Abschnitten des Großhirns

Direkte neokortikale Afferenzen des Hypothalamus entstammen hauptsächlich der Area 6 und 8 des Frontalhirns. Sie erreichen vor allem das mediale Feld des Tuber cinereum. Indirekte neokortikale Afferenzen erhalten die medialen hypothalamischen Kerne aus dem Frontalhirn vorwiegend über den Ncl. medialis thalami. Sowohl die indirekten als auch die direkten Afferenzen verlaufen dabei vorwiegend über den Pedunculus thalami extracapsularis (s. S. 244).

Die Funktion des Hypothalamus besteht darin, das innere Milieu des Körpers zu regulieren und den verschiedenen Umweltsituationen anzupassen. Um dieser wichtigen Aufgabe gerecht werden zu können, muß der Hypothalamus Informationen von sämtlichen Sinnessystemen erhalten. Dies geschieht einerseits über aufsteigende Fasern aus der Formatio reticularis des unteren Hirnstamms, andererseits über absteigende Afferenzen aus den primären Rindenarealen. Dabei ist das olfaktorische System als einziges privilegiert durch seinen direkten Zugang zum Hypothalamus (über das basale Vorderhirnbündel). Die Riechrinde schickt allerdings auch indirekt Afferenzen an den Hypothalamus, und zwar über Assoziationsverbindungen mit dem limbischen System. Die übrigen primären Sinnesareale des Großhirns (Sehrinde, Hörrinde usw.) besitzen keine direkten Verbindungen zum Hypothalamus. Die Afferenzen von diesen Rindenarealen erreichen den Hypothalamus teils via Assoziationsverbindungen über das Frontalhirn, teils über Assoziation mit dem limbischen System. Der limbische Lappen des Großhirns sendet über mehrere Wege Fasern an den Hypothalamus (s. unten).

Die wichtigsten telenzephalen Verbindungen des Hypothalamus sind:

Das basale Vorderhirnbündel („medial forebrain bundle")

Dieses wenig kompakte Bündel (Abb. 259) besteht aus dünnen markhaltigen, unterschiedlich langen Fasern. Es stammt vorwiegend aus dem Palaeocortex der primären und sekundären Riechzentren: Die Fasern entspringen im Bulbus olfactorius, im Ncl. olfactorius ant., in der Substantia perforata ant. und der Area septalis. Auch im Mandelkernkomplex und dem Ncl. caudatus entspringen Anteile des basalen Vorderhirnbündels. Das Bündel biegt, von den verschiedenen Ursprungsstellen kommend, in das laterale Feld der Regio praeoptica ein und durchläuft in rostrokaudaler Richtung die laterale Zone des Tuber cinereum. Von hier erhalten die medialen Kerne des Tuber cinereum über mediale Abzweigungen des basalen Vorderhirnbündels kortikale Afferenzen. Die letzten Ausläufer des basalen Vorderhirnbündels endigen in paamedianen („limbischen") Zellgruppen des Mittelhirns und in der Formatio reticularis. Das Bündel spielt eine Rolle bei der Verknüpfung von olfaktorischen mit viszeralen Zentren (olfaktoviszerale Reflexe). Durch die Verbindung mit der Formatio reticularis des unteren Hirnstamms werden beispielsweise auf einen Geruchsreiz hin Schleim- und Speichelsekretion ausgelöst[1]).

Das Bündel enthält jedoch auch aufsteigende Fasern und kurze intrahypothalamische Fasern, welche die Kerne der medialen Zone untereinander verbinden. Über zum limbischen Cortex und zum Mandelkern aufsteigende Fasern erfolgt eine Verknüpfung vegetativer Funktionen mit typischen Verhaltensweisen (behaviour) des Gesamtorganismus

Die Stria terminalis

Das aus dünnen markhaltigen Fasern aufgebaute Bündel der Stria terminalis entspringt im Mandelkern und verläuft im weiten Bogen zwische Ncl. caudatus und Thalamus. Vor Erreichen der Commissura ant. teilt es sich in eine prä- und eine postkommissurale Komponente. Beide Anteile sind hier in eine kleinzellige graue Substanz, den Ncl. interstitialis der Stria terminalis, eingebettet, in welchem auch ein Teil der Stria terminalis endigt. Die übrigen Fasern der Stria terminalis endigen in der Regio septalis sowie in den medialen hypothalamischen Kernen (Ncll. praeoptici, Ncl. anterior und mediales Feld des Tuber cinereum). Ein kleines Faserkontingent tritt in das basale Vorderhirnbündel ein und steigt in den unteren Hirnstamm ab. Einige Fasern aus dem Mandelkernkomplex und dem Temporalpol erreichen den Hypothalamus auch über den Fornix (s. unten).

Die Ansa peduncularis

Die Ansa peduncularis stellt ein nicht klar abgrenzbares Bündel dar, welches zwischen Tractus opticus und Capsula interna verläuft. Es verbindet den Mandelkern und die ihm umittelbar benachbarte Temporalrinde nach medial hin mit dem Zwischenhirn (Abb. 243). Ein Teil der Ansa biegt rechtwinkelig nach dorsal um und erreicht den medialen Thalamuskern. Dieser Anteil wird auch als Pedunculus thalami extracapsularis bezeichnet (s. S. 244). Der Rest der amygdalofugalen Fasern biegt nicht nach dorsal um,

[1]) Bei der Katze führt eine Reizung des basalen Vorderhirnbündels zur Bewegung des Schnupperns.

sondern verläuft weiter nach medial und endigt in der lateralen Zone des Hypothalamus (= ventraler amygdalohypothalamischer Weg). Im vertikalen Schenkel der Ansa peduncularis verlaufen weiter Fasern, die medialen Thalamuskern und lateralen Hypothalamus gegenläufig miteinander verbinden.

Verbindungen mit Abschnitten des Zwischenhirns und mit den Basalganglien

Verbindungen mit dem Thalamus

Die laterale präoptische Region des Hypothalamus steht in doppelläufigem Faseraustausch mit dem medialen Thalamuskern und den intralaminären Kernen. Es werden hierfür zwei Wege benutzt: Die oben erwähnte Ansa peduncularis und das diffuse periventrikuläre thalamohypothalamische Fasersystem, dessen Fasern dicht unter der Ventrikelwand verlaufen. Durch die Verbindung mit dem Thalamus erhält der Hypothalamus einerseits Informationen aus der Frontalrinde, andererseits Impulse aus dem limbischen System.

Verbindungen zur Habenula

Aus der lateralen präoptischen Region stammende Fasern gesellen sich der Stria medullaris thalami hinzu und endigen im Ncl. habenularis lateralis. Von hier aus leitet der Fasciculus retroflexus (s. oben) die Impulse weiter in das zentrale Höhlengrau und andere paramediane Zellgruppen des Mittelhirns. Im Endeffekt wird ähnlich wie durch das basale Vorderhirnbündel das laterale Feld der Regio praeoptica mit dem paramedianen Mittelhirn verbunden allerdings mit Zwischenschaltung des lateralen Habenulakerns.

Verbindungen mit den Basalganglien

Es werden hypothalamische Afferenzen aus dem Ncl. caudatus und dem Globus pallidus angenommen. Bis jetzt ist es jedoch nicht gelungen, sie durch experimentelle Untersuchungen zu bestätigen. Die Fasern aus dem Ncl. caudatus sollen im basalen Vorderhirnbündel verlaufen, während für diejenigen aus dem Pallidum ein eigener Fasciculus pallidohypothalamicus beschrieben wurde. Es ist aber keineswegs gesichert, daß diesr tatsächlich im Hypothalamus endigt. Möglicherweise handelt es sich um abberrante pallidofugale Fasern, die schließlich ebenfalls das FORELsche Haubenfeld H erreichen (s. S. 246).

Retinohypothalamische Verbindungen

Eine Reihe von Autoren berichtet über dünne Fasern, die das Chiasma opticum verlassen und in den Hypothalamus einstrahlen. Ihre Existenz ist dennoch nicht allgemein akzeptiert. Der eindeutig beobachtbare Einfluß von Helligkeit und Dunkelheit auf die Funktionn des Hypothalamus und der Hypophyse würde auch nicht unbedingt die Existenz derartiger retinohypothalamischer Fasern erfordern. Eine Beeinflussung des Hypothalamus von seiten des optischen Systems erfolgt nachgewiesenermaßen sowohl über Zentren im Mittelhirn als auch über die Epiphyse.

Verbindungen mit dem unteren Hirnstamm

Der Hypothalamus steht in direkter Kontinuität mit dem weitläufigen „unspezifischen" neuronalen Apparat der Formatio reticularis. Daraus ergibt sich ein diffuses System von Verbindungen mit dem unteren Hirnstamm. Der markarme Hypothalamus ist darüber hinaus über zwei doppelläufige Bündel mit dem Tegmentum verbunden: über den kaudalsten Abschnitt des basalen Vorderhirnbündels und über den Fasciculus longitudinalis dorsalis.

Basales Vorderhirnbündel (kaudaler Abschnitt)

Afferente Fasern verbinden die Formatio reticularis des Hirnstamms und das zentrale Höhlengrau mit der lateralen präoptikohypthalamischen Region und der Regio septalis des Frontalhirns. Die efferenten Fasern des basalen Vorderhirnbündels erreichen unter anderem den Ncl. ventralis tegmenti superior und den Ncl. dorsalis tegmenti.

Fasciculus longitudinalis dorsalis (Schütz)

Die dünnen Fasern des periventrikulären hypothalamischen Fasersystems, welche zum Großteil aus den medialen Kernen entspringen, bilden im zentralen Höhlengrau des Mittelhirns den Fasciculus longitudinalis dorsalis (Abb. 259). Die Fasern endigen im Ncl. dorsalis tegmenti (GUDDEN) sowie im Höhlengrau rostral und kaudal von diesem. Man nimmt an, daß die postsynaptischen Neurone dieses Systems die viszeralen Hirnnervenkerne erreichen. Die längsten Neurone des SCHÜTZschen Bündels können sogar bis ins Rückenmark verfolgt werden.

Der Fasciculus longitudinalis dorsalis führt auch afferente Impulse aus dem Hirnstamm zum Hypothalamus. Beispielsweise schickt der Ncl. tractus solitarii über den Ncl. dorsalis tegmenti und das SCHÜTZsche Bündel Informationen zum Hypothalamus. Bekanntlich endigen auch etliche Fasern des Tr. spinothalamicus in der Formatio reticularis und im zentralen Höhlengrau. Ein Teil dieser Afferenzen erreicht ebenfalls über den Fasciculus longitudinalis dorsalis den Hypothalamus.

Weitere Verbindungswege mit der Formatio reticularis

Einige Fasern steigen rückläufig über den Fasciculus retroflexus und die *Stria medullaris thalami* zur lateralen präoptischen Region auf. Ein weiterer Zugang der Formatio reticularis zum Hypothalamus besteht über die *Zona incerta* des Subthalamus, welche nach kaudal kontinuierlich in die Formatio reticularis übergeht. Direkte Afferenzen von den großen aufsteigenden Bahnen des Rückenmarks erhält der Hypothalamus keine. Die Informationen aus der Peripherie gehen über das retikuläre System. Sie sind wichtig für die Verknüpfung von Reizen aus der Umwelt mit den vegetativen und hormonalen Regulationszentren im Hypothalamus.

Intrahypothalamische Verbindungen

Über Verbindungen der einzelnen hypothalamischen Kerne miteinander herrscht noch wenig Klarheit. Etliche derartige Fasern laufen im basalen Vorderhirnbündel und im periventrikulären System. Zahlreiche Axonkollateralen verbinden laterale und mediale Kernzonen untereinander. Die reichlichsten Faserverbindungen besitzt der Ncl. ventromedialis; sie reichen sogar teilweise über die supraoptischen Kommissuren hinüber zu Kernen der anderen Seite.

Kommissuren im Bereich des Hypothalamus

Man unterscheidet üblicherweise 3 markhaltige und eine nicht bestimmbare Zahl markloser Kommissuren im Hypothalamus. Die marklosen dienen der Verbindung der Kerne des linken und rechten Hypothalamus miteinander. Die markhaltigen Kommissuren nehmen ihren Ursprung in nicht-hypothalamischen Anteilen des Hirnstammes und der Basalganglien. Auch sind sie im strengen Sinn nicht als Kommissuren, sondern als Kreuzungen (Decussatio) zu bezeichnen, weil sie nicht homologe Strukturen von linker und rechter Hirnhälfte miteinander verbinden.

Decussatio supraoptica dorsalis

Die Fasern dieser Kreuzung werden in Zusammenhang gebracht mit der Brücke, dem Mittelhirn, dem Corpus geniculatum laterale, dem Globus pallidus und vielen anderen. Ob auch Verbindungen mit hypothalamischen Kernen bestehen, ist noch nicht eindeutig geklärt.

Decussatio supraoptica ventralis

Die Anteile dieser Kreuzung werden vor allem der Vierhügelplatte und dem Corpus geniculatum mediale zugeordnet. Ob auf diesem Weg die beiden Corpora geniculata medialia miteinander verbunden werden, ist nicht geklärt.

Decussatio supramamillaris (Abb. 245):

Dieses zarte Bündel verläuft dorsokaudal vom Corpus mamillare. Es enthält Ganglienzellgruppen im Sinn eines Ncl. interstitialis eingelagert. Ein Teil der Fasern stammt aus dem Fornix. Sie entspringen aus limbischen Rindenarealen außerhalb des Hippocampus, verlaufen zunächst im basalen Vorderhirnbündel, kreuzen in der Decussatio supramamillaris und endigen an noch nicht sichergestellten Orten des Mittelhirntegmentums. Durch die supramamilläre Kreuzung wechseln ferner Anteile jener Fasern die Seite, die im basalen Vorderhirnbündel verlaufen und den vorderen Hypothalamus mit dem Tegmentum verbinden. Den Hauptbestandteil der Kreuzung machen jedoch Fasern aus, die rechten und linken Ncl. subthalamicus miteinander verbinden. Sie enthält auch Bündel, die zum Ncl. ruber und zur Substantia nigra verfolgbar sind.

Die Faserverbindungen des markreichen Hypothalamus (Abb. 260)

Der Fornix

Dieses markhaltige Fasersysem ist beim Menschen in Korrelation mit dem *limbischen System* besonders stark entwickelt. Der Hauptanteil der Fornixfasern nimmt von den Pyramidenzellen des Hippocampus Ursprung und erreicht teils das Corpus mamillare, teils den Ncl. anterior thalami. Auch aus anderen limbischen Arealen erhält der Fornix kleinere Faserkontingente, wie etwa aus der Regio septalis oder dem Gyrus cinguli und dem Indusium griseum. Die Fasern aus den beiden letztgenannten Arealen durchbohren das Corpus callosum und gesellen sich als Fornix dorsalis im Bereich des Foramen interventriculare der Columna fornicis hinzu. Es sind jene Fornixanteile, die über die Decussatio supramamillaris schließlich ins Tegmentum gelangen. Im Bereich der Commissura anterior teilt sich der Fornix ähnlich wie die Stria terminalis in eine prä- und eine postkommissurale Komponente. Die präkommissurale endigt in der Regio septalis, der präoptischen und der vorderen hypothalamischen Region. Einige Fasern treten, ohne hier zu endigen, in das basale Vorderhirnbündel ein. Die größere postkommissurale Komponente formiert sich zur Columna fornicis und endigt schließlich im Ncl. mamillaris medialis, aber auch in verschiedenen Abschnitten des markarmen Hypothalamus. Ein nennenswerter Teil der postkommissuralen Komponente erreicht jedoch nicht das Corpus mamillare, sondern endigt direkt im Ncl. anterior thalami.

Commissura hippocampi: Ein Teil der Fornixfasern, welche vor allem in der Fimbria verlaufen, wechseln in der unter dem Splenium corporis callosi gelegenen Commissura hippocampi in den Fornix der anderen Seite über. Sie verbinden teils im Sinn echter Kommissurenfasern die Hippocampusformationen beider Hirnhälften miteinander, teils verlaufen sie im kontralateralen Fornix weiter, um sich mit diesem aufzuteilen.

Pedunculus corporis mamillaris

Dieses zarte, aber distinkte, vorwiegend aus aufsteigenden markhaltigen Fasern bestehende Bündel entspringt im Ncl. dorsalis tegmenti sowie anderen Zell-

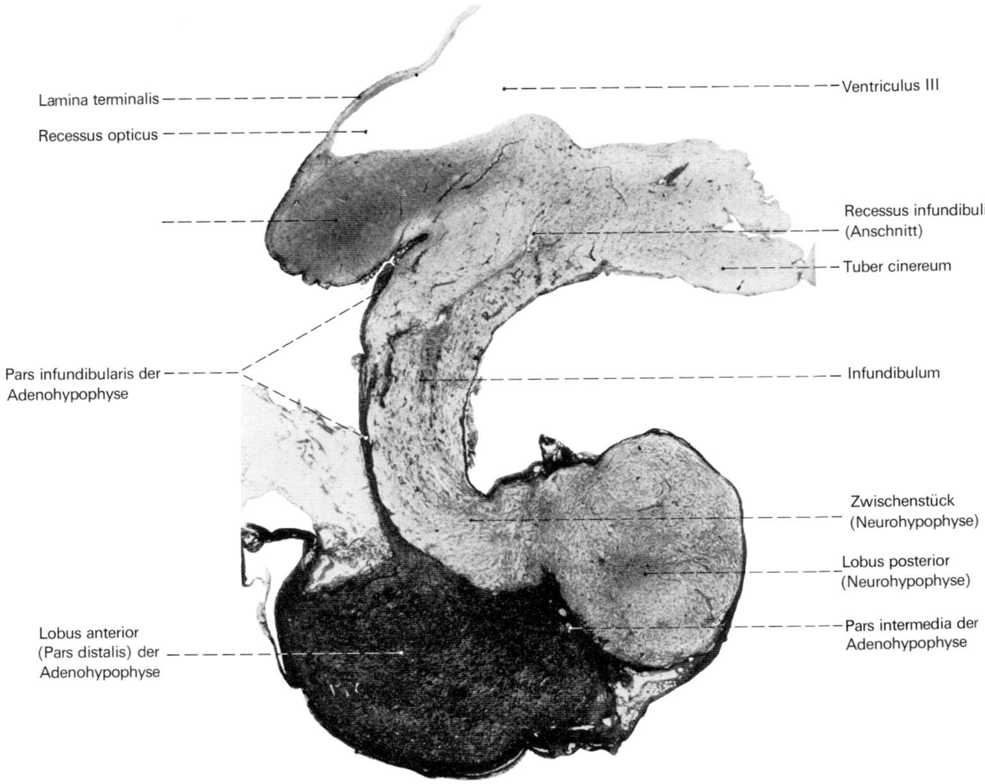

Abb. 261. Hypophyse im Zusammenhang mit dem Boden des III. Ventrikels. Mediansagittalschnitt, Färbung: HE, Vergrößerung 6 ×.

gruppen des zentralen Höhlengraus und des paramedianen Mittelhirns. Es vermittelt wahrscheinlich viszerale Impulse vom Ncl. tractus solitarii und der Formatio reticularis zum Corpus mamillare. Die Fasern endigen sowohl im lateralen, als auch im medialen Mamillarkern.

Fasciculus mamillothalamicus (Vicq d'Azyr)

Dieses dicke markhaltige Faserbündel entspringt ausschließlich aus dem medialen Mamillarkern. Es verläuft im ersten Abschnitt gemeinsam mit dem Fasciculus mamillotegmentalis als Fasciculus mamillaris princeps (Abb. 258) und erreicht, schräg nach vorne oben aufsteigend, den Ncl. anterior thalami. Dieser projiziert über thalamokortikale Fasern auf den Gyrus cinguli (Area 23 und 24). Es besteht eine topische Projektion vom medialen Mamillarkern über den vorderen Thalamuskern auf die einzelnen Rindenfelder des Gyrus cinguli. Jene Abschnitte des Ncl. mamillaris medialis, die ihre Afferenzen aus dem Fornix erhalten, projizieren über bestimmte Anteile des Ncl. anterior thalami auf die Area 23. Der übrige mediale Mamillarkern erhält seine Afferenzen aus dem Pedunculus corporis mamillaris. Seine Efferenzen erreichen einerseits die Area 24 des Gyrus cinguli und andererseits über den Fasciculus mamillotegmentalis das Mittelhirn (s. unten). Der Fasciculus mamillothalamicus enthält auch rückläufige Fasern, welche kortikofugale Impulse aus dem Gyrus cinguli über den Ncl. anterior thalami zum Corpus mamillare leiten.

Fasciculus mamillotegmentalis (Gudden)

Das deutlich schwächere Bündel trennt sich nach kurzem Verlauf vom Fasciculus mamillothalamicus und endigt im dorsalen und im ventral vom Fasciculus longitudinalis medialis liegenden ventralen Haubenkern (Ncl. dorsalis et ventralis tegmenti, GUDDEN). Die Fasern entspringen von jenen Abschnitten des Corpus mamillare, in denen der Pedunculus corporis mamillaris endet. Über diese beiden Bündel steht also das Corpus mamillare in reziproker Verbindu Verbindung mit den Haubenkenen. Dem GUDDENschen Haubenbündel gesellen sich Fasern aus dem basalen Vorderhirnbündel hinzu, die ebenfalls in den Haubenkernen enden. Von diesen bestehen wahrscheinlich Verbindungen über die Formatio reticularis zu efferenten Zentren des Hirnstammes (z. B. Hirnnervenkerne).

Die Beziehungen zwischen Hypothalamus und Hypophyse

Die Abschnitte der Hypophyse

In der Hypophyse (untere Hirnanhangdrüse) steht das Zentralnervensystem mit dem endokrinen System in Verbindung. Die Hypophyse besteht einerseits aus einem drüsigen Abschnitt, der *Adenohypophyse*, welcher entwicklungsgeschichtlich aus dem Ektoderm der Mundbucht hervorgeht und andererseits aus einem nervalen Teil, der dem Boden des Zwischenhirns entstammt *(Neurohypophyse)*. Nach topographischen Gesichtspunkten unterscheidet man an der Hypophyse einen kleineren proximalen oder suprasellären sowie einen größeren distalen oder intrasellären Abschnitt. Der intraselläre Teil füllt die Fossa hypophysialis (Sella turcica) des Keilbeinkörpers aus und ist nach oben zu vom Diaphragma sellae bedeckt. Der supraselläre Teil wird auch als Hypophysenstiel bezeichnet. Es ist jedoch zu betonen, daß es sich dabei nicht bloß um einen Aufhängeapparat oder ein Gebilde handelt, welche Gefäße und Nerven an die Hypophyse heranbringt. Die supraselläre Hypophyse ist ebenso wie die intraselläre aus einem adeno- und einem neurohypophysären Teil aufgebaut und spielt für die Funktion des Hypophyse eine wichtige Rolle.

Die Adenohypophyse (Abb. 261)

Der supraselläre Abschnitt der Adenohypophyse liegt vorwiegend vorne dem Infundibulum an und wird daher treffend als *Pars infundibularis* bezeichnet[1]). Nach unten zu geht die Pars infundibularis kontinuierlich in den Hypophysenvorderlappen *(Pars distalis)* über. An der Kontaktfläche des Vorderlappens mit dem Hinterlappen der Neurohypophyse befindet sich der Zwischenlappen (*Pars intermedia*). In diesem schmalen Gewebsblatt werden häufig zystenartige Hohlräume beobachtet.

Die Neurohypophyse

Neurohypophyse wird häufig gleichgesetzt mit Hypophysenhinterlappen. Es ist jedoch zu betonen, daß die Neurohypophyse insgesamt aus drei Abschnitten gleichen Gewebsaufbaus besteht: dem Infundibulum[2]), dem Zwischenstück[3]) und dem Hinterlappen[4]).

Übersicht über die Abschnitte der Hypophyse (vgl. auch Abb. 261):

Adenohypophyse:	Pars infundibularis
	Vorderlappen (Pars distalis)
	Zwischenlappen (Pars intermedia)
Neurohypophyse:	Infundibulum
	Zwischenstück
	Hinterlappen

Das supraoptikohypophysäre System

Zur Funktionseinheit des supraoptikohypophysären Systems gehören: 1. die beiden magnozellulären hypophysären Kerne des Hypothalamus (Ncl. supraopticus und Ncl. paraventricularis), 2. der Tractus supraopticohypophysialis, 3. die Neurohypophyse (v. a. der Hinterlappen).

Der Nucleus supraopticus und Nucleus paraventricularis (s. auch allgemeine Beschreibung der Kerne auf Seite 248).

Die Zellen der beiden Kerne zeigen Merkmale einer hohen Stoffwechselaktivität (Neurosekret-Produktion), die bei Belastung des Systems (Durstexperimente) besonders deutlich hervortreten: Die Zellkerne und Kernkörperchen sind groß, die Kernoberfläche ist eingefaltet. Die Kerne liegen häufig exzentrisch. Die NISSL-Substanz ist grobschollig und vorwiegend in der Peripherie der Perikaryen angeordnet. Im Plasma der neurosekretorischen Zellen treten Vakuolen auf.

Die Zellen des Ncl. supraopticus und Ncl. paraventricularis zeigen auch eine besonders auffallende Beziehung zum Blutgefäßsystem: Die sehr dicht und zahlreich vorhandenen Kapillaren sind hier nicht durch eine komplette perivaskuläre Gliagrenzschicht von den Ganglienzellen getrennt, so daß diese in sehr engen Kontakt mit dem Blut treten[5]). Die enge Beziehung der neurosekretorischen Neurone mit dem Blutgefäßsystm dient neben der Ernährung vor allem der Überwachung des osmotischen Drucks des Blutes: Die Neurone antworten auf eine Erhöhung des osmotischen Drucks im Blut mit elektrischen Entladungen, die die Freisetzung von Neurosekret in der Neurohypophyse auslösen.

Das Neurosekret kann mittels der Chromalaunhämatoxylin-Phloxin-Färbung nach GOMORI in den Perikaryen, den Zellfortsätzen und in den Endigungen dargestellt werden. Allerdings sind die Neurosekretmengen beim Menschen wesentlich geringer als bei manchen anderen Säugern, wie z. B. bei Hund oder Katze. Deutliche Anfärbung zeigen beim Menschen lediglich die Faserendigungen im Bereich der Neurohypophyse.

[1]) Der sehr häufig in der englischen Literatur verwendete Name „Pars tuberalis" ist ungünstig, weil das Drüsengewebe nicht dem Tuber cinereum, sondern dem Infundibulum anliegt.

[2]) Infundibulum = median eminence der angloamerikanischen Literatur.

[3]) infundibular stem.

[4]) neural lobe.

[5]) Die Blut-Hirn-Schranke scheint jedoch nicht vollständig aufgehoben zu sein.

Der Tractus supraopticohypophysialis

Die efferenten Fasern des Ncl. supraopticus erreichen auf geradlinigem Weg, die vom Ncl. paraventricularis nach aufgesplittertem und bogenförmigem Verlauf das Infundibulum und vereinigen sich hier zum gemeinsamen Tr. supraopticohypophysialis. Auf dem weiteren Weg zum Hinterlappen verlassen einige Fasern den Tr. supraopticohypophysialis vorzeitig und endigen bereits im Infundibulum in enger Nachbarschaft von Kapillaren. Geringe Neurosekretmengen sollen sogar im Kerngebiet selbst ans Blut abgegeben werden können. Die Hauptmasse der Fasern des Tr. supraopticohypophysialis endigt im Hinterlappen der Neurohypophyse. Die Nervenendigungen bilden hier gemeinsam mit den Fortsätzen der Pituizyten (s. unten) um die Kapillaren ausgedehnte sog. perikapilläre Verdichtungszonen.

In jenen Nervenfasern des Tr. supraoptikohypophysialis, in denen sich Neurosekret färberisch nachweisen läßt, ist dieses häufig in mehr oder weniger regelmäßig aufeinanderfolgenden Axonauftreibungen angeordnet („Perlschnurfasern"). Besonders umfangreiche neurosekrethaltige Anschwellungen der Axone werden als „HERRING-Körper" bezeichnet.

Die Neurohypophyse

Das Gewebe der Neurohypophyse setzt sich zusammen aus: 1. den Bündeln markloser Fasern des *Tr. supraopticohypophysialis*, 2. den *Pituizyten*, einer den protoplasmischen Astrozyten entsprechenden Art von Gliazellen, 3. aus Blutgefäßen, vor allem reichlich *Kapillaren*.

Im Bereich des Hinterlappens bilden die in kleinere Einzelbündel aufgesplitterten Fasern des Tr. supraopticohypophysialis mit den Zellkörpern der Pituizyten die Grundlage der sogenannten Zwischenstreifen. Die eigentlichen Faserendigungen umgeben gemeinsam mit den Fortsätzen der Pituizyten die Kapillaren (Verdichtungszonen). Die Verdichtungszonen lassen sich mit der Färbung nach GOMORI intensiv blau anfärben.

In Begleitung der Blutgefäße werden auch sympathische Nervenfasern beobachtet, welche offensichtlich für die Innervation der Hypophysengefäße bestimmt sind.

Elektronenmikroskopische Befunde zeigen, daß das Neurosekret in den sogenannten Elementargranula (BARGMANN) enthalten ist. Die Elementargranula stellen 120 bis 180 nm große Bläschen dar, welche einen elektronendichten Inhalt (das Neurosekret) besitzen. Den HERRING-Körperchen entsprechen im Elektronenmikroskop große intraaxonale Ansammlungen von Elementargranula. Die Endformationen der Axone im Bereich der Verdichtungszonen der Neurohypophyse erscheinen unter normalen Bedingungen erfüllt mit einer großen Zahl von Elementargranula; daneben fällt jedoch eine Anzahl kleiner, klarer Bläschen auf. Unter Belastung des supraoptikohypophysären Systems (Durstversuch) erscheint die Zahl der neurosekrethaltigen granulierten Bläschen stark vermindert. Die Freisetzung des Neurosekrets aus den Nervenendigungen wird durch Aktionspotentiale der supraoptikohypophysären Neurone ausgelöst. Diese elektrische Erregung der Axonmembran löst einen Ca^{++}-Einstrom ins Axoninnere aus, auf welchen die Entleerung des Neurosekrets durch Exozytose erfolgt. Das Sekret gelangt zunächst in den bindegewebigen Perikapillarraum und von hier durch das gefensterte Endothel der Kapillaren in die Blutbahn. Bis jetzt konnte nicht mit Sicherheit nachgewiesen werden, daß die Pituizyten bei der Neurosekretion eine Rolle spielen, etwa im Sinn einer Aktivierung der Neurohormone oder einer Erleichterung ihrer Passage durch die Kapillarwand.

Das Neurosekret setzt sich chemisch aus einem Trägerprotein (Neurophysin) und einem Peptidhormon (entweder Oxytocin oder Vasopressin) zusammen. Die Synthese von Oxytocin oder Vasopressin in den Perikaryen des Ncl. supraopticus und Ncl. paraventricularis ist eng gekoppelt mit der Bildung von Neurophysin. Es konnte auch nachgewiesen werden, daß bei der Entleerung der Elementargranula Neurophysin gemeinsam mit dem entsprechenden Peptidhormon freigesetzt wird.

Vasopressin (= Adiuretin) stellt ein niedermolekulares Peptidhormon dar, das aus 9 Aminosäuren aufgebaut ist. Die Wirkung von Vasopressin besteht in einer Erhöhung der Wasserpermeabilität der Wand der distalen Nierentubuli und der anschließenden Sammelrohre. Daraus resultiert eine Steigerung der Wasser-Reabsorption der Niere (Antidiurese). Vasopressin besitzt darüber hinaus auch eine direkte Gefäßwirkung im Sinn einer Einschränkung der Nierendurchblutung, wodurch die antidiuretische Wirkung des Hormons noch unterstützt wird. In hohen Dosen führt Vasopressin zu Blutdruckerhöhung infolge einer allgemeinen Vasokonstriktion.

Oxytocin (auch: Ocytocin) ist chemisch dem Vasopressin sehr verwandt und besteht ebenfalls aus 9 Aminosäuren. Das Hormon erhöht die spontane Kontraktionsbereitschaft des Uterus und der myoepithelialen Zellen der Mamma. Oxytocin ist erforderlich für den Ablauf einer normalen Geburt. Zu geringe Mengen des Hormons verlängern den Geburtsakt und gefährden dadurch das Leben von Mutter und Kind. In der Geburtshilfe ist es üblich, Oxytocinpräparate zu verabreichen, wenn die Kontraktionen der Uterusmuskulatur zu schwach sind. Die Wirkung von Oxytocin wird durch Östrogene verstärkt, durch Gestagene abgeschwächt. Auf das Kreislaufsystem wirkt Oxytocin leicht blutdrucksenkend.

Das tuberohypophysäre System

Die Forschungsarbeit der letzten Jahrzehnte hat eine Fülle von Beweisen dafür geliefert, daß der Hypothalamus eine zentrale Funktion bei der *Steuerung* von Produktion und Ausschüttung der Hormone *der Adenohypophyse* innehat. Dieser Regulationsmechanismus geht von hypothalamischen Neuronen aus, deren Perikaryen hauptsächlich im *Ncl. infundibularis* liegen. Die dünnen marklosen Axone dieser tuberohypophysären Neurone bilden den morphologisch schlecht nachweisbaren Tractus tuberohypophysialis (auch: tuberoinfundibularis). Die Fasern endigen hauptsächlich im Infundibulum, dem obersten Abschnitt der Neurohypophyse, zum Teil auch im Zwischenstück. Ihre Endigungen treten hier in intensiven Kontakt mit gefensterten Kapillaren, an welche sie bestimmte Stoffe (Releasing- bzw. Inhibiting-factos) abgeben (Abb. 263). An den gleichen Orten endigen jedoch auch viele monoaminerge Fasern, welche teils aus dem Hypothalamus selbst, teils aus dem Mittelhirn stammen.

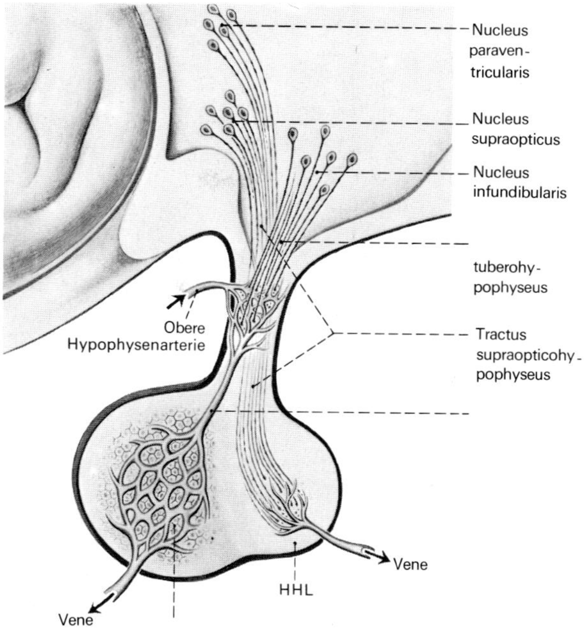

Abb. 262. Stark vereinfachtes Schema des supraoptiohypophysialen und des tuberohypophysären Systems, sowie des Systems der hypophysären Portalvenen (nach Noback 1967).

Bau und Funktion des Infundibulum

Das Infundibulum (= median eminence der angloamerikanischen Fachliteratur), der proximalste Abschnitt der Neurohypophyse, ist an der Hirnoberfläche vom Tuber cinereum durch den *Sulcus infundibularis* abgesetzt. Der III. Ventrikel setzt sich ein Stück weit ins Infundibulum in Form des Recessus infundibuli fort. Durch das Infundibulum verlaufen längs die Bündel des Tr. supraopticohypophysialis. Dazwischen befinden sich die Fasern des Tr. tuberohypophysialis bzw. deren Endigungen, welche, wie erwähnt, in enge Beziehung zu den Kapillarschlingen treten. An Gliaelementen findet man im Infundibulum neben den Pituizyten auch die langen basalen Fortsätze von speziellen Ependymzellen, den Tanycyten[1]), welche in unmittelbaren Kontakt mit Kapillaren treten[2]).

Unter den tuberohypophysären Axonen des Infundibulum unterscheidet man derzeit aufgrund von Größe und Inhalt der „synaptischen" Bläschen 4 bis 5 Arten von Nervenendigungen, welche in enge Beziehung zu den Kapillaren des Infundibulum treten. Es ist jedoch derzeit noch nicht möglich, diesen Typen bestimmte Funktionen zuzuordnen. Eine Reihe von Befunden deutet eher darauf hin, daß ein und dasselbe Axon mehrere Stoffe (Überträgerstoffe und/oder Hormone) enthalten kann. Insgesamt gelten in den Axonen des Infundibulum folgende Substanzen als gesichert:

FSH-RF: FSH-Releasing Factor, bewirkt die Freisetzung von FSH im Vorderlappen.

LH-RF: führt zu Ausschüttung von luteinisierendem Hormon (LH).

P-IF: Prolactin-Inhibiting Factor, hemmt die Sekretion von Prolactin im Vorderlappen.

C-RF: Corticotropin-Releasing Faktor, setzt ACTH aus dem Vorderlappen frei.

T-RF: Thyrotropin-Releasing Factor, löst TSH-Ausschüttung aus.

G-RF: Growth-Hormone-Releasing Factor, bewirkt Freisetzung von Wachstumshormon aus dem Vorderlappen.

Die Existenz eines P-Rf (Prolactin-Releasing Factor) ist noch nicht allgemein akzeptiert.

An Monoaminen findet man in den Nervenendigungen des Infundibulum besonders reichlich Dopamin, ferner auch Noradrenalin und Serotonin.

Die Releasing Factors werden in den Somata der tuberohypophysären Neurone synthetisiert und über den Axoplasmastrom zu den Endigungen transportiert. Es ist vielleicht erwähnenswert, daß sich die Axone der C-Rf-Neurone nach Färbung mit Chromalaunhämatoxylin-Phloxin genauso verhalten wie die des supraoptikohypophysären System, also ebenfalls Gomori-positiv sind. Die effektive Freisetzung der

[1]) Auch als ependymale Glia bezeichnet.

[2]) Möglicherweise kommt den Tanycyten die Bedeutung eines Stofftransportes zwischen Liquorraum und Blut zu.

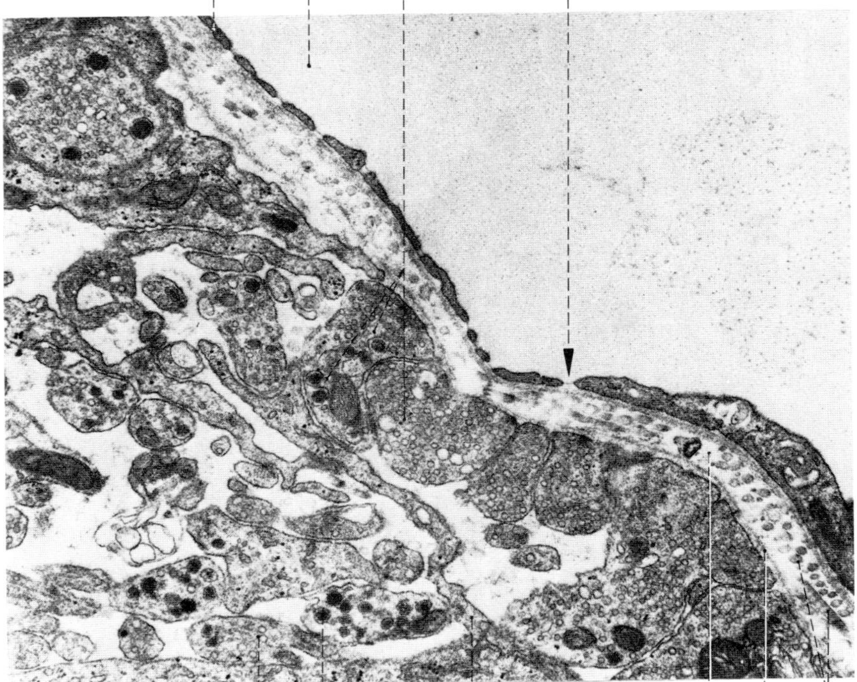

Abb. 263. Infundibulum der Ratte. Mit verschiedenartigen Bläschen gefüllte Axone. Einige Fasern endigen am Perivaskulärraum in unmittelbarer Nähe einer gefensterten Kapillare. Aufnahme: H. GRUBER; Vergrößerung: 18750×.

Releasing-Hormone steht weitgehend unter dem teils fördernden, teils hemmenden Einfluß der monoaminergen Axonendigungen Als Freisetzungsmodus wird sowohl Exozytose als auch die Diffusion des Bläscheninhalts durch die Axonmembran diskutiert. Die Releasing- bzw. Inhibiting-Factors der tuberohypophysären Neurone gelangen über den bindegewebigen Perikapillarraum und durch die Wand der gefensterten Kapillaren des Infundibulum schließlich in das Blut. Diese Kapillaren sammeln sich zu größeren Venenstämmen (Portalvenen), welche sich im Vorderlappen der Adenohypophyse zum zweitenmal verzweigen und hier ein ausgedehntes Kapillarnetz (Sinusoide) bilden. Über dieses Pfortadersystem beeinflussen die Neurosekrete der tuberohypophysären Neurone die Synthese und Freisetzung der Vorderlappenhormone. Die Neurone im Hypothalamus erhalten ihrerseits ständig Rückinformationen über die effektive Konzentration der Hormone der Hypophyse bzw. ihrer Erfolgsorgane im Blut: bei zu niedrigem Hormonspiegel stimuliert der Hypothalamus über das tuberohypophysäre System die Hypophyse, bei erhöhtem Spiegel geht die Aktivität der tuberoinfundibulären Neurone zurück. Für derartige Rückmeldevorgänge („feed-back") kommen lange und kurze Wege in Frage. Die langen Rückkopplungswege führen über den großen Körperkreislauf, über welchen die Hormone der von der Hypophyse gesteuerten endokrinen Drüsen in den Hypothalamus gelangen und hier die Produktion und Freisetzung der Releasing-Factors beeinflussen. Über die kurzen Rückmeldewege („short" und „ultrashort feed-back loops") beeinflussen die Hypophysenhormone direkt die hypothalamischen Neurone, und zwar über das Blut oder den Liquor cerebrospinalis (unter Beteiligung der ependymalen Glia, der sog. Tanycyten).

So wie der gesamte Hypothalamus erhält auch das tuberohypophysäre System eine Fülle von Impulsen aus der Umwelt über die verschiedenen afferenten Systeme. Beispielsweise löst ein plötzliches, unerwartetes Ereignis in der Umwelt die Freisetzung von C-RF in die Kapillaren des Pfortadersystems aus, welche in der Folge die Ausschüttung von ACTH im Hypophysenvorderlappen verursacht. Aber nicht nur aus der Außenwelt erhält das System Einflüsse, auch höhere Integrationszentren wie der Thalamus oder das limbische System greifen modulierend in die Steuerung der Adenohypophyse ein (beispielsweise psychisch-emotionelle Auslösung der Ovulation).

Blutgefäße des Infundibulum und Portalvenensystems der Hypophyse

Das Infundibulum erhält seine Blutgefäßversorgung von den oberen Hypophysenarterien. Diese entspringen innerhalb des Subarachnoidalraumes von der A. carotis int. und von der A. communicans post.; sie bilden um den Infundibularansatz einen Ring von Anastomosen. Äste aus diesem Ring durchbohren die Pars infundibularis der Adenohypophyse und bilden an der Oberfläche des Infundibulum ein System von Kapillarschlingen (sog. *Mantelplexus*). Arteriolen dringen auch in die Tiefe des Infundibulum ein und gehen in ein Kapillarsystem über, welches als *tiefes Geflecht* bezeichnet wird. Ein oberflächliches und ein tiefes Kapillargeflecht werden auch im Bereich des Tuber cinereum, und zwar kaudal vom Ansatz des Infundibulum (= der Abschnitt, in dem sich der Ncl. infundibularis befindet) beobachtet. Der arterielle Zufluß zu diesen tuberalen Kapillargeflechten erfolgt allerdings nicht über Hypophysenarterien, sondern über tuberale Gefäße. Die Kapillargeflechte des Infundibulum und des Tuber cinereum drainieren ihr Blut über sog. lange Portalvenen in den Hypophysenvorderlappen. Vor dem Hypophysenstiel verläuft ein Ast der oberen Hypophysenarterien („Trabekelarterie") unverzweigt herab, durchbohrt die Adenohypophyse bis zum Zwischenstück der Neurohypophyse und bildet hier Kapillarschlingen aus. Das Blut dieser Kapillaren fließt über sog. kurze Portalvenen ebenfalls in den Vorderlappen ab. Äste der Trabekelarterie anastomosieren im Zwischenstück mit Ästen der unteren Hypophysenarterien, welche einen Ring um die Neurophypophyse bilden um diese mit Blut zu versorgen. Die Adenohypophyse erhält selbst kein arterielles Blut, weder von den oberen, noch von den unteren Arterien. Alles Blut, das durch die Adenohypophyse fließt, stammt aus den langen und kurzen Portalvenen, welche zwischen den Zellgruppen des Vorderlappens ein ausgedehntes Netz von weiten Kapillaren (Sinusoide) bilden. Es scheint, als ob bestimmte Abschnitte des Infundibulum über Portalvenen mit zirkumskripten Zellgruppen im Vorderlappen verbunden sind. Der venöse Abfluß aus dem Vorderlappen erfolgt, ebenso wie der aus dem Hinterlappen, über mehrere kleine intraselläre Venen, die schließlich in den Sinus cavernosus münden.

Die Kapillarschlingen des Infundibulum treten mitunter sehr nahe an das Ependym des III. Ventrikels heran. Auch finden sich in dieser Region zahlreiche Tanycyten, welche mit ihren basalen Fortsätzen in breitflächigen Kontakt mit den Kapillaren des Portalsystems treten. Aus diesen Befunden leiten einige Forscher die Möglichkeit ab, daß auf diesem Weg Stoffe (ev. Neurohormone) aus dem Liquorraum ins Pfortaderblut gelangen und über dieses die Hormonausschüttung des Vorderlappens beeinflussen können.

Regulationsvorgänge im Hypothalamus

Allgemeine autonome Funktionen

Eine Fülle von experimentellen Befunden und klinischen Beobachtungen deutet darauf hin, daß der Hypothalamus in die Regulation sämtlicher Funktionen des autonomen Nervensystems eingreift. Durch kleine, umschriebene Läsionen im Tierexperiment sind Änderungen der Herzfrequenz, des Blutdrucks, der Verdauungstätigkeit, des Zucker- und Fettstoffwechsels und anderer vegetativer Funktionen ausgelöst worden. Dennoch ist das Kerngebiet des Hypothalamus nicht streng nach den einzelnen vegetativen Funktionen parzelliert. Die einzelnen Zellgruppen überlappen sich meist, so daß selten exakte topographische Angaben gegeben werden können.

Die Kontrolle über *parasympathische Effekte* des autonomen Systems geht vom *vorderen Hypothalamus* aus; es sind vor allem die Kerne der präoptischen Region, der Ncl. anterior und Teile der medialen Region des Tuber cinereum. Stimulation in diesem Gebiet löst die typischen vegetativen Erscheinungen des sakralen Parasympathicus sowie eine Reduktion der Herzfrequenz und der Kontraktionskraft des Herzens, Senkung des Blutdrucks infolge peripherer Vasodilatation, Schweißsekretion, Pupillenverengung und eine Erhöhung der Motilität und Sekretionstätigkeit der Verdauungsorgane aus. Im *kaudalen Hypothalamus* befinden sich hingegen jene Zellgruppen, die für *sympathische* Funktionen verantwortlich sind (s. auch Wärmeregulation).

Läsionen im vorderen Hypothalamus führen zum Überwiegen des Sympathicus, während Zerstörung des kaudalen Areals zum Ausfall der Funktion beider Regionen führt. Die Begründung liegt darin, daß im kaudalen Feld nicht nur die „sympathischen Zentren" zerstört sind, sondern auch die efferenten Fasern des vorderen Areals, die in den unteren Hirnstamm absteigen.

Der Hypothalamus greift *modulierend* und *koordinierend* in die Tätigkeit des autonomen Systems ein und übernimmt in diesem Sinn auch die Rolle eines Mittlers zwischen höheren Zentren (Cortex, limbisches System, Thalamus) und dem autonomen System. Ein Ausfall der vegetativen Steuerfunktionen des Hypothalamus führt jedoch nicht zum völligen Erliegen des autonomen Systems, da tiefer gelegene Abschnitte, wie Zentren in der Formatio reticularis des unteren Hirnstamms und die spinalen und peripheren Anteil Anteile des Systems die lebenswichtigen Funktionen aufrechterhalten.

Regulation der Nahrungs- und Wasseraufnahme

Die Regulation der Nahrungs- und Wasseraufnahme obliegt einem komplexen Ernährungssystem, dessen wichtigste Anteile der laterale Hypothalamus, der Ncl. ventromedialis des Hypothalamus, Teile des limbischen Systems und Anteile der Formatio reticularis des unteren Hirnstammes sind. Zellgruppen im lateralen Hypothalamus in Höhe des Ncl. ventromedialis lösen Nahrungsaufnahme aus, ein Effekt, welcher auch durch elektrische Stimulation dieser Region herbeigeführt werden kann. Zerstörung dieses Areals führt zu Aphagie, im Extremfall bis zum Hungertod. Derartige Läsionen im lateralen Hypothalamus führen häufig auch zu Störungen der Wasseraufnahme (Adipsie). Exakte Studien haben ergeben, daß die Zellgruppen, welche Wasseraufnahme bewirken, etwas kaudal vom „Eßzentrum" liegen. Auf die erwähnten lateralen Zellgruppen für Nahrungsaufnahme und Trinken wirken eine Reihe bahnender und hemmender Impulse ein. Fördernd wirken beispielsweise die Afferenzen, welche das Gefühl der Trockenheit im Mund vermitteln, aber auch der Appetit, welcher ein komplexes Geschehen darstellt, bei dem diverse Sinnesareale des Cortex mit dem Thalamus und dem limbischen System zusammenwirken und den lateralen Hypothalamus über das basale Vorderhirnbündel beeinflussen. Das limbische System spielt vor allem eine wichtige Rolle bei der Auslösung des Verlangens, der Motivation zum Essen und Trinken. Stimulierend auf das „Eßzentrum" im lateralen Hypothhalamus wirken auch adrenerge Substanzen, woraus man schließt, daß die erregenden Synapsen für Nahrungsaufnahme adrenerg sind. Im Gegensatz dazu können Acetylcholin und andere cholinerge Substanzen Wasseraufnahme auslösen. Der medial an die besprochenen Zellgruppen anschließende Ncl. ventromedialis übt auf die Nahrungsaufnahme einen hemmenden Einfluß aus[1]). Eine beidseitige Zerstörung dieses Kerns führt zu Hyperphagie und schließlich zu Fettsucht (Obesitas). Erfaßt die Läsion (z. B. ein Tumor) auch die Rgion des Ncl. infundibularis, so ist die Fettsucht mit einer Atrophie der Geschlechtsorgane kombiniert (Dystrophia adiposogenitalis FRÖHLICH). Eine Reihe von Befunden deutet darauf hin, daß der Ncl. ventromedialis auch direkt in den Fettstoffwechsel steuernd eingreift. Der Weg, über den die Regulation von Fettanbau und Depotfettabbau erfolgt (höchstwahrscheinlich humoral), ist noch unbekannt. Das „Eßzentrum" im lateralen Hypothalamus steht unter dem hemmenden Einfluß von seiten des Ncl. anterior thalami, des Corpus amygdaloideum, des frontalen limbischen Systems sowie aus der Peripherie aufsteigender Fasern, welche die Füllung des Magens mit Nahrung signalisieren. Hemmend auf die Nahrungsaufnahme wirkt sich auch eine Erhöhung des Blutzuckerspiegels aus[2]). Erhöhung der Körpertemperatur bedingt ebenfalls eine Reduktion der Nahrungsaufnahme. Der Angriffspunkt appetitzügelnder Medikamente wie etwa Amphetamin und verwandter Substanzen ist der Frontallappen und dessen Verbindungen mit dem Hypothalamus, und nicht direkt der laterale Hypothalamus.

Diabetes insipidus

Der Hypothalamus greift über zwei grundlegende Regulationsmechanismen in den Wasserstoffwechsel des Körpers ein: 1. durch die Sekretion des antidiuretischen Hormons Vasopressin, welches bei Erhöhung des osmotischen Drucks des Blutes vermehrt ausgeschüttet wird und Wasserretention in der Niere bewirkt, und 2. durch die Regulation der Wasseraufnahme. Eine hypothalamische Läsion, welche zum Krankheitsbild des Diabetes insipidus führt, kann daher bedingt sein: a) durch eine primäre Schädigung des Ncl. paraventricularis und supraopticus, wobei hier der Mangel an Vasopressin zu hohen Wasserverlusten durch die Niere führt, welche erst sekundär die Polydipsie bedingen, oder b) durch eine primäre Schädigung jener Zentren im medialen Hypothalamus, die normalerweise die Wasseraufnahme drosseln, wodurch das laterale Zentrum für Wasseraufnahme überwiegt. In diesem Fall ist dann die Harnflut erst sekundär, nur eine Kompensation der übermäßigen Wasseraufnahme.

Regulation des Schlafes

Der Schlaf ist ein periodisch wiederkehrender Zustand herabgesetzter Wechselbeziehung zwischen dem lebenden Organismus und seiner Umwelt. Der Schlaf stellt eine Reduktion der Motorik und der Reaktionen auf sensible Impulse dar. Im Elektroenzephalogramm beobachtet man das typische Schlaf-EEG, welches durch niederfrequente Wellen wechselnder, aber relativ hoher Amplitude gekennzeichnet ist. Während des Schlafes sind Puls- und Atemfrequenz herabgesetzt; der Blutdruck ist niedrig. Der Tonus der Skelettmus-

[1]) Der hemmende Einfluß des Ncl. ventromedialis auf den lateralen Hypothalamus erfolgt nicht so sehr über direkte inhibitorische Fasern, sondern indirekt über die intensiven Faserverbindungen des Kerns mit dem limbischen System, über welche Unlustgefühle ausgelöst werden, deren Folge eine Reduktion der Nahrungsaufnahme ist.

[2]) Die auf Glucose empfindlichen Zellen befinden sich im Ncl. ventromedialis.

kulatur und die Eigenreflexe sind vermindert. In den letzten Jahren wurde eine zweite Erscheinungsform des Schlafes, der sog. paradoxe Schlaf (englisch: REM-sleep, d.h. **r**apid **e**ye **m**ovement-sleep) entdeckt. Die Phasen des paradoxen Schlafes zeigen im EEG Zeichen erhöhter kortikaler Aktivität, welche sich in niedrigen Wellen hoher Frequenz widerspiegelt. Es gilt heute als gesichert, daß die Träume während der Phasen des paradoxen Schlafes ablaufen. Die Atmung ist während des paradoxen Schlafes flach und rasch; die Augen werden unregelmäßig und rasch bewegt, während die übrige Skelettmuskulatur, vor allem die Nackenmuskulatur, auffallend schlaff ist. Die Eigenreflexe sind völlig verschwunden; Blutdruck und Herzfrequenz sind erhöht. Langsamer Schlaf und paradoxer Schlaf wechseln in mehr oder weniger regelmäßigen Intervallen während einer Nacht ab.

Die Steuerung des Schlafes obliegt nicht, wie lange angenommen, einem bestimmten „Schlafzentrum", sondern ist die Leistung eines sehr komplexen Systems, welches auf mehrere Abschnitte des Hirnstammes verteilt ist und auf das Großhirn übergreift. Als ein übergeordnetes schlafauslösendes Zentrum ist die Gruppe der Mittellinienkerne des Thalamus aufzufassen; ihm sind die anderen Abschnitte des Systems, wie Ncl. tractus solitarii, pontine und mesenzephale retikuläre Formation, Hypothalamus und Teile des limbischen Systems (verantwortlich für die Verhaltensweisen vor dem Einschlafen) untergeordnet. Von diesem Zentrum aus wird auch das aufsteigende retikuläre System des Mittelhirns gehemmt, welches bekanntlich für den Zustand des Wachseins („arousal reaction") verantwortlich ist. Eine entscheidende Bedeutung für die Auslösung und Aufrechterhaltung des Schlafes scheinen Serotoninproduzierende Neurone in der Mittelhirn-Raphe des unteren Hirnstammes zu haben. Die Axone dieser Neurone erreichen über das basale Vorderhirnbündel das Frontalhirn. Diese Zellgruppen sind für den langsamen Schlaf verantwortlich, während Noradrenalinproduzierende Zellen der Formatio reticularis im Bereich des Locus coeruleus den paradoxen Schlaf auslösen.

Insgesamt ist jedoch das Phänomen Schlaf ein äußerst komplexes Geschehen, über welches noch immer relativ wenig bekannt ist.

Regulation der Körpertemperatur

Veränderungen der Körpertemperatur, Abkühlung und Erwärmung, werden von zwei räumlich voneinander getrennten Regionen innerhalb des Hypothalamus hervorgerufen. Im Bereich des Ncl. anterior und der präoptischen Kerne befinden sich Zellgruppen (das sog. Abkühlungszentrum), welche die Körpertemperatur senken, ein Effekt, der über efferente autonome Fasern (periphere Vasodilatation, Schweißsekretion) ausgelöst wird. Im kaudalen Hypothalamus, und zwar im Ncl. posterior, befinden sich hingegen Zellgruppen (Erwärmungszentrum), welche für eine Erhöhung der Körpertemperatur verantwortlich sind, wobei auch das Kältezittern und die periphere Vasokonstriktion von hier ausgelöst werden. Beide angeführten Zellgruppen werden von Thermorezeptoren aus gesteuert, welche sich wie das Abkühlungszentrum im Ncl. anterior und in den Ncll. praeoptici befinden. Fließt kühles Blut (d.h. unter 37 °C) durch dieses Thermoregulationszentrum, oder werden pyrogene Stoffe (= fieberauslösende Substanzen) herangebracht, so wird von bestimmten Nervenzellen dieser Region Serotonin freigesetzt. Über Serotonin wird auf noch nicht ganz geklärtem Weg das Erwärmungszentrum im Ncl. posterior aktiviert. Gelangt hingegen warmes Blut (d.h. über 37 °C) oder chemische Substanzen, wie Antipyretika (= fiebersenkende Medikamente) oder Anästhetika, in die Nähe von catecholaminhaltigen thermorezeptorischen Neuronen, so setzen diese Noradrenalin oder Dopamin frei und aktivieren dadurch die Zellgruppen des Abkühlungszentrums. Über diesen thermostatischen Regulationsvorgang wird die Körpertemperatur mit hoher Genauigkeit auf einem Sollwert von etwas unter 37 °C konstant gehalten.

Es sind neurologische Fälle beschrieben worden, bei welchen eine Läsion im vorderen Thermoregulationszentrum zu einer dauernden Erhöhung der Körpertemperatur (Hyperpyrexie) führte.

Hypothalamus und Emotionen

Jede Sinneswahrnehmung aus unserer Umwelt, jedes Erlebnis, aber auch jeder abstrakte Denkvorgang und die Erinnerung an bereits Vergangenes, ist stets mit einer gefühlsmäßigen Färbung, einem *Affekt*, verbunden. Der Affekt (= subjektives Gefühl) ist fast immer vergesellschaftet mit einem bestimmten äußerlich sichtbaren Ausdruck, einer typischen *Verhaltensweise* (Erröten, Erblassen, Zittern usw.). Für das Zustandekommen von Affekten ist einesteils der Ncl. medialis thalami mit seinen Verbindungen zum Frontalhirn und zum Hypothalamus, zum anderen Teil vor allem das *limbische System* verantwortlich. Unter dem limbischen System sind dabei nicht nur die Anteile des eigentlichen limbischen Lappens des Großhirns zu verstehen, sondern auch weite Teile des Hypothalamus und die limbischen Zellgruppen im Mittelhirn (= die paramedianen Zellansammlungen und das zentrale Höhlengrau). Dabei nimmt der Hypothalamus innerhalb des limbischen Systems etwa folgende Stellung ein: Der Hypothalamus stellt selbst einen Abschnitt im limbischen System dar. Durch sein Kerngebiet verlaufen aufsteigende Afferenzen aus den limbischen Zellgruppen des Mittelhirns, die ihrerseits direkt mit der Formatio reticularis verbunden sind. Der Hauptteil dieser aufsteigenden Fasern verläuft durch den lateralen Hypothalamus im basalen Vorderhirnbündel. Jenseits des Hypothalamus erreichen sie schließlich den limbischen Lappen des Großhirns. In ähnlicher Weise stellt der Hypothalamus auch eine Zwischenstation für aus dem limbischen Lappen absteigende Efferenzen dar. Über die auf- und absteigenden limbischen Verbindungen greifen Großhirn und Mittelhirn ständig regulierend in den Funktionszustand des Hypothalamus ein. Für ein sinnvolles, zweckgerichtetes emotionelles Verhalten ist der telenzephale Anteil des limbischen Systems verantwortlich: Versuchstiere, bei welchen die basalen frontotemporalen limbischen Anteile entfernt worden sind, zeigen zwar nach wie vor unterschiedliche Verhaltensweisen, doch sind diese meist sinnwidrig, pervers oder sogar lebensgefährlich.

Die basalen frontotemporalen Abschnitte des limbischen Systems sind vor allem verantwortlich für primäre, lebenswichtige Affekte, wie Hunger, Durst, Verlangen nach Stuhl- oder Harnentleerung, Übelkeit usw., aber auch für einige sekundäre (höhere) Affekte, wie das Gefühl der Fremdheit, der Traurigkeit, der Geborgenheit, das Verlangen, allein zu sein (z. B. bei Harn- oder Stuhlentleerung, Geschlechtsverkehr), und für paranoide Gefühle. Hingegen löst Stimulation der dorsalen Teile des limbischen Systems (Septum, Gyrus cinguli, Corpus mamillare, Ncl. anterior thalami) vor allem das Verhalten vor und während des Geschlechtsaktes aus. Stark vereinfachend könnte man sagen, daß angenehme Affekte häufig mit parasympathischen (anabolen) Effekten des vegetativen Nervensystems verbunden sind, und unangenehme Gefühle oft von sympathischen (katabolen) Vorgängen begleitet werden. In diesem Sinn erscheint es erklärlich, daß durch Stimulation im kaudalen („sympathischen") Teil des Hypothalamus bei Versuchstieren Wildheit und Aggressivität ausgelöst werden können. Es sind auch eine Reihe anderer Reizpunkte im Hypothalamus angegeben worden, von denen aus man ebenfalls aggressives Verhalten auslösen kann. Für das Eintreten dieses Effektes ist jedoch unbedingt die Intaktheit des mesenzephalen zentralen Höhlengraus erforderlich, welches offensichtlich die Rolle des eigentlichen Effektors spielt. Auch angenehme Sensationen können durch Hypothalamus-Reizung (vor allem in der lateralen Zone) herbeigeführt werden[1]). Das emotionelle Verhalten stellt eine äußerst komplexe Leistung des gesamten limbischen Systems dar. Wie eben ausgeführt, sind durch Reizung im Hypothalamus einige typische Verhaltensweisen auslösbar. Dennoch scheint die Rolle des Hypothalamus eher die eines vegetativen Integrators und Effektors von Emotionen zu sein, als die eines „primären Zentrums", in dem die subjektiven Gefühle entstehen.

Die formale und architektonische Gestaltung des Gehirns im Zuge der Entwicklung

Die Entwicklung der Gehirnbläschen und ihrer Ventrikelräume

Beim Amphibienkeim kann man die ersten Schritte der Formbildung des Gehirns unmittelbar beobachten (Abb. 264). Das zentrale Nervensystem entsteht aus dem Ektoderm, innerhalb dessen sich auf der Dorsalseite des Eies zunächst eine verdickte *Medullarplatte* abzeichnet, welche an ihrem vorderen breiten und voluminösesten Teil die Gehirnanlage und am kaudalen schmäleren Teil die Anlage des Rückenmarks enthält. Ihre Ränder biegen sich bei weiterem flächenhaftem Wachstum unter Bildung einer *Medullarrinne* aufeinander zu, kommen in der Mitte schließlich zur Berührung und verwachsen miteinander. So entsteht das Medullar- oder *Neuralrohr,* das sich von seinem Mutterboden ablöst und unter das Ektoderm versenkt wird. Dieser Vorgang spielt sich im Prinzip beim Menschen nicht anders ab als bei Amphibienkeimen (Abb. 265). Der Verschluß der Rinne zum Rohr beginnt ungefähr an der Gehirn-Rückenmarkgrenze und schreitet von hier nach vorn und hinten fort. Am vorderen und hinteren Ende des Neuralrohrs bleibt vorübergehend eine Öffnung erhalten, der vordere und hintere *Neuroporus.* Nach Abschluß des vorderen Neuroporus erhält sich an seiner Stelle kurze Zeit noch eine Verbindung zwischen Hirnwand und Ektoderm.

An der Grenze zwischen Epidermis und Zentralnervensystem liegt neben der Medullaranlage in ihrer ganzen Ausdehnung die „Neuralleiste". Ihre Zellen sondern sich schon vor dem Schluß des Neuralrohrs vom Ektoderm. Sie schieben sich zwischen die Epidermis und den Neuralwulst. Im Kopfbereich ist die „Leiste" besonders mächtig und frühzeitig entwickelt; sie wird hier in einen kranialen und kaudalen Abschnitt zerlegt.

Aus dieser embryonalen Organanlage, welche beim Amphibienkeim (Abb. 264) im Medullarwulst liegt, entstehen im Rumpfbereich durch Segmentierung und ventrale Verlagerung die Spinalganglien und im Kopfgebiet, in verschiedene Gruppen aufgeteilt, die Gang-

[1]) In entsprechenden Versuchsanordnungen konnten Tiere die Stimulation des Hypothalamus durch Hebeldruck selbst auslösen (self-stimulation). Im Fall eines angenehmen Effekts wiederholten sie die Stimulation bis zur völligen Erschöpfung.

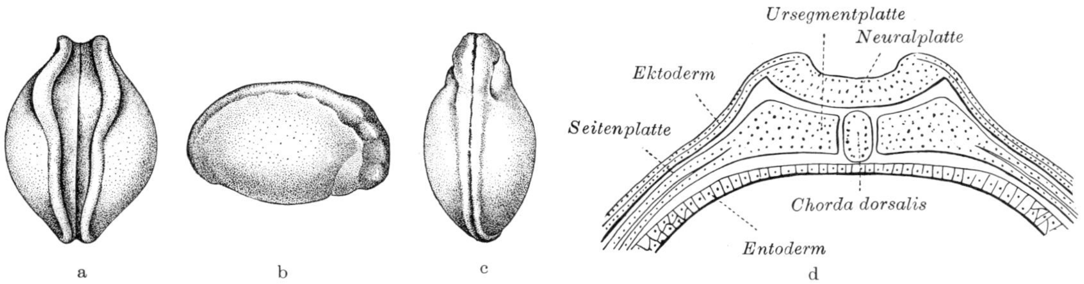

Abb. 264. Die Entwicklung des Medullarrohrs bei einem Amphibienkeim (Axolotl). a) Medullarrinne. b) Profil des Keimes mit geschlossenem Medullarrohr. c) Medullarrohr kurz vor dem Abschluß. d) Querschnitt durch a.

lien der Hirnnerven V, VII, IX und X. Auch die Ganglienzellen des sympathischen und parasympathischen Nervensystems, die chromaffinen Zellen des Nebennierenmarks, die Paraganglien und die SCHWANNschen Zellen stammen aus der Neuralleiste. Diese liefert außerdem mit ventralen Ausläufern das sog. *Mesektoderm.* Hierzu gehören das Mesenchym der Viszeralbögen, aus dem sich Knochenzellen, Knorpelzellen und Odontoblasten entwickeln, und schließlich alle Pigmentzellen (Melanophoren). Diese zuletzt genannten, hoch differenzierten, spezifischen Zellen wandern in andere Organe ein; ohne ihre Beteiligung kann im Körper kein echtes Pigment gebildet werden.

Diese Tatsachen sind für das Verständnis mancher Systemerkrankungen (z. B. der Pigmenttumoren und der Naevi) und vieler Mißbildungen von Bedeutung.

Bei der Entwicklung des Schwanzendes des embryonalen Körpers wächst auch das Hinterende des Neuralrohrs aus, so daß die Rückenmarkanlage zunächst bis an das Schwanzende des Embryo reicht (Abb. 266). Noch vor dem vollständigen Abschluß des vorderen Neuroporus kommt es am Hirnteil des Neuralrohrs zur Bildung der hintereinanderliegenden Hirnbläschen, die man als Vorderhirn *(Prosencephalon),* Mittelhirn *(Mesencephalon)* und Rautenhirn *(Rhombencephalon)* bezeichnet.

Das Rhombencephalon geht ohne scharfe Grenze in die Rückenmarkanlage über. Das anfänglich gerade gestreckte Neuralrohr erfährt bei Säugetier und Mensch Achsenkrümmungen, die auf Wachstumsbesonderheiten der Hirnlage und die Gestaltung des Kopfes zurückzuführen sind. Schon frühzeitig entsteht eine Biegung im Bereich des Mittelhirns, die *Scheitelbeuge,* deren höchsten Punkt der Scheitelhöcker bildet. Die Gestaltänderung des Kopfes läßt ferner eine Abbiegung der Rückenmarkanlage gegen das Rautenhirn zustande kommen, die *Nackenbeuge,* deren höchste Stelle der Nackenhöcker ist. Diese Biegung gleicht sich später wieder aus. Schließlich setzt eine letzte ventrale Biegung im Bereich des Rautenhirns selbst ein, die *Brückenbeuge.* Schon im Zustand der Neuralrinne hatten sich im späteren Vorderhingebiet die Anlagen der Augen als Augengruben gebildet. Nach Abschluß der Neuralrinne zum Rohr entwickeln sich die Augenanlagen als blasenförmige Auswüchse aus der Seitenwand des Vorderhirns. In seinem Bereich sondern sich weiterhin zwei vorn und seitlich liegende Endhirnbläschen von dem in der Mitte liegenden Zwischenhirn, *Diencephalon,* ab, die durch eine weiter Öffnung, das *Foramen interventriculare* (MONROI), miteinander kommunizieren. Die beiden großen seitlichen Hirnbläschen bilden zusammen das Endhirn, *Telencephalon.*

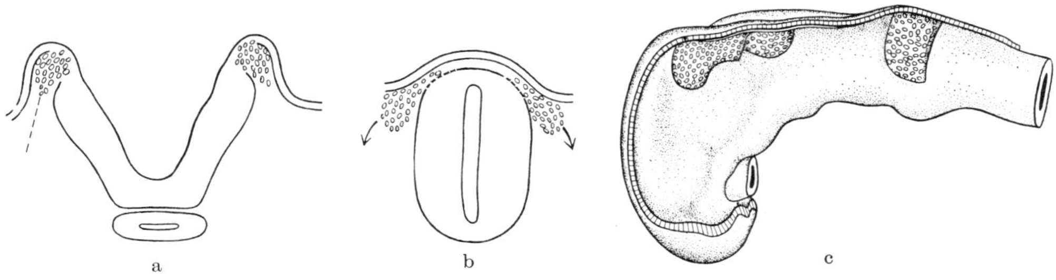

Abb. 265. Die Bildung der Neuralleiste. a u. b) Querschnitte durch die Neuralrinne bzw. das Neuralrohr eines jungen menschlichen Embryos. Nur die Stellen der Neuralleiste sind markiert. Die Pfeile in b zeigen die Richtung an, in welcher das Material sich weiterhin ausbreitet. c) Hirnanlage eines menschlichen Embryos in Profilansicht. Die Neuralleiste ist in einen kranialen und einen kaudalen Abschnitt zerlegt. Schematisiert: 8 Somiten, 4. Woche (nach O. VEIT 1922).

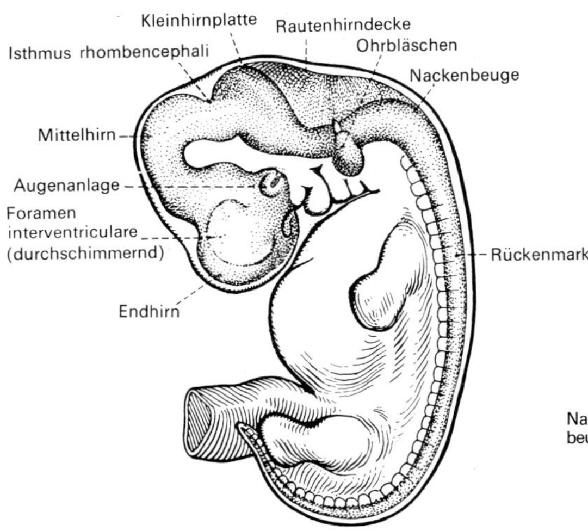

Abb. 266. Gehirn und Rückenmark bei einem durchsichtig gemachten menschlichen Embryo von 12 mm größter Länge. Umzeichnung nach FISCHEL.

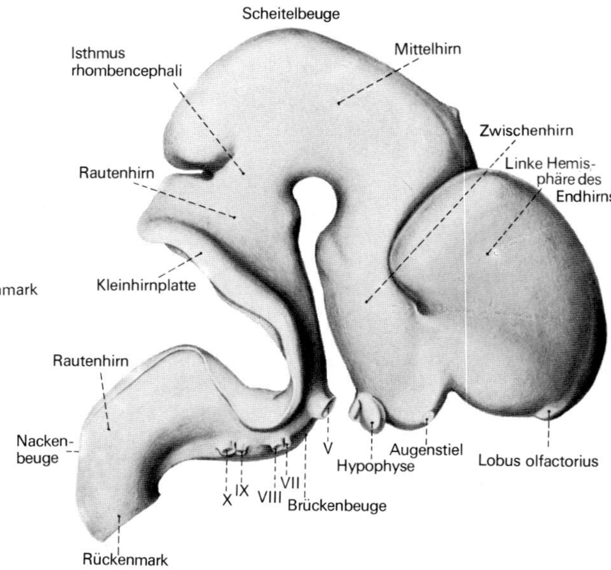

Abb. 267. Modell des Gehirns von einem Embryo von 19,40 mm Steiß-Scheitellänge. Vergrößerung 10,5 : 1 nach F. HOCHSTETTER.

Das Zwischenhirnbläschen steht mit den beiden Augenblasen in Verbindung. Den vorderen Abschluß bildet die Lamina terminalis, welche zum Zwischenhirn gehört. Gleichzeitig entwickeln sich aus dem Rhombencephalon das Mittelhirn, *Mesencephalon*, die Kleinhirnanlage mit Brücke, *Metencephalon*, und das verlängerte Mark, *Myencephalon*, so daß aus den drei ursprünglichen Abschnitten nun fünf entstanden sind (Abb. 268).

Die stärkste Entwicklung erfährt von nun an das Endhirn. Seine beiden *Hemisphären* entfalten sich bei den Säugetieren zum Großhirn. Immer größere Teile des Zwischenhirns und Mittelhirns werden von ihm überlagert. Im vierten Monat ist das Zwischenhirn

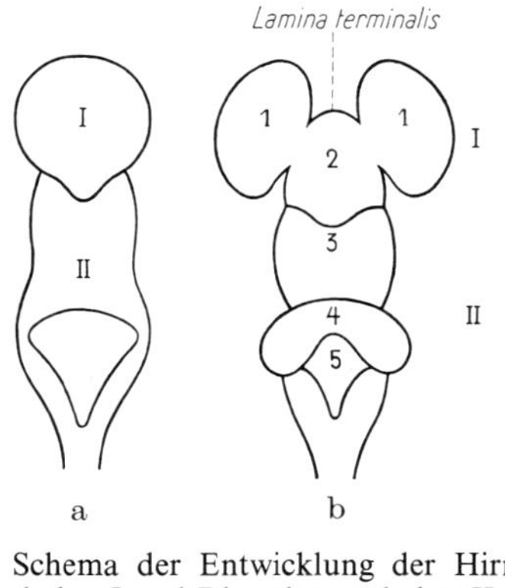

Abb. 268. Schema der Entwicklung der Hirnbläschen. a) Prosencephalon I und Rhombencephalon II, b) 5-Bläschenstadium. 1 = Telencephalon. 2 = Diencephalon; 3 = Mesencephalon, Tectum; 4 = Metencephalon, Cerebellum, Pons; 5 = Myelencephalon (Medulla oblongata).

bedeckt, im fünften das Mittelhirn und im achten die Kleinhirnanlage des Rhombencephalon. Es vergrößert sich in einem immer weiter gespannten Bogen frontalwärts, parietalwärts und besonders stark in okzipitaler Richtung. Dabei bildet die etwas eingezogene Basis des Hemisphärenstieles das ruhende Zentrum innerhalb dieser Bewegung.

Ihm entspricht die Insel – *Insula* (REILI) – der später sich hier entwickelnden Großhirnrinde. Durch ihre enge Verbindung mit dem Hemisphärenstiel ist ihr Flächenwachstum begrenzt. Die angrenzenden Rindengebiete aber breiten sich immer weiter aus, sie schieben sich gewissermaßen als Deckel, *Opercula* (frontale, frontoparietale und temporale), über die Insel und lassen damit dieses Rindenfeld in der Tiefe der Fissura cerebri lateralis (SYLVII) verschwinden (Abb. 272).

Im Inneren der Ventrikelräume des Gehirns befindet sich eine Art Lymphe, der *Liquor cerebrospinalis*. Er kommuniziert durch das *Foramen* MONROI (Foramen interventriculare) zwischen den beiden Seitenventrikeln (Partes laterales ventriculi telencephali) und dem medialen Binnenraum, der als dritter Ventrikel bezeichnet wird. Die beiden Seitenventrikel folgen dabei der bogenförmigen Entfaltung der Endhirnbläschen, so daß aus ihnen widderhornartig gebogene Räume im Inneren des Großhirns werden (Abb. 271). Im Stirnpol liegt das sog. *Vorderhorn* (Cornu anterius) des Ventrikelraumes, im Okzipitalpol das *Hinterhorn* (Cornu posterius) und ein *Unterhorn* (Cornu inferius) im Schläfenlappen. Der mittlere Ventrikelraum, welcher seiner Tiefe nach im Zwischenhirn am ausge-

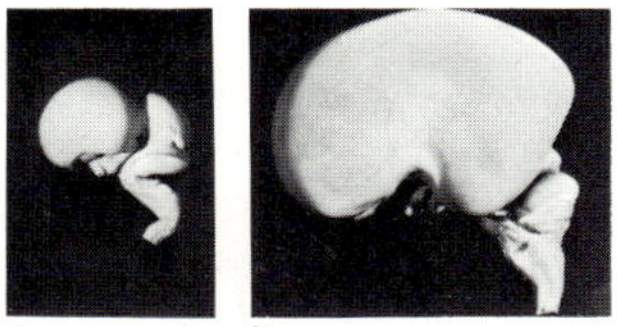

a b

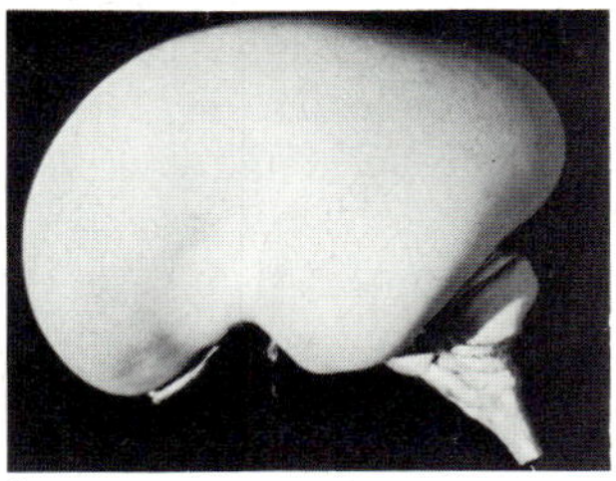

c

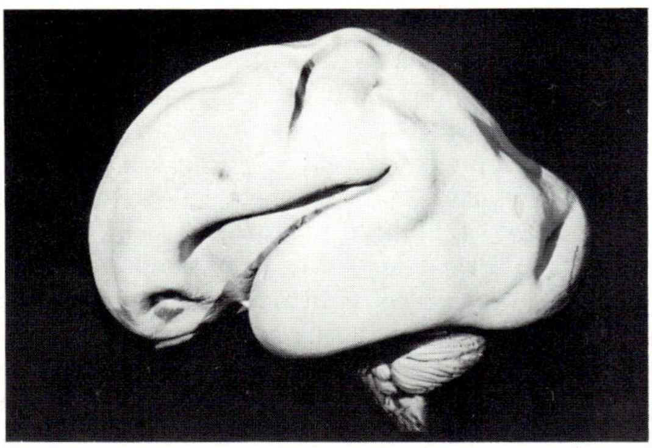

d

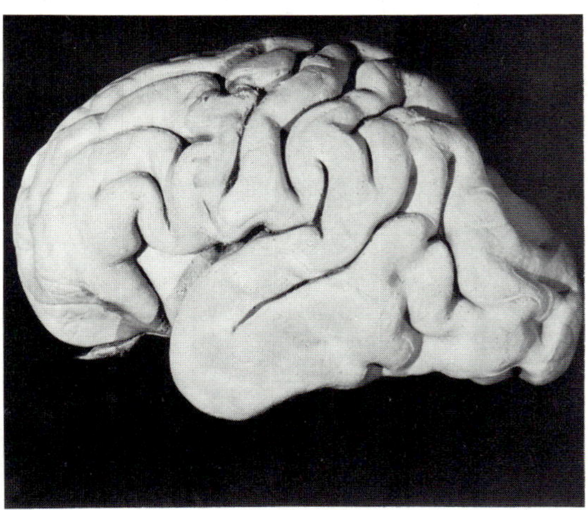

e

Abb. 269. Die Entwicklung des äußeren Hirnreliefs bei menschlichen Embryonen. a) 2,5 cm SSL, b) 8 cm SSL, c) 15 cm SSL, d) 20 cm SSL, e) 25 cm SSL. Beachte die Ausbildung der Primärfurchen bei 20 cm SSL und die Gyrifizierung bei 25 cm SSL. 80% natürliche Größe in den einzelnen Stadien (Originale von FERNER).

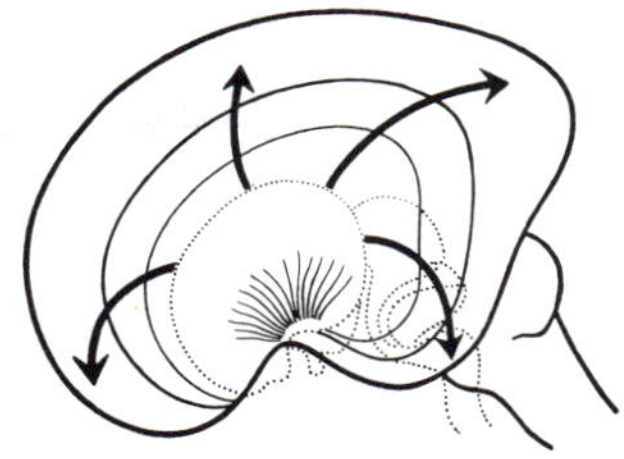

Abb. 270. Die Größenentwicklung des Endhirns (große Pfeile) in Anlehnung an HOCHSTETTER. Projektion von 4 Entwicklungsstadien menschlicher Embryonen übereinander – der jüngste punktiert. Das radiäre Linienbündel an der Gehirnbasis kennzeichnet die Lage des Hemisphärenstieles (später „Insel") im Zentrum der Wachstumsbewegung.

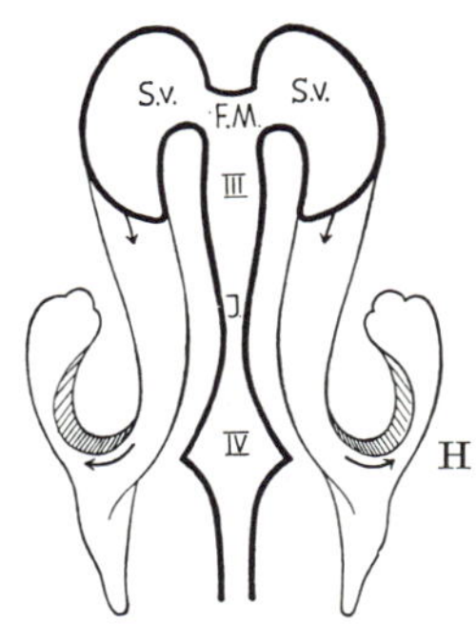

Abb. 271. Schema der Entwicklung des Ventrikelsystems in horizontaler Projektion. Die dick ausgezogene Kontur bezeichnet das primitive Hohlraumsystem des 5-Bläschenstadiums. Die schwächeren Linien zeigen die Form der fertigen Seitenventrikel, die sich in Richtung der Pfeile aus den Endhirnbläschen entwickelt haben. S.v = Seitenventrikel, F.M. = Foramen Monroi, III = dritter Ventrikel, J = Isthmus, IV = vierter Ventrikel. H = Hinterhorn des Seitenventrikels.

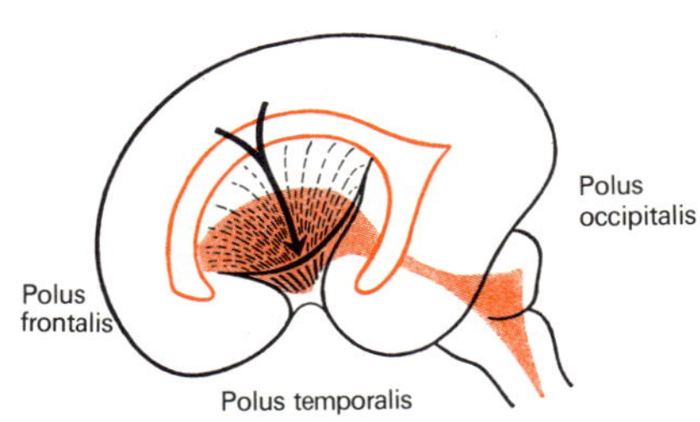

Abb. 272. Projektion des Ventrikelsystems in der Profilansicht bei einem etwa 70 mm langen menschlichen Foetus. Die Schraffierung kennzeichnet die Gegend des Hemisphärenstieles. Das ihr entsprechende Rindengebiet des Endhirns (die Insel) wird von oben durch eine Rindenfalte, das *Operculum*, überwachsen (Pfeil). Dadurch entsteht im Rindengebiet die Fissura cerebri lateralis (Sylvii).

dehntesten ist, bleibt unverrückt in seiner Lage. Das Rautenhirn schließt den IV. Ventrikel ein, der über den Aquaeductus cerebri (SYLVII) des Mittelhirns mit dem IV. Ventrikel verbunden ist.

Wir kommen zu folgender Einteilung des ganzen Gehirns, die im Vergleich der beiden Abb. 273 u. 274 auch schon auf den Zustand des fertig entwickelten Gehirns beziehbar ist.

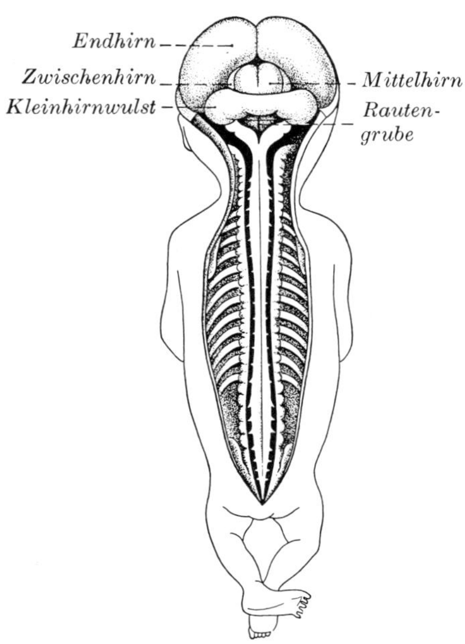

Abb. 273. Gehirn und Rückenmark bei einem menschlichen Embryo im 3. Monat. Das Rückenmark füllt den gesamten Wirbelkanal aus.

Telencephalon Endhirn	Pallium (Mantel) Rhinencephalon (Riechhirn) Corpus striatum
Diencephalon Zwischenhirn	Thalamus und Hypothalamus Hypophyse – Epiphyse Corpus mamillare
Mesencephalon Mittelhirn	Corpora quadrigemina (4 Hügel) Tegmentum (Haube) Crura cerebri (Hirnschenkel)
Metencephalon Hinterhirn	Cerebellum (Kleinhirn) Pons (Brücke)
Myelencephalon Verlängertes Mark	Tegmentum Pyramiden, Oliven

Die Entwicklung der Wand des Gehirnrohrs

Im folgenden Abschnitt muß nacheinander eine Reihe von Veränderungen beschrieben werden, die sich alle gleichzeitig abspielen. Die beschreibende Darstellung muß sie einzeln aus diesem komplizierten Geschen heraussheben und die zeitliche Koordination dem Vorstellungsvermögen des Lesers überlassen. Wir betrachten zunächst die Formveränderungen in der Wand des Gehirnrohrs. Die Rohrwandung zeigt schon sehr frühzeitig charakteristische Dickenunterschiede, welche durch die Entwicklung von Nervenzellen und Nervenfasern zustande kommen. Die ersten bilden die sog. graue Substanz, in der besonders an der Basis, in einer für jeden Hirnteil charakteristischen Weise, Haufen von Nervenzellen, die Kerne oder Ganglien entstehen. Die Nervenfasern, welche die Abschnitte des Gehirns untereinander verbinden, bilden die weiße Substanz, die sich ebenfalls innerhalb ganz bestimmter großer Straßen entwickelt. Die damit verbundene Differenzierung der Wand läßt sich im Sagittalschnitt schon bei einem 14 mm großen Embryo gut übersehen. Der mittlere, vorn durch die *Lamina terminalis* abgeschlossene Ventrikelraum ist im Bereich des Zwischenhirns weit und tief. Er verengt sich im Bereich des Mittelhirns zum Isthmus. Dieser gehört noch zum dritten Ventrikel. Kaudalwärts von dieser Stelle, unter der Anlage des Kleinhirnwulstes, beginnt der vierte Ventrikel. Sein Dach ist besonders dünn. Der Ventrikelraum ist gekennzeichnet durch eine rautenförmige Erweiterung, die schließlich in den Zentralkanal des Rückenmarks übergeht. Kranial vor dem vierten Ventrikel entwickelt sich das Kleinhirn aus einem Querwulst, dessen Seitenteile verdickt sind. Das Zwischenhirndach wird durch eine Ausstülpung, die *Epiphyse*, gegenüber dem Mittelhirndach begrenzt. In den seitlichen Wandbezirken des Mittelhirns entwickeln sich auf jeder Seite zwei als Colliculi bezeichnete Ganglien, welche später zusammen die Vierhügelplatte bilden.

Im Ventrikelboden verdickt sich die Wand im Anschluß an die Lamina terminalis zur sogenannten *Kommissurenplatte*. Sie besteht aus weißer Substanz, d. h. aus Nervenfasern, welche von einer Hemisphäre in die andere hinüberziehen. Kaudalwärts anschließend folgt mit einem kleinen Zwischenraum die Platte der gekreuzten Fasern, welche auf jeder Seite im Stiel

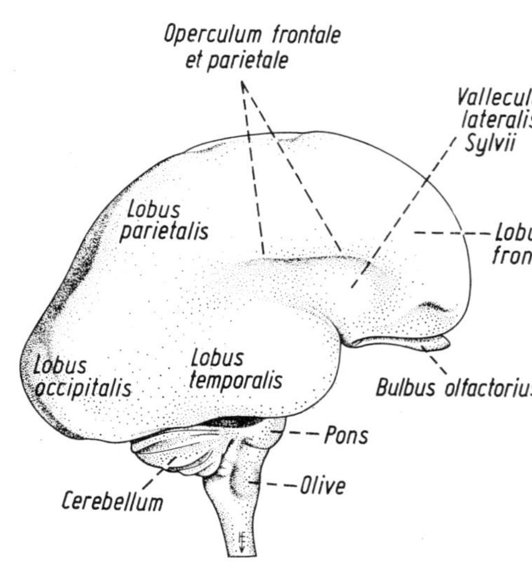

Abb. 274. Gehirn eines menschlichen Embryos von 18,5 cm Scheitel-Steiß-Länge, 5. Monat. Natürliche Größe.

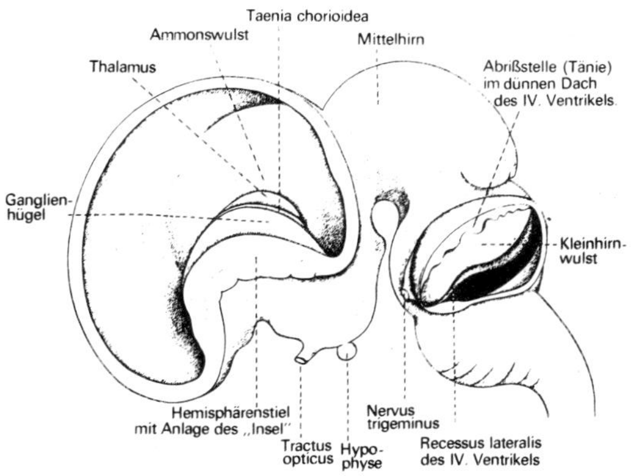

Abb. 275. Gehirn eines Embryos von ca. 30 mm Länge. Der Seitenventrikel der linken Hemisphäre ist eröffnet (unwesentlich geändert nach E. BLECHSCHMIDT 1961).

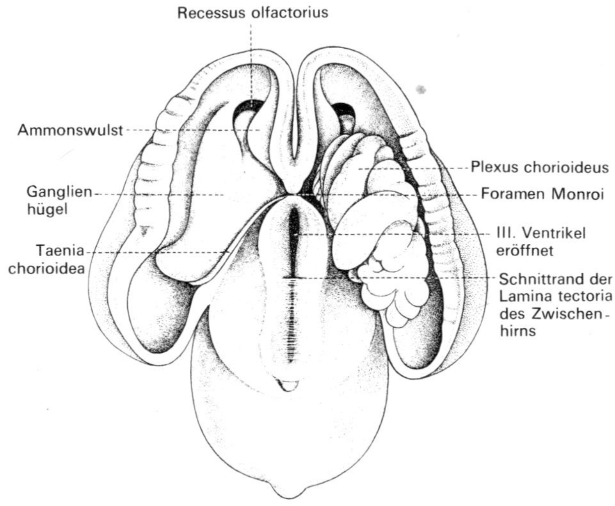

Abb. 276. Gehirn eines Embryos von ca. 30 mm Länge. Einblick in die von oben eröffneten Ventrikelräume beider Hemisphären, links: nach Entfernung des Plexus chorioideus (unwesentlich geändert nach E. BLECHSCHMIDT, 1961).

der Augenbecher entstehen. Sie bilden den *Chiasmawulst*.

Die ventralen Ausbuchtungen der Ventrikelwand entsprechen der *Hypophysenanlage* und weiter kaudalwärts seitlich den beiden *Recessus mamillares,* aus deren Wand sich später ein Ganglion, das *Corpus mamillare,* entwickelt. Der Boden des Mittelhirns ist besonders massiv. In ihm liegen neben Nervenfasern, welche ihn in der Achsrichtung des Rohrs durchsetzen, auch graue Kerne. Zusammen mit denen im Boden des Rautenhirns bilden sie das *Tegmentum,* d. h. die „Haube". Sie enthält die Kerne aller Hirnnerven.

Die basale Kernplatte ist vom Rückenmark aufwärts bis zum Zwischenhirn deutlich durch einen *Sulcus limitans* gegenüber den sogenannten Seitenplatten begrenzt. Diese Furche geht im Bereich des Zwischenhirns in den Sulcus hypothalamicus über.

Seitlich der Mittellinie erhebt sich im Boden der Endhirnbläschen der Ganglienhügel des Endhirns. Im Sagittalschnitt ist er nicht vollständig zu übersehen, doch erkennt man ihn als Wulst, welcher das Foramen MONROI (interventriculare) einengt. Hinter dem Foramen MONROI entwickelt sich in der Seitenwand des Ventrikelraums als Ganglion des Zwischenhirns der *Thalamus.* Seine Anlage ist basalwärts gegenüber den subthalamischen und hypothalamischen Gebieten mit seinen Kernen durch eine seichte Furche abgegrenzt. Aus der Unterseite entspringt hinter dem Ganglienhügel der *Recessus opticus,* von dem die Entwicklung der Augenblasen ausging. Der *Recessus olfactorius,* aus dem sich der Bulbus olfactorius ausstülpt, liegt weiter medial im Boden des Vorderhirnbläschens zwischen der medialen Hemisphärenwand und dem Ganglienhügel.

Da diese zunächst noch leicht überschaubaren Lagebeziehungen im Lauf der Entwicklung immer mehr verwischt werden, ist eine genaue Kenntnis ihrer ersten Stadien für das Verständnis des ausgebildeten Gehirns unerläßlich. Trägt man bei einem Embryo von etwa 30 mm Länge die seitliche Hemisphärenwand ab (Abb. 275) und verschafft man sich so Einblick in den noch sehr weiten Ventrikelraum, dann übersieht man den lateralen Teil des Ganglienhügels, der das Foramen MONROI verdeckt. Zwischen seiner oberen Kante und der medialen Hemisphärenwand liegt ein enger Spalt, die *Fissura chorioidea,* durch den sich ein gallertig voluminöses Adergeflecht, der Plexus *chorioideus,* in den Ventrikelraum hineinstülpt. Dieser Plexus ist hier entfernt worden. Durch die Entfernung des Plexus ist ein Schnittrand entstanden, die *Taenia chorioidea,* und über ihm erkennt man ein Stück der medialen Fläche des Thalamus. Er liegt in diesem Stadium der Entwicklung nicht mehr hinter dem Ganglienhügel, sondern neben ihm. Die mediale Wand des Hemisphärenbläschens wölbt sich ins Ventrikelvolumen hinein vor. Dieser Wulst ist die Anlage der *Hippocampus- oder Ammonsformation.*

Die an ihrer Basis abgetragene Wand der Hemisphäre ist hier sehr dick. Sie besteht im wesentlichen aus Nervenfasern (weiße Substanz). Der Raum des IV. Ventrikels ist in seinem *Recessus lateralis* eröffnet. In ihn hinein wölbt sich die Kleinhirnanlage vor.

Die Abb. 276 ergänzt dieses Bild durch einen Einblick in beide von dorsal eröffneten Ventrikelräume.

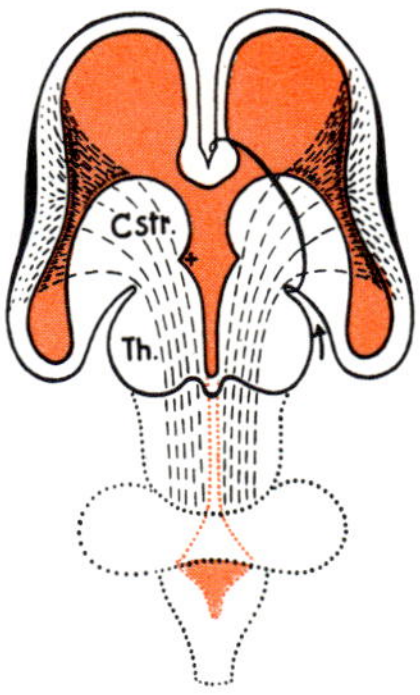

Abb. 277. Schematische Darstellung des Ventrikels im Horizontalschnitt durch die frühe Anlage eines Endhirns und Zwischenhirns. Der durch den Pfeil und den Ring bezeichnete Sulcus hemisphaericus trennt das Endhirn vom Zwischenhirn. Ihm entspricht im Inneren des Ventrikelraums der Sulcus terminalis (+) zwischen dem Thalamus (Th) und dem Corpus striatum (C. str.). Durch die punktierte Linie ist der Faserverlauf vom Hirnstamm zur Hirnrinde (und umgekehrt) durch den Hemisphärenstiel hindurch gekennzeichnet.

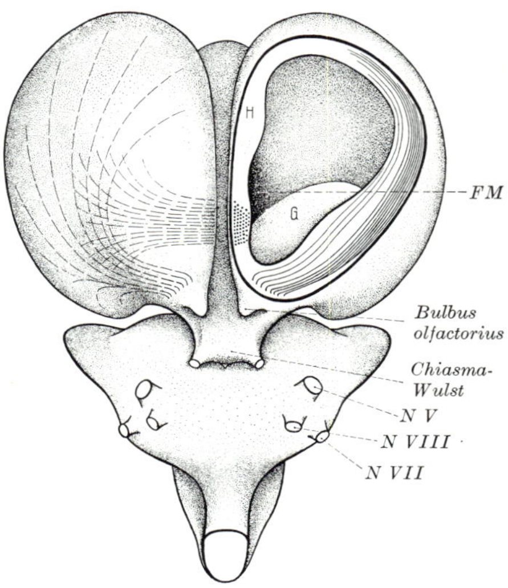

Abb. 278. Modell der Gehirnanlage eines menschlichen Embryos von 40 mm größter Länge (HOCHSTETTER) von der basalen Fläche hergesehen. Abtragung des Stirnpols am linken Endhirnbläschen. Als durchscheinend gedacht sind die querverlaufenden Fasern der Kommissurenplatte und die vom Zwischenhirn aufsteigenden Fasern des Hemisphärenstiels (Capsula interna und externa) eingezeichnet. H = Hippokampuswulst, FM = Foramen Monroi, G = Ganglienhügel.

Der rechte Ventrikel ist nahezu durch den mächtigen Plexus chorioideus ausgefüllt, der auf der linken Seite entfernt wurde. Dadurch werden hier als Schnittrand die Taenia chorioidea und unter ihr die Fissura chorioidea sichtbar. Man übersieht jetzt auf dieser Seite auch den größten Teil des Ganglienhügels mit einem lateralen, einem medialen und einem basalen Kerngebiet sowie den davor liegenden *Recessus olfactorius*. Die mediale Hemisphärenwand läßt den Hippocampus-Wulst erkennen. Die laterale Wand zeigt an ihrem verdickten Rand schon eine primitive Rindengliederung, welche der späteren Insel – *Insula* – entspricht. Das Dach des Zwischenhirns zwischen beiden Thalami besteht nur noch aus einer außerordentlich dünnen Deckplatte, welche vorn eröffnet ist, so daß man in den dritten Ventrikel-Raum hineinsieht. Das Zwischenhirn ist durch eine seichte Querfurche gegen das

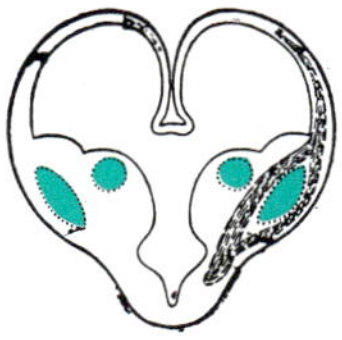

Abb. 279. Schema der Einkapselung des Nucleus lentiformis (Putamen).

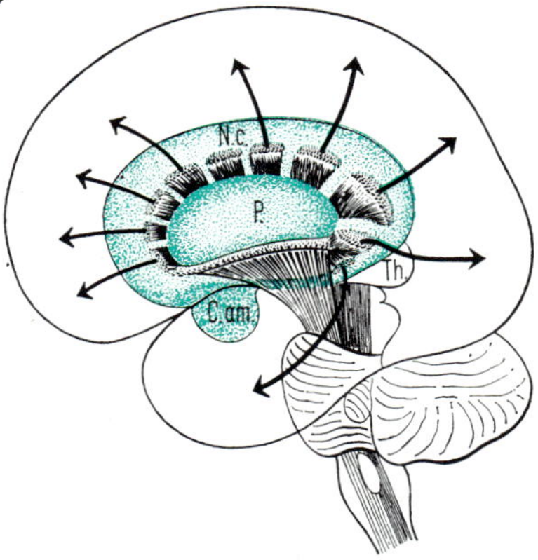

Abb. 280. Schematische Darstellung der äußeren und inneren Kapsel bei einem erwachsenen Gehirn. Profilansicht. Der Nucl. caudatus und das Putamen sind durch Substanzbrücken miteinander verbunden. Zur gleichen Kernmasse, grün dargestellt, gehört auch das Corpus amygdaloideum im vorderen Pol des Schläfenlappens. N.c. = Nucleus caudatus, P = Putamen, Th = Thalamus, C.am. = Corpus amygdaloideum.

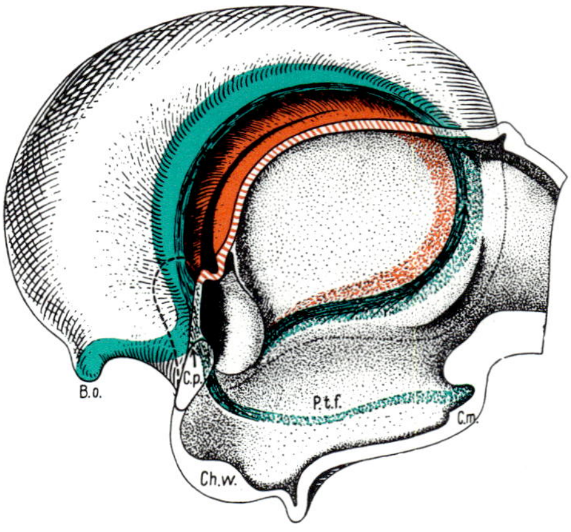

Abb. 281. Hippokampus- oder Ammonsformation – grün, im Anschluß an den Bulbus olfactorius – B.o. auf der Medialseite des Hemisphärenbläschens bei einem menschlichen Embryo von 40 mm Länge. In Anlehnung an HOCHSTETTER. Der Fornix – längsschraffiert – wächst in Richtung des großen Pfeils vor ins Zwischenhirn. In der Area chorioidea – rot – die Fissura chorioidea. Das Zwischenhirndach ist rot schraffiert. C.p. = Commissurenplatte, Ch.w. = Chiasmawulst, P.t.f. = Pars tecta fornicis, C.m. = Corpus mamillare. Der kleine Pfeil zeigt die spätere Erweiterung der Kommissurenplatte in Richtung der gestrichelten Linie an.

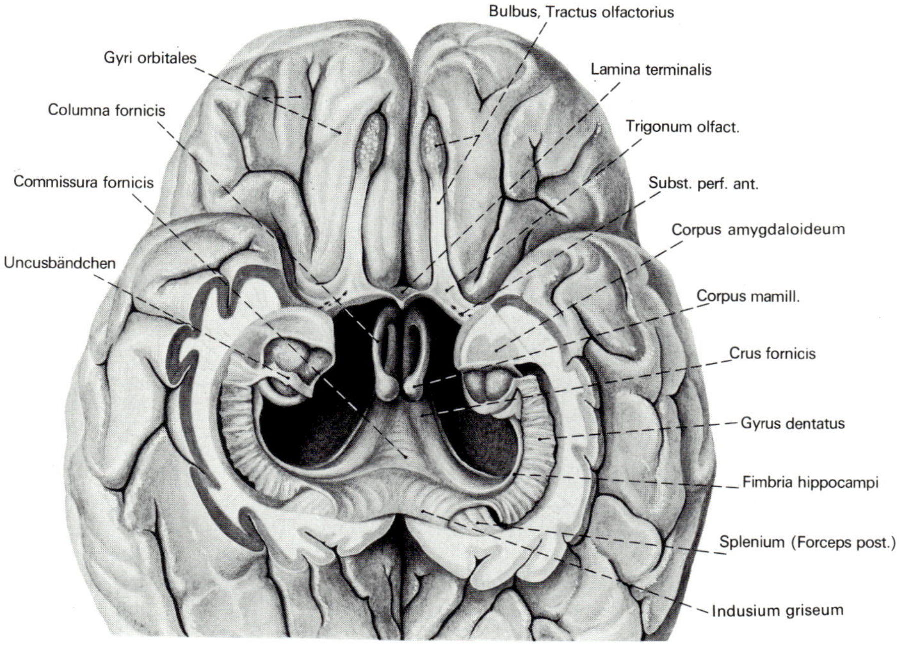

Abb. 282. Basalfläche des Großhirns. Wegnahme der Stammganglien und Präparation der Fornix von basal.

Mittelhirn abgesetzt. Vor ihr liegt dorsal die *Epiphyse* oder das *Corpus pineale*.

Die Entwicklung des Hemisphärenstieles

Der Stiel, durch den die Hemisphärenbläschen mit dem Zwischenhirn verbunden sind, besitzt keine gleichmäßig dicke Wandung (Abb. 275). Er ist sehr voluminös an der Basis, dort, wo der Stiel in die subthalamische Region übergeht. Im Gegensatz dazu ist die Wand in seiner dorsalen Hälfte sehr dünn. Der dicke Teil des Stiels besteht im wesentlichen aus weißer Substanz. In ihm verläuft die Hauptmasse der Nervenfasern, welche vom Hirnstamm zu den Hemisphären ziehen und welche umgekehrt zu den kaudaleren Teilen des Gehirns und Rückenmarks laufen. Er verteilt sich von hier aus fächerförmig über die Konvexität der Hemisphärenblasen und bildet zusammen mit den Fasern der Kommissurenplatte die Marksubstanz des Endhirns. Die Hemisphärenwand ist an dieser Stelle dem Hirnstamm besonders eng angeschlossen und läßt hier schon vom Beginn der Entwicklung an zwischen dem Stirnpol und dem Schläfenpol eine deutliche Einziehung erkennen. Ihr entspricht im Inneren des Endhirnbläschens die Anlage des Ganglienhügels, aus dem später der *Nucleus caudatus*, das *Putamen*, das *Claustrum* und das *Corpus amygdaloideum* entstehen. Die Fasern laufen im Boden des Ventrikelraumes durch den Ganglienhügel hindurch zur Hemisphärenwand. Daher rührt der Name „Streifenkörper", *Corpus striatum*, weil die weißen Fasern innerhalb der grauen Kernmasse dieser im Schnitt ein streifiges Aussehen verleihen.

Man überblickt die Verhältnisse am einfachsten an einem schematischen Horizontalschnitt durch das Vorderhirn. Der Thalamus und der Ganglienhügel liegen in der Achsenrichtung des Hirnstammes hintereinander. Die Grenze zwischen beiden wird innen durch den *Sulcus terminalis* gebildet und außen durch den *Sulcus hemisphaericus*, welcher den Stiel des Hirnbläschens umgreift. Durch seine basale Hälfte müssen alle Fasern, welche die Hemisphären erreichen wollen. Sie ziehen vom äußeren Faserfeld des Zwischenhirns (Abb. 277) durch den Ganglienhügel zur Außenwand

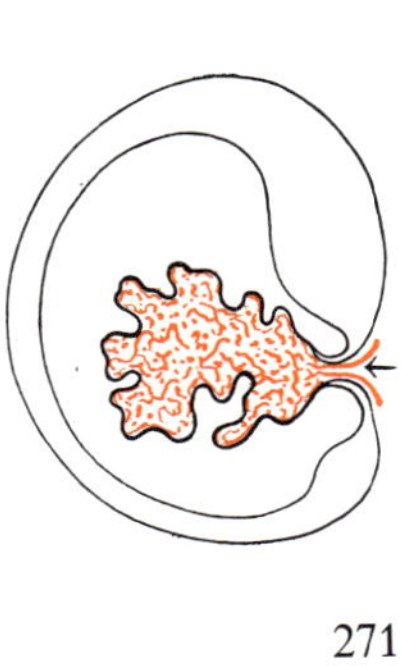

Abb. 283. Schema der Einstülpung (Pfeil) des Plexus chorioideus in den seitlichen Ventrikelraum.

des Endhirns und durchflechten sich hier mit den Fasern, welche durch die Kommissurenplatte von der einen Hälfte zur anderen hinüberziehen (Abb. 289). Je größer die Oberfläche des Endhirns wird, um so mehr Fasern passieren den Hemisphärenstiel – von ihm kommend oder zu ihm ziehend. Dadurch wird der *Sulcus hemisphaericus* immer flacher, so daß sich der ursprünglich vor dem Thalamus liegende Ganglienhügel dem ersteren allmählich seitlich anschließt; mit anderen Worten: *Der Hemisphärenstiel erhält eine immer breitere Basis.* Während seines Ablaufs bilden sich innerhalb des Ganglienhügels zwei getrennte Kerngebiete aus, der mehr medial und dorsal liegende *Nucleus caudatus* und der seitlich basal anschließende *Nucleus lentiformis,* aus dem später das *Putamen* des Corpus striatum entsteht. Sie bleiben, besonders ventral, durch breite Substanzbrücken miteinander verbunden. Zwischen ihnen hindurch sucht sich die Hauptmasse der Fasern des Hemisphärenstiels ihren Weg. Der Linsenkern wird durch sie völlig eingekapselt (Abb. 279). Ein Teil von ihnen zieht außen an ihm vorbei und die andere größere Hälfte innen zwischen ihm und dem Nucleus caudatus. Die Bezeichnung dieser Faserbündel als *Capsula externa* und *Capsula interna* kennzeichnet dieses Verhalten.

Betrachtet man den Hirnstamm im Profil (Abb. 280), dann liegen seitlich unmittelbar unter der Hirnrinde, welche hier der Insel unter dem Operculum des Parietallappens entspricht, die äußere Kapsel und das Putamen des Nucleus lentiformis. Hinter diesem und unter dem langgestreckten Schwanz des Nucleus caudatus sieht man die Fasern der inneren Kapsel zur Rinde ziehen. Sie vereinigen sich mit der äußeren Kapsel oberhalb des Putamen. Beide Kerne sind durch die innere Kapsel gewissermaßen auseinandergesprengt worden. Sie bleiben aber durch Substanzbrücken miteinander verbunden. Der Nucleus caudatus entspricht in seinem bogenförmigen Verlauf der Wachstumsrichtung, welche in der Krümmung der Hemisphärenwand ebenso zum Ausdruck kommt wie in der Anordnung der Seitenventrikel.

Die Entwicklung des Fornix

Im inneren Bogen der medialen Hemisphärenwand erfolgt die erste Differenzierung der Rinde des Großhirns. Hier entwickelt sich ein ins Lumen des Ventrikels vorspringender Wulst, die sog. *Ammons-* oder *Hippocampusformation.* Zu ihr gehört als Längsfaserzug, welcher die Hippocampusrinde begleitet, der *Fornix* (Gewölbe). Seine Fasern stammen zum größten Teil aus der Ammonsformation (Abb. 281). Sie umkreisen den Hemisphärenstiel und schließen sich von beiden Seiten her, in der Mitte zusammentreffend, dorsal an die Kommissurenplatte an. Von hier aus senken sich beide Fornixschenkel, Crura fornicis, seitlich wieder etwas auseinanderstrebend, in den Boden des Hypothalamusgebietes ein (Pars tecta fornicis) und enden in den aus den Recessus mamillares hervorgegangenen *Corpora mamillaria.* Der Fornix ist also ein *Tractus corticomamillaris,* der das dem Hirnstamm angeschlossene basale Kerngebiet im Bogenverlauf durch die ganze Hemisphärenwand hindurch mit dem Zwischenhirn verbindet.

Im Inneren des Schläfenlappens verbreitert sich das Faserbündel des Fornix zu einer breiten Faserplatte (s. Abb. 282), dem *Alveus,* welcher dort in die Rinde der Hippocampusregion einstrahlt. In der Commissurenplatte kreuzt ein Teil der Fornixfasern hinüber zur anderen Hemisphärenseite. Sie bilden den *Fornix longus,* welcher zu der dem Bulbus olfactorius angeschlossenen Region des Stirnhirns zieht (s. später: „Riechhirn"). Diese Fasern entspringen im basalen Rindengebiet des Stirnlappens und enden in der Hippocampusregion des Schläfenlappens. Auch auf der Höhe des Fornixbogens besteht eine *Commissura fornicis,* deren Fasern einen Teil des Corpus callosum bilden, das hier mit dem Fornix innig verbunden ist (Commissura hippocampi, „Psalterium").

Die Entwicklung der Plexus chorioidei

Unmittelbar unter dem Fornix wölbt sich ein zweiter Wulst als Anlage des Plexus chorioideus ins Innere des Seitenventrikels hinein (Abb. 285). Auch er verläuft, vorn am Foramen Monroi (Foramen interventriculare) beginnend, bis zum vorderen Ende des Schläfenlappens. In diese *Area chorioidea* wuchern von außen Gefäße hinein, welche den *Plexus chorioideus* bilden (Abb. 285). Dabei wird die Hemisphärenwand bis auf eine ganz dünne *Lamina epithelialis* als Anlage des Plexus chorioideus reduziert (Abb. 283).

Die *Arteriae chorioideae,* welche diesen Plexus versorgen, stammen aus den Gefäßen, die, von der Basis aufsteigend, die ganze Gehirnanlage mit einem dichten Netz umgeben (Abb. 300).

Auch median im Dach des Zwischenhirns wird eine Area chorioidea ausgebildet, welche vom Foramen Monroi (Foramen interventriculare) bis zur Epiphyse reicht. Hier entstehen zwei sehr viel kleinere Plexusanlagen, welche sich zwischen den beiden Thalami in den dritten Ventrikel einstülpen (Abb. 284). Ihre Blutversorgung erfolgt ebenfalls durch die A. chorioidea, da das Bindegewebe, welches das Zwischenhirn dicht umhüllt, eine zusammenhängende Platte, die *Tela chorioidea prosencephali,* bildet. An ihren seitlichen Rändern hängen die beiden Plexus der Seitenventrikel und an ihrer ventralen Basis die Plexus des dritten Ventrikels. Die Abb. 283 erläutert die Lage der Tela chorioidea und ihrer Plexusanhänge im Querschnitt durch zwei verschieden alte fetale Gehirnanlagen.

Auf dem Schnitt durch das jüngere Gehirn (rechte Bildseite) ist das Hemisphärenbläschen noch durch einen tiefen Sulcus hemisphaericus vom Zwischenhirn getrennt. Beim älteren Gehirn (links) sind beide Hirnteile durch die Capsula interna miteinander verbunden. Der Plexus des Seitenventrikels haftet in der oberen Hälfte der medialen Hemisphärenwand am Fornix und unten an einer dünnen Lamelle, welche später der Oberfläche des Thalamus aufliegt und damit ihren Namen als *Lamina affixa* erhält. Entfernt man den Plexus chorioideus aus dem Seitenventrikel, dann reißt er an diesen Haftstellen ab. Die entstehenden Rißlinien werden als Tänien bezeichnet. Die *Taenia fornicis* entspricht in ihrem Verlauf dem Fornix, und die *Taenia chorioidea* folgt dem Rand der Lamina affixa. Die *Taenia thalami* ist die Rißlinie im Dach des dritten Ventrikels nach Entfernen der kleineren, hier eindringenden Plexusanlage (s. Abb. 284). Dem Verlauf des Ventrikelraumes folgend ist der Plexus chorioideus des Seitenventrikels auf dem älteren Entwicklungsstadium zweimal getroffen. Der untere Teil liegt im Ventrikelraum des Schläfenlappens. Die Taenia fornicis liegt nun unten am Rand der sog. Fimbria fornicis, und die Taenia chorioidea liegt oben. Im ganzen bildet die Tela chorioidea prosencephali im Zusammenhang mit dem Fornix eine gewölbte Platte, an welcher seitlich und unten die Plexus chorioidei befestigt sind (Abb. 285). Die Tela erreicht vorn mit ihrer Spitze das Foramen Monroi. Sie liegt unter dem Fornix und schiebt sich im Schläfenlappen über ihm in den Ventrikelraum hinein. Im Mittelhirn gibt es keinen Plexus chorioideus. Ganz unabhängig von den im Bereich des Vorderhirns entstehenden Plexusanlagen bildet sich ein Plexus nur noch im Dach des vierten Ventrikels, der durch die kaudale Kleinhirnarterie aus dem Stamm der Arteria basilaris versorgt wird.

Die Entwicklung des Kommissurensystems im Endhirn

Es gibt innerhalb des zentralen Nervensystems keine isolierten und unabhängig vom Ganzen funktionierenden Teile. Alle Ausgangspunkte und Endpunkte des Systems sind untereinander durch Nervenleitungen verbunden. Bei den bilateral-symmetrisch gebauten Tieren sind die Beziehungen beider Hälften zueinander durch Kreuzungen und Kommissuren gewährleistet. Kreuzungen entstehen dann, wenn die Anfangs- und Endpunkte einer Verbindungsbahn von vornherein an anderen Stellen des Systems liegen oder wenn während der Entwicklung eine ungleichmäßige Verschiebung zuerst nahezu symmetrisch liegender Endpunkte zustande kommt. Die Zahl der gekreuzten Nervenleitungen entspricht etwa der der ungekreuzten. Mit den Kommissurenfasern, welche symmetrisch liegende Punkte beider Seiten untereinander verbinden, überwiegt die Masse der bilateralen Verbindungsfasern bei weitem die der Fasern, welche nur einseitig beschränkte Verbindungen herzustellen haben. Alle Verbindungsfasern zwischen beiden Endhirnbläschen liegen zunächst im Gebiet der Lamina terminalis des Zwischenhirns, in der sog. *Kommissurenplatte.* Sie enthält die Leitungsverbindungen zwischen allen symmetriegleich liegenden Teilen der Hemisphärenwand. Da deren Oberfläche außerordentlich schnell wächst, muß auch die Zahl der von den neugebildeten Ganglienzellen ausgehenden Querleitungen in gleichem Maße zunehmen. Sie finden dann in der alten Kommissurenplatte keinen Platz mehr, so daß aus ihr eine viel mächtigere Faserplatte entsteht, welche sich okzipitalwärts über das Dach des dritten Ventrikels hinwegschiebt. Das ist der Balken, das *Corpus callosum.* Die enge Verbindung der Kommissurenplatte mit dem Fornix bestimmt von vornherein den Weg des Balkens während seiner Entwicklung. Er schiebt sich mitten in die Hippocampusregion hinein, indem er den Fornix von seinem dazugehörigen Rindengebiet abspaltet.

Nur am rostralen und okzipitalen Ende des Balkens bleibt der Fornix mit ihm in innigem Kontakt. Hier kommt es auch durch den Balken hindurch zu einem gegenseitigen Austausch von Fornixfasern. Die rostrale Kommissur liegt vor dem Foramen Monroi und enthält die Fasern des Fornix longus (Abb. 285), die okzipitale ist die breite Commissura fornicis zwischen den beiden okzipitalwärts auseinanderweichenden Fornixschenkeln, das sog. *Psalterium.* Zwischen beiden Stellen entfernt sich der Balken vom Fornix. In der Lücke zwischen ihnen liegt auf jeder Seite ein Stück der medialen Hemisphärenwand, die allerdings bis auf ein zartes Markfaserblatt hier verdünnt ist. Beide bilden zusammen das *Septum pellucidum* und schließen zwischen sich einen kleinen Hohlraum ein, das *Cavum septi pellucidi.* Dieser Schnitt durch ein erwachsenes Gehirn entspricht der Schnittlinie S auf Abb. 287. Sie trifft ventral die aus der Kommissurenplatte abgegliederte *Commissura anterior.*

Am kaudalen Ende des Zwischenhirndaches liegt als Verbindungsbahn zwischen zwei Kernen *(Nuclei habenulae)* im Fuß der Epiphyse die *Commissura habenularum* und ventralwärts unter ihr die *Commissura posterior.* Auch sie liegt dorsal in der Ventrikelwand und begrenzt den Eingang in den *Aquaeductus mesencephali.* Die Fasern dieser Verbindungsbahn stammen aus Kernen des zentralen Höhlengrau an der Grenze zwischen Mittelhirn und Zwischenhirn. Die beiden letzten Fasersysteme sind nicht annähernd so stark entwickelt wie der Balken und die vordere Kommissur.

Die Entwicklung der Windungen (Gyri) und Furchen (Sulci) auf der Gehirnoberfläche

Beim Menschen entwickeln sich die Windungen der Gehirnoberfläche erst nach dem 5. Schwangerschafts-

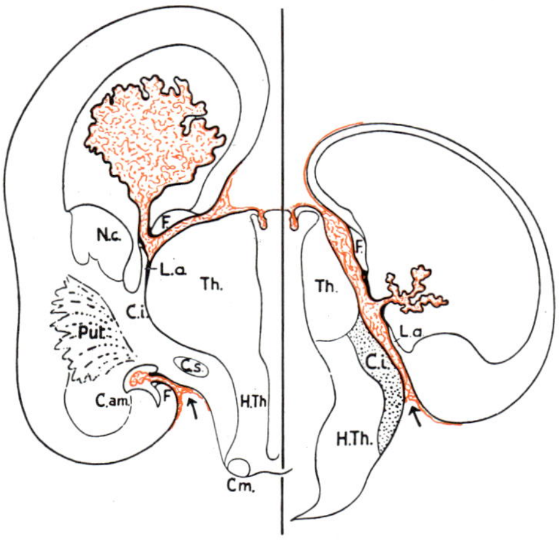

Abb. 284. Vergleich der Formentwicklung im Zwischenhirnbereich an 2 Altersstadien menschlicher Embryonen. Schematische Darstellung im Anschluß an HOCHSTETTER. Beim jüngeren Embryo (rechts, 17 mm) geht der Frontalschnitt durch den hier noch tiefen Sulcus hemisphaericus (Pfeil). Beim älteren Embryo (25 mm) links ist der Thalamus schon mit dem Corpus striatum durch die Entwicklung der inneren Kapsel fest verbunden. Der untere Teil der medialen Hemisphärenwand verwächst mit dem Thalamus als Lamina affixa. Der Seitenventrikel ist im Schläfenlappen noch einmal getroffen. C.i. = Capsula interna, C.am. = Corpus amygdaloideum, F = Fornix, H.Th. = Hypothalamus, L.a. = Lamina affixa, N.c. = Nucleus caudatus, Put. = Putamen, C.s. = Corpus subthalam., C.m. = Corpus mamillare.

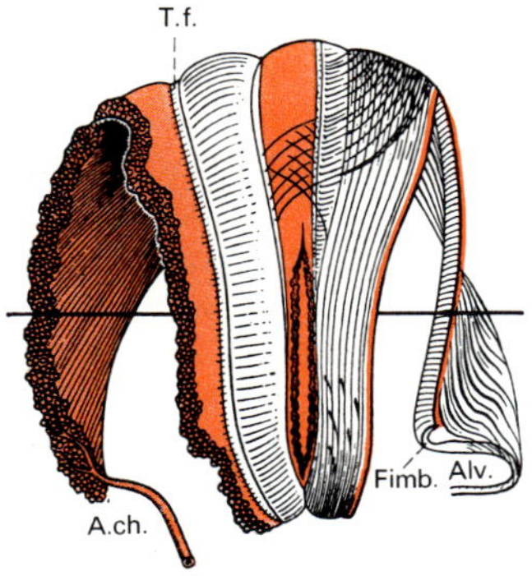

Abb. 285. Die Form der Tela chorioidea (rot) und des Fornix bei Betrachtung von oben. Auf der rechten Bildseite ist die Tela von der Taenia und Fimbria fornicis entfernt, um den Verlauf des Fornix und die Bildung des Alveus durch seine Fasern im Schläfenlappen darstellen zu können. Die Commissura fornicis, vor der sich oralwärts der Plexus chorioideus des III. Ventrikels durch das Zwischenhirndach einstülpt, ist auf der linken Bildseite entfernt. Sie gehört teilweise zum Balken, der mit ihr fest verbunden ist. Der Verlauf der Fornixfasern ist rechts schematisch dargestellt. Die Fasern, welche in der vorderen Hälfte des Fornix den Balken durchbrechen, gehören zum sog. Fornix longus. A.ch. = Arteria chorioidea, Alv. = Alveus, Fimb. = Fimbria fornicis, T.f. = Taenia fornicis.

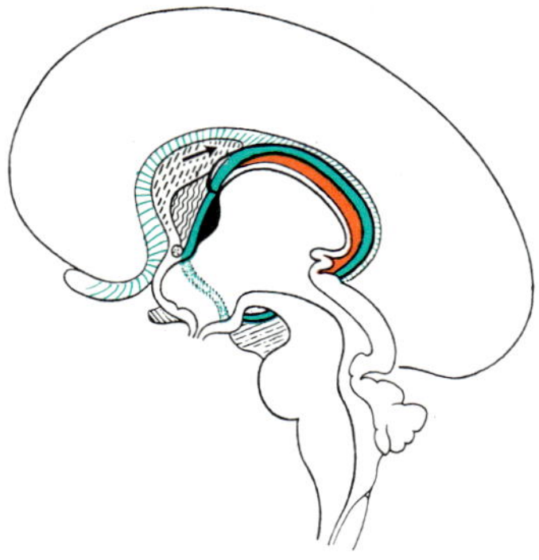

Abb. 286. Die Entwicklung des Balkens. Schematischer Sagittalschnitt durch das Endhirn eines menschlichen Embryos von etwa 100 mm Länge. Der Balken, senkrecht schraffiert, entsteht aus der Kommissurenplatte. Er schiebt sich in die Hippokampusformation hinein dorsalwärts (Pfeil) zwischen den rudimentären Gyrus supracallosus des Indusium griseum, welches auf dem Balken liegen bleibt (grün schraffiert) und den Fornix (grün und grün punktiert). Zwischen Balken und Fornix wird die mediale Hemisphärenwand außerordentlich dünn und bildet die Lamina des Septum pellucidum (in Wellenlinien schematisch schraffiert; rot die Fissura chorioidea).

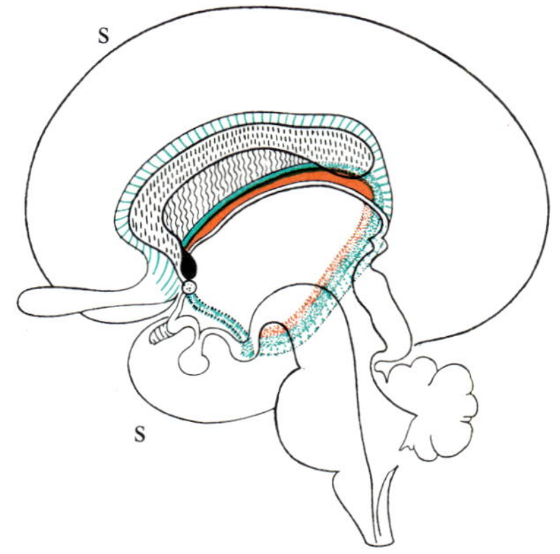

Abb. 287. Sagittalschnitt durch das Gehirn nach abgeschlossener Formentwicklung des Balkens (Embryo von etwa 150 mm Länge). Der Balken hat sich als sekundäres Dach über das Zwischenhirn hinweggeschoben. Hinter seinem verdickten Ende (Splenium corp. callosi) vereinigen sich das Indusium griseum und der Fornix wieder zur Formatio hippocampi, in welcher der Gyrus dentatus die direkte Fortsetzung des Gyrus supracallosus bildet. Vor der Spitze des Corpus callosum – Rostrum corporis callosi – liegt die Kommissura anterior am oberen Ende der Lamina terminalis. Fissura chorioidea: „rot“.

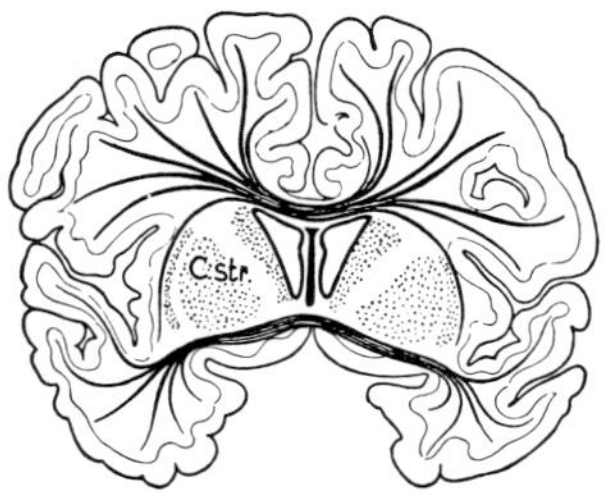

Abb. 288. Schnitt durch das Gehirn eines Erwachsenen (nach CLARA) in Richtung S–S auf Abb. 287. Der Schnittverlauf vor dem Foramen Monroi trifft den Balken und die Commissura anterior. Dazwischen das aus 2 Lamellen bestehende Septum pellucidum mit seinem Cavum septi pellucidi. C.str. = Corpus striatum.

monat. Bis dahin bleibt die Oberfläche glatt. Nur die *Fossa cerebri lateralis* ist schon früher vorhanden (Abb. 269). Sie ist indessen mit den Furchen zwischen den späteren Gehirnwindungen nicht vergleichbar. Sie entsteht als Einziehung der Hemisphärenwand durch die Vorwölbung des Ganglienhügels in den Ventrikelraum und vertieft sich immer mehr, weil der Stirnpol und der Schläfenpol sich um das hier ausbildende Inselfeld herumkrümmen. Wenn sich später die stark wachsenden Randbezirke als Opercula über das Inselfeld geschoben haben (Abb. 269), bleibt als schmaler Spalt die *Fissura cerebri lateralis* (SYLVII), welche nun den Zugang zur *Fossa* SYLVII mit der in ihrer Tiefe verborgenen Insel bildet (Abb. 269). Die anderen Furchen entstehen z.T. erst nach der Geburt durch die Erhebung der stärker als ihre Umgebung wachsenden Windungen über die Oberfläche.

Die Formentwicklung des Mesencephalon

In diesem zentral liegenden, im weiteren Sinn mit zum Rhombencephalon gehörenden Hirnabschnitt spielen sich während der Entwicklung die geringsten Veränderungen ab. Er bleibt auch in seinem Wachstum relativ stark zurück. Der Raum des dritten Ventrikels wird in ihm durch die Dickenzunahme der ganzen Wand zum *Isthmus* eingeengt. Dieser liegt exzentrisch nach der Dorsalseite hin verschoben, weil die basalen Teile der Rohrwandung sich kräftiger entwickeln. Er ist von einer Schicht sehr markarmer grauer Substanz umgeben, *Stratum griseum centrale* oder Höh-

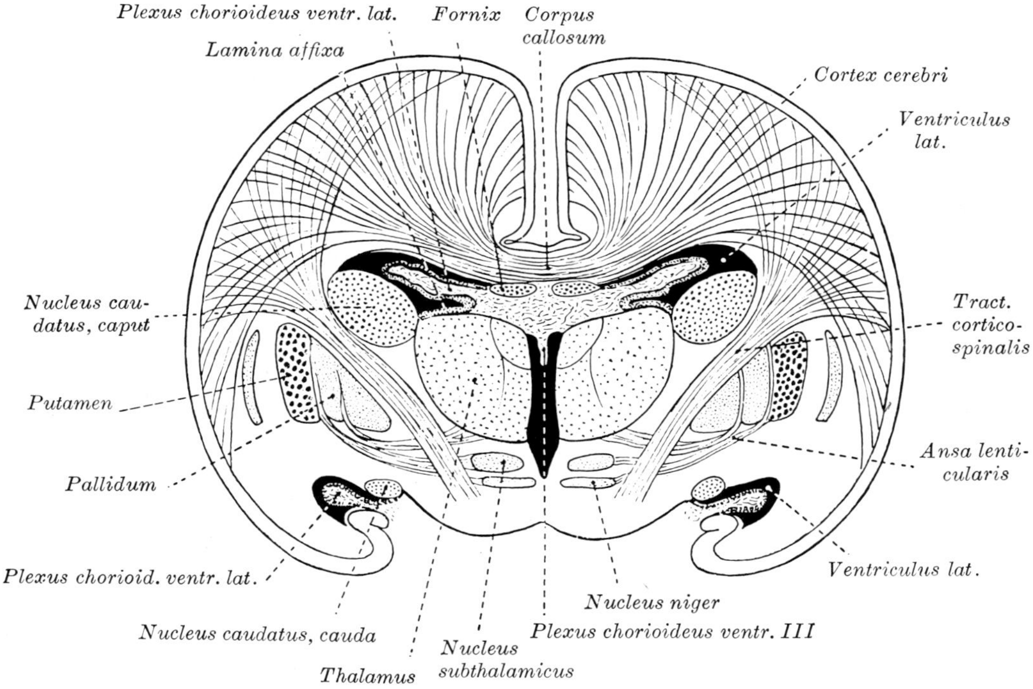

Abb. 289. Frontalschnitt durch das Zwischenhirn und die Hemisphären des Endhirns. Schema der Faserung des Corpus callosum, der Tractus corticospinales und der Ansae lenticulares. Der Plexus des III. Ventrikels (weiß) ist der Einfachheit halber unpaar gezeichnet.

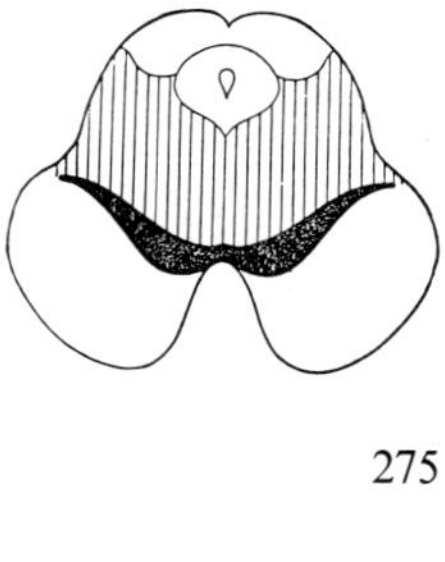

Abb. 290. Querschnitt durch das Mittelhirn. Schematische Darstellung der 3 Etagen. Weiß unten: Crura cerebri, darüber, durch den Nucleus niger (schwarz punktiert) getrennt, das Tegmentum (senkrecht straffiert). Über dem Tegmentum das Tectum als Sinnesgebiet des Mittelhirns.

lengrau, in welchem die Kerne bestimmter Hirnnerven liegen. Die Kerne des Mittelhirns gehören mit ihren Fasersystemen zu den stammesgeschichtlich ältesten Leitungswegen. Auf der ventralen Seite schließen sich an das basale Kerngebiet noch zwei mächtige Bündel von Nervenfasern an, die *Crura* oder *Pedunculi cerebri*, welche sich erst bei den Säugetieren entwickeln. Sie verbinden die Hemisphären des Großhirns mit den caudalen Hirnabschnitten und dem Rückenmark. Zu ihnen gehört auch eine Schicht grauer Substanz, die sich zwischen die Urhirn- und Neuhirnabschnitte schiebt, und die bei den Primaten, und besonders beim Menschen, ihre größte Mächtigkeit erreicht. Das ist der *Nucleus niger* oder die *Substantia nigra*, ein durch den Melaningehalt seiner Zellen dunkel aussehender Kern, der sich rostralwärts bis in das Gebiet der Stammganglien des Endhirns hinein erstreckt. So entstehen drei für den Querschnitt des Mittelhirns typische Etagen (Abb. 290). Auf die ventral liegenden Crura cerebri folgt die dem Mittelhirn und dem anschließenden Rautenhirn gemeinsame Basalzone des *Tegmentum* (Haube), die dorsal vom *Tectum* überlagert wird. Aus ihm entwickelt sich die Vierhügelplatte, Lamina quadrigemina, in der zwei obere und zwei untere Kerne, die *Colliculi rostrales* (superiores) und *caudales* (inferiores), entstehen. Sie sind Zwischenstationen auf dem Weg der Leitungsbahnen des Seh- und bzw. des Hörnerven. Die Besonderheiten der Entwicklung des Kleinhirns sind dort ausgeführt.

Die Blutgefäße des Zentralnervensystems

Die arteriellen Blutgefäße des Großhirns

Die beiden das Gehirn versorgenden großen paarigen Arterien sind die *A. carotis interna* und die *A. vertebralis*. Erstere ist am Hals astlos, letztere gibt Äste zum Rückenmark (Rr. spinales) und zur Halsmuskulatur ab, über welche sich Kollateralkreisläufe ausbilden können. Die Gefäße müssen, um an das Gehirn heranzukommen, durch Öffnungen der Schädelbasis hindurchtreten und weiter die Dura und Arachnoidea durchdringen. Die durch die Querfortsätze der Halswirbel aufsteigende A. vertebralis wendet sich um den Atlasbogen herum medialwärts und durchbricht die Membrana atlantooccipitalis und die Dura. Die A. carotis interna durchsetzt nach Passage des Canalis caroticus und des Sinus cavernosus die Dura am Processus clinoideus anterior des Keilbeins.

Die A. carotis interna, Verlauf und Äste

Im Canalis caroticus ist die A. carotis interna von Venengeflechten und einem sympathischen Nervengeflecht *(Plexus nervosus caroticus internus)* umgeben. Beim Eintritt in den Schädel wendet sie sich medialwärts und ist durch ein dünnes Knochenplättchen und Bindegewebe vom *Ganglion trigeminale* getrennt. Dieser Teil wird als *„Ganglienabschnitt"*, C5, bezeichnet. Hierauf liegt die Arterie am Seitenabhang der Sella, von den Bluträumen des Sinus cavernosus umgeben: *„Sinus cavernosus – Abschnitt"*, C4; hier gibt sie Äste zur Hypophyse und zum Trigeminusganglion ab. In der Nähe des Foramen opticum beschreibt sie ein scharfes Knie nach vorn, aus dem die A. ophthalmica entspringt: *„Carotisknie"*, C3. Sie wendet sich dann wieder okzipitalwärts, seitlich von der Hypophyse nun im Subarachnoidalraum gelegen: *„Liquorabschnitt"*, C2. Das Endstück der Carotis, C1, tendiert lateralwärts, gibt die *A. communicans posterior* ab und setzt sich lateralwärts als *A. cerebri media* fort, während die *A. cerebri anterior* gleichsam rückläufig über das Chiasma opticum wieder nach medial zieht, um in die Fissura interhemisphaerica zu gelangen. In diesem Teilungsabschnitt und kurz vorher gibt sie die *Aa. centrales sive perforantes* in die *Substantia perforata anterior* zu den vorderen Abschnitten der Stammganglien und der inneren Kapsel ab. Auch mehrere sog. *„obere Hypophysenarterien"* treten zum Hypophysenstiel und dringen in diesen ein; sie speisen die *„Spezialgefäße"* und setzen sich als *Hypophysenpfortader* fort.

Die A. vertebralis, Verlauf und Äste

Die A. vertebralis entspringt aus der A. subclavia. Sie liegt zunächst, vorne von der V. vertebralis bedeckt, im *Trigonum scalenovertebrale* vor dem Ganglion stellatum. Vom 6. Halswirbel an steigt sie durch die Löcher der Querfortsätze auf, vor den austretenden Spinalnerven liegend. Die weit nach lateral ausladende Massa lateralis des Atlas bedingt, daß die Arterie seitlich ausschwenkt, um nach Durchtritt durch das Foramen transversarium auf der Atlasoberseite wieder medialwärts zum Hinterhauptsloch zurückzu-

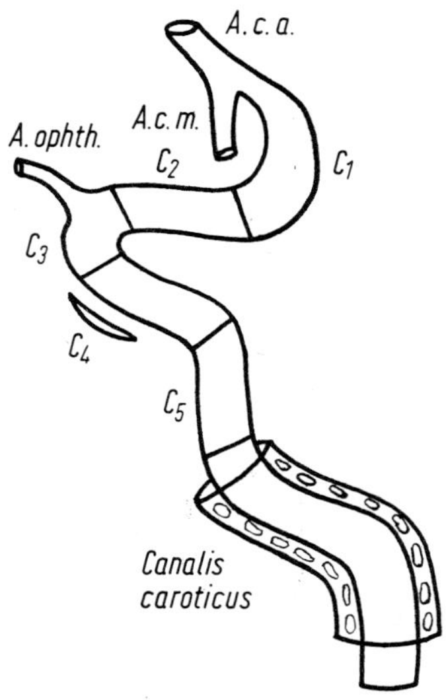

Abb. 291. Intrakranialer Verlauf der A. carotis sinistra, von der linken Seite her gesehen. Bezeichnung der Abschnitte C, C_5. A.c.a. = A.cerebri anterior; A.c.m. = A. cerebri media.

kehren, wo sie die *Membrana atlantooccipitalis* und hierauf die Hirnhäute durchbohrt. Die Krümmungen stellen u.a. Reserveschlingen dar, die sich den Kopfbewegungen anpassen können. Am Hinterrand der Brücke vereinigen sich die Arterien beider Seiten zur *A.basilaris*, nun zwischen Clivus und Brücke im Subarachnoidalraum gelegen. Im Schädelraum entläßt die *A.vertebralis* bzw. *basilaris* die *Aa.spinalis anterior* und *posteriores laterales* und drei Kleinhirnarterien sowie Äste zur Brücke und zum Labyrinth.

Der Circulus arteriosus (Willisi)

Die drei großen arteriellen Gefäßstämme, welche in die Nähe der Sellaregion gelangen, nämlich die beiden Karotiden und die A.basilaris, werden an der Schädelbasis rund um das Sellagebiet zu einem Ring geschlossen, dem *Circulus arteriosus* (WILLISI), aus dem die drei Großhirnarterien hervorgehen (Abb. 293). Dieser Ring umschließt am Gehirn das Chiasma, die Hypophyse und die Corpora mamillaria.

Mit Einschränkungen versorgen die drei kortikalen Äste, *A.cerebri anterior, media* und *posterior*, die Flächen der Hemisphären, die A.cerebri anterior die *mediale*, die A.cerebri media die *konvexe* und die A.cerebri posterior die *basale Hemisphärenfläche* mit Ausnahme des basalen Stirnhirns, welches von der A.cerebri media und der A.cerebri anterior mitübernommen wird. Bei der Bezeichnung der Äste hinkt die anatomische Nomenklatur hinter der klinischen nach, welche indessen im folgenden benützt wird.

Die A.cerebri anterior

Aus der Carotis-Teilung zieht die Arterie über das Chiasma bzw. den N.opticus hinweg medialwärts in die Fissura interhemisphaerica. Die Arterien beider Seiten nähern sich auf eine Entfernung von 1 bis 2 mm und werden durch die *A.communicans anterior* miteinander verbunden. Sie verlaufen, oft übereinanderliegend und weitere Verbindungen austauschend, über das Balkenknie nach aufwärts auf den Truncus, wo der Endast, die *A.pericallosa,* bis gegen das Splenium zieht und zum Praecuneus bis in den Bereich der Fissura parietooccipitalis gelangt. Vom Ursprung bis zum Balkenknie gibt sie in der Regel zwei bis drei Äste ab: *A.frontobasalis, frontopolaris* und *callosomarginalis.* Über dem Truncus des Balkens entspringen die *Rr.frontales* et *parietales*; alle Endäste greifen regelmäßig über die Mantelkante hinweg auf die konvexe Fläche und versorgen dort einen fingerbreiten Streifen.

Die A.cerebri media

Die *A.cerebri media* versorgt mit ihren kortikalen Ästen die konvexe Fläche der Hemisphären bis auf einen fingerbreiten Streifen, der an der Mantelkante von der A.cerebri anterior und an der temporalen Seitenkante von der A.cerebri posterior übernommen wird. Von ihrem etwa 3 cm langen Anfangsstück gibt sie die *Aa.perforantes* zu den vorderen Partien der *Stammganglien* und der inneren Kapsel ab. Dieser Teil bis zum Limen insulae heißt auch *„Keilbeinabschnitt“*. Am Limen biegt sie nahezu rechtwinkelig aufwärts und okzipitalwärts. Hier in diesem *„Inselabschnitt“* teilt sie sich baumartig in eine größere Anzahl kortikaler Äste (SYLVI*sche Gefäßgruppe*), welche vielfach Schlingen bilden und dann über die Ränder der Opercula strahlenförmig nach oben auf die Stirn- und

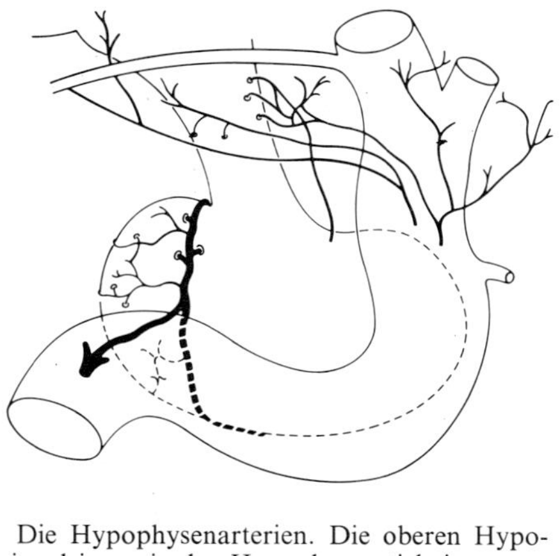

Abb. 292. Die Hypophysenarterien. Die oberen Hypophysenarterien dringen in den Hypophysenstiel ein.

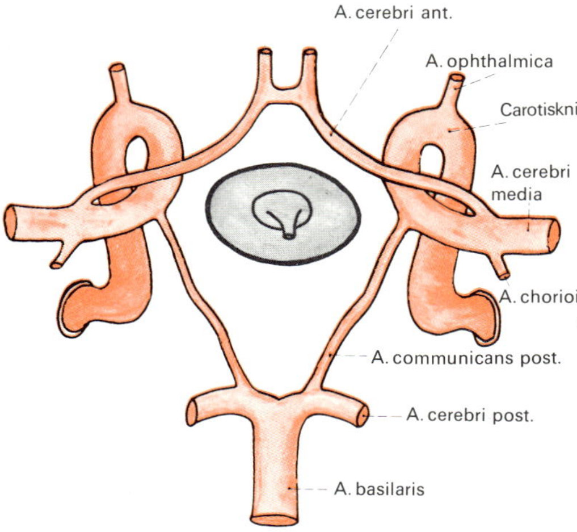

Abb. 293. Circulus arteriosus (WILLISI).

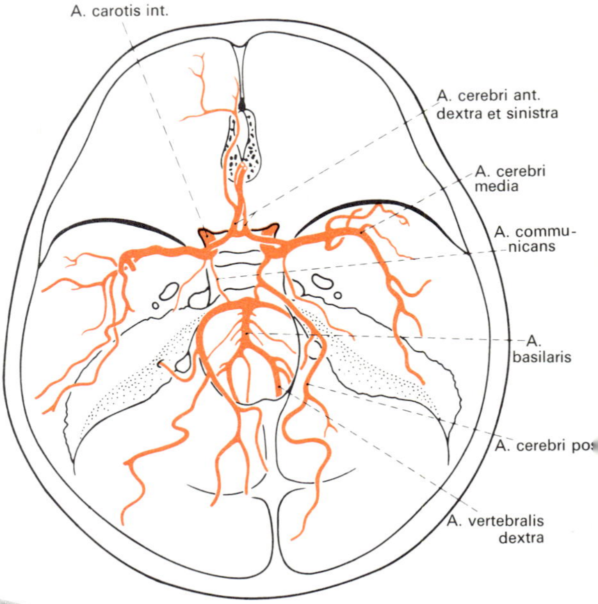

Abb. 294. Die Hirnarterien in der Projektion auf die Schädelbasis.

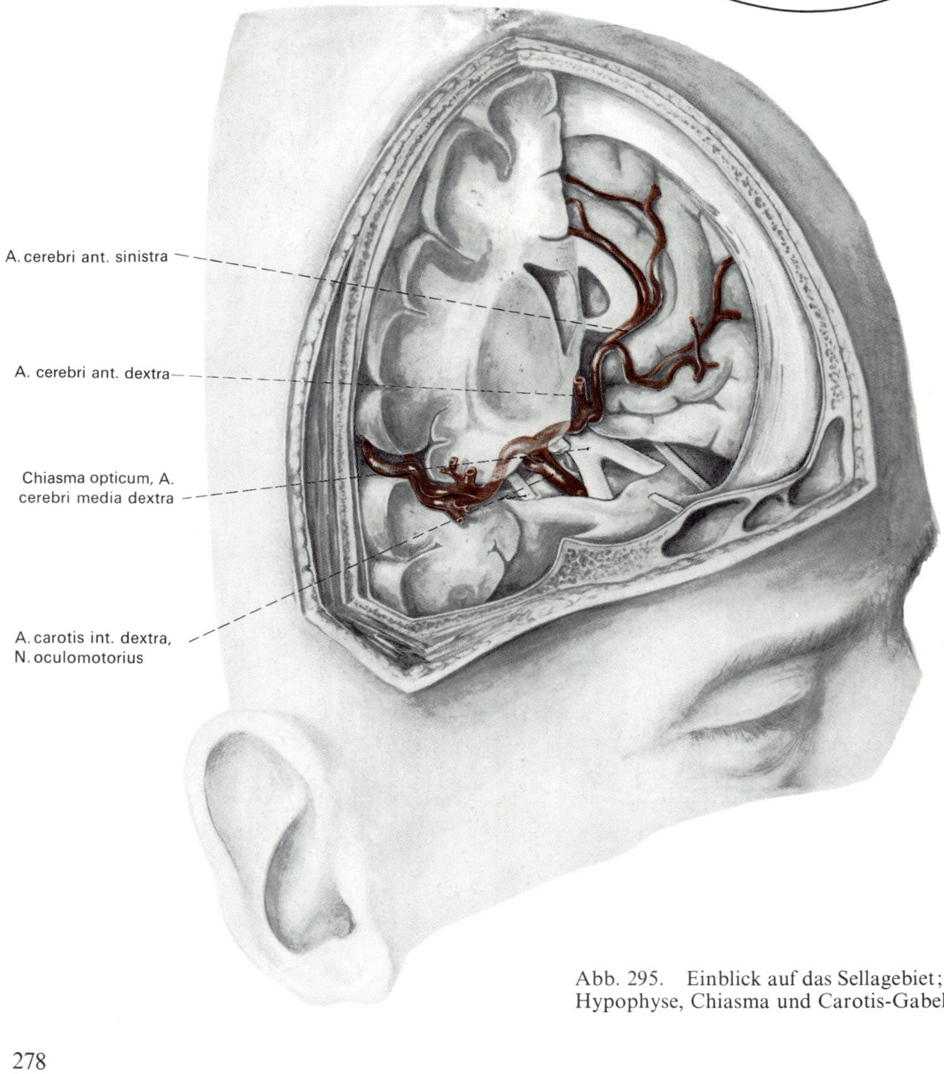

Abb. 295. Einblick auf das Sellagebiet; Beziehungen von Hypophyse, Chiasma und Carotis-Gabel.

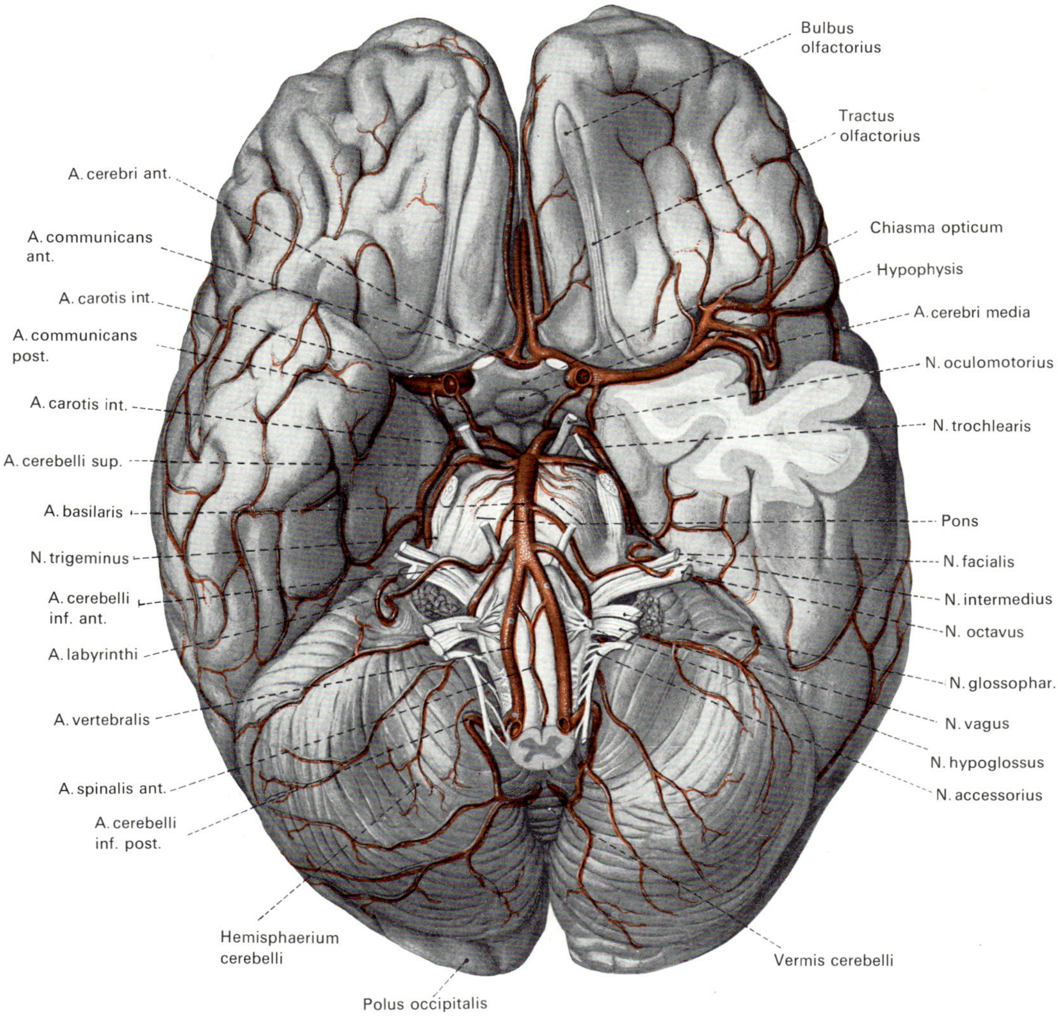

Abb. 296. Hirnbasis mit Arterien und austretenden Hirnnerven.

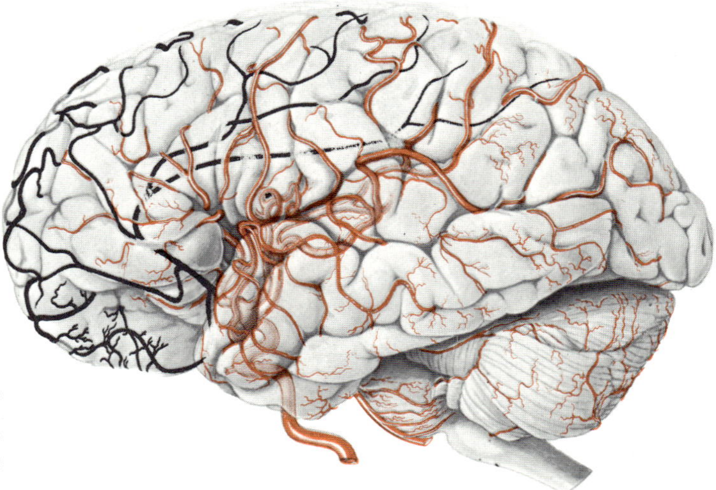

Abb. 297. Die Arterien auf der konvexen Hemisphärenfläche. Äste der A. cerebri media rot, der A cerebri anterior auf der medialen Hemisphärenfläche schwarz.

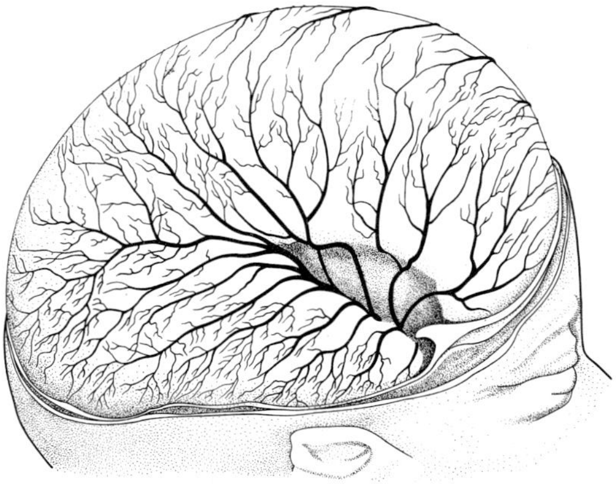

Abb. 298. Die Arterien der konvexen Hemisphärenflächen bei einem menschlichen Embryo von 28 cm Länge. Fächer der Äste der A. cerebri media über die Opercula aufsteigend (Präparat FERNER).

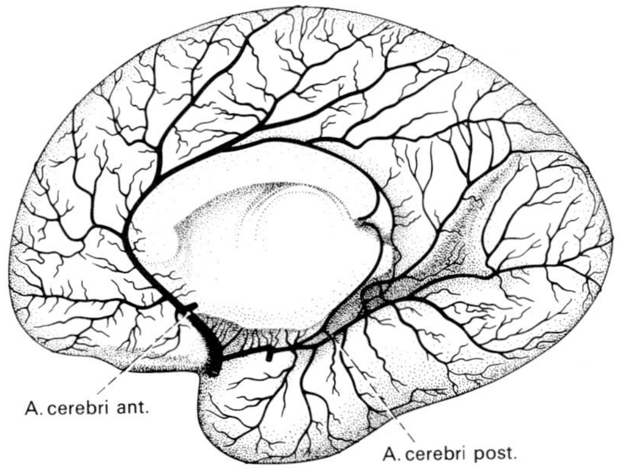

Abb. 299. Die Arterien der medialen und basalen Hemisphärenfläche bei einem menschlichen Embryo von 28 cm Länge (Präparat FERNER).

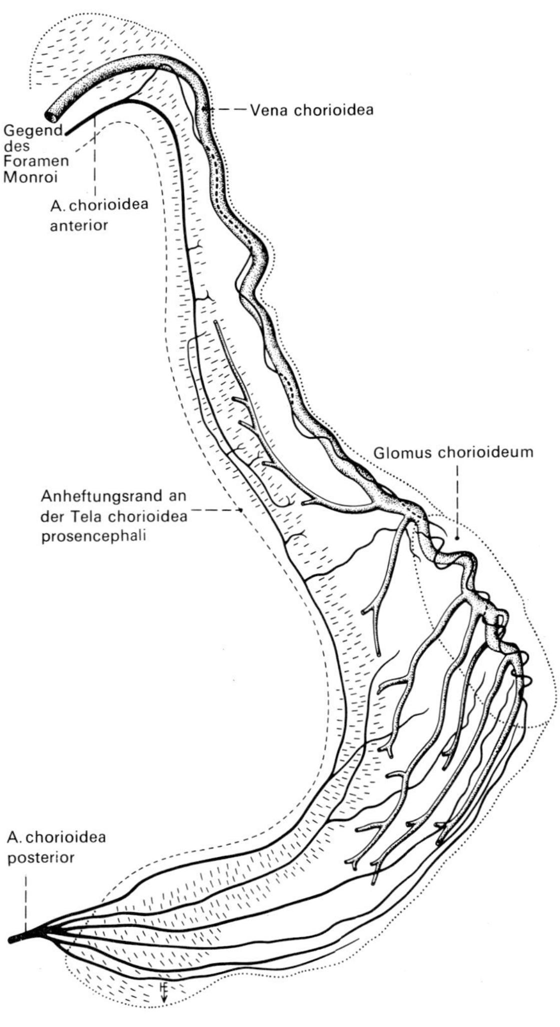

Abb. 300. Plexus choroideus des rechten Seitenventrikels (Mensch); Gefäßversorgung (nach MUNARI).

Scheitelwindungen und nach unten auf die Schläfenwindungen übertreten. Auf dem noch windungslosen Gehirn eines 28 cm langen Embryos ist dieser Strahlenfächer noch ungestört zu überschauen. Mit der Furchung der Oberfläche werden Teile der Äste in die Tiefe verlagert, so daß der kontinuierliche Verlauf von außen her nicht mehr zu verfolgen ist. Der längste Ast verläuft gegen den Gyrus angularis hin. Die einzelnen Äste versorgen zungenförmige Irrigationsgebiete mit funktionellen Endarterien. Aus ihrem Anfangsstück entsendet sie noch die *A. chorioidea anterior*, welche dem Tractus opticus entlang nach hinten zieht und in das Unterhorn (Plexus chorioideus) eintritt.

Die Äste der A. cerebri media, dem Fächer im Uhrzeigersinn von frontal nach parietal und temporal folgend, sind folgende:

1. *A. frontobasalis lateralis*, zum Gyrus frontalis inferior und zum basalen Stirnhirn über dem Orbitaldach.
2. *A. triangularis*, zur Pars triangualris (*motorisches Sprachzentrum*) und weiter zur unteren und mittleren Stirnwindung.
3. *A. praerolandica*, zum Sulcus praecentralis und seiner Nachbarschaft.
4. *A. rolandica*, am Sulcus centralis ROLANDI oder in seiner Nachbarschaft aufsteigend.
5. *A. parietalis anterior*, für den vorderen Teil des Parietallappens.
6. *A. parietalis posterior*, für den hinteren Teil desselben.

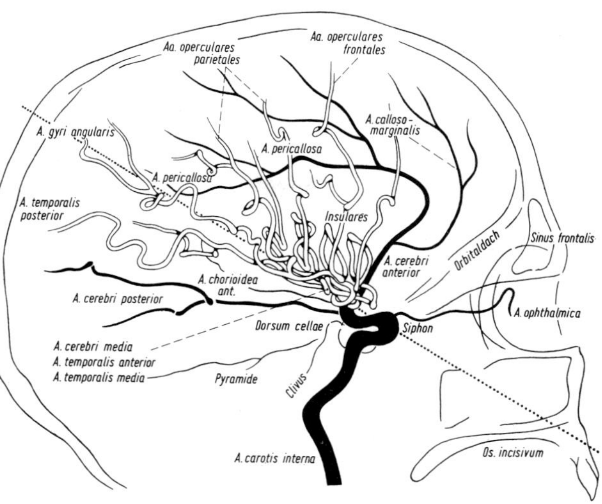

Abb. 301. Der Verlauf der Hirnarterien nach einem normalen Carotis-Arteriogramm bei seitlicher Aufnahme (aus Krayenbühl u. Richter: Die zerebrale Angiographie. Thieme, Stuttgart 1952).

7. *A. gyri angularis*, über die gleichnamige Windung hinweg bis zum Okzipitalhirn.
8. *A. temporalis posterior*, für den hinteren Abschnitt der Temporalwindungen.
9. *Aa. temporales mediae* et *anteriores*, für die übrigen Teile des Temporalhirns und den Temporalpol.

Die Äste 1–5 (Rr. ascendentes) entspringen gewöhnlich von einem starken gemeinsamen Stamm des Inselabschnittes, während aus einem zweiten Hauptstamm die Äste 6 und 8 hervorgehen.

Bei Hirnoperationen müssen die A. cerebri media und ihre Äste zur motorischen Region und zum Sprachzentrum unbedingt geschont werden.

Die A. cerebri posterior

Als Endast der A. basilaris, welche sich am vorderen Brückenrand in der Höhe des Dorsum sellae T-förmig teilt, verläuft die A. cerebri posterior über den freien Tentoriumrand und über diesem entlang an der Oberseite des Tentoriums bogenförmig nach hinten. Die beiden Endäste nähern sich im Gebiet des Sinus rectus wieder auf weniger als 1 cm. In ihrem Anfangsteil ist die A. cerebri posterior stets durch den N. oculomotorius von der oberen Kleinhirnarterie getrennt. Sie umschlingt dann beiderseits die Pedunculi cerebri und gelangt in die Region des medialen Kniehöckers, schmiegt sich an den lateralen Kniehöcker und teilt sich hier in die beiden großen Hauptäste, einen *medialen (okzipitalen)* und einen *lateralen (temporalen) Endast*. Als Varietät kann die A. cerebri posterior einseitig oder doppelseitig auch aus der A. carotis interna bzw. der A. communicans posterior entspringen (Abb. 296). Sie versorgt den Hinterhauptslappen und die basalen Partien des Schläfenlappens einschließlich der Seitenkante, außerdem das Splenium des Balkens und in wechselndem Ausmaß einen Streifen im Bereich des Praecuneus, die Tela choroidea prosencephali, den Hauptteil des Plexus choroideus des III. und des Seitenventrikels, die Vierhügelplatte und die Zirbel. Zentrale Äste entsendet sie in die Substantia perforata post. für die hinteren Abschnitte der Stammganglien und die innere Kapsel, für das Pulvinar, die Mittelhirnhaube und den lateralen Kniehöcker.

Aus dem Bogenstück um das Mittelhirn entspringen folgende Äste:

1. *Aa. interpedunculares* dringen durch die Substantia perforata posterior ein und steigen in der Hirnsubstanz zu den hinteren Abschnitten der Großhirnganglien und zur Mittelhirnhaube auf.
2. *A. communicans posterior.*
3. *A. quadrigemina* zum Trigonum lemnici und zu den Vierhügeln.
4. *Aa. choroideae posteriores* in die Tela choroidea prosencephali und zum Plexus des III. Ventrikels.
5. Ramus zum *Gyrus parahippocampalis.*
6. Der *mediale Hauptast* zum Cuneus und Gyrus lingualis.
7. Der *laterale Hauptast* (im Arteriogramm immer der untere) gelangt zur basalen Fläche des Temporallappens und zum Okzipitallappen auf die konvexe Fläche.

Die Großhirnarterien im Arteriogramm

Durch Injektion eines geeigneten Kontrastmittels in die A. carotis interna oder in die A. vertebralis gelingt eine Darstellung der Hirngefäße auf dem Röntgenbild beim Patienten. Die Abweichung vom normalen Gefäßbild, z. B. die Verlagerung von Arterienästen, erlaubt Rückschlüsse auf Veränderungen im Schädelraum; sie gibt z. B. Anhaltspunkte für die

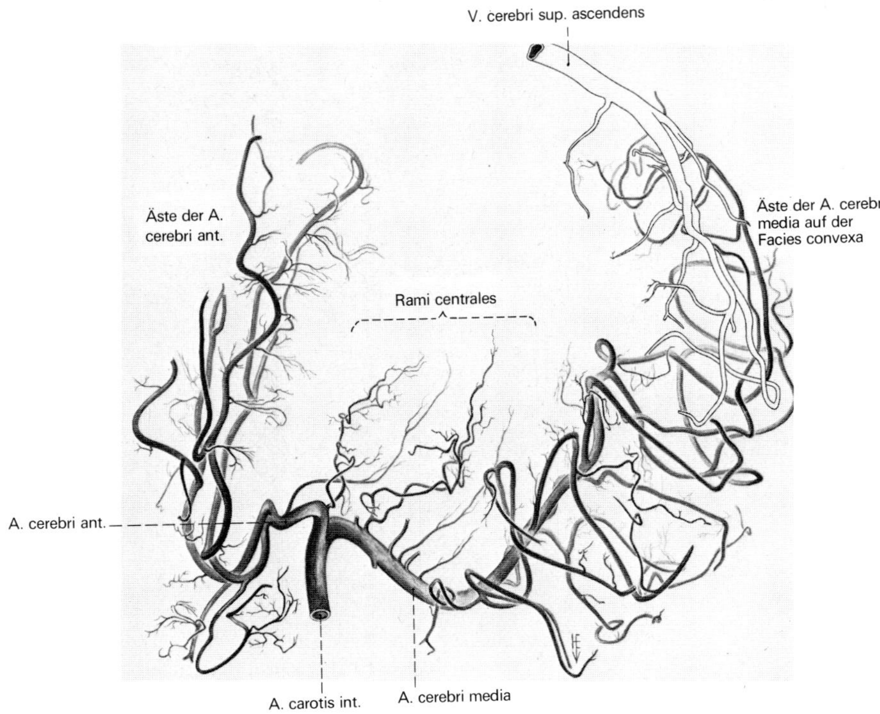

Abb. 302. Die corticalen Äste der A. carotis interna sinistra schräg von vorne gesehen (Präparat FERNER).

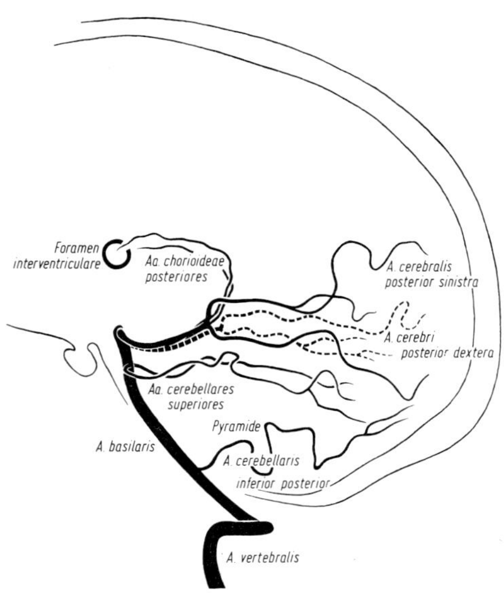

Abb. 303. Teilfüllung der Gehirnarterien bei einem normalen Vertebralisarteriogramm: Seitenaufnahme (aus (KRAYENBÜHL u. RICHTER: Die zerebrale Angiographie. Thieme, Stuttgart 1952).

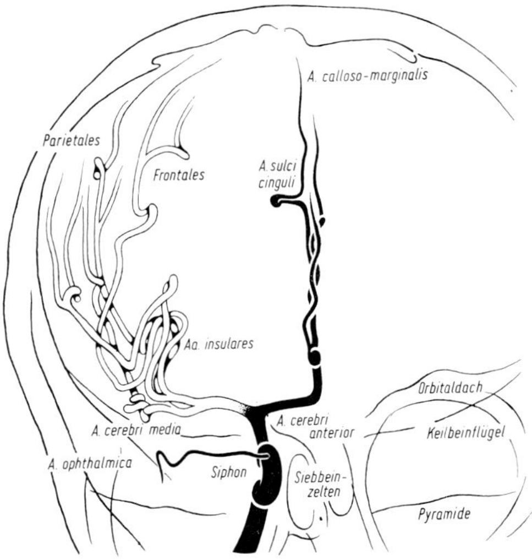

Abb. 304. Der Verlauf der Hirnarterien nach einem normalen Carotis-Arteriogramm bei frontookzipitaler Durchleuchtung (aus KRAYENBÜHL u. RICHTER: Die zerebrale Angiographie. Thieme, Stuttgart 1952).

Lokalisation von raumfordernden Prozessen. Da die Arterien den Verlauf der sie bergenden Hirnfurchen angeben und eine Geschwulst die Furchen und Windungen und damit das Blutgefäß verdrängen kann, kann die Lage und zum Teil auch die Größe von Hirngeschwülsten erschlossen werden.

Die S-förmige Krümmung der A. carotis interna an der Schädelbasis stellt sich auf der Seitenansicht bei *temporalem Strahlengang* im Arteriogramm als *„Carotis-Syphon"* dar (Abb. 301). Am Carotis-Knie sieht man die *A. ophthalmica* horizontal nach vorn abgehen. Am Ende des Syphons ist die Teilung in die A. cerebri media und anterior. Letztere ahmt den Bogen des Balkens nach und entsendet ihre Äste hinauf zur Mantelkante, deren Endstücke über die Mantelkante hinweg auf die konvexe Fläche gelangen. Am Beginn der A. cerebri media sieht man das Gewirr der SYLVIschen Gefäßgruppe und den Knick, welchen diese Äste über die Opercula beschreiben. Die Endäste strahlen fächerförmig auseinander und erreichen ihre Irrigationsgebiete.

Die *A. cerebri posterior*, die in der Regel nur bei Injektion in die A. vertebralis dargestellt wird, verläuft horizontal nach hinten; die gabelförmige Teilung *in zwei Hauptäste* entspricht der Lage des lateralen Kniehöckers.

In der Vorderansicht *(frontookzipitaler Strahlengang)* ist typisch, daß die beiden Endäste der Carotis interna, also die Aa. cerebri media und anterior, in einer T-förmigen Teilung auseinanderstreben. Die A. cerebri anterior biegt dann rechtwinklig nach aufwärts um; ihre Äste (z. B. die A. callosomarginalis) sieht man bis zur Mantelkante aufsteigen. Die A. cerebri media strebt lateralwärts; in der SYLVIschen Gefäßgruppe projizieren sich ihre Äste vielfach aufeinander, und erst nach Passage der Opercula (deutlicher Knick nach aufwärts) werden die einzelnen Äste unterscheidbar (Abb. 303).

Die Arterien des Kleinhirns

Das Kleinhirn wird von 3 paarigen Arterien versorgt, die dem vertebrobasilaren System entstammen und immer unterhalb des Tentorium cerebelli bleiben. Als kaudalste entspringt die A. cerebelli inferior posterior aus der A. vertebralis, dann die A. cerebelli inferior anterior und als kranialste die A. cerebelli superior. Die beiden letzteren entspringen aus der A. basilaris. Sind die Kleinhirnarterien verschieden kalibriert, d. h. ist eine Arterie schwächer ausgebildet, tritt die andere entsprechend stärker auf und übernimmt zum Teil deren Versorgungsgebiet. Funktionell wichtig sind die Anastomosen zwischen den Arterien untereinander auf einer Seite und mit denen der Gegenseite. Nicht selten entspringt aus der A. basilaris zwischen A. cerebelli sup. und A. cerebelli inf. ant. ein zusätzliches Gefäß (A. cerebelli media), das dem Irrigationsgebiet der A. cerebelli inf. ant. angehört.

Die A. cerebelli inferior posterior

Diese entspringt konstant intrakraniell aus der A. vertebralis, liegt medial der Hypoglossuswurzeln und gelangt oft – dabei Schlingen bildend – unter den Pol der Kleinhirntonsille. Oft schiebt sie sich in den Spalt zwischen Dach des IV. Ventrikels und Kleinhirnunterfläche. Vom Anfangsabschnitt der Arterie gehen Äste zu den seitlichen Partien der Medulla oblongata und zur Vagusgruppe sowie deren Kernen. Das Hauptversorgungsgebiet sind der Unterwurm und die hintere untere Kleinhirnhemisphäre. Einen stärkeren Ast gibt sie noch zum Nucleus dentatus, zur Tela und zum Plexus choroideus ventriculi IV ab.

Die A. cerebelli inferior anterior

Die in ihrem Verlauf variabelste der Kleinhirnarterien entspringt aus der A. basilaris etwas unterhalb der Mitte zwischen A. cerebelli sup. und Vereinigungsstelle der Aa. vertebrales. Sie zieht zuerst nach lateraldorsal in Richtung Meatus acusticus int. (wobei sie eine mehr oder weniger ausgeprägte Schlinge bildet). In diesem Abschnitt werden die Äste zum Hirnstamm abgegeben und vor dem Richtungswechsel nach medial auch in 95% die *A. labyrinthi.* Dann gelangt sie in enge Nachbarschaft zum Flocculus und zum BOCHDALEKschen Blumenkörbchen, um sich dann im vordersten basalen Kleinhirnabschnitt und im Kantenbereich zu verästeln. Immer gibt sie nutritive Äste für die vordere Dreiergruppe ab.

Die A. cerebelli superior

Diese entspringt als letzter paariger Ast aus der A. basilaris vor deren Aufteilung in die Aa. cerebrales posteriores. Konstant erscheint der N. III zwischen diesen beiden Gefäßen. In der Grenzfurche zwischen Brücke und Hirnschenkel zieht sie um letztere – in der Cisterna ambiens – nach dorsal und gelangt so auf die Oberseite der Kleinhirnhemisphäre und zum Oberwurm. Dabei versorgt sie auch die oberen Kleinhirnstiele und gibt Äste ab, die neben dem Wurm absteigen und über Anastomosen rechte und linke Seite verbinden.

Die Arterien des Hirnstammes

Die Arterien des Hirnstammes dringen ganz überwiegend von der Basalseite in die Hirnsubstanz ein. Die *Arteriae paramedianae* einerseits verlaufen senkrecht aufsteigend bis in die Ventrikel- und Haubenregion, die Arterien der äußeren Zirkumferenz laufen um den Hirnstamm herum (*Aa. circumferentes longae et breves*). Für das Mittelhirn stammen die paramedianen Äste aus den Aa. communicantes posteriores und dem Endstück der A. basilaris. Die A. circumferentes gehen von solchen Ästen ab, die das Mittelhirn seitlich umfassen, nämlich aus der A. cerebri posterior, A. choroidea posterior, A. cerebelli superior. In die Brücke und in das verlängerte Mark dringen paramediane Äste aus der A. basilaris und vertebralis ein. Die kleinen Arterien an der Basalfläche der Brücke entsprechen den Aa. circumferentes breves, die langen sind die Kleinhirnarterien.

Die arterielle Versorgung des Rückenmarkes

Von Hans Joachim Clemens

Die Quellgebiete (Abb. 305)

Die großen arteriellen Quellgebiete zur Versorgung der Wirbelsäule und des Rückenmarkes sind jederseits: die A. vertebralis, A. cervicalis ascendens, A. cervicalis profunda, A. intercostalis suprema, Aa. intercostales, Aa. lumbales, A. sacralis lateralis, A. sacralis media und A. iliolumbalis. Hiervon gehen jeweils die Rami spinales zur arteriellen Versorgung der Wirbelsäule und des Rückenmarkes ab, die durch die entsprechenden Foramina intervertebralia in den Wirbelkanal ziehen.

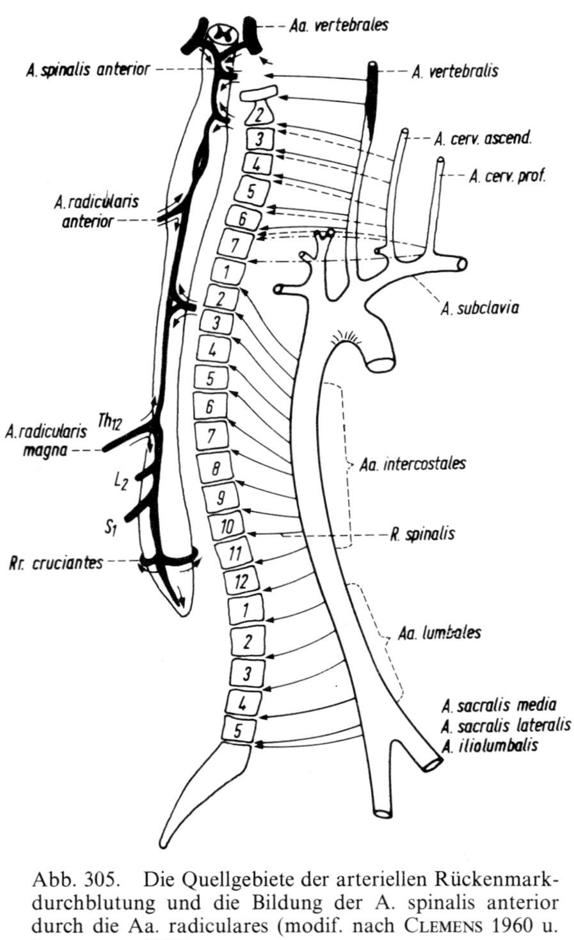

Abb. 305. Die Quellgebiete der arteriellen Rückenmarkdurchblutung und die Bildung der A. spinalis anterior durch die Aa. radiculares (modif. nach Clemens 1960 u. Lazorthes 1968).

Ein Ramus spinalis teilt sich in der Regel in drei Äste: R. anterior canalis spinalis et R. posterior canalis spinalis zur Versorgung der Knochen und Bänder sowie eine A. nervomedullaris zur Versorgung des Spinalganglions, der Nervenwurzeln, des Rückenmarkes und seiner Hüllen. Dieses Schema wird jedoch nicht selten durch Unregelmäßigkeiten unterbrochen.

Die A. nervomedullaris

Insgesamt gibt es drei verschiedene Möglichkeiten im Verhalten der A. nervomedullaris:

1. Es kann eine regelrechte Teilung in Vorder- und Hinterwurzelarterie vorkommen (Aa. radiculares). So verhalten sich an einem Rückenmark durchschnittlich 6 Aa. nervomedullares.
2. Aus der A. nervomedullaris kann entweder eine Vorderwurzel- oder eine Hinterwurzelarterie durch einfache Verlängerung des Gefäßes hervorgehen.
3. Die A. nervomedullaris kommt für die Durchblutung des Rückenmarkes nicht in Betracht, wenn sie sich in kleine Äste aufteilt, die die Spinalnerven, dessen Wurzeln und das Ganglion versorgen.

Die Aa. radiculares anteriores (Abb. 305, 306)

Die Aa. radiculares anteriores, die dem Hauptverteilungsgefäß, der A. spinalis anterior, Blut zuführen, sind von bedeutendem Interesse. Sie sind im Laufe der Entwicklung physiologischerweise zahlenmäßig stark reduziert worden (durchschnittlich 7 Gefäße pro Rückenmark).

Halsbereich: C_1–C_3 keine Gefäße; Versorgung er-

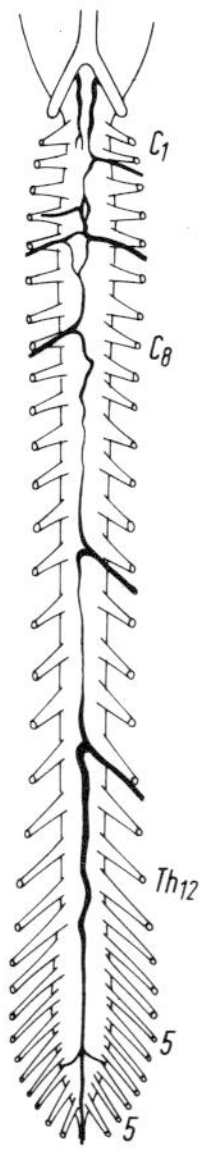

Abb. 306. Zuflüsse und Speisung der A. spinalis anterior durch die Aa. radiculares.

folgt durch Nebenäste der Aa. vertebrales, den sog. Aa. vertebrospinales.

C_4–C_8 enthält durchschnittlich drei bis vier Gefäße (min. 1; max. 6). Die Verteilung liegt vorwiegend auf C_4–C_7 (Intumescentia!)

Brustbereich: Im Bereich von Th_1–Th_{12} finden sich durchschnittlich zwei bis drei Aa. radiculares ant. (min. 1; max. 6). Sie liegen vorwiegend an den Wurzeln Th_3–Th_6 und Th_{10}–Th_{11}. Es gibt keine Seitenbevorzugung, wenn man von der A. radicularis magna absieht.

Lendenregion: Im Gebiet von L_1–L_5 findet man durchschnittlich eine Vorderwurzelarterie (min. 0; max. 3). Dieses Gefäß ist meist mit der A. radicularis magna identisch (s. dort) und begleitet in der Regel die Wurzeln L_1 oder L_2. Im Bereich von L_3–Co ist nur extrem selten eine A. radicularis anterior vorhanden.

Die A. radicularis magna (Abb. 305) ist nach der Vertebralarterie das stärkste blutzuführende Gefäß des Rückenmarkes. Diese Vorderwurzelarterie liegt zwischen Th_6 und L_2. Sie ist in zwei Drittel der Fälle bei Th_{10} und in einem Drittel bei L_1 oder L_2 lokalisiert; sie liegt bevorzugt auf der linken Seite. Die auf- bzw. absteigenden Äste stellen das untere Ende der A. spinalis anterior dar. In Höhe des Conus medullaris gehen die Rami cruciantes (Abb. 305) ab, die nach dorsal ziehen, um sich mit den Aa. spinales posterolaterales zu verbinden. Der Verschluß der A. radicularis magna führt wegen der morphologischen und funktionellen Sonderstellung dieses Gefäßes zu einer neurologischen Symptomatik zu der vor allem eine plötzlich auftretende schlaffe Lähmung der Beine gehört.

Die Vorderwurzelarterien teilen sich etwa in der Mittellinie des Rückenmarkes und bilden auf- und absteigende Äste, die miteinander in Verbindung treten. Dadurch entsteht gemeinsam mit den spinalen Ästen der Aa. vertebrales eine durchgehende Längsanastomosenkette, die A. spinalis anterior.

Die Aa. radiculares posteriores

Über die Aa. radiculares posteriores existieren noch recht unklare Vorstellungen. Die Angaben über ihre Häufigkeit schwanken zwischen fünf bis sechzig pro Rückenmark. Es ist hierbei nicht leicht zu entscheiden, ob es sich um eine A. radicularis posterior oder um Äste zur Versorgung der Nervenwurzeln handelt, die aus dem Rückenmark kommen. Die Hinterwurzelarterien teilen sich in gleicher Weise wie die Vorderwurzelarterien und bilden wiederum gemeinsam mit den hinteren spinalen Ästen der Aa. vertebrales die beiden Aa. spinales posterolaterales (oft fälschlich als „posteriores" bezeichnet).

Die arteriellen Längsgefäße der Rückenmarkoberfläche

A. spinalis anterior und Aa. spinales posterolaterales (Abb. 306, 307)

Die A. spinalis anterior verläuft als durchgehendes Gefäß in der Fissura mediana anterior bis zum Filum terminale herab. Das unpaare Gefäß ist durch Verschmelzung einer ursprünglich paarigen Anlage hervorgegangen. Die beiden Aa. spinales posterolaterales beginnen kranial als Äste der Aa. vertebrales und verlaufen etwa von C_3 ab im Winkel zwischen den Hinterwurzeln und Seitensträngen. Daneben findet man noch weitere arterielle Längsgefäße, die jedoch inkonstant vorkommen. Zwischen all diesen Längsgefäßen sind feinste Gefäßnetze ausgebildet, die die gesamte Rückenmarkfläche umspinnen und ihre Äste in die Rückenmarksubstanz entsenden (Abb. 307).

Die vordere Spinalarterie versorgt annähernd die vorderen zwei Drittel des Rückenmarkquerschnittes, während die paarigen Aa. spinales posterolaterales jeweils das hintere Drittel ihrer Seite übernehmen (s. Abb. 307).

Die arteriellen Seitenäste der großen Längsgefäße

Aa. sulci und Corona vasorum (Abb. 307)

Die Seitenäste der großen Längsgefäße sind die Aa. sulci sowie radiär in das Rückenmark eindringende Arterien, die insgesamt als „Corona vasorum" bezeichnet werden. Alle in die Rückenmarksubstanz eindringenden Gefäße sind funktionelle Endarterien.

Die Gefäße der „Vasocorona" werden in kurze, in der Peripherie des Rückenmarkes liegende Gefäße (Aa. marginales) und in längere der weißen (A. fissurae, Aa. interfuniculares) und der grauen Substanz

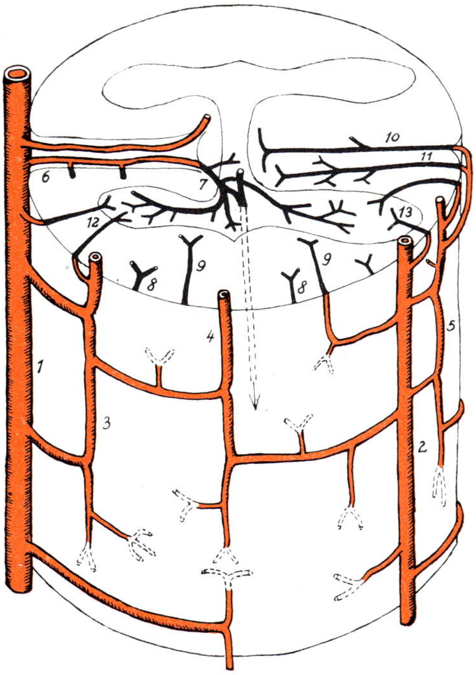

Abb. 307. Die arterielle Versorgung der Rückenmarksubstanz (nach CLEMENS 1960). 1 = A. spinalis anterior; 2 = A. spinalis posterolateralis; 3 = A. spinalis anterolateralis; 4 = A. spinalis lateralis; 5 = A. spinalis posterior; 6 = A. sulci; 7 = A. sulcocommissuralis; 8 = Aa. marginales; 9 = Arterien der weißen Substanz; 10 = A. fissurae; 11 = A. interfunicularis; 12 = Aa. cornu anterioris; 13 = Aa. cornu posterioris medialis et lateralis.

(Vorder- und Hinterhornzuflüsse) eingeteilt (Abb. 307). Die Arterien der weißen Substanz verlaufen auf den Rückenmarkquerschnitten radiär von der Peripherie zum Zentrum und geben auf ihrem Wege Zweige in verschiedenen Richtungen – bald horizontal, bald abgewinkelt nach oben oder unten – ab. Die Arterien der grauen Substanz erreichen diese, indem sie quer durch die weiße Substanz unverzweigt bis zu ihrem Versorgungsgebiet ziehen.

Es ist hervorzuheben, daß die Aa. sulci im allgemeinen jeweils nur die rechte oder nur die linke Hälfte der grauen Substanz versorgen. Nur im lumbosakralen Bereich wird häufiger eine bilaterale Versorgung des Rückenmarkquerschnittes durch eine einzige A. sulci angetroffen.

In der weißen Substanz bilden die Kapillaren relativ weite und grobmaschige Netze, in der grauen dagegen stellt das Kapillarnetz mit seinen dichten Verzweigungen und engen Maschen auf allen Quer- und Längsschnitten durch das Rückenmark gleichsam einen Abguß der grauen Substanz dar. Lediglich in der Substantia gelatinosa, die den Zentralkanal der grauen Kommissur umgibt, ist das Kapillarnetz nur spärlich ausgebildet.

Der venöse Abfluß aus dem Gehirn

Der venöse Abfluß aus dem Gehirn erfolgt auf verschiedenen Wegen:

1. Über die „äußeren" und „inneren" Hirnvenen zu den Blutleitern der harten Hirnhaut (Sinus durae matris).
2. Als kleine Begleitvenen (Vv. comitantes) zu den Hauptstämmen der Großhirnarterien, die ebenfalls in die Blutleiter einmünden.
3. Über die Vv. emissariae zu den äußeren Kopfvenen (unbedeutend).
4. Aus den basalen Sinus der Dura zu den tiefen Venengeflechten im Gesicht, des Parapharyngealraums und der Wirbelsäule.

Die äußeren Hirnvenen

Auf der konvexen Fläche des Endhirns steigen 5 bis 6 *Vv. cerebri superiores (ascendentes)* zum Sinus sagittalis superior auf, in den sie nicht selten mit einem hakenförmigen Endstück direkt oder über die *Lacunae laterales* einmünden. Die kleineren und größeren Wurzeläste liegen im subarachnoidalen Raum und sind außerordentlich dünnwandig, besitzen keine Muskulatur und keine Klappen. Der Blutabfluß wird durch den venösen Sog bewerkstelligt. Die Zahl und die Lage dieser äußeren Hirnvenen ist nicht konstant.

Die *Vv. cerebri inferiores (basales)* leiten das Blut von den basalen Teilen des Endhirns, insbesondere vom Schläfenlappen, in den Sinus transversus ab. In der SYLVIschen Furche verläuft oberflächlich eine Vene, die *V. cerebri media superficialis* nach vorn und basalwärts zum Wurzelgebiet der *V. basalis*, und in der Tiefe der SYLVIschen Furche die *V. cerebri media profunda* als Begleitvene der A. cerebri media. Die Verbindung der V. cerebri media superficialis hinauf zur Mantelkante, welche in der Nähe des Sulcus centralis ROLANDI verläuft, heißt *V. anastomotica superior* oder TROLARDsche *Anastomose;* ihre Verbindung basalwärts und nach hinten zum Sinus transversus ist die LABBE*sche Anastomose.*

Die *V. basalis* ROSENTHALI formiert sich aus einem um die Sella turcica herum angeordneten Venenkranz, in den von vorn die *V. cerebri anterior* von der medialen hemisphären Fläche einmündet. Von der Seite aus der SYLVIschen Furche kommen die *Vv. cerebri mediae* und die *V. striata.* Die ROSENTHALsche Vene verläuft

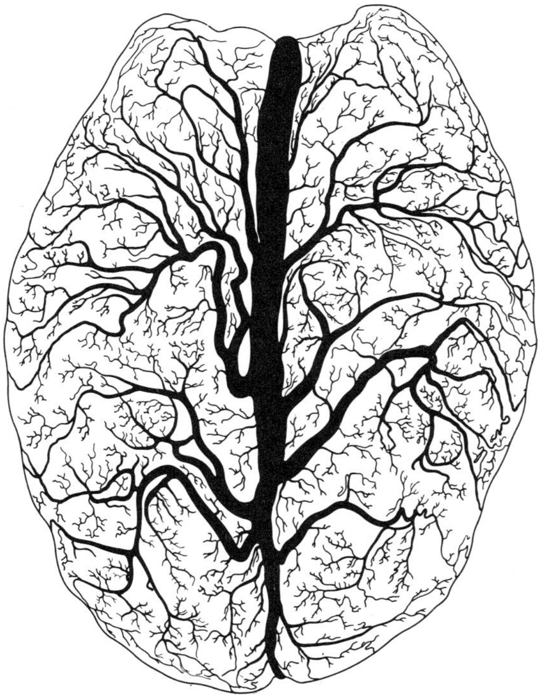

Abb. 308. Vv. cerebri superiores und Sinus sagittalis superior. Die Venen münden z.T. mit Haarnadelkurven in den Sinus.

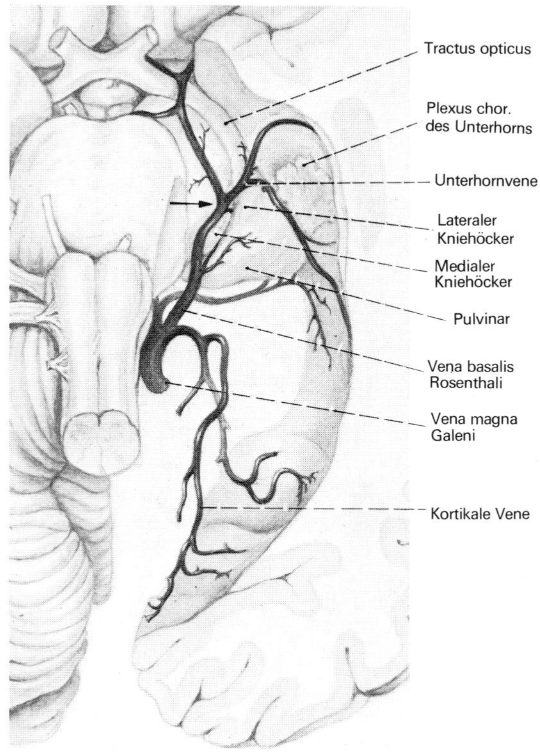

Abb. 309. V. basalis Rosenthali und ihre Zuflüsse. Der Pfeil zeigt auf die Einmündung der V. temporalis interna.

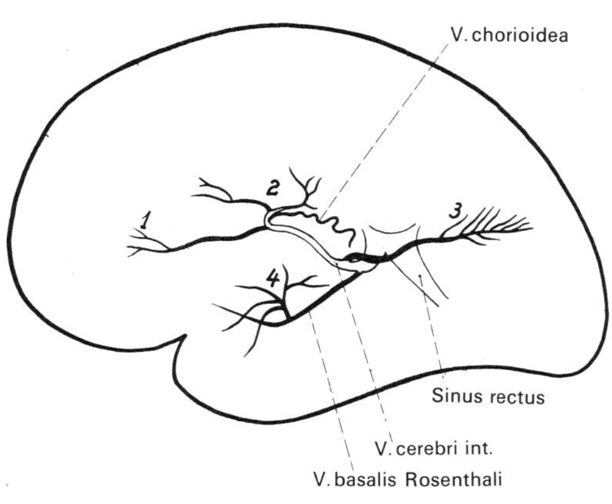

Abb. 310. Die inneren Hirnvenen im Phlebogramm.

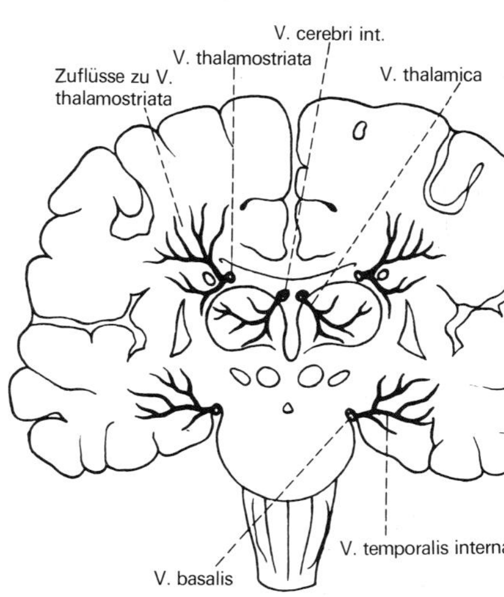

Abb. 311. Die inneren Hirnvenen und ihre Wurzelkronen auf einem Frontalschnitt.

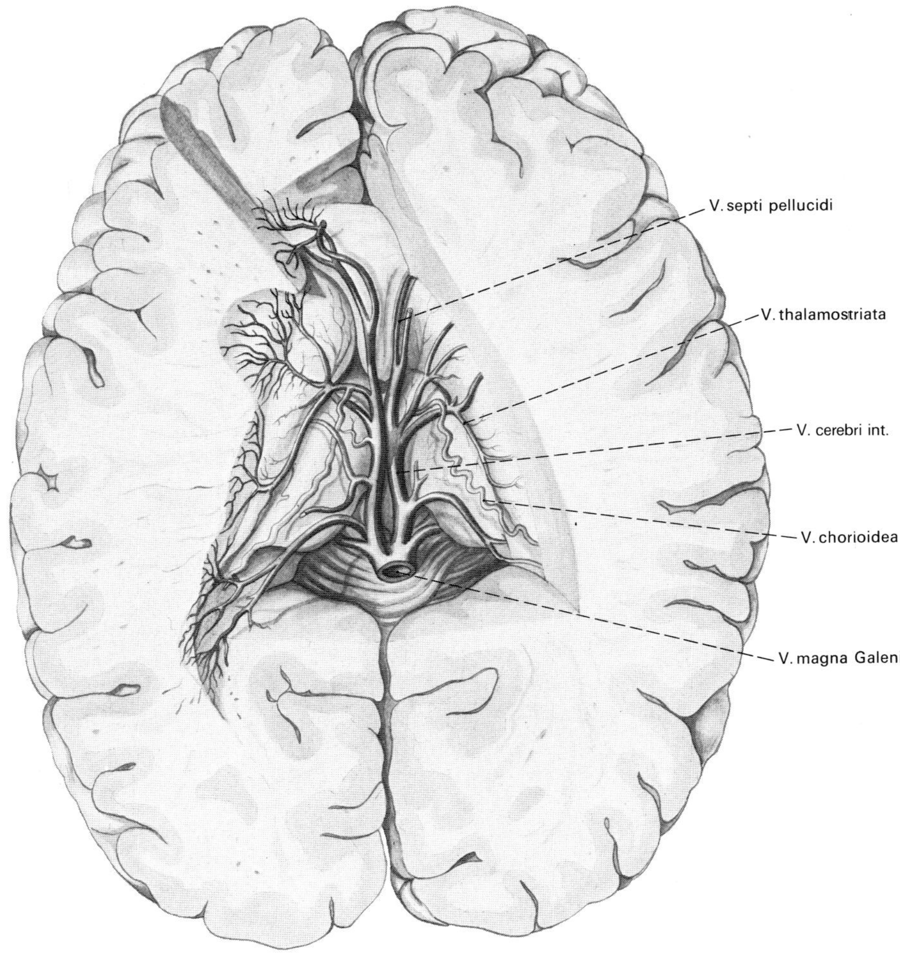

Abb. 312. Die inneren Hirnvenen des Menschen (nach FERNER), nach einem Präparat gezeichnet.

beiderseits um die Hirnschenkel herum auf die Vierhügelplatte und mündet in die *V. cerebri interna* oder *V. magna* GALENI ein. Die *Venae occipitales* und *cerebellares* münden in den Sinus transversus und Sinus sigmoideus ein.

Die inneren Hirnvenen

Das Blut aus den zentralen Teilen des Großhirns, also von den Stammganglien und dem inneren Markmantel (also den Aa. centrales sive perforantes entsprechend), wird hauptsächlich in der paarigen *V. cerebri interna* gesammelt, welche in der Bindegewebsplatte der *Tela choroidea prosencephali* im Dach des III. Ventrikels eingebettet ist. Ihre Wurzeln, welche sich am *Foramen* MONROI vereinigen, sind die *V. septi pellucidi* (oft beiderseits doppelt), die *V. terminalis* und die *V. choroidea* aus dem Plexus des Seitenventrikels. Die beiden inneren Hirnvenen beschreiben

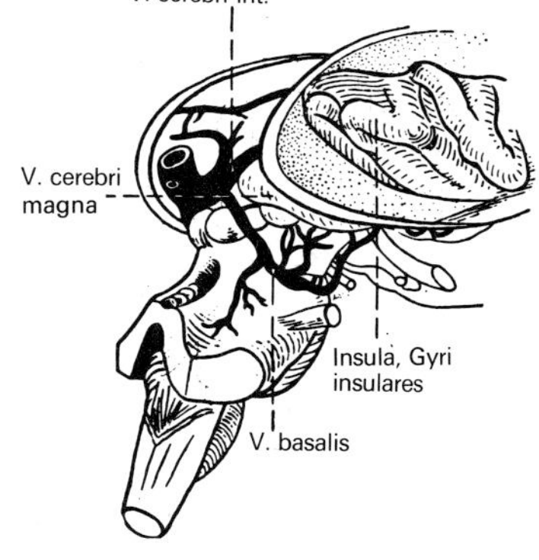

Abb. 313. V. cerebralis magna mit ihren Hauptästen, von der Seite her freigelegt.

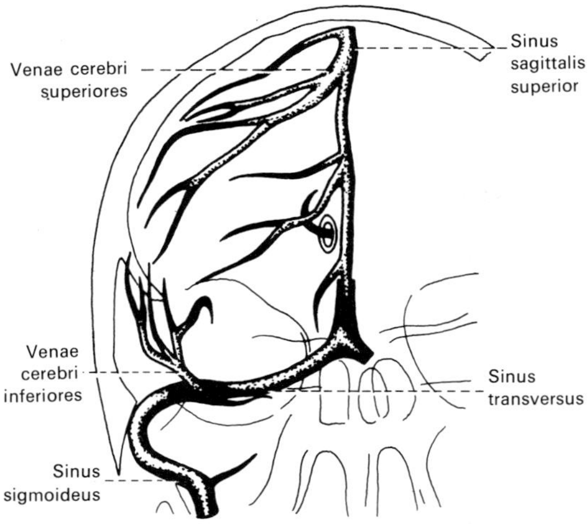

Abb. 314. Venenverlauf in einem frontookzipitalen Phlebogramm.

eine lyraartige Figur und nehmen hinten in Zirbelnähe – kurz vor ihrem Zusammenschluß – noch die *V. occipitalis interna* und nach der Vereinigung die *V. basalis* ROSENTHALI auf. Im Gegensatz zu den äußeren Hirnvenen sind die inneren in ihrer Lage und in ihren Hauptstämmen konstant.

Die Sinus durae matris (Blutleiter der Dura)

Als Hauptabflußleiter des Gehirns sind besondere Gefäßstrecken, die *Sinus durae matris*, entwickelt, die sonst an keiner anderen Stelle des Körpers vorkommen.

Von den Venen unterscheiden sie sich schon durch ihren Wandbau. Sie besitzen keine Muskelzellen, sind daher nicht kontraktionsfähig, aber durch die Art ihres Einbaues am Ursprung von Durasepten (Falx und Tentorium) auch inkompressibel. Der erwähnte Einbau erklärt auch den dreieckigen Querschnitt. Das Lumen bleibt auch bei erhöhtem Schädelinnendruck offen. Wo keine Durasepten entspringen, sind die Sinus tief in den Knochen eingegraben, z. B. der Sinus sigmoideus.

Sie sind Abzugskanäle für das Blut des Gehirns, der Augenhöhle, des Labyrinthes und z. T. der Knochen des Schädeldaches. Außer einer Intima, besitzen sie keine selbständige Wand. Das Innere ist zuweilen von bindegewebigen Strängen durchsetzt. Die Sinus liegen in der Regel an den oberflächlichen Einschnitten der großen Hirnabteilungen; sie füllen also Lücken in der Schädelhöhle aus und haben dabei z. T. einen dreiseitigen Querschnitt. Das Blut aller Sinus fließt zum Foramen jugulare, wo es vom Bulbus venae jugularis superioris aufgenommen wird.

Die Sinus sind starrwandig, nicht dehnbar, sie müssen daher stets den gleichen Inhalt besitzen. Einen erhöhten Zufluß können sie nur durch eine Beschleunigung des Blutstromes bewältigen. Sie finden sich an Stelle großer Venen, führen aber keine Volumenschwankungen aus und können daher auch nicht durch eine pralle Schwellung örtliche Kompressionserscheinungen am Gehirn erzeugen. Vielleicht liegt hier z. T. die Bedeutung der Sinus.

1. Der *Sinus sagittalis sup., oberer Längsblutleiter*, folgt am Schädeldach der Ansatzlinie der Hirnsichel und nimmt nach hinten an Weite zu (bis 1 cm). Bei Neugeborenen steht er am Foramen caecum mit den Nasenvenen in Verbindung. Seitliche Ausbuchtungen (Lacunae laterales), die teilweise mit enger Öffnung münden, enthalten die Granulationes arachnoidales.
2. Der *Sinus sagittalis inf., unterer Längsblutleiter*, im freien Rand der Hirnsichel, ist sehr klein, fehlt oft, er senkt sich in den folgenden.
3. Der *Sinus rectus* ist die nahezu geradlinige Fortsetzung des Sinus sagittalis inferior und verläuft im Kleinhirnzelt längs der Verbindung mit der Hirnsichel, empfängt vorn die V. cerebralis magna (Galeni), mündet hinten in den Confluens sinuum.
4. Der *Sinus transversus, Querblutleiter* (Abb. 317, 318, 319), folgt der okzipitalen Befestigung des Kleinhirnzeltes im Sulcus transversus bis zur hin-

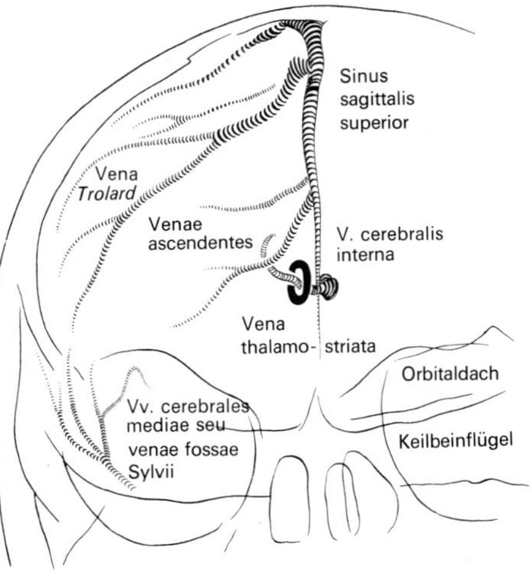

Abb. 315. Verlauf der Hirnvenen. Schema eines normalen Carotis-Phlebogramms nach KRAYENBÜHL (aus (KRAYENBÜHL u. RICHTER: Die zerebrale Angiographie. Thieme, Stuttgart 1952). Profilansicht. Die V. TROLARD, der Kliniker = *V. anastomotica superior*. Sie verbindet den Sinus sagittalis superior mit der V. cerebri med. superficalis. Durch die V. LABBE = *V. anastom. inferior* ist die letztere mit dem Sinus transversus verbunden. Die hier dargestellte V. cerebri media in der Tiefe der Fossa SYLVII ist die V. cerebri media profunda der Anatomen.

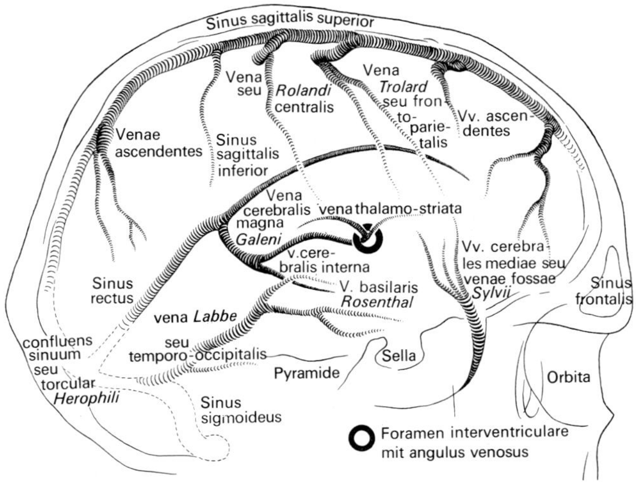

Abb. 316. Verlauf der Hirnvenen. Schema eines normalen Carotis-Phlebogramms nach KRAYENBÜHL bei lateralem Strahlengang (aus KRAYENBÜHL u. RICHTER: Die zerebrale Angiographie. Thieme, Stuttgart 1952).

teren Kante der Felsenbeinpyramide, verläuft von hier schwach S-förmig gebogen im Sulcus sigmoideus als *Sinus sigmoideus* zum Foramen jugulare, wo der Ausfluß in die V. jugularis int. erfolgt. Der rechte Sinus und ebenso die rechte Jugularvene, die einen kürzeren Weg zum Herzen hat, sind weiter als die linken. An der Protuberantia occipitalis int. erfolgt ein Zusammenfluß, *Confluens sinuum*, in dem die Sinus sagittalis sup., rectus und transversus zwar zusammentreffen, der Blutstrom aber in einen rechten und linken Schenkel geteilt wird. Oft treffen diese Sinus aber nicht in einem Punkt zusammen, so daß ein Confluens nicht entsteht.

Vom Sinus sigmoideus geht eine Venenverbindung durch das Emissarium mastoideum zu äußeren Venen des Hinterkopfes. Bei der Ausräumung der Zellen des Warzenfortsatzes ist die dichte Nachbarschaft zum Sinus sigmoideus zu beachten. Bei Übergreifen von Entzündungen „Sinusthrombose".

5. Der *Sinus occipitalis, Hinterhauptsblutleiter*, verläuft in der Falx cerebelli vom Foramen occipitale magnum zum Confluens sinuum oder zu einem Sinus transversus (Abb. 318).
   Er kann sich in zwei Schenkel teilen, die als Sinus marginales das Hinterhauptsloch umgreifen und in den Bulbus v. jugularis münden. Außerdem steht er mit Venengeflechten des Wirbelkanals in Verbindung.
6. Der *Sinus cavernosus* (Abb. 318) liegt zu beiden Seiten der Sattelgrube und ist durch die Sinus intercavernosi der Quere nach verbunden, so daß um die Hypophyse ein Venenring zustande kommt. Er wird von Bindegewebszügen durchsetzt, die ihm eine kavernöse Beschaffenheit verleihen und an seine Entstehung aus Venengeflechten erinnern.
   Vorn steht er mit dem variablen Sinus sphenoparietalis in Verbindung, der dem kleinen Keilbeinflügel entlangläuft. Ferner nimmt er die Venen der Augenhöhle auf, die ihrerseits wieder mit den Gesichtsvenen in Verbindung stehen, so daß bei Furunkeln der Oberlippe die Keime in den Sinus verschleppt werden können und hier eine septische Sinusthrombose verursachen. In der Außenwand des Sinus finden sich die Nn. oculomotorius, trochlearis und ophthalmicus, während der N. abducens mit der A. carotis int. durch den Sinus hindurchzieht.

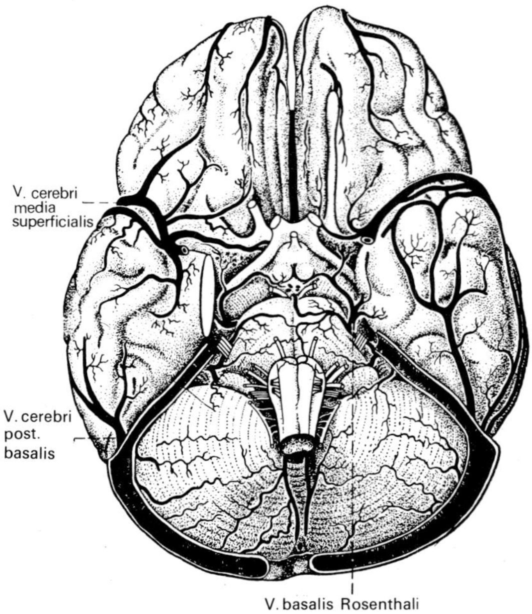

Abb. 317. Die Venen der Gehirnbasis (Vv. cerebri inferiores basales). Der Sinus petrosus und der Sinus transversus sind eröffnet.

Nach hinten setzt sich der Sinus auf dem Clivus in den Plexus basilaris fort, der seitwärts mit dem Sinus petrosus inf., abwärts unter Umständen mit den Venengeflechten der Wirbelsäule in Verbindung steht.

7. Der *Sinus petrosus sup.* verbindet den Sinus cavernosus mit dem Sinus sigmoideus und verläuft auf der oberen Felsenbeinkante, eingeschlossen in die Anheftung des Kleinhirnzeltes (Abb. 315).
8. Der *Sinus petrosus inf.* beginnt ebenfalls am Sinus cavernosus und verläuft am unteren Rand des Felsenbeins zum vorderen Abschnitt des Foramen jugulare. Der Sinus ist meist weiter als jener an der oberen Felsenbeinkante.,

   Der Abfluß des Venenblutes aus den Sinus kann auch durch die „Emissarien" (Venae emissariae) erfolgen, die als Öffnungen den Schädelknochen durchbrechen, dabei auch Venen aus der Diploe aufnehmen, um sich mit den äußeren Kopfvenen zu verbinden.

So führt das Emissarium parietale (Abb. 319) vom Sinus sagittalis sup. im Foramen parietale zu äußeren Venen des Schädeldaches. Das Emissarium mastoideum wurde oben erwähnt. Ein Emissarium condylicum verbindet im Canalis condylicus den Sinus

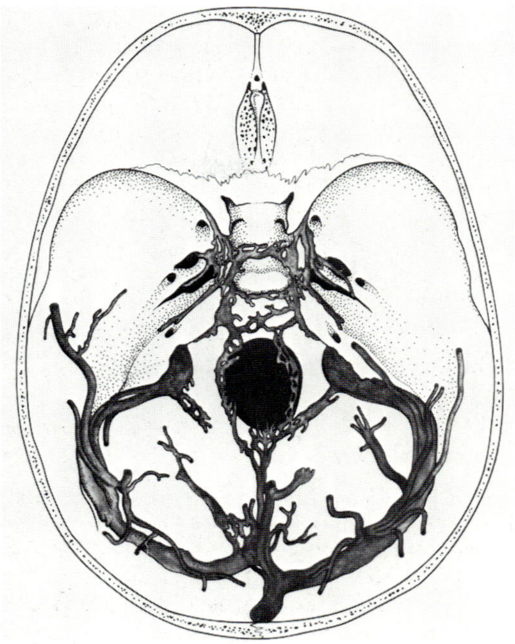

Abb. 318. Die Sinus durae matris an der Schädelbasis nach einem Injektionspräparat.

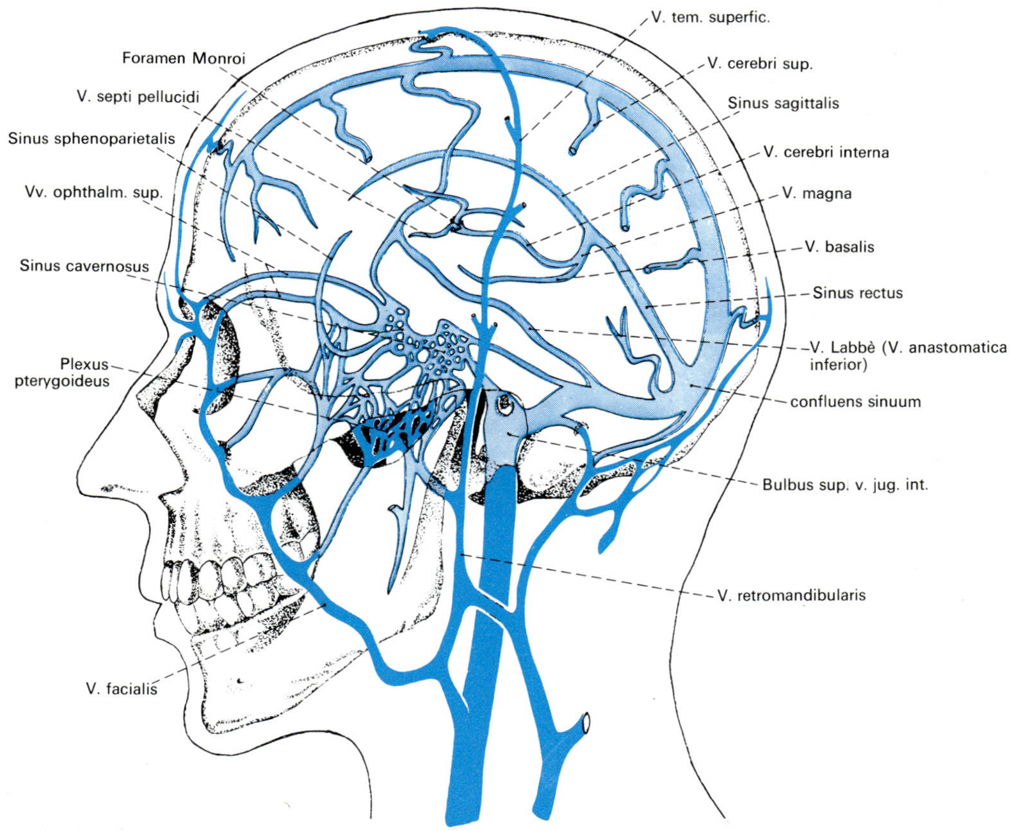

Abb. 319. Die Sinus durae matris und die Venenstämme des Kopfes in Seitenansicht. Vv. emissariae.

sigmoideus mit dem Plexus vertebralis ext. Das Emissarium occipitale schließlich stellt eine Verbindung des Confluens sinuum mit den Vv. occipitales dar.

Weitere Verbindungen gehen durch das Venengeflecht, das die A.carotis int. umgibt, und andere kleine Venen, die durch den Canalis rotundus, das Foramen ovale und lacerum den Schädel verlassen und in den Plexus pterygoideus münden.

In die Sinus münden außer den Vv.cerebrales und cerebellares auch *Vv.meningeae, diploicae* und Venen aus dem Stromgebiet der äußeren und der tiefen Gesichtsvenen. Durch Vermittlung des *Sinus marginalis* am Eingang des Foramen occipitale kommunizieren mit ihnen auch die im Spatium extradurale des Rükkenmarks liegenden *Vv. vertebrales internae.* Durch diese vielen Anastomosen sind Abflußsicherungen gegeben. Doch zeigt die Arteriographie beim Lebenden regelmäßig, daß normalerweise nur die Abflußwege durch die Vv. jugulares internae benutzt werden.

Der venöse Abfluß aus dem Rückenmark

Von Hans Joachim Clemens

Die intramedullären Venen

Das intramedulläre Kapillarnetz wird von horizontal und radiär zur Oberfläche ziehenden Venen drainiert (Abb. 320). Dabei entsteht zunächst der Eindruck, als ob die Venen die Arterien in ihrem Verlauf begleiten. Es handelt sich jedoch immer um einen unabhängigen Verlauf und nicht um Vv. comitantes. Die V. sulci nimmt im Gegensatz zur A. sulci stets das Blut aus beiden Rückenmarkhälften auf. Während die Arterien der Corona vasorum getrennte Versorgungsgebiete haben, die sich nur in geringem Maße überschneiden, stehen alle intramedullären Venen in vielfältiger Verbindung, so daß sich auch Venen an der Entblutung beteiligen, die eigentlich, wenn man sie mit den Arterien vergleicht, nicht dem entsprechenden Versorgungsgebiet angehören.

Die Venen der Rückenmarkoberfläche (Abb. 320)

An der Rückenmarkoberfläche werden die aus dem Rückenmark austretenden Gefäße letzten Endes zur V. medullae spinalis anterior und V. medullae spinalis posterior zusammengeführt. Die V. medullae spinalis anterior hat nach oben Anschluß an das Venennetz des Pons und findet nach unten ihre Fortsetzung als V. terminalis.

Die V. medullae spinalis posterior endet oben am Rande der Rautengrube und unten am Conus medullaris. Die Venen der Rückenmarkoberfläche stehen durch zahlreiche Queranastomosen in Verbindung. Von den Vv.medullae spinales anterior et posterior gehen die Vv. radiculares ab, die gemeinsam mit den Nervenwurzeln die Dura mater spinalis durchbohren.

Die Venae radiculares (Abb. 321)

Die Wurzelvenen verteilen sich wie folgt:

Vv. radiculares ant. insgesamt (min. 18; max. 40)		~23
Vv. radiculares post. insgesamt (min. 12; max. 42)		~25
Vv. radiculares anteriores im		
Halsbereich	(2–10)	~5
Brustbereich	(6–27)	~14
Lendenbereich	(0–9)	~4
Sakralbereich	(0–9)	~0,5

C_1 und C_2 haben keine Vorderwurzelvenen; unterhalb von S_3 ist gleichfalls keine vorhanden. Eine V. radicularis magna anterior ist in fast 90% der Fälle vorhanden. Sie liegt zwischen Th_6–S_3 und geht am häufigsten bei L_2 ab, wobei die linke Seite leicht bevorzugt ist.

Vv. radiculares posteriores:		
Halsbereich	(2–12)	~5
Brustbereich	(7–20)	~14
Lendenbereich	(0–9)	~5
Sakralbereich	(0–8)	~0,5

Eine V. radicularis magna posterior ist in ca. 80% der Fälle vorhanden. Sie liegt zwischen Th_9 und S_3 und geht am häufigsten bei L_1 ab.

Die Wirbelvenenplexus (Abb. 322)

Die Vv. radiculares sind an die inneren Wirbelvenenplexus oder an die Vv. intervertebrales angeschlossen. Sie haben an ihrer Durchtrittsstelle durch die Dura mater zweizipflige Klappen, die einen Rückstau aus dem relativ großen Stromgebiet der Plexus venosi vertebrales interni in die Venen des Rückenmarkes verhindern (Abb. 321, 322).

Der ganze Wirbelkanal wird von den extradural gelegenen klappenlosen Plexus venosi vertebrales interni durchzogen. Diese kommunizieren im Schädelbereich mit dem Sinus occipitalis und dem Plexus basilaris, ferner mit den Vv. vertebrales, intervertebrales und über die Wirbelkörper mit den Vv. basivertebrales.

Auf der Dorsalseite der Wirbelsäule in der Tiefe zwischen den Dorn- und Querfortsätzen liegt der Plexus venosus vertebralis externus posterior. Er bildet

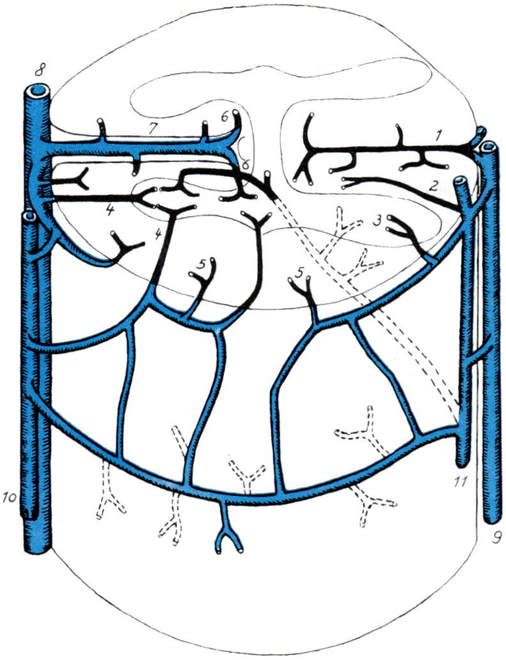

Abb. 320. Die venösen Gefäße der Rückenmarksubstanz (nach CLEMENS 1960) 1 = V. fissurae; 2 = V. interfunicularis; 3 = Vv. cornu posteriores; 4 = Vv. cornu anteriores; 5 = Vv. marginales; 6 = Vv. sulcocommissurales; 7 = V. sulci; 8 = V. medullae spinalis anterior; 9 = V. medullae spinalis posterior; 10 = anterolaterale Seitenketten; 11 = posterolaterale Seitenketten.

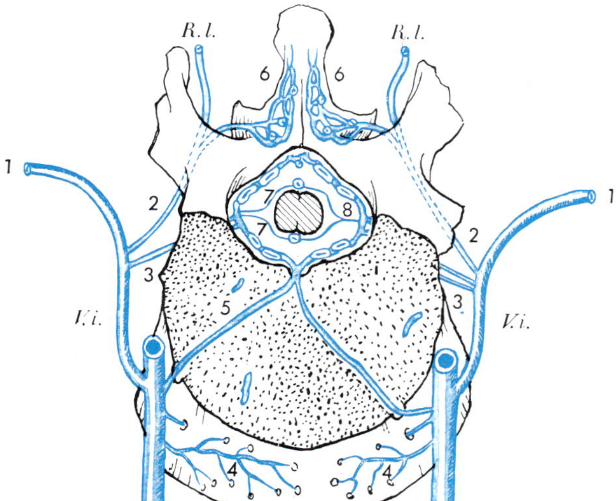

Abb. 321

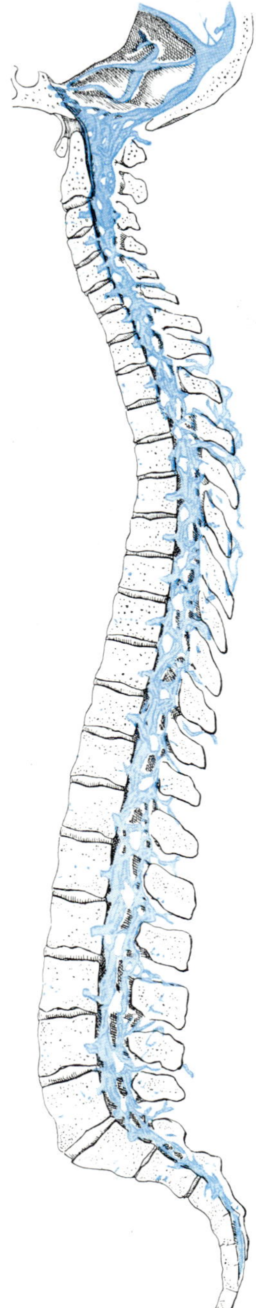

Abb. 322

Abb. 321. Schematische Darstellung der Wirbelvenenplexus und ihrer Verbindungswege in der Brustregion (nach CLEMENS 1961). Der Wirbel ist verzerrt gezeichnet, um gleichzeitig die Vorder- und Hinterfläche darstellen zu können. Die Gefäße wurden willkürlich in einiger Entfernung vom Knochen eingezeichnet, um Überschneidungen zu vermeiden. Die Wirbelkörper sind angeschliffen. Das Rückenmark ist mit der vorderen und hinteren Längsvene, ohne Dura, schematisiert in den Wirbelkanal eingezeichnet. V.i. = V. intercostalis; 1 = R. ventralis v. intercostalis; 2 = R. dorsalis v. intercostalis; R.l. = R. lateralis (für Haut und Muskulatur); 3 = Vv. intervertebrales; 4 = Plexus venosus vertebralis externus anterior; 5 = Vv. basivertebrales; 6 = Plexus venosus vertebralis externus posterior; 7 = Plexus venosi vertebrales interni; 8 = Vv. radiculares.

Abb. 322. Schematische Darstellung der Plexus venosi vertebralis interni im Mediansagittal-Schnitt (nach CLEMENS 1961). Beachte den Anschluß an die Schädelsinus sowie die Anschnitte der Vv. basivertebrales in den Wirbelkörpern. Im oberen Brustbereich sind hinter der Dornfortsatzreihe Teile des Plexus venosus vertebralis externus posterior zu sehen.

eine von der Schädelbasis bis zum Becken durchgehende klappenlose Anastomosenkette. Über seine lokale Bedeutung als abführendes Venensystem der Wirbelbögen, Dorn- und Querfortsätze hinaus spielt dieser Plexus insofern eine Rolle, als er über die Emissarien mit dem Schädelinneren in Verbindung steht. Im Bereich der Halswirbelsäule ist der Plexus besonders kräftig ausgebildet und in zwei Schichten angelegt. Es besteht keine direkte Verbindung zur V. jugularis interna. Der hintere äußere Wirbelvenenplexus hat über die Rr. dorsales Anschluß an die Segmentgefäße und über Gefäße, die die Ligg. flava durchbohren, an den inneren Wirbelvenenplexus.

Vor den Wirbelkörpern liegt der Plexus venosus vertebralis externus anterior. Er besteht aus sehr feinen Einzelvenen, die für jeden Wirbel charakteristisch sind. Anastomosenketten über mehrere Wirbel sind nicht oder nur unvollständig ausgebildet. Auch dieser Plexus ist klappenlos.

Die Venenplexus der Wirbelsäule stellen das Bindeglied zwischen der V. cava superior und inferior dar. Sie bilden gemeinsam mit dem Azygossystem einen über das örtliche Gebiet hinaus wirksamen Kollateralkreislauf, der physiologischerweise bei allen Druckerhöhungen in der Brust-, Bauch- und Schädelhöhle wie Husten, Niesen, Pressen, Gravidität usw. – eine Rolle spielt.

Das Blut kann in den klappenlosen Vertebralvenenplexus nach allen Richtungen fließen. Eine Blutstromumkehr ist möglich. Einer übermäßigen Erweiterung der internen Venenplexus wirken kollagene Faserzüge entgegen, was jedoch nicht ausschließt, daß sich Volumenschwankungen innerhalb des Plexus über die Dura mater hinaus auf den Liquor cerebrospinalis auswirken können (VALSALVA-Versuch, QUECKENSTEDT-Phänomen usw.).

Die Hirnnerven, Nervi capitales

Allgemeines

Als Hirn- oder Kopfnerven werden die ersten 12 Nervenpaare bezeichnet, weil ihre Austrittsstellen am Hirnstamm und ihr peripheres Verbreitungsgebiet vorwiegend im Bereiche des Kopfes liegen.
Sie werden, der Einfachheit halber ihrem Ursprung bzw. Eintritt ins Gehirn entsprechend, von rostral nach okzipital mit römischen Zahlen bezeichnet und heißen:

I Tractus olfactorius (mit N. terminalis)
II Nervus opticus
III N. oculomotorius
IV N. trochlearis
V N. trigeminus
VI N. abducens
VII N. facialis
VIII N. vestibulocochlearis (N. octavus)
IX N. glossopharyngeus
X N. vagus
XI N. accessorius
XII N. hypoglossus

I und II sind ihrem Bau nach Gehirnteile und keine peripheren Nerven; ihre Neuriten, zwischen denen Gliazellen liegen, sind als *zentrale* Bahnen aufzufassen.

III–XII sind periphere Nerven. Sie unterscheiden sich aber nicht nur topographisch bezüglich ihres Ursprungs, sondern auch in ihrem Aufbau und hinsichtlich der von ihnen geleiteten Funktionen grundsätzlich von den spinalen Nerven.

Wir unterscheiden die rein motorischen Hirnnerven (III, IV und VI), welche die Augen, und XII, welcher die Zungenmuskeln innerviert, von den *Kiemenbogennerven*, welche neben ihren motorischen Fasern für die aus den Anlagen der Kiemenbogen stammenden Muskeln auch sensible Fasern für die äußere Haut und die Schleimhaut des Kopfdarmes führen.

Die Kopfnerven III, VII, IX und X enthalten auch Fasern des kranialautonomen (parasympathischen) Systems, der V erhält sie im Verlauf seiner Äste zugeführt.

I. Tractus olfactorius

Der Tractus olfactorius beginnt rostral im Bulbus olfactorius. Zu ihm gelangen durch die *Lamina cribrosa* etwa 20 *Fila olfactoria* aus den Sinneszellen der Riechschleimhaut. Diese Fasern sind in eine mediale und eine laterale Reihe geordnet. Über den Verlauf der Riechbahn s. S. 435.

N. terminalis s. S. 433.

II. Nervus opticus

Beide *Nervi optici* vereinigen sich an der Hirnbasis zum Chiasma opticum. Aus ihm treten zentralwärts die beiden *Tractus optici* heraus, welche um die Hirnschenkel herum zum *Corpus geniculatum laterale* ziehen. Über den Verlauf der Sehbahn s. S. 370.

Hinter dem Chiasma opticum ist der Hypophysenstiel vorbeigeführt und gelangt durch das Foramen sellae an die Hypophyse. Das Chiasma „schwebt" in einer Entfernung von etwas weniger als 1 cm über der Hypophyse, wobei es im Einzelfall mehr nach vorn oder nach hinten verschoben sein kann. Es liegt aber nie im Sulcus chiasmatis des Keilbeins, der somit seinen Namen zu Unrecht trägt. Seitlich dem Chiasma benachbart verläuft der Endteil der A. carotis interna, welche bei ihrer Teilung die A. cerebri anterior über das Chiasma hinweg in die Fissura interhemisphaerica entsendet (Abb. 295).

III. Nervus oculomotorius (Abb. 324 u. 330)

Der Nerv versorgt sämtliche Muskeln der Augenhöhle mit Ausnahme des M. obliquus sup. und des M. rectus lateralis. Mit seinem parasympathischen Anteil bewirkt er die Pupillenverengerung und die Akkommodation (s. S. 380). Der Oculomotorius ist

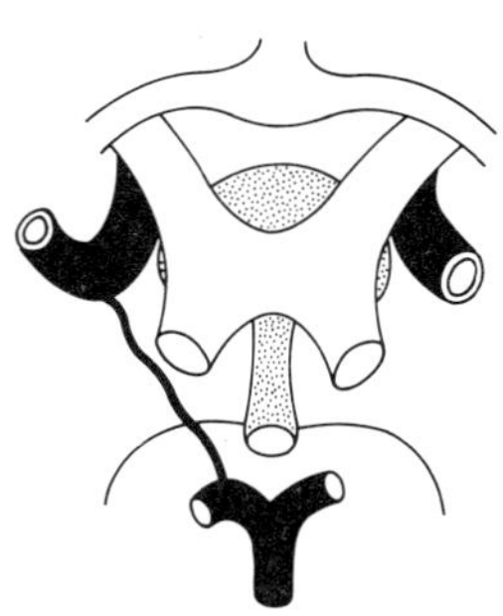

Abb. 323. Topographie von Chiasma opticum und Hypophyse.

im Verhältnis zu der versorgten Muskelmasse auffallend stark, da eine Nervenfaser weniger Muskelfasern versorgt, als es sonst der Fall ist. Er erscheint am vorderen Rande der Brücke zwischen den Hirnstielen und durchzieht die Dura seitlich von der Lehne des Türkensattels, um in der oberen und seitlichen Wand des Sinus cavernosus die Fissura orbitalis superior und durch diese die Augenhöhle zu erreichen. Schon beim Eintritt in die Orbita ist er in einen oberen und unteren Ast gespalten. Der *R. superior* versorgt den M. levator palpebrae superioris und den M. rectus sup. Der *R. inferior* erreicht unterhalb des Sehnerven die übrigen vom Oculomotorius versorgten äußeren Augenmuskeln; ferner gibt er seine parasympathischen Fasern durch die *Radix brevis* zum Ganglion ciliare. Der Nerv enthält propriozeptive sensible Fasern aus den von ihm versorgten Muskeln.

Ganglion ciliare (Abb. 330)

Dieses autonome, etwa 2 mm lange Ganglion liegt an der lateralen Seite des Sehnerven. Aus seinem vorderen Rand kommen die *Nn. ciliares breves*, die in der Umgebung des Sehnerveneintritts in den Augapfel gelangen.

Die mit der *Radix brevis* herangeführten präganglionären Fasern werden an den multipolaren Ganglienzellen auf die postganglionären Fasern umgeschaltet, die mit den Nn. ciliares breves zum *M. sphincter pupillae* und *M. ciliaris* gelangen.

An das Ganglion gelangen auch durch die Radices sympathicae Fasern aus dem Geflecht der Carotis int. Ferner wird als „Radix longa" ein sensibler Ast aus dem N. nasociliaris des Trigeminus beschrieben. Diese Fasern haben nur topographische Beziehung zum Ganglion, aber keine funktionellen, sie sind also der Radix brevis nicht gleichzustellen.

Bei einer Oculomotoriuslähmung hängt das obere Augenlid herab (Ptosis); das Auge ist nach außen (durch den erhaltenen M. rectus lateralis) und ebenso nach unten (durch den M. obliquus sup.) abgelenkt. Infolge des Ausfalls des parasympathischen Anteils ist die Pupille weit und die Akkommodation aufgehoben. Da der Kern des Oculomotorius eine große Ausdehnung hat, sind sog. nukleäre Lähmungen selten total, die parasympathischen Anteile bleiben meist verschont.

IV. Nervus trochlearis (Abb. 324 u. 330)

Als schwächster Hirnnerv tritt er dorsal hinter den Vierhügeln aus dem Gehirn und verläuft in der Cisterna ambiens um die Hirnschenkel nach vorn. Er dringt dort in die Dura, wo der mediale Rand des Kleinhirnzeltes zum Türkensattel zieht. Zwischen Okulomotorius und Trigeminus verläuft er nach vorn in der Wand des Sinus cavernosus und gelangt über den Ursprungssehnen der Augenmuskeln in die Orbita. An dieser Stelle wird er bei der Präparation leicht verletzt. Er erreicht unter dem Dach der Orbita den M. obliquus sup., dessen Sehne durch die Trochlea verläuft. Daher hat der Nerv seinen Namen. Er enthält neben seinen motorischen Fasern auch propriozeptive sensible Fasern.

Bei Trochlearislähmung besteht ein leichtes Ein- und Aufwärtsschielen mit Doppelsehen.

V. Nervus trigeminus

Der N. trigeminus ist der Nerv des ersten Kiemenbogens (Oberkiefer- und Unterkieferfortsatz). Er versorgt mit seinem sensiblen Anteil die Haut des Gesichtes einschließlich der Hornhaut des Bulbus und der Bindehaut, weiter die Schleimhäute der Nase und der Mundhöhle mit Ausnahme der Zungenwurzel und den größten Teil der Hirnhäute. Mit seinem kleineren motorischen Anteil innerviert er die vier Kaumuskeln und vier kleinere Muskeln (M. digastricus, M. mylohyoideus, M. tensor veli palatini und M. tensor tympani). In der Peripherie werden seinen Ästen parasympathische Fasern aus dem N. facialis und N. glossopharyngeus über dem N. petrotus major, N. tympanicus und die Chorda tympani zugeführt.

Es ist zweckmäßig, den N. trigeminus in einen intrakranialen und extrakranialen Abschnitt zu unterteilen. Der intrakraniale Abschnitt umfaßt die proximale Verlaufsstrecke vom Ursprung der Trigeminuswurzel an der Grenze zwischen Brücke und Brückenarm bis zum Austritt seiner drei Äste N. ophthalmicus, maxillaris u. mandibularis durch Foramina an der Schädelbasis.

Die Trigeminuswurzel (Radix nervi trigemini) reicht vom Ursprung bis zum Ganglion trigeminale (semilunare) GASSERI, welches als sichelförmiger, eineinhalb Zentimeter langer Körper im Bereich der Pyramidenspitze über der A. carotis interna gelegen ist. Sie besteht aus der größeren sensiblen Portio major und der kleineren motorischen Portio minor. Die Trigeminuswurzel kann topographisch in einen kompakten proximalen Abschnitt (*Pars compacta*) und in einen dreieckigen netzförmig aufgelösten distalen Teil (*Pars triangularis* oder *plexiformis*) unterteilt werden. Die Grenze ist die obere Pyramidenkante. Die Pars triangularis liegt der *Impressio trigemini* auf.

Die motorische Wurzel *(Portio minor)* entspringt rostral von den sensiblen Fasern, gelangt an die Unterseite der Pars triangularis, überquert an der Unterseite das Ganglion und schließt sich zur Gänze dem dritten Ast für die Innervation der genannten acht Muskeln an.

Die Pars triangularis der Wurzel und das Ganglion trigeminale haben besondere klinisch wichtige Beziehungen zu den Hirnhäuten. Sie sind gemeinsam von

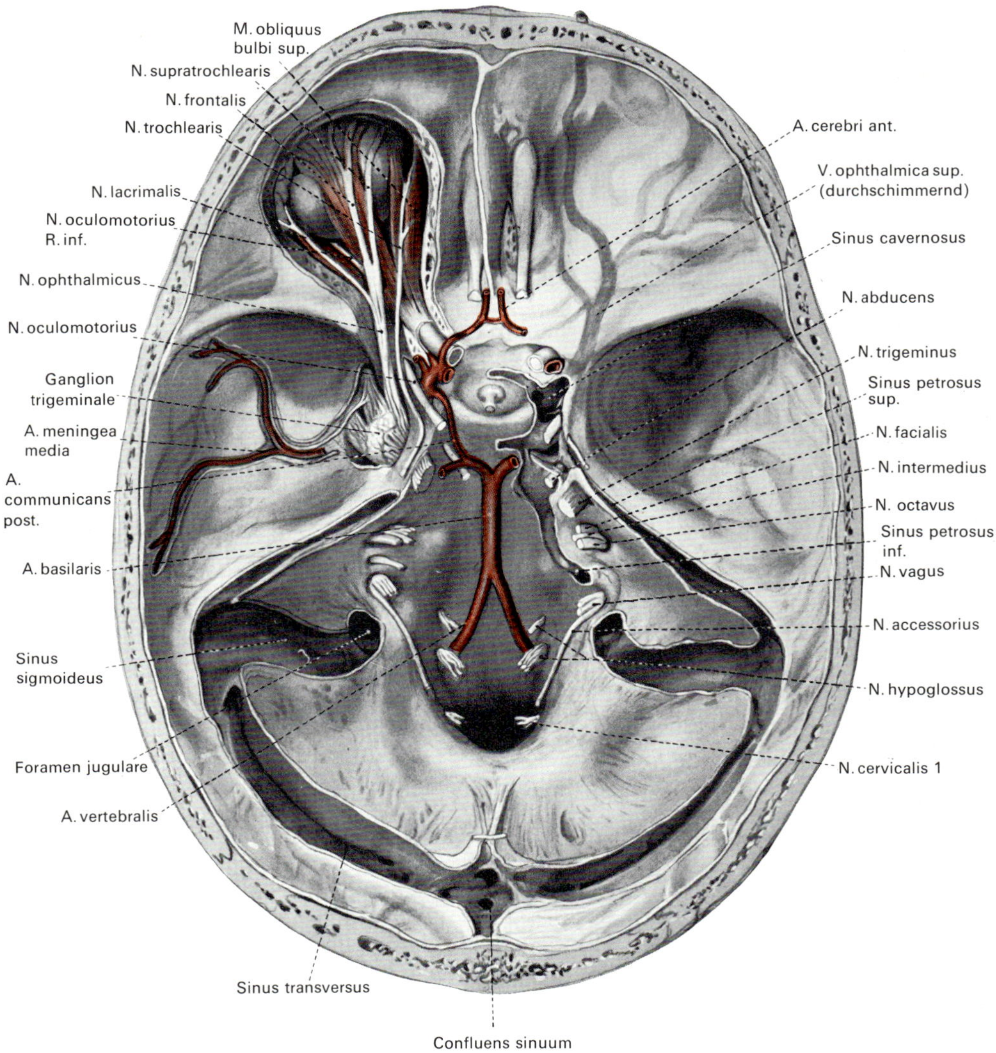

Abb. 324. Einblick auf die Schädelbasis mit Nervendurchtritten. Links ist das Dach der Augenhöhle entfernt. Die Sinus sind eröffnet.

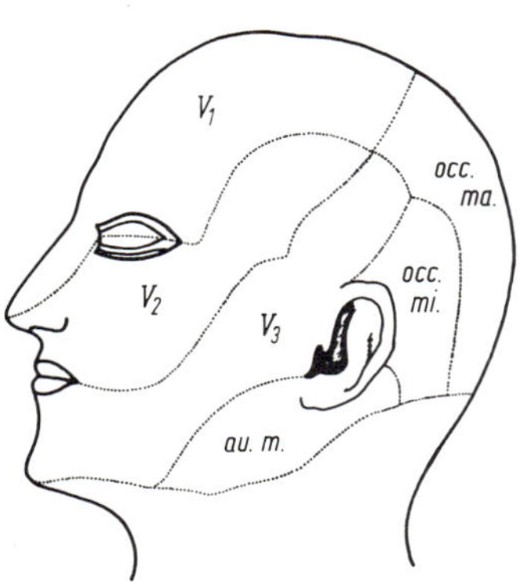

V_1 = ophthalmicus
V_2 = N. maxillaris
V_3 = N. mandibularis
occ. ma. = N. occipitalis major
occ. mi. = N. occipialis minor
au. m. = N. auricularis magnus

Abb. 325. Sensible Versorgung der Gesichtshaut.

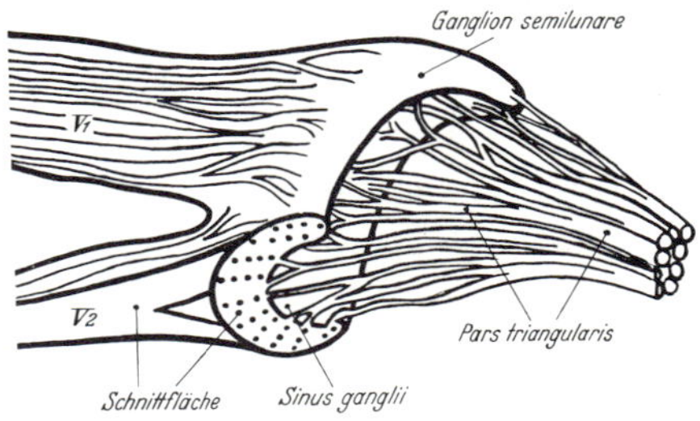

Abb. 326. Plastisches Schema des Ganglion tigeminale (halbiert) (nach FERNER).

einem *arachnoidalen* und *duralen Beutel* eingehüllt, der an der oberen Pyramidenkante mit einem *Porus trigemini* beginnt und sich bis zur Konvexität des Ganglion erstreckt. Der abgeplattete Beutel wird von der Dura der mittleren Schädelgrube bedeckt und ist von Liquor erfüllt, der die Wurzelfäden der Pars triangularis umspült (Trigeminuszisterne, FERNER, 1948).

Durch die sogenannte „Ganglienpunktion" (Einstich mit einer langen Nadel an der Wange, Durchschieben der Nadel durch das Foramen ovale und Vorschieben der Nadel bis in den Sinus ganglii) wird ca. 1/2 cm Alkohol zwischen die Wurzelbündel in der Trigeminuszisterne instilliert und damit eine schlagartige Anästhesie des gesamten Haut- und Schleimhautbereichs des Nerven erreicht. Der Eingriff wird durchgeführt, um die außerordentlich starken Schmerzattacken bei Trigeminusneuralgie zu beenden. Dabei muß der Verlust der gesamten Sensibilität, eventuell auch der Hornhaut des Auges, in Kauf genommen werden.

Die Schmerzfasern aus dem Trigeminusbereich werden über den Kern des spinalen Trigeminustraktes (Nucleus tractus nervi trigemini) geleitet, der sich von der Mitte der Rautengrube abwärts bis in Höhe der Wurzelfasern von C2 erstreckt. Der unterste Teil des spinalen Trigeminuskerns ist nur für die Qualitäten von Schmerz und Temperatur bestimmt; der Kern endet 12 mm unter dem Obex. Die Gesichtssensibilität ist in dem Kern so geordnet, daß der oberste Abschnitt in Obexhöhe dem Hautareal unmittelbar um die Mund- und Nasenöffnung herum entspricht und sich die Repräsentation, Jahresringen nicht unähnlich, kaudalwärts fortsetzt, so daß der Hautring Kinn, Ohr, Scheitel im Kerngebiet in der Nähe von C2 zu finden ist (Abb. 327).

Wird der zugehörige Traktus, der außen von der Kernsäule liegt, 2 mm unterhalb des Obex durchtrennt, dann fallen die Qualitäten Schmerz und Temperatur im Gesicht aus, während die taktilen Funktionen – Berührung und Druck – erhalten bleiben (Inzision nach KUNC). Der Eingriff nach KUNC hat gegenüber der Alkoholinjektion in das Ganglion den Vorteil, daß die taktilen Qualitäten und damit die Berührungsempfindlichkeit der Cornea erhalten bleiben.

Vom vorderen Rand des Ganglion strahlen die drei großen Äste des Nerven ab in eine Richtung, die man sich veranschaulichen kann, wenn man die drei ersten Finger der rechten Hand spreizt und sie dabei so dreht, daß der Daumen nach abwärts schaut. Dann entspricht die Richtung des Mittelfingers dem N. ophthalmicus, der nach vorn zur Fissura orbitalis superior zieht, des Zeigefingers dem N. maxillaris, der schräg nach vorn sich zum Foramen rotundum wendet, und schließlich des Daumens dem N. mandibularis, der in Richtung auf den Unterkiefer nach kaudal zieht und hier das Foramen ovale als Durchtrittsstelle benutzt. Die Fasern der Portio minor schließen sich allein dem letztgenannten dritten Stamm an. Durch ihren kaudal gerichteten Verlauf gelangt die Portio minor unter das Ganglion. An den drei genannten Öffnungen endet also jeweils die „intrakraniale" Strecke des Nerven.

In der Nähe des Ganglion trigeminale finden sich am 1. und am 2. Ast je ein kleines vegetatives Ganglion, welches seine präganglionären Fasern vom Plexus nervosus caroticus internus erhält. Wahrscheinlich dienen die postganglionären Fasern der Innervation der Schweißdrüsen auf der Stirn bzw. der Wangenregion.

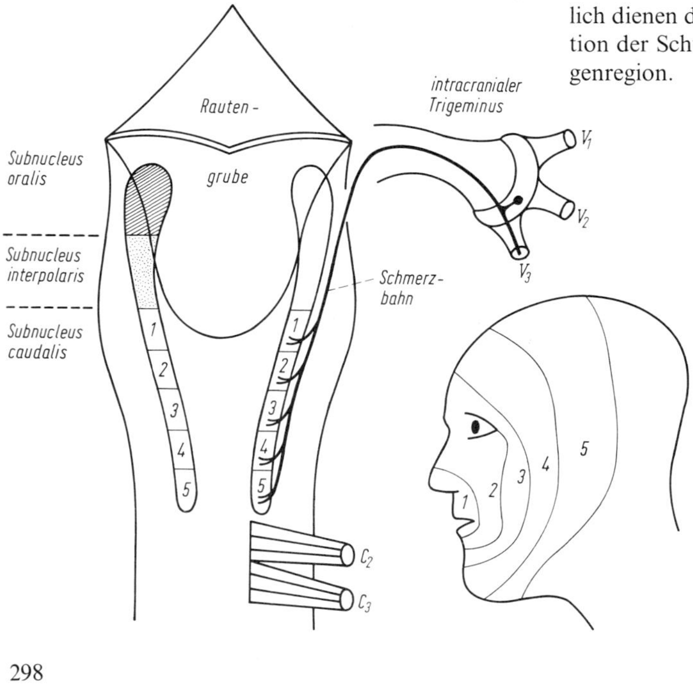

Abb. 327. Die funktionelle Unterteilung des Nucleus tractus nervi trigemini (nach KUNC 1966).

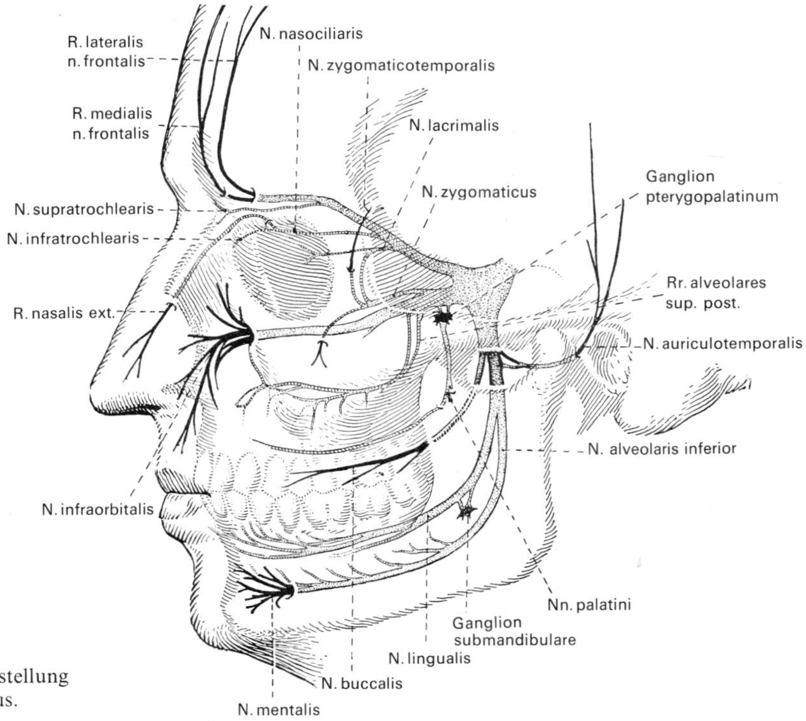

Abb. 328. Schematische Darstellung der Astfolge des N. trigeminus.

Nervus ophthalmicus (Abb. 324 u. 330)

Dieser rein sensible erste Ast versorgt, wie der Name ausdrückt, in erster Linie Auge und Augenhöhle. Er zieht vom Ganglion semilunare ab in der seitlichen Wand des Sinus cavernosus nach vorn, um sich vor Eintritt in die Fissura orbitalis superior in seine drei Ästchen, N. lacrimalis, N. frontalis und N. nasociliaris, aufzuspalten.

Der *N. lacrimalis* wendet sich über den M. rectus lateralis nach lateral zur Tränendrüse, durchsetzt diese und versorgt das Haut- und Bindehautgebiet der seitlichen Augenhöhlenregion.

In der seitlichen Wand der Augenhöhle gesellen sich ihm parasympathische Fasern aus dem N. intermedius zu, die ihn über einen R. communicans erreichen und seinen Weg zur sekretorischen Innervation der Tränendrüse benutzen. Näheres s. beim 7. Kopfnerven.

Der *N. frontalis* ist der sensible Nerv des oberen Lides und der Stirn. Er ist wieder in drei Ästchen gespalten: R. lateralis, R. medialis, N. supratrochlearis.

Der *R. lateralis* ist die eigentliche Fortsetzung der Richtung des N. frontalis. Er zieht unter dem Dach der Augenhöhle nach vorn und verläßt sie durch die Incisura (Foramen) frontalis lateralis. Nach Abgabe von Zweigen an die Bindehaut des Oberlides und die Stirnhöhle steigt er zur Haut der Stirn empor, die er sensibel versorgt. Sein Gebiet reicht bis zum Scheitel, wo er sich mit dem N. occipitalis major in die sensible Versorgung der Schädelkalotte teilt.

Der *R. medialis* hat fast den gleichen Weg. Er wendet sich etwas weiter medial, tritt durch die Incisura (Foramen) frontalis medialis und nimmt teil an der sensiblen Versorgung der Stirnhaut.

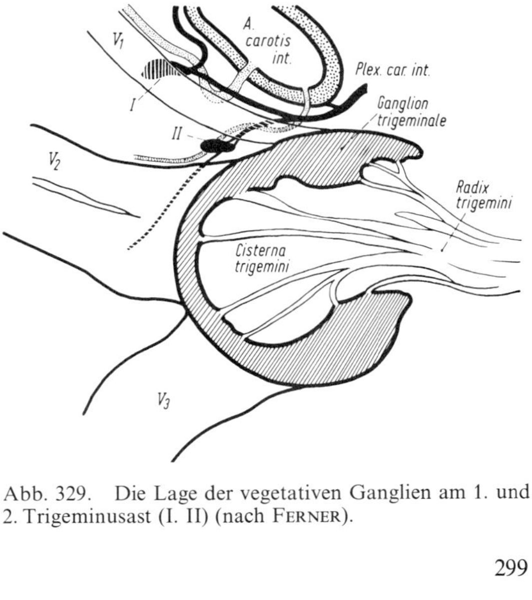

Abb. 329. Die Lage der vegetativen Ganglien am 1. und 2. Trigeminusast (I. II) (nach FERNER).

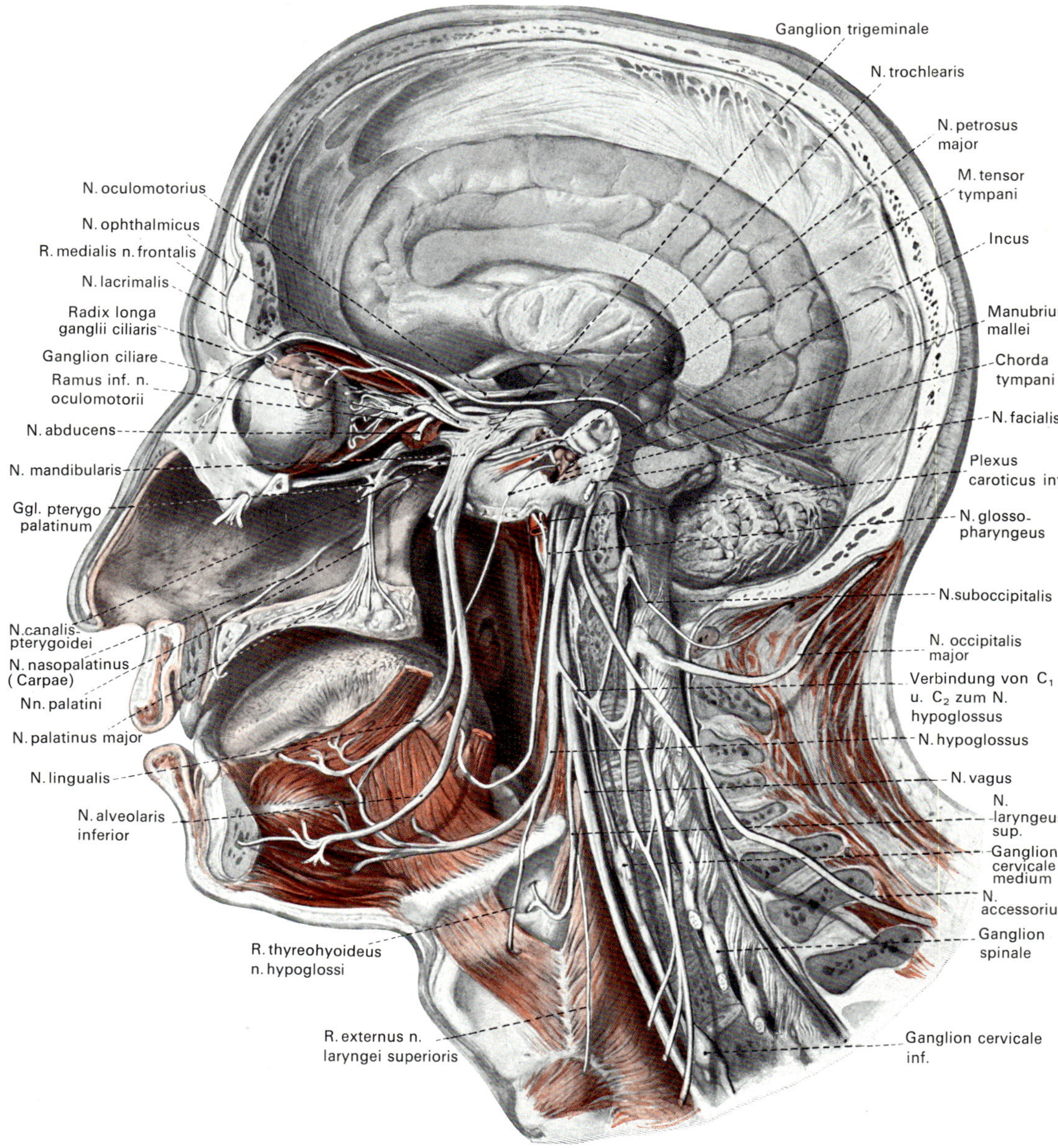

Abb. 330. Die Nerven des Kopfes. Die linke Kopfhälfte ist größtenteils entfernt, die Nerven sind stehengeblieben.

Der *N. supratrochlearis* verdankt seinen Namen der engen Lagebeziehung zur Trochlea an der Sehne des M. obliquus superior am medialen Augenwinkel. Dorthin wendet er sich und gibt Zweige ab zur Haut der Stirn, zur Bindehaut des medialen Augenwinkels und zur Nasenwurzel.

Der *N. nasociliaris* versorgt die vordere Nasenhöhle und das Auge, das er durch die Nn. ciliares erreicht. Er tritt als einziger Ast des N. ophthalmicus durch den Anulus tendineus in die Augenhöhle, verläuft über den Nervus opticus nach medial, um sich alsbald in seine vier Ästchen aufzuspalten: N. ethmoidalis post., N. ethmoidalis ant., N. infratrochlearis und Nn. ciliares.

Der *N. ethmoidalis post.* gelangt durch das Foramen ethmoidale post. in der medialen Augenhöhlenwand zu den hinteren Siebbeinzellen und zur Keilbeinhöhle.

Der *N. ethmoidalis ant.* zieht durch das Foramen ethmoidale ant. zunächst in die vordere Schädelhöhle und geht, unterhalb der Dura mater verlaufend, durch die Lamina cribrosa in den oberen Teil der Nasenhöhle. Er versorgt den Schleimhautbereich der Nase

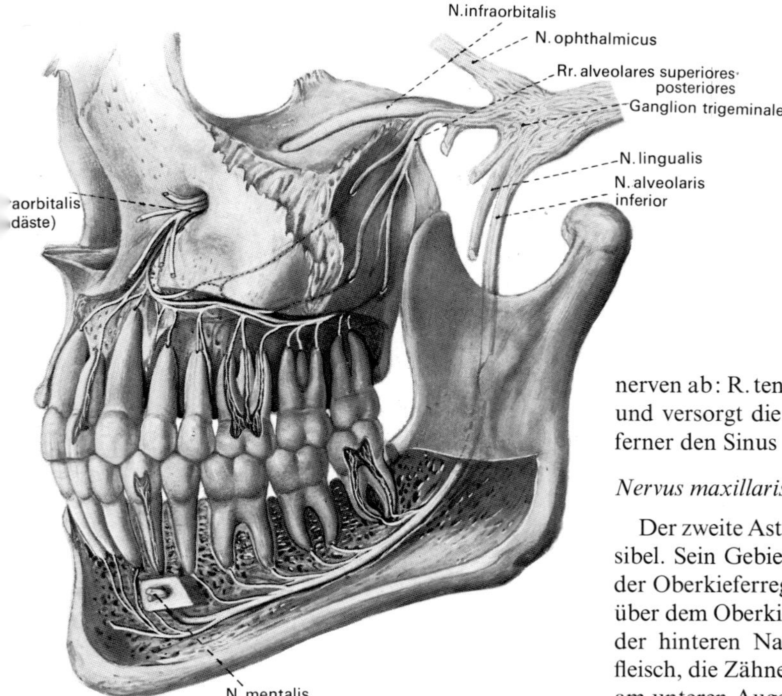

Abb. 331. Verzweigung des N. trigeminus am Ober- und Unterkiefer. Versorgung der Zähne.

vor den Muscheln sowohl am Septum wie an der seitlichen Nasenwand (Rr. nasales anteriores laterales et septi), um mit seinem Hautast, R. nasalis ext., an der Grenze der knöchernen und knorpligen Nase nach außen zu treten und die Haut bis zur Nasenspitze sensibel zu innervieren.

Der *N. infratrochlearis* (Abb. 328) zieht in gerader Fortsetzung des Stammes des N. nasociliaris unter dem M. obliquus sup. zur Trochlea am medialen Augenwinkel. Dort teilt er sich in je einen Ast für das Ober- und Unterlid (Rr. palpebrales), um schließlich die Caruncula lacrimalis, den Tränensack und die Haut am medialen Augenwinkel zu versorgen.

Die *Nn. ciliares longi et breves* (Abb. 330) sind die wichtigen sensiblen Nerven des Auges. Sie versorgen dort Hornhaut, Iris und Corpus ciliare. Die Nn. ciliares longi treten medial vom Nervus opticus in geringer Zahl an das Auge von hinten heran, während die Nn. ciliares breves den Weg über das autonome Ganglion ciliare nehmen, mit dem sie funktionell nichts gemein haben. Sie heißen „breves", weil nur ihr kürzerer Weg vom Ganglion bis zur Hinterwand des Augapfels benannt ist. Ihr zum Ganglion gerichteten Fasern als „Radix" zu bezeichnen, ist irrig.

Der N. ophthalmicus gibt noch vor seinem Eintritt in die Fissura orbitalis superior einen Schädelhöhlennerven ab: R. tentorii. Er biegt scharf nach hinten um und versorgt die Dura mater bis zum Kleinhirnzelt, ferner den Sinus rectus und Sinus cavernosus.

Nervus maxillaris (Abb. 330–331)

Der zweite Ast des Trigeminus ist ebenfalls rein sensibel. Sein Gebiet ist die Haut und die Schleimhäute der Oberkieferregion. Dazu gehören die äußere Haut über dem Oberkiefer, seine Schleimhautbedeckung in der hinteren Nasenhöhle, am Gaumen, das Zahnfleisch, die Zähne, die Kieferhöhle und die Bindehaut am unteren Augenlid.

Er gelangt vom Ganglion semilunare durch die seitliche Wand des Sinus cavernosus zum Foramen rotundum. Durch dieses zieht er in die darunterliegende Flügelgaumengrube. An dieser Stelle kann durch eine Injektion der ganze Oberkiefer betäubt werden. Der Stamm des Nerven gelangt von hier aus am Boden der Augenhöhle nach vorn und tritt durch das Foramen infraorbitale zur Haut.

In der Flügelgaumengrube liegt sein erstes Aufzweigungsgebiet. Von hier aus ziehen die Nerven zur Nasenhöhle als *Rr. nasales posteriores* und zum Gaumen als *Nn. palatini.* Sie benutzen das in der Flügelgaumengrube liegende autonome *Ganglion pterygopalatinum* als Anlagerungszentrum, haben aber nichts mit seinen Zellen zu tun. Die vom Stamm des zweiten Trigiminusastes zu diesem Ganglion ziehenden Fasern sind die Nn. pterygopalatini. Vom Ganglion aus wenden sich die zur Nase ziehenden Fasern als *Rr. nasales posteriores laterales et septi* nach medial und gelangen durch das Foramen sphenopalatinum zu ihrem Versorgungsgebiet: Schleimhaut des oberen und mittleren Nasenganges, des Pharynx und der Tuba auditiva (pharyngotympanica). Sie versorgen auch das Septum, wo ein besonders starker Ast als *N. nasopalatinus (Scarpae)* schräg nach vorn auf beiden Seiten des Septum zum Canalis incisivus zieht. Er versorgt auch das vordere Drittel der Gaumenschleimhaut (Abb. 330).

Die Gaumennerven, *Nn. palatini,* gelangen von der Flügelgaumengrube aus durch den Canalis palatinus major zu ihrem Endgebiet. Der große Stamm, der den

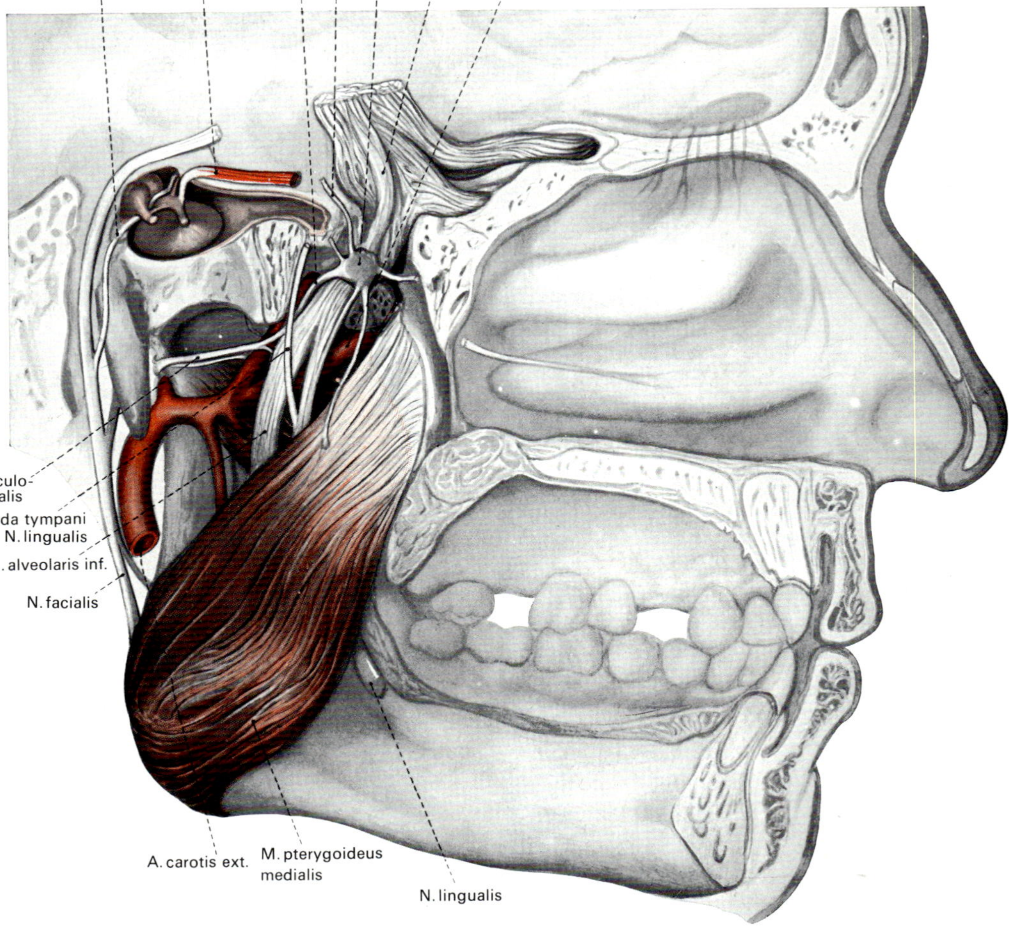

Abb. 332. Ganglion oticum und seine Verbindungen, von der medialen Seite her dargestellt.

Gaumen versorgt, geht als *N. palatinus anterior (major)* durch das gleichnamige Foramen. Man findet die gröberen Äste dicht am Periost des knöchernen Gaumens. Andere Ästchen ziehen als *Nn. palatini posteriores (minores)* zur Gaumentonsille und zum weichen Gaumen. Vor seinem Durchtritt durch das Foramen palatinum majus zweigt ein Ast zum unteren Nasengang und zur Kieferhöhle ab (Rr. nasales posteriores inferiores).

In den genannten Nerven laufen sekretorische Fasern aus dem N. intermedius zu den kleinen Drüsen der Nasenhöhle und des Gaumens, die sich den Ästen des zweiten Trigeminusastes nur anschließen.

Der *N. zygomaticus* zweigt ebenfalls schon in der Flügelgaumengrube vom Stamm des Maxillaris ab. Er tritt durch die Fissura orbitalis inf. (sphenomaxillaris) in die Augenhöhle, um in deren lateraler Wandung in die Jochbeinkanäle einzutreten. Dort teilt er sich in den *Ramus zygomaticotemporalis*, der durch den gleichnamigen Jochbeinkanal zur Haut der Schläfe und der Stirn zieht, und in den *Ramus zygomaticofacialis*, der, durch den entsprechenden Kanal ziehend, ein Hautgebiet über dem Jochbein und am lateralen Augenwinkel versorgt.

Auch der N. zygomaticus führt sekretorische Fasern aus dem N. intermedius, die von ihm im lateralen Teil der Augenhöhle abzweigen und von hier aus als der oben schon erwähnte R. communicans sich dem N. lacrimalis beimengen, der sie zu ihrem Erfolgsorgan, der Tränendrüse, führt.

Die *Nn. alveolares superiores*, die Zahn- und Zahnfleischnerven des Oberkiefers, zweigen sich vom Stamm auf der Strecke zwischen Flügelgaumengrube und Foramen infraorbitale ab. Drei einzelne Stämm-

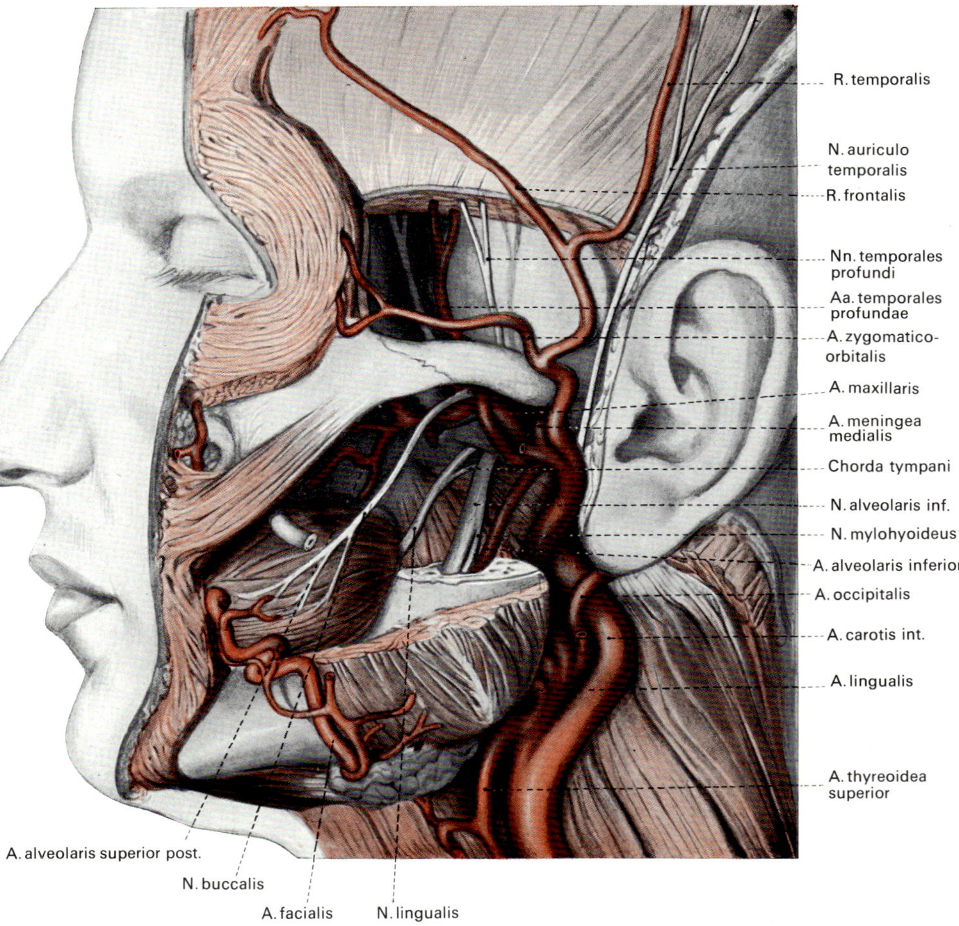

Abb. 333. Tiefe Gesichtsgegend mit Ästen des N.mandibularis und der Ramifikation der A.maxillaris.

chen bilden als Rr. alveolares posteriores, medii und anteriores den Plexus dentalis des Oberkiefers, von dem aus die einzelnen Zahnnerven abzweigen. Von ihnen gelangen außer zum Zahnfleisch auch Fasern zur Kieferhöhle. In der Mittellinie überschneiden sich die Plexus dentales.

Der *N. infraorbitalis* ist der Endast des N. maxillaris. Er tritt durch den gleichbenannten Kanal unter die Haut des Oberkiefers und strahlt hier in seine Äste aus: zum unteren Augenlid, zur seitlichen Hautbekleidung der Nase, zur vorderen Nasenhöhle, zur Haut und Schleimhaut der Oberlippe.

Ein *R. meningeus* zweigt noch innerhalb der Schädelhöhle vom Stamm ab und versorgt die Dura mater.

Nervus mandibularis (Abb. 330–333)

Der dritte Trigeminusast ist ein gemischter Nerv des Unterkiefergebietes. Seine sensiblen Fasern versorgen die Haut, Schleimhaut und Zähne des Unterkiefers sowie einen Teil der Schläfe, seine motorischen Fasern innervieren die Kaumuskeln und die Muskeln des Mundhöhlenbodens.

Er verläßt die Schädelhöhle durch das Foramen ovale und nimmt dabei die gesamte motorische Portio minor auf. Nach seinem Durchtritt durch die Schädelbasis liegt er der medialen Seite des Unterkieferastes an (Abb. 332). Hier teilt er sich in zwei Stämme, die beide sensible und motorische Fasern führen. Ebenfalls unter dem Foramen ovale an der medialen Seite des Nerven liegt das autonome *Ganglion oticum* (Abb. 332), das wieder als Anlagerungs- und Verteilungszentrum benutzt wird, ohne daß die Trigeminusfasern mit seinen Zellen Verbindung haben.

Der vordere Stamm wird als *N. masticatorius* (Kaunerv) bezeichnet, weil von ihm die motorischen Äste zu den Kaumuskeln ausgehen:

Der *N. pterygoideus medialis* zieht, dem Ganglion oticum angelagert, zum gleichnamigen Muskel. Von diesem Nerven geht nach lateral ein Ast zum M. tensor veli palatini und rückläufig zum M. tensor tympani.

Der *N. pterygoideus lateralis* innerviert den gleichnamigen Muskel, den der N. masticatorius durchsetzt.

Die *Nn. temporales profundi* wenden sich nach vorn und oben zum M. temporalis.

N. massetericus; durch die Incisura mandibulae gelangt der Nerv zum M. masseter.

Der *N. buccalis* ist der einzige sensible Ast des N. masticatorius. Er durchsetzt den M. buccinator (VII), ohne ihn zu innervieren, und versorgt sensibel ein Schleimhautgebiet der Wange im Vestibulum oris und das Zahnfleisch der Wangenseite vom 2. Molaren bis zum 2. Prämolaren.

Der hintere Stamm des N. mandibularis ist dreigeteilt: N. alveolaris inferior, N. lingualis, N. auriculotemporalis. Er verläuft zwischen den beiden Köpfen des M. pterygoideus lateralis nach abwärts, um sich hier in die genannten Äste zu gliedern.

Der *N. alveolaris inferior* zieht als gemischter Nerv abwärts in Richtung auf das Foramen mandibulae, in welches er eintritt, um im Mandibularkanal den Plexus dentalis für die Zähne und das Zahnfleisch des Unterkiefers zu bilden. Er tritt als *N. mentalis* durch das gleichnamige Foramen, das in der Höhe des 1. bis 2. Prämolaren liegt, aus dem Canalis mandibulae aus und vesorgt sensibel die Unterlippe und das Kinn. Bei einer Leitungsanästhesie des N. alveolaris inf. am Foramen mandibulae, wie sie die Zahnärzte ausführen, werden die Zähne einer Kieferhälfte und das Hautgebiet des vorderen Unterkieferbereiches unempfindlich. Unvollkommen ist die Anästhesie der Schneidezähne, die von der anderen Seite her mitversorgt werden.

Der *N. mylohyoideus* (Abb. 333) ist der motorische Ast des N. alveolaris inferior. Er zweigt von diesem vor dessen Eintritt in den Mandibularkanal ab und zieht um den freien hinteren Rand des M. mylohyoideus herum, um auf dessen Unterfläche zu gelangen. Er innerviert diesen Muskel und den vorderen Bauch des M. digastricus.

Der *N. lingualis* ist rein sensibel. Er zieht nach abwärts und bleibt, an der Innenseite des M. mylohyoideus verlaufend, innerhalb der Mundhöhle. Der M. mylohyoideus wird also oben vom Lingualis, unten vom N. mylohyoideus wie von den Branchen einer Schere umfaßt. Der N. lingualis entsendet Zweige zur Zunge. *Rami linguales*, zur lingualen Schleimhaut des Unterkiefers, zu den Tonsillen und zur Schleimhaut des hinteren Mundhöhlenbereiches (*Rami isthmi faucium*). Der R. sublingualis geht zur Glandula sublingualis.

Dem N. lingualis gesellen sich autonome Fasern aus dem N. intermedius bei, die seinen Weg benutzen, um zur Unterkiefer- und zur Unterzungendrüse zu gelangen (Chorda tympani).

Der *N. auriculotemporalis* ist rein sensibel. Er wendet sich vom hinteren Stamm des N. mandibularis dicht unterhalb des Foramen ovale nach lateral, umgreift schlingenartig die A.meninga media und zieht hinter der Mandibel zur Haut im Bereich vor dem Ohr. Hier steigt er als zarter Ast in Begleitung der A. temporalis superficialis zur Schläfe auf, deren Haut er innerviert.

Ihm liegen sekretorische Fasern aus dem N. glossopharyngeus an, die durch ihn zur Parotis geführt werden, Rami parotidiei.

Ein Schädelhöhlennerv zieht als R. meningeus, dicht unterhalb des Foramen ovale umbiegend, rückläufig durch das Foramen spinosum zur Dura mater des Keilbeins und der Pyramide. Ein Ast dringt durch den äußeren Gehörgang bis zum Trommelfell, N. meatus acustici ext.

Der dritte Ast des N. trigeminus ist der Nerv des ersten Kiemenbogens (Ramus posttrematicus). Er versorgt seine Abkömmlinge, was besonders deutlich im Bereich seiner motorischen Innervation zutage tritt. Die Kaumuskeln und die von ihm innervierten Mundbodenmuskeln sind ursprünglich Schließmuskeln des ersten Kiemenbogens. Auch der M. tensor tympani gehört hierher; seine enge Lagebeziehung zu den Resten der ersten (Paukenhöhle, Tube) läßt das noch erkennen, wenngleich der Muskel einen wesentlichen Bedeutungswandel durchgemacht hat.

Da der Trigeminus auch Fasern der Tiefensensibilität führt, gehen bei seiner Ausschaltung auch die Muskelempfindungen der Gesichtsmuskeln verloren, wodurch die Koordination der Mimik gestört werden kann. Ferner werden seine vasomotorischen und die Schweißdrüsenfasern gelähmt.

Der zweite und dritte Ast sind oft Gegenstand zahnärztlicher Maßnahmen, um die Empfindungsnerven bei der Behandlung und Extraktion der Zähne auszuschalten. Die Leitungsanästhesie wird insbesondere neben anderen Stellen an der Lingula mandibulae, dort also, wo der dritte Ast in den Unterkiefer eintritt, ausgeführt, ebenso am Tuber maxillare, wo sich die Nerven für die hinteren Zähne des Oberkiefers erfassen lassen.

Die drei Druckpunkte des Trigeminus für die Durchtrittsstellen des ersten, zweiten und dritten Astes findet man, wenn man von einem Punkt an der Grenze zwischen lateralem Zweidrittel und medialem Drittel der oberen Augenhöhlenumrandung eine Verbindungslinie nach dem Interstitium der beiden Prämolaren zieht. In dieser Linie liegen dann ungefähr die drei abtastbaren Punkte: Incisura orbitalis lateralis, Foramen infraorbitale und Foramen mentale. Die Grenze des sensiblen Ausbreitungsgebietes des Trigeminus gegen das von den 2. und 3. Halsnerven versorgte Gebiet wird durch die Scheitel-Ohr-Kinn-Linie dargestellt.

VI. Nervus abducens (Abb. 324 u. 330)

Der Nerv erscheint am hinteren Rand der Brücke nahe der Mittellinie, läuft nach vorn und durchbohrt die Dura auf dem Clivus. Von hier aus überquert er die Spitze der Felsenbeinpyramide und gelangt in den Sinus cavernosus, den er seitlich von der Carotis int. durchzieht. Er verläßt den Schädel durch die Fissura orbitalis superior und erreicht, den Anulus tendineus communis durchbrechend, den M. rectus lateralis an dessen medialer Seite. Von der abduzierenden Wirkung dieses Muskels hat er seinen Namen. Bei einer Abduzenslähmung schielt das Auge nach innen durch den überwiegenden Zug des M. rectus medialis. Periphere Lähmungen kommen häufig bei Schädelbasisbrüchen vor, sind aber nicht selten auch angeboren. Kernlähmungen gehen mit einer Facialislähmung vom peripheren Typ einher, da das innere Facialisknie sich um den Abduzenskern schlingt. Der Nerv enthält genau wie III und IV auch propriozeptive sensible Fasern.

VII. Nervus facialis (Abb. 334)

Der siebente Kopfnerv ist seiner Hauptbedeutung nach der motorische Nerv der mimischen Gesichtsmuskulatur. Er ist aber gemischt und führt außerdem sensible und sensorische Fasern für die Zunge und sekretorische Anteile für die Innervation der Unterzungen- und Unterkieferdrüse sowie der Gaumendrüsen, auch die Tränendrüse wird von ihm versorgt. Der Nerv ist zweigeteilt in den Stamm des eigentlichen N. facialis und den N. intermedius. Der letzte erhält seine Bezeichnung durch seine Lage zwischen N. facialis und N. vestibulocochlearis. Der Intermedius stellt einerseits die afferente Wurzel des Facialis dar, führt aber andrerseits auch efferente, sekretorische Fasern dieses Hirnnerven. Der Nerv entspringt am hinteren Rand der Brücke seitlich und oberhalb der Olive und liegt damit ebenso wie der achte Kopfnerv im praktisch wichtigen *Kleinhirnbrückenwinkel.* Er tritt zusammen mit dem achten Kopfnerven durch den Porus et meatus acusticus internus in die Felsenbeinpyramide, wo er in einem für ihn vorgebildeten Kanal *(Canalis nervi facialis)* verläuft. Nach dem Eintritt in den Kanal gelangt er unter Beibehaltung seiner bisherigen Richtung bis dicht an die Vorderfläche der Felsenbeinpyramide. Hier biegt er nach hinten um. Er bildet an dieser Umbiegungsstelle ein sensibles Ganglion, das *Ganglion geniculi* (Abb. 334). Dann wendet er sich nach hinten und unten, um durch das Foramen stylomastoideum aus der Schädelbasis auszutreten.

Der N. intermedius führt sensorische, sensible und sekretorische Fasern, der N. facialis allein die motorischen. Wir verfolgen zunächst die *motorische Bahn.*

Noch vor seinem Austritt aus dem Canalis nervi facialis zweigt ein kleiner Ast zum M. stapedius ab. Nach seinem Austritt aus dem Foramen stylomastoideum verzweigt er sich nach drei Richtungen:

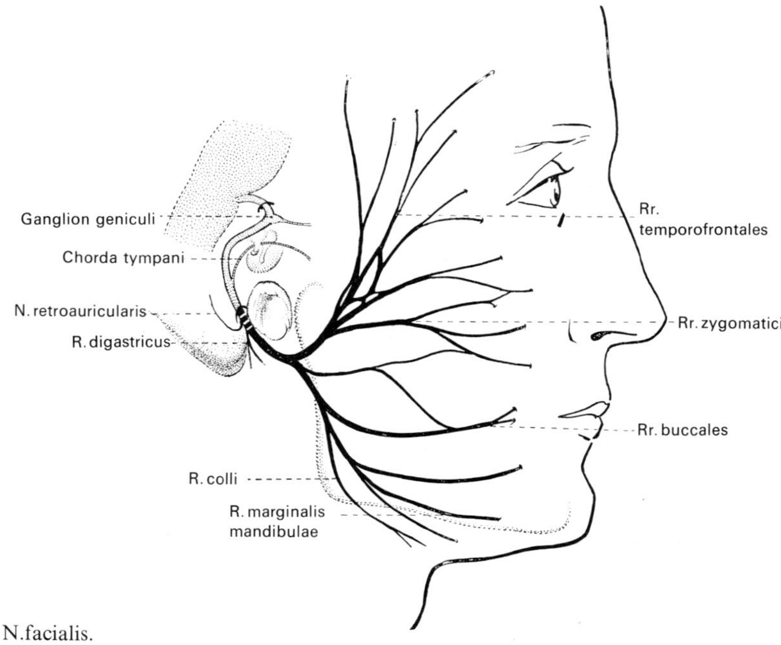

Abb. 334. Verlauf und Äste des N. facialis.

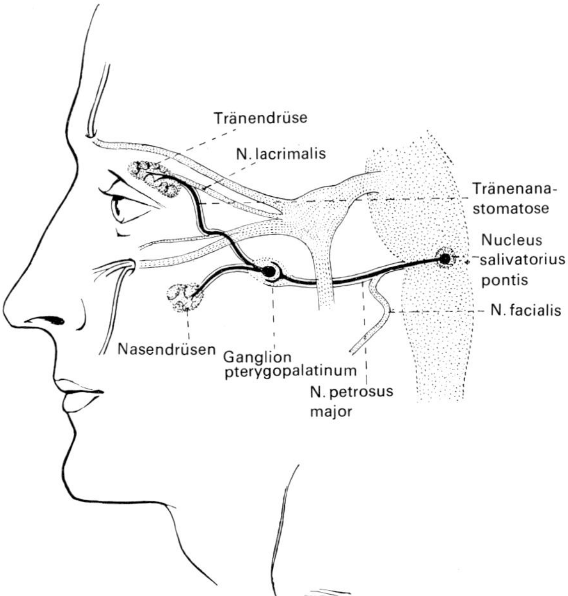

Abb. 335. Parasympathische Innervation der Tränendrüse.

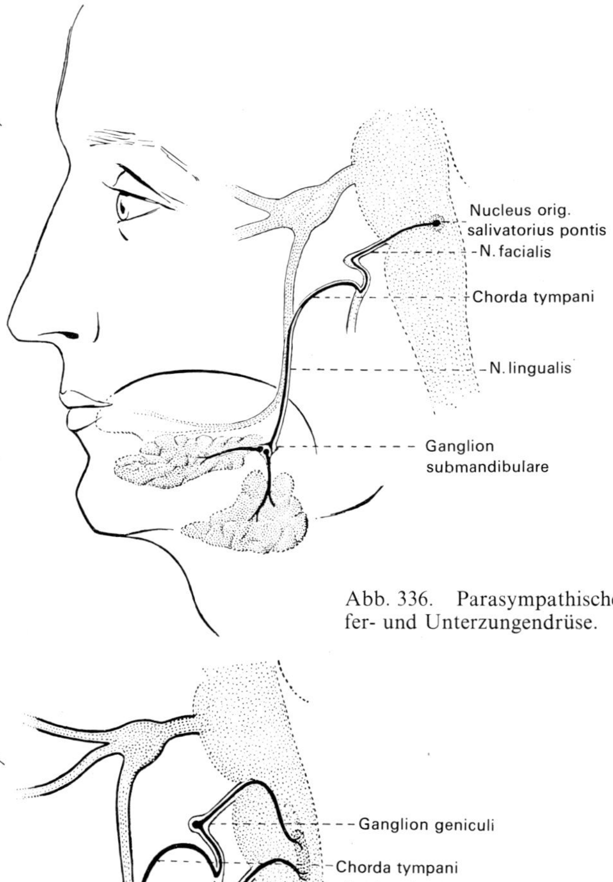

Abb. 336. Parasympathische Innervation der Unterkiefer- und Unterzungendrüse.

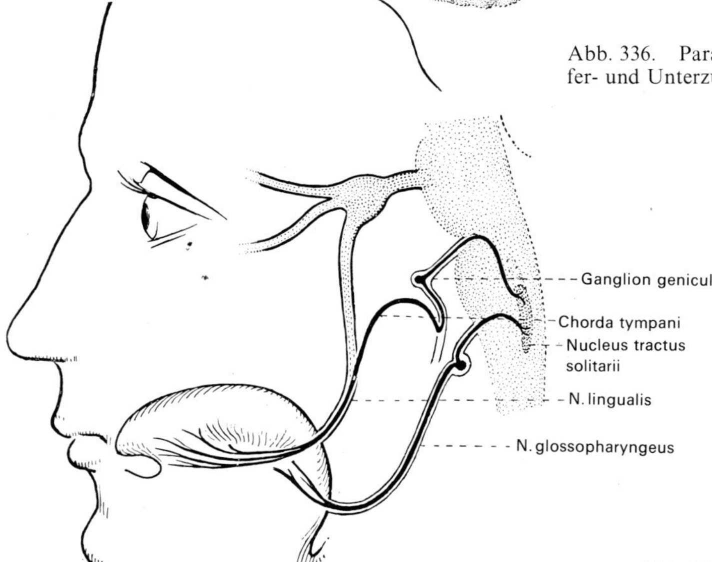

Abb. 337. Hauptbahnen der Geschmacksleitung.

Nach *dorsal* geht der *N. auricularis post. (retroauricularis)* zum M. occipitalis und zu den Muskeln der Ohrmuscheln sowie spärlichen sensiblen Fasern für die letzte ab;

Nach *kaudal* ziehen je ein Ast zum *M. stylohyoideus* und zum hinteren Bauch des *M. digastricus;*

nach *ventral* wendet sich die Hauptmasse des Stammes, um den Plexus parotideus innerhalb der Parotis zu bilden, von dem aus folgende Äste zur mimischen Muskulatur ziehen:

Rr. temporofrontales zu den mimischen Muskeln in der Umgebung der Augenhöhle und des vorderen Ohres, außerdem zum M. frontalis,

Rr. zygomatici zu den Mm. zygomatici und den mimischen Muskeln in der Umgebung der Augenhöhle,

Rr. buccales zu allen mimischen Muskeln in der Mundregion,

R. marginalis mandibulae zum M. mentalis und Platysma,

R. colli zum Platysma.

Die *sensiblen* und *sekretorischen* Fasern des siebenten Kopfnerven, die im Stamm des N. intermedius gebündelt sind, zweigen sich in Form des *N. petrosus major* und der sogenannten *Chorda tympani* im Canalis facialis von ihm ab.

Die *Chorda tympani* (Abb. 332 u. 335) ist sensorisch, sensibel und sekretorisch. Sie steigt vor dem Austritt des Facialisstammes aus dem Foramen stylomastoideum, von diesem sich abzweigend, im Bogen aufwärts, durchzieht dabei die Paukenhöhle, das Tympanum, und verläßt diese durch die Fissura petrotympanica. Sie liegt dabei der medialen Wand des Trommelfelles an, wo sie auch gelegentlich beim Lebenden gesehen werden kann. Dieser Verlauf hat ihr den Namen „Paukensaite" eingetragen. Da die Fissura petrotympanica gleichzeitig die hintere Ansatzlinie der Kiefergelenkkapsel ist, bleibt die Chorda hinter dem Gelenk liegen. Sie schließt sich nun dem N. lingualis an, dem sie Geschmacksfasern für die vorderen zwei Drittel der Zunge beimengt. Hier in den vorderen zwei Dritteln der Zunge liegt auch der sensible Bereich des Intermedius. Die zu dieser Bahn gehörenden Zellen liegen im Ganglion geniculi. Die sekretorischen Fasern der Chorda zweigen sich vom N. lingualis wieder ab und treten in das autonome *Ganglion submandibulare* ein, wo ihre präganglionäre Strecke endet. Von hier gehen einzelne kurze postganglionäre Fasern zu Glandula submandibularis und sublingualis (Abb. 335).

Der *N. petrosus major* führt sekretorische Fasern für die Tränendrüse und die kleinen Drüsen des Gaumens und der Nasenhöhle. Er verläßt den Facialisstamm an der Stelle, wo das Ganglion geniculi dicht an der vorderen Fläche der Felsenbeinpyramide gelegen ist. Er tritt aus der Felsenbeinpyramide durch den Hiatus canalis facialis und gelangt nun auf ihrer Vorderfläche in die mittlere Schädelgrube. Von diesem Verlauf leitet sich sein Name, der ihn gut kennzeichnet, her. Er bildet die präganglionäre Strecke des *Ganglion pterygopalatinum*, das er nach Durchquerung des Canalis pterygoideus erreicht. Von der Flügelgaumengrube aus folgen seine Fasern dem zweiten Trigeminusast als postganglionäre Strecke sowohl zur *Tränendrüse* als auch zu den Drüsen des Gaumens und der Nasenhöhle (Abb. 336).

Der Facialis führt demnach einen wichtigen Anteil des *kranial-autonomen* Systems. Seiner Bahn sind das Ganglion *pterygopalatinum* und *submandibulare* als parasympathische Ganglien zugeordnet.

Es bestehen folgende *autonome Bahnen*, die den Trigeminus und den Facialis als Nervenweg benutzen:

Für die *Unterkiefer- und Unterzungendrüse:*
Nucleus salivatorius superior – N. intermedius – Chorda tympani über den N. lingualis zum Ganglion submandibulare – Umschaltung – Speicheldrüse.

Für die *Tränendrüse* und die kleinen Drüsen des Gaumens und der Nasenhöhle:
Nucleus salivatorius superior – N. intermedius – N. petrosus major – Ganglion pterygopalatinum – Umschaltung – N. zygomaticus – R. communicans c. nervo lacrimali – N. lacrimalis – Tränendrüse oder Ganglion pterygopalatinum – Nn. palatini und Nn. nasales posteriores – Gaumen- und Nasendrüsen.

Es besteht folgende *Geschmacksleitung:*
Zungenschleimhaut (Geschmacksknospen)–Chorda tympani – Ganglion geniculi – N. intermedius – Tractus solitarius – Nucleus tractus solitarii.

Die Benutzung der Trigeminusfasern ist lediglich im Sinn einer topographischen Anlagerung zu verstehen.

Der N. facialis ist der Nerv des zweiten Kiemenbogens. Die von ihm innervierten Muskeln sind Abkömmlinge desselben. Die mimische Muskulatur ist ausgewandert. Der Verlauf ihrer Nerven zeigt den von ihren Teilen eingeschlagenen Weg. Der M. stylohyoideus und der hintere Bauch des M. digastricus lassen in ihrer Lage zum Proc. styloideus, der ebenfalls dem zweiten Kiemenbogen entstammt, ihre Herkunft erkennen.

Der N. facialis ist häufig von *Lähmungen* betroffen (Facialisparese). Sie werden je nach dem Sitze der Schädigung im Verlauf des Nerven verschiedene Symptome zeigen. Am häufigsten ist die rein motorische Lähmung, die den Facialisstamm distal vom Foramen stylomastoideum ergreift. Die gelähmte Gesichtsseite ist ausdruckslos, ohne Tonus, die Haut hängt schlaff herab, insbesondere fällt das Herabhängen des Mundwinkels der gelähmten Seite auf. Auch der Lidreflex fehlt durch Lähmung des M. orbicularis oculi. Da der Kern des oberen Facialisastes, der die drei Muskeln um das Auge innerviert,

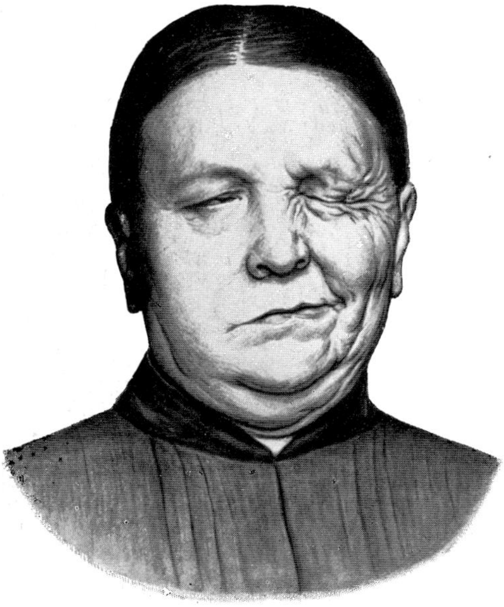

Abb. 338. Periphere Facialislähmung nach Mittelohreiterung rechts. Die gesunde linke Seite ist stark zusammengezogen, die kranke Seite bleibt unbeweglich (nach BRÜHL).

von dem motorischen Zentrum beider Hemisphären aus Impulse empfängt, so wird bei einer zentralen Lähmung nur der untere Ast betroffen, da dem oberen noch eine Hemisphäre übrig bleibt.

Bei Unterbrechung des Facialis vor Abgang des N. petrosus major werden Störungen der Tränensekretion, der Geschmacksempfindungen, des Gehörs (N. stapedius) und der Innervation der mimischen Muskulatur festzustellen sein. Distal vom Abgang des N. petrosus major werden nur die letzten drei Symptome auftreten oder nur Geschmacksstörung und motorische Lähmung, wenn der Nerv zwischen dem Abgang des N. stapedius und dem Abgang der Chorda getroffen ist. Der Facialis enthält auch sensible propriozeptive Fasern, die von den versorgten Muskeln herkommen.

VIII. Nervus vestibulocochlearis (N. octavus) (Abb. 324 u. 339)

Der Nerv nimmt lateral vom Facialis seinen Austritt aus dem Gehirn und betritt mit ihm zusammen den Meatus acusticus int. Der N. vestibulocochlearis zerfällt in die Pars vestibularis und die Pars cochlearis. Die Pars vestibularis kommt aus den Sinnesflächen des Vorhofs (Vestibulum) und den Sinnesleisten der Ampullen; Die bipolaren Nervenzellen, von denen die Fasern ausgehen, liegen am Grunde des Meatus acusticus int. als *Ganglion vestibuli*. Er heißt auch N. staticus, da er vom Sinnesapparat Erregungen leitet, die der Aufrechterhaltung des Gleichgewichtes dienen. Die Pars cochlearis stammt aus dem Sinnesepithel der Schnecke, wo auch ihre bipolaren Ganglienzellen als *Ganglion spirale cochleae* liegen. Er ist der eigentliche Hörnerv (Näheres s. Gehörorgan und Hörbahn).

Es ist bemerkenswert, daß die Pars cochlearis gegen Schädigungen viel empfindlicher ist als die Pars vestibularis. Daher treten viel häufiger Ertaubungen als Störungen des Gleichgewichts auf.

IX. Nervus glossopharyngeus (Abb. 330 u. 340)

Der Glossopharyngeus verbreitet sich, wie der Name ausdrückt, größtenteils an der Zunge und am Pharynx. Er ist der Hauptnerv für die *Geschmacksempfindungen* des hinteren Drittels der Zunge. Er führt auch *sensible Fasern* aus dieser Gegend, ferner von den Gaumenbögen, der Paukenhöhle, der Tube und der hinteren seitlichen Rachenwand. Die sensiblen Zellen liegen in den beiden Ganglien des Nerven, die einem Spinalganglion entsprechen. Mit seinen *motorischen* Fasern wird er der wichtigste Nerv für den Schluckakt, da bei seiner Lähmung der M. stylopharyngeus und der obere Schlundschnürer ausfallen, wodurch das Schlucken fester Bissen sehr erschwert wird. Wegen der Gefühllosigkeit in Teilen des Rachens fehlt der Schluckreflex, es besteht die Gefahr des Verschluckens (Entstehen der sog. Schluckpneumonie). Schließlich führt er *sekretorische* (parasympathische) Fasern für die Parotis.

Der Nerv verläßt hinter der Olive unterhalb des N. vestibulocochlearis die Medulla oblongata und gelangt in die vordere Abteilung des Foramen jugulare, getrennt vom Vagus. Innerhalb des Foramen bildet er das kleine variable *Ganglion superius* (intracraniale), unmittelbar nach seinem Austritt schwillt er zum *Ganglion inferius* (extracraniale) an. Beide Ganglien sind z. T. den Spinalganglien vergleichbar; das Ganglion inferius enthält wahrscheinlich auch parasympathische Zellen. Im weiteren Verlauf folgt er seinem *Leitmuskel*, dem M. stylopharyngeus, um schließlich im Bogen zwischen diesem Muskel und dem M. styloglossus zur Zungenwurzel zu strahlen. Seine Äste sind folgende:

Der *N. tympanicus* ist ein gemischter Nerv mit sensiblen Fasern für die Paukenhöhle und Tube und sekretorischen für die Parotis. Der Paukenhöhlennerv entspringt am Ganglion inferius, dringt durch den Canaliculus tympanicus in die Paukenhöhle und bildet hier mit sympathischen Fasern (Nn. caroticotympanici aus dem Geflechte der Carotis int.) den Plexus tympanicus. Die wichtigste Fortsetzung des Plexus durchbricht als *N. petrosus minor* die Decke der Paukenhöhle, gelangt auf die Furche, die seinen Namen führt, durchdringt dann die Fissura sphenope-

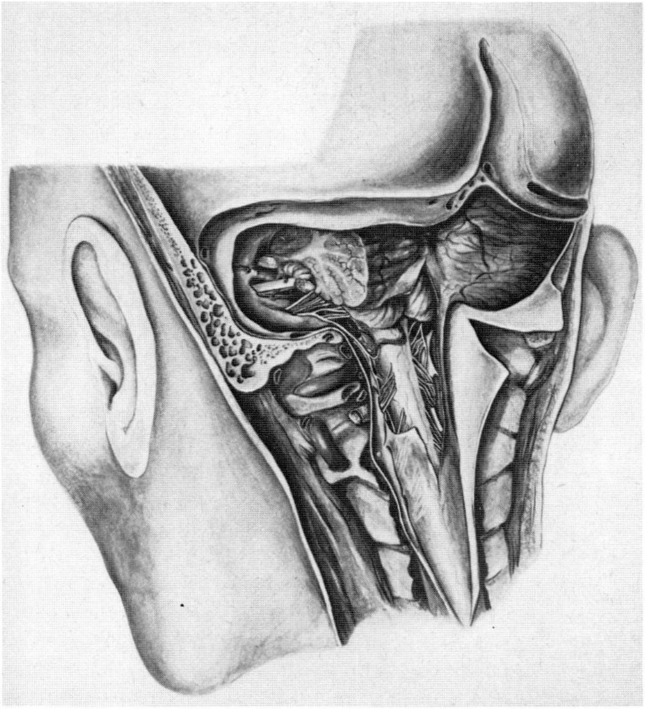

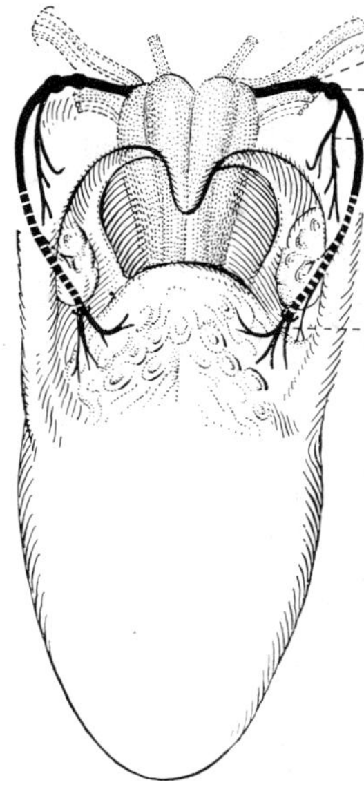

Abb. 340. Verlauf des N. glossopharyngeus (Schema).

Abb. 339. Eröffnung des subtentoriellen Raumes von hinten. Topographie der intrakranialen Verlaufsstrecke von VII, VIII, IX, X u. XI. Die lateralen Teile der linken Kleinhirnhemisphäre sind abgetragen.

trosa und senkt sich in das *Ganglion oticum* (Ohrknoten). Dieses kleine, platte Ganglion liegt medial von N.mandibularis unmittelbar unter dem Foramen ovale und besteht aus multipolaren Zellen. In ihm werden die präganglionären, sekretorischen Fasern. die auf dem Wege: N.tympanicus – Plexus tympanicus – N. petrosus minor herangeführt werden, umgeschaltet. Die Verbindung des Glossopharyngeus mit dem Ganglion oticum wurde früher als JAKOBSONsche Anastomose bezeichnet. Die postganglionären Fasern benutzen eine Verbindung des Ganglion zum N. auriculotemporalis, um mit diesem die Parotis zu erreichen. Der Hauptteil der Fasern scheint durch eine Anastomose mit dem Facialis zur Parotis zu gelangen.

Außerdem besitzt das Ganglion oticum zahlreiche andere Verbindungen, die aber in ihrer Bedeutung nicht erkannt sind. Es wird von Ästen des N. mandibularis durchsetzt.

Der *R. stylopharyngeus* wird als kurzer Ast vom Hauptstamm an den gleichnamigen Begleitmuskel abgegeben.

Rr. pharyngei gehen in den Plexus pharyngeus in der Wand des Pharynx.

Rr. tonsillares werden zur Tonsille und zur Seitenwand der Schlundenge abgegeben.

Rr. linguales strahlen in die Schleimhaut des Zungengrundes und führen sensible und Geschmacksnerven zu den Papillae vallatae und foliatae.

Rr. sinus carotici treten zum Geflecht der A. carotis int.; namentlich an der Teilungsstelle der A. carotis communis (Carotissinus) strahlen Äste ein, die bei Tieren von E. H. HERING als *Carotissinusnerv* bezeichnet wurden. Es handelt sich um markhaltige afferente Fasern, die bei erhöhter Wandspannung der Arterie infolge steigenden Blutdrucks gereizt werden und reflektorisch eine Gefäßerweiterung und Vaguswirkung auf das Herz herbeiführen. Infolge dieser depressorischen Wirkung werden sie als *Blutdruckzügler* bezeichnet.

X. **Nervus vagus** (Abb. 342)

Der Vagus ist der bedeutendste Nerv des parasympathischen Systems. Auf seinem Weg vom Kopf, den Hals entlang, durch die Brusthöhle zur Bauchhöhle versorgt er die Eingeweide, und dieses weite Herumschweifen, Vagabundieren, hat ihm den Namen Vagus verschafft. Durch seine Ausbreitung vom Kopf bis zum Dickdarm überbrückt er die Lücke, die im Zentralnervensystem zwischen den kranialautonomen und sakralautonomen Zentren zu bestehen scheint. Seinem Verbreitungsgebiet entsprechend enthält er mehrere Fasergruppen: *somatomotorische* für quergestreifte Muskeln des Gaumens, des Pharynx, des Kehlkopfes und der Speiseröhre, *viszeromotorische Fasern* für die glatten Muskeln des Eingeweidetraktes (von der Speiseröhre bis vermutlich zur Flexura coli sinistra) und für die Bronchien, *sekretorische Fasern* für die Drüsen des Atmungs- und Verdauungstraktes, *Hemmungsfasern* für das Herz, *Gefäßnerven* und *sensible Fasern* (vom äußeren Ohr, Respirationstrakt, Herz, Verdauungsorgane).

Daraus erklärt sich die auffallend starke Gliederung seiner Kerne am Boden der Rautengrube sowie das Vorhandensein von sensiblen Ganglien, die den Spinalganglien entsprechen.

Mit 10 bis 18 Wurzelfäden tritt er aus der Furche hinter der Olive hervor und sammelt diese Fäden fächerförmig zu einem Stamm, der das Foramen jugulare durchzieht. Dort bildet er das *Ganglion superius (jugulare)*, das zum großen Teil einem Spinalganglion entspricht, aber auch multipolare Ganglienzellen enthält und den *R. auricularis n. vagi* vom äußeren Gehörgang her und den *R. meningeus* aus der Dura aufnimmt. Der R. auricularis ist der letzte Rest eines Hautastes, der das entsprechende Gebiet der Seitenlinienorgane bei Fischen und Amphibien versorgt. Unterhalb des Foramen jugulare folgt das *Ganglion inferius (nodosum)*, das eine etwa 3 cm lange, spindelförmige Auftreibung und ebenfalls ein sensibles Ganglion darstellt, das aber, verglichen mit anderen Spinalganglien, sehr groß erscheint. Der starke Nervenstamm schließt sich den großen Halsgefäßen an und liegt innerhalb der Bindegewebsscheide zwischen V. jugularis int. und A. carotis communis. Rechts gelangt er vor die A. subclavia und links vor den Aortenbogen, um von hier hinter die Lungenwurzel hinabzusteigen und sich dem Oesophagus in Gestalt eines weitmaschigen Geflechtes anzuschließen. Mit dem Oesophagus erreicht er den Magen.

Bei der Katze scheinen 85% der Nervenfasern im Ganglion inferius ihren Ursprung zu nehmen und überwiegend motorisch zu sein. In der Gegend des Ganglion inferius bestehen Verbindungen mit allen Nachbarnerven: dem Glossopharyngeus, dem Accessorius (zur Aufnahme des R. medialis n. accessorii), dem Hypoglossus und dem Sympathicus (Ganglion cervicale superius). Ferner zieht ein R. meningeus rückläufig zur Dura. Bei Reizung dieses Nerven durch Blutandrang oder Entzündung kann reflektorisches Erbrechen ausgelöst werden.

Aus dem Halsteil werden Schlund-, Kehlkopf- und Herzäste abgegeben: die Rr. pharyngei, der N. laryngeus superior (cranialis) und die Rr. cardiaci superiores (craniales).

Die *Rr. pharyngei* bilden mit Glossopharyngeus und Sympathicus den *Plexus pharyngeus* an der Schlundwand.

Ob diese Vagusäste sensible Fasern führen, ist zweifelhaft. Durch den Plexus versorgt der Vagus den mittleren Schlundschnürer (der untere wird von einem Ast des N. laryngeus versorgt).

Ferner beteiligt er sich an der Innervation der Mm. glossopalatinus, pharyngo-palatinus, levator veli palatini et uvulae. Bei Lähmung des Gaumenmuskels funktioniert das Gaumensegel nicht richtig, so daß flüssige Speisen durch die Nase abfließen können.

Der *N. laryngeus sup.* geht vom unteren Pol des Ganglion infernius medial von der Carotis int. zur Membrana thyreohyoidea und teilt sich in den motorischen *R. externus*, der den äußeren Kehlkopfmuskel, M. cricothyreoideus, und den unteren Schlundschnürer versorgt, und den *sensiblen R. internus*. Dieser durchbohrt die Membrana thyreohyoidea, gelangt in den Sinus piriformis und versorgt sensibel von hier aus die Schleimhaut der Epiglottis bis zum Zungenrand und das Innere des Kehlkopfes bis zur Stimmritze. Eine Anastomose verbindet ihn mit dem N. laryngeus inferior. Vielleicht enthält der Nerv Geschmacksfasern für die Geschmacksknospen in seinem Versorgungsgebiet (Epiglottis).

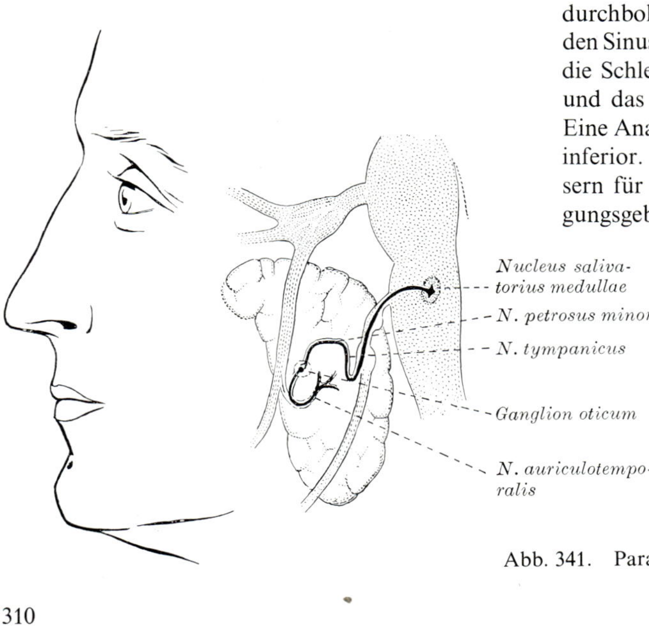

Abb. 341. Parasympathische Innervation der Parotis (Schema).

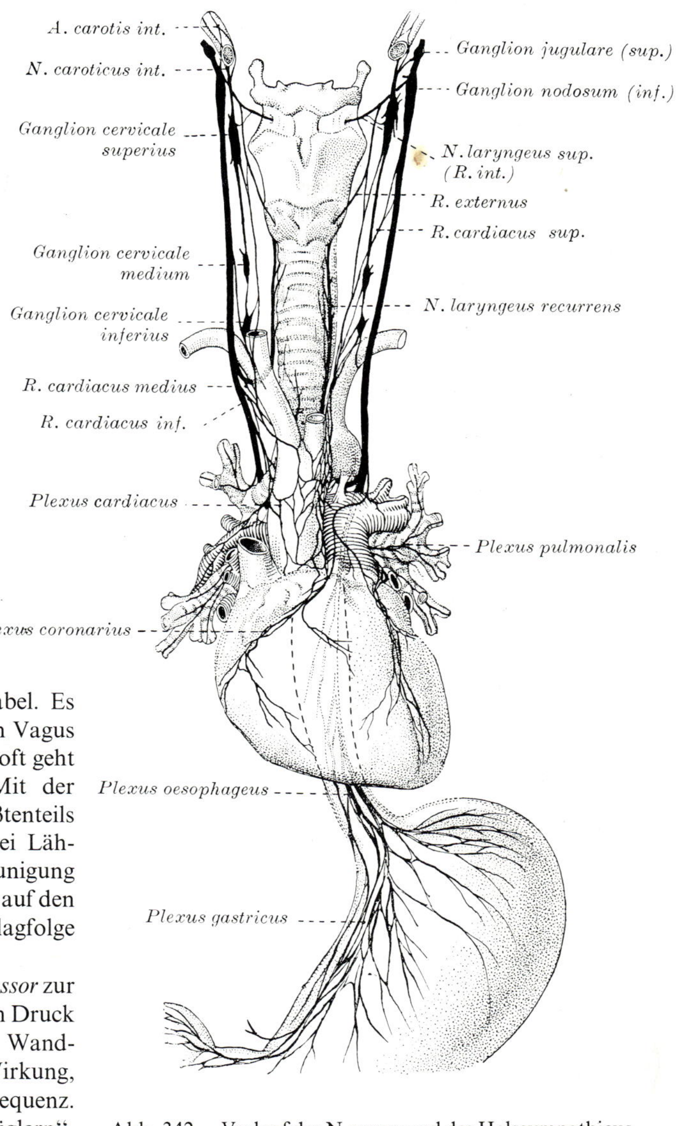

Abb. 342. Verlauf des N. vagus und des Halssympathicus.

Die *Rr. cardiaci superiores* sind sehr variabel. Es handelt sich um zwei bis drei Nerven, die den Vagus meist unter dem Ganglion inferius verlassen, oft geht ein Ast vom N. laryngeus superior ab. Mit der A. carotis communis gelangen die Äste größtenteils vor dem Aortenbogen zum Herzgeflecht. Bei Lähmung der Rr. cardiaci entsteht Pulsbeschleunigung (Tachykardie). Umgekehrt kann es bei Druck auf den Vagus am Halse zur Verlangsamung der Schlagfolge kommen.

Beim Kaninchen läuft ein Zweig als *N. depressor* zur Aortenwand und signalisiert den herrschenden Druck zur Medulla oblongata. Bei Steigerung der Wandspannung erfolgt eine „depressorische" Wirkung, Blutdrucksenkung und Minderung der Herzfrequenz. Diese Fasern gehören zu den „Blutdruckzüglern". Beim Menschen ist ein solcher N. depressor nicht individualisiert; die depressorischen Fasern verlaufen im Vagusstamm selbst.

Aus dem *Brustteil des Vagus* gehen rückläufig motorische Äste zum Kehlkopf (N. laryngeus recurrens), ferner Fasern zum Herzen, zur Lunge und zur Speiseröhre.

Der *N. laryngeus recurrens* schlingt sich rechts um die A. subclavia, links um den Aortenbogen, um rückläufig den Kehlkopf zu erreichen. Er benutzt als Weg die Rinne zwischen Luftröhre und Speiseröhre, wobei beide Organe Nervenzweige erhalten. Der Endast gelangt als *N. laryngeus inferior* durch den Ursprung des unteren Schlundschnürers an den Kehlkopf und teilt sich hier in einen hinteren und vorderen Ast, die alle Muskeln des Kehlkopfes, mit Ausnahme des M. cricothyreoideus ext., versorgen. Der Nerv wird dadurch zum *Stimmnerven*. Da der Recurrens hinter der Schilddrüse verläuft, kann er bei Operationen an dieser gezerrt oder verletzt werden, was sich in einer heiseren Stimme äußert, da das gelähmte Stimmband keine Einstellbewegungen mehr machen kann.

Der eigentümliche Umweg des Recurrens ist ein klassisches Beispiel für die Bedeutung der entwicklungsgeschichtlichen Vorgänge beim Zustandekommen mancher Lagepläne. Die beiden großen Gefäßbögen, um die sich jederseits der Recurrens schlingt, lagen ursprünglich als gleichwertige Teile der symmetrischen Anlage des Aortensystems in der Halsgegend und sind dann abwärts in die Brusthöhle gewandert.

Dabei wurde der Nerv mit herabgezogen und zu dem Umweg gezwungen. Der N. laryngeus recurrens vagi ist der hinterste bei den Säugetieren erhaltene Kiemenbogennerv.

Rr. cardiaci medii et inferiores treten z. T. vom Bogen des Recurrens, z. T. weiter kaudal vom Stamm des Vagus ab. Es finden Verbindungen mit den Herzästen des Sympathicus statt.

Rr. tracheales et bronchiales bilden dorsal und ventral den Plexus pulmonalis. Der sensible Teil des Lungenvagus ist wichtig für die reflektorische Atmungssteuerung. Bei seiner Ausschaltung tritt eine abnorme Vertiefung und meist auch Verlangsamung der Atmung ein. Reizung der sensiblen Vagusfasern im Kehlkopf, der Luftröhre und dem Bronchialbaum ruft reflektorisch Husten hervor. Viszeromotorische Fasern gehen zu den glatten Muskeln des Bronchialbaumes. *Rr. pericardiaci* gelangen zum Herzbeutel.

Der Bauchteil des Vagus entwickelt sich aus den Ästen, die mit der Speiseröhre auf den Magen treten. Dabei beteiligt sich, entsprechend der Drehung des Magens, der linke Vagus vorwiegend an der Bildung des *Plexus gastricus ventralis*, der rechte geht vornehmlich in den *Plexus gastricus dorsalis*. Von hier an sind die Vagusäste vom Sympathicus nicht zu trennen, so daß sogar die Behauptung aufgestellt wurde, der Vagus erreiche gar nicht die Baucheingeweide. Der Vagus gibt dem Magen bewegungsanregende und sekretorische Fasern. Das Diphtheriegift hat eine besondere Affinität zum Vagus.

XI. Nervus accessorius (Abb. 343 u. 350).

Der N. accessorius ist rein motorisch und versorgt den *M. sternocleidomastoideus* und den *M. trapezius*, ferner gibt er den *R. medialis* (Accessorius vagi) an den Vagus ab. Die Wurzelfasern kommen zwischen vorderen und hinteren Wurzeln aus dem Halsmark bis herab zum 5. bis 7. Segment. Diese Fäden sammeln sich zu einem Stamme, der neben dem Halsmark aufsteigt und durch das Foramen occipitale magnum die Schädelhöhle betritt. Die obersten Fasern erscheinen in der Furche hinter der Olive und stammen aus dem kaudalen Teil des Nucleus ambiguus. Sie schließen sich als zerebraler Teil dem spinalen an; beide treten im Anschluß an den Vagus durch das Foramen jugulare.

Nach dem Austritt aus dem Schädel zerfällt der Accessorius wieder in seine beiden Anteile, indem er den erwähnten R. medialis (ext.) an den Vagus distal von dessen Ganglion superius abgibt. Bei einem Teil der Menschen fehlt aber die Verbindung zum Vagus. Wahrscheinlich verlassen die Fasern aus dem kaudalen Teil des Nucl. ambiguus (s. Kehlkopf) in diesen Fällen die Medulla in der Bahn des N. vagus.

Der R. lateralis geht als spinaler Accessorius, die V. jugularis int. kreuzend, zum M. sternocleidomastoideus. Er durchbohrt den Muskel oder zieht unter ihm durch, um, durch das seitliche Halsdreieck hindurchlaufend, den Trapezius zu erreichen.

Verbindungen mit dem Plexus cervicalis, die meist im seitlichen Halsdreieck erfolgen, führen dem Trapezius weitere motorische Fasern zu, die seine oberen Partien versorgen. Trapezius und Sternocleidomastoideus erhalten auch selbständige Zweige aus dem Plexus cervicalis.

Bei einer Accessoriuslähmung ist die Hebung des Armes über die Horizontale eingeschränkt. Bei Lähmung des Sternocleidomastoideus entsteht eine Schiefhalsstellung durch Überwiegen des gesunden Muskels.

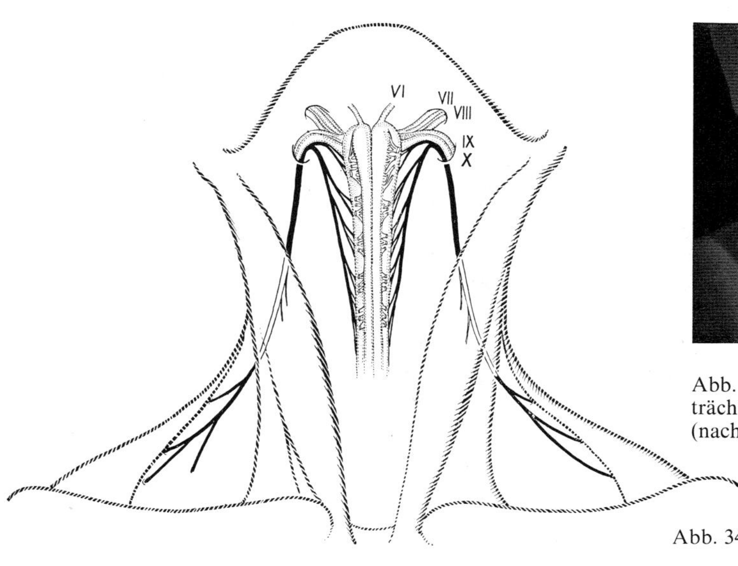

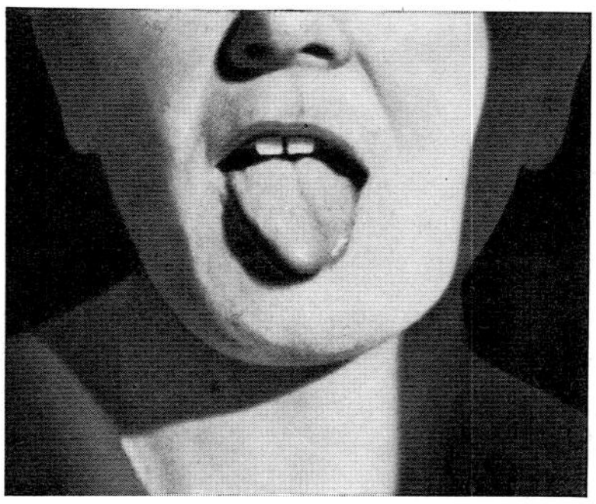

Abb. 344. Hypoglossuslähmung links mit beträchtlicher Atrophie der linken Zungenhälfte (nach VERAGUTH).

Abb. 343. Verlauf des N. accessorius (Schema).

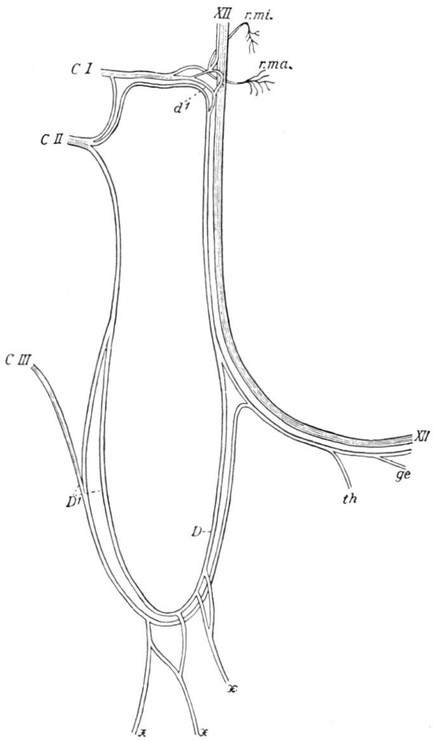

Abb. 345. Verbindungen des N. hypoglossus mit den Cervicalnerven. Nach HOLL. XII = N. hypoglossus. C I, C II, C III = vordere Äste des I. bis III.Cervicalnerven. D = Ramus superior ansae cervicalis, D_1 = N. cervicalis descendens aus C II und C III, bilden zusammen die Ansa hypoglossi. r.mi. und r.ma. = Äste für M.rectus capitis ventralis und M. longus capitis. ge = Ast zum M. geniohyoideus. th = Ast zum M. thyreohyoideus.

XII. Nervus hypoglossus (Abb. 330)

Der Hypoglossus ist der motorische Zungennerv. Er erscheint mit mehreren Fäden zwischen Pyramide und Olive an der Oberfläche des verlängerten Markes und setzt damit die Reihe der vorderen Wurzeln fort. Der Nerv entstand aus drei Spinalnerven, die in den Schädel aufgenommen wurden und deren hintere Wurzeln rückgebildet sind, so daß er rein motorisch ist. Er durchzieht gewöhnlich in zwei Bündeln die Dura und verläßt durch den Canalis nervi hypoglossi den Schädel. Dann wendet er sich um die äußere Seite des Vagus herum und verläuft längs der A.carotis int. abwärts. Charakteristisch für ihn ist der Bogen, mit dem er die ganze Astfolge der A.carotis ext. überbrückt, um über das Zungenbein auf die Außenfläche des M.hypoglossus zu gelangen. An diesem Verhalten ist er bei Operationen als weißlicher Strang erkennbar. Er endet fächerförmig verteilt in der Zungenmuskulatur und beteiligt sich an der Innervation des Geniohyoideus.

Bei einseitigen Lähmungen weicht die herausgestreckte Zunge nach der kranken Seite ab durch das Überwiegen der gesunden Muskeln. Bei langem Bestand verfällt die gelähmte Zungenhälfte der Atrophie.

Die Bahn des Hypoglossus wird von Fasern aus C_1 und C_2 benutzt, die ihn z.T. als R.sup. ansae cervicalis wieder verlassen, um mit Fasern aus C_2 und C_3 die *Ansa cervicalis (hypoglossi)* zu bilden. Die Ansa stammt somit aus Zervikalnerven. Der R.sup. ansae cervicalis führt motorische Fasern für die Muskulatur unter dem Zungenbein (Rectussystem des Halses).

Nach seinem Austritt aus dem Schädel geht der Hypoglossus Verbindungen ein mit dem Ggl. cervicale superius des Sympathicus, hierdurch kommen ihm Vasomotoren zu mit dem Ggl. inferius n. vagi und den Zungenästen des Trigeminus und Vagus. Durch die Verbindung mit den letzten drei Nerven sollen dem Hypoglossus propriozeptive Fasern zugeleitet werden.

Die Rückenmarksnerven, Nervi spinales

Allgemeines Verhalten

Die Rückenmarksnerven verlassen das Rückenmark als vordere und hintere Wurzeln (Abb. 346). Die an dem Spinalganglion hervortretenden sensiblen Fasern vereinigen sich mit den motorischen der vorderen Wurzeln und bilden den kurzen Stamm des Spinalnerven. Dieser verläßt den Wirbelkanal durch das Foramen intervertebrale. Man teilt daher diese Segmentalnerven nach den Abschnitten der Wirbelsäule ein und unterscheidet acht *Zervikalnerven* (der erste tritt bereits zwischen Hinterhauptbein und Atlas aus), zwölf *Thorakalnerven*, fünf *Lumbalnerven*, fünf *Sakralnerven* und ein bis zwei *Steißnerven*. Die letzteren könnte man auch als Kaudalnerven bezeichnen. Wenn die Wirbelzahl variiert, ändern sich übereinstimmend auch die Verteilung der segmentalen Nerven und der Aufbau der Geflechte.

Die aus motorischen und sensiblen Bestandteilen gemischten Spinalnerven teilen sich bei ihrem Austritt aus den Foramina intervertebralia in einen *Ramus ventralis* und *dorsalis* (Abb. 346). Die Rami dorsales versorgen Haut und Muskeln im Rückengebiet. Es werden aber nur die eigentlichen Rückenmuskeln, nicht die eingewanderten Gliedmaßenmuskeln am Rücken, die spinokostalen und spinohumeralen Muskeln, von den Rami dorsales versorgt. Die Rami ventrales, die gleichfalls gemischt sind, versorgen die ventrale Körperregion, zu der auch die Gliedmaßen gehören.

Außer diesen Hauptästen werden kleinere Zweige von den Spinalnerven abgegeben, und zwar der *R. meningeus*, der rückläufig in den Wirbelkanal eindringt, um die Rückenmarkshäute zu versorgen, und die *Rami communicantes*, die sympathische Fasern führen.

Die peripheren Nerven führen außer den motorischen und sensiblen Bestandteilen auch Fasern des autonomen Nervensystems, welche jedem Spinalnerven durch einen Ramus communicans (griseus) aus dem Grenzstrang zugeführt werden. Auch nach der Teilung der sogenannten gemischten Nerven in Muskeläste und Hautäste sind die Äste nicht rein motorisch bzw. sensibel, vielmehr enthalten die Muskelnerven noch Beimengungen sensibler Fasern aus den sensiblen Endorganen der Muskel- und Sehnenspindeln usw., ferner autonome Fasern für den Muskel und die Vasokonstriktion. Die Hautnerven führen sympathische Fasern für die Drüsen, Gefäße und glatten Muskelzellen der Haut (M. arrector pili, Tunica dartos).

Nur die ventralen Äste der Spinalnerven bilden mit Ausnahme des Thorakalbereiches Geflechte, sog. *Plexus*, aus denen wieder isolierte Nerven hervortreten. So unterscheiden wir einen *Plexus cervicalis, brachialis* und *lumbosacralis*, Hals-, Arm- und Beingeflecht. Die Geflechte sind der Ausdruck für Verlagerungen, die in den versorgten, ursprünglich segmental angeordneten Gebieten stattgefunden haben. Das Myotom, die ursprüngliche Muskeleinheit, ist meist aufgelöst, und die Bestandteile haben sich mit ihren Nerven neu gemischt. Wenn der Anfang als Spinalnerv segmental bleibt, das Ende aber mit dem versorgten Material sich verschiebt und mischt, dann müssen auch die Nervenstämme sich durchflechten, ehe sie sich auf den Weg zu den Erfolgsorganen begeben. So kommt es, daß ein Muskelnerv Fasern aus verschiedenen Segmenten enthält und eine vordere Wurzel mehrere Muskeln versorgen kann, indem sie sich auf verschiedene periphere Nerven verteilt. Der Ausfall einzelner Vorderwurzeln wird daher in der Regel die versorgten Muskeln nur schwächen, nicht lähmen, da die meisten pluriradikulär versorgt sind. Es besteht also ein Unterschied zwischen „radikulärer" und „peripherer" Lähmung. Ist eine Muskelgruppe gelähmt, die aus den gleichen Wurzeln versorgt wird, dann ist eine Schädigung am Rückenmark anzunehmen.

Auch das von der hinteren Wurzel eines Segmentes innervierte Hautgebiet, Dermatom, ist in der Regel ganz verschieden von dem Hautgebiet eines Hautnerven, der Fasern aus verschiedenen hinteren Wurzeln enthält. Die „radikuläre" und die „periphere" Hautinnervation müssen scharf unterschieden werden. Nur dort, wo die Plexusbildung unterbleibt, also bei den thorakalen Spinalnerven, fallen die Areale der Hautnerven ungefähr mit den Dermatomen zusammen. Das ist demnach im Rumpfgebiet der Fall. Die sensiblen Fasern einer Hinterwurzel treffen also in der Versorgung einer Hautzone (Dermatom, Wurzelfeld) wieder zusammen, auch wenn sie bis dahin durch verschiedene Nerven gelaufen sind (Abb. 347). Der Ausfall einer Hinterwurzel ruft keine scharf begrenzte Anästhesie der Haut hervor, da die Wurzelfelder sich überdecken.

Da auch die Verteilungsgebiete der Hautnerven sich überlagern, kann in einigen Fällen nach Ausfall eines Hautnerven überhaupt kein Sensibilitätsverlust bemerkbar sein. Das Hautgebiet, das sonst nach Ausfall eines Hautnerven gefühllos wird, ist sein *autonomes Gebiet*. Es ist im Verhältnis zur Ausbreitung des Nerven sehr klein. Wenn umgekehrt alle Nachbarnerven ausfallen, dann ist das Gebiet, in dem noch Sensibilität erhalten bleibt, viel größer – wir nennen es *Maximalgebiet*. An den Rändern dieses Maximalgebietes können noch Reste von Sensibilität vorhanden sein.

Über die *Wege der Nerven* lassen sich einige allgemeine Regeln aufstellen. Die Rückenmarksnerven verlaufen vielfach mit den Gefäßen zusammen und bilden mit ihnen Gefäßnervenstränge, die im allgemeinen auf dem kürzesten Weg zu ihrem Erfolgsorgan

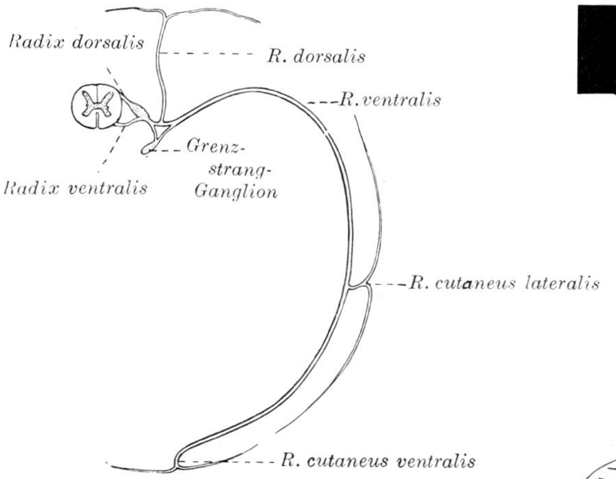

Abb. 346. Bildung und Verzweigung eines Rückenmarknerven (Brustnerv).

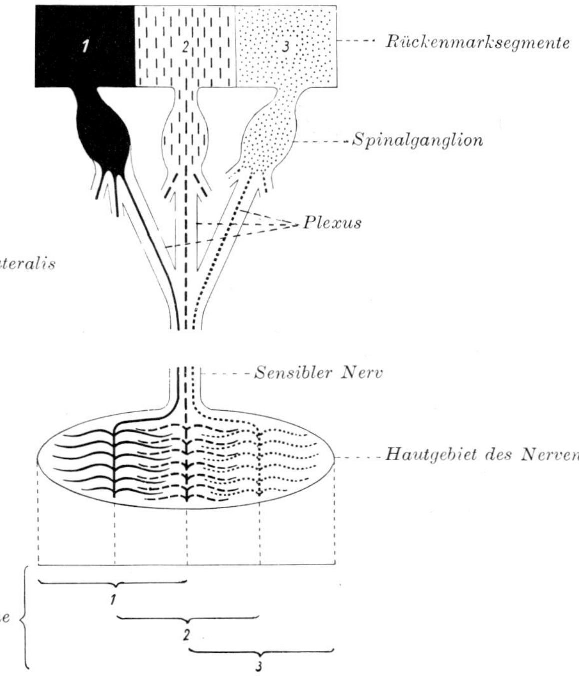

Abb. 347. Schema der radikulären und peripheren Hautinnervation, nach BING geändert.

ziehen. Dabei benutzen sie solche Straßen, die in bezug auf die mechanische Beanspruchung möglichst neutral sind.

Von dem Prinzip des kürzesten Weges weichen aber manche Nerven ab, da die Erfolgsorgane bei ihren Wanderungen im Laufe der Entwicklung ihre Nerven mitnehmen. Wenn das Herz oder die Keimdrüsen in der Ontogenese kaudalwärts wandern, dann werden ihre Nerven entsprechend länger, und diese Organe werden nicht von sensiblen benachbarten Nervengebieten aus versorgt.

Während das Zentralnervensystem durch Knochenkapseln und den Liquormantel so isoliert wird, daß es von mechanischen Einwirkungen geschützt ist, ist die Frage, wie in dieser Hinsicht die peripheren Nerven isoliert sind, noch nicht systematisch untersucht. Die Nerven müssen so verlaufen, daß sie durch die Gliederbewegungen und die zahllosen Verschiebungen der Muskeln nicht mechanisch gereizt werden. Man findet sie wie die Blutgefäße fast stets an den Beugeseiten der Gelenke, wo sie geringeren Dehnungen ausgesetzt sind als an den Streckseiten. Wenn die Nervenstämme an der Streckseite verlaufen, wie z. B. der N. ulnaris am Ellenbogengelenk, dann liegen sie dicht an der Achse. Trotzdem können durch äußerste Bewegungen die Nerven unter Umständen an den Gelenken gezerrt werden, so der N. axillaris am Schultergelenk, der N. medianus am Handgelenk und der N. ischiadicus am Hüftgelenk. Es müssen auch bei gewöhnlichen Bewegungen gewisse Einwirkungen von seiten des mechanischen Apparates des Körpers auf die Nervenäste erfolgen, und es bleibt auffallend, daß von diesen keine Empfindungen ausgelöst werden. Die Nerven sind nur wenig dehnbar (etwa 5–6%) und schlängeln sich etwas bei extremen Beugestellungen der Glieder.

Von den peripheren Nerven treten in bestimmter Reihenfolge Äste ab (sog. Astfolge), und es entsteht die Frage, ob und wie weit sich die Fasern dieser Äste als isolierte Kabel durch den Hauptstamm hindurch verfolgen lassen. Nach der Lehre von STOFFEL sollen die einzelnen motorischen und sensiblen Bahnen im Querschnitt des Nervenstammes eine typische Lage einnehmen. Es hat sich aber gezeigt, daß die Nervenfasern für einen Muskel meist diffus über den Querschnitt verstreut sind, so daß neben den oben erwähnten äußeren Plexus auch innere bestehen. Erst kurz (1–2 cm) vor seinem Abgang sammeln sich die Fasern des betreffenden Muskelastes und bilden im Hauptstamm die typisch lokalisierte *Astbahn* (FÖRSTER). An dieser Stelle kann durch eine kleine Verletzung die Bahn für den Muskel unterbrochen werden. Durchschneidet man aber weiter proximal den Nervenstrang, dann kann man oft etwa ein Drittel des Querschnittes ausschalten, ohne den betreffenden Muskel zu schädigen.

Manche Astbahnen lassen sich auf längeren Strecken verfolgen, so z. B. die des Coracobrachialis, des Pronator teres, des Flexor carpi radialis, des Semitendinosus und Semimembranosus usw.

Bei einer teilweisen Schädigung eines Nervenstammes sind fast immer die Muskeln gelähmt, deren Ner-

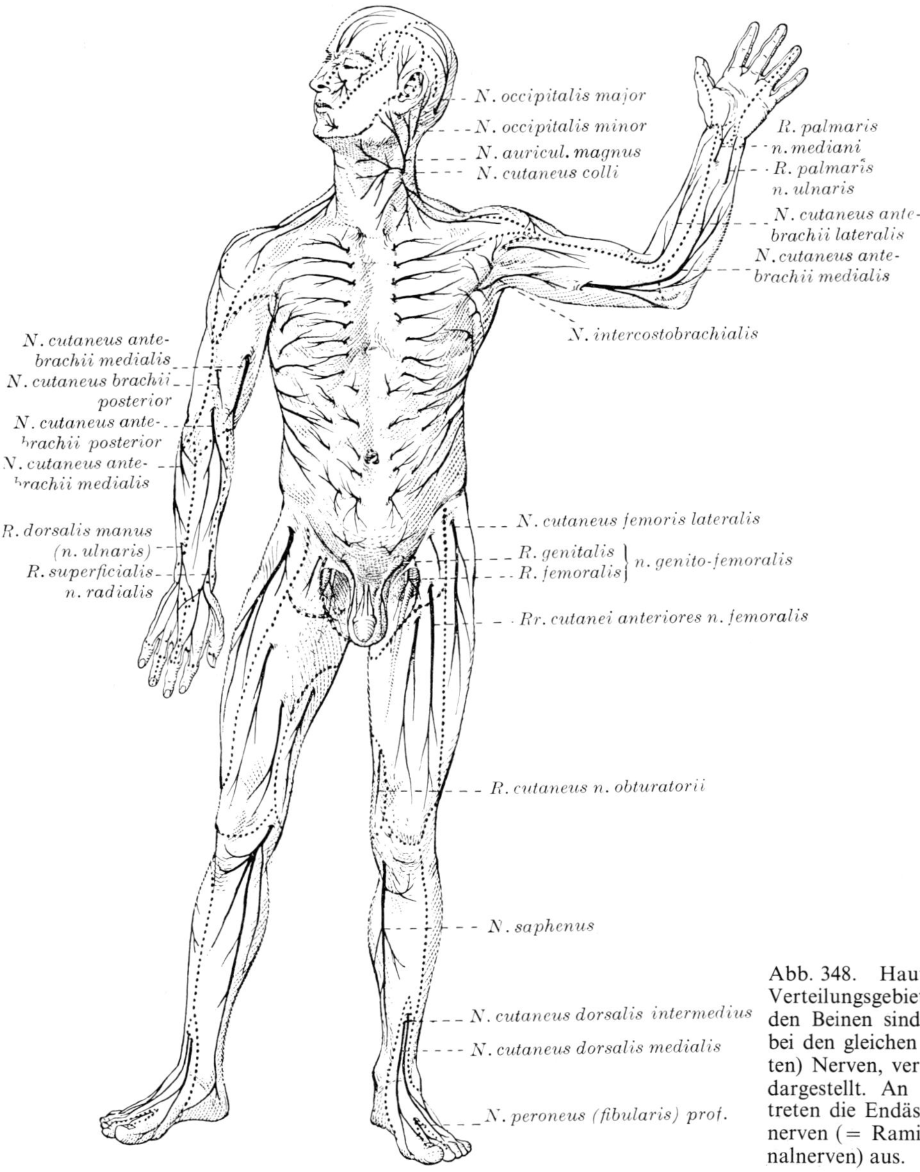

Abb. 348. Hautnerven und ihre Verteilungsgebiete von ventral. An den Beinen sind rechts und links, bei den gleichen (rechts bezeichneten) Nerven, verschiedene Befunde dargestellt. An Brust und Bauch treten die Endäste der Interkostalnerven (= Rami ventrales der Spinalnerven) aus.

venfasern die längste Bahn haben, während die proximal innervierten Muskeln entweder unberührt bleiben oder nur geschwächt werden. Die Erfahrung lehrt, daß die Nervenanteile um so empfindlicher gegen Schädigung sind, je länger ihr Weg ist. So werden z. B. bei diffusen Stammschädigungen des N. peroneus fibularis) die Mm. peronei, deren Nervenanteile den kürzesten Weg haben, am wenigsten betroffen, während die übrigen vom N. peroneus (fibularis) innervierten Muskeln gelähmt sein können.

Die Halsnerven, Nervi cervicales

Der erste von den acht Zervikalnerven verläßt den Wirbelkanal zwischen Hinterhauptbein und Atlas, hinter der Massa lateralis des letzten; der letzte Zervikalnerv tritt zwischen dem letzten Hals- und ersten Brustwirbel aus.

Rami dorsales der Zervikalnerven

Diese Äste dringen durch die Nackenmuskeln, die sie versorgen, und gelangen dann zur Haut des Nakkens und Hinterhaupts bis zum Scheitel, wo sie an die Trigeminusgrenze stoßen.

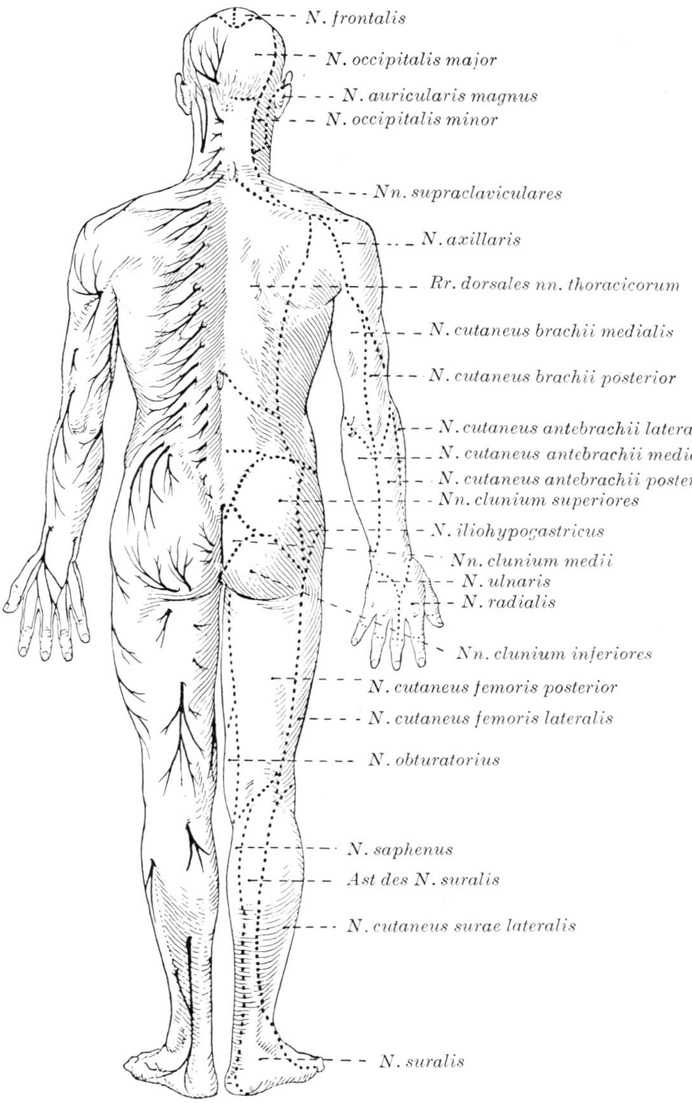

Abb. 349. Hautnerven und ihre peripheren Verteilungsgebiete vor dorsal. Am Rücken treten die Hautäste der Rami dorsales der Spinalnerven aus.

Der dorsale Ast des 1. Halsnerven ist rein motorisch und versorgt als *N. suboccipitals* vorwiegend die kurzen Nackenmuskeln zwischen Schädel und den ersten Halswirbeln. Man findet ihn oberhalb des dorsalen Atlasbogens, der die Basis eines Dreiecks bildet, dessen Schenkel von dem M. obliquus capitis superior und M. rectus capitis posterior major dargestellt werden.

Der R. dorsalis des 2. Halsnerven ist der *N. occipitalis major*, ist gemischt und biegt um den unteren Rand des M. obliquus capitis inferior nach oben. Er versorgt den M. semispinalis capitis und den Kopfteil des M. longissimus und gelangt mit einem starken sensiblen Zweig etwa 2 cm von der Mittellinie entfernt in das derbe Gewebe der Fascia nuchae. Hier läuft er in einem Bindegewebskanal zur Haut und verzweigt sich in mehrere Endäste (Abb. 350). An diesem Nerven werden nicht selten Neuralgien beobachtet.

Auch der Ramus dorsalis des 3. Halsnerven entsendet einen Hautast, den *N. occipitalis tertius*, der einen schmalen medianen Streifen am Hinterhaupt versorgt.

Die Rami ventrales der Zervikalnerven bilden den Plexus cervicalis und brachialis.

Das Halsgeflecht, Plexus cervicalis (Abb. 350)

Das Halsgeflecht wird von den *vorderen Ästen* der vier oberen Spinalnerven (C I–IV) gebildet, indem sich diese untereinander durch Schlingen (Ansae) verbinden. Der mit seinen Hauptfasern abwärts gerichtete Plexus kommt zwischen den Ursprüngen des Scalenus anterior und Scalenus medius bzw. Levator scapulae zum Vorschein und wird vom Sternocleidomastoideus bedeckt.

Mit seinen sensiblen Ästen versorgt der Plexus die Haut hinter und unter dem Ohr, am Kieferwinkel und im vorderen und seitlichen Halsdreieck bis unterhalb des Schlüsselbeins. Die motorischen Äste innervieren die prävertebralen Muskeln, die Scaleni, das Zwerchfell und die unteren Zungenbeinmuskeln. Ferner beteiligen sich Fasern, die sich dem N. accessorius anschließen, in wechselndem Ausmaß an der Innervation von Trapezius und Sternocleidomastoideus, außerdem gehen Äste zum Levator scapulae.

Hautäste des Plexus cervicalis

1. Der *N. occipitalis minor* (aus C_2 und C_3) tritt am Hinterrand des M. sternocleidomastoideus empor zur Haut der lateralen Hinterhauptgegend. Der Stamm verläuft in einem derbfilzigen Bindegewebe und ist daher schwer zu präparieren. Er zeigt mancherlei Variationen.

2. Der *N. auricularis magnus* (aus C_2) erscheint als stärkster Ast des Plexus am Hinterrand des M. sternocleidomastoideus (etwa in der Mitte seines Verlaufes: Punctum nervosum, „ERBscher Punkt") und zieht kranialwärts in Richtung Ohrläppchen. Er verteilt sich an diesem sowie in der Haut vor und hinter dem Ohr.

3. Der *N. transversus colli (cutaneus colli)* (aus C_3) tritt wie der vorige in der Mitte des hinteren Randes des M. sternocleidomastoideus hervor, überquert den Muskel und verzweigt sich fächerförmig zur Haut des vorderen Halsdreiecks. Durch eine Anastomose mit dem *R. colli nervi facialis* führt der letztere seine motorischen Fasern in den unteren Teil des Platysma.
   Die drei genannten Hautäste schlingen sich um den hinteren Rand des Sternocleidomastoideus. Dieser kann sich gegen die Wirbelsäule nicht weit nach hinten verlagern, so daß die Nerven nicht von einer Zerrung bedroht werden.

4. Die *Nn. supraclaviculares* (aus C IV) kommen als Bündel an der gleichen Stelle am Hinterrand des M. sternocleidomastoideus zum Vorschein wie die vorgenannten. Von diesem Punkte strahlen somit die Hautäste des Plexus cervicalis radienartig aus. Die Nn. supraclaviculares verlaufen fächerförmig nach abwärts. Sie bleiben zunächst in einer tieferen Lage als die übrigen Hautäste des Plexus und dringen z. T. erst über dem Schlüsselbein in die Haut der Brust und der Schulter. Man kann eine mediale, eine mittlere und eine laterale Gruppe unterscheiden. Die Segmentgrenzen innerhalb des vom Plexus cervicalis (C II bis C IV) versorgten Hautbezirkes sind auf Abb. 95 dargestellt. C II grenzt unmittelbar an das Versorgungsgebiet des Trigeminus.

Muskeläste des Plexus cervicalis

Die tiefen Halsmuskeln wie Longus colli, Longus capitis, Rectus capitis anterior et lateralis, Intertransversarii cervicales und Scalenus medius erhalten kurze Äste.

Nerven für die unteren Zungenbeinmuskeln treten aus C I und C II in den Stamm des N. hypoglossus und verlassen ihn wieder als Radix sup. ansae cervicalis. Dieser verbindet sich, auf den großen Halsgefäßen liegend, mit einem Zweig aus CII und CIII, der Radix inferior ansae cervicalis zur Ansa cervicalis (hypoglossi). Von hier aus treten die Äste zu den unteren Zungenbeinmuskeln. Die Rr. geniohyoideus und thyrohyoideus gehen schon vorher zu den gleichnamigen Muskeln.

Der *N. phrenicus*, Zwerchfellnerv, kommt aus C IV mit Zuschüssen aus CIII und CV und ist zur Hauptsache motorisch; feine sensible Äste gehen zu Teilen des Herzbeutels, des Brust- und des Bauchfelles. Der Nervenstamm verläuft schräg über den Scalenus anterior (Abb. 351) nach abwärts und kann hier zur Exhairese aufgesucht werden. Mit dem Scalenus anterior als Leitmuskel gelangt er vor die A. subclavia und hinter die V. subclavia. Über der Pleurakuppel verlaufend betritt er die Brusthöhle. Der *rechte* Phrenicus zieht weiterhin am Seitenrand der oberen Hohlvene vor der Lungenwurzel zwischen Pericard und Pars pericardiaca pleurae und erreicht das Zwerchfell ventral vom Foramen venae cavae. Der *linke* Phrenicus biegt um die Herzspitze und hat daher einen etwas weiteren Weg. Der Eintritt ins Zwerchfell liegt weiter ventral und lateral als beim rechten. Der weite Weg des Nerven erklärt sich aus der Wanderung der Zwerchfellanlage, die im Halsgebiet entstand.

Auf seinem Wege gibt er Äste zur Vorderfläche des Herzbeutels, zur Pars mediastinalis und diaphragmatica pleurae, ab. Durch das Foramen venae cavae und das Foramen oesophageum dringen Äste zur unteren Zwerchfellfläche und breiten sich hier im Peritoneum aus. Bei Entzündungen seiner Nachbarschaft (Mediastinitis, Pleuritis, Pericarditis) kann er gereizt werden und einen anhaltenden Singultus (Schluckauf) erzeugen.

Der Phrenicus wird zu therapeutischen Zwecken unterbrochen (Phrenicusexhairese), um einen Lungenflügel relativ stillzustellen. Dabei sind die Varianten des Nerven praktisch bedeutsam geworden. Es gibt Fälle, in denen er eine Wurzel aus anderen Quellen bezieht, sog. *Nebenphrenicus* (Abb. 351). So kann eine Anastomose mit dem Nervus subclavius aus dem Plexus brachialis zur Folge haben, daß bei einer Durchtrennung des Nerven die Beweglichkeit des Zwerchfelles voll erhalten bleibt.

Solche Äste können auch direkt aus dem Plexus brachialis kommen (s. Abb. 352) und sogar im N. cervicalis descendens liegen. Die Nebenphrenici verbinden sich meist noch am Halse mit dem Stamm, seltener bleiben sie selbständig.

Eine Beteiligung von Interkostalnerven an der Innervation des Zwerchfelles spielt praktisch keine Rolle, wie experimentelle und klinische Erfahrungen zeigen. Der Stamm des N. phrenicus enthält im ganzen Verlauf marklose Nervenfasern, die als vegetative angesehen werden. Die sensiblen Fasern des Phrenicus können bei Erkrankungen des Mediastinum und des Bauchraums (z. B. Gallenblase) gereizt werden und in die Dermatome C_3–C_5 (Schulterschmerz) ihre Erregung ausstrahlen; s. HEADsche Zonen.

Das Armgeflecht, Plexus brachialis

Die Rami ventrales der Zervikalnerven V bis VIII und des I. Thorakalnerven bilden den *Plexus brachialis* (Abb. 351 u. 352). Er erhält auch feine Verbindungszweige aus C IV und Th II. Die Plexusbildung erfolgt typisch, doch sind individuelle Varianten häufig. Die Nervenstämme erscheinen zwischen den Ursprüngen der Scaleni und treten in der sog. Scalenuslücke unter spitzen Winkeln in Verbindung. Das Geflecht gelangt hinter dem Schlüsselbein in die Achselhöhle. Man unterscheidet daher eine Pars supra- und infraclavicularis des Plexus. In der Achselhöhle hat die Hauptplexusmasse sich zu drei Strängen zusammengefunden, die hinter dem M. pectoralis minor die A. axillaris umlagern (Abb. 352). Man unterscheidet einen hinteren, lateralen und einen medialen Strang. Aus ihnen gehen folgende Nerven hervor:

Fasciculus posterior:	N. axillaris
	N. radialis
Fasciculus lateralis:	N. musculocutaneus
	laterale Medianuswurzel
Fasciculus medialis:	mediale Medianuswurzel
	N. ulnaris
	N. cutaneus brachii medialis und antebrachii medialis

Noch vor der Plexusbildung gehen aus den Wurzeln Nerven ab zu den Mm. scaleni und dem M. longus colli.

Die Bildung dieser drei Stränge geschieht meist in der Weise, daß die beiden oberen Plexuswurzeln C V und C VI und die beiden unteren Wurzeln C VIII und Th I je einen sog. Primärstrang (Truncus) bilden, während die mittlere Wurzel C VII allein einen mittleren Primärstrang darstellt. Jeder dieser drei Primärstränge teilt sich in einen ventralen und dorsalen Ast. Alle dorsalen Äste bilden den Fasciculus posterior, von den ventralen Ästen fließen die aus dem oberen und mittleren Primärstrang zum Fasciculus lateralis zusammen, der untere wird zum Fasciculus medialis (Abb. 352).

Bei der Bildung der Extremitätenanlage (Abb. 353) beteiligen sich fünf Segmente. Aber nur die mittleren Segmente C VI, C VII und C VIII werden beim Auswachsen der Knospe peripherwärts bis zur Hand ausgezogen. Sie reichen dorsal über die fünf Finger hinweg bis zur Handwurzel auf der Palmarseite und stoßen hier wieder auf die ventrale Achsenlinie zwischen den beiden Randsegmenten C V und Th I. Nur diese erreichen supraklavikulär und infraklavikulär die Mitte der vorderen Rumpfwand.

Die bei einer Plexusläsion auftretenden Symptombilder sind sehr mannigfach, jedoch heben sich einige durch besondere Häufigkeit heraus. Durch Zerrungen werden am häufigsten die 5. und 6. Zervikalwurzel im Fasc. lateralis beschädigt. Es entsteht dann eine obere Plexuslähmung (DUCHENNE-ERBsche Lähmung). Da sämtliche Beuger gelähmt sind, ist die Bewegung im Ellenbogengelenk unmöglich, ebenso ist die Supination aufgehoben (Ausfall des Biceps und Supinator). Ferner fallen aus: der Rhomboideus, Teres minor und die Mm. supraspinatus und infraspinatus, deltoideus, coracobrachialis und brachioradialis. Diese Lähmung entsteht als Entbindungslähmung bei der Geburt, wenn der Arm z. B. bei Steißlagen überstreckt wird. Auch bei der Narkose kann ein Druck auf diese Nerven ausgeübt werden, wenn das Schlüsselbein den Nervenaustrittstellen zu nahe kommt.

Erheblich seltener ist die untere Plexuslähmung (KLUMPKEsche Lähmung), bei der C VIII und Th I im Fasc. medialis betroffen sind. Motorisch fallen aus: Die Interossei, Lumbricales, die Muskeln des Daumen- und Kleinfingerballens. Die Lähmung kann auf andere Muskeln des Ulnaris- und Medianusgebietes übergreifen. Meist besteht auch durch die Beteiligung der Rami communicantes zum Sympathicus der HORNERsche Symptomenkomplex.

Beim Vorkommen einer Halsrippe geht der Plexus über diese hinweg. Dabei können schmerzhafte Plexusreizungen, auch motorische und vasomotorische

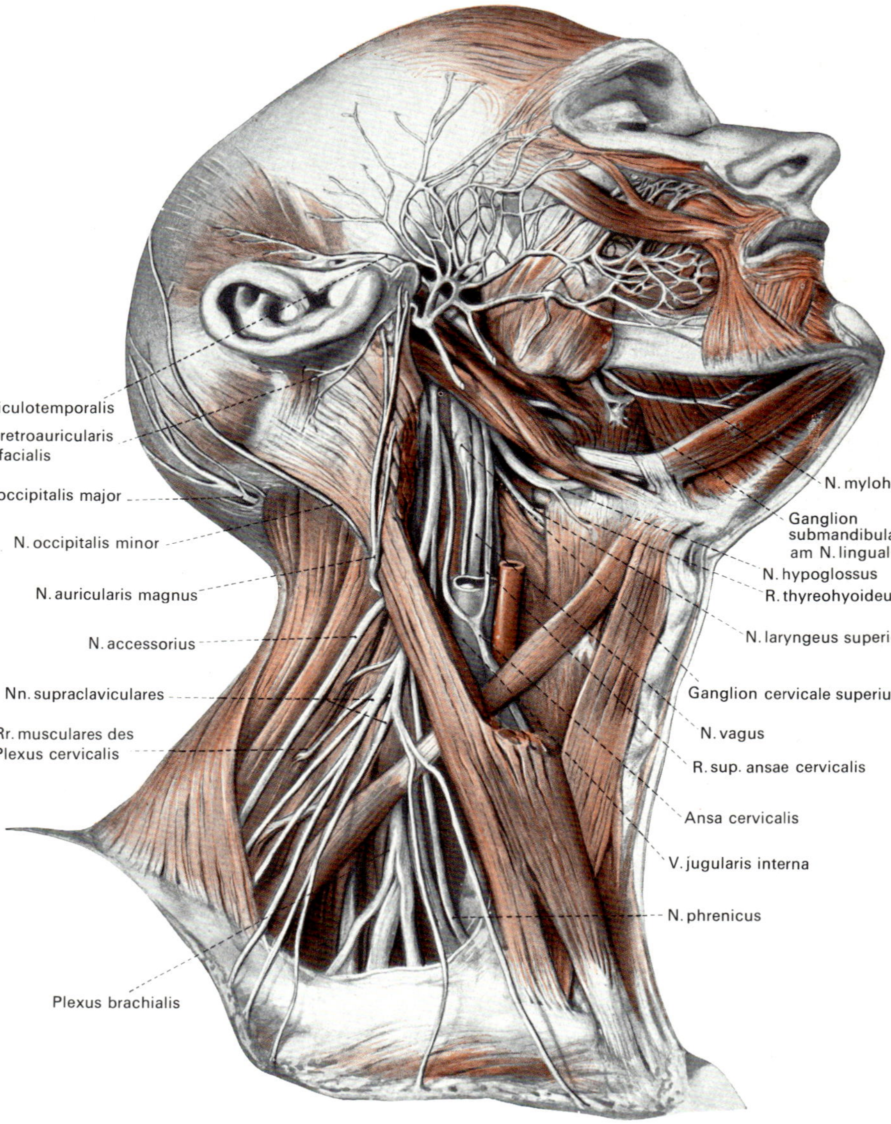

Abb. 350. Nerven des Halses und des Gesichts.

Störungen auftreten. Sie werden offenbar mechanisch ausgelöst durch die veränderte Situation in der Scalenuslücke. Entweder üben die Scaleni oder die Halsrippe selbst einen Druck auf die Nerven aus.

Nerven des Plexus brachialis zum Schultergürtel

N. dorsalis scapulae (Abb. 351 u. 352) (aus CV) durchsetzt den M. scalenus medius und gelangt, nach hinten gewendet, unter den M. levator scapulae, den er versorgt. Dann innerviert er den M. rhomboideus, unter dem er am Schulterblatt entlangläuft.

N. thoracicus longus (Abb. 352) (aus CV bis VII) gibt den Zacken des Serratus anterior Äste, indem er, hinter dem Plexus vorkommend, an der seitlichen Brustwand herabzieht.

Über das Bild der Serratuslähmung s. Bd. I. Oft ist die obere Partie nicht betroffen; dann bleibt die hohe Armerhebung relativ gut erhalten.

N. subclavius (ventraler Ast aus dem oberen Primärstrang CV und CVI) läuft über den M. scalenus anterior, vor der A. subclavia vorbeiziehend, zum M. subclavius (über seine Verbindung mit dem N. phrenicus s. Abb. 352).

Nn. pectorales (Abb. 352) (aus CV bis Th. I). Meist zwei Äste, die hinter der Clavicula herabkommen und zu den Mm. pectorales major und minor ziehen.

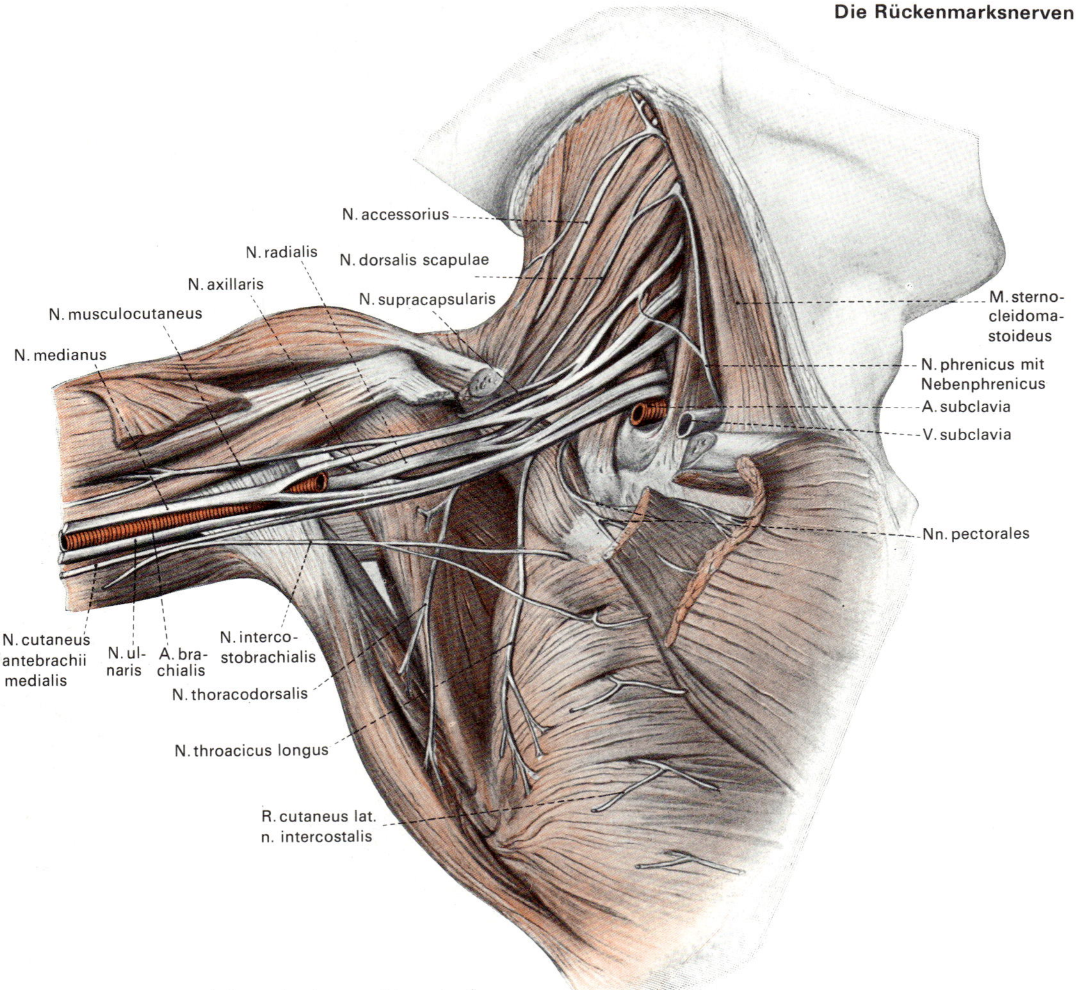

Abb. 351. Plexus brachialis und seine Nachbarschaft.

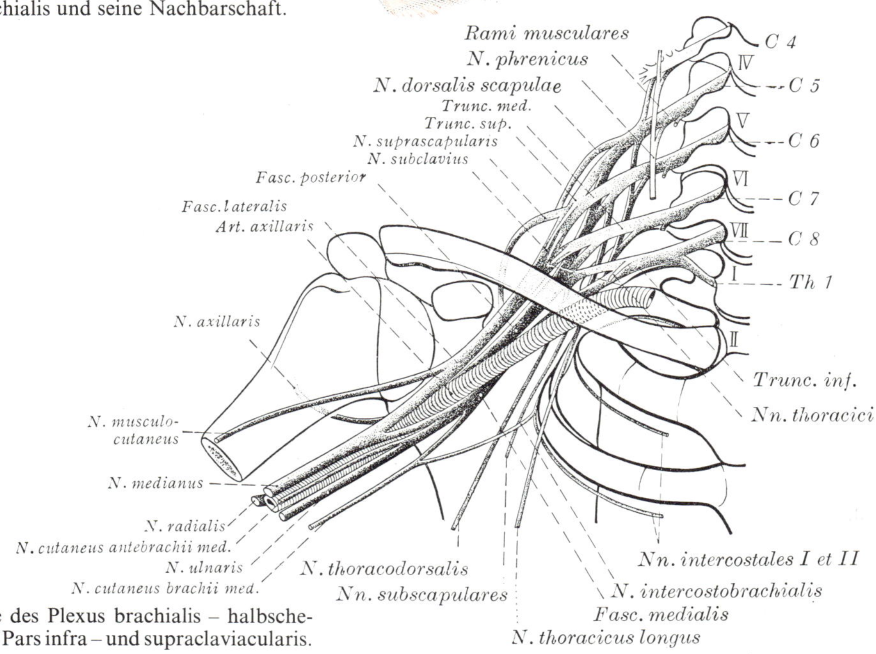

Abb. 352. Die Anlage des Plexus brachialis – halbschematisch (nach v. LANZ). Pars infra – und supraclaviacularis.

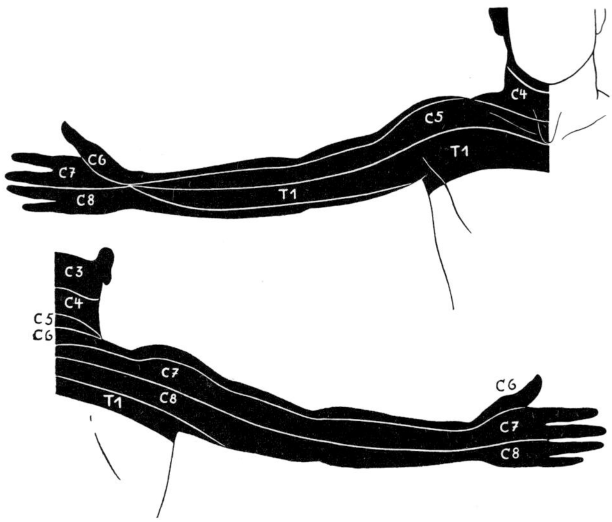

Abb. 353. Die Dermatome der oberen Extremität. Die Ausdehnung der Myotome deckt sich annähernd mit dieser Verteilung (nach KEEGAN u. GARETT).

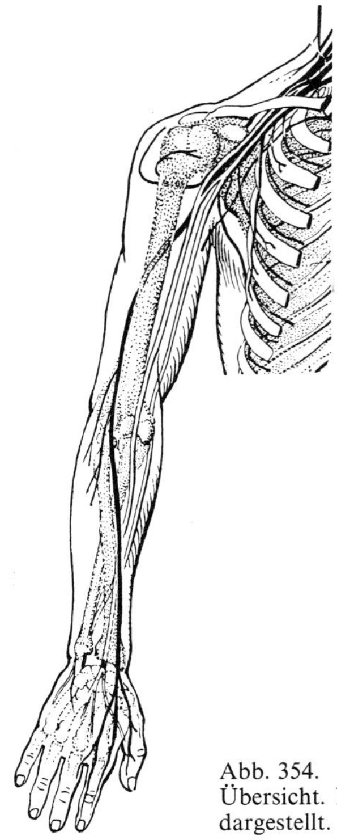

Abb. 354. Nerven des Armes, Übersicht. N. radialis: schwarz dargestellt.

N. suprascapularis (Abb. 356) (aus C V und C VI vom oberen Primärstrang abgehend) zieht längs des unteren Bauches des M. omohyoideus durch die Incisura scapulae zum M. supraspinatus. In Begleitung der A. suprascapularis gelangt er um das Collum scapulae in die Untergrätengrube zum M. infraspinatus und gibt Ästchen zum Schultergelenk. Bei Lähmung tritt die Schultergräte deutlich hervor.

Nn. subscapulares (Abb. 352) (aus C V bis C VII). Mehrere kurze Ästchen zum M. subscapularis und M. teres major.

N. thoracodorsalis (Abb. 352) (aus C VII und C VIII) zweigt sich vom Fasciculus posterior oder aus dem N. axillaris, seltener aus dem N. radialis ab. Ein längerer Ast, der in den M. latissimus dorsi eindringt.

N. axillaris (Abb. 352) (aus C V bis C VII) zweigt sich vom Fasciculus posterior ab, verläuft gemeinsam mit der A. circumflexa humeri posterior um das Collum chirurgicum humeri durch die laterale Achsellücke zum M. deltoideus und M. teres minor. Außer Ästchen zum Schultergelenk entsendet er den *Ramus cutaneus brachii lateralis*, der als Endast am hinteren Rand des M. deltoideus zur Haut über dem Muskel sowie zur Streckseite des Oberarms sich ausbreitet (Abb. 355 u. 356).

Auch aus den Muskelästen des Deltoideus können sich Hautäste abzweigen. Der N. axillaris ist somit der einzige Nev des Schultergürtels, der nicht rein motorisch ist. Bei Verrenkungen im Schultergelenk, bei Einrenkungsversuchen, Oberarmhalsbrüchen und Schleuderbewegungen kann der Nerv geschädigt werden. Alsdann ist die Haut über dem gelähmten Deltoideus empfindungslos, während das Schultergelenk schmerzt.

Nerven des Armes

Nach ihrer Funktion kann man einen Strecknerv, N. radialis, und drei Beugenerven, die Nn. medianus, ulnaris und musculocutaneus, unterscheiden.

Nervus radialis

Der N. radialis versorgt als Strecknerv die Streckmuskeln am Ober- und Unterarm, dazu den Brachioradialis und den Supinator. Sensibel versorgt er einen Teil der Haut an der Streckseite des Armes und der radialen Hälfte des Handrückens. Er verläuft als Fortsetzung des Fasciculus posterior zunächst hinter der A. axillaris, überquert die Sehne des Latissimus dorsi und dringt in Begleitung der A. profunda brachii zwischen lateralen und medialen Kopf des Triceps ein.

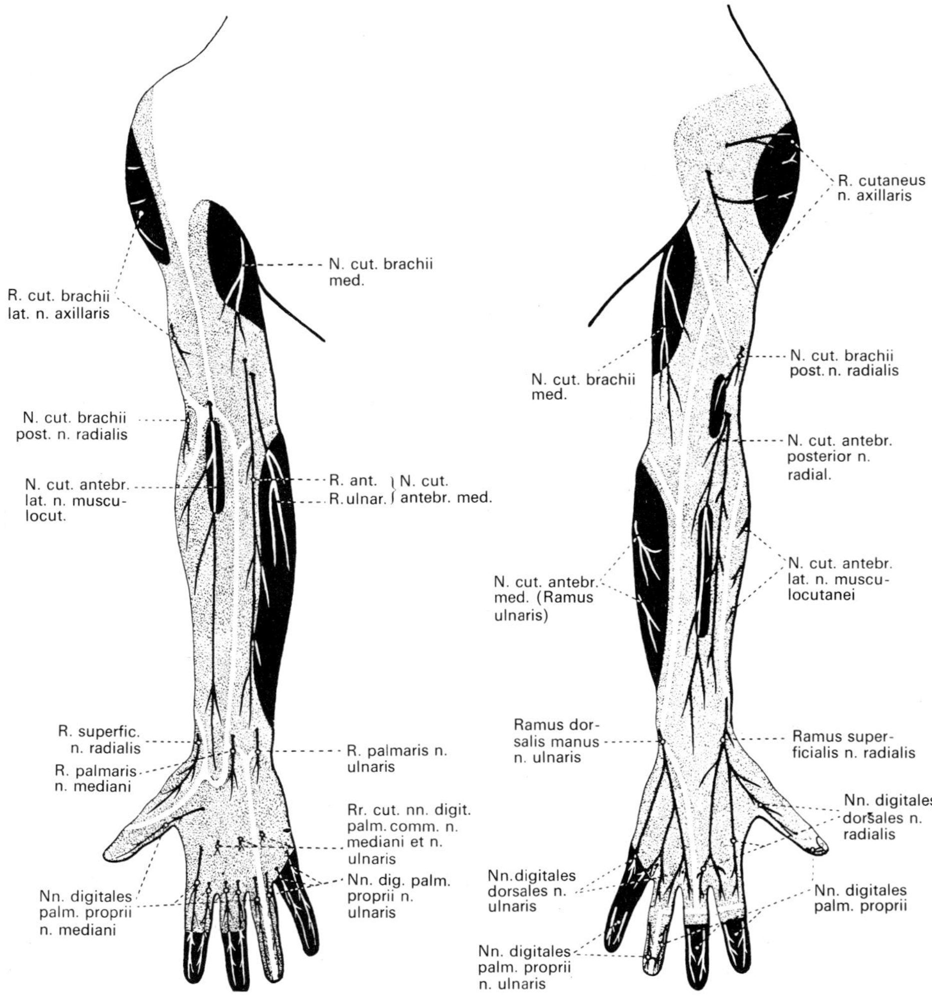

Ab. 355. Übersicht über die autonomen (schwarz) und die anatomischen Ausbreitungsgebiete (punktiert) der Hautnerven des Armes, nach v. Lanz-Wachsmuth, Prakt. Anatomie 1935.

Dann bettet er sich in den Sulcus n. radialis des Humerus und gelangt, das Septum intermusculare laterale durchbohrend, in einer langen Schraubentour wieder auf die Beugeseite des Oberarms. Hier findet man ihn in dem Spalt zwischen Brachioradialis und Brachialis, in dem er die Ellenbeuge erreicht. Vor dem Radiusköpfchen spaltet er sich in die Endäste, den überwiegend sensiblen *Ramus superficialis* und den vorwiegend motorischen *Ramus profundus*, die für den Unterarm und die Hand bestimmt sind.

Der *Ramus superficialis*, auch Handradialis genannt, verläuft in der Fortsetzung des Stammes mit der A. radialis, bedeckt vom M. brachioradialis. Im unteren Drittel des Unterarms unterkreuzt er dessen Sehne, um auf die Dorsalseite zu gelangen. Hier versorgt er die radiale Hälfte des Handrückens und mit fünf Nn. digitales dorsales manus die Haut an der Dorsalseite des Daumens, des Zeigefingers und die radiale Hälfte des Mittelfingers. Die Äste reichen am Zeige- und Mittelfinger bis zur Mittelphalanx.

Die zahlreichen Anastomosen erklären die oft nur geringen Sensibilitätsstörungen, die bei Unterbrechung der Nerven auftreten. Das Autonomgebiet der Nerven ist also sehr klein (Abb. 355).

Über der Handwurzel erfolgt eine Verbindung mit dem entsprechenden Hautast des Ulnaris (R. dorsalis manus n. ulnaris). Am Unterarm besteht eine Anastomose mit dem Hautast des N. musculocutaneus, dem N. cutaneus antebrachii lateralis.

Der *Ramus profundus* (Abb. 356) durchsetzt den M. supinator und gelangt um den Radius herum wieder auf die Streckseite. Der Nerv ist also der

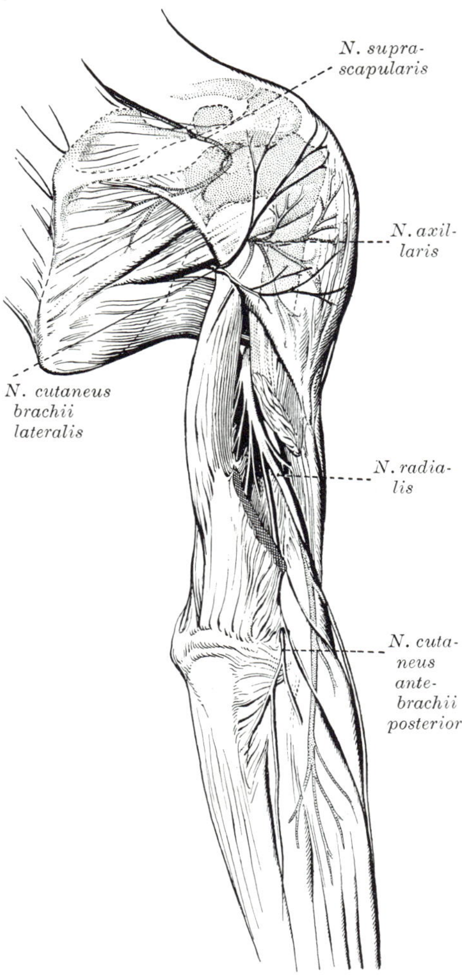

Abb. 356. N. radialis am Oberarm.

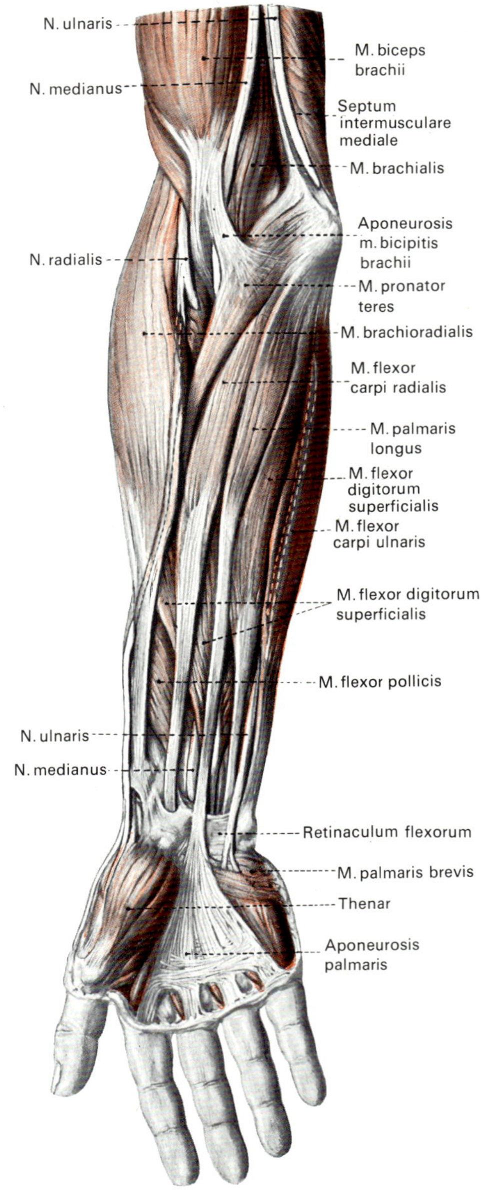

Abb. 357. Nervenstämme der Beugeseite des rechten Unterarms.

Streckseite des Ellenbogengelenkes ausgewichen. Zwischen den beiden Schichten der dorsalen Unterarmmuskulatur gehen strahlenförmig feine Äste an die Strecker ab. Der längste von ihnen reicht als N. interosseus antebrachii posterior bis an das Handgelenk, das er samt dem angrenzenden Periost der Unterarmknochen sensibel versorgt.

N. cutaneus brachii posterior (Abb. 355). Er entspringt aus dem Radialisstamm oder aus dem Ast für den langen Tricepskopf, gelangt zur Streckseite des Oberarms und versorgt die Haut über dem dorsalen Tricepsteil.

N. cutaneus antebrachii posterior (Abb. 356). Er wird im Sulcus nervi radialis abgegeben, durchbricht die Faszie in der Regel über dem Ursprung des M. brachioradialis. Seine Zweige versorgen die Haut der Streckseite des Unterarms bis zum Handgelenk (Abb. 355). Man findet die beiden Hautäste des Strecknerven bei Eingehen auf das Septum intermusculare laterale.

Rami musculares gehen zu den einzelnen Köpfen des Triceps und zum Anconaeus.

Unter den Ästen zum Caput mediale m. tricipitis verläuft ein langer Zweig (R. collateralis n. radialis) eine Strecke weit mit dem N. ulnaris.

Oft gibt der N. radialis, dort wo er neben dem M. brachialis entlangläuft, an diesen einen feinen Zweig ab, der nicht immer motorische Fasern führt.

Astfolge des Nervus radialis

Die Reihenfolge, in der die Muskeläste den Stamm verlassen, entspricht wie bei keinem anderen Nerven der Resistenz der einzelnen Muskelbahnen gegen diffuse Schädigungen des Nervenstammes. Ferner bezeichnet sie die ungefähre Folge, in der die einzelnen Muskeln bei der Regeneration des Nerven wieder beweglich werden. Diese Asteintrittsfolge ist folgende (nach FOERSTER):

Triceps, caput longum
Triceps, caput laterale
Triceps, caput mediale
Anconaeus
Brachioradialis
Extensor carpi radialis longus
Supinator
Extensor digitorum communis
Extensor carpi radialis brevis
Abductor pollicis longus
Extensor carpi ulnaris
Extensor digiti quinti proprius
Extensor pollicis longus
Extensor pollicis brevis
Extensor indicis proprius
Extensor digitorum communis

Die Mehrzahl der Radialisverletzungen erfolgt am Oberarm, nachdem der Nerv schon die Tricepsäste abgegeben hat. Wo er dem Humerus anliegt, kann er durch Druck, durch einen Bruch oder den folgenden Kallus geschädigt werden. Auffallend ist seine Empfindlichkeit bei Bleivergiftungen.

Der N. radialis entsendet ferner in seinem Verlaufsgebiet sensible Äste zum Schulter-, Ellenbogen- und Handgelenk und zum Periost der benachbarten Knochen.

Nervus musculocutaneus

Der Beugenerv am Oberarm versorgt den Biceps, Coracobrachialis und Brachialis. Er entspringt aus dem Fasciculus lateralis, begibt sich zum M. coracobrachialis, den er durchdringt, und verläuft nun zwischen Biceps und Brachialis an der lateralen Seite der Bicepssehne. Hier tritt er unter die Haut und zieht als *N. cutaneus antebrachii lateralis* bis zum Handgelenk. Er versorgt die Haut am radialen Rand und an der volaren Hälfte des Unterarms bis zum Daumenballen.

Eine fast beständige Anastomose dieses Hautnerven zum R. superficialis n. radialis wurde schon erwähnt. Im distalen Drittel des Oberarms kommt eine Verbindung mit dem Medianus vor, so daß dieser in die Sphäre des N. musculocutaneus übergreifen kann. Bei niederen Säugetieren kann der N. musculocutaneus ein einfacher Zweig des Medianus sein. Feine Ästchen gehen zum Periost und ins Foramen nutricium des Humerus. Der Ast zum M. brachialis sendet ein Fädchen zum Ellenbogengelenk.

Nervus medianus

Der Medianus ist der stärkste Beugenerv für die volaren Muskeln des Unterarms, in deren Mitte er verläuft. Seine beiden Wurzeln (Medianuszinken) umgreifen die A. axillaris und vereinigen sich als *Medianusschlinge* auf deren Vorderfläche. Der Stamm begleitet in der medialen Bicepsfurche, Sulcus bicipitalis medialis, die A. brachialis bis in die Ellenbeuge. Dabei liegt der Nerv zunächst vor der Arterie, dann weicht er auf die ulnare Seite ab. In der Ellenbeuge findet man ihn daher medial von der Arterie und bedeckt von der Aponeurosis m. bicipitis brachii. Er tritt dann zwischen den beiden Köpfen des Pronator teres hindurch und zieht in der Faszie zwischen oberflächlichem und tiefem Fingerbeuger zum Handgelenk. Vor diesem liegt er oberflächlich zwischen dem M. flexor carpi radialis und M. palmaris longus und kann hier bei Schnittverletzungen leicht getroffen werden (Selbstmörderschnitt). Nach dem Durchtritt durch den Canalis carpi, den er, auf dem Sehnenscheidensack des Fingerbeugers liegend, durchsetzt, zerfällt er in drei Äste, die gemeinsamen Fingernerven, *Nn. digitales palmares communes*. Diese wiederum teilen sich in der Höhe der Fingergrundgelenke in sieben *Nn. digitales palmares proprii* zur Versorgung der Ränder von $3^1/_2$ Fingern (Daumen, Zeigefinger, Mittelfinger und der Radialseite des Ringfingers). Der N. digitalis palmaris communis I gibt am distalen Rand des Retinaculum flexorum einen Muskelast zum Daumenballen ab. Er versorgt dessen Muskeln mit Ausnahme des Adductor pollicis und des tiefen Kopfes des Flexor pollicis brevis.

Mit Ausnahme der Anastomose zum N. musculocutaneus werden am Oberarm vom N. medianus keine Äste abgegeben. An der Unterarmstrecke seien folgende Äste erwähnt:

Rr. musculares gehen am Unterarm zu den volaren Muskeln mit Ausnahme des Flexor carpi ulnaris und des ulnaren Teils des Flexor digitorum profundus.

N. interosseus antebrachii anterior zweigt sich noch distal vom Pronator teres ab und verläuft mit der A.

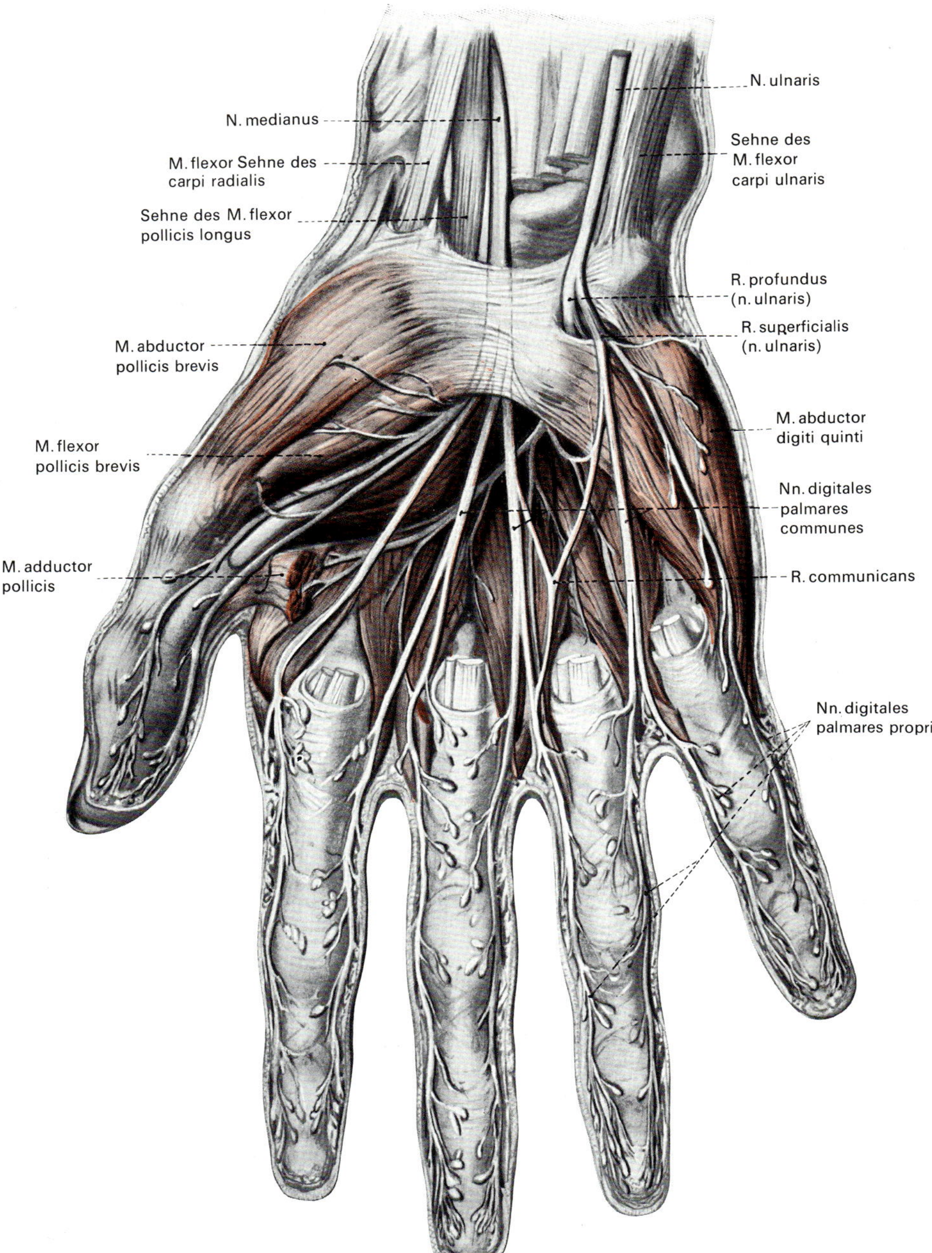

Abb. 358. Nerven der Hohlhand. Die Sehnen der langen Fingerbeuger und der Adductor pollicis sind teilweise entfernt. Beachte die zahlreichen VATER-PACINIschen Körperchen.

interossea anterior auf der Membrana interossea zum M. pronator quadratus. Auf seinem Wege versorgt er den M. flexor pollicis longus und den M. flexor digitorum prof. (für Zeigefinger und Mittelfinger).

R. palmaris. Ein sensibler Ast, der über dem Handgelenk durch die Faszie tritt und die Haut des Daumenballens und der radialen Hohlhand versorgt.

Nn. digitales palmares communes. Von diesen versorgen der erste und zweite außer den Fingern auch den M. lumbricalis I und II. Der Lumbricalis II kann auch noch vom Ulnaris versorgt werden. Der N. digitalis palmaris communis III hat eine konstante Verbindung mit dem benachbarten Fingernerven des N. ulnaris, durch welche Fasern zu den anliegenden Flächen des vierten und fünften Fingers ausgetauscht werden. Auf diesem Wege versieht der Medianus an der radialen Seite des 5. Fingers Hilfsdienste, indem er ihr nur Fasern für das Schmerzgefühl, aber keine für

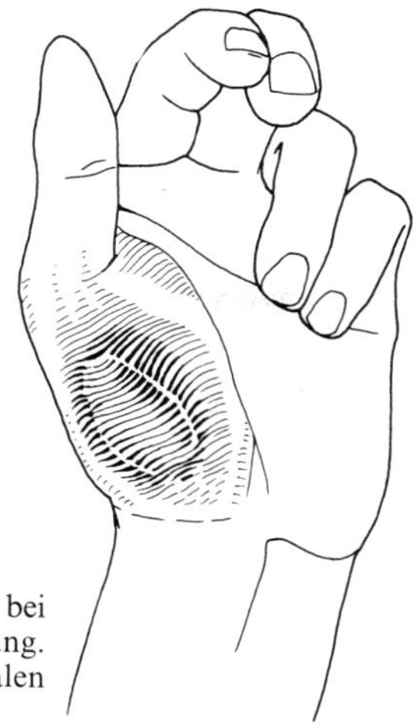

Abb. 359. Schwurhand bei hoher Medianusverletzung. Muskelatrophie der radialen Thenarmuskulatur.

die Berührungs- und Temperaturempfindung zuführt. Infolgedessen bleibt auf dieser Fingerseite bei Ulnarislähmung die Schmerzempfindung bestehen, während die anderen sensiblen Qualitäten verschwunden sind.

Die *Nn. digitales palmares proprii* versorgen nicht nur die Volarseite des 1.–3. Fingers und die radiale Seite des 4., sondern greifen noch auf die Dorsalseite des 2.–4. Fingers von der Spitze bis gegen die Grundphalanx über; an der Dorsalseite des Daumens erreichen sie nur die Endphalanx. Die stärksten Fingernerven liegen somit an der Volarseite der Fingerwurzel, wo sie von einer anästhesierenden Einspritzung am besten erreicht werden. Im Verhältnis zur Größe der versorgten Hautfelder sind diese Nerven sehr dick. Die Benervung der Finger ist sehr dicht.

Der Medianus gibt auf seinem Wege Äste ab zum Ellenbogengelenk, Periost und zu den Markhöhlen von Radius und Ulna und der betreffenden Metacarpal- und Fingerknochen. Die meisten vasomotorischen Fasern für den Arm verlaufen im Medianus und Ulnaris.

Bei *Lähmung des N. medianus* sind Pronation und Beugung der Hand beschränkt, die Beugung der Mittel- und Endglieder des 1.–3. Fingers ist aufgehoben, der Daumen liegt der Hand an und ist dorsalflektiert, „Affenhand". Beim Versuch, die Finger zu beugen, entsteht die „Schwurhand" (Abb. 359).

Nervus ulnaris

Er ist der Hauptnerv des medialen Faszikel und hält sich während seines ganzen Verlaufs an die Ulnarseite des Arms. Am Unterarm versorgt er den ulnar gelegenen M. flexor carpi ulnaris und die beiden ulnaren Köpfe des M. flexor digitorum prof. (Abb. 360). An der Hand teilt er sich in seine beiden Endäste, Ramus superficialis und Ramus profundus (Abb. 358).

Der Nerv liegt zunächst an der medialen Seite der Armarterie, verläuft dann am Septum intermusculare mediale, das er schließlich durchsetzt, und gelangt damit auf die Streckseite in den Sulcus nervi ulnaris des Epicondylus medialis humeri (Abb. 357). Hier liegt er zwar dicht an der Achse des Ellenbogengelenkes, so daß er bei der Beugung nicht gezerrt wird, er ist aber durch die Haut zu fühlen und löst beim Anstoßen einen lebhaften Schmerz aus, der bis in den kleinen Finger strahlt und uns dabei sein sensibles Gebiet anzeigt. Zwischen den beiden Köpfen des M. flexor carpi ulnaris hindurchtretend, gelangt er wieder auf die Beugeseite, benutzt den genannten Muskel als *Leitmuskel*, um an seiner Innenfläche zusammen mit der A. ulnaris das Handgelenk zu erreichen. Unterwegs geht der *R. dorsalis manus* unter der Sehne des Leitmuskels zum Handrücken, wo er die Haut der $2^1/_2$ ulnaren Finger versorgt. Auf dem Retinaculum flexorum an der radialen Seite des Erbsenbeins teilt er sich in seine Endäste, von denen der oberflächliche die

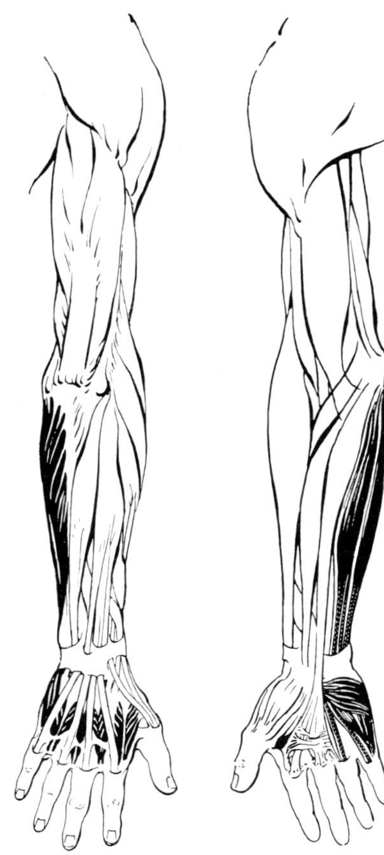

Abb. 360. Die vom N. ulnaris innervierten Muskeln des Unterarms und der Hand, schwarz hervorgehoben.

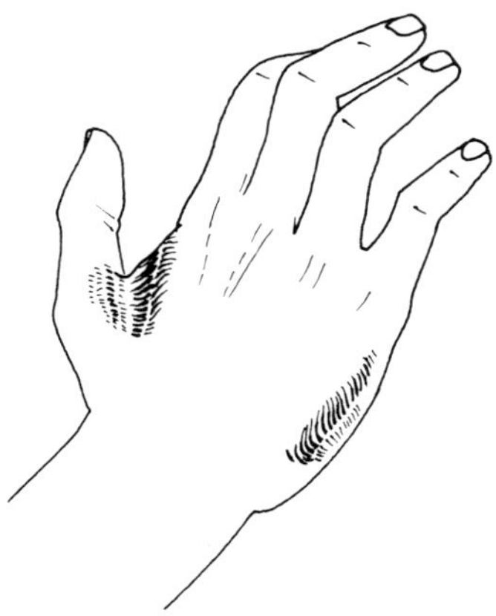

Abb. 361. Ulnarislähmung des Hypothenar und der Mm. interossei. Hyperextension der Fingergrundgelenke und Flexion der Interphalangealgelenke. Verletzung meist im Ellenbogenbereich.

Volarseiten von $1^1/_2$ Fingern versorgt und dem M. palmaris brevis einen Ast gibt, während der tiefe Äste abgibt an die Muskeln des Kleinfingerballens, ferner an sämtliche Mm. interossei, die Mm. lumbricales III und IV, den M. adductor pollicis und den tiefen Kopf des M. flexor pollicis brevis.

Der *R. profundus* dringt zwischen M. flexor digiti V. brevis und M. abductor digiti V mit einem Ast der A. ulnaris in die Tiefe unter die Beugesehnen und bildet einen Nervenbogen, der dem tiefen arteriellen Hohlhandbogen parallel läuft. Von ihm aus verteilen sich die Muskeläste. Eine Anastomose geht zum N. medianus.

Der *R. palmaris* trennt sich als feines Fädchen am Unterarm vom Stamm, durchdringt die Fascie und versorgt die Haut über der Ulnarseite des Handgelenks und des Kleinfingerballens.

Der *R. dorsalis manus* zerfällt in 5 Nn. digitales dorsales und hat eine Anastomose mit dem R. superficialis des N. radialis.

Der *R. superficialis* hat eine Anastomose mit dem N. digitalis palmaris communis III aus dem N. medianus und teilt sich in den N. digitalis palmaris communis IV, der die volaren Äste für die einander zugekehrten Seiten des 4. und 5. Fingers abgibt, und den *N. digitalis palmaris digiti Vulnaris*. Diese versorgen neben der Volarseite auch die Dorsalfläche der Endphalanx des fünften Fingers und greifen am vierten Finger auf die Dorsalfläche bis zur Grundphalanx über.

Erwähnt seien ferner feine Äste zum Ellenbogengelenk und zu den Gelenken und Knochen der Hand.

Über die bei der Ulnarislähmung auftretende „Krallenhand" (Abb. 361).

Die einzigen rein sensiblen Äste des Plexus brachialis gehen aus dem medialen Faszikel hevor als N. cutaneus brachii medialis und N. cutaneus antebrachii medialis.

N. cutaneus brachii medialis (Abb. 355) verästelt sich in der Haut der Achselhöhle und an der ulnaren Fläche des Oberarms. Es besteht eine Anastomose mit dem seitlichen Ast des zweiten oder auch dritten Interkostalnerven als *Nn. intercostobrachiales* (Abb. 351 u. 352).

N. cutaneus antebrachii medialis durchbricht mit der V. basilica die Faszie und spaltet sich über der Ellenbeuge in einen R. anterior und R. ulnaris. Sie versorgen die Haut an der volaren und ulnaren Seite des Unterarms bis zum Handgelenk.

Die Brustnerven, Nervi thoracici

Die *Rami dorsales* der Brustnerven verhalten sich ähnlich wie jene der Halsnerven. Sie durchsetzen die genuine Rückenmuskulatur und zerfallen dabei in ihre Endäste, *Rami mediales* und *Rami laterales*. Nach Abgabe der Muskeläste treten sie zur Haut. Die Hautäste der medialen Reihe laufen bei den oberen Nerven transversal, bei den unteren Nerven fehlen sie oder sind schwach. Dafür treten in der unteren Hälfte des Thorax die Hautäste der Rami laterales ein.

Die Rami anteriores der Brustnerven laufen zwischen den Rippen und heißen daher *Nn. intercostales*. Der erste gibt seinen stärksten Ast an den Plexus brachialis, der zwölfte verläuft kaudal von der XII. Rippe als *N. intercostalis XII*.

Auf ihrer ersten Strecke bis zu den Rippenwinkeln werden sie innen nur von der Pleura und der Fascia endothoracica bedeckt. Daher können sie hier durch entzündliche Pleuraveränderungen betroffen werden. Mit dem Beginn der Mm. intercostales interni werden sie zunächst von diesen überlagert, um weiter vorn in sie einzudringen. Die Nerven nähern sich allmählich der Mitte des Interkostalraumes und verlaufen unter den Gefäßen. So erreichen die sechs oberen Interkostalnerven das Brustbein. Die sechs unteren hören mit den Interkostalräumen nicht auf, sondern überschreiten an der Innenseite die aufsteigenden Rippenknorpel und dringen zwischen den Zacken der Zwerchfellursprünge in die Bauchwand ein bis zur Linea alba. So liegen sie zwischen dem queren und dem inneren schrägen Bauchmuskel. Die unteren Interkostalnerven ziehen schräg abwärts, indem sie die Richtung der Rippen fortsetzen.

Auf ihrem Wege versorgen sie motorisch folgende Muskeln:

Mm. intercostales
Mm. levatores costarum

Abb. 362. Rami cutanei anteriores und laterales der Spinalnerven von Brust und Lenden.

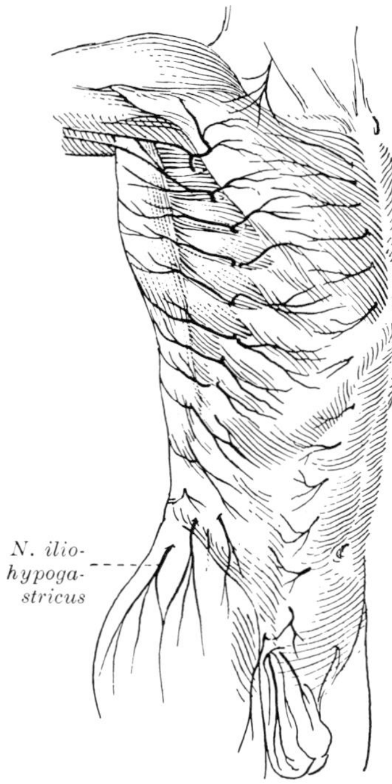

Mm. serrati posteriores
M. obliquus internus abdominis
M. obliquus externus abdominis
M. rectus abdominis
M. transversus thoracis
M. pyramidalis
M. transversus abdominis.

Wenn die unteren Interkostalnerven bei Operationen an der Brustwand verletzt werden, treten Bauchmuskellähmungen auf.

Ebenso wie die Interkostalnerven die Muskeln der Brust- und Bauchwand innervieren, versorgen sie auch sensibel die äußere Haut und die serösen Häute (Pleura und Peritoneum) der Brust- und Bauchwand.

Die Hautäste durchbrechen die Muskeln in einer seitlichen und einer vorderen Reihe.

Die *Rami cutanei laterales* erscheinen zwischen den Zacken des Serratus ant., der zwölfte liegt direkt über der Crista iliaca in der Mitte ihrer Länge. Nach dem Austritt teilen sie sich in dorsale und ventrale Äste. Die dorsalen Zweige des II. und III. R. cutaneus lat. verbinden sich als *Nn. intercostobrachiales* mit dem N. cutaneus brachii medialis. Die ventralen Äste nennt man Rr. mammarii laterales. Der Ast aus dem XII. schickt einen Zweig über den Darmbeinkamm zur Haut über dem Glutaeus medius, er läßt sich oft bis gegen den Trochanter major verfolgen.

Die *Rami cutanei anteriores* der sechs oberen Interkostalnerven gelangen neben dem Brustbein zur Haut. Äste aus II bis IV gelangen zur Haut der Milchdrüse (Rami mammarii mediales). Die Äste der sechs unteren Interkostalnerven treten teils nahe der Linea alba oder lateral von der Rectusscheide zur Haut aus. Der Endast des letzten Interkostalnerven erscheint etwa handbreit oberhalb der Schamfuge.

Eine Sensibilitätsstörung der Intekostalnerven ist die Interkostalneuralgie; dem Herpes zoster liegt eine Irritation des segmentalen Spinalganglion zugrunde.

Die Lenden- und Kreuznerven, Nervi lumbales et sacrales

Wir fassen die Lenden- und Kreuznerven zusammen, da sie gemeinsam an der Innervation des Beines beteiligt sind.

Die fünf *Lendennerven* besitzen nur schwache *Rami dorsales*, von denen die ersten oben den M.erector spinae (M.sacrospinalis) durchsetzen und als *Nn.clunium superiores* über den Darmbeinkamm hinweg zur Haut des Gesäßes gelangen. Die letzten erreichen nicht mehr die Haut.

Plexus lumbosacralis

Beim Auswachsen der Beinknospe verschieben sich die segmentalen Hautfelder von sieben Segmenten (L II bis S III) in ähnlicher Weise über die untere Extremität wie beim Arm.

L V und S I liegen an der Spitze der Knospe und verlieren ebenso wie L IV mit fortschreitender Entwick-

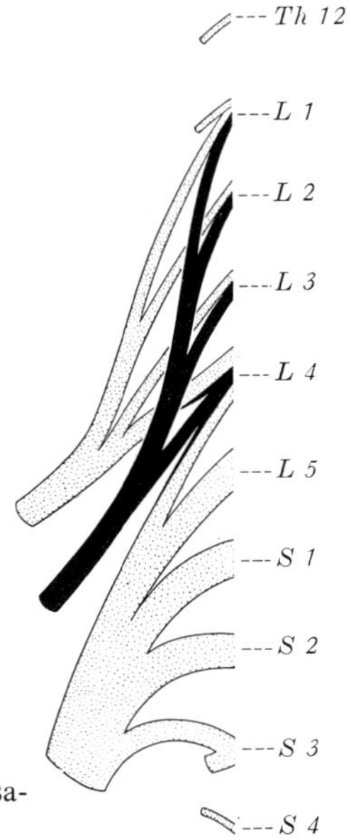

Abb. 363. Der Plexus lumbosacralis – schematisch.

lung den Zusammenhang mit dem Rumpf. S II und L IV werden lang ausgezogen und versorgen sowohl Teile des Unterschenkels wie des Oberschenkels und der Hüftgegend.

Unterhalb des Knies überwiegt das aus L V, S I und S II stammende Bildungsblastem, so daß eine Verwindung der kaudalen Segmente nach vorn und medialwärts um die Extremitätenachse herum stattfindet. Diese mit der Spezialisierung zum Fortbewegungsorgan des Menschen zusammenhängende Komplikation fehlt bei der oberen Extremität. Die Segmentgrenzen der Haut stimmen annähernd überein mit der Segmentgliederung des aktiven und des passiven Bewegungsapparates der unteren Extremität.

Die *Rami ventrales* der Lendennerven bilden das Lendengeflecht, *Plexus lumbalis*, das vom M. psoas verdeckt wird, da es zwischen dessen Ursprüngen sich entwickelt. L I–III und ein Bündel von L IV treten durch Ansae zu einem Geflecht zusammen, aus dem als Hauptnerven der N. obturatorius und der N. femoralis entspringen.

Ein schwächeres Bündel von L IV verbindet sich mit L V zum Truncus lumbosacralis, der in das kleine Bekken herabzieht, um in den Plexus sacralis einzustrahlen.

Im Regelfall ist L IV (N. furcalis) der Grenznerv zwischen den beiden Plexus. Er kann in 20% der Fälle um ein Segment prä- oder postponiert sein. Der *N. furcalis* stammt dann aus L III bzw. L V.

Die *fünf Sacralnerven* nehmen kaudalwärts an Stärke ab, der erste Kreuznerv ist der mächtigste aller segmentalen Nerven. Die *Rami dorsales* treten durch die Foramina dorsalia aus, der fünfte gelangt mit dem Steißnerv (Caudalnerv) direkt nach hinten. Sie bilden ein feines Geflecht, aus dem der Multifidus versorgt wird und die Haut über der dorsalen Fläche des Kreuz- und Steißbeines Äste erhält. Laterale Zweige begeben sich als Nn. clunium medii zur Haut über dem Gesäß.

Die *Rami ventrales* kommen aus den Foramina ventralia. Sie konvergieren gegen das Foramen ischiadicum majus und bilden den *Plexus sacralis*. Durch die Verbindung mit dem Truncus lumbosacralis entsteht der Zusammenhang mit dem Plexus lumbalis, so daß ein langgestreckter *Plexus lumbosacralis* zustande kommt.

Die aus ihm entspringenden Fasern verlassen das Becken nicht in einem geschlossenen Bündel wie die Nerven der Axilla, sondern auf drei verschiedenen Wegen – ventral durch die Leistenbeuge, ventromedial durch den Canalis obturatorius und dorsal durch das Foramen ischiadicum majus.

Die Äste des Beingeflechtes bilden also eine ventrale (N. femoralis und N. obturatorius) und eine dorsale Gruppe (N. ischiadicus), die jeweils vor oder hinter dem Hüftgelenk abwärts ziehen.

Äste des Plexus lumbalis

Rr. musculares kommen als kurze Äste direkt aus dem Plexus und versorgen: M. quadratus lumborum, M. psoas major et minor, Mm. intertransversarii lumborum.

N. iliohypogastricus stellt mit dem folgenden einen metameren Nerven der Bauchwand dar und tritt schräg über den M. quadratus lumborum herab. Er durchdringt den M. transversus abdominis an seinem Ursprung, verläuft zwischen diesem und dem M. obliquus internus abdominis und versorgt die breiten Bauchmuskeln. Ein seitlicher Hautast geht über der Mitte des Darmbeinkammes zur Haut der Hüfte, ein ventraler Ast verzweigt sich in der Haut über dem äußeren Leistenring.

N. ilioinguinalis läuft parallel dem vorigen über den M. quadratus lumborum und durchbricht etwas weiter vorn den M. transversus abdominis. Er versorgt die breiten Bauchmuskeln und erscheint als Hautnerv am äußeren Leistenring. Hier verbreitet er sich in der Haut der Leistengegend und gelangt mit dem Samenstrang zur Haut der Peniswurzel und des Hodensacks (bzw. der großen Schamlippen bei der Frau). Er kann sich mit dem N. iliohypogastricus verbinden und sogar durch ihn vertreten werden.

N. genitofemoralis erscheint auf der Vorderfläche des M. psoas und gabelt sich in zwei Äste.

R. genitalis (N. spermaticus ext.) gelangt über die Vasa iliaca hinweg zum Samenstrang und versorgt den M. cremaster, mit dem er in den Hodensack gelangt. Er versorgt hier die Tunica dartos, die Haut des Hodens und die an der medialen Seite der Oberschenkel. Bei der Frau geht er mit der Chorda uteroinguinalis (Lig. teres) zur Haut der großen Schamlippen.

R. femoralis (N. lumboinguinalis) zieht lateral vom vorigen durch die Lacuna vasorum und erreicht vom Hiatus saphenus aus die Haut.

N. cutaneus femoris lat. zieht schräg über den M. iliacus, bedeckt von dessen Faszie, und tritt medial von der Spina iliaca anterior superior unter die Fascia lata. Er versorgt mit mehreren Zweigen die Haut an der lateralen Seite des Oberschenkels.

Die Hautäste des Plexus lumbalis zeigen ein wechselvolles Verhalten, indem einander parallel laufende Nerven Fasern austauschen oder sich vertreten.

Der *N. femoralis* bildet sich aus Bestandteilen des ersten bis vierten Lendennerven und bettet sich in die laterale Furche zwischen M. psoas major und M. iliacus. Beiden Muskeln gibt er Äste ab und verläßt das Becken unter dem Leistenband durch die Lacuna musculorum. Dabei liegt er lateral von der Schenkelarterie, die von einem feinen Zweig begleitet wird. Hier zerfällt er fächerförmig in seine Endäste, von denen die motorischen den M. quadriceps femoris,

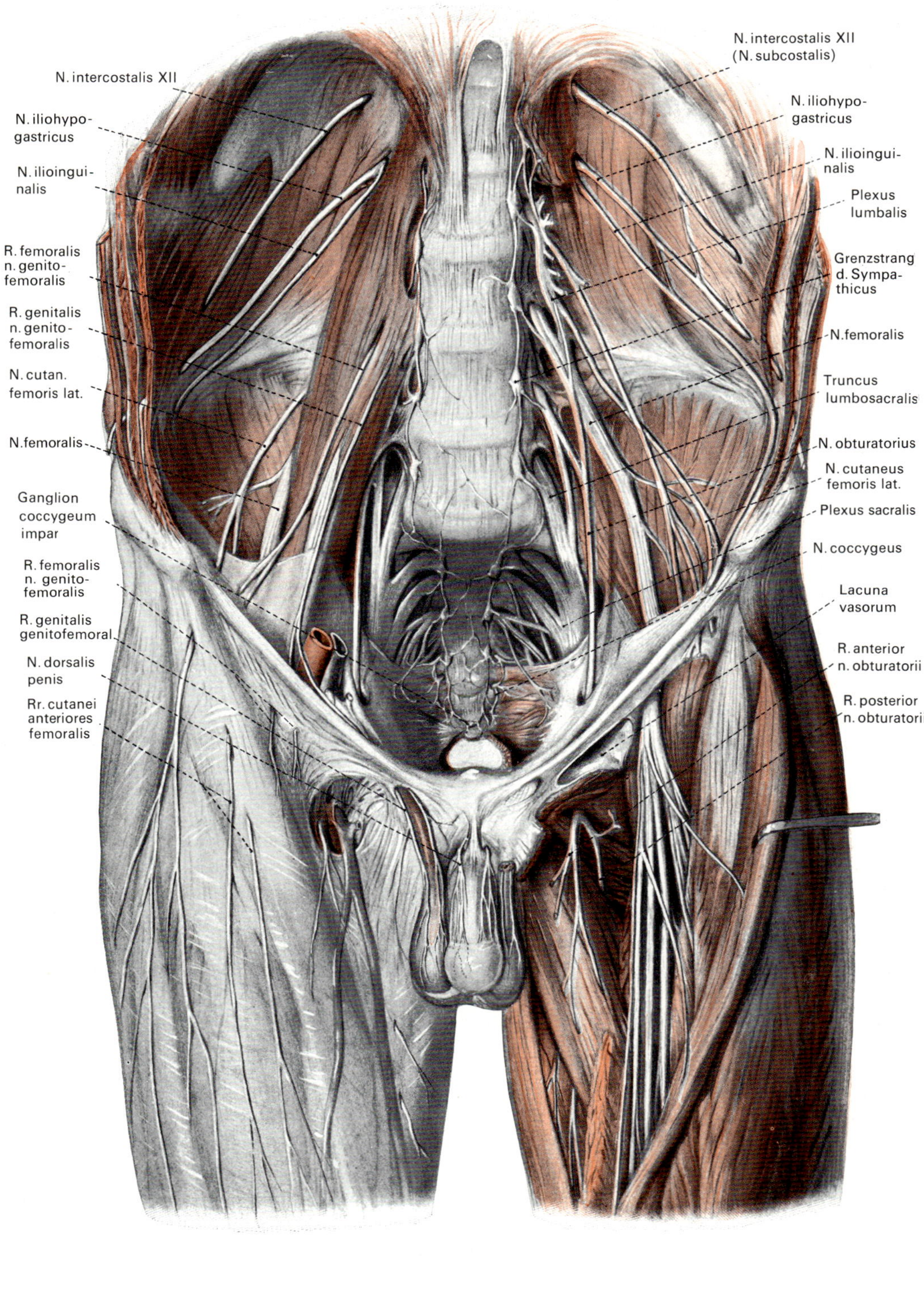

Abb. 364. Plexus lumbosacralis und seine Äste. Auf der linken Körperseite sind der Psoas, der Pectineus und der Adductor longus entfernt.

den M. sartorius und M. pectineus versorgen. Der Ast zum letzten Muskel ist variabel und unterkreuzt die Schenkelgefäße. Die schwächeren vorderen Äste sind vorwiegend sensibel. Drei bis vier *Rami cutanei anteriores (n. femoralis)* durchbrechen in verschiedener Höhe die Fascia lata und versorgen die vordere und mediale Fläche des Oberschenkels bis zum Knie.

Der *N. saphenus* verläuft zunächst mit der Schenkelarterie, dann an der medialen Seite des Unterschenkels bis zum medialen Fußrand, wo er sich verzweigt.

Anfangs liegt er neben einem starken Muskelast für den Vastus medialis an der lateralen Seite der Schenkelarterie, dann tritt er mit ihr in den Adduktorenkanal, durchbricht aber die Membrana vastoadductoria, um unter dem Sartorius an das Knie zu gelangen. Hier gibt er den Ramus infrapatellaris ab, der die Haut an der medialen und vorderen Seite des Knies bis zur Tuberositas tibiae versorgt. Der Stamm zieht im weiteren Verlauf mit der V. saphena magna zum medialen Fußrand und gibt unterwegs Zweige zur Haut ab.

Eine Lähmung des N. femoralis ist sehr schwerwiegend, da das Beugen des Oberschenkels und das Aufrichten des Oberkörpers aus liegender Stellung unmöglich werden, vor allem aber sinken beim Stehen und Gehen die Knie ein, wenn nicht durch Vorneigen des Rumpfes eine Streckwirkung auf das Knie ausgeübt wird. Der Patient kann nicht mehr Treppensteigen.

Der *N. adductorius*, der die Adduktoren versorgt, setzt sich aus Teilen des zweiten bis vierten Lendennerven zusammen und tritt am medialen Rand des Psoas hervor. An der Seitenwand des kleinen Beckens verläuft er zum Canalis obturatorius und versorgt von hier aus bereits den M. obturator ext. Dann teilt er sich in zwei Äste, die durch den M. adductor brevis getrennt werden und die Adduktoren versorgen.

Der *R. anterior (superficialis)* versorgt die Mm. pectineus, adductor brevis, adductor longus und gracilis. Er endigt als Hautnerv (R. cutaneus), der in wechselnder Ausdehnung einen Hautstreifen an der medialen Seite des Oberschenkels versorgt. Wird der N. obturatorius durch eine Hernia obturatoria gereizt, dann können Schmerzen auftreten, die bis zur medialen Kniefläche ausstrahlen.

Der *R. posterior (profundus)* innerviert den M. adductor magnus und sendet feine Zweige zum Hüftgelenk.

Ein *N. obturatorius accessorius* kann über dem Schambein verlaufen, darauf Zweige zum M. pectineus und zum Hüftgelenk abgeben, um sich dann mit dem Hauptnerv zu verbinden.

Bei Beckenbrüchen oder Erkrankungen benachbarter Organe, wie des Eierstockes oder des kreuzenden Harnleiters, kann der N. obturatorius geschädigt werden. Bei Lähmung ist der Schenkelschluß unmöglich, das kranke Bein kann nicht mehr über das andere geschlagen werden.

Äste des Plexus sacralis

Der Plexus sacralis bildet sich aus L IV bis S V. Ein aus S II bis IV kommender Anteil wird als Plexus pudendalis unterschieden. Der anschließende kleine Plexus coccygeus kommt aus S. IV, V und den Coccygealsegmenten. Als Plexus sacralis im engeren Sinn gilt der aus LV bis SIII kommende Teil. Der Plexus sacralis liegt auf der pelvinen Seite des Kreuzbeins und des M. piriformis, seine Fasern konvergieren zum Foramen ischiadicum majus hin.

Muskeläste zu den Rollmuskeln: Piriformis, Gemelli, Obturator int. und Quadratus femoris. Der Nerv für den letzteren kann vom N. ischiadicus abgezweigt werden.

N. gluteus superior (aus L IV L V S I). Er tritt durch das Foramen suprapiriforme aus der Beckenhöhle, verläuft zwischen M. gluteus medius und minimus bis zum M. tensor fasciae latae und versorgt diese drei Muskeln.

N. gluteus inferior (aus L V S I S II) verläßt das Becken durch das Foramen infrapiriforme und versorgt den M. gluteus maximus.

N. cutaneus femoris posterior (aus S I bis S II). Austritt aus dem Becken infrapiriform, auf dem N. ischiadicus liegend, kommt am unteren Rand des M. gluteus max. zum Vorschein und entläßt hier die schon vorher abgezweigten *Nn. clunium inferiores* zur Gesäßhaut und die *Rami perineales* zur Haut des Dammes. Vom Stamm, der den Beugern aufliegend bis in die Kniekehle herabzieht, durchbrechen kleine Äste die Oberschenkelfaszie zur Versorgung der Haut auf der Rückfläche des Oberschenkels.

Der *N. ischiadicus* entsteht als größter Nerv des Körpers aus allen Anteilen des Plexus sacralis und verläßt die Beckenhöhle am unteren Rand des Piriformis. Er zieht über die kleinen Rollmuskeln hinweg und liegt dabei zwischen Sitzbeinhöcker und Trochanter major. Auf dem Adductor magnus herabziehend erreicht er die Kniekehle, wo er sich über die V. und A. poplitea lagert. In verschiedener Höhe seines Verlaufs teilt er sich in den starken *N. tibialis*, der den Stamm fortsetzt, und den schwächeren *N. peroneus communis*, der nach lateral abweicht. Künstlich läßt sich die Trennung beider Nerven bis zum Foramen ischiadicum durchführen. In Fällen einer hohen Teilung tritt der N. peroneus communis durch das Muskelfleisch des Piriformis, der N. tibialis bleibt an normaler Stelle.

Der Nerv versorgt sämtliche Beugemuskeln des Oberschenkels und alle Unterschenkelmuskeln. Sensibel versorgt er die Haut des Unterschenkels und Fußes.

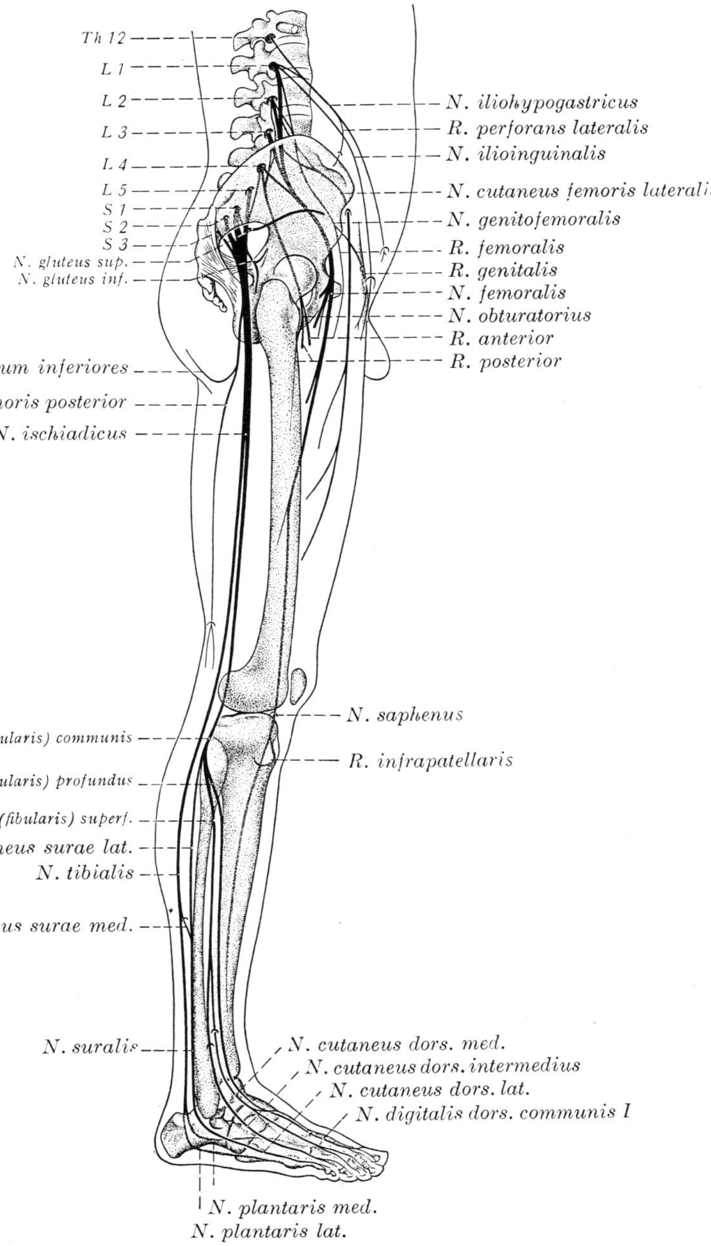

Abb. 365. Die Topographie der Hauptnerven aus den Plexus lumbalis und sacralis (nach v. LANZ). Die ersteren verlaufen vor dem Hüftgelenk, die letzteren hinter diesem.

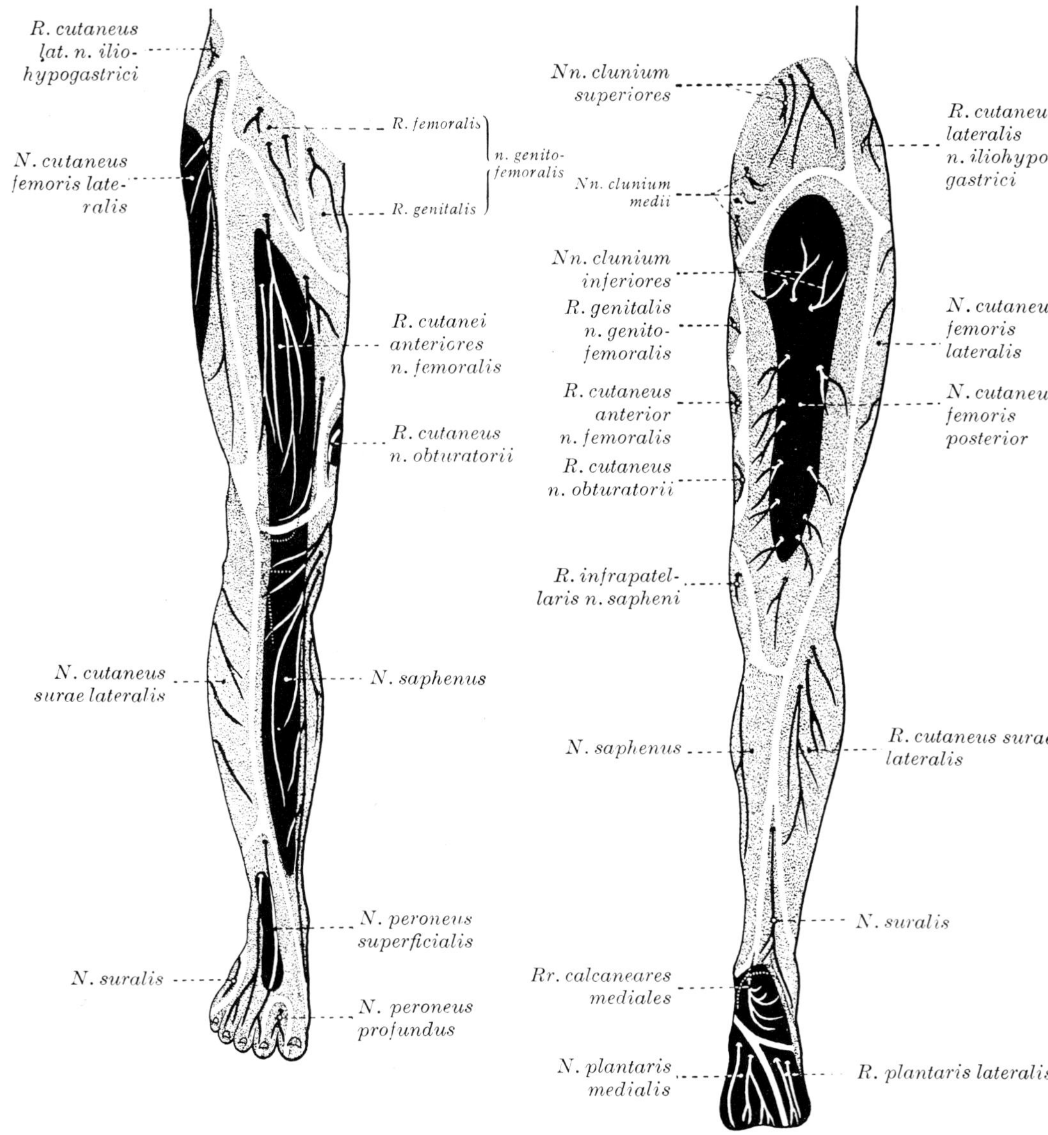

Abb. 366. Übersicht über die Ausbreitungsgebiete der Hautnerven des Beines. Autonomgebiete schwarz, anatomische Gebiete punktiert. Nach v. LANZ-WACHSMUTH, Prakt. Anatomie 1935.

Bei der seltenen Lähmung ist die Kniebeugung stark beeinträchtigt, ein Stützen auf den Fuß ist unmöglich, der Fuß schlottert in den Sprunggelenken und schleift beim Gehen auf dem Boden, wenn nicht eine Hüftbeugung das Bein verkürzt. Auch die Vasomotoren sind größtenteils gelähmt, die Hauttemperatur steigt an.

Bei einer Neuralgie, dem sog. Ischias, zeigt der Nerv einen charakteristischen Dehnungsschmerz, wenn das Bein mit gestrecktem Knie in der Hüfte gebeugt wird (LASEGUEsches Phänomen). Bei der entgegengesetzten Gliederhaltung bekommt er eine Überlänge von etwa 5 cm. Durch die gleichen Bewegungen werden auch die ischiokruralen Muskeln mit ihrem Bindegewebe gedehnt bzw. entspannt. Für eine Einspritzung erreicht man den Nerven etwas einwärts der Mitte einer Verbindungslinie zwischen Sitzhöcker und Trochanter major in 6–7 cm Tiefe.

Aus der Tibialisportion des Nerven entspringen lange Rr. musculares für die Beugergruppe (ischiokru-

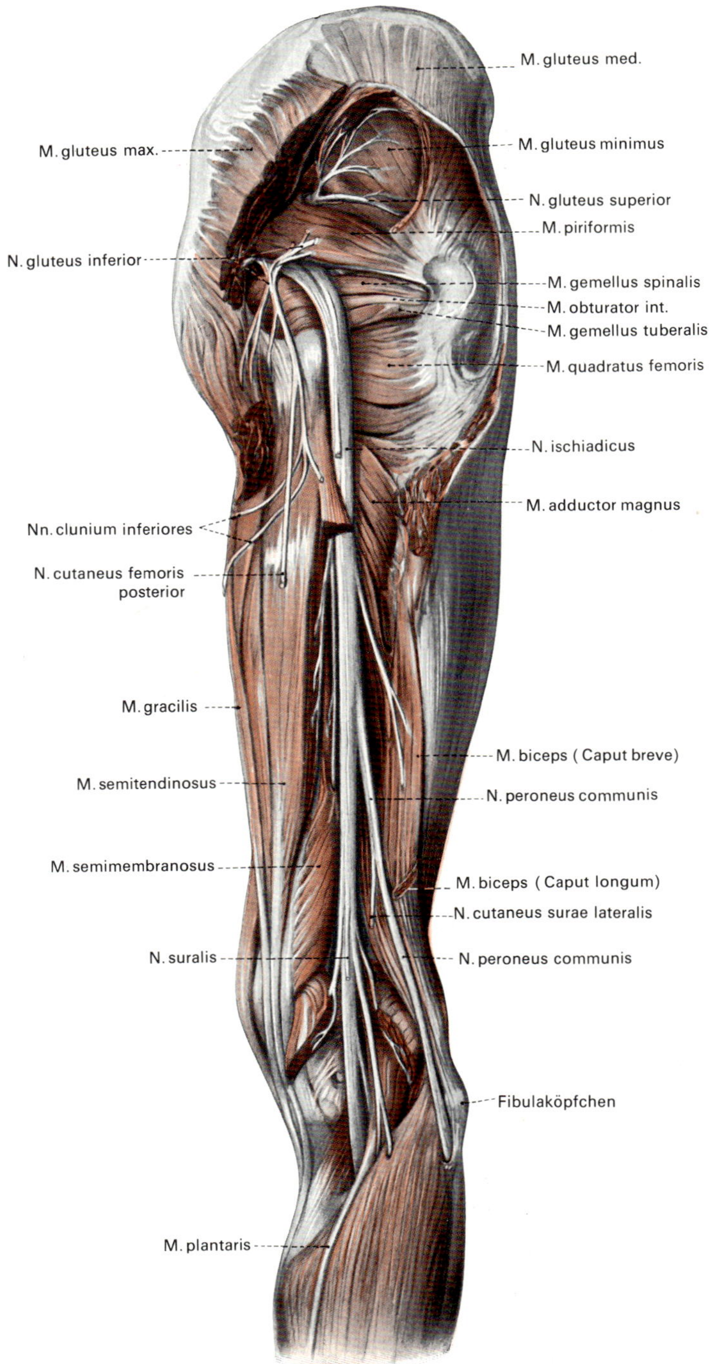

Abb. 367. Tiefe Nerven des Gesäßes und der Beugeseite des Oberschenkels.

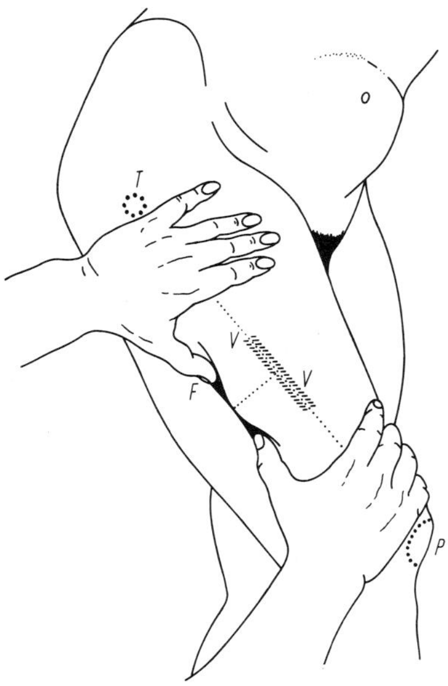

Abb. 368. Handgriff zur Lokalisation des Einstichortes (intramuskuläre Injektion) im lateralen Vastusgebiet. Das Metakarpalköpfchen des einen Kleinfingers am Trochanter major (T), das des anderen an der Patella (P). Alle Metakarpalknöchel in der „Trochanter-Patella-Linie" (punktiert). Die beiden abgespreizten Daumen in der lateralen Längsfurche des Oberschenkels; von der Mitte zwischen ihnen zieht eine Gerade (punktiert) senkrecht auf die „Trochanter-Patella-Linie". Der Treffpunkt der beiden Linien ist die Mitte des Einstichfeldes (schräg gestreift), das in der Trochanter-Patella-Linie liegt und ein Viertel ihrer Länge einnimmt. – Zeichenerklärung: F = Beugerwulst, P = Patella, T = Trochanter major, V = Vastus lateralis (nach A. v. HOCHSTETTER).

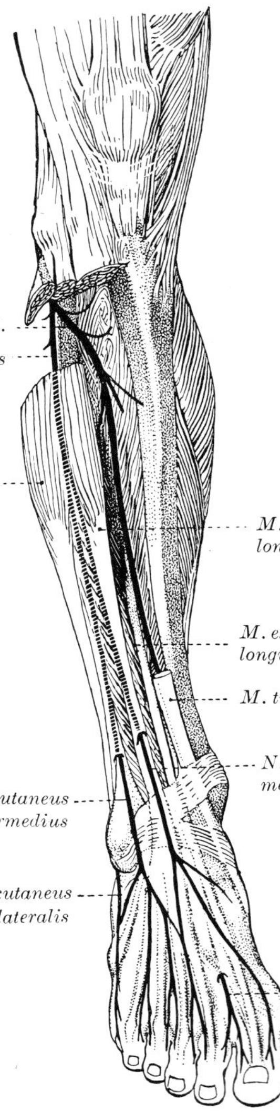

Abb. 369. Verzweigung des N. peroneus.

rale Muskeln) mit Ausnahme des kurzen Biceps-Kopfes, ferner für den am Epicondylus medialis femoris inserierenden Teil des M. adductor magnus. Die Fibularisportion versorgt den kurzen Biceps-Kopf und sendet einen R. articularis zum Kniegelenk.

N. peroneus communis. Noch in der Kniekehle gibt er den *N. cutaneus surae lateralis* ab für die Haut der lateralen Fläche des Unterschenkels. Durch einen R. communicans verbindet dieser sich in wechselnder Höhe mit dem *N. suralis.* Der Stamm des N. peroneus communis begibt sich dann hinter das Fibulaköpfchen, wo er, unmittelbar unter der Haut liegend, durch einen Druck geschädigt werden kann (Narkoselähmung), und tritt am Hals der Fibula in den M. peroneus longus. Hier teilt er sich in den *N. peroneus superficialis* und den *N. peroneus profundus.*

N. peroneus superficialis gibt Muskeläste zu den Mm. peronei. Der sensible Anteil durchbricht die Unterschenkelfaszie entweder noch als einheitlicher Stamm oder schon geteilt in die beiden Äste: *N. cutaneus dorsalis medialis* und *intermedius.* Diese versorgen die Haut des Unterschenkels und Fußrückens. Ihre Endäste gehen als Nn. digitales dorsales pedis zur Haut der Zehenrücken mit Ausnahme der einander zugekehrten Seiten der 1. und 2. Zehe und des Außenrandes der 5. Zehe. Die plantaren Nerven greifen wie bei den Fingern auf die Zehenrücken über.

N. peroneus profundus gelangt auf die Vorderfläche der Membrana interossea und zieht an der lateralen Seite des M. tibialis ant. mit der A. tibialis ant. zum Fußrücken. Dabei versorgt er die Strecker einschließlich des M. extensor digitorum und M. hallucis brevis. Am Fußrücken tritt er mit der A. dorsalis pedis zum ersten Knochenzwischenraum, anastomosiert mit dem N. cutaneus dorsalis medialis und spaltet sich in zwei Nn. digitales dorsales pedis für die einander zugekehrten Seiten der 1. und 2. Zehe.

Bei der nicht seltenen Lähmung des N. peroneus sind der äußere Fußrand und die Fußspitze gesenkt. (Stellung des „Pes equinovarus".) Beim Gehen muß das Bein stark gehoben werden, um nicht mit der Fußspitze auf dem Boden zu schleifen, sog. Steppergang.

N. tibialis. Er versorgt die Muskeln der Beugeseite des Unterschenkels und des Fußes sowie entsprechende Hautstrecken. In der Mitte der Kniekehle herabziehend, gelangt er, in Fett eingebettet, zwischen beide Köpfe des Gastrocnemius und tritt dann unter dem Sehnenbogen des Soleus hindurch zwischen die oberflächlichen und tiefen Wadenmuskeln. In Begleitung der A. tibialis post. erreicht er hinter dem Schienbeinknöchel die große Zufahrtstraße zur Fußsohle. Am Knöchel liegt er zwischen den Sehnen des M. flexor digitorum longus und M. flexor hallucis longus. Er teilt sich hier, das Retinaculum mm. flexorum durchsetzend, in seine Endäste, *N. plantaris medialis* und *N. plantaris lateralis*, die unter dem M. abductor hallucis zur Fußsohle treten. In der Kniekehle gehen Äste ab zum Triceps surae, Plantaris, Popliteus, ferner ein Hautast für die Wade, *N. suralis.* Dieser zieht unter der Faszie zunächst in der Rinne zwischen beiden Gastrocnemius-Köpfchen abwärts, tritt dann an die Achillessehne, nimmt eine Anastomose vom N. cutaneus surae lateralis auf, gelangt unter der Haut zum lateralen Fußrand (N. cutaneus dorsalis lateralis) und endet am Seitenrand der kleinen Zehe. Sein Gebiet kann sich bis auf die 3. Zehe ausdehnen. Hinter dem Wadenbeinknöchel gibt er Rr. calcanei laterales zur Haut der Ferse ab.

Vom Ast zum M. popliteus geht ein dünner N. interosseus cruris ab, der, teilweise auf der Membrana interossea liegend, die Gefäße, die benachbarten Knochen und das obere Sprunggelenk versorgt. Hinter dem Schienbeinknöchel gehen vom Nervenstamm *Rr. calcanei mediales* zur Fersenhaut.

N. plantaris medialis. Nach dem Durchtritt zur Fußsohle gibt der Nerv einen medialen Zweig zum medialen Rand der Großzehe und einen lateralen Zweig, der dem M. flexor digitorum longus folgt, ab. Er verteilt sich ähnlich wie der N. medianus an der Hand und versorgt dementsprechend an Muskeln den Abductor hallucis, den Flexor digitorum brevis, den Flexor hallucis brevis (medialen Kopf) und die Lumbricales I und II. Die Hautnerven versorgen die ersten $3^1/_2$ Zehen.

N. plantaris lateralis. Der Nerv verläuft über den Quadratus plantae in Richtung auf den lateralen Fußrand und verhält sich mit seinen beiden Endästen, R. superficialis und R. profundus, ähnlich wie der N. ulnaris an der Hand. Demgemäß versorgt er motorisch außer dem Quadratus plantae die Muskeln des Kleinzehenballens, sämtliche Interossei, die Lumbricales III und IV, den Adductor hallucis und den lateralen Kopf des Flexor hallucis brevis. Die Hautnerven aus dem oberflächlichen Ast versorgen die kleine Zehe und die laterale Seite der 4. Zehe.

Der *R. profundus* dringt in einem Bogen in Begleitung des Arcus plantaris unter die Zehenbeuger und zieht auf den Interossei bis zur Großzehe. Bei der Lähmung des N. tibialis kann man sich nicht mehr auf die Zehen erheben, da alle Beuger gelähmt sind. An den Zehen bildet sich eine Krallenstellung aus (Fehlen der Interosseuswirkung).

Plexus pudendus

Das Schamgeflecht bildet jenen Abschnitt des großen Plexus lumbosacralis, der hauptsächlich von S III stammt, daneben Fasern aus der 1., 2. und 4. Sakralwurzel bekommt. Er liegt am unteren Rand des M. piriformis. Seine Besonderheit besteht darin, daß er parasympathische Fasern des sakralautonomen Systems führt, die als *Nn. pelvici* zum Plexus pelvicus ziehen. Die Nn. pelvici bilden 5–6 Stämmchen von 2,5–3 cm Länge, die im Bindegewebe der Plica rectovesicalis bzw. rectouterina verlaufen. Die Nerven aus dem Plexus pudendus versorgen die Haut und die Muskulatur der äußeren Genitalien und des Dammes. Vermischt mit sympathischen und parasympathischen Elementen ziehen Fasern zu den auf dem Beckenboden lagernden Eingeweiden (Mastdarm, Blasengrund, Scheide).

Der *N. pudendus* ist der Hauptast des Plexus. Er verläßt das Becken infrapiriform durch das Foramen ischiadicum majus und verläuft mit der A. pudenda interna um die Spina ischiadica durch das Foramen ischiadicum minus wieder nach innen an die laterale Wand der Fossa ischiorectalis. Hier verläuft er unter der Fascia obturatoria nach vorn, um in folgende Endäste zu zerfallen:

Nn. rectales inferiores zum M. sphincter ani ext. und zur Haut der Analgegend.

Nn. perinei. Oberflächliche Hautäste dieses Nerven zum Damm und Scrotum (bzw. Labia majora) heißen *Nn. scrotales (labiales).* Rr. musculares versorgen den M. transversus perinei superficialis, den M. bulbo- und ischiocavernosus.

N. dorsalis penis (clitoridis). Er ist der zu tiefst gelegene Endast, der unter dem Schambeinbogen das Diaphragma urogenitale durchbricht, um auf den

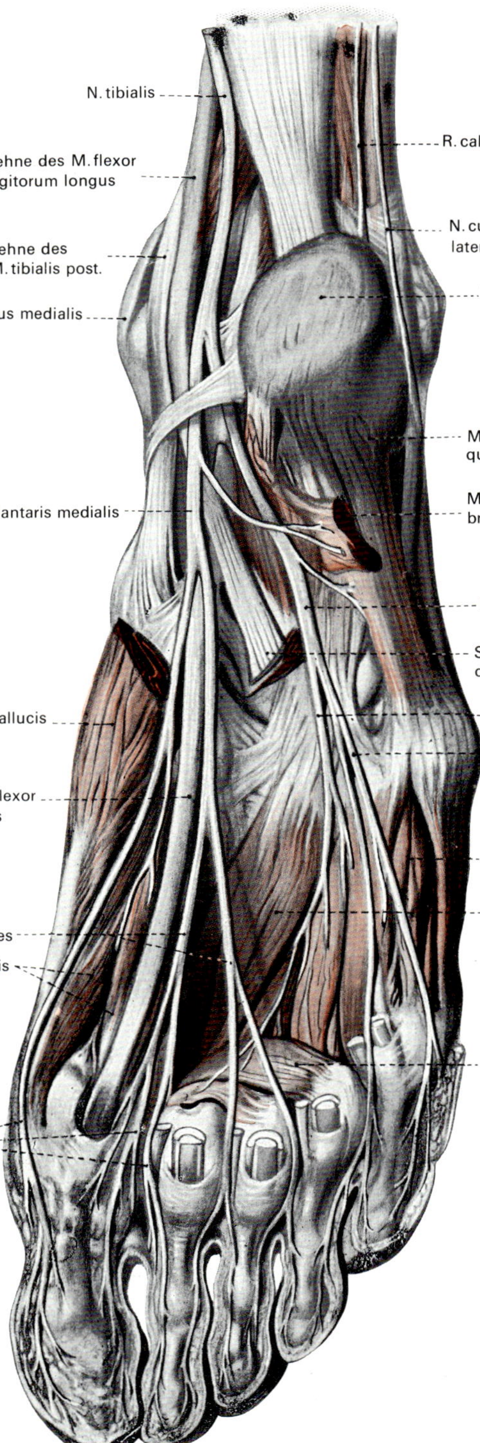

Abb. 370. Nerven der Fußsohle.

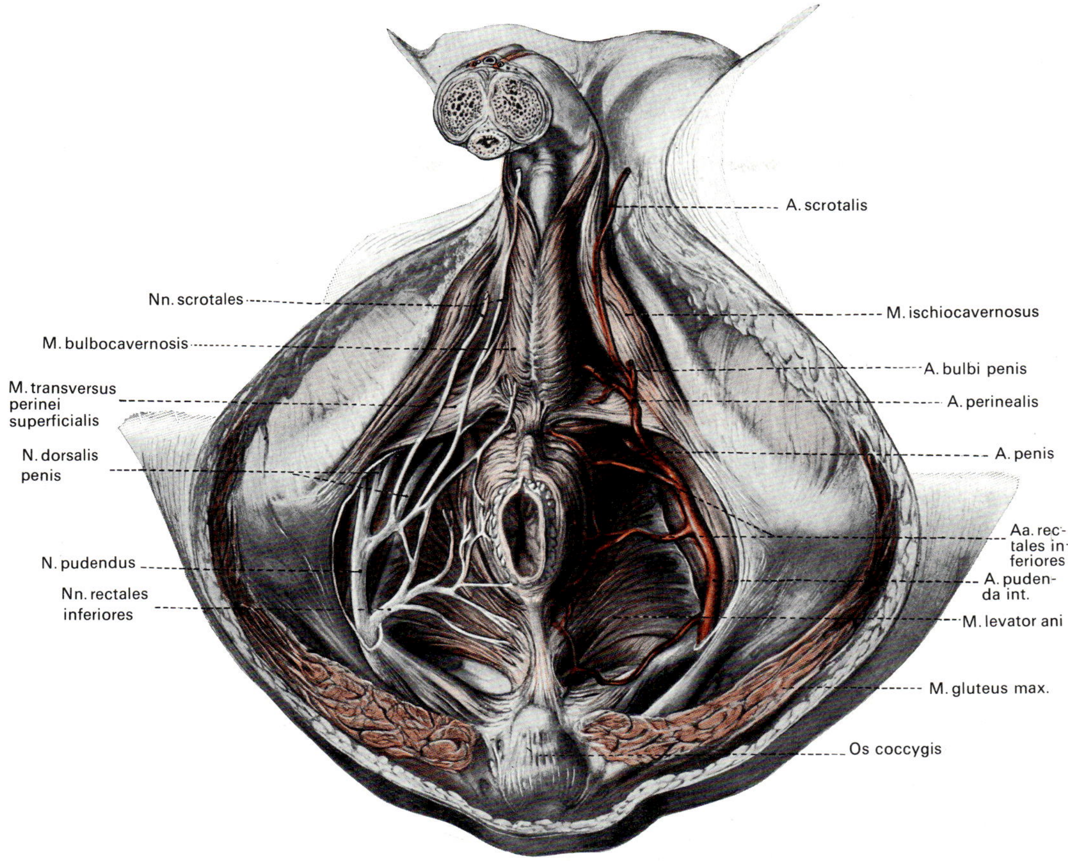

Abb. 371. Nerven und Arterien des männlichen Dammes.

Rücken des Penis (der Clitoris) zu gelangen. Mehrere Zweige gehen zur Penishaut, zur Vorhaut und zur Glans penis (clitoridis). Ferner Äste zum M. transversus perinei prof. und an das Corpus cavernosum.

Lähmungen des Plexus pudendus haben vor allem Lähmungen der Schließmuskulatur von Blase und Mastdarm zur Folge.

Plexus coccygeus

Das feine Geflecht bezieht Äste aus S IV, V und den Kaudalnerven (Co. I, II) und liegt auf dem M. coccygeus. Die Nn. anococcygei biegen um das Lig. sacrotuberale auf die Rückseite und versorgen die Haut über dem Steißbein bis zum After.

Kompressionen peripherer Nerven auf Grund automatischer Gegebenheiten

(nach MUMENTHALER 1972)

Eine vom Patienten angegebene Schmerzlokalisation muß ihre Ursache nicht immer am Orte haben, sondern kann durch eine Kompression peripherer Nervenstämme weiter proximal verursacht sein. Es gibt Prädilektionsstellen, an denen ein Nervenstamm aus anatomischen Gründen einer chronischen Kompression ausgesetzt ist (MUMENTHALER 1972), das sind „natürliche anatomische Engpässe", die ein hartnäckiges Schmerzsyndrom verursachen können, mit oder ohne motorischen Ausfall.

Der *N. suprascapularis* verläuft durch die Incisura scapulae unter dem Ligamentum transversum scapulae hindurch. Beim Tragen von schweren Lasten mit harter Oberfläche auf den Schultern, aber auch ohne äußere Einwirkung kann der Nerv hier geschädigt werden. Die Folgen sind dumpfe Schmerzen in der

Schulter und ein Schwund des M. supra- und infraspinatus. Die chirurgische Durchtrennung des Ligamentes führt meist zu Beschwerdefreiheit.

Der *N. radialis* am Oberarm liegt in der gleichnamigen Furche direkt dem Knochen (Humerus) an. Hier sind Druckschädigungen nicht selten, z. B. wenn der Oberarm im Schlaf auf einer harten Unterlage liegt. Die vom Radialis innervierten Muskeln, die Extensoren von Hand und Fingern, sind ausgefallen (Fallhand). Die Sensibilität ist über dem 1. Spatium interosseum gestört. Auch der *Durchtritt des R. profundus nervi radialis* durch den M. supinator kann Ursache für ein chronisches Kompressionssyndrom sein. Es wird die Dorsalextension der Finger und Hand zunehmend beeinträchtigt. Weil die Schädigung distal vom Abgang des sensiblen R.superficialis stattfindet, bleibt die Sensibilität intakt. Durch operative Spaltung der fibrösen Umrandung an der Durchtrittstelle im M. supinator wird die Störung behoben.

Der *N. ulnaris* ist im Sulcus hinter dem Epicondylus ulnaris exponiert und kann hier geschädigt werden, z. B. durch Aufstützen der Ellenbogen während der Arbeit oder bei bettlägerigen Patienten. Symptome sind Schmerzen und Parästhesien an der ulnaren Hand- und Vorderarmkante und Atrophie der Mm. interossei und der Hypothenarmuskeln. Die Hand wird zur „Krallenhand".

Der *N. medianus* wird am häufigsten an der Handwurzel unter dem Ligamentum carpi transversum komprimiert, die Folge ist das sogenannte Karpaltunnelsyndrom. Die Symptome sind über Jahre dauernde schmerzhafte Spannung und Kribbeln in der Hand, besonders nachts (Brachialgia paraesthetica nocturna). Die Schmerzen greifen auf den ganzen Arm und auf die Schulter über. Tagsüber sind die Patienten zumeist beschwerdefrei. Durch Hyperextension des Handgelenkes können die typisch lokalisierten Parästhesien provoziert werden. Die Beschwerden verschwinden nach operativer Durchtrennung des Ligamentum carpi transversum. Bei Bestehen einer atavistischen Knochenvarietät am Humerus, Processus supracondyloideus kann der N. medianus auch an dieser Stelle komprimiert werden und entsprechende Ausfälle verursachen.

Der *N. ilioinguinalis* tritt von dorsal her stufenweise durch die Schichten der muskulären Bauchdecke hindurch, um die Haut in der Leistengegend, am äußeren Genitale und an der Innenseite des Oberschenkels zu versorgen. Durch Operationsnarben in dieser Region seines Durchtrittes durch die Bauchdecken kann der Nerv chronisch irritiert werden. Folgen sind hartnäckige Schmerzen in der Leistengegend. Die Patienten gehen vornübergebeugt und vermeiden das Liegen auf dem Rücken. Behebung der Beschwerden durch operative Neurolyse.

Der *N. femoralis* kann gelegentlich durch Narbengewebe als Folge einer Schenkelbruchoperation in Mitleidenschaft gezogen werden. Es kommt zu einer Teillähmung des M. quadriceps femoris, es fehlt der Patellarsehnenreflex, und es besteht ein Sensibilitätsausfall auf der Vorderseite des Oberschenkels und an der Innenseite des Unterschenkels (N. saphenus).

Zu einer Neuropathia patellae kommt es, wenn der R. infrapatellaris des N. saphenus beim Durchtritt durch die Oberschenkelfaszie komprimiert wird.

Der *N. obturatorius* kann im Canalis obturatorius durch eine Hernie komprimiert werden. Es kommt zu Schmerzen im sensiblen Innervationsgebiet des Nerven an der Innenseite des Oberschenkels und Knies (*Howship-Romberg*-Phänomen). Oft wird eine Kniegelenksaffektion vorgetäuscht. Gleichzeitig besteht eine Parese der Adduktoren, was die richtige Diagnose finden läßt.

Der *N. cutaneus femoris lateralis* erzeugt infolge chronischer Kompression die *Meralgia paraesthetica*. Die Irritierung erfolgt bei seinem Durchtritt unter dem Leistenband im lateralen Winkel der Lacuna musculorum. Es bestehen meist brennende Schmerzen an der proximalen Außenfläche des Oberschenkels, besonders bei Streckung des Hüftgelenkes und Überstreckung desselben (langes Stehen, Marschieren, langes Liegen auf dem Rücken). Beim Beugen der Hüfte werden die Schmerzen geringer. Es besteht eine Hypästhesie in Handtellergröße an der Vorderaußenseite des Oberschenkels und eine Druckempfindlichkeit an der Durchtrittsstelle des Nerven unter dem Leistenband, das ist 2 bis 3 Querfinger medial von der Spina iliaca anterior superior. Das Leiden ist harmlos.

Der *N. peronaeus* kann durch chronischen Druck unterhalb des Fibulaköpfchens geschädigt werden, z. B. durch Lagerung des Beins auf einer schlecht gepolsterten Schiene u. ä., da er hier nicht durch Weichteile bedeckt ist und unmittelbar auf dem Knochen aufliegt.

Der *N. tibialis* zieht im medialen Retromalleolarraum zusammen mit den Sehnen des M. tibialis posterior und des M. hallucis und digitorum longus und den Blutgefäßen zur Fußsohle. In diesem Kanal wird er von außen durch das Retinaculum flexorum (ligamentum laciniatum) bedeckt und teilt sich in die beiden Endäste N. plantaris medialis und lateralis auf. Eine Kompression des Nerven in diesem Retromalleolarkanal wird als *Tarsaltunnelsyndrom* bezeichnet. Charakteristisch sind Schmerzen in der Fußsohle, die beim Gehen verstärkt werden. Man findet Druckschmerzhaftigkeit des Nervenstammes hinter dem Malleolus medialis und eine Sensibilitätsverminderung (Hypästhesie) der Fußsohlenhaut, welche trokken und dünn ist. Die Zehen können nur ungenügend gespreizt werden (Vergleich mit der gesunden Gegenseite). Beschwerdefreiheit wird durch operative Neurolyse erreicht.

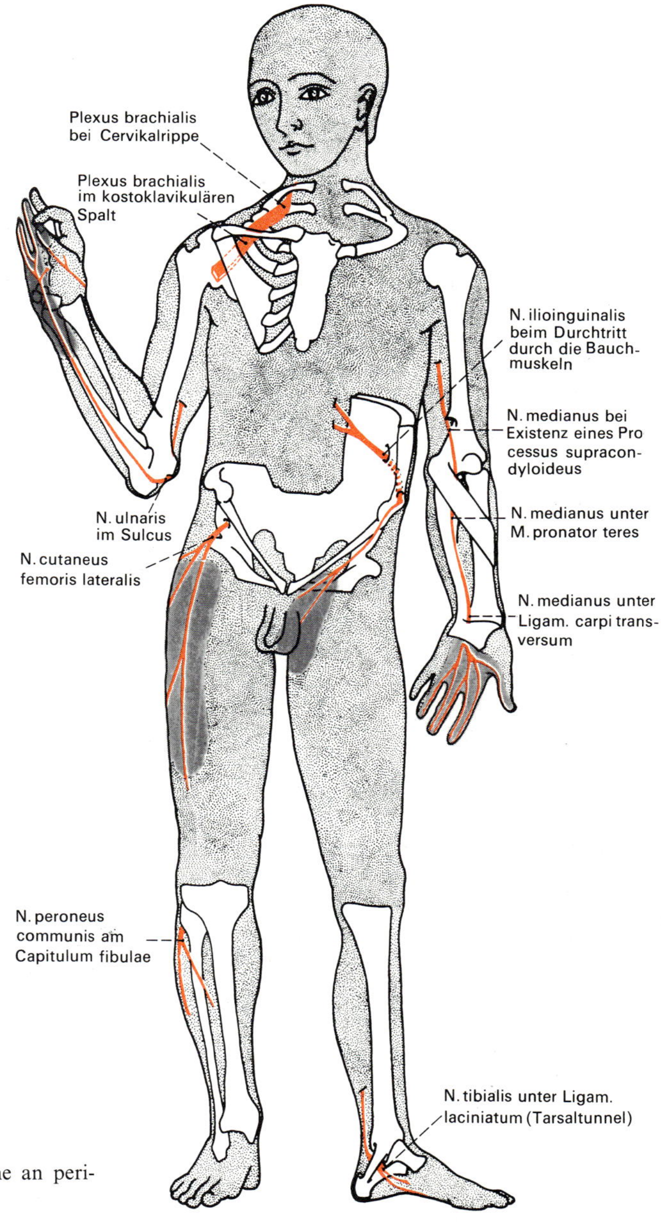

Abb. 372. Chronische Kompressionssyndrome an peripheren Nerven. Vgl. mit Abb. 348.

An den *Nn. digitales plantares communes* kann sich durch Druck der Metatarsalköpfchen (III–V) ein Neurom entwickeln. Dies führt beim Gehen zu Schmerzen im betroffenen Bereich. Der Schmerz kann später den ganzen Fuß erfassen (Metatarsalgia MORTON). Bei der Untersuchung findet sich ein Druckschmerz am Ort und Schmerz bei Querkompression der Metatarsalköpfchen. Therapie: Operative Entfernung des Neuroms.

Allgemeine Begriffsbestimmung

Die ständige Arbeit der inneren Organe, die dem Körperhaushalt dient, ist dem Einfluß des Willens weitgehend entzogen und wird von einem Nervensystem geregelt, das von LANGLEY als *autonomes* bezeichnet wurde. Dieser Ausdruck soll besagen, daß es eine gewisse funktionelle Selbständigkeit gegenüber dem zerebrospinalen Nervensystem besitzt. Auch bei Ausschaltung des Bewußtseins gehen seine Funktionen weiter. Wie alle Systeme des Körpers hat auch dieses nur eine relative Selbständigkeit; das wird in den folgenden Kapiteln noch aufgezeigt werden. Das vegetative Nervensystem sorgt für die Aufrechterhaltung der Homöostase (CANNON). Seine engen Verbindungen zum animalen Nervensystem schaffen die Voraussetzung für die Leistungsfähigkeit des animalen Systems, z. B. würden Störungen des Kreislaufs und der Atemfunktionen die animalen Leistungen ebenso wie unsere auf die Umgebung gerichteten Handlungen behindern.

Da das autonome Nervensystem hauptsächlich die Eingeweide bzw. die vegetative Sphäre beeinflußt, hat man auch von einem viszeralen oder *vegetativen* Nervensystem gesprochen. Auch zu den inkretorischen Drüsen bestehen Wechselbeziehungen. Schließlich gehen die Beziehungen zu seelischen Vorgängen hin und her. Es greifen seelische Erregungen in die vegetativen Vorgänge ein, wie das Herzklopfen, das Erröten, das Weinen, der Angstschweiß und die Anregung der Darm- und Blasentätigkeit bei seelischer Erregung zeigen. Umgekehrt kann auch das vegetative Nervensystem auf unsere Psyche zurückwirken. Hunger und Müdigkeit beeinflussen die seelische Sphäre.

Beim autonomen Nervensystem kann man wie beim zerebrospinalen einen zentralen und einen peripheren Anteil unterscheiden, jedoch ist die Hauptmasse der Zentren in die Peripherie verlagert. Der zentrale Anteil wird durch Kerne im Stammhirn (Zwischenhirn, Mittelhirn und Rautenhirn) und im Rückenmark dargestellt.

Der periphere Anteil des autonomen Systems ist dadurch charakterisiert, daß in seine effektorische Bahn Ganglien eingeschaltet sind. Eine autonome Nervenfaser verläuft nicht direkt vom Rückenmark zum Erfolgsorgan, sie wird in einem Ganglion *umgeschaltet*. Da sich diese peripheren Umschaltstellen pharmakologisch blockieren lassen, kann man das erste Neuron, dessen Ganglienzelle im Zentralnervensystem liegt, als „präganglionäres“ vom zweiten im Ganglion entspringenden „postganglionären“ Neuron unterscheiden. Die Umschaltstellen der sympathischen Nervenfasern liegen in den *Grenzstrangganglien* (= paravertebrale Ganglien) und in *prävertebralen* Ganglien. Die Umschaltung der parasympathischen Nervenfasern erfolgt in Ganglien, die in der Nähe der Erfolgsorgane oder in diesen selbst liegen (z. B. die intramuralen Ganglien des Magen-Darm-Traktes). Die Zahl der präganglionären Fasern ist stets kleiner als die der postganglionären Fasern. Dies beruht vor allem darauf, daß sich die präganglionäre Faser im Ganglion aufsplittert und an mehreren Ganglienzellen endet. So kommt es zu einer beträchtlichen Ausbreitung der in den präganglionären Neuronen geleiteten Impulse. Die präganglionären Fasern gehören der Kaliberklasse B (Durchmesser 3 µm) an. Die postganglionären Fasern sind marklos und in die Kaliberklasse C (0,3–1,3 µm) einzureihen. Während alle efferenten Fasern in Ganglien umgeschaltet werden, verhalten sich die afferenten (= viszerosensiblen) wie somatosensible Fasern, das heißt, sie ziehen ohne Unterbrechung durch die vegetativen Ganglien zu ihren Ursprungszellen in den Spinalganglien.

Auch das vegetative System ist anatomisch segmental gegliedert. Es besteht eine gewisse Zuordnung der Eingeweide zu den Körpersegmenten (s. Kapitel „Rückenmark“). In der Regel benutzen die vegetativen Nervenfasern Leitgebilde, indem sie sich den Spinalnerven oder Arterien anschließen. Nur im Bereich des Abdomen bilden sie selbständige Nerven. Die Ausbreitungsgebiete überlagern sich, so daß man durch Ausschaltung eines vegetativen Nerven allein keine Lähmung erzielen kann.

Gliederung und funktioneller Antagonismus des vegetativen Systems

Nach anantomischen Gesichtspunkten werden innerhalb des vegetativen Systems zwei Untergruppen unterschieden: *Der Sympathicus*, der seinen Ursprung in den Zellen des Seitenhorns der Segmente C_8–L_3 hat und der *Parasympathicus*, dessen Ursprungszellen im Mittelhirn (parasympathische Ursprungskerne des N.III), im Rautenhirn (parasympathische Ursprungskerne des VII., IX. und X. Hirnnerven) und im Sakralmark liegen.

Abgesehen von ihren Wurzelgebieten weisen die vegetativen Nerven einen weiteren anatomischen Unterschied auf: die präganglionären sympathischen Fasern sind kurz, die postganglionären lang; bei den parasympathischen Nerven verhält es sich umgekehrt (s. Abb. 373). Ein wichtiger physiologischer Unterschied zwischen den beiden Systemen besteht auch darin, daß im Endausbreitungsbereich postganglionärer parasympathischer Nervenfasern Azetylcholin als Überträgersubstanz freigesetzt wird, während die Überträgersubstanz der meisten postganglionären sympathischen Fasern Noradrenalin ist. Die postganglionären sympathischen Fasern werden dementsprechend als *adrenerg*, die parasympathischen als *cholinerg*, bezeichnet. Da die Inaktivierung des Noradrenalins im Körper langsamer vor sich geht als jene des Azetylcholins, ist die Wirkung sympathischer Impulse zeitlich ausgedehnter als die Wirkung parasympathischer Impulse. Eine Ausnahme von der erwähnten Regel bilden die die Schweißdrüsen innervierenden sympathischen Fasern, die wie parasympathische Fasern cholinerg sind.

Der *Sympathicus* innerviert glattmuskuläre Organe und Drüsen im Kopf-, Hals-, Brust- und Bauchbereich, die Mm. arrectores pilorum und alle Schweißdrüsen, sowie die meisten Blutgefäße. Die Wirkung des Sympathicus auf die Blutgefäße ist aber nicht einheitlich. Während die großen Koronargefäße und die Gefäße der Skelettmuskulatur zur Erweiterung gebracht werden, kommt es zu einer Verengung der Gefäße der Lungen, des Verdauungstraktes und der Haut. Auf die Herzaktion wirkt der Sympathicus beschleunigend, auf die Pupillen erweiternd. Das Nebennierenmark wird durch präganglionär sympathische Fasern innerviert.

Der *Parasympathicus* innerviert mit sekretorischen Fasern die Drüsen, mit motorischen Fasern die Hohlorgane des Kopf-, Hals-, Brust- und Bauchbereiches. Hierbei regt er die Drüsen zur Sekretion an, wirkt verengend auf die Bronchien und regt die Magen- und Darmtätigkeit an. Nur die Pylorusmuskulatur und der ileozökale Verschlußmechanismus werden gehemmt. Auch die die Blasen- und Rectum-Entleerung vermittelnde Muskulatur wird durch den Parasympathicus angeregt, während die entsprechenden Schließmuskel inhibiert werden. Im Blutgefäßsystem führt eine parasympathische Stimulation zu einer Erweiterung der Blutgefäße des Verdauungstraktes, wie auch jener der Drüsen des Kopfes, der Nieren, der Keimdrüsen und der Gefäße für die kavernösen Gewebe der äußeren Geschlechtsorgane. Die Herzaktion wird verringert, die Pupillen verengt.

Verschiedene Organe sind sowohl vom Sympathicus als auch vom Parasympathicus innerviert, andere nur von einem der beiden Systeme ausschließlich. Die Gefäßweite wird in der Physiologie als Resultat der Wechselwirkung von Wandtonus und Blutdruck betrachtet, in dem Sinne, daß Aktivierung der Wandmuskulatur zur Verengung, ihre Inaktivierung zur Erweiterung führt. Bei dieser Betrachtungsweise sollte nicht übersehen werden, daß die Struktur der Gefäßwand, die im Prinzip für alle glattmuskeligen Hohlorgane gilt, in sich alle Voraussetzungen dafür bietet, daß ein nervöser Reiz zu einer Vasokonstriktion oder zu einer Erweiterung des Lumens führen kann. Die aktive Kontraktion der Wandmuskulatur muß nicht gleichbedeutend mit einer Verengerung des Lumen sein. Es gibt Arterien, die aktiv sowohl enger als auch weiter gestellt werden können (vgl. 2. Band).

Wenn man die Leistungen des vegetativen Nervensystems auf den ganzen Organismus bezieht, ergibt sich aus dem funktionellen Antagonismus der beiden Systeme eine sinnvolle Arbeitsteilung. Von diesem uns geläufigen Standpunkt aus hat W. R. Hess den Sympathicus als ein die Energieentfaltung unterstützendes *ergotropes* System bezeichnet, während der Parasympathicus als erholungs- und aufbaufördernd, *histotrop*, charakterisiert wird. Wenn der Sympathicus den Herzschlag beschleunigt, den Blutdruck steigert, die Bronchien erweitert, die Pupillen vergrößert, Glykogen mobilisiert und durch Förderung der Dissimilation den Grundumsatz steigert, dann wirkt er direkt

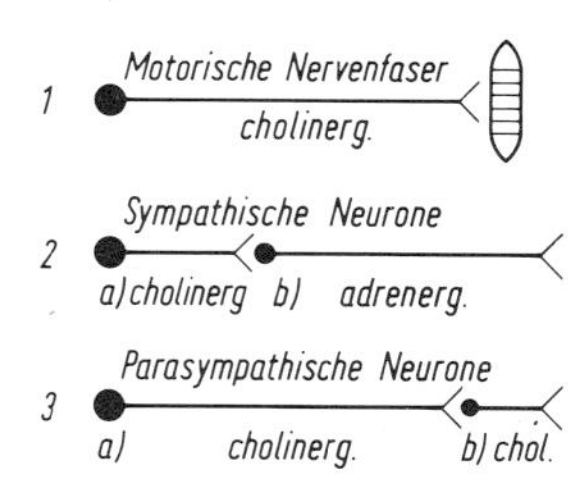

Abb. 373. Einteilung der effektorischen Nervenfasern nach der Art ihrer Überträgerstoffe. Cholinerg sind alle somatomotorischen Nerven (1), alle präganglionären Fasern (2a u. 3a) und die postganglionären Fasern der parasympathischen Nerven (3b). Adrenerg sind nur die postganglionären sympathischen Fasern (2b), mit Ausnahme der Fasern für die Schweißdrüsen, die auch cholinerg sind.

funktionsfördernd. Die mit der Aktivierung des sympathischen Systems verknüpfte Zunahme der Bewußtseinshelligkeit ist ein weiteres Merkmal der erhöhten Leistungsbereitschaft. Der Sympathicus stellt dem Körper also augenblicklich aus der vegetativen Sphäre die Mittel zur Verfügung, seine Leistung zu steigern. Er wird bei plötzlich auftretenden Gefahren und Belastungen – also in der Streß-Situation – mobilisiert.

Anders der Parasympathicus. Indem er den Herzschlag verlangsamt, stellt er das Herz auf „Schongang" ein; indem er die Pupille verengt, trägt er zum Schutze des Auges bei. Er fördert die Darmfunktionen, senkt den Grundumsatz, dient der Assimilation und wirkt so im ganzen aufbauend, einsparend und schützend. Er schafft und spart „das Kapital", das der Sympathicus mobilisiert und das animale System ausgibt.

Die Regulation der Organfunktionen beruht auf harmonischem Zusammenspiel und gegenseitiger Ergänzung von Sympathicus, Parasympathicus und endokrinem System. Im ganzen kann gesagt werden, daß das vegetative System für die Konstanterhaltung des *„milieu interne"* (Claude Bernard) Sorge trägt.

Der Sympathicus

Die Bezeichnung „sympathisches Nervensystem" soll zum Ausdruck bringen, daß dieses System für die Korrelation der Organfunktionen („Sympathie") von Bedeutung ist.

Der Sympathicus besitzt neben der Kernsäule von Ursprungszellen in der Pars intermedia des Rückenmarkes zwei große Gruppen von Ganglien, von denen die eine längs der Wirbelsäule jederseits eine Kette, den *Grenzstrang, Truncus sympathicus*, bildet, während die zweite, vor der Wirbelsäule gelegen, die *prävertebralen Ganglien* (Ganglion coeliacum, mesentericum superius et inferius usw.) darstellt.

Der Grenzstrang, Truncus sympathicus (Abb. 374)

Diese Ganglienkette reicht von der Schädelbasis bis zur Steißbeinspitze und besteht aus rundlichen Ganglien, die durch Strangteile, *Fasciculi interganglionares*, verbunden werden. Die Verbindung mit dem Rückenmark erfolgt durch *Rr.communicantes*. Man unterscheidet *Rr. communicantes albi* und *grisei*, obwohl beide der Farbe nach beim Menschen nicht unterscheidbar sind und sich oft vereinigen.

Unter Rr.communicantes albi sind jene Verbindungen zu verstehen, die dem Grenzstrang die meist markhaltigen Neuriten der sympathischen Ursprungszellen aus dem Rückenmark zuleiten – *Rami praeganglionares* (Abb. 375). Sie kommen aus der Seitensäule (s. S. 96) vom VIII. Zervikal- bis III. Lumbalsegment und verlassen das Rückenmark mit den ventralen Wurzeln (Abb. 375). *Nur dieses thorakolumbale Gebiet des Rückenmarks ist nach der herrschenden Auffassung als Ursprungsgebiet des Sympathicus anzusehen* (Abb. 376), nur von diesen Segmenten kommen Rr. communicantes albi. Die *Rr. communicantes grisei* stellen dagegen Ableitungen sympathischer Fasern zu den Spinalnerven dar. Sie benutzen diese Nerven eine Strecke weit als Leitbahn zur Peripherie und entspringen als *postganglionäre* Fasern im Grenzstrang. Man kann am Grenzstrang den Hals-, Brust-, Lenden- und Sakralabschnitt unterscheiden.

Der *Halsteil des Grenzstranges* (Abb. 377) umfaßt drei Ganglien, die aus der Verschmelzung von ursprünglich acht Ganglien hervorgegangen sind. Das obere Halsganglion, *Ganglion cervicale superius*, liegt als spindelförmiger Körper vor den seitlichen Fortsätzen des 2. und 3. Halswirbels (Abb. 374). Von hier zieht der Grenzstrang unter der tiefen Halsfaszie zum mittleren Halsganglion, *Ganglion cervicale medium* (Abb. 374), das viel kleiner ist (zuweilen fehlt) und in Höhe des 6. Halswirbels an der A. thyreoidea inferior zu finden ist. Das *Ganglion cervicale inferius* (Abb. 374 u. 377) ist meist mit dem 1. Brustganglion zum *Ganglion cervicothoracicum* (*stellatum*) verschmolzen. Dieses große sternförmige Gebilde reicht dann bis zum Köpfchen der 1. Rippe und umgreift den Ursprung der Art. vertebralis aus der Subclavia. Zwischen mittlerem und unterem Halsganglion läuft die Hauptverbindung hinter der A.subclavia. Ein Faden kreuzt die Arterie ventral, so daß eine *Ansa subclavia* zustande kommt (Abb. 378).

Die in die drei Halsganglien eintretenden präganglionären Fasern werden aus dem Brustteil des Grenzstranges herangeführt.

Vom Ganglion cervicale superius gehen mehrere Äste aus, die sich an die Karotiden und die V. jugularis int. anlegen und mit deren Verzweigungen, diese umspinnend, in den Kopf eindringen. Hier versorgen sie die Drüsen, Gefäße und die glatten Muskeln (mit Ausnahme des Sphincter pupillae). Sie stellen den *Kopfteil des Sympathicus* dar, der beim Menschen und den Säugetieren im Gegensatz zu anderen Wirbeltieren

Abb. 374. Truncus sympathicus und seine Beziehungen ► zu den Spinalnerven. Gesamtansicht beim Neugeborenen. Auf der linken Seite sind der Grenzstrang und seine Ganglien in der Pars lumbalis und Pars sacralis unterlegt (Präp. Anat. Inst. Münster).

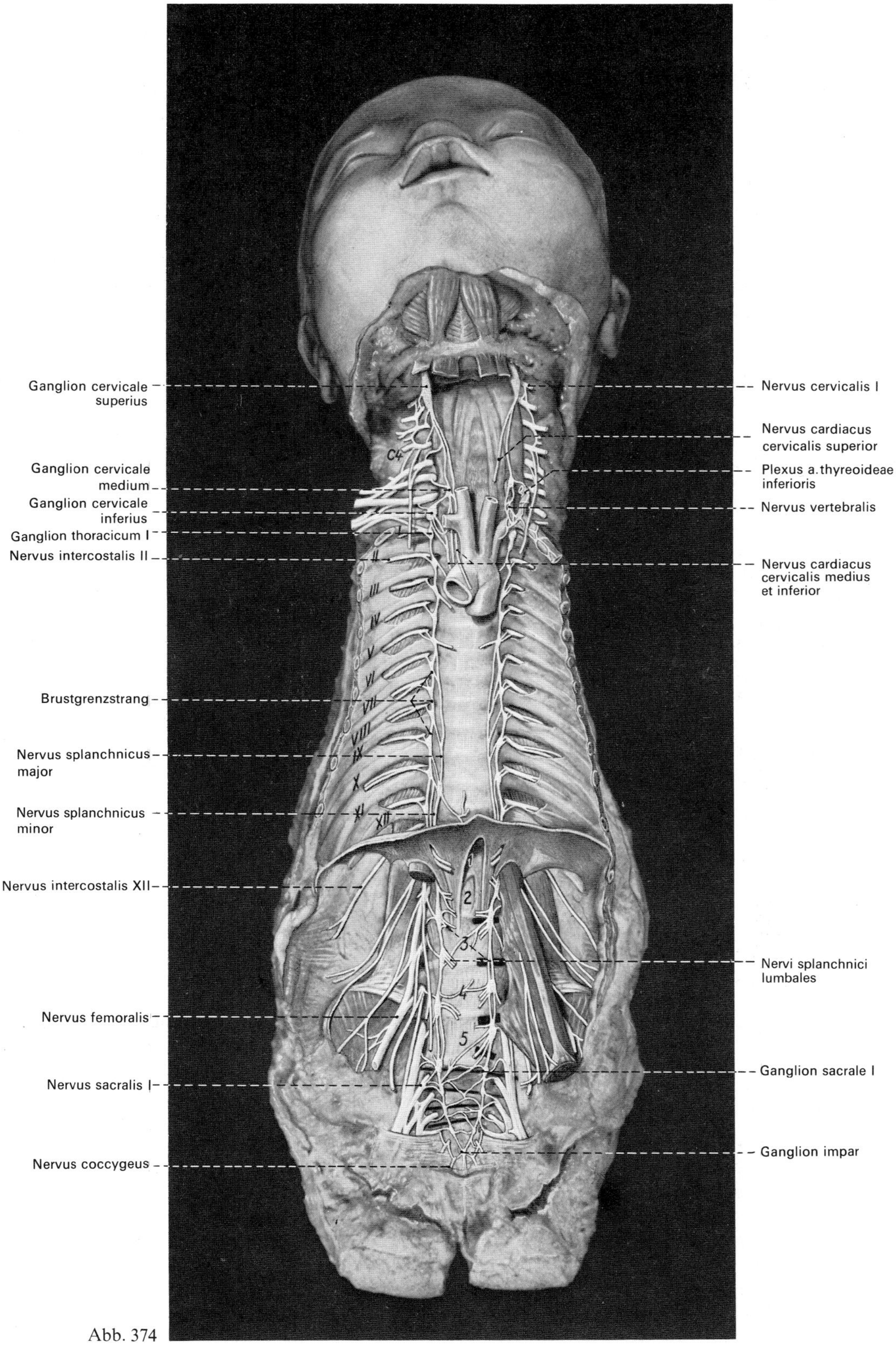
Ganglion cervicale superius
Nervus cervicalis I
Nervus cardiacus cervicalis superior
Ganglion cervicale medium
Plexus a. thyreoideae inferioris
Ganglion cervicale inferius
Nervus vertebralis
Ganglion thoracicum I
Nervus intercostalis II
Nervus cardiacus cervicalis medius et inferior
Brustgrenzstrang
Nervus splanchnicus major
Nervus splanchnicus minor
Nervus intercostalis XII
Nervi splanchnici lumbales
Nervus femoralis
Nervus sacralis I
Ganglion sacrale I
Ganglion impar
Nervus coccygeus
C4
II
III
IV
V
VI
VII
VIII
IX
X
XI
XII
2
3
4
5

Abb. 374

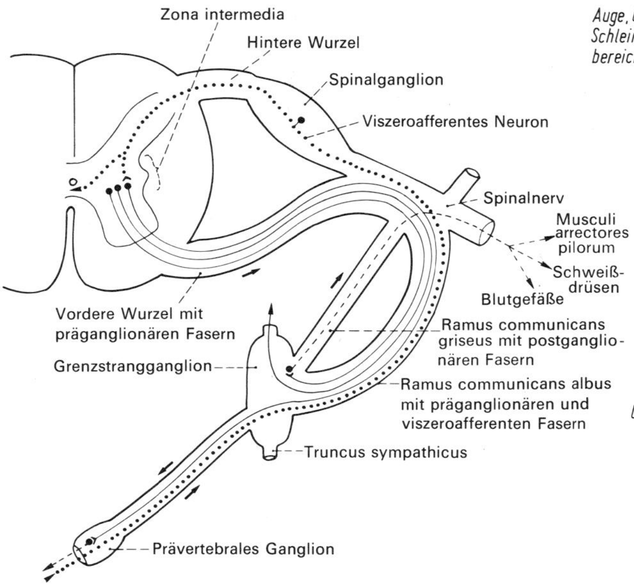

Abb. 375. Schema der Leitungsbahnen des sympathischen Nervensystems. Dargestellt ist ein thorakales Segment mit Vorder- und Hinterwurzel, Spinalnerv, Ramus communicans albus und griseus, Grenzstrangganglion und, weiter entfernt zu denken, ein prävertebrales Ganglion. Die von den Ursprungszellen der Zona intermedia des Rückenmarks abgehenden präganglionären Fasern sind als durchgehende Linie eingezeichnet. Die im Grenzstrangganglion bzw. Prävertebralganglion entspringenden postganglionären Fasern sind gestrichelt gezeichnet. Eine über den Ramus communicans albus und über das Spinalganglion ins Rückenmark eintretende viszeroafferente Faser (punktiert) endet an einer sympathischen Ursprungszelle der Zona intermedia, wodurch ein vegetativer Reflexbogen geschlossen wird.

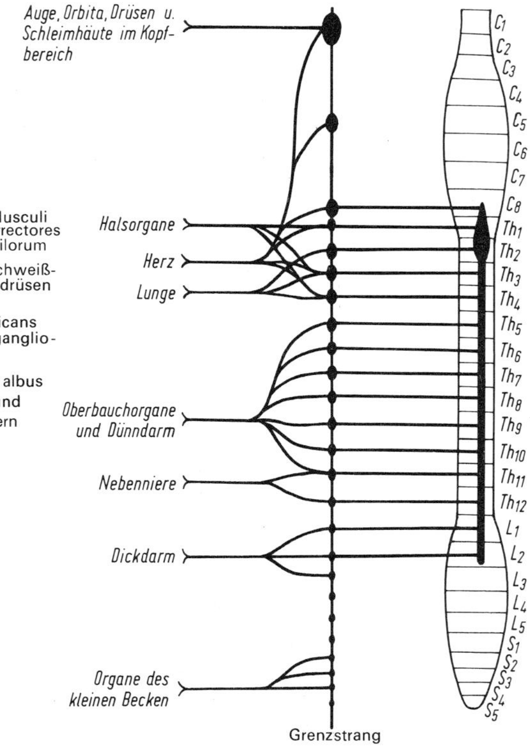

Abb. 376. Zellsäule der sympathischen Ursprungszellen im Rückenmark, Grenzstrang und segmentale Zuordnung wichtiger Organsysteme zur sympathischen Innervation.

keinen geschlossenen Strang bildet. Die Fasern zum Dilatator pupillae, zu den glatten Muskeln der Orbita und der Lider entspringen im Seitenhorn des Rückenmarks in Höhe des 8. Zervikal – bzw. 1. bis 3. Brustsegmentes (*Centrum ciliospinale*), durchlaufen den Halsgrenzstrang, um im obersten Halsganglion auf die postganglionären Fasern umgeschaltet zu werden (Abb. 376). Reizung des Halssympathicus ergibt Erweiterung der Pupille, der Lidspalte, Hervortreten des Bulbus (Exophthalmus), ferner Schweißsekretion und Kontraktion der Blutgefäße.

Bei Durchtrennung des Halsgrenzstranges entsteht der HORNERsche Symptomenkomplex: Pupillenverengung, Herabhängen des Oberlides und Zurücksinken des Augapfels.

Vom Halsgrenzstrang ziehen auch Äste zu den Halseingeweiden, Schlund, Kehlkopf und Schilddrüse, weiters Äste zu Lunge und Herz. Letztere ziehen zum Plexus cardiacus, in den auch die parasympathischen Herzfasern des Vagus einstrahlen. Dieses Geflecht enthält auch Ganglien. Schließlich wird über das Ganglion stellatum die gesamte obere Extremität sympathisch innerviert (Gefäße, Schweißdrüsen, Piloarrektion).

Das *Ganglion cervicale superius*, das den größten Teil der sympathischen Innervation des Kopfes und Halses bestreitet, entläßt im einzelnen neben einer wechselnden Zahl kleiner Ästchen zu allen benachbarten Nerven (Vagus, Glossopharyngeus und Hypoglossus) und den Rr.communicantes grisei zu den drei oberen zervikalen Rückenmarksnerven folgende stärkere Äste:

1. *N.jugularis*: Dieser zieht unter Bildung eines Geflechtes in der Wand der Vena jugularis zum Ganglion superius n.vagi und zum Ganglion inferius n.glossopharyngei.
2. *N.caroticus internus*: Dieser ist der stärkste Ast des obersten Halsganglions, er bildet ein Geflecht um die A.carotis interna. Aus diesem Plexus caroticus internus (Abb. 377) gehen folgende Äste hervor:

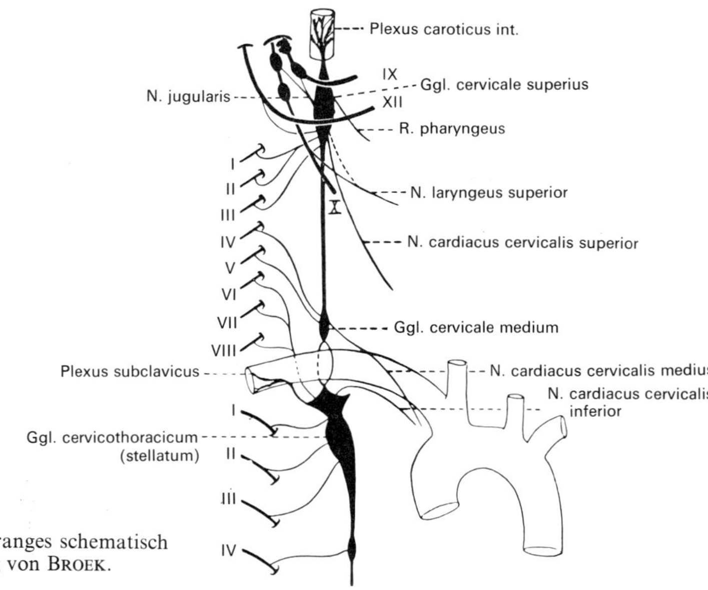

Abb. 377. Halsteil des Grenzstranges schematisch unter Benutzung einer Abbildung von Broek.

a) Nn. caroticotympanici. Diese dringen durch die gleichnamigen Kanälchen ins Mittelohr zum Plexus tympanicus vor und dienen der Versorgung der Schleimhaut.
b) N. petrosus profundus. Dieser gelangt aus dem Schädel durch das Foramen lacerum zum Canalis pterygoideus und vereinigt sich mit dem N. petrosus major zum N. canalis pterygoidei.
c) „Radices sympathicae" des Ganglion ciliare. Diese ziehen durch die Fissura orbitalis superior zum Ganglion ciliare. Ohne Unterbrechung ziehen sie mit den Nn. ciliares zum M. dilatator pupillae.

3. *N. cardiacus cervicalis superior* (Abb. 377): Dieser Nerv zieht medial vom Grenzstrang hinter der A. carotis communis kaudalwärts und vereinigt sich oft mit dem N. cardiacus cervicalis medius. Durch die obere Thoraxapertur gelangt er in den Thorax und erreicht rechts mit dem Truncus brachiocephalicus, links mit der A. carotis communis sinistra den *Plexus cardiacus*.

Vom *Ganglion cervicale medium* gehen Rr. communicantes grisei zum 4. u. 5. Halsnerven, Verbindungszweige zu den Nn. phrenicus und laryngeus recurrens sowie Ästchen zur A. carotis communis und A. thyreoidea inferior. Als großer Ast entspringt in der Gegend des Ganglion cervicale medium der *N. cardiacus cervicalis medius*, der, zwischen Grenzstrang und N. cardiacus cervicalis superior verlaufend, den Plexus cardiacus erreicht. Kleinste Ästchen gelangen zur Schilddrüse und zu den Epithelkörperchen.

Das *Ganglion cervicothoracicum* (stellatum) (Abb. 377) erhält Rr. communicantes der unteren zervikalen und der oberen thorakalen Spinalnerven, hat Verbindungsäste zu den Nn. phrenicus, vagus, recurrens und entläßt wichtige Gefäß- und Eingeweidenerven: Über ein Nervengeflecht, das die A. subclavia begleitet, gelangen Nervenfasern zur oberen Extremität und versorgen hier alle Blutgefäße, Schweißdrüsen und Piloarrektoren. Über die A. thyreoidea inferior ziehen Fasern zur Schilddrüse, die jedoch auch direkte Äste aus dem Grenzstrang erhalten kann. Mit mehreren Fasern entspringt der *N. vertebralis* aus dem Ganglion cervicothoracicum und zieht unter Geflechtbildung entlang der A. vertebralis bis zum Gehirn.

Aus dem Ganglion cervicothoracicum oder den benachbarten Abschnitten des Truncus sympathicus entspringt mit mehreren Wurzeln der *N. cardiacus cervicalis inferior*, der hinter dem Aortenbogen in den Plexus cardiacus einstrahlt. Schließlich gibt das Ganglion cervicothoracium auch Fasern zur Lunge ab.

Der *Plexus cardiacus*, der aus einem oberflächlichen, vorn am Arcus Aortae und am konkaven Rand des Aortenbogens gelegenen Geflecht und aus einem tiefen, zwischen Arcus Aortae, A. pulmonalis und Bifurcatio tracheae gelegenen tiefen Geflecht besteht, erhält Nervenfasern aus allen drei Halsganglien, darüber hinaus aber auch aus den oberen Brustgrenzstrangganglien sowie parasympathische Fasern aus dem N. vagus (s. S. 352). Von den beiden Schichten des Plexus cardiacus gehen Fasern aus, die entlang der großen Gefäße peripherwärts verlaufen bzw. mit den Koronararterien (Plexus coronarii) das Herz erreichen.

Die präganglionär sympathischen Fasern stammen vor allem aus der Zona intermedia des Rückenmarks in der Höhe von Th1–Th4.

Der Plexus cardiacus enthält auch *afferente* Fasern

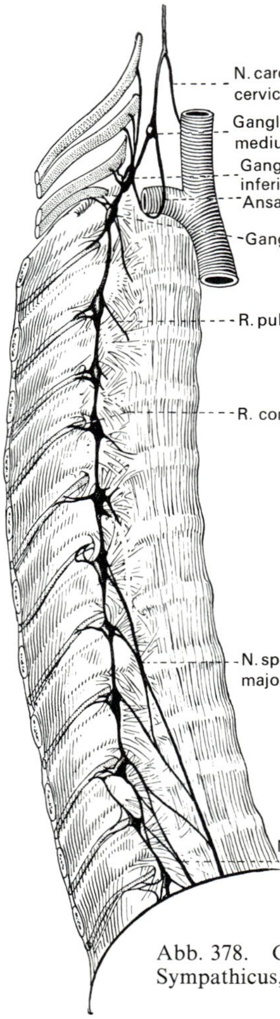

Abb. 378. Grenzstrang des Sympathicus, Brustteil.

vom Herzen. Diese verlaufen zentralwärts mit den sympathischen Herznerven zum Grenzstrang (vor allem zum Ganglion cervicothoracicum) und von hier über die oberen fünf thorakalen Rami communicantes und hinteren Wurzeln zum Rückenmark. Eine Durchtrennung der Rami communicantes der oberen Thorakalsegmente unterbricht die Schmerzleitung vom Herzen ebenso wie eine Durchtrennung der hinteren Rückenmarkswurzeln der 5 oberen Thorakalsegmente. Auch *Ganglien* und *Paraganglien* finden sich im Bereich der Plexus cardiacus.

Der Brustteil des Grenzstranges (Abb. 374 u. 378) enthält 10 bis 12 Ganglien, die auf den Rippenköpfchen liegen und mit ihren Fasciculi interganglionares durch die bedeckende Pleura parietalis durchschimmern. Über die Rami communicantes albi erhalten sie präganglionäre Fasern. Durch die nach lateral ziehenden Rr.communicantes grisei werden den Interkostalnerven postganglionäre Fasern zugeführt, die in der Haut Drüsen und glatte Muskeln versorgen. Mit viszeralen Ästen, die sich nach medial wenden, werden Eingeweide im Brust- und Bauchraum versorgt. So ziehen aus den oberen Brustganglien feine Äste zu den Organen und Gefäßen des hinteren Mediastinum, Aorta thoracica, Ösophagus, Ductus thoracicus, Aa. intercostales, Vv. azygos und hemiazygos, einzelne Äste gehen in den Plexus pulmonalis, andere zum Herzen.

Aus den unteren Brustganglien entspringen die *Nn. splanchnici*, die ihr Endgebiet in der Bauchhöhle haben und als einzige Nerven des Sympathicus auf längere Strecken als isolierte Stränge ohne stärkere Geflechtbildung verfolgbar sind.

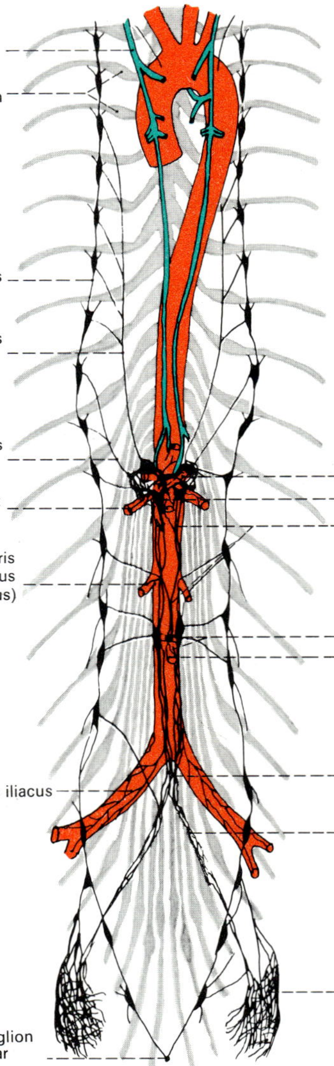

Abb. 379. Grenzstrang des Sympathicus und prävertebrale Ganglien. Die sympathischen Fasern sind schwarz gezeichnet, die in den Plexus coeliacus auch einstrahlenden Nn. vagi grün. Hinter den rot gezeichneten Gefäßen sind Rückenmark, Rückenmarkswurzeln und die proximalen Teile der Spinalnerven im Grauton gehalten. Nach Matuschka und Rohen.

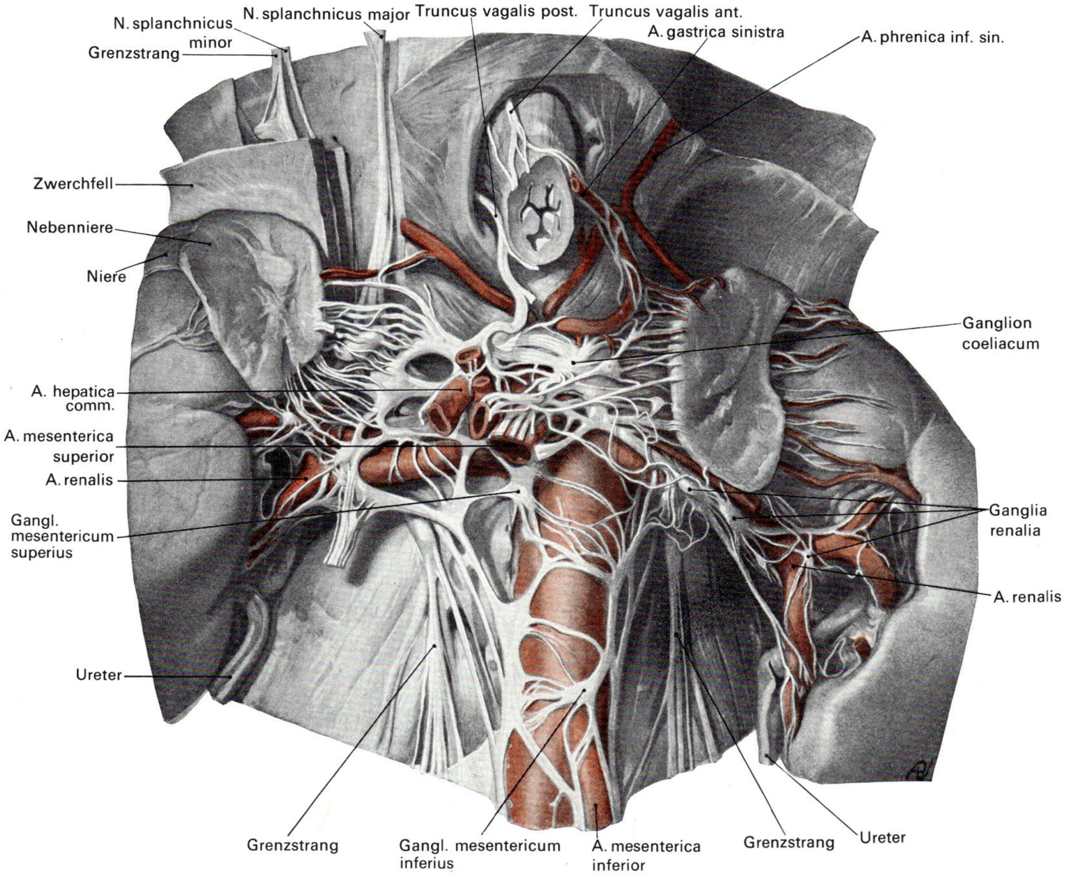

Abb. 380. Plexus solaris (coeliacus) des Menschen (nach HIRT).

Der *N. splanchnicus major* (Abb. 378) entspringt aus dem 6. bis 9. Brustganglion und sammelt sich zu einem Stamm, der auf der Seitenfläche der Wirbelsäule über die Interkostalgefäße hinweg nach abwärts zieht. Er durchsetzt das Zwerchfell gemeinsam mit den Vv. azygos und hemiazygos (zwischen Crus mediale und intermedium) und senkt sich in das Ganglion coeliacum ein. Noch oberhalb des Zwerchfells kann er ein kleines *Ganglion splanchnicum* enthalten.

Der *N. splanchnicus minor* (Abb. 379 u. 380) entstammt dem 10. und 11. Brustganglion und geht mit dem N. splanchnicus major oder getrennt durch das Zwerchfell, um gleichfalls in das Ganglion coeliacum einzustrahlen. Ein Zweig, der auch als *Splanchnicus imus* selbständig entspringen kann, geht zum Plexus renalis.

Die Nn. splanchnici enthalten efferente und afferente Nervenfasern. Die efferenten Fasern sind größtenteils präganglionär-sympathische Fasern, also solche, die den Grenzstrang ohne Umschaltung passiert haben. Sie ziehen zu den im Bereich der Abgangsstellen der großen Äste der Aorta liegenden *prävertebralen Ganglien*. Hier werden viele Fasern umgeschaltet, andere sollen erst in den Ganglien des intramuralen Systems enden. Die efferenten Fasern der Nn. splanchnici versorgen die glatte Muskulatur des Darmes und der Darmgefäße. Unterbrechung der Nn. splanchnici führt zu einer starken Gefäßerweiterung der Darmgefäße. Die afferenten Fasern der Nn. splanchnici dienen der Leitung von Eingeweideempfindungen.

Der *Bauchteil* des Grenzstranges (Abb. 374 u. 376) steht durch einen Schlitz zwischen intermediärem und lateralem Lendenschenkel des Zwerchfells mit dem Brustteil in Verbindung und besteht aus einer Kette von etwa vier Ganglien, die an der ventralen Fläche der Wirbelsäule liegen. Die Rr. communicantes sind verhältnismäßig lang und treten unter den sehnigen

Ursprüngen des M. psoas hindurch. Sie führen den Spinalnerven Fasern für die Drüsen, die glatten Muskeln und die Vasomotoren des Beins zu. Man durchtrennt den Bauchteil des Grenzstranges, um Gefäßkrämpfe aufzuheben. Die aus dem Bauch-Grenzstrang zu den prävertebralen Ganglien (s. später) ziehenden Nerven heißen *Nn. splanchnici lumbales*.

Der *Beckenteil* (Abb. 374) des Grenzstranges verläuft medial von den Foramina pelvina des Kreuzbeins und besteht meist aus vier Ganglien, die mit den Sakralnerven durch Rr. communicantes sich verbinden. Den Schluß bildet ein unpaares *Ganglion coccygeum impar* auf dem Steißbein. Die Rr.communicantes grisei des Beckenteils führen den Spinalnerven Fasern für die Drüsen und glatten Muskeln der Haut der unteren Extremität zu. Die Nerven des Becken-Grenzstranges zu den prävertebralen Ganglien sind die *Nn.splanchnici sacrales*.

Die prävertebralen Ganglien und Nervengeflechte (Abb. 379)

Der ventralen Fläche der Aorta abdominalis liegen Nervengeflechte mit zwischengelagerten größeren und kleineren Ganglien auf. Über diese *prävertebralen Geflechte* erreicht der Großteil der vegetativen Fasern die Baucheingeweide. Zahlreiche Fasern werden in den prävertebralen Ganglien umgeschaltet. Die mächtigste Geflechtbildung ist der *Plexus coeliacus*, auch *Plexus solaris, Sonnengeflecht*, genannt. Dieses Geflecht breitet sich im Gebiet zwischen den Ursprüngen der Aa. coeliaca, mesenterica superior und renales aus und setzt sich kaudalwärts in ein weiteres Geflecht, den *Plexus aorticus abdominalis* fort. Vor der Aorta, zu beiden Seiten der A. coeliaca, sind zwei Ganglienknoten in den Plexus coeliacus eingefügt, die auch miteinander zusammenhängen können, *Ganglia coeliaca* (Ggl. solare). An der Abgangsstelle der A. mesenterica superior liegt das *Ganglion mesentericum superius*, an den Abgangsstellen der Aa. renales die Ganglia *aorticorenalia*.

Der *Plexus coeliacus* erhält Nervenfasern aus den Nn. splanchnici, Äste aus dem untersten Brust- und den ersten beiden Lendenganglien des Grenzstranges, weiters aus den Nn. vagi und dem N. phrenicus dexter. Vom Ganglion coeliacum strahlen in alle Richtungen Nervenäste aus, von denen die meisten die Äste der Aorta abdominalis geflechtartig umspinnen. Man unterscheidet folgende Geflechte:

Plexus phrenicus: Dieser bildet ein Geflecht um die A. phrenica inferior, verbindet sich mit Bauchästen des N. phrenicus und enthält rechterseits am kranialen Pol der rechten Nebenniere das unpaare *Ganglion phrenicum*.

Plexus suprarenalis: Dieser ist auffallend stark und besteht aus 20 bis 30 Strängen, die vom Ganglion coeliacum zur Nebenniere ziehen (Abb. 380). Viele dieser Nervenstränge verlaufen unabhängig von Blutgefäßen. Die Nerven durchdringen die Nebennierenrinde und bilden im Nebennierenmark ein Geflecht mit eingelagerten Ganglienzellen.

Plexus renalis: Dieses in Begleitung der A. renalis zur Niere ziehende Nervengeflecht hat seine Wurzeln nicht nur im Plexus coeliacus, bezieht vielmehr auch Fasern aus dem benachbarten Grenzstrang und aus dem N. splanchnicus minor. Auch aus der Nebenniere dringen freie Nervenfäden in die Niere ein.

Plexus mesentericus superior: Der Plexus mesentericus superior enthält das *Ganglion mesentericum superius*. Neben sympathischen Fasern führt er auch viele Fasern aus dem N. vagus und folgt den Zweigen der A. mesenterica superior. Entsprechend ist auch der Versorgungsbereich dieses Nervengeflechtes: Dünndarm und Dickdarm bis zum Quercolon. In der Darmwand treten die aus dem Plexus mesentericus superior kommenden Fasern in Verbindung mit den Plexus myentericus, submucosus und subserosus.

Plexus hepaticus: Dieses im Plexus coeliacus wurzelnde Geflecht, das auch zahlreiche Vagusfasern erhält, bildet um die A. hepatica communis und deren Verzweigungen, um die großen Gallengänge und mit feinen Ästen auch um die Pfortader Geflechte, die der Versorgung der Leber, der Gallenblase, des Magens (Plexus gastricus inferior) des Duodenums und des Pankreas dienen.

Plexus lienalis: Auch dieses Geflecht erhält Fasern vom Plexus coeliacus und vom N. vagus und zieht in Begleitung der A. lienalis und deren Äste zur Milz, zum Magen und zum Pankreas.

Plexus gastricus superior: Dieses Geflecht hat auch zum Vagus Verbindung und umspinnt die A. gastrica sinistra. Es versorgt vor allem die Cardia und die Curvatura minor des Magens.

Der Plexus coeliacus bestreitet somit mit seinen Verzweigungen die sympathische Versorgung fast aller Bauchorgane. Er führt Fasern für die glatte Muskulatur der Eingeweide, sekretorische Fasern, Gefäßnerven und außerdem viszeroafferente Fasern.

Ein Druck auf den Plexus coeliacus (Schlag gegen den Bauch) kann durch Auslösung vegetativer Reflexmechanismen zu schweren vegetativen Symptomen, vor allem zu Atemnot und Herzbeschleunigung führen.

Der *Plexus aorticus abdominalis* ist meist paarig ausgebildet und liegt zu beiden Seiten der Aorta abdominalis in der Höhe zwischen den Abgangsstellen der Aa. mesenterica superior und inferior. Die beidseitigen Geflechte sind in der Mitte miteinander verbunden und hängen oben mit dem Plexus coeliacus zusammen. Das Geflecht erhält dementsprechend Fasern aus dem Plexus coeliacus und Zuflüsse durch Eingeweideäste der oberen Lenden-Grenzstrangganglien (Nn. splanchnici lumbales). Aus dem Plexus aorticus abdominalis entwickeln sich weitere Nervengeflechte, die die in diesem Bereiche die Aorta abdominalis verlassenden Gefäße umspinnen:

Der *Plexus mesentericus inferior* enthält viele kleine Ganglien, folgt den Verzweigungen der A. mesenterica inferior und innerviert die entsprechenden Darmabschnitte bis zum Anfangsteil des Rectums. Seine Fortsetzung auf die A. rectalis superior und auf das Rectum wird *Plexus rectalis superior* bezeichnet. Dieses Geflecht erhält auch parasympathische Fasern aus dem Plexus pelvinus.

Der *Plexus testicularis* bzw. *ovaricus* entwickelt sich aus Fasern des Plexus aorticus abdominalis und des Plexus renalis. Er begleitet die gleichnamige Arterie.

Die *Plexus iliaci* sind Fortsetzungen des Plexus aorticus abdominalis auf die beiden Aa. iliacae communes und begleiten die weiteren Verzweigungen dieser Arterien. Sie versorgen somit auch die Arterien der unteren Extremitäten.

Der *Plexus hypogastricus superior* („N. praesacralis") ist die unpaare, beckenwärts gerichtete Fortsetzung des Plexus aorticus abdominalis. Er überkreuzt die Teilungsstelle der Aorta und verläuft etwas links von der Medianen über die V. iliaca communis sinistra in die Gegend des Promontoriums. Das Geflecht erhält Zuflüsse aus den unteren lumbalen Grenzstrangganglien und teilt sich in einen rechten und linken Strang, die *Nn. hypogastrici dexter* et *sinister*. Auch diese Stränge sind eigentlich Nervengeflechte, die in kaudal divergierendem Verlauf in den *Plexus hypogastricus inferior (Plexus pelvinus)* einstrahlen. Dieser Plexus hypogastricus inferior ist ein aus sympathischen und sakralen parasympathischen Fasern bestehendes dichtes Nervengeflecht, das am Grunde des kleinen Beckens zu beiden Seiten des Rectums und der Harnblase eine sagittal gestellte Platte bildet und zahlreiche Ganglien enthält (Abb. 381). Es kann als Sammelzentrum der die Organe des kleinen Beckens versorgenden sympathischen und parasympathischen Nerven bezeichnet werden. Neben den Nn. hypogastrici strahlen Fasern aus sakralen Grenzstrangganglien und die parasympathischen *Nn. pelvici* in den Plexus hypogastricus inferior ein. Aus dem Geflecht entwickeln sich weitere Geflechte zu den Beckeneingeweiden, die die Organe des kleinen Beckens umspinnen. Die Lage dieser sekundären Geflechte ist nicht an den Verlauf von Blutgefäßen gebunden. Der Harnblase liegt seitlich der *Plexus vesicalis* auf, beim Mann unterscheidet man *Plexus glandulae vesiculosae* et *ductus deferentis, Plexus prostaticus* und *Plexus corporis cavernosi penis*. Letzterer bildet die Fortsetzung des Plexus prostaticus nach vorn und unten, durchsetzt das Diaphragma urogenitale und versorgt die Schwellkörper.

Bei der Frau kann der Plexus hypogastricus inferior unter der Plica rectouterina zum seitlichen Umfang des Uterus verfolgt werden. Hier bildet er innerhalb des Parametriums den dichten, Ganglien enthaltenden (*Frankenhäuser*sche Ganglien) *Plexus uterovaginalis*. Von diesem Plexus ziehen Nervenfasern an die Uteruskante und an die Vagina. Es bestehen Verbindungen zu den Blasengeflechten und zum Plexus ovaricus, wobei Nervenästchen zur Tuba uterina und zum Ovar abgehen. Der Plexus hypogastricus inferior enthält auch zahlreiche afferente Fasern.

Der Parasympathicus

Zum Parasympathicus gehören nach HIRT jene Nerven, die nicht vom Grenzstrang herkommen, aber ebenso wie die sympathischen Nerven die Organe versorgen. Auch beim Parasympathicus unterscheidet man funktionell präganglionäre Fasern, die in peripheren Ganglien auf postganglionäre Fasern umgeschaltet werden. Die Ursprünge der präganglionären Fasern liegen in bestimmten Hirnabschnitten und im Sakralmark. Danach unterscheidet man ein *kranial-autonomes* und ein *sakral-autonomes* System. Die Umschaltung der präganglionären Fasern erfolgt in den unten aufgeführten peripheren Ganglien, z. T. erst in den intramuralen Ganglien. Die präganglionären Fasern sind daher relativ lang.

Der kraniale Parasympathicus

Zum effektorischen, kranialen Anteil des Parasympathicus rechnet man Fasern, die im Oculomotorius, Trigeminus, Facialis, Glossopharyngeus und Vagus verlaufen und in peripheren Ganglien umgeschaltet werden (Abb. 382). Diese Fasern wurden bereits bei den Hirnnerven geschildert.

1. *Bahn im Nervus oculomotorius.* Ursprung der präganglionären Fasern im Nucleus accessorius (EDINGER-WESTPHAL). Verlauf: im Nervenstamm – Ramus inf. – Radix oculomotoria des *Ganglion ciliare*. Von hier als postganglionäre Fasern in den Nn. ciliares breves zum M. sphincter pupillae und M. ciliaris. Sie bewirken Verengerung der Pupille und Akkommodation (Abb. 382).
2. *Bahn im Nervus facialis.* Abb. 382.
   a) Vasomotorische und Schweißdrüsenfasern – Ursprung im Facialiskerngebiet;
   b) Sekretorische Fasern. Ursprung: Nucleus salivatorius sup. (pontis), Verlauf zunächst im N. intermedius, dann in der Chorda tympani und N. petrosus major:

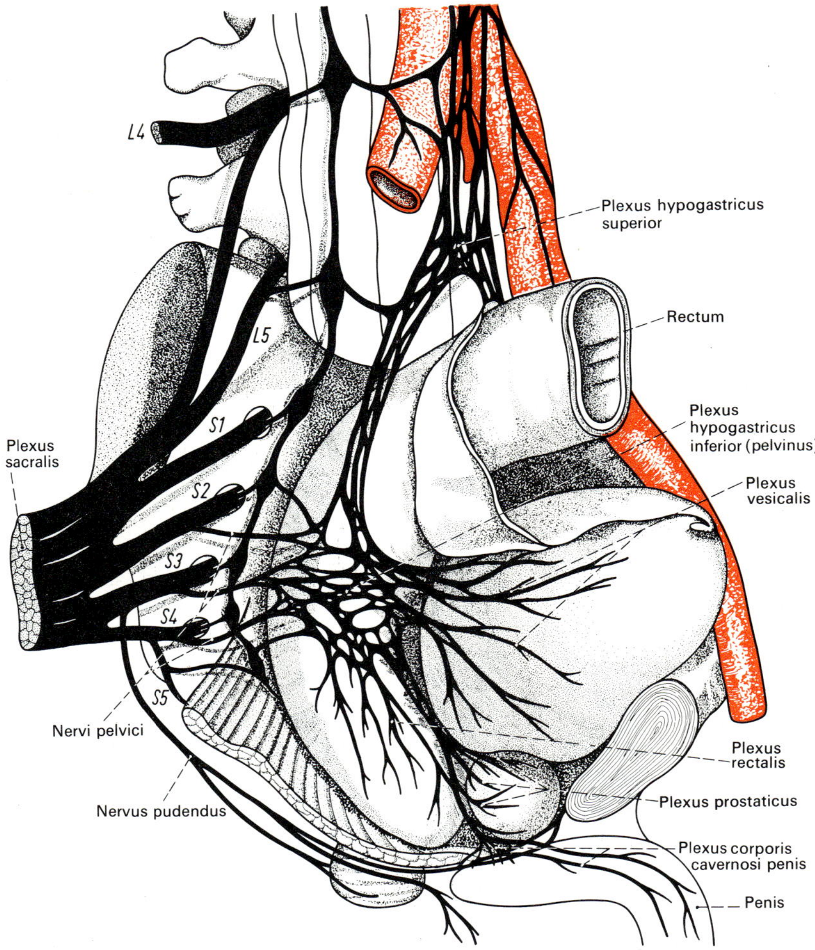

Abb. 381. Die vegetativen Beckengeflechte in ihren Beziehungen zu den Beckenorganen des Mannes und zu den Spinalnerven in der Ansicht von lateral.

N.pertrosus maj. – N.canalis pterygoidei – Ggl. pterygopalatinum. Von hier aus postganglionäre Fasern zu den Drüsen des Nasen-Rachen-Raumes und über den N.zygomaticus und dessen Anastomose mit dem N.lacrimalis zur Tränendrüse.

Chorda tympani – N.lingualis – Glg.submandibulare. Von diesem ziehen die postganglionären Fasern zur Glandula submandibularis und sublingualis.

3. *Bahn im Nervus glossopharyngeus.* Ursprung im Speichelkern (s. Abb. 192) der Medulla oblongata (Nucl. salivatorius inferior) – N.glossopharyngeus – N. tympanicus – N. petrosus minor – Ggl. oticum (Abb. 382). Postganglionäre Fasern: Anastomose zum N.auriculotemporalis – Parotis.
4. *Bahn im Nervus vagus* (Abb. 382). Sie enthält alle parasympathischen Fasern für die Eingeweide vom Halsbereich bis zum Quercolon. Diese entspringen im Nucl. dorsalis nervi vagi. Die parasympathischen peripheren Ganglien, die aus der kranialen Neuralleiste auswandern, liegen in der Bahn des Vagus selbst oder am Ende seiner Verzweigungen; d.h. andere Nerven auf dem Weg zu ihren Erfolgsorganen werden nicht als Leitbahnen benutzt.

In den autonomen Plexus des Herzens, der Lunge und des Ösophagus vereinigen sich sympathische und parasympathische Fasern. In der Höhe der Bifurkation der Trachea bilden der rechte und der linke Vagus ein Geflecht, aus dem erst sekundär, meist oberhalb des Zwerchfells, wieder zwei starke Äste entstehen, von denen der eine ventral und der andere dorsal vom Ösophagus liegend, mit diesem in die Bauchhöhle eintreten. Der vordere wird auch als Truncus vagalis anterior, der hintere als Truncus vagalis posterior bezeichnet.

Der sakrale Parasympathicus (Abb. 381 u. 382).

Die Ursprungszellen des sakralen Parasympathicus liegen in der *Zona intermedia* in der Höhe des 2.–5. Sakralsegmentes. Von hier ziehen die präganglionären Fasern, das Rückenmark über die vorderen Wurzeln verlassend, mit dem *2.–5. sakralen Spinalnerven* über den Plexus pudendus und die Nervi pelvici zu den Nervengeflechten des kleinen Beckens (s. S. 351). In den Ganglien dieser Geflechte findet die Umschaltung zahlreicher Fasern auf postganglionäre Neurone statt. Diese innervieren die Beckenorgane und wahrscheinlich, vom Becken aufsteigend, den Dickdarm bis in den Bereich des Colon transversum. Viele Fasern werden erst in den intramuralen Ganglien umgeschaltet.

Reizung der sakralen parasympathischen Fasern führt zur Sekretion der Geschlechtsdrüsen und der Drüsen der unteren Darmabschnitte, zu verstärkter Peristaltik, zu Darm- und Harnblasenentleerung (Vgl. B. II). Die Sphinkteren werden hierbei zur Erschlaffung, die Harnblasenwandmuskulatur zur Kontraktion gebracht. Die Blutgefäße der Samenblasen, der Samenleiter und der Nebenhoden werden durch den Parasympathicus erweitert, Penis bzw. Clitoris durch Füllung der Schwellkörper zur Erektion gebracht (diese vasodilatatorischen Fasern werden *Nn. erigentes* genannt). Die Ejakulation wird durch den Sympathicus herbeigeführt.

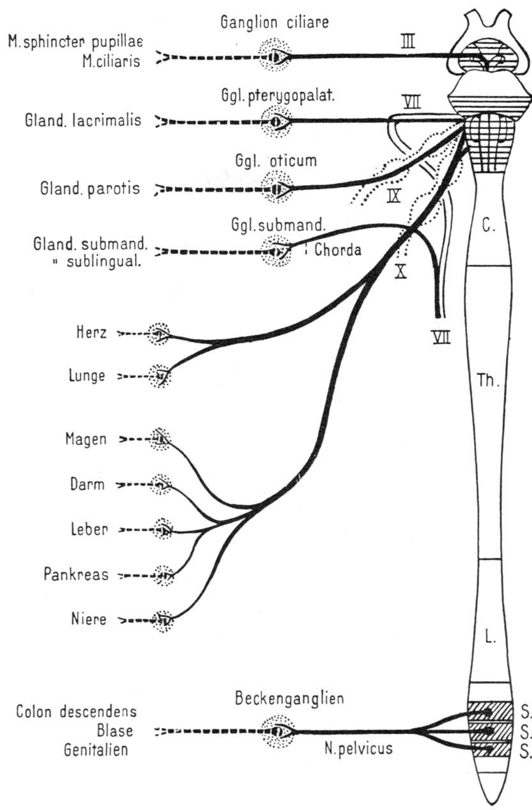

Abb. 382. Parasympathicus. Präganglionäre Fasern ausgezogen, postganglionäre Fasern punktiert. Schema in Anlehnung an VILLINGER-LUDWIG.

Viszeroafferente Fasern

Die sensiblen Fasern der Eingeweide, die markhaltig und marklos sein können und verschiedene rezeptorische Endigungen aufzuweisen haben, benützen die sympathischen und parasympathischen Nervenstränge als Leitungsbahnen, um schließlich die Spinalganglien zu erreichen, in denen ihre trophischen Zentren liegen.

Von den Brust-, Bauch- und Beckeneingeweiden ziehen viszeroafferente Fasern über sympathische Nerven, Nn. splanchnici, zum Grenzstrang, werden hier aber nicht unterbrochen, gelangen vielmehr über die Rr. communicantes und Spinalnerven zu den Spinalganglien, wo ihre Zellkörper liegen. Auch die parasympathischen Nervenstränge enthalten zahlreiche viszeroafferente Fasern. Der N. vagus führt afferente Fasern von Gefäßen des Herzens der Lunge und anderer Eingeweide. Diese Fasern spielen bei der Regulation verschiedener Gefäß- und Eingeweidereflexe eine Rolle. Die Zellkörper dieser Fasern befinden sich im *Ganglion inferius nervi vagi*. Die afferenten Fasern der Organe des kleinen Beckens verlaufen teils in sympathischen Nerven, zum größten Teil aber in der Bahn der ansonsten parasympathischen Nn. pelvici, über welche sie zu den entsprechenden sakralen Spinalganglien gelangen. Diese Fasern sind für die Regulation der Blasentätigkeit von großer Bedeutung, da sie das Gefühl der Blasendehnung vermitteln. Das Gefühl der Blasendehnung geht nach Schädigung der Nn. pelvici verloren, obwohl auch einige viszeroafferente Fasern über die Beckengeflechte zu höher gelegenen Spinalganglien aufsteigen. Die Durchschneidung der Plexus hypogastrici führt nur zu geringgradigen Blasenstörungen.

Der Eingeweideschmerz der meisten Bauch- und Beckenorgane wird zum größten Teil über afferente Fasern geleitet, die in der Bahn sympathischer Nervenstränge verlaufen.

Die allgemeine Organisation der Eingeweide-Funktionen

Die Regelung von Eingeweidefunktionen erfolgt von mehreren Stufen aus. Sie beginnt in der Peripherie mit einer Automatie der zum vegetativen Funktionssystem gehörenden Gewebe. Allerkleinste aus nur wenigen Zellen bestehende Stückchen der Hohlvene des Frosches vermögen sich rhythmisch zu kontrahieren (v. SKRAMLIK). Isoliertes Flimmerepithel zeigt eine gerichtete Flimmerbewegung, isolierte PURKINJEsche Fasern können in Nährlösung spontan pulsieren (PICK). An isolierten Organen wird die Automatie noch deutlicher. Das von allen seinen Nervenverbindungen zum Organismus abgeschnittene oder durch Applikation von Drogen, welche die Nerventätigkeit aufheben, denervierte Herz kann in Nährlösung spontan schlagen. Ein in derselben Weise isoliertes Stück Darm vermag sich rhythmisch zu kontrahieren.

Die myogene Automatie des schlagenden Herzens ist seit langem bekannt und unbestritten. Das isolierte Herz kann sich infolge seiner *funktionellen Struktur* (A. PUFF) auch ohne Nervensystem an ein erhöhtes venöses Angebot oder eine Drucksteigerung im großen Kreislauf anpassen.

BÜLBRING (1954) hat die rein myogene Natur der autonomen Rhythmik des Darmes nachgewiesen. Ihr spezifischer, nach bestimmten Gesetzen ablaufender Mechanismus liegt nach GOERTTLER (1932) in der Struktur der Darmwand begründet. Seine Vorstellungen sind neuerdings durch eine Funktionsanalyse im Röntgen-Kino-Bild durch LENZ bestätigt worden.

Es ist nicht daran zu zweifeln, daß in diesen Fällen die sinnvolle Leistung bereits durch die gewebliche Spezifität und die Struktur immanent im Organ selbst vorbestimmt und gesichert ist.

Die Koordination räumlich voneinander getrennter Organe aber erfordert ein humorales und ein nervöses System der Steuerung. Es gibt eine *periphere* und eine *zentrale Koordination*. Zwischen beiden besteht keine scharfe Grenze. Zunächst ist der sich noch in der Peripherie abspielende *Axonreflex* zu nennen (s. Abb. 383). Es folgen die *extraspinalen „ganglionären"* Reflexe (z. B. die bei Reizung der Conjunctiva am gleichen Auge ausgelöste Vasodilatation) und die *spinalen* bzw. die über den Hirnstamm ablaufenden Reflexe (Abb. 375).

In den Zentren der Medulla oblongata werden dann schon Organsysteme zu einer aufeinander abgestimmten Funktionsweise geführt, und im Zwischenhirn liegt die nervöse und humorale Führungszentrale für den ganzen Organismus. Diese selbst kann schließlich von der Großhirnrinde Antrieb und Hemmung erfahren.

Spinale Leitungsbögen bestehen im einfachsten Falle aus drei Neuronen: einem viszeroafferenten, einem viszeroefferenten präganglionären und einem postganglionären Neuron (Abb. 375 u. 383). Doch gibt es eine große Zahl viel komplizierter geschalteter Reflexbögen. Die Reflexzentren solcher Leitungsbögen befinden sich im Zentralnervensystem und haben oft enge Beziehung zu somatischen Bereichen, derart, daß etwa Eingeweideerkrankungen auch veränderte Spannungszustände von Skelettmuskeln zur Folge haben können (s. S. 104 u. ff.).

Von den viszeralen Reflexzentren sei jenes für die Pupillenerweiterung im letzten zervikalen und im ersten thorakalen Rückenmarkssegment genannt (*Centrum ciliospinale*), des weiteren die *Zentren* für die *Blasen- und Mastdarmentleerung*. Das sympathische Zentrum für die Blasenreflexe liegt in der Zona intermedia des unteren Thorakal- und oberen Lumbalmarkes (Th 11–L3). Die Reizung dieses Zentrums bewirkt Harnverhaltung. Das parasympathische Blasenzentrum liegt im Sakralmark (S2-S5). Der efferente Schenkel dieses Zentrums erreicht über die Nn. pelvici die Nervengeflechte des kleinen Beckens und von diesen aus die Blase. Reizung führt zur Harnentleerung. Eine Koppelung dieser Reflexzentren mit somatischen Leitungsbögen ermöglicht auch die Koordinierung der Innervation der willkürlich beeinflußbaren Beckenbodenmuskulatur.

Die Zentren für die Mastdarmentleerung liegen im Bereich der Blasenzentren, wobei auch in diesem Falle Reizung des Sympathicus zur Kotverhaltung, Reizung des Parasympathicus zur Darmentleerung führt.

In der Höhe von S2-S5 liegt das *Erektionszentrum*, das über Hautreize aus erogenen Zonen, indirekt aber auch über Sinneseindrücke erregt werden kann und über den Parasympathicus eine Vasodilatation in den Schwellkörpern herbeiführt.

Der *Ejakulationsreflex* verläuft über ein sympathisches Zentrum im unteren Lumbalmark (Th12-L2). Beim Ejakulationsreflex kommt es zur Kontraktion der Muskulatur des Ductus deferens, der Vesiculae seminales und der Prostata, sowie zur Öffnung des reflektorischen Verschlusses der Ductus ejaculatorii.

Das Vasomotorenzentrum in der Medulla oblongata

Unter dem Begriff „Vasomotorenzentrum" ist in erster Linie eine funktionelle Einheit zu verstehen. Es setzt sich zusammen aus vasokonstriktorischen und vasodilatatorischen Ursprungszellen, aus den effektorischen Ursprungszellen des N. vagus für das Herz, aus herzfördernden Ursprungszellen und aus vielen Zwischenneuronen. Diesen physiologischen Untergliederungen können keine entsprechenden anatomischen exakt zugeordnet werden. Die Hauptmasse der Zellen liegt jedenfalls im Rautenhirn zwischen und in der Nähe der Vestibulariskerne. Die Fasern der efferenten Neurone verlaufen zum größeren Teil ungekreuzt im Vorderseitenstrang des Rückenmarkes. Sie enden an Zwischenneuronen, die die Erregung auf die vegetativen Ursprungszellen im Seitenhorn übertragen. Das Vasomotorenzentrum wird durch Änderung des Blutdruckes, der Herzaktion, der Venenfüllung und durch Änderung der CO_2- und der O_2-Spannung des Blutes erregt. Innerhalb des Vasomotorenzentrums reagieren die herzbeschleunigenden und vasokonstriktorischen Neurone synerg, in entgegengesetzter Weise ist die Funktion der herzhemmenden mit den vasodilatatorischen Neuronen aneinandergekoppelt. Die Hauptfunktion der vasokonstriktorischen Neurone ist die Aufrechterhaltung des Gefäßtonus. Die Aktivität des Vasomotorenzentrums muß durch die Tätigkeit der depressorischen Felder in der Medulla ausgeglichen werden, um eine Anpassung der Durchblutung der einzelnen Organe an die jeweiligen Erfordernisse zu ermöglichen. Die afferenten Neurone haben ihren Ursprung in der Adventitia und Media des Aortenbogens und an der Wurzel des Truncus brachiocephalicus (*N.depressor vagi*) sowie in dem proximalen Abschnitt der A. carotis interna bzw. im Bereich der Carotisteilung (*N. depressor glossopharyngei*) (s. S. 309). Diese Rezeptoren werden durch einen Druckanstieg in den Gefäßen in Erregung versetzt. Eine zweite Gruppe afferenter Neurone reagiert auf Änderung der CO_2- und der O_2-Spannung im Blut, es sind dies die Chemorezeptoren im *Paraganglion aorticum* und *caroticum* (Bd. II, S. 376). Wahrscheinlich ist ihre Wirkung auf das Vasomotorenzentrum lediglich eine indirekte über das Atemzentrum.

Pressorische afferente Neurone scheinen in allen afferenten Rückenmarksnerven enthalten zu sein. Besondere Pressorezeptoren wurden in der Wand der beiden Hohlvenen und der Vv. pulmonales beschrieben. Es sind dies Druckrezeptoren, die bei einem Ansteigen der Venenfüllung eine Beschleunigung der Herzfrequenz auslösen.

Das Vasomotorenzentrum ist ein autonomes Zentrum. Es erhält abgesehen von den Impulsen aus der Peripherie Impulse aus übergeordneten Zentren im Hypothalamus und von Zentren in der Großhirnrinde.

Vasokonstriktorische Felder liegen in den kaudalen Abschnitten des Hypothalamus und erstrecken sich bis in das Mittelhirn. Vasodilatatorische Felder liegen vor allem in den rostralen Abschnitten des Hypothalamus. In der Großhirnrinde wurden vasokonstriktorische Areale, von denen aus auch eine Herzbeschleunigung erzielt werden kann, und vasodilatatorische Areale, deren Tätigkeit auch mit einer Hemmung der Herzfrequenz einhergeht, in der sensomotorischen Rinde, in der vorderen Insel und im Temporallappen, besonders im Uncus, gefunden.

Den Zentren im Hypothalamus kommt die Bedeutung der Koordinierung einer Vielzahl von vegetativen Reaktionen zu, während die kortikale Repräsentation vegetativer Funktionen eine direkte Koordinierung zerebrospinaler mit vegetativen Funktionen ermöglicht.

Das Atmungszentrum in der Medulla oblongata

Innerhalb der Formatio reticularis unter dem Boden des 4. Ventrikels der Katze lassen sich durch Ableitung von Aktionspotentialen von einzelnen Ganglienzellen mit Mikroelektroden und nachfolgender histologischer Kontrolle inspiratorisch tätige Neurone von exspiratorisch tätigen Neuronen abgrenzen. Dabei liegen die inspiratorisch tätigen Neurone, die unter dem Begriff des Inspirationszentrums zusammengefaßt werden, in der Medulla oblongata ventral vom Tractus solitarius. In der Nähe des Nucleus ambiguus sind rhythmisch tätige exspiratorische Neurone nachweisbar, die unter dem Begriff Exspirationszentrum zusammengefaßt werden (Abb. 384).

Afferente Neurone haben ihren Ursprung im Glomus caroticum und in aortalen Paraganglien, sie werden durch Änderung der CO_2-Spannung, des O_2-Gehaltes und des pH-Wertes des Blutes erregt. Ferner bestehen Verbindungen zwischen dem N.depressor vagi. (s.o.) und dem Atemzentrum. Aus der Lunge gelangen sensible Vagusfasern zum Atemzentrum. Auch über sensible Trigeminus-Fasern wird die Atmung beeinflußt. Eine direkte Einwirkung des CO_2-Gehaltes des Blutes und seines pH-Wertes auf das Atemzentrum ist nachgewiesen worden. Durch die Aktivität des Inspirationszentrums wird das Exspirationsgebiet aktiviert, das seinerseits auf das Inspirationszentrum hemmend zurückwirkt. Auf diese Weise kommt die rhythmische In- und Exspiration zustande. Eine zusätzliche Hemmung erfolgt über sensible Vagusfasern, die ihre Impulse zu hemmenden Zwischenneuronen führen (Selbststeuerung der Atmung). In der Brücke wurde von Lumsden ein pneumotaktisches Zentrum beschrieben: Seine Neuronen werden rückläufig von dem medullären Inspirationszentrum erregt. Die Impulse des Inspirationszentrums werden in der Brücke mit den Impulsen der übergeordneten Zentren im Zwischenhirn und in der Hirnrinde zusammengefaßt, und nun erfolgt von hier aus eine Erregung des Exspirationszentrums. Mit der hemmenden Rückwirkung der exspiratorischen Neurone auf das Inspirationszentrum ist der Erregungskreis geschlossen (Rückmeldekreis).

Die Aufgabe des Atemzentrums besteht in einer Koordinierung einer Vielzahl von Muskeln zu einer gemeinsamen Leistung. Über seine efferenten Neuronenketten werden nicht nur das Zwerchfell und die Interkostalmuskeln, sondern über den N. vagus auch

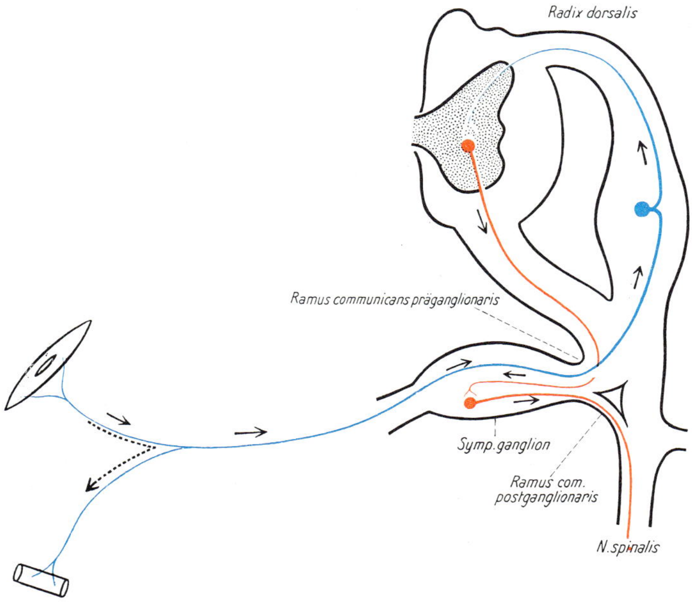

Abb. 383. Schematische Darstellung des sog. Axon-Reflexes. Rot: visceromotorische Neurone. Blau: viscerosensibles Neuron. Der punktierte Pfeil kennzeichnet die Bahn des Axon-Reflexes. Der Axon-Reflex wird darauf zurückgeführt, daß sich eine viscerosensible Faser in der Peripherie dichotomisch aufzweigt, wobei ein Zweig Erregungen an ein Erfolgsorgan z. B. zur Wand eines Blutgefäßes leitet. Eine Erregung der viscerosensiblen Faser kann auf dies Weise zu einer Vasokonstriktion führen, ohne daß ein Reflexbogen über das zentrale Nervensystem benützt wird.

die Kehlkopfmuskulatur, über den N. facialis die Gesichtsmuskulatur und über die im Zervikal- und Brustmark entspringenden motorischen Nerven die Atemhilfsmuskulatur innerviert.

Den vegetativen Zentren im Rautenhirn sind weitere vegetative Zentren im Mittelhirn und Zwischenhirn übergeordnet.

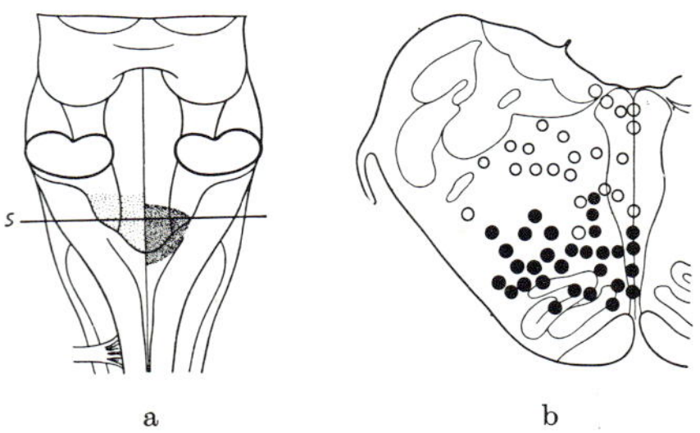

Abb. 384. Lokalisation des Atemzentrums im Hirnstamm einer Katze. (Nach Pitts, Magoun und Ranson 1939). a) Dorsalansicht Respirationszentrum. Links aufgelokkerte Punktierung – Exspirationszentrum, rechts dichte Punktierung. – Inspirationszentrum. b) Querschnitt entsprechend der Linie s in a. Reizung im Gebiet der hellen Punkte ergibt Exspirationsbewegungen. Danach ist also nahezu das gesamte Feld des Nucleus reticularis als „Atemzentrum“ zu bezeichnen.

Die Beziehung der Hirnrinde zum vegetativen System

Die Beziehung der Hirnrinde zum vegetativen System ist noch wenig geklärt. Bereits am Ende des vorigen Jahrhunderts fiel einigen Untersuchern auf, daß bei experimenteller Reizung einzelner Großhirnareale vegetative Reaktionen auftraten. Man weiß heute, daß von ziemlich ausgedehnten Bezirken der Großhirnrinde, so vor allem von der sensomotorischen Rinde, vom Uncus, von der vorderen Insel und von der orbitalen Fläche des Frontallappens bei Säugern durch Reizung vegetative Reaktionen erzielt werden können. Der Verlauf dieser vegetativen Bahnen ist nur zum Teil bekannt. Am besten erforscht ist die Bahn der vegetativen Neurone der sensomotorischen Rinde, welche mit der Pyramidenbahn verlaufen, die an Zwischenneuronen des Rückenmarkes enden, von denen die Erregung auf die vegetativen Ursprungszellen im Seitenhorn übertragen wird. Von der orbitale Fläche des Frontallappens gelangen Erregungen zum Nucl. ventromedialis und Nucl. paraventricularis des Hypothalamus.

Da die durch Reizung erzielten Reaktionen lediglich etwas über die Möglichkeit, tiefere Zentren zu beeinflussen, aussagen, kann aus den Reizversuchen allein nicht geschlossen werden, ob das betreffende Rindengebiet einen ständigen Einfluß auf das tiefere Zentrum, z. B. das Vasomotorenzentrum, ausübt. Indem man die Reizversuche durch Ausschaltungsversuche ergänzte, gelang es, Klarheit über das

Ausmaß der Wirkung der kortikalen vegetativen Felder auf die untergeordneten Zentren zu gewinnen. Es ergab sich, daß trotz Ausschaltung der vegetativen Großhirnfelder und auch bei Ausschaltung des Zwischen- und Mittelhirns die vegetativen Regulationen erhalten bleiben. Erst wenn bei Versuchstieren ein Schnitt in Höhe der Medulla oblongata gelegt wird, kommt es zu einem Erlöschen des Vasomotorentonus und zum Atemstillstand. Damit ist erwiesen, daß die Zentren in der Medulla oblongata autonom sind. Die Bedeutung der vegetativen Repräsentation in der Hirnrinde ist in der Möglichkeit, zerebrospinale mit vegetativen Funktionen primär zu koordinieren, gegeben

Die zentralen viszero-afferenten Bahnen sind ebenfalls nur unvollkommen bekannt. In die Sphäre des Bewußtseins, d.h. in das Großhirn, dringen nur wenige viszerale Erregungen, so der Harn- und Stuhldrang, Hunger- und Durstempfindung. Erst wenn die Spannung der Hohlorgane durch Dehnung oder Kontraktion das normale Maß überschreitet, wird sie als Schmerz empfunden (Koliken des Darms, der Gallenblase, des Nierenbeckens, des Harnleiters und Spasmen der Gefäße). Die Lokalisation dieses Schmerzgefühls ist aber ungenau. Wenn die krankhaften Reize auf die Wände der Körperhöhlen (parietales Peritoneum, parietale Pleura, Hirnhaut) übergreifen, erreichen sie die Zerebrospinalnerven und dringen auf diesen Wegen zur Großhirnrinde, wo sie in die Helligkeit des Bewußtseins treten und genauer lokalisiert werden können.

Der Sympathicus steuert in einer noch nicht bekannten Weise das ganze Schmerzgeschehen. Durch Ausschaltung von Grenzstrangganglien lassen sich mannigfache Schmerzzustände beheben, besonders solche, die mit Durchblutungsstörungen einhergehen.

Die sensiblen Fasern, die in parasympathischen Nerven verlaufen, dienen anscheinend weniger der Schmerzleitung als der Vermittlung der spezifischen Organempfindungen. Sie verlaufen im Vagus und in den Nn.pelvici.

Das Sehorgan

Allgemeine Übersicht

Das Auge mit dem Sehnerven ist in der Orbita untergebracht und wird von Hilfseinrichtungen umgeben. So ruht der Augapfel, *Bulbus oculi*, an seiner Rückseite auf einem weichen Fettpolster, *Corpus adiposum orbitae*, das für ihn eine Gelenkpfanne bildet. In diesem Lager wird das Auge durch sechs äußere *Augenmuskeln* (vier gerade und zwei schräg verlaufende) bewegt. Die *Augenlider* verteilen die Tränenflüssigkeit, reinigen die Hornhaut und schützen die der Außenwelt zugekehrte Oberfläche des Bulbus, indem sie sich reflektorisch schließen, sobald eine Gefahr droht. Der Tränenapparat, bestehend aus *Tränendrüse* und *ableitenden Tränenwegen*, befeuchtet die Oberfläche und spült kleinste Fremdkörper hinweg.

Der Augapfel hat annähernd Kugelgestalt. Von seinen Durchmessern ist der vertikale der kleinste. An der Kugel unterscheidet man einen vorderen und einen hinteren *Pol* und einen *Äquator*. Der hintere Augenpol liegt etwas temporalwärts von der Austrittsstelle des Sehnerven. Verbindet man die Pole, dann erhält man die *Bulbusachse*. Der davon etwas abweichende Sehstrahl, der von der Fovea centralis, der Stelle des schärfsten Sehens, zum fixierten Gegenstand gezogen wird, bildet die *Sehachse*.

Bei einem *emmetropen* (= normalsichtigen) in Akkommodationsruhe befindlichen Auge ist die Augenachse gerade so lang, daß sich die aus dem Unendlichen kommenden Lichtstrahlen auf der Netzhaut vereinigen. Ist das Auge zu lang, dann vereinigen sich die Strahlen schon vor der Netzhaut und weichen nach der Kreuzung wieder auseinander; auf der Netzhaut entsteht daher ein unscharfes Bild. Diesen Zustand nennt man Kurzsichtigkeit (*Myopie*). Umgekehrt ist bei angeborener Weitsichtigkeit (*Hypermetropie*) das Auge zu kurz. Die Strahlen treffen sich erst hinter der Netzhaut. So stellt schon die Achsenlänge des Augapfels eine wichtige Funktionsgrundlage dar.

Die Hauptmasse des Augapfels bildet sein durchsichtiger, zum Teil flüssiger Inhalt, der von drei Häuten umschlossen wird. Die äußere Haut hat eine derbe Faserstruktur, die Lederhaut, *Sclera*, die wie ein bindegewebiges Skelett die äußere Form des Augapfels sichert. Sie besitzt vorn ein Fenster für den Eintritt der Lichtstrahlen, die Hornhaut, *Cornea*. Die mittlere Augenhaut bildet die Gefäßhaut, *Tunica*

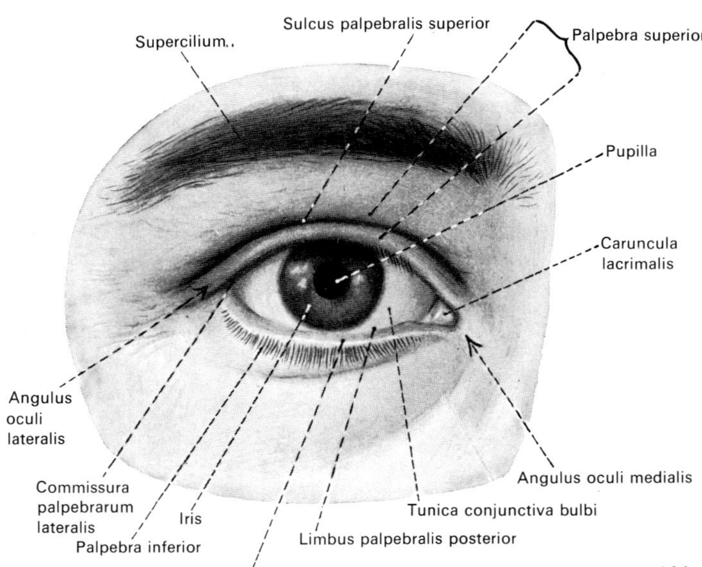

Abb. 385. Das rechte Auge mit Umgebung von vorne.

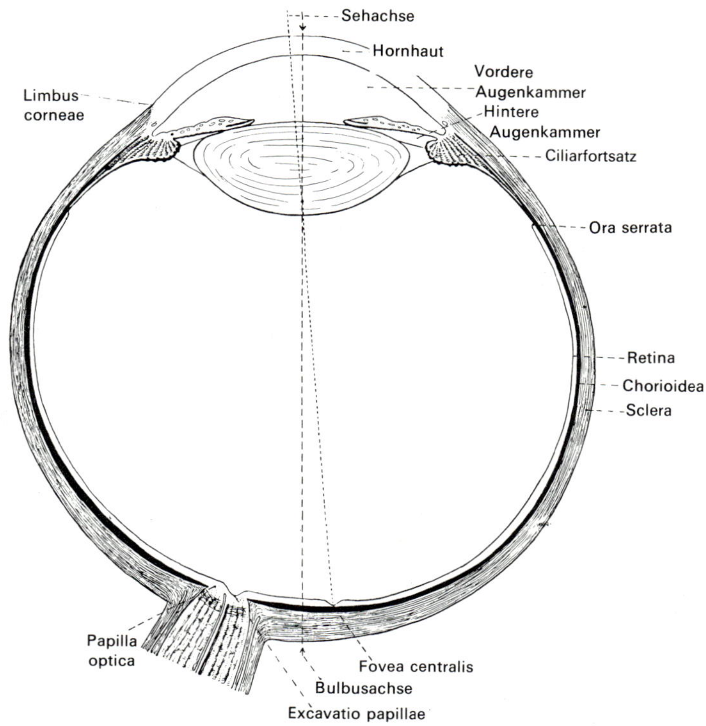

Abb. 386. Horizontalschnitt meridional durch den Augapfel mit Augenachsen. Schematisiert.

vasculosa bulbi, Uvea. Sie verdickt sich kurz vor der Stelle, wo die Lederhaut in die Hornhaut übergeht, zu einem Ringwulst, dem Strahlenkörper, *Corpus ciliare*, der den Akkommodationsmuskel, *M. ciliaris*, enthält. Der hintere Teil der Uvea wird auch Aderhaut, *Chorioidea*, genannt. Den vordersten Abschnitt der Uvea bildet das Stroma der Regenbogenhaut, *Iris*, die als Blende die Pupille umgrenzt. Die innere Augenhaut besteht aus zwei Lamellen, dem Pigmentepithel, *Stratum pigmenti*, und der eigentlichen Netzhaut, *Retina*. Die Netzhaut ist nur dort, wo sie von Lichtstrahlen erreicht wird, lichtempfindlich, *Pars optica* . Der Netzhautteil, der den Ziliarkörper und die Iris innen überzieht, ist blind, *Pars caeca* (Pars ciliaris und Pars iridica retinae). Von den lichtbrechenden Medien, die den Inhalt des Augapfels ausmachen, ist die Linse, *Lens crystallina*, durch das Strahlenbändchen, *Zonula ciliaris* ZINNII, am Ziliarkörper aufgehängt. Der Raum hinter der Linse ist von dem zähflüssigen, gallertigen Glaskörper, *Corpus vitreum*, ausgefüllt. Die *vordere Augenkammer* ist der Raum zwischen Hornhaut und Iris-Linsen-Diaphragma. Die *hintere Augenkammer* erstreckt sich von der Irisrückfläche bis zur Vorderfläche des Glaskörpers. Beide Kammern sind mit Kammerwasser, *Humor aquosus* gefüllt.

Die Entwicklung des Auges

Das Auge ist das einzige Sinnesorgan, dessen reizaufnehmende Elemente aus einem Hirnteil entstehen, während die anderen Sinnesepithelien direkt aus dem Ektoderm stammen. Die erste Anlage des Sehorgans bilden zwei Gruben am vordersten Abschnitt des noch offenen Neuralrohres. Nach Schluß der Nervenrinne gehen aus den *Augengruben* am Boden des Vorderhirnbläschens zwei seitlich gerichtete Ausstülpungen hervor, die *Augenblasen*. Mit weiterem Vorwachsen bekommt jede Augenblase einen hohlen Stiel, den *Augenblasenstiel*, aus dem der Sehnerv entsteht. Die Augenblase stülpt sich zu einem doppelwandigen *Augenbecher* ein, dessen Umschlagsrand gegen das Oberflächenektoderm gerichtet ist. So entstehen zwei Blätter, von denen das äußere einschichtig bleibt und zum Pigmentblatt ausreift, während das innere Blatt die z.T. mehrschichtige Netzhaut liefert. Der Spalt zwischen beiden verschwindet. Der Rand des Bechers entspricht der späteren Pupille. Am unteren Umfang besitzt der Augenbecher eine Einbuchtung, die sich auch auf den Stiel fortsetzt und als *fetale Augenspalte* bezeichnet wird. Durch die Bildung dieser Rinne bekommt das innere Blatt des Augenbechers eine Fortsetzung in den Stiel hinein, die vorher nicht

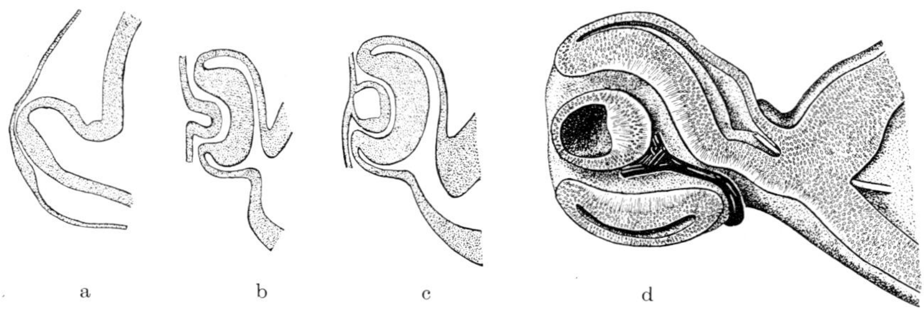

Abb. 387. Entwicklung des menschlichen Auges. a) Augenblase und Linsenanlage (Embryo von 4,8 mm größter Länge). b) Augenbecher und Linsensäckchen (Embryo von 6 mm). c) Augenbecher und Linsenbläschen (Embryo von 7 mm). d) Augenbecher, Augenbecherspalte mit A. hyaloidea (Embryo vom 11 mm) nach Modellen und Abbildungen von HOCHSTETTER, teilweise schematisiert.

vorhanden war. Damit ist die Bahn geschaffen, auf der die Neuroblasten des Retinablattes mit ihren auswachsenden Neuriten das nächste Neuron erreichen können. Dabei verdrängen sie schließlich die Lichtung des Augenbecherstiels. Die epithelialen Zellen des Stiels werden zu Gliazellen. Die fetale Augenspalte nimmt außerdem Blutgefäße auf, die im Sehnerven zur *A. und V. centralis retinae* und in der Höhe des Augenbechers zur *A. hyaloidea* werden. Die Becherspalte verschwindet später, indem ihre Ränder miteinander verwachsen. Bleibt sie offen, so kommt es zu einer Hemmungsmißbildung – zum *Kolobom* der Iris, mitunter auch des Strahlenkörpers und der Aderhaut. Dort, wo die Augenblase das Oberflächenektoderm erreicht, verdickt sich dieses zur *Linsenplatte*. Diese wird zum *Linsengrübchen*. Das Grübchen schließt sich zum *Linsenbläschen* und schnürt sich vom Oberflächenepithel ab. Die Epithelzellen der hinteren Wand des Linsenbläschens, die dem Augenbecher zugewandt sind, verlängern sich und wachsen zu *Linsenfasern* aus, wodurch schließlich der Hohlraum der Linse im Anfang des 3. Fetalmonats verschwindet. Die Zellen der vorderen Wand bleiben niedrig und bilden

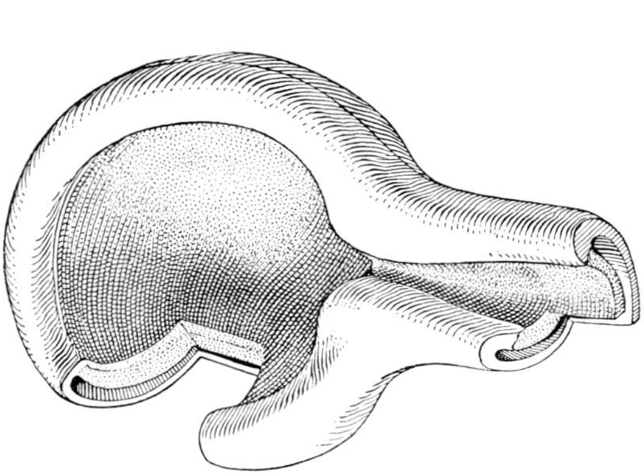

Abb. 388. Augenbecher mit fetaler Augenspalte von unten gesehen, halbschematisches Modell nach SPANNER.

das *Linsenepithel*. Die Teilungsfähigkeit bleibt nur in den mehrschichtig angeordneten Epithelien der Äquatorgegend erhalten. Durch Apposition wird die anfänglich kugelige Linse abgeplattet. Schon während der Abschnürung des Linsenbläschens bilden die äußeren Epithelzellen eine homogene Kutikularhülle, die *Linsenkapsel*.

Der Augenbecher besitzt die Organisationspotenz für die Linsenentwicklung. Experimentell (Amphibien, Hühnchen) zeigt sich, daß die Linsenentwicklung zu verzögern oder ganz zu verhindern ist, wenn man die Augenanlage entfernt. In gewissen Fällen gelingt es sogar, mit dem Augenbecher auch andere Ektodermbezirke zur Bildung einer Linse anzuregen. Fehlbildungen lassen erkennen, daß auch beim Menschen dann keine Linse entsteht, wenn die induzierende Augenanlage fehlt.

Die Netzhaut, Retina

Die den Lichtreiz aufnehmende und als nervöse Erregung weiterleitende Netzhaut ist jener Teil des Auges, um den herum sich alle übrigen Bestandteile entwickelt haben und um dessentwillen sie da sind. Als Abkömmling des inneren Blattes des Augenbechers reicht sie vom Sehnerven bis zum Pupillarrand der Iris. Der vor der Aderhaut gelegene Netzhautabschnitt ist hochdifferenziert *(Pars optica retinae)*. Über den Ziliarkörper *(Pars ciliaris retinae)* und die Irisrückfläche *(Pars iridica retinae)* setzt sich die Retina hingegen nur noch als einschichtiges Epithel fort. Mit einem Rand aus 17 bis 34 Zacken, *Ora serrata*, grenzt sich die Pars optica retinae gegen die Pars ciliaris ab. Das äußere Blatt des ehemaligen Augenbechers ist zum Pigmentepithel geworden, das die Netzhaut in allen Abschnitten begleitet.

Die Pars optica retinae ist transparent. Pigment- und Blutgehalt der angrenzenden Gewebe bestimmen die Farbtönung des Augenhintergrundes. Die Netzhaut ist nur in der Peripherie und am Sehnerven fester verankert. Daß sie dennoch überall glatt anliegt, wird

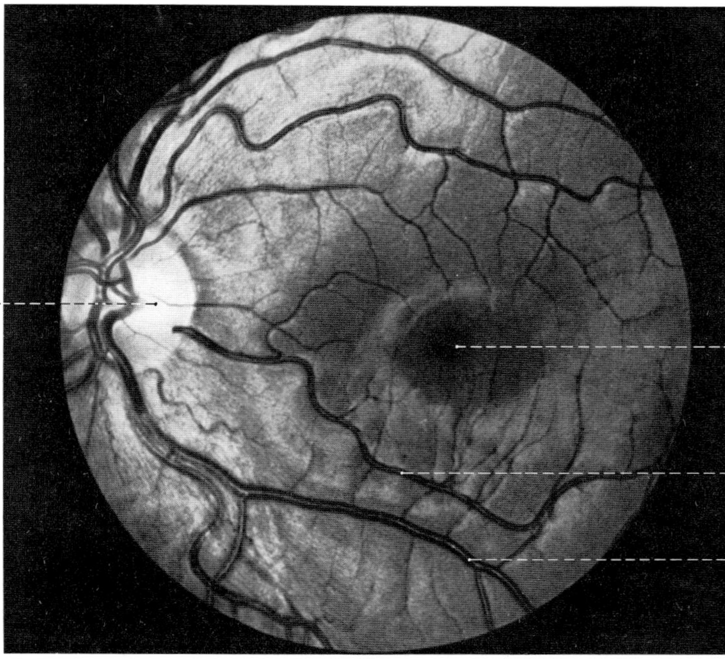

Abb. 389. Augenhintergrund, Netzhautmitte. Fundusfoto (Carl Zeiss, Oberkochen).

vom normalen Quellungsdruck des von ihr umschlossenen Glaskörpers unterstützt. Löst sich die Netzhaut ab *(Ablatio retinae)*, so trennen sich die beiden Blätter des früheren Augenbechers wieder voneinander. Der dann zwischen Pigmentepithel und Netzhaut entstandene Spalt entspricht dem Hohlraum des Augenbläschens. Die Innenseite des Augenbläschens schließt mit einer Kittsubstanzschicht ab, deren Relikte am ausgereiften Auge in Gestalt einer Membranduplikatur wiederzufinden sind. Das eine Blatt dieser Doppelmembran verläuft als VERHOEFF*sche Membran* zwischen Pigmentepithel und Retina und schlägt sich am Sehnervenrand nach innen um. Daraus geht das andere Blatt, die äußere Grenzmembran, *Membrana limitans externa*, der Netzhaut hervor, welche die Schicht der Sinnesepithelien unterteilt. Der Ausläufer dieser Doppelmembran verbindet als einfache Kittsubstanz das pigmentierte Epithel des Ziliarkörpers mit dem unpigmentierten Ziliarepithel der Pars ciliaris retinae.

Am Augenhintergrund, *Fundus oculi*, treten zwei Stellen besonders hervor: Die *Fovea centralis* und die 4 mm nasal davon gelegene *Papilla (discus) n. optici* (Abb. 389), in der sich alle Nervenfasern der Netzhaut sammeln. Diese entspricht dem *blinden Fleck* des Gesichtsfeldes, jene der *Stelle des schärfsten Sehens.*

Zum komplizierten Bau der Pars optica retinae fügen sich drei Neuronenlagen, zwei Synapsenzonen und vier neurogliale Stützgewebsschichten ineinander. Das außen gelegene erste Neuron ist zu Sinnesepithelien zweierlei Typs *(Stäbchenzellen und Zapfenzellen)* modifiziert. Dendrit und Neurit eines gewöhnlichen Neuron sind hier zu Abschnitten einer terminalen „Sehzellfaser" abgewandelt, die auch den Zellkörper enthält.

Die *Außenglieder* des Neuroepithels dienen der Reizaufnahme. Dem erregungsleitenden Anteil dieses epithelialen Neurons (1. Neuron) schließt sich noch innerhalb der Netzhaut das bipolare *Ganglion retinae* (2. Neuron) und diesem das *Ganglion nervi optici* (3. Neuron) an (Abb. 390 u. 391). Erst dessen Neuriten treten zum Sehnerven zusammen.

Die lichtempfindliche Schicht der Netzhaut ist also nach außen, zur Aderhaut, gekehrt *(Inversion)*, von der aus sie auch ernährt wird (aus der Choriocapillaris). Das Licht muß zunächst die übrigen Netzhautschichten durchdringen, bevor es auf die *Photorezeptoren* trifft. Um lichtdurchlässig zu sein, müssen die Nervenfasern der Netzhaut markscheidenfrei bleiben.

Der Leitungsweg von den Sehzellen bis zur Sehrinde des Okzipitallappens wird bereits in der Netzhaut zweimal umgeschaltet. Das bipolare Ganglion retinae und das Ganglion nervi optici entsprechen der *grauen Substanz* des Gehirns. Sie werden deshalb zur Gehirnschicht der Netzhaut zusammengefaßt. Der markhaltige Teil des dritten Neurons, der Sehnerv, entspricht der *weißen Substanz* des Zentralnervensystems.

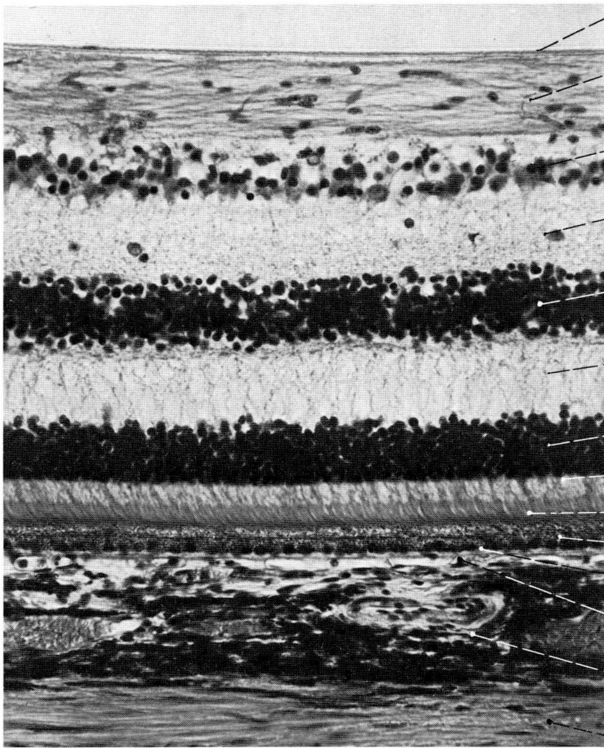

Abb. 390. Netzhaut und Aderhaut. Meridionalschnitt. Färbung: H.E. Vergrößerung: 200×.

Von den drei Zellkern-Zonen der Netzhautneurone werden die äußeren zwei als *Körnerschichten* bezeichnet. Unter den *retikulären Schichten* der Netzhaut werden die zwei Regionen verstanden, wo sich die drei retinalen Neurone miteinander verbinden. Zur Festigung wird der vielschichtige Bau der Netzhaut noch von radiär ausgerichteten *Stützfasern* neuroglialer Abkunft durchzogen. Diese MÜLLERschen Stützfasern isolieren die neuralen Elemente. Die Synapsenbereiche sind davon ausgenommen. Die Zellkörper der MÜLLERschen Fasern liegen in der inneren Körnerschicht. Dieses Stützsystem verbindet sich mit den *zwei Grenzmembranen* der Netzhaut zu einem geschlossenen Ganzen. Die *äußere* Membran begrenzt die Kerne des Neuroepithels. Die *innere* schließt die Netzhaut glaskörperwärts ab. Sie überkleidet auch die Sehnervenscheibe (mit Ausnahme einer persistierenden A. hyaloidea) und setzt sich peripher über alle Abschnitte bis zur Iris fort.

Neuroepithel, Photorezeptoren

Das 1. Neuron der Sehbahn, *Neuroepithel* (Abb. 390–392) setzt sich aus zwei Elementen zusammen: *Stäbchenzellen und Zapfenzellen.* Der Duplizitätstheorie zufolge sind die Stäbchen als Träger des *Dämmerungssehens* und die Zapfen als Repräsentanten des *Tages- und Farbensehens* aufzufassen. In der Sehgrube der Netzhaut befindet sich als Stelle höchster Leistungsfähigkeit ein stäbchenfreies Zapfenareal von 0,5 bis 0,6 mm Durchmesser. Die Gesamtzahl der Stäbchen wird auf 111 bis 125 Millionen, die der Zapfen auf 6,3 bis 6,8 Millionen (STERBERG) bzw. auf nicht weniger als 4 Millionen (POLYAK) geschätzt. Obwohl auch die Zahl der Zapfen zur Netzhautperipherie hin rasch abnimmt, sind es die Stäbchen, die dort als erstes neurales Element verschwinden. Zur Reizaufnahme besitzen die Zellen des Neuroepithels außerhalb der Membrana limitans externa stäbchen- bzw. zapfenförmige Fortsätze, die jeweils ein Außen- und ein Innenglied unterscheiden lassen. Im *Außenglied* der Stäbchenzelle wird ein Photopigment (Rhodopsin, *Sehpurpur*) angesammelt, das die zur Dunkeladaptation erforderliche Erregbarkeit steigert. Das Stäbchen-Außenglied ist infolge gerichteter Einlagerung eines Lipoids doppelbrechend. Seine Querstreifung in elektronenoptischen Befunden (Abb. 392) wird von mehreren hundert Doppelmembranen hervorgerufen, die kurze Fortsätze haben. Diese Membranen werden als eine Serie miteinander abwechselnder Lipoid- und Proteinmoleküle interpretiert. Erstere sind parallel zur Stäbchenachse, letztere senkrecht dazu orientiert. Ein Verbindungsstück leitet

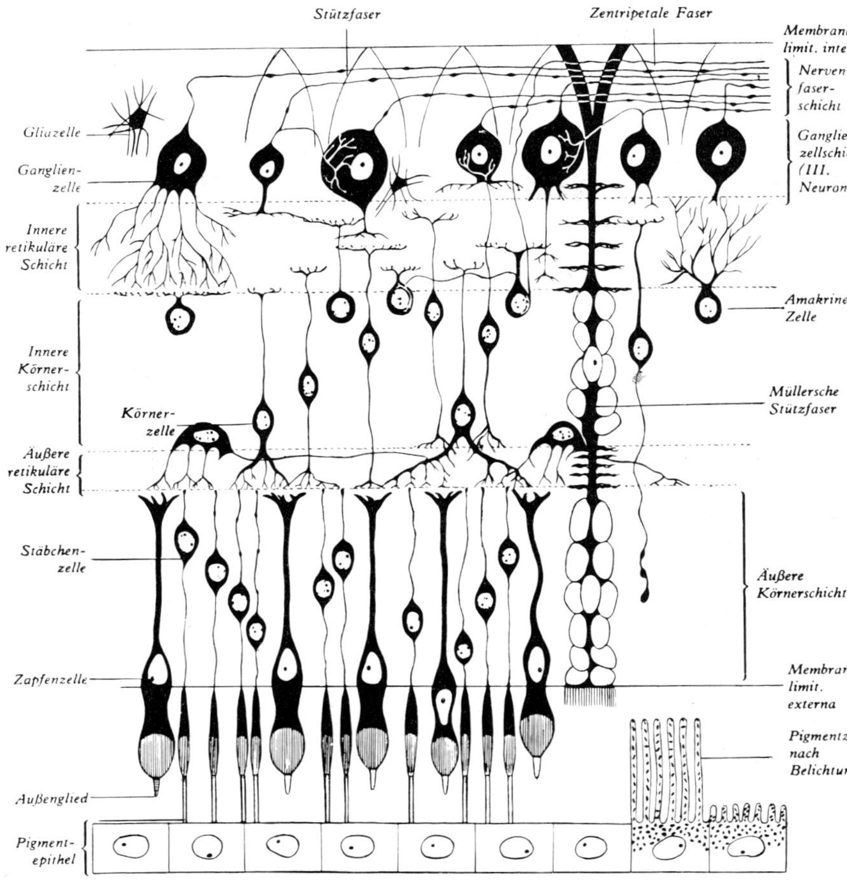

Abb. 391. Strukturschema der Netzhaut (nach SCHAFFER etwas verändert aus BARGMANN, Histologie und Mikroskopische Anatomie des Menschen, 4. Aufl., Thieme, Stuttgart 1962).

zum *Innenglied* der Stäbchenzelle über, das sich aus einem *Ellipsoid* und einem kontraktilen *Myoid* zusammensetzt. Im Ellipsoid wandeln zahlreiche längsgerichtete Mitochondrien – als Ferment- bzw. Enzymträger – die vom Verbindungsstück herangeführten Impulse der Photorezeptoren in eine transportable Form um. Das Myoid enthält Glykogen. Es verjüngt sich und wird zum Außenabschnitt der Stäbchenfaser, dem Äquivalent eines Dendriten, der die Membrana limitans externa passiert und in den Zelleib der Stäbchenzelle einmündet. Das spärliche Zytoplasma des Zelleibs beherbergt den Kern, das *Stäbchenkorn*, das zur äußeren Körnerschicht gehört. Als modifizierter Neurit verläßt der Innenabschnitt der Stäbchenfaser den Zellkörper und schließt mit einem Endkolben ab.

Dieser an Hand einer Stäbchenzelle beschriebene Aufbau eines neuroepithelialen Elements ist generell auch in der Zapfenzelle verkörpert. Das *Zapfenaußenglied* enthält dickere Scheibchen. Die Mitochondrien des konischen Innengliedes sind zahlreicher und schlanker als im Stäbchenellipsoid. Der *Zapfenkern* schließt sich dem Innenglied dichter an. Die Zapfenfaser hört mit einem relativ großen Kegel auf.

Bei Fischen und Amphibien kontrahiert sich das Zapfenmyoid unter dem Lichtreiz. Retinomotorische Erscheinungen dieser Art sind aber bei Primaten nur noch gering ausgeprägt.

Das aus der Außenwand des Augenbechers hervorgegangene *Pigmentepithel* umschließt und ergänzt das Neuroepithel zu einer funktionellen Einheit. Der gewebliche Zusammenhang wird aber nur von pigmenthaltigen Zytoplasmafortsätzen aufrechterhalten, welche die entsprechend gefensterte VERHOEFFsche Membran durchziehen. Diese Plasmaausläufer schieben sich zwischen die Stäbchen und Zapfen, bekommen dort aber keinen direkten Kontakt. Bei Teleostierfischen und Amphibien sind sie retraktil und verändern sich je nach der Funktionsphase (Abb. 393).

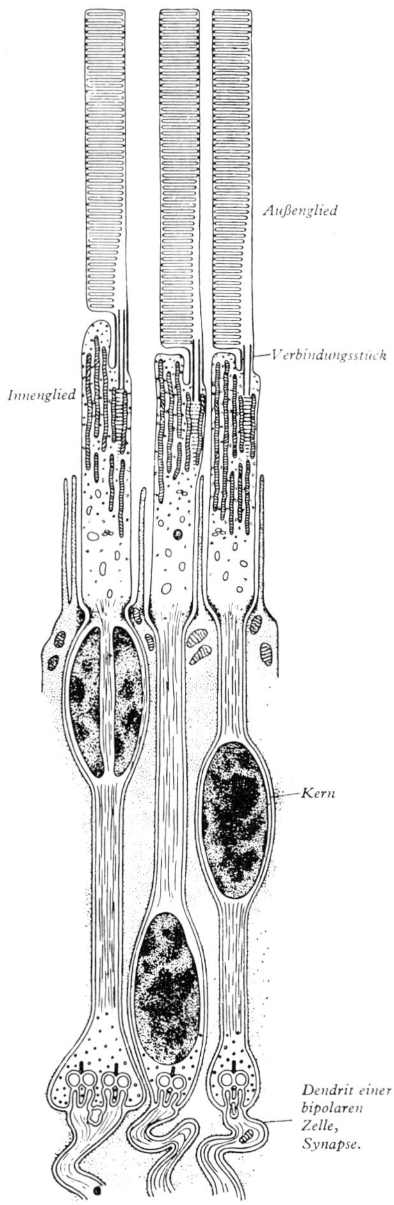

Abb. 392. Strukturschema der Stäbchen vom Kaninchen nach elektronenoptischen Befunden (aus SJÖSTRAND in Erg. Biol. 21 [1959], 155).

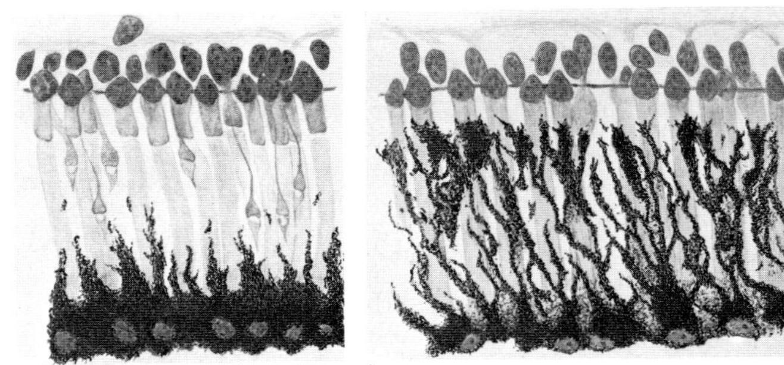

Abb. 393. Netzhaut vom Frosch. a) unbelichtet, Zapfen lang, b) Pigmentwanderung nach Belichtung. Phosphatasennachweis nach GOMORI.

Optisch sind an den rundlichen oder nadelförmigen Pigmentkomplexen kleine Fortsätze zu erkennen, die der Pigmentwanderung dienen sollen. Die Pigmentzellen vermitteln den Stoffaustausch zwischen Aderhaut und Sinnesepithel. Wenn bei einer Netzhautablösung die Stäbchen nicht mehr in das Pigmentepithel eintauchen können, erlischt ihre Erregbarkeit.

Das Pigmentepithel liegt einer Basalmembran auf. Diese ist auch Bestandteil einer Doppelmembran, deren lichtmikroskopisch homogene Schicht noch vom Pigmentepithel, deren Faserschicht aber schon von der Aderhaut stammt. Diese BRUCH*sche Membran* weist beim Zerfall elastischer Elemente des Organismus gefäßähnliche Sprünge (sogenannte *„angoid streaks"*) auf, die mit dem Augenspiegel zu erkennen sind und zur Diagnose der zugrundeliegenden Systemerkrankung führen.

In der Übergangszone vom Neuroepithel zur Gehirnschicht der Netzhaut treten die Endorgane (Telodendritenäquivalente) der Sehzellfasern mit den Dendriten der bipolaren Ganglienzellen in Kontakt. Dabei dringt der Dendrit des 2. Neurons in das Sehzellendorgan ein (Abb. 392). Die präsynaptische Membran der Sehzelle und die postsynaptische Membran der bipolaren Ganglienzelle bleiben dabei aber intakt. Die Zapfenzellen enden mit basalen Fibrillenbüscheln, die in der Netzhautperipherie besonders umfangreich sind.

Die Synapsen zwischen dem 1. und 2. Netzhautneuron bilden die *äußere retikuläre Schicht*.

Ganglion retinae

Das 2. Neuron der Sehbahn *(Ganglion retinae)* besteht aus den *Bipolaren*, deren Kerne den Hauptanteil der *inneren Körnerschicht* bilden. Zu dieser Schicht gehören außerdem die Kerne assoziierter zentripetaler oder zentrifugaler Ganglienzellen (sog. *„amakriner"* Zellen, *Horizontalzellen*) und schließlich die Kerne des neuroglialen Stützsystems.

Die Bipolaren der direkten Sehbahn senden Fortsätze nach außen (Dendriten) und nach innen (Neuriten), die sich in der äußeren bzw. inneren retikulären Schicht verzweigen. Außen treten sie wie erwähnt mit den Enden der Sehzellen in Verbindung, innen erreichen sie das Ganglion Nn. optici. In den beiden retikulären Schichten der Synapsen sind die Fibrillenbüschel der Neuronenfortsätze wie Baumkronen ineinandergesteckt. Die innere Körnerschicht ist am Rande der Sehgrube zwölfreihig. Sie verjüngt sich peripher auf 3 bis 2 Kernreihen.

Dem synaptischen Verhalten nach hat POLYAK die *monosynaptischen* (Zwerg-)Bipolaren der aufwendigen 1:1:1-Verknüpfung (1 Zapfen : 1 Bipolare : 1 Ganglienzelle des Sehnerven) von mehreren Typen *diffuser* Bipolarer unterschieden, die sich jeweils an mehrere Elemente des 1. und 3. Neurons anschließen.

Die *monosynaptische* (Zwerg-)Bipolare, vermutlich eine reine Zapfenbipolare, hat nur einen einzigen Dendriten, der ausschließlich auf das Endorgan der nächstgelegenen Zapfenzelle ausgerichtet ist. Auch der Neurit dieser Bipolaren ist nur mit dem Dendriten einer einzelnen (Zwerg-)Ganglienzelle des nächsten Neuron verbunden. Jede monosynaptische Kette wird von diffusen Ganglienzellen begleitet.

Außerhalb der hochqualifizierten monosynaptischen Verknüpfung der Neuronenketten werden Sehzellen und *zentripetal* leitende Elemente vom Netzhautzentrum zur Peripherie einerseits und von Station zu Station andererseits in steigendem Maße gebündelt. Ihnen sind *zentrifugal* gerichtete Elemente beigegeben, deren Funktion noch nicht endgültig geklärt ist. Zu den letzteren gehören in der inneren Körnerschicht die sog. *„amakrinen"* Zellen und die *Horizontalzellen*. Für „amakrin" wurden von CAJAL diejenigen zentrifugalen Ganglienzellen gehalten, die keinen Neuriten aufwiesen. Jetzt wird dieses vermeintliche Fehlen des Neuriten auf eine unzulängliche Zellfärbung zurückgeführt. Wahrscheinlich handelt es sich um zentrifugale Bipolare (POLYAK). Mit ihren Dendriten verbinden die „Amakrinen" ganze Gruppen von Ganglienzellen des 3. Neuron. Die Horizontalzellen nehmen mit Stäbchen- und Zapfenfasern zugleich Berührung auf. Ihr Neurit wird bis zu 1000 μ lang und erreicht entsprechend weit entfernte Sehzellen. Eine einzige Horizontalzelle kann mit 6 bis 12 Zapfen (Netzhautzentrum) oder gar mit 50 Zapfen (Netzhautperipherie) zugleich verbunden sein. Im Bereich des 2. Netzhautneurons enden auch zentrifugale Fasern, deren Zellkörper außerhalb der Netzhaut liegen. Solche zentrifugalen Elemente werden mit den komplizierten Vorgängen zerebraler Hemmungen und Bahnungen mon- und binokularer pleoptischer Leistungen und der Beeinflussung von Photorezeptoren durch das Gehirn in Zusammenhang gebracht. Andere zentrifugale Fasern enden schon in der Wand kleiner Netzhautgefäße. Die Kapillarschlingen des retinalen Gefäßsystems reichen bis in die innere Körnerschicht. Die äußeren Netzhautschichten sind avaskulär und werden von der entsprechend umfangreichen Aderhaut versorgt.

Ganglion n. optici

Das 3. Neuron der Sehbahn *(Ganglion n. optici)* bildet mit seinen Zellkörpern die *Ganglienzellschicht der Netzhaut*. Am Rande der Sehgrube liegen die Kerne dieser Ganglienzellen in 6 bis 7 Reihen, in der Netzhautperipherie nur noch in einer Reihe. Ihre Dendriten verzweigen sich in verschiedenen Etagen der inneren retikulären Schicht, um hier die Verbindung mit den Bipolaren aufzunehmen. Eine Million markloser Neuriten ergeben die Nervenfaserschicht der Netzhaut. Sie vereinigen sich nasal von der Netzhautmitte zum Sehnervenkopf *(Papilla* oder *Discus n. optici)*. Dahin ziehen sie vorwiegend in meridionaler Richtung. Eine Ausnahme machen nur die Fasern der temporalen Netzhautpartie. Das der Papille von der Macula lutea (dem gelben Fleck der Netzhautmitte) zustrebende *papillomakuläre Neuritenbündel* bewirkt eine Scheitelung *(Raphe)* und Abdrängung der weiter temporal entspringenden Nervenfasern.

Zwischen den einzelnen Ganglienzellen des 3. Neuron bestehen starke Größenunterschiede. Als Glieder einer vom einzelnen Netzhautzapfen bis zur Hirnrinde reichenden Neuronenkette herrschen in der Nähe des Netzhautzentrums die *monosynaptischen* (Zwerg) Ganglienzellen der direkten Sehbahn vor. POLYAK hat auch hier monosynaptische und *diffuse* Ganglienzellen unterschieden. Eine einzige diffuse Ganglienzelle vom Girlandentyp kann zugleich mit Hunderten von Bipolaren – in der Netzhautperipherie sogar mit Tausenden – in Verbindung stehen.

Die *Foveola* im Zentrum der Sehgrube ist die wichtigste Stelle der Retina (Abb. 394). Hier sind die nicht an der Reizaufnahme beteiligten Netzhautschichten

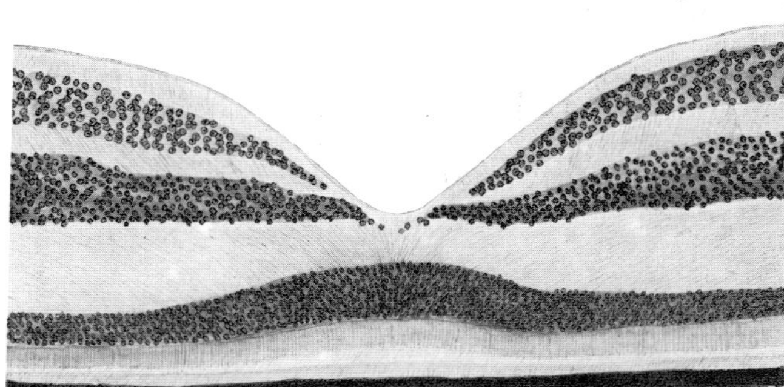

Abb. 394. Fovea centralis eines menschlichen Auges. Vergrößerung: 100 ×.

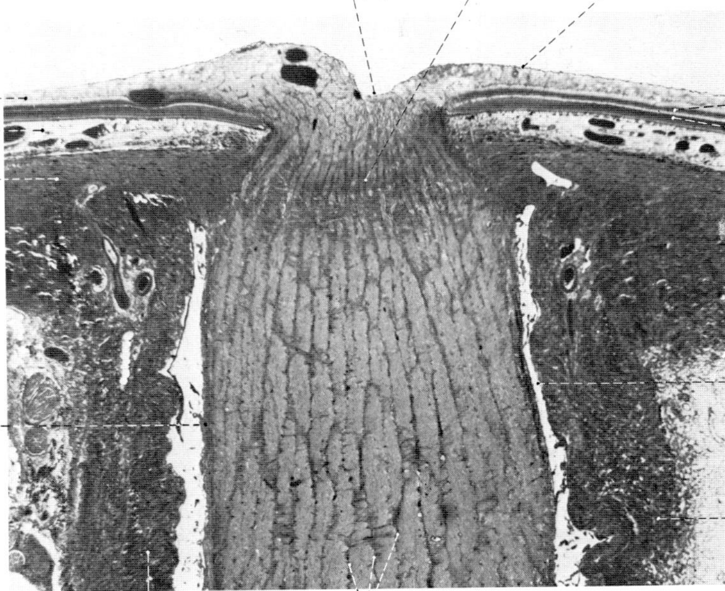

Abb. 395. Austrittsstelle des Sehnerven (Längsschnitt). Färbung: H.E. Vergrößerung: 20 ×.

seitlich verlagert, so daß das Licht ungehindert zu den etwa 2500 foveolären Zapfen gelangen kann. Die verdrängten Zellen der retinalen Gehirnschicht sind am Fovearand aufgestapelt. Die Zapfenfasern sind dorthin geneigt, um Anschluß an die peripheren Verbindungen zu bekommen. Auch die sonst radiären MÜLLERschen Stützfasern verlaufen hier schräg.

Die beim Augenspiegeln am Randreflex zu erkennende *Fovea centralis retinae* hat einen Durchmesser von 1,5 mm. Im rotfreien Licht findet sich dort ein über die Fovea hinausreichendes Ellipsoid gelber Farbtönung von 3-5 mm Durchmesser, der gelbe Fleck, *Macula lutea*. Dieser Fleck wird vermutlich von einem Karotinoid (Xantophyll) hervorgerufen, das die Gehirnschicht der Netzhaut durchsetzt. Deshalb bleibt die fast nur aus Neuroepithel bestehende Foveola noch farblos. In stark verringerter Dichte kann sich das gelbe Kolorit mitunter bis zur Papille erstrecken.

Durch die enge Lagerung der schmalen, langen Zapfen des stäbchenfreien Foveabereiches wird die Empfindlichkeit für die getrennte Wahrnehmung zweier benachbarter Punkte (*Minimum separabile*) erhöht. Wahrscheinlich wird das optische Vermögen durch den Abstand der Zapfen bestimmt. Im parafovealen Bereich größter Anhäufung innerer Körner- und Ganglienzellen ist bereits jeder Zapfenzelle eine Stäbchenzelle zugesellt. In der perifovealen Nachbarschaft kommen auf einen Zapfen schon zwei Stäbchen. In der retinalen Intermediärzone verschiebt sich das Verhältnis auf 1 : 3. In der Peripherie werden die Zapfen seltener, die Ganglienzellen liegen verstreut und hören 500 bis 1000 μm vor der Ora serrata ganz auf *(Pars caeca retinae)*. Schon an jugendlichen Augen sind schwammige Auflockerungen dieser Zone (BLESSIG-IWANOFF*sche Lakunen*) festzustellen. Die *Pars optica retinae* verjüngt sich dort zu einer einfachen Zellschicht, um sich jenseits der *Ora serrata* als unpigmentiertes Ziliarepithel fortzusetzen. Die mit dem Augenspiegel zu erreichende Ora dient als Ausgang für Lageberechnungen retinaler Risse und Löcher, die operiert werden sollen. Die Ora liegt je nach Bulbusquadrant und Refraktionszustand 6,2 bis 8,4 mm hinter der Korneoskleralgrenze.

Wie es einem umgewandelten Hirnteil entspricht, ist das *Stützgewebe* der Netzhaut neuroglialer Natur. Als ein zum Glioblasten differenzierter Abkömmling des primitiven medullären Augenbläschenepithels ist es ektodermaler Herkunft und findet sich in zwei Kategorien wieder, als MÜLLER*sches Stützfasersystem* und als akzessorisches Stützelement der inneren Netzhautschichten in Gestalt von *Astroglia* bzw. *perivaskulärer Glia*.

Die MÜLLERschen Stützfasern sind außerordentlich reich an Dehydrogenasen und haben neben mechanischen und isolierenden wohl auch nutritive Funktionen zu erfüllen. In den Stützfasern ist mit modernen histochemischen Methoden (Bleitetraacetat-Leukofuchsin-Reaktion) eine hohe Glykogenkonzentration nachgewiesen worden, die als Energiequelle für die durch Belichtung ausgelösten Prozesse (Resynthese von Rhodopsin, Phosphokreatin, ATP) anzusehen ist. Ihre Zellkörper gehören zur inneren Körnerschicht. Ihre zytoplasmatischen Fasern umspinnen alle neuralen Formationen, die Synapsen ausgenommen, und bilden die *äußere Grenzmembran* der Netzhaut.

Dieser ektodermalen Neuroglia gesellt sich in geringem Maße auch *mesodermale Mikroglia* bei.

Der Sehnerv, Nervus opticus

Die Neuriten der Ganglienzellschicht der Retina verlassen den Augapfel als Sehnerv *(Nervus opticus)*. Er stellt die Verbindung zum Mittelhirn her, ist wie die weiße Substanz der Hirnrinde und des Rückenmarkes aufgebaut und entspricht damit einem Traktus des Zentralnervensystems. Der Sehnerv besteht aus markhaltigen Fasern mit Neuroglia ohne SCHWANNsche Scheide (Abb. 395).. Sein intraokularer Abschnitt ist als Sehnervenkopf, *Papilla n. optici*, mit dem Augenspiegel der direkten Beobachtung zugänglich. In der knöchernen Augenhöhle, *Orbita*, verläuft der Sehnerv in Biegungen. Nur bei extremen Augapfelexkursionen oder im Krankheitsfall (z. B. *Protrusio bulbi* durch raumverdrängende Prozesse, *Exophthalmus* bei Morbus BASEDOW) wird er gestreckt. Durch den *Canalis opticus* gelangt er in die Schädelhöhle. Der Sehnerv ist an dieser Stelle besonders fixiert und leichter verletzlich. Etwa 1 cm oberhalb des Tuberculum sellae vereinigt er sich mit dem Sehnerven des Partnerauges und geht in die partielle Sehnervenkreuzung über.

Die Sclera ist dort, wo der Sehnerv den Augapfel verläßt, siebartig aufgelockert *(Area cribriformis sclerae, Lamina cribrosa sclerae)* (Abb. 396). Etwa 1,5 bis 2 cm vom Bulbus entfernt treten die *A. und V. centralis retinae* von Bindegewebe begleitet, in den nasalen unteren Quadranten des Sehnerven ein.

Ophthalmoskopisch ist die Lamina cribrosa in der Tiefe einer normalerweise nicht randständigen *Exkavation* des Sehnervenkopfes zu erkennen. Sie wird durch langanhaltende Erhöhung des intraokularen Druckes verformt, besonders bei Obliteration des ZINNschen Gefäßkranzes, der sie mit Blut versorgt. Es entsteht dann die für den grünen Star *(Glaukom)* charakteristische Papillendeformation mit nunmehr randständiger Exkavation. Durch verschiedengradige Retraktion der zwischen Retina und Sclera befindlichen Schichten entstehen Sichel-, Bügel- oder Ringbildungen des Papillenrandes *(Pigmentsichel, Skleralring, Conus temporalis)*. Bei stärkerer Kurzsichtigkeit können diese Formationen durch Überdehnung des Augapfels besonders akzentuiert sein. Als Anomalie des Sehnervenkopfes *(Pseudoneuritis, Pseudostauungspapille, Membrana epipapillaris)* bleiben Reste einer primitiven Papillenanlage bestehen, die sonst vollständig von den vorwachsenden Neuriten des Ganglion n. optici verdrängt werden. Bei Vögeln

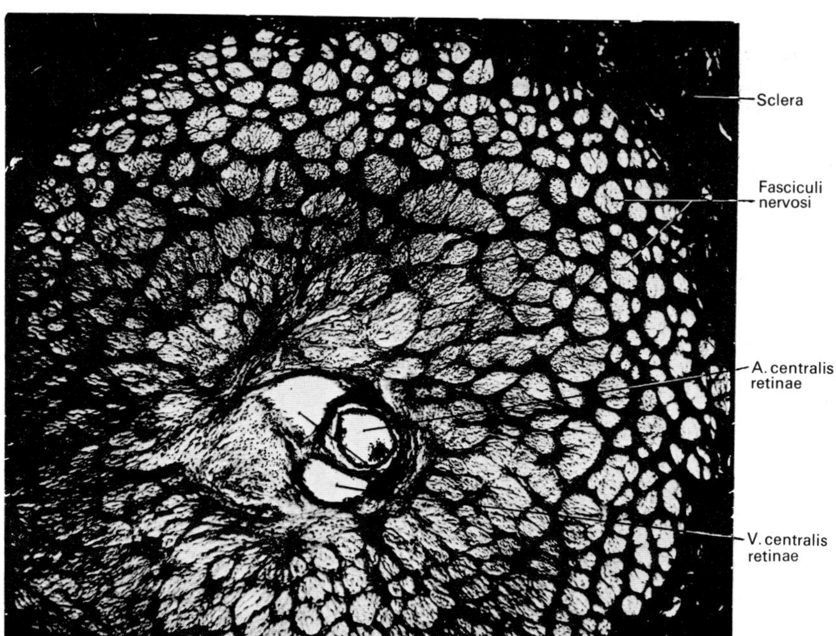

Abb. 396. Flachschnitt durch die Lamina cribrosa mit zentralem Gefäßbündel. Färbung: Azan. Vergrößerung: 56 × (ROHEN).

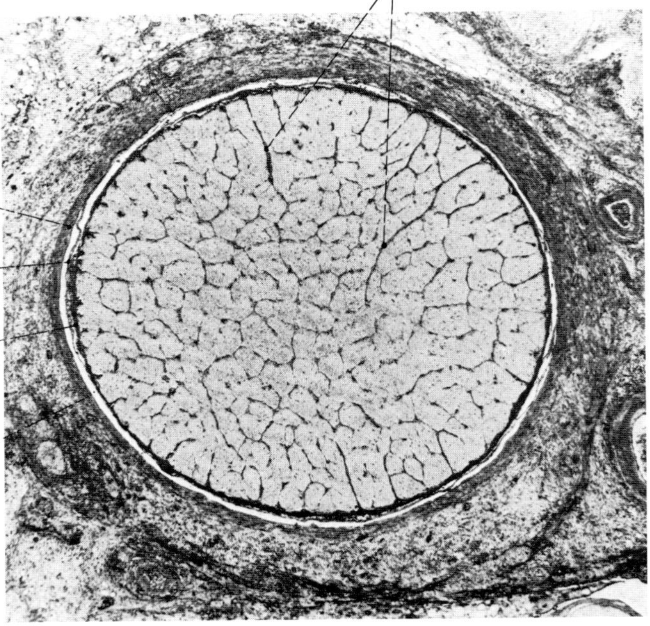

Abb. 397. Querschnitt durch den orbitalen retrobulbären Abschnitt des Sehnerven. Färbung: Goldner. Vergrößerung: 20 ×.

bildet diese kammförmige epitheliale Masse den *Pecten* der Papillenmitte.

Als Hirnbestandteil bekommt der Sehnerv eine Fortsetzung der drei Hirnhäute. Er besitzt demnach eine *Dura-*, eine *Arachnoidea-* und eine *Piascheide* (Abb. 397). Der Subarachnoidealraum kommuniziert entlang dem N. opticus mit den Liquorräumen des Gehirns. Er ist zu beträchtlicher Ausweitung fähig und enthält *Liquor cerebrospinalis*. Intrakraniell injizierte Substanzen können deshalb bis in Sclera-Höhe vorgetrieben werden. Beim Übergang in die Augenhöhle teilt sich die mit der knöchernen Wand des Canalis opticus verwachsene Dura. Das äußere Blatt wird zum Periost der Augenhöhle, das innere Blatt begleitet den Sehnerven, schützt ihn vor Zerrungen und strahlt vorn in die Sclera ein. In der Orbitaspitze ist die Dura zu einer Ringformation verdichtet, die den äußeren Augenmuskeln als Ursprung dient.

Die Pia mater geht in Bindegewebssepten über, die den Sehnerven in etwa zwanzig längsverlaufenden Zügen durchsetzen und kurze Querverbindungen aufweisen. Die mesodermale Piascheide umgibt etwa 800 bis 1200 Faszikel des Sehnerven und begleitet die Blutgefäße. Innerhalb der Faszikel befindet sich nur noch ektodermale *Neuroglia*. Diese bildet auch an der Oberfläche des einzelnen Faszikels noch eine feine Hülle. So kommen die Neuriten nirgends mit mesodermalem Bindegewebe in Berührung. Wenn die Faszikel auch untereinander anastomosieren, so nimmt die einzelne zentripetale Nervenfaser doch isoliert und unabhängig ihren Verlauf. Die Neuroglia setzt sich hier aus zwei Elementen zusammen, den Astrozyten und den Oligodendrozyten. Letztere sind für den Myelinstoffwechsel zuständig. Die *Myelinisierung* der Sehnervenfasern setzt relativ spät, nämlich erst in der 24. Fetalwoche, ein und ist am Ende der Schwangerschaft vollzogen. In der Retina selbst bleiben die Nervenfasern marklos, daher die konische Verjüngung des Sehnerven an der Lamina cribrosa. Hat der Myelinisierungsprozeß die Siebplatte überschritten, so sind Bündel markhaltiger Nervenfasern, *Fibrae medullares*, ophthalmoskopisch zu erkennen. Sie bedingen ein *Skotom*, d. h. einen umschriebenen Gesichtsfeldausfall, der sich dem blinden Fleck anschließt.

Der Sehnerv setzt sich aus wenigstens fünf verschiedenen Faserarten zusammen, darunter auch Fasern der vegetativen Sehbahn und zentrifugale Fasern noch unbekannter Funktion. Nach elektronenoptischen Befunden ist anzunehmen, daß die bisher auf eine Million geschätzte Gesamtzahl der Sehnervenfasern zu niedrig angesetzt ist.

Die *papillomakulären Fasern* lassen sich im Sehnerven verfolgen. Im distalen Abschnitt – also in Bulbusnähe – liegt dieses relativ große Bündel noch lateral, um sich mit der Annäherung an die Sehnervenkreu-

Abb. 398. Schematische Darstellung der Endigung des Tractus opticus im Gehirn der Säugetiere. Vereinfacht nach LE GROS-CLARK (Brain 55, 1932).

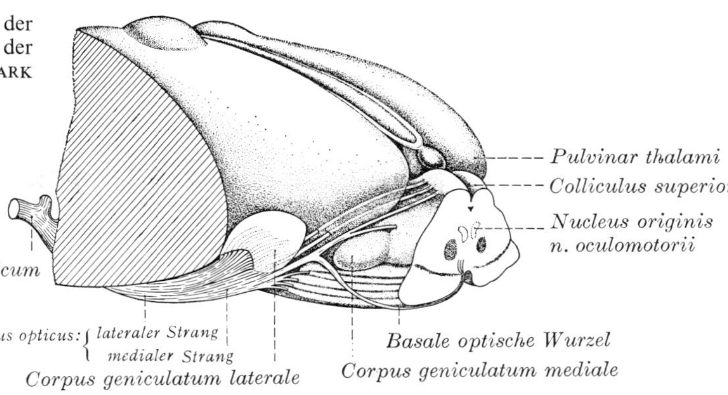

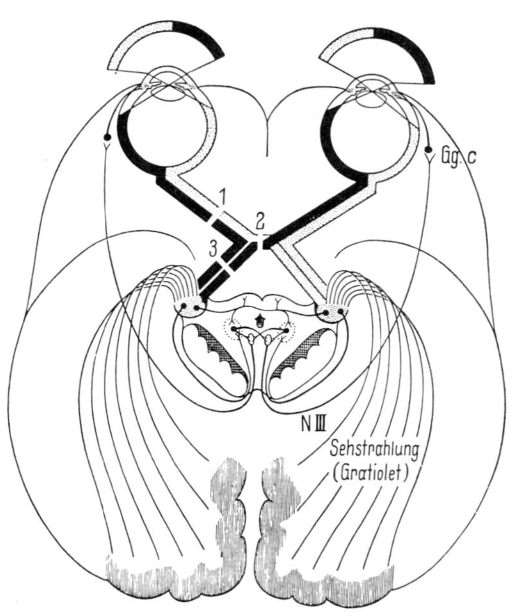

Abb. 399. Übersichtsschema der Sehbahn und der Bahn für den pupillomotorischen Reflex. Jede Retinahälfte registriert ein von dem der anderen Hälfte differentes temporales oder nasales Bild (schwarz und punktiert). Erst durch die komplizierte Teilkreuzung der Fasciculi optici im Chiasma werden die miteinander korrespondierenden Bilder beider Augen in einem Tractus opticus vereinigt, weitergeleitet über das Corpus geniculatum laterale zur Sehrinde und dort wahrgenommen. Die Unterbrechung der Sehbahn 1, 2 und 3 führt deshalb auch zu charakteristischen Wahrnehmungsdefekten. In der Bildmitte ist ein schematischer Querschnitt durch das Mittelhirn mit dem Kerngebiet des Oculomotorius dargestellt. Die Reflexleitung vom Corpus geniculatum laterale erfolgt über die oberen vier Hügel und ventral (s. basale Opticuswurzel) um die Pedunculi cerebri herum. Substantia nigra kariert. N III = N. oculomotorius, Gg. c. = Ganglion ciliare. Längsschraffiert das optische Rindenfeld (Areae 17 nach BRODMANN).

zung zunächst axialwärts zu verlagern. Es erfährt im *Chiasma* ebenfalls eine partielle Kreuzung.

Über den weiteren Verlauf der Neurone der Sehbahn, über die primären und sekundären Sehzentren, über die Projektion der Macula und der übrigen Retina auf die Sehrinde und schließlich über die Verknüpfungen der Seh- und Augenmuskelbahnen mit den übrigen Teilen des Zentralnervensystems siehe unter *Sehbahn* im Kapitel über das Opticussystem und im Kapitel über den Bewegungsapparat des Augapfels.

Ihrer Herkunft gemäß erkranken Netzhaut und Sehnerv nicht nach dem Typ der peripheren Nerven, sondern wie das Zentralnervensystem (z. B. *Tabes, Multiple Sklerose* usw.).

Zerstörung eines Sehnerven hat für das betroffene Auge die völlige Erblindung und das Erlöschen der direkten Lichtreaktion der Pupille (bei Erhaltenbleiben der konsensuellen Reaktion) zur Folge.

Das Opticus-System

Die Sehrinde

Das Sehen ist die wichtigste, aber nicht die einzige Funktion des Auges. Mit dem Sehen ordnen wir unsere Umwelt, indem wir ihre Sachverhalte zu Bildern verarbeiten, an denen auch unser Denken sich orientiert. Keine andere Sinneswahrnehmung vermittelt uns ebenso sichere Erkenntnisse unserer Wirklichkeit. Sie sind eine Funktion der Hirnrinde, die sich erst im Laufe der Stammesgeschichte entwickelt hat. Bei den Reptilien und Vögeln beginnt zwar schon eine Projektion der Sehreize zur Hirnrinde, aber das Tectum im Mittelhirn bleibt bei ihnen noch das wichtigste Sehzentrum. Erst bei den Nagern wird die Sehrinde objektiv analysierbar. Verletzungen der Colliculi superiores und des Tectum verursachen dann keine Sehstörungen mehr. Diese Zentren dienen jetzt nur noch der Vermittlung von Augenbewegungen und der Pupillenreaktionen auf Lichtreize. Die Umschaltung erfolgt über das Corpus geniculatum und sie sog. basale Opticus-Wurzel (Abb. 398 u. 399).

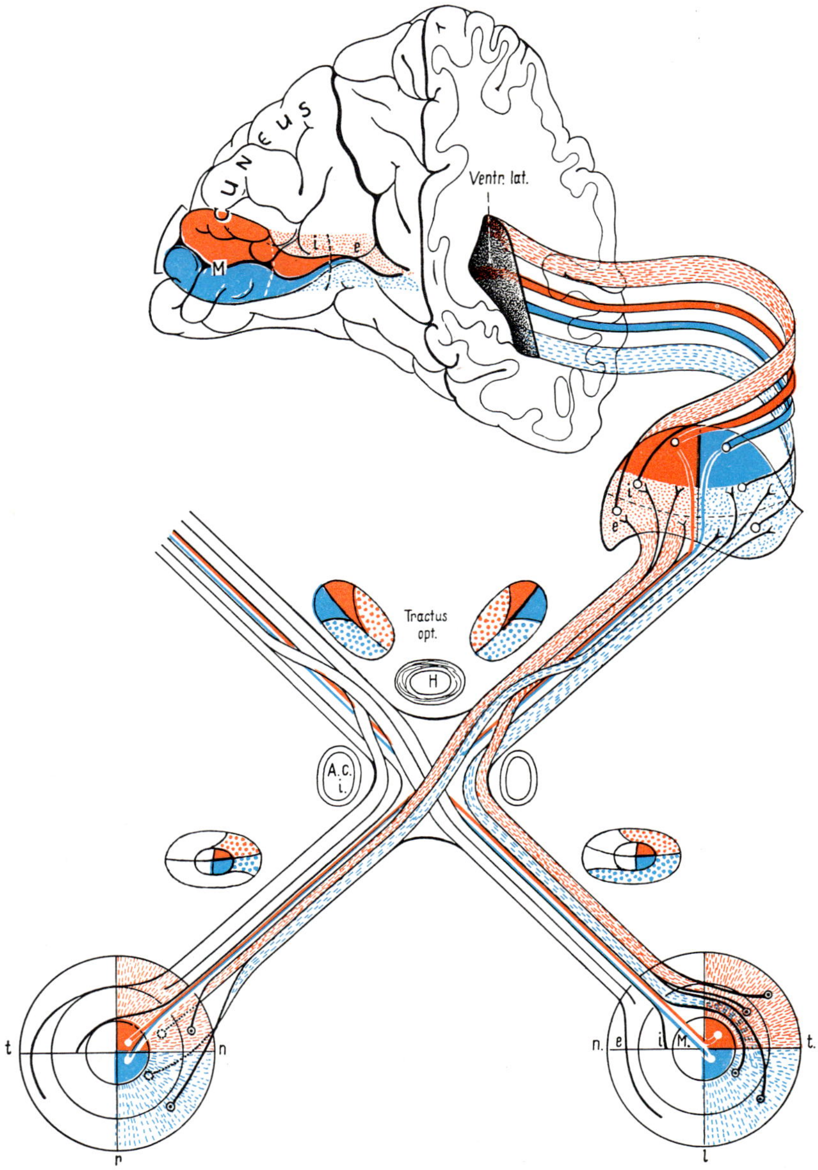

Abb. 400. Schema. Der Weg der Opticusfasern von den oberen (rot) und den unteren (blau) Quadraten beider linker Retinahälften über das Corpus geniculatum laterale zur Sehrinde der linken Hemisphäre. Die Fasern des maculo-papillären Bündels (die partielle Kreuzung ist nicht dargestellt) und seiner Projektion auf das Corpus geniculatum und die Sehrinde sind in einer Farbe dargestellt. l und r = linke und rechte Retina. t und n = temporal und nasal. e und i = äußerer und innerer Teil der Retina. H = Hypophyse. M = Macula lutea, A.c.i. = A. carotis int.

Das Sehen als beherrschende Sinnesfunktion des Auges hat die Bedeutung einer alten entwicklungsgeschichtlichen Beziehung zum Zwischenhirn nahezu in Vergessenheit geraten lassen. Wir verfügen über sichere tierexperimentelle Beweise, daß Lichtreize über das Auge auch zahlreiche vegetative Funktionen des Organismus steuern können, also nicht nur dem Sehen dienen. Sie erreichen über das System der Sehbahn auf direktem Wege auch die Hypophyse und veranlassen die Ausscheidung von Hormonen, welche z. B. den Farbstoffwechsel, den Wasserhaushalt, die Sexualfunktionen, die Regenerationsvorgänge des Blutes und die Schilddrüsenfunktionen beeinflussen.

Die Genauigkeit unserer optischen Wahrnehmungen hängt ohne Zweifel mit der Tatsache zusammen, daß jede Stelle im Mosaik der Sinneszellen der Retina mit einer bestimmten Stelle im zentralen Sehfeld der Area striata innerhalb der okzipitalen Großhirnrinde korrespondiert. Es besteht also eine Punkt-zu-Punkt-Projektion der Retinazellen in die Sehrinde. Das gilt im besonderen für die Zapfen. Die Sehrinde kann gewissermaßen als eine kortikale Retina aufgefaßt werden. Der Weg führt von den Ganglienzellen der Retina über den N. opticus, das Chiasma opticum und den Tractus opticus zunächst bis zum Corpus geniculatum laterale. Die hier von den Hauptzellen der seitlichen Kniehöcker übernommenen Erregungen werden über die Sehstrahlung (GRATIOLET) zur Area striata (BRODMANN-Feld 17) weitergeleitet. Die entsprechenden Fasern breiten sich fächerförmig aus und schlagen zunächst im hinteren Teil der inneren Kapsel eine Richtung nach vorn und seitlich ein (Abb. 399). In der Gegend des Corpus amygdaloideum biegen die Fasern scharf nach außen und hinten um (temporales Knie) und ziehen als makroskopisch sichtbare Strahlung (Radiatio optica oder GRATIOLETsche Sehstrahlung) zum Okzipitalpol. Sie liegen dabei in der lateralen Wand des Hinterhorns des Seitenventrikels.

Alle Erregungen durch Lichtreize müssen, bevor sie zu Sehempfindungen werden, durch die Zellen der Area striata hindurch. Diese liegt im Gebiet der Fissura calcarina und greift dorsal auf den Cuneus und basal auf den Gyrus occipitotemporalis medialis über. Im allgemeinen reicht die Area striata nur wenig auf die Konvexität des Okzipitalpols herauf. Vorn erstreckt sie sich etwa bis zur Kreuzungsstelle des Sulcus parietooccipitalis mit der Fissura calcarina (Abb. 22).

Das mikroskopische Bild der Area striata zeigt den typischen Bau der sensorischen Rinde: wenig Pyramidenzellen und viel Körnerzellen. Die Rinde ist auffällig schmal und, wie der Name sagt, streifig. Sie besitzt zwei ausgeprägte Körnerschichten. Die 6. Lage ist sehr zellreich. Die 4. Lage wird durch den GENNARI-Streifen in drei Unterschichten gespalten. Dieser Streifen enthält viele dicke, in alle Richtungen verlaufende Markfasern, welche wahrscheinlich mit den eintretenden Fasern der Sehstrahlung identisch sind.

Die Sehbahn

Bei Tieren, welche binokular sehen, kreuzt ungefähr die Hälfte der Opticus-Fasern im Chiasma zur gegenüberliegenden Gehirnhälfte. Die Fasern, welche kreuzen, stammen aus den nasalen Retinahälften, so daß jeder Tractus opticus aus gekreuzten und ungekreuzten Fasern besteht. Die letzteren gehören zur temporalen Retinahälfte. So empfängt jedes Sehfeld Sinneseindrücke von den beiden gleichseitigen Retinahälften, der linke Hinterhauptslappen von der linken temporalen und der rechten nasalen Retina und umgekehrt. Eine Unterbrechung des Tractus opticus führt deshalb zur Blindheit der gegenseitigen Gesichtsfeldhälften. Ein solcher Gesichtsfelddefekt heißt *homonyme Hemianopsie*. Wird die Chiasmamitte sagittal durchtrennt, dann fallen die temporalen Gesichtsfeldhälften aus – *bitemporale Hemianopsie*. Hypophysentumoren können ein derartiges Krankheitsbild hervorrufen. Wird das Chiasma an beiden Außenseiten komprimiert, z. B. durch Verkalkung der benachbarten Carotis interna, dann werden die Fasern der temporalen Retinahälften geschädigt, und es kommt zur *binasalen Hemianopsie*. Typische Hemianopsien sind auf Abb. 399 erläutert.

Ebenso exakte räumliche Beziehungen gelten für die Repräsentation der oberen und unteren Retinahälften in der Area striata. Was in der Retina oberhalb einer durch die Macula führenden Horizontalen liegt, findet seine kortikale Repräsentation auch oberhalb der Fissura calcarina. Die unteren Netzhauthälften sind unterhalb dieser Furche lokalisiert (Abb. 400). Die räumliche Anordnung der aus der Retina stammenden Fasern muß also trotz der Umschaltung im Corpus geniculatum erhalten bleiben. Dafür spricht auch der regelmäßige Schichtenbau dieses Kerngebietes. Eine weitere Zuordnung besteht darin, daß die zentralen Retinafelder, d. h. die der *Macula lutea*, in den hinteren Teil der Sehrinde projiziert werden (Abb. 400). So korrespondiert also die retinale Stelle des schäfsten Sehens mit der Rinde des Okzipitalpols, während die periphere Retina mit dem vorderen Teil der Area striata in Beziehung steht. Auch die Macula-Fasern verlaufen zur Hälfte gekreuzt und zur Hälfte ungekreuzt durch das Chiasma. Es war bisher anatomisch nicht nachzuweisen, ob jede Macula in der Sehrinde bilateral vertreten ist. Klinische Beobachtungen haben häufig gezeigt, daß selbst bei sehr weitgehender Zerstörung eines Okzipitallappens das zentrale makuläre Sehen erhalten bleibt. Dies mag durch die Fähigkeit zur funktionellen Reorganisation und Integration des Sehapparates auf sehr höchsten Ebene zu erklären sein. Das sehr große makuläre Projektionsfeld schiebt sich keilförmig nach vorn in die Fissura calcarina hinein, so daß sich hier die Retinaperipherie und das zentrale Sehfeld überdecken.

Das Sehen im weiteren Sinne des Wortes, z. B. die bewußte Wahrnehmung, die optische Erinnerung usw. bedarf der Mitwirkung zusätzlicher Rindenfelder.

Die Areae 18 und 19 in der Nachbarschaft der Sehrinde haben dabei offenbar eine wichtige Vermittlerrolle zu spielen. Sie verknüpfen die Sehreize mit anderen Sinnesreizen und bilden vielleicht das Substrat der zusammengesetzten optischen Vorstellungen. Die komplizierte Funktion der menschlichen Sprache, zu der auch das Lesen und Vorlesen gehören, setzt derartige Verbindungen mit den akustischen und motorischen Zentren voraus. Auch für Körperbewegungen ist die optische Kontrolle sehr wichtig. Die Verbindungen zur Körperfühlsphäre sind für die Raumorientierung unerläßlich.

Von Area 19 aus lassen sich durch experimentelle Reize adversive Augenbewegungen auslösen. Offenbar beruht der Wert dieser Bewegungen nicht nur in ihrem motorischen Effekt, denn von der Art der wechselnden Augenbewegungen hängt auch die Form unserer optisch räumlichen Vorstellungen mit ab. Diese leiden, wenn die Augenbewegungen nicht mehr funktionieren.

Das Sehen ist nicht wie das Hören nur ein passives Geschehen. Es ist eine dem Willen unterworfene Tätigkeit. Man „ergreift" einen Gegenstand, indem man den Blick auf ihn richtet, man „begreift" ihn mit den Augen, um seine Artung festzustellen, und man muß die Entfernung „abgreifen", um seinen Standort und evtl. seine Bewegungen erkennen zu können. Alle diese Aktionen kommen durch Muskeln zustande; ohne sie ist die Funktion des Auges nicht realisierbar.

Die Gefäßhaut, Tunica vasculosa bulbi, Uvea

Aderhaut *(Chorioidea)*, Strahlenkörper *(Corpus ciliare)* und Regenbogenhaut *(Iris)* stellen in ihrer Gesamtheit die Gefäßhaut *(Uvea)* dar (Abb. 386).

Aderhaut, Chorioidea

Das Grubenauge der Wirbellosen liefert ein einfaches Beispiel für Sinnesepithelien, die noch nach innen und damit dem einfallenden Licht zugewandt sind. Am menschlichen Auge ist das umgekehrte Prinzip verwirklicht. Das Neuroepithel ragt nach außen, so daß die nunmehr vom Licht abgewandten Sehzellen um so intensiver von den Blutgefäßen versorgt werden können. Durch diese *Inversion der Netzhaut* ist die Voraussetzung für eine erhöhte Leistung durch den gesteigerten Stoffaustausch mit der umgebenden *Chorioidea* gegeben. Die Chorioidea versorgt die Pars optica retinae mit Kapillaren. Nur das Pigmentepithel liegt dazwischen (Abb. 390).

Für die Chorioidea ist der Reichtum an Gefäßen und intervaskulären Pigmentzellen *(Chromatophoren)* charakteristisch. Die Gefäße der Chorioidea haben in erster Linie nutritive Aufgaben. Die der Fovea centralis retinae benachbarten Gefäßgeflechte sind mehrschichtig und engmaschig. Die Kapillaren sind hier sogar breiter als die Zwischenräume. In zweiter Linie mag die mit arteriovenösen Brückenanastomosen ausgerüstete Schwellkörperstruktur der Chorioidea auch im Dienst komplexer Regulationsvorgänge zur Wahrung der Druckkonstanz des Augapfels stehen. Unter krankhaften Bedingungen kann sich die Chorioidea um das Drei- bis Vierfache verdicken. Glaskörper und Iris-Linsen-Diaphragma werden dadurch nach vorn verdrängt. Sobald sie dabei die Kammerwasserabflußwege der Augenvorderkammer blockieren, kommt es zum akuten Anstieg des Augeninnendruckes – zum *Glaukom (grüner Star)*. Die aus größeren (außen) und kleineren Gefäßen (innen) bestehende Chorioidea hat ihre Kapillaren zur Netzhaut hin entwickelt. Diese Zone heißt *Lamina choriocapillaris*. Sie enthält kein Pigment. Die Lamina choriocapillaris reicht bis zur Ora serrata. Sie ist durch die BRUCH*sche Membran* am retinalen Pigmentepithel fixiert. Die ectodermale *Lamina cuticularis* (*vitrea*), eine aus Mucopolysacchariden bestehende Basalmembran, stammt vom Pigmentepithel, die mesodermale *Lamina elastica* hingegen von der Choriocapillaris, deren Endothelschläuche von den Faserschleifen der BRUCHschen Membran umfangen werden (WOLTER). Die ballonnetzartig aufgebaute Lamina elastica kann als Aponeurose der mit ihr verflochtenen hinteren Ziliarmuskelsehnen betrachtet werden (ROHEN). Diese verlängern sich damit bis zum Sehnervenschaft, wo sie mittels bogenförmiger Ausläufer an der neuroglialen Grenzschicht verankert werden. Zusammen mit dem Ziliarmuskel bildet die Lamina elastica ein elastisch-muskulöses System, das auch den Füllungszustand der Aderhautgefäße beeinflußt.

In den Intervaskulärräumen der Chorioidea liegt Bindegewebe, das elastische und kollagene Fasern, Chromatophoren, sympathische und parasympathische Nervengeflechte, Ganglienzellen, Wanderzellen und einzelne glatte Muskelzellen enthält. Geordnete Muskelnetze wie bei einigen Vogelarten (Ente, Möwe, Fink) finden sich beim Menschen nicht. Zwischen den Chromatophoren und dem sympathischen Nervensystem bestehen entwicklungsgeschichtliche und topographische Beziehungen.

Außen grenzt die Chorioidea an die Sclera. Sie ist dort leicht abzulösen. Die gesamte Uvea ist nur an zwei Insertionsringen stärker befestigt: am *Sclera-Wulst* des Limbusbereiches (s. Abb. 417) und in der

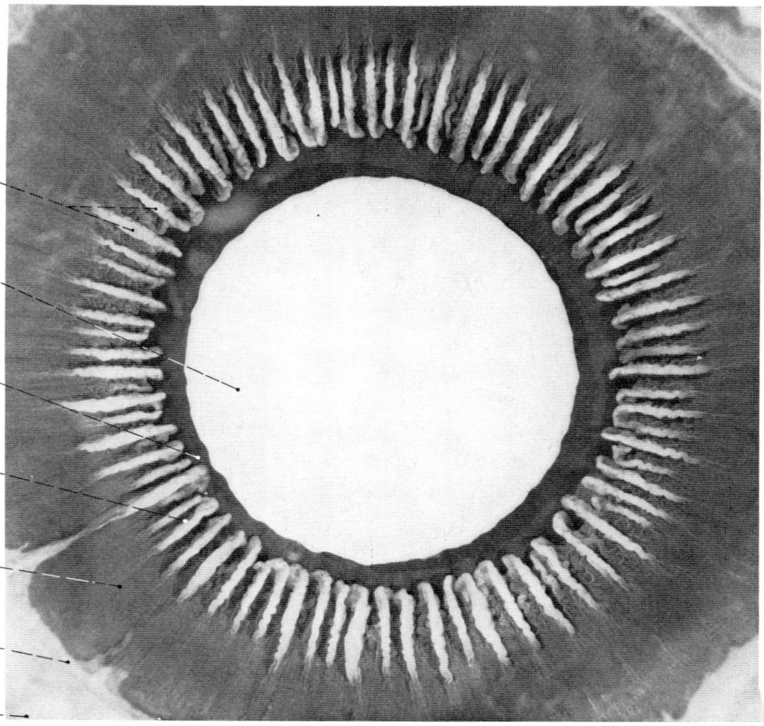

Abb. 401. Innenseite des vorderen Augensegments mit Corona und Orbiculus ciliaris (AMSLER).

Opticus-Region. Die Verschiebeschicht der sog. *Epi-* oder *Suprachorioidea* dient als Gefäßnervenstraße. Kapillaren werden hier nicht abgegeben. 6 bis 8 epichorioideale Lamellen sind mit Endothel, elastischen Fasernetzen, glatten Muskelfasern, Chromatophoren, Wanderzellen und einem hochorganisierten peripheren Nervensystem (KURUS) ausgestattet. Die Elastica weist hier zirkuläre Außen- und meridionale Innenzüge auf, die untereinander zusammenhängen und vorn schichtweise in den Ziliarmuskel übergehen. Das gesamte Fasernetz der Aderhaut befindet sich mit den Blutgefäßen im Zustand einer elastischen Spannung, so daß die fast immer konzentrisch verlaufenden Aderhauteinrisse zum Klaffen neigen.

Das Aufleuchten vieler Säugetieraugen beim Auftreffen eines Lichtstrahls geht von einer lichtreflektierenden Bindegewebsschicht aus, die an der Außenseite der Lamina choriocapillaris liegt und als *Tapetum lucidum* bezeichnet wird. Dieses Tapetum besteht aus mehreren Lagen flacher oder faserartiger Zellen, die feine Kristallspieße enthalten und einen hohen Gehalt an Zink aufweisen.

Der Strahlenkörper, Ziliarkörper, Corpus ciliare

Der Strahlenkörper reicht von der Ora serrata bis zur Iriswurzel und bildet einen nicht ganz symmetrischen, vor dem Bulbusäquator gelegenen Gürtel (Abb. 401). Dieser besteht aus einer stärker pigmentierten *Pars plana (Orbiculus ciliaris)* und einer strahlenförmigen *Pars plicata (Corona ciliaris)*. Der Orbiculus beginnt an der Ora und ist 3,6 bis 4 mm breit. Die 2 mm breite Corona schließt sich vorn an. Mit seinem Muskel, *M. ciliaris* (Abb. 403 u. 407), und dem Aufhängeapparat der Linse, dem Linsenbändchen *(Zonula* ZINNII*)* (Abb. 411 u. 413), steht der Ziliarkörper im Dienst der *Akkommodation* (Naheinstellung). Mit den 70 bis 80 rein vaskulär aufgebauten Ziliarfortsätzen *(Processus ciliares)* der Corona ciliaris produziert er das Kammerwasser.

Die verschiedenen Formationen der Aderhaut finden sich auch im Strahlenkörper wieder. Die aus dem *Circulus arteriosus iridis* hervorgehenden Arterien münden unmittelbar in die längsgerichteten Riesenkapillaren des einzelnen Ziliarfortsatzes (Abb. 415). Die Lamellen der Suprachorioidea gehen in die meridionale Ziliarmuskelpartie über. Das retinale Pigmentepithel und die unpigmentierte einschichtige Retina (Pars ciliaris retinae) überziehen als doppelte Epithellage die Ziliarfortsätze und werden von der Membrana limitans interna bedeckt.

Die Außenfläche des Ziliarkörpers zeigt zur Sclera, die Innenfläche zum Glaskörper. Aus der Vorderfläche geht die Iriswurzel hervor.

Die stärkste Abweichung vom Bau der Aderhaut

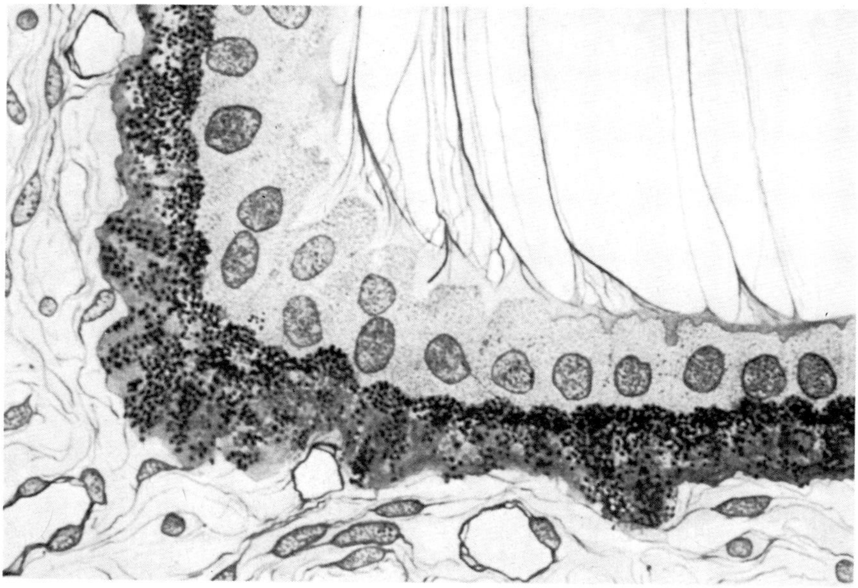

Abb. 402. Ursprung der Zonulafasern am Epithel des Ziliarkörpers. Beginn an der Cuticula des inneren Epithels.

zeigt der Ziliarkörper durch das Auftreten des *Ziliarmuskels*. Dieser kommt aus den elastischen Anteilen der Suprachorioidea und der BRUCHschen Membran. Er inseriert vorn am Sclera-Wulst, an den Lamellen des korneoskleralen Trabekelwerkes und an der Lamina limitans posterior der Hornhaut. So sind die meridionalen Fasern des Ziliarmuskels an beiden Enden mit elastischen Sehnen versehen. Damit ist auch hier ein elastisch-muskulöses System verwirklicht, das den Muskel, sobald er erschlafft, durch seine noch gespannten Sehnen dehnt und in die Ruhelage überführt.

Die innere Kante des Ziliarmuskels ist frei beweglich. Sie liegt dem Linsenäquator gegenüber. Der im Querschnitt dreieckige Muskelkörper läßt drei Fasergruppen besonders hervortreten. Diese Gruppen sind Bestandteile eines geordneten Gefüges parasympathisch und sympathisch innervierter, glatter Muskelfasern, die ein räumliches Gitter bilden. Bei der Kontraktion erfolgt eine Umlagerung des Raumgitters zugunsten einer zirkulär orientierten Funktionsphase (ROHEN), obgleich der Ziliarmuskel keine streng anuläre Zirkulärportion besitzt. Während der Kontraktion schiebt sich der ganze Muskel nach vorn. Die innere Muskelkante wandert nach vorn innen, und die Iriswurzel folgt dieser Bewegungsrichtung. Die Corona ciliaris nähert sich dabei dem Linsenäquator, die Zonulafasern werden entspannt.

Die doppelte Epithellage des Ziliarkörpers ist durch die Lamina vitrea der sich aufspaltenden BRUCHschen Membran derart am gefäßreichen Stroma fixiert, daß sie dem Zug der Zonula standhält. Das Pigmentepithel schickt fingerartige Fortsätze zur Basis der unpigmentierten Epithelien. Zwischen beiden Epithellagen befinden sich überdies noch *Haftplatten*. Im Tierversuch sind bei gesteigerter Kammerwasserproduktion in den Ziliarepithelien strukturelle Anzeichen einer sekretorischen Tätigkeit zu erkennen. Neben der Bildung des Kammerwassers wird dem Ziliarepithel die Synthese der Mucopolysaccharide des Glaskörpers (Hyaluronsäure) zugeschrieben.

Bei Ziliarmuskelaktion wird das *Trabekelwerk des* SCHLEMM*schen Kanals* entfaltet, der venöse Abfluß der Aderhaut erleichtert und der arterielle Zufluß der Ziliarfortsätze gedrosselt. Dadurch soll der intraokulare Druck beeinflußt werden.

Die Regenbogenhaut, Iris

Die Iris ist als Blende vor die Linse gesetzt (Abb. 404–407). Sie besitzt ein gegliedertes Stroma, eine doppelte Pigmentschicht an ihrer Rückseite, einen *Sphinkter* und einen *Dilatator*, um je nach Helligkeit die Weite der Blendenöffnung, Pupille, zu regeln. Das für die Pupillenverengerung zuständige Kernpaar des 3. Hirnnerven ist nach BLEICHERT und WAGNER als Zentrum eines Regelkreises anzusprechen. Es empfängt einen Teil der bei Belichtung in der Netzhaut ausgelösten Impulse. Erhöht sich die Lichtintensität, so geht die dadurch gesteigerte Netzhautafferenz auch in höherem Maße auf das Reglerzen-

Abb. 404. Iris bei mittelweiter Pupille. Rückbildung der vorderen Grenzschicht. In den Krypten erkennbare Bogengitterarchitektur des Irisstroma.

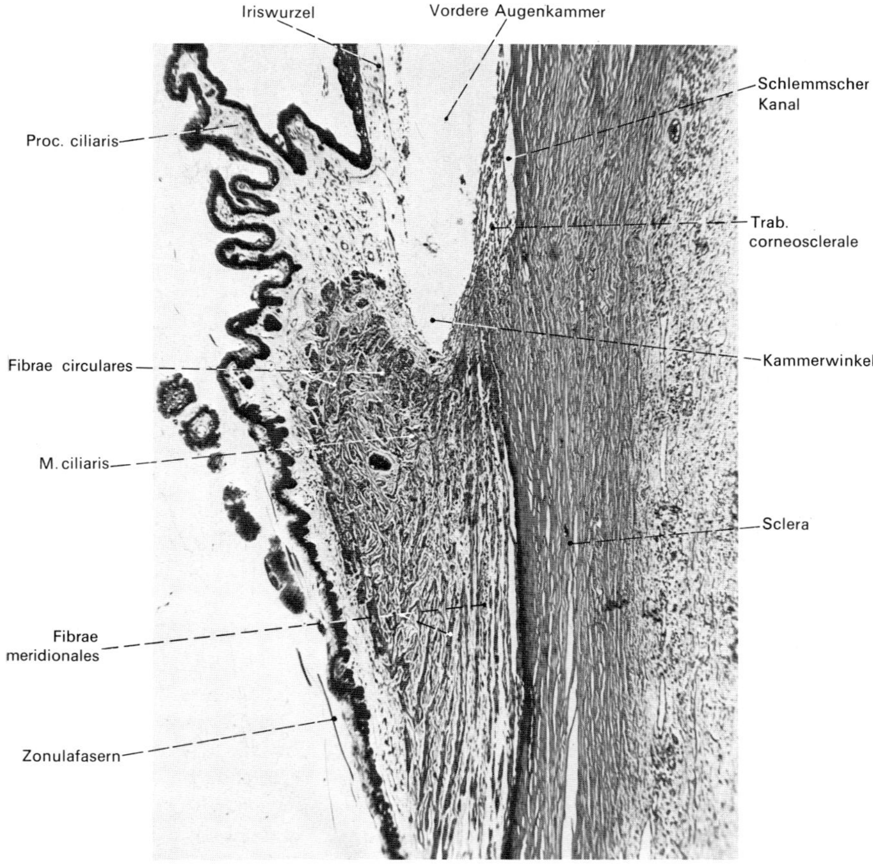

Abb. 403. Ciliarkörper und Kammerwinkel. Meridionalschnitt. Färbung: Azan. Vergrößerung: 50×.

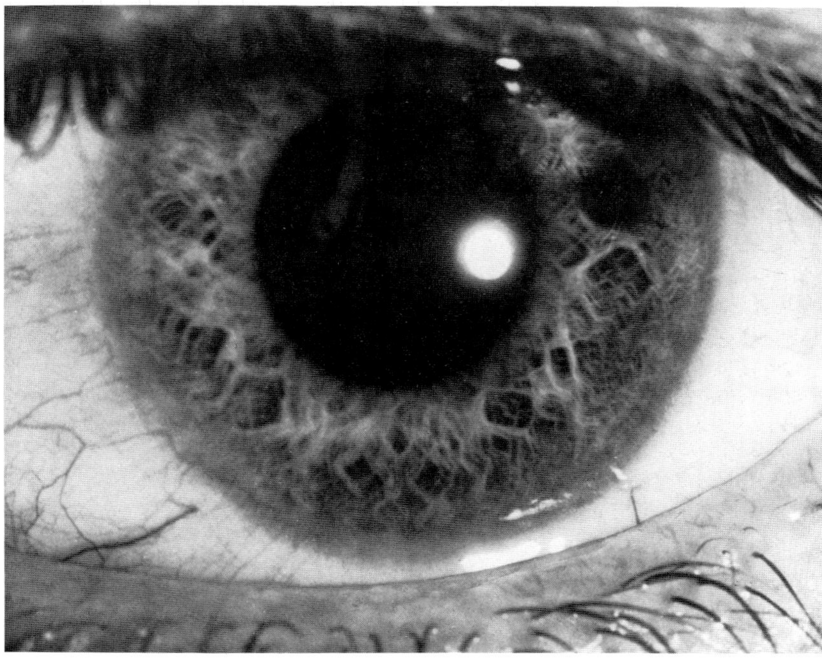

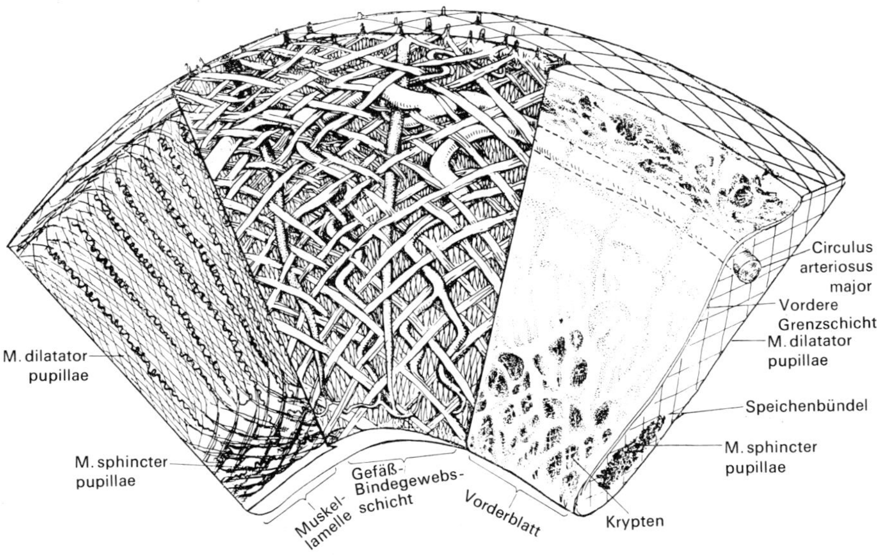

Abb. 405. Strukturschema der Iris nach ROHEN.

trum über. Dieses sendet daraufhin stärkere Efferenzen aus. Die Pupille wird enger. Diese *Miosis* drosselt den Lichtzufluß. Im Regelkreis wird der Impulsstrom vermindert. Die Pupille erweitert sich wieder und bleibt so im ständigen Spiel der Konstanterhaltung der Netzhautbelichtung, indem jede Efferenz dieses Haltereglers wieder die Afferenzen beeinflußt und umgekehrt.

Durch Abblendung der von der Linsenperipherie verursachten optischen Aberrationen trägt die Pupille auch zur Sehschärfe bei.

Die Wurzel der Iris (Margo ciliaris) ist im vorderen Umfang des Ziliarkörpers verankert, der freie Innenrand, *Margo pupillaris*, gleitet auf der Linse. Damit wird die Iris zu einer Scheidewand zwischen vorderer und hinterer Augenkammer, *Iris-Linsen-Diaphragma*.

Die Irisvorderfläche wird von einer durchbrochenen Grenzmembran bedeckt. Diese trägt eine Endothelschicht, deren Kontinuität (MAGARI) noch nicht allgemein bestätigt worden ist. Selbst elektronenoptische Befunde sprechen für ein stellenweise dem Kammerwasser frei zugängliches Irisstroma. Die Irisrückfläche wird von der Membrana limitans interna bedeckt, die sich vom Ziliarkörper bis hierher fortsetzt.

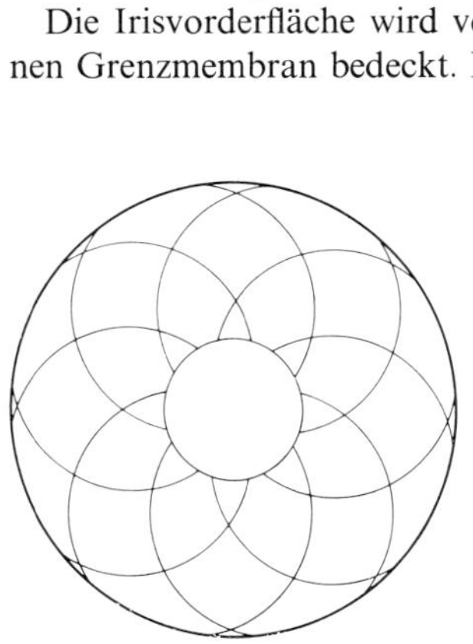

Abb. 406. Allgemeine Faseranordnung im Irisstroma nach ROHEN.

Das Oberflächenrelief der Iris (Abb. 404 u. 425) zeigt in der Nähe des dunkelbraunen, feingekerbten Pupillarsaumes einen konzentrischen Gewebswulst, die *Iriskrause*, an der sich nicht selten noch Reste der fetalen Tunica vasculosa lentis befinden. Am Pupillarteil der Iris schimmert mitunter das 0,75 bis 0,8 mm breite Muskelsynzytium des Sphinkter durch das Stroma hindurch. Die radiär orientierte Iriszeichnung wird von sehr variablen rhombischen Lücken, *Krypten*, unterbrochen, die durch eine partielle Rückbildung der vorderen Grenzmembran entstanden sind. Diese Grenzmembran zeichnet sich durch eine besondere Bindegewebsdichte und durch zahlreiche obliterierte Gefäße und Pigmentzellen aus.

Der braune Farbton der Iris wird durch diese Pigmentzellen bestimmt. Andererseits ruft ein pigmentarmes oder pigmentloses Gefäßbindegewebe als Trübungsschicht vor dem intensiven Dunkel des Irispigmentblates eine Blautönung hervor. Im Gegensatz zu Negern und Mongolen haben alle Neugeborenen weißer Rasse zunächst eine blaue Iris.

Die kollagenen Faserbündel der Iris zeigen eine regelmäßige Architektur in Form eines „Bogengitters" (ROHEN), das bei kryptenreichen Irides bereits am Lebenden zu beobachten ist (Abb. 404 u. 406). Zwischen Eng- und Weitstellung der Pupille muß ein

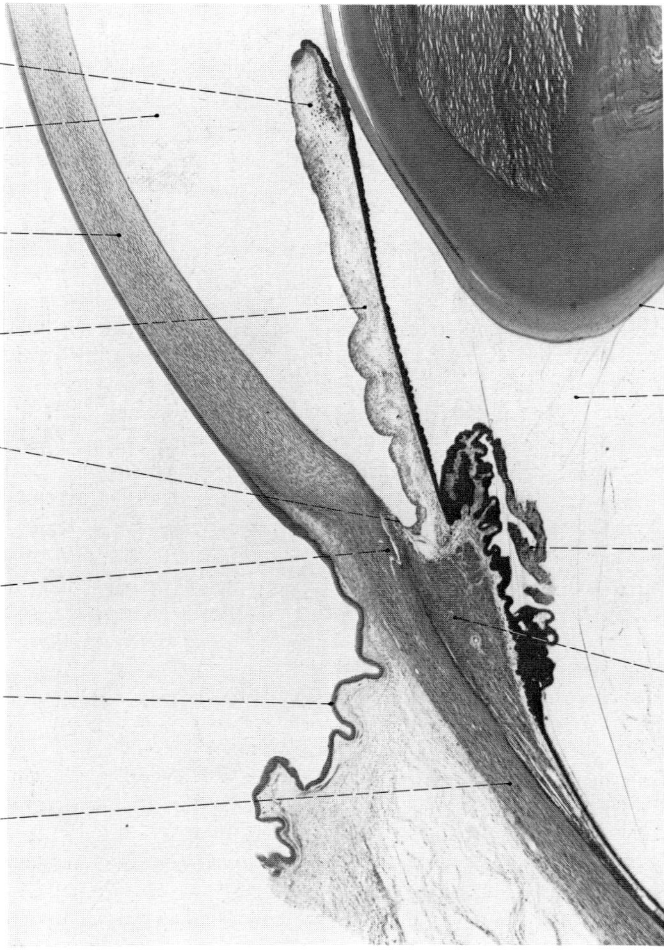

Abb. 407. Meridionaler Schnitt durch das vordere Augensegment. Färbung: H.E. Vergrößerung: 15×.

erheblicher Flächenumbau vonstatten gehen. Dem Bogengitterprinzip passen sich selbst die korkenzieherartig geschlängelten Gefäße an, die mit ihren Knikkungswinkeln die Überkreuzungen der Faserzüge mitmachen. Von der Gefäß-Elastica abgesehen, soll die Iris kein elastisches Material enthalten.

Die Behauptung der Irisdiagnostiker, daß zwischen den Organen des menschlichen Körpers und bestimmten Bezirken der Iris gesetzmäßige Beziehungen bestünden und daß Organerkrankungen sich in Veränderungen der Iriszeichnung äußerten, hat sich nicht beweisen lassen.

In der Außenzone der Iris, die als *Pars ciliaris* der *Pars pupillaris* gegenübergestellt wird, besitzt das Oberflächenrelief noch mehrere zirkuläre Kontraktionsfalten, die weniger pigmentiert sind als ihre Umgebung. Sie vertiefen sich bei Pupillenerweiterung. Hier sind die beiden Mesodermblätter der Iris noch weitgehend intakt. Die Irisrückseite ist stets tiefschwarz, da hier das lichtdichte Pigmentepithel liegt, das eine schwache zirkuläre Furchung und zwei Abschnitte radiärer Einkerbungen aufweist.

In der Peripherie der Augenvorderkammer sendet die Iriswurzel zarte Fortsätze, *Iristrabekel*, sowie eine wabig gegliederte einfache oder doppelte Endothelmembran, *Membrana iridoscleralis* (ROHEN), über die Kammerbucht hinweg zum Trabeculum corneosclerale. Dieses dem SCHLEMMschen Kanal vorgeschaltete Trabekelwerk beeinflußt den Kammerwasserabflußwiderstand.

Die Gefäßschichten der Iris stellen eine modifizierte Fortsetzung der vaskulären Strukturen der übrigen Uvea dar. Das ektoderme Muskelpigmentblatt (Sphinkter und Dilatator) geht aus dem pigmentierten Ziliarepithel – also letztlich aus dem retinalen Pigmentepithel – hevor. Hingegen kommt das der hinteren Augenkammer zugewandte Pigmentepithel der Iris aus dem bis dorthin noch unpigmentierten Epithel des Ziliarkörpers. Es gehört zur Pars caeca retinae, die auch hier von der Membrana limitans interna überzogen wird.

Das *mesodermale Irisstroma* besitzt eine vordere und hintere Grenzschicht. Das lückenhafte vordere Stromablatt ist reich an Chromatophoren. In der Gefäßschicht befinden sich von Ganglienzellen begleitete Geflechte markhaltiger und markloser Nervenfasern mit parasympathischen (N III) und sympathischen Anteilen. Durch die sensible Versorgung (NV_1) sind Iris und Ziliarkörper schmerzempfindlich. Außer den perivaskulären Kanälen besitzt die Iris aber keine unabhängigen Lymphwege. Das fast ausschließlich aus kollagenen Bindegewebsfasern gebildete intervaskuläre Stromagespinst enthält neben Chromatophoren auch noch pigmenthaltige Klumpenzellen (KOGANEI), unpigmentierte Stromazellen sowie Mastzellen und Plasmazellen.

Die *ektodermale Pars iridica retinae* schließlich besteht aus zwei Epithelblättern, die nunmehr beide pigmentiert sind und am Pupillarsaum als Umschlagsstelle in Erscheinung treten. Das hintere (innere) Blatt setzt sich aus hohen Epithelzellen zusammen, die so reichlich Pigment enthalten, daß man weder den Kern noch die Zellgrenzen erkennen kann. Beide Epithelblätter stammen aus dem Vorderabschnitt des Augenbechers. Sein Außenblatt ist hier zu einer Doppellage von Epithelmuskelzellen geworden, wie sie bei Wirbellosen vorkommen. Sie stellen den *Dilatator* dar. Seine spindelförmigen myoepithelialen Zellkörper haben ein pigmenthaltiges Plasma, aus dem jeweils ein oder zwei kontraktile Fortsätze hervorgehen. Diese bilden insgesamt eine radiär ausgerichtete Schicht von Radspeichenbündeln. Die Dilatatorfasern biegen in Sphinkternähe um und verschmelzen mit ihrem Antagonisten (vordere Insertion), so daß der eine Muskel den anderen entfalten bzw. dehnen kann. Dieses Muskellager befindet sich zwischen Irisstroma und Retinaepithel. Es verankert sich peripher an einem kräftigen elastisch-kollagenen Bindegewebsring.

Sphinkter und Dilatator (Abb. 405 u. 407) sind glatte Muskeln ektodermalen Ursprungs. Bei Reptilien und Vögeln besteht der Sphinkter aus quergestreifter Muskulatur. Beim Menschen entwickelt er sich durch Umbildung ganzer Epithelien, die im Embryonalmonat vom äußeren Blatt des Augenbechers nahe der Umschlagsstelle aussprossen. Diese Entdeckung erregte seinerzeit Aufsehen, da man noch an die strenge Spezifität der Keimblätter glaubte und danach annahm, daß glatte Muskeln nur aus dem Mesoderm entstehen könnten. Auch am ausgereiften Auge bleibt das Pigmentepithel so eng mit dem Sphinkter verbunden, daß es sich bei der Muskelkontraktion zur Vorderkammer hin ektropionieren läßt. Durch die vielfältige Verankerung der Sphinkterfasern kommt es bei operativer Ausschneidung der Iris *(totale Iridektomie)* zu keiner stärkeren Retraktion des Muskels. Auch die Funktion kann im verbliebenen Pupillenbereich weiter ausgeübt werden. Bei der Kontraktion des parasympathisch (N III) innervierten M. sphincter pupillae wird die Iris gestreckt und die Pupille verengt. Der sympathisch versorgte M. dilatator iridis wirkt dem entgegen. Bei diesen Vorgängen wird die Pupillarzone am stärksten umgeformt. Mit einer Änderung des Pupillenumfanges von 3 mm auf 28 mm verlängert sich das vernetzte und mit schrägen Verbindungszügen versehene Muskelgitter des Sphinkters um das Neunfache. Das wäre bei einem parallelfaserigen Aufbau des inneren Muskelgefüges nicht möglich.

Die Gefäßschicht der Iris ist als der passive Träger von Gewebsverschiebungen zu betrachten, die von der motorisch aktiven Pigment-Muskellamelle ausgehen. Darüber hinaus vollzieht sich aber an der stoffwechselaktiven Grenzfläche zwischen Irisstroma und Kammerwasser ein ständiger Ionenaustausch.

Die optischen Medien des Auges

Die Linse, Lens crystallina, und Aufhängeapparat, Zonula Zinnii

Die bikonvexe Linse ist hinten stärker gekrümmt (r = 6 mm) als vorn (r = 10–11 mm) und besitzt am Äquator einen queren Durchmesser von etwa 9 mm. Der hintere Linsenpol ruht in einer entsprechenden Vertiefung des Glaskörpers, von dem er aber durch einen feinen Flüssigkeitsspalt (BERGER*scher Raum*) getrennt ist. Im übrigen ist die Linse allseits von Kammerwasser umgeben. Der vordere Linsenpol ragt in die Augenvorderkammer. Am Äquator sind durch den Zug der Zonula kurze meridional gestellte Leistchen entstanden (Abb. 411).

An der Linse sind Kapsel, subkapsuläres Epithel und Linsensubstanz (Fasern) zu unterscheiden. Schon die Zellen des als Einstülpung des Oberflächenektoderms entwickelten Linsenbläschens sondern nach außen eine Kapsel ab. Die ausgereifte *Capsula lentis* ist vorn dicker (10 bis 19 μ) als an der Linsenrückfläche (5 μ). Die Vorderkapsel unterliegt auch den größeren akkommodativen Veränderungen. Am stärksten ist die Kapsel in der vorderen Intermediärzone, dort wo bei der intrakapsulären Starextraktion vom Operateur die Kapselpinzette angesetzt wird. Die Kapsel ist sehr elastisch und widerstandsfähig. Wird sie verletzt, so krempeln sich ihre Wundränder nach außen. Die lichtmikroskopisch homogen wirkende Kapsel erweist sich elektronenoptisch als lamellär gegliedert. Sie enthält aber keine elastischen Fasern. Die Insertionslamelle der Zonula verhält sich färberisch anders als die Linsenkapsel. Beim Hitzestar kann sie sich in langen Streifen ablösen. An der Linsenvorderkapsel finden sich zuweilen Reste der Tunica vasculosa lentis und an der Hinterkapsel korkenzieherförmige Residuen der fetalen A. hyaloidea. Die Kapsel ist eine semipermeable Membran; an der avaskulären Linse obliegt ihr eine wesentliche Stoffwechselfunktion.

Nur das ursprüngliche Vorderwandepithel des Linsenbläschens behält das ganze Leben über seine Funktion bei. Statt dessen wachsen die Zellen der Hinterwand in die Höhlung des Bläschens hinein und bilden die ersten Fasern der Linsensubstanz. Das einschichtige Linsenepithel besitzt keine Basalmembran. Zellfortsätze wirken einer Deformierung beim Akkommodationsvorgang entgegen. Elektronenoptisch sind Stomata in der Zellmembran zu erkennen. Die polnahen Epithelzellen sind nicht imstande, Linsenfasern zu bilden. Man muß insofern eine ruhende zentrale Zone von einer germinativ aktiven Peripherie unterscheiden. Am Äquator geht das Linsenepithel durch bipolares Wachstum und allmähliche Streckung in die Linsenfasern über, deren Kerne in einem nach vorn konvexen Bogen aufgereiht sind. Die verlängerte Innenseite dieser Zellen ragt unter das Linsenvorderflächenepithel. In den äquatorialen Zellen findet sich ein GOLGI-Komplex. Den älteren Fasern im Linsenzentrum ist der Kern verlorengegangen. Nur die ganz zentral gelegenen Fasern stammen noch vom Epithel der embryonalen Linsenhinterwand. Sie bleiben zeitlebens erhalten und transparent. Das Nachwachsen von Epithelzellen zu Linsenfasern vollzieht sich nur am Äquator. Hier sind die Linsenfasern im Querschnitt bandförmig sechskantig. Indem sie mit den Breitseiten aufeinander lagern, entstehen radiär ausgerichtete Lamellen. Beim Erwachsenen hat

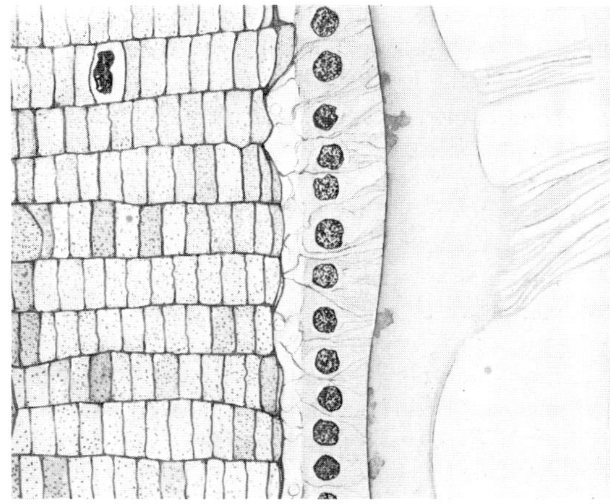

Abb. 408. Insertion der Zonulafasern an der Kapsel des Linsenepithels des Menschen (nach FERNER).

RABL 2100 bis 2300 solcher Lamellen gezählt, bei einem dreimonatigen Kind 1474.

Bei einigen niederen Wirbeltieren verlaufen die Linsenfasern von Pol zu Pol. Sind die Fasern nicht so lang, so ist der Ansatz linear (Linsennaht) statt punktförmig. Beim menschlichen Neugeborenen stoßen die Linsenfasern vorn und hinten in einer dreistrahligen Naht zusammen, so daß jeweils eine vom Pol ausgehende Faser an der Gegenseite auf einen Strahl der Nahtfigur trifft. Die beiden *Nahtfiguren* „Linsenstern", sind um 60° gegeneinander verstellt. So haben sich im Fetalkern ein aufrechtes (vorn) und ein umgekehrtes (hinten) Ypsilon gebildet (Abb. 409 u. 410). Die später entstehenden Linsenfasern vereinigen sich schon auf komplexeren Nahtlinien. Der Nahttyp des infantilen Linsenkerns entspricht beispielsweise einem Stern. Die noch jüngeren Fasermas-

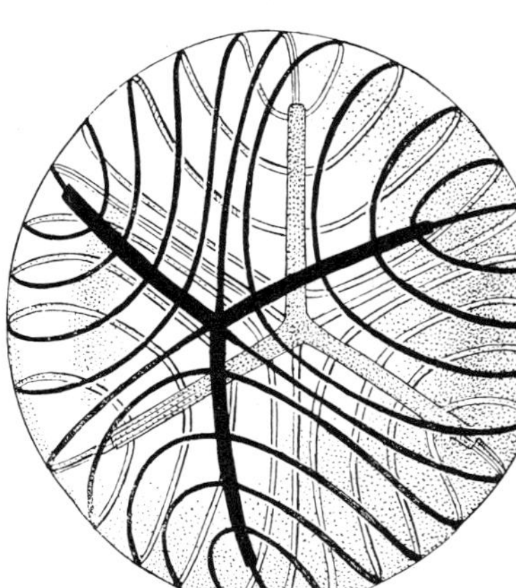

Abb. 409. Schema vom Aufbau des dreistrahligen Linsensterns beim Neugeborenen.

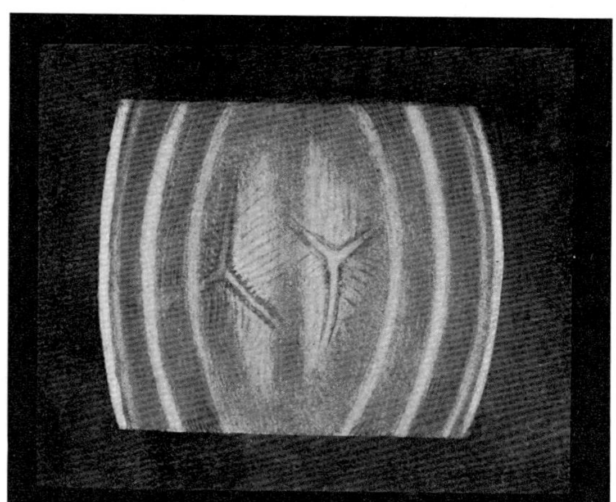

Abb. 410. Linse im Spaltlampenbild mit den Diskontinuitätsflächen. Nach MEESMANN; einfarbig wiedergegeben.

sen, die sich dann beim Erwachsenen darüber lagern, formen Nahtfiguren mit 6–10 unregelmäßigen Hauptarmen und zahlreichen Nebenarmen. Die Fasern sind alle gleich lang. Die Nahtpaare müssen immer entgegengesetzt konfiguriert sein, weil die auf der einen Linsenhälfte am weitesten polwärts reichenden Fasern auf der anderen jeweils die kürzesten sind und umgekehrt.

So besteht etwa gegen das 30. Lebensjahr die Linse aus einer weichen, zähen *Rinde*, die allmählich in einen festeren, weniger wasserhaltigen *Kern* übergeht.

Es ist interessant, daß die Richtung der Mizellen, die man auf Grund der Doppelbrechung mit dem Polarisationsmikroskop ermitteln kann, nicht mit der Richtung der Linsenfasern zusammenfällt. In der Äquatorialebene verlaufen die Mizellen radiär zum Mittelpunkt des Äquatorialkreises. Sie verlaufen damit in Richtung der stärksten Spannungen, die bei der Verformung der Linse auftreten müssen. Es fehlen nur die konzentrischen Züge am Rande. Die Linsenfaserarchitektur ist also eine reine *Wachstumsarchitektur*. Es ist anzunehmen, daß sich die Linsenfasern bei der Akkommodation gegeneinander verschieben, also eine Summe von Gleitbahnen bilden. Der träge Saftstrom, der in den Spalträumen zwischen Lamellen und Fasern vorhanden sein muß, könnte durch diese akkommodative Verformung beschleunigt werden.

Die entwicklungsgeschichtlich ältesten Anteile der Linse liegen am weitesten innen, während die späteren Lagen das embryonale Linsenzentrum schichtweise umschließen.

Diese Schichten lassen sich am lebenden Auge mit Hilfe der Spaltlampenmikroskopie verfolgen (Abb. 410). Die Grenzflächen dieser Zonen werfen das Licht stärker zurück als die dazwischen liegende Substanz *(Diskontinuitätszonen)*. Dem eigentlichen Embryonalkern der Linse entspricht – entgegen bisheriger Darstellung – nur das zentrale Dunkelintervall des Linsenkerns. Die umgebende bohnenförmige Struktur gehört bereits zum Fetalkern (mens III – mens VIII). Die nächste Schicht findet erst in der Pubertät ihren Abschluß. Dieser infantile Kern wird vom Erwachsenenkern umschlossen. Auf Grund solcher Anordnung kann die Position einer Linsentrübung noch retrospektiv der entsprechenden ontogenetischen Phase zugeordnet werden.

Die ursprünglich nur wachstumsbedingte Schichtung der Linse wirkt der sphärischen und chromatischen Aberration entgegen und verleiht dem Ganzen eine höhere Refraktion, als von der brechenden Außenfläche allein aufgebracht werden könnte. Der ständige Schrumpfungsprozeß der Linsenmitte wird vom appositionellen Wachstum der Peripherie ausgeglichen. Der erhöhte Brechungsindex alternder Fasern wiegt die zunehmende Abflachung der Linsenkonturen auf. Die Linsenfasern des Äquators sind verdickt. Sie müssen deshalb einen elliptischen Verlauf nehmen, dieses um so stärker, je weiter peripher eine Faser liegt. Die altersbedingte Abnahme ihres Wassergehaltes macht die Linse spröder. Die Tendenz, sich spontan abzurunden, nimmt ab (Einschränkung der Akkommodationsbreite – Alterssichtigkeit, *Presbyopie*).

Die häufigste Erkrankung der Linse ist ihre Eintrübung (grauer Star – *Katarakt*). Auch die verletzte Linse trübt sich und quillt. Das „Starstechen" früherer Zeiten bestand im Umklappen oder Versenken der Linse in den Glaskörperraum. Heute wird sie in toto extrahiert (Abb. 412). Die verminderte Brechkraft des linsenlosen (aphaken) Auges muß durch ein konvexes Brillenglas (Starglas) korrigiert werden.

Die *Zonula* ZINNII (Abb. 402 u. 411) ist kein bloßes Faserwerk, sondern eine Flächenkonstruktion und als *Gel-Struktur* dem Glaskörper physikochemisch und entwicklungsgeschichtlich verwandt. Ihr aggregiertes Gel bildet Faserpaare, die von einer breiten Basis aus der Membrana limitans interna des Ziliarkörpers hervorgehen, dabei aber die Grate der Ziliarfortsätze und die Buchten der Ora serrata aussparen (Abb. 402 u. 411). Das gesamte System ist weitgehend geschlossen. Nur an den Ziliarfortsätzen sind Lücken, damit das Kammerwasser zirkuliert. Je ein Faserpaar strahlt vorn bzw. hinten in die Linse ein, in deren Zonulalamelle dadurch konzentrische Insertionslinien entstehen. Diese Fasern verstärken die zwei membranähnlichen Hauptblätter der Zonula. Dazwischen liegt eine faserige Zusatzstruktur, die von einem flüssigeren, nicht anfärbbaren Gel umgeben wird.

Das Vorderblatt des Linsenaufhängeapparates, das *ziliokapsuläre System*, verbindet Corona ciliaris und Linse. Das Hinterblatt, das *orbikulokapsuläre System*, läuft von der Linse parallel zum Glaskörper bis zur Ora. Zwischen Zonula und Glaskörper befindet sich ein potentieller Spalt, der PETIT*sche Kanal*.

Was die Extraktion eines Altersstares erleichtert, ist die Tatsache, daß die Zonulafasern mit fortschreitendem Lebensalter an Zahl abnehmen. Die *zilioäquatorialen* Hilfsfasern verschwinden sogar ganz.

Die Zonulafasern sind keineswegs die Sehnen des Ziliarmuskels. Dennoch übertragen sie seine Aktion auf die Linse.

Akkommodationsmechanismus

Linse, *Zonula* und *Ziliarmuskel-Aderhaut-System* stellen eine sinnvolle Einrichtung dar, durch die der Brechungszustand des Auges je nach Bedarf geändert werden kann. Die sich kontrahierenden meridionalen Muskelfasern bewegen die hinteren Ursprungspunkte der Linsenaufhängefasern nach vorn. Die gleichzeitige Umgruppierung des dreidimensionalen Ziliarmuskelgitters in eine zirkuläre Ausrichtung schiebt die Ziliarfortsätze dem Linsenäquator entgegen. Die

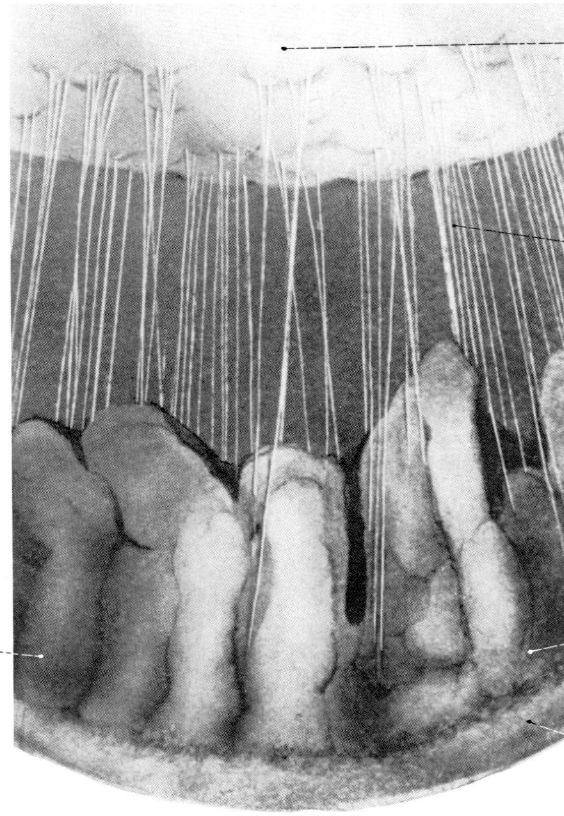

Abb. 411. Zonula ZINNII nach Wegnahme der Iris von vorn gesehen (DUKE-ELDER).

Zonula erschlafft. Die Linse nähert sich dank ihrer eigenen Elastizität mehr der Kugelform. Ihre Brechkraft nimmt zu. Das Auge wird auf die Nähe eingestellt. Diesen Vorgang verstehen wir unter *Akkommodation* (Abb. 414). Mit der Rückführung des Muskelgitters in die meridional orientierte Funktionsphase der *Desakkommodation* können sich die vorher passiv gespannten elastischen Bestandteile der Aderhaut wieder zusammenziehen. Die Zonula wird angespannt und die Linse dadurch abgeflacht. Aderhaut und Netzhaut verschieben sich während der Akkommodation derart, daß in der Fovea centralis retinae entoptische Erscheinungen ausgelöst werden können. Tierexperimentell läßt sich diese Verschiebung mit Hilfe von eingestochenen Nadeln (HENSEN und VÖLCHERS) demonstrieren, die sich während der Akkommodation neigen. In Linse, Zonula und Lamina elastica der BRUCHschen Membran scheint ein geschlossenes elastisches System verwirklicht zu sein, an dessen Vorderabschnitt der Ziliarmuskel angreift. Durch seine Kontraktion verringert sich die Spannung im Aufhängeapparat der Linse, während sie im elastischen Aderhautgerüst ansteigt. Die dann in der Aderhaut gespeicherte elastische Kraft ist so groß, daß sie bei der Erschlaffung des Ziliarmuskels die Abflachung der Linse und die Verlängerung des Muskels unterstützt. Bei dieser Aktion müssen alle Ursprungspunkte der Aufhängefasern eine koordinierte Bewegung ausführen, weil sonst die Linse eine asymmetrische Verkrümmung *(Linsenastigmatismus)* erfährt. Es gibt also keine ungeordnet verlaufenden Aufhängefasern, kein zufälliges Relief des Corpus ciliare, keine beliebige Anordnung der Ziliarmuskelfasern. Alle Teile sind in diesem funktionellen System aufeinander abgestimmt und ergeben durch ihr Zusammenwirken eine gleichmäßige Zu- oder Abnahme der Linsenwölbung. An der Akkommodation ist auch die Hornhaut mit ihrer Krümmung beteiligt, weil sie passiv durch die Zugsysteme stärker gekrümmt wird.

Der Glaskörper, Corpus vitreum

Der Glaskörper füllt den Raum zwischen dem ehemaligen Augenbecher-Innenblatt, Pars optica et pars caeca retinae, und der Rückfläche der Linse aus. Er nimmt zwei Drittel des Augenvolumens ein und ist nur am Ziliarepithel, Pars ciliaris retinae, und an der Sehnervenscheibe adhärent. Bei einer hinteren Glaskörperabhebung wird mit dem Ophthalmoskop eine ring-

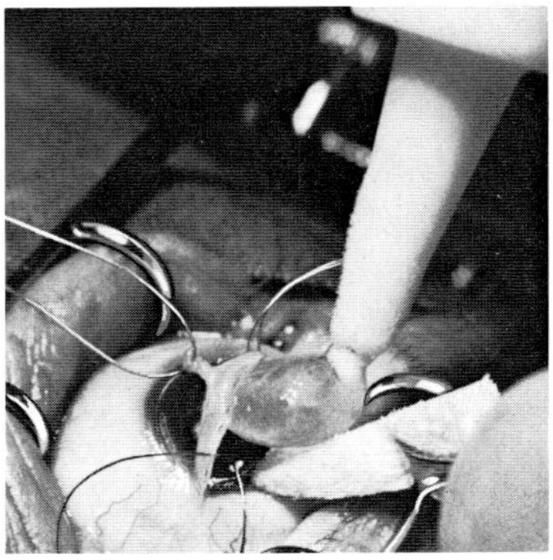

Abb. 412. Extraktion der menschlichen Linse mit dem Kryostab. Operation des grauen Stars (nach SCHLOSSHARDT). Original.

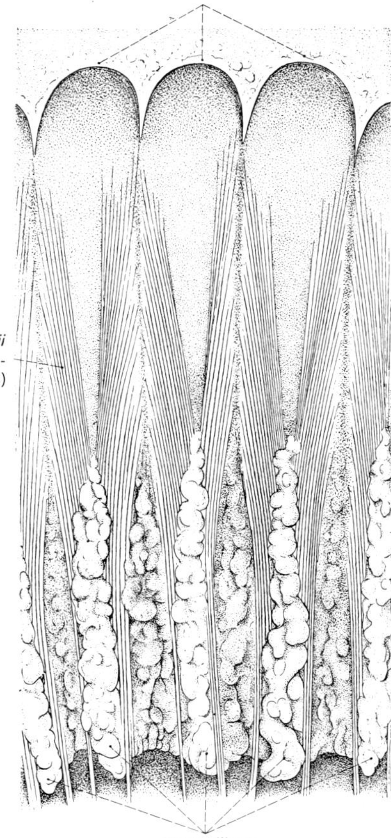

Abb. 413. Zonula ZINNII von hinten gesehen. Die Spitzen der Ora serrata zeigen auf die Täler der Corona ciliaris. Die Zonulafasern liegen den Seiten der Ciliarfortsätze auf und weichen fächerartig auseinander in Richtung auf die Ora-Spitzen (unter Verwendung einer Abbildung von DUKE-ELDER).

förmige Glaskörperstruktur beobachtet, die vor der Sehnervenscheibe liegt, von der sie sich abgelöst hat.

Der Glaskörper stellt ein verformbares hydrophiles Gel dar, das 98% Wasser enthält und dessen kolloidchemische Eigenschaften für den intraokularen Druck von Bedeutung sind. Die Glaskörperfibrillen befinden sich in einer homogenen, flüssigen Grundsubstanz. Diese enthält in hoher Konzentration das Mucopolysaccharid Hyaluronsäure. Diese Substanz ist für die Transparenz des Glaskörpers und wegen ihres Wasserbindungsvermögens auch für dessen Turgor (Verhinderung von Netzhautablösung) von Bedeutung.

Seine Vorderseite besitzt eine flache Grube zur Aufnahme der Linse. Der Rand dieser Grube ist an der Linsenkapsel durch Fasern (WIEGER*sches Ligament)* befestigt. Die Verbindung zwischen Linse und Glaskörper ist bei Kindern intensiver als beim Erwachsenen.

Eine Glaskörpergrenzmembran gibt es anatomisch nicht. An der Spaltlampe wird eine fluktuierende Membran vorgetäuscht, weil an der Oberfläche des Glaskörpers die Mizellen dichter und überwiegend parallel gelagert sind. Durch Wasserentzug wird das Gel des Glaskörpers zum Koagel, indem sich Molekülketten ultramikroskopischer Dimension zu Pseudostrukturen aggregieren, die das Licht nicht mehr ungestört hindurchlassen und im Elektronenmikroskop den Eindruck von Faserformationen hervorrufen.

Die Existenz eines Glaskörperkanals (CLOQUET*scher Kanal)*, der den Weg der pränatalen A. hyaloidea bezeichnet, ist noch umstritten.

In den peripheren Abschnitten des Glaskörpers

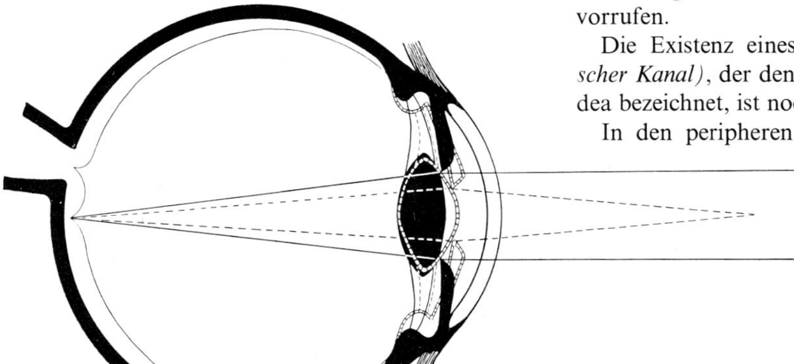

Abb. 414. Schema des Akkommodationsvorgangs. Der Nahpunkt liegt viel zu dicht am Auge.

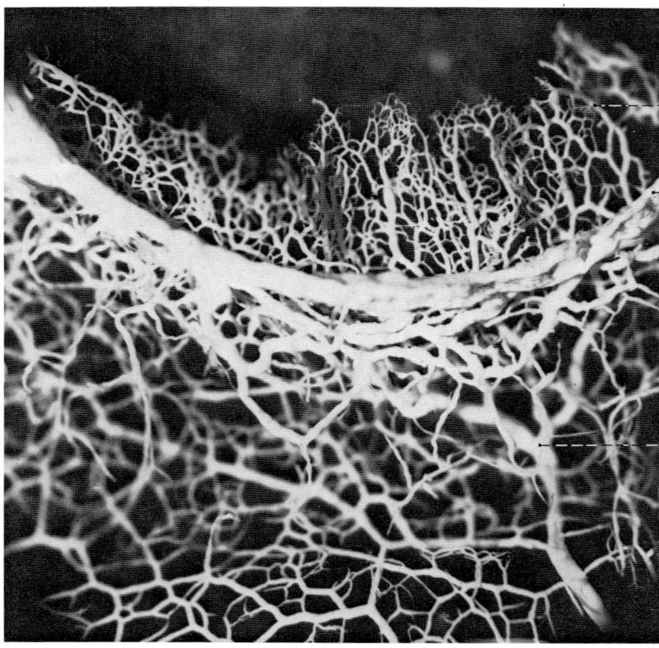

Abb. 415. Neopren-Ausguß des SCHLEMMschen Kanals. Untereinander anastomosierende Sammelvenen verlassen den Kanal, bilden den tiefen, skleralen Plexus, von dem intrasklerale Äste zum episkleralen Plexus hinüberziehen (ASHTON).

kommen einzelne Wanderzellen vor. Größere Gewebsreste können als vorbeihuschende Schatten – *mouches volantes* – empfunden werden.

Die Augenkammer und das Kammerwasser

Unter der *vorderen Augenkammer* wird der Raum zwischen Hornhautrückfläche und Iris-Linsen-Diaphragma verstanden (Abb. 386). Sie macht 4% des Rauminhaltes des Augapfels aus und enthält 150 bis 190 mm^3 Kammerwasser. Die Kammertiefe wechselt mit dem Akkommodationszustand (Abb. 414). Sie ist auch refraktionsabhängig. Beim weitsichtigen Auge ist die Kammer flacher, beim kurzsichtigen Auge tiefer.

Der für die Kammerwasserzirkulation wichtigste Abschnitt ist der *Kammerwinkel* (Abb. 403 u. 407). Er besteht aus Anteilen der Iriswurzel, des Ziliarkörpers, der Sclera und der Hornhautperipherie. In diesem

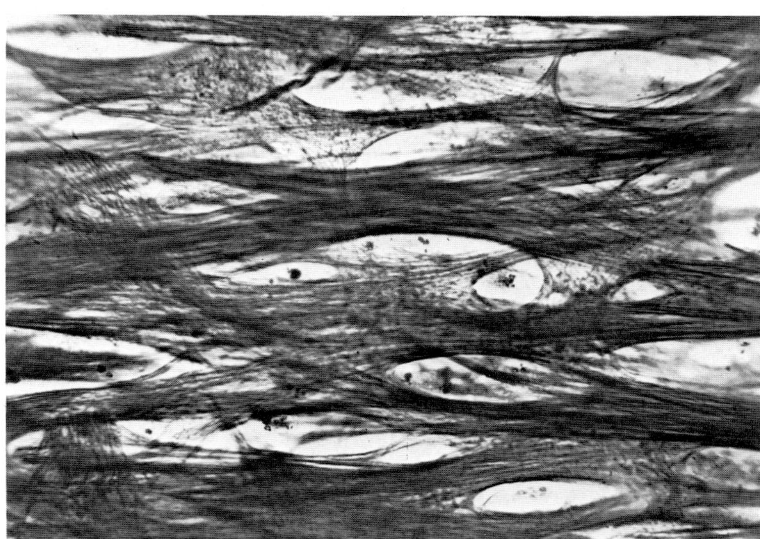

Abb. 416. Flachschnitt durch das Trabeculum corneosclerale. Färbung: GOMORI, Ölimmersion (UNGER).

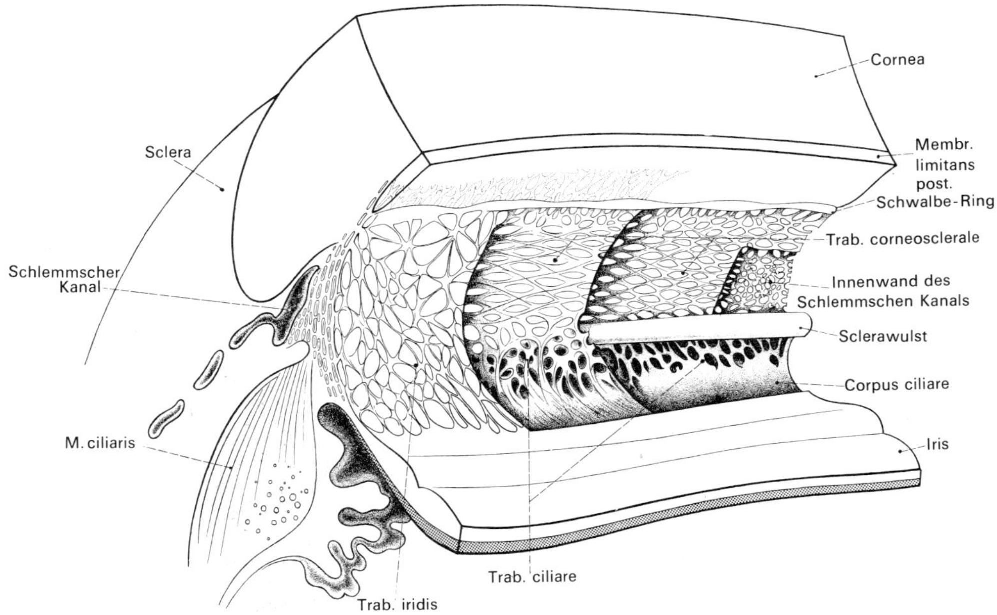

Abb. 417. Strukturschema des Trabekelwerks im Kammerwinkel (nach UNGER u. ROHEN).

Winkel hat sich das Gewebe aller beteiligten Abschnitte zu einem Gerüstwerk, *Trabeculum corneosclerale* (Ligamentum pectinatum anguli iridocornealis) (Abb. 416 u. 417), aufgelockert, das dem SCHLEMMschen Kanal, *Sinus venosus sclerae* vorgelagert ist. Das in diesen Kanal abfließende Kammerwasser hat zuvor die Lamellen des Trabeculum corneosclerale zu passieren. Dieses Trabekelwerk dient einem Teil der Ziliarmuskelsehnen als Ansatz und verankert sich in den tiefen Lamellen der Hornhaut. Die sensiblen Nervengeflechte des Trabekelwerkes sind in Nähe des SCHLEMMschen Kanals besonders verdichtet. Die Grenzfläche zwischen Trabekel und Kanal zeigt elektronen-optisch zahlreiche Poren von 0,75–1,5 μm Durchmesser (HOLMBERG). Die Zellen des Trabekelwerkes sind u. a. an Speicherungsvorgängen beteiligt. Die arkadenförmig in die Balken einstrahlenden Ziliarmuskelsehnen vermögen die Weite des Gerüstwerkes zu beeinflussen.

Die *hintere Augenkammer* stellt den Raum zwischen Iris-Linsen-Diaphragma, Ziliarkörper und Glaskörper dar (Abb. 386 u. 407). Durch die Pupille besteht eine Kommunikation mit der vorderen Augenkammer. Die vielgestaltige Hinterkammer wird von den Aufhängefasern der Linse durchzogen. Eine Unterabteilung bildet der zirkumlentale Raum (HANNOVER*scher Kanal)*, der seitlich vom Linsenäquator liegt und vorn durch das Vorderblatt des Zonulaapparates begrenzt wird (Abb. 411).

Das Kammerwasser, *Humor aquosus*, ist eine klare, farblose Flüssigkeit, die denselben Brechungsindex wie das Wasser hat. Eiweiß und freie Zellen sind normalerweise nur in Spuren vorhanden. Als Bildungsort gelten die Ziliarfortsätze. Das Kammerwasser befindet sich in ständiger Zirkulation, steigt durch Erwärmung an der Iris in die Höhe und sinkt an der Cornea durch Abkühlung wieder herunter.

Das Kammerwasser verläßt das Auge größtenteils durch das Gerüstwerk des Kammerwinkels, gelangt in den SCHLEMMschen Kanal, durchfließt den intraskleralen Venenplexus und erreicht schließlich die epibulbären Venen. Der Kammerwasserstrom ist dort mit der Spaltlampe in den „*Kammerwasservenen*" zu beobachten. Kammerwasserproduktion und Abflußmenge sind aufeinander abgestimmt. Der Konstanterhaltung des intraokularen Druckes (14–17 mm Hg) dient in entscheidender Weise der tonographisch zu ermittelnde *Kammerwasser-Abflußwiderstand*. An seinem Mechanismus ist wahrscheinlich ein Mucopolysaccharid-Mucopolysaccharidase-System als regulierender Faktor beteiligt. Bei aufgehobener Vorderkammer blockiert die Iriswurzel das Trabekelwerk, *Winkelblock*. Daraus folgt eine akute Steigerung des Augeninnendruckes – ein Glaukomanfall, der zur Erblindung führen kann. Auch für die chronische Drucksteigerung werden Veränderungen des Trabekelwerkes verantwortlich gemacht (einfacher grüner Star – *Glaucoma chronicum simplex*).

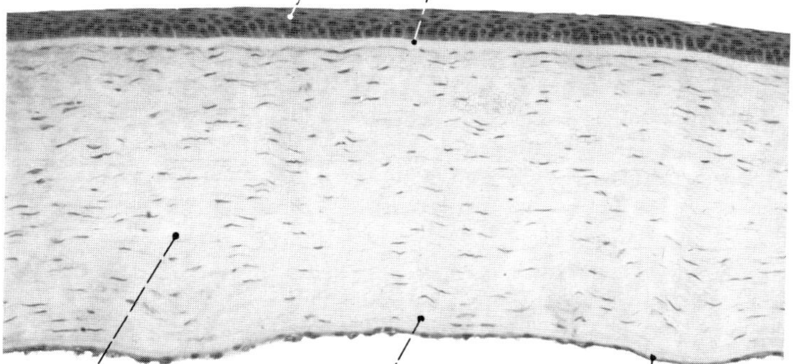

Abb. 418. Hornhaut-Meridionalschnitt. Färbung: H.E. Vergrößerung: ca. 40 ×.

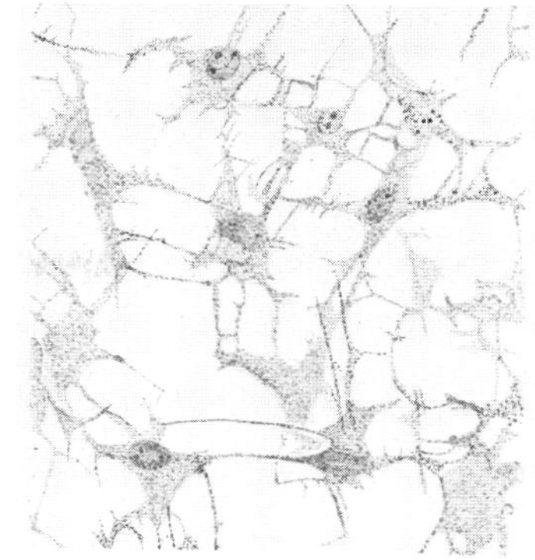

Abb. 419. Hornhautzellen vom Frosch, vergoldet.

Die Hornhaut, Cornea

Die Hornhaut ist der vordere durchsichtige Teil der Tunica fibrosa bulbi. Ihre Wölbung mit mehr als 40 dptr Brechkraft muß zeitlebens formbeständig bleiben. Sie hat einen kleineren Krümmungsradius (7–8 mm) als die Sclera und als die Vorderfläche der Linse.

Unter Wasser ist die Hornhautbrechkraft weitgehend aufgehoben. Deshalb sieht man beim Tauchen nur verschwommen. In Tauchbrillen bleibt die Luftschicht vor dem Auge und damit die Hornhautbrechkraft erhalten.

Die Hornhaut geht an ihrem Rand, *Limbus corneae*, unmittelbar in die Sclera über. Der Falz der Sclera schiebt sich oben und unten weiter vor als an den Seiten. So ergibt sich ein ellipsenförmiger Rahmen mit einem vertikalen Durchmesser von 10,6 mm und einem horizontalen Durchmesser von 11,6 mm. Am Hornhautscheitel beträgt die Gewebsdicke 0,8 bis 0,9 mm, am Hornhautrand 1,1 mm. Im Zusammenhang damit weist die Hornhautvorderfläche eine schwächere Krümmung auf als die Rückfläche.

Optisch wirksam ist die Vorderfläche der Hornhaut, die Grenzfläche gegen die Luft. Sie ist nicht genau kugelig gewölbt. Der vertikale Meridian ist etwas stärker gekrümmt als der horizontale, doch wird diese Abweichung normalerweise durch eine entgegengerichtete Abweichung der Linsenwölbung ausgeglichen. Ist dies nicht der Fall, so werden Punkte nicht punktförmig auf der Netzhaut abgebildet, *Astigmatismus*. Die Hauptmasse der Hornhaut besteht aus dem Bindegewebe der *Substantia propria* (Abb. 418). Sie wird auf der Vorderseite von einem geschichteten Pflasterepithel, dem vorderen Hornhautepithel, auf der Rückseite von Hornhautendothel bekleidet (Abb. 418). Zwischen Epithel und Bindegewebe liegt die *Lamina limitans anterior* (BOWMAN*sche Membran)*, zwischen Endothel und Bindegewebe liegt die *Lamina limitans posterior* (DESCEMET*sche Membran)*.

Bemerkenswert ist die vollkommene Durchsichtigkeit der Hornhaut, denn sie besteht aus Elementen verschiedenster Festigkeit, Form und Lagerung, aus Bindegewebsfasern, Zellen, Epithel, Endothel, Grenzmembranen und Nervenfasern.

Es ist leichter vertändlich, daß Gebilde wie Linse und Glaskörper durchsichtig sind. Eine hilfreiche Modellvorstellung liegt in folgendem: Verschieden geformte, große und kleine Glas- und Gelatinegebilde (Fäden, Kettchen, Häute usw.) sehen in Luft weißlich aus oder glänzen und zeigen jedenfalls ihre Formen. In Wasser geworfen sieht man sie nicht mehr. Reflektierende Grenzflächen verschwinden durch Eintauchen oder Tränken (vgl. auch die Technik des Durchsichtigmachens anatomischer oder mikroskopischer Präparate). Die Durchsichtigkeit der Hornhaut setzt einen konstanten Salz- und Wassergehalt voraus, für dessen Einhaltung vermutlich die Deckzellschichten verantwortlich sind. Die Hornhaut darf weder austrocknen noch quellen. Verändert sich ihr Wassergehalt durch Verletzungen oder Entzündungen des Hornhautepithels oder des Endothels oder durch das Absterben dieser Deckzellschichten im Tode, so quellen oder entquellen die verschiedenen Elemente der Hornhaut in unterschiedlich starkem Maße. Dadurch treten im Inneren wieder optische Grenzflächen auf, und die Hornhaut wird trübe. Offenbar ist die Hornhauttransparenz durch den regelmäßigen und oberflächenparallelen Lamellenbau der Substantia propria gewährleistet, zudem besitzt sie keine Blutgefäße, ihre Nerven sind marklos.

Wenn die Lider geöffnet sind, bildet das von der Tränenflüssigkeit benetzte vordere *Hornhautepithel* die Grenze des Sehapparates gegen den Luftraum. Die Basalzellen des fünfschichtigen Pflasterepithels greifen mit gezähnter Fußplatte in die darunterliegende Basalmembran, die von der sich anschließenden vorderen Grenzmembran, BOWMANsche Membran, zu unterscheiden ist. Die Oberfläche des Epithels ist unverhornt und stellt die den konstanten optischen Bedingungen entsprechende Vorderfläche der Sammellinse Cornea dar. Es ist sehr erstaunlich, daß ein lebendes Epithel ständig eine derart regelmäßige und glatte Gesamtoberfläche bewahrt. Epitheldefekte schließen sich sehr schnell, u. U. schon innerhalb von Stunden, falls sich die Hornhautwunde nicht entzündet. Infolge seines Nervenreichtums ist das Epithel sehr empfindlich gegen Berührung, Verletzung, Austrocknung und chemische Reize (Lidschlußreflex, Tränen und Brennen der Augen). – Die *BOWMANsche Membran* stellt im Gegensatz zur Basalmembran des Hornhautepithels schon eine modifizierte Verdichtung der Substantia propria corneae dar. Sie endet am Hornhautrand, *Limbus corneae*, abrupt. Während sie vorn glatt abgrenzbar ist, setzt sich ihre fibrilläre Rückfläche fast kontinuierlich ins Hornhautstroma fort. Sie besitzt Poren für aufsteigende Nervenfasern, welche bis ins Epithel vordringen. Wird die vordere Grenzmembran durch eine Verletzung oder durch einen Krankheitsprozeß zerstört, so kann sie sich nicht erneuern. Der Substanzverlust wird dann von undurchsichtigem Narbengewebe ausgefüllt. Wanderzellen (= Fibrozyten spezieller Art in der Substantia propria corneae) können die gegen traumatische oder bakterielle Schädigungen sehr widerstandsfähige Membran auflösen und passieren. Wird sie von einem in die Tiefe vordringenden Entzündungsprozeß durchbrochen, so entsteht ein Hornhautgeschwür, *Ulcus corneae*.

Während die Sclera aus gewellten Kollagenfasern geflochten, verformbar und bis zu einem gewissen Grade dehnbar ist, sind die Kollagenfasern der *Substantia propria corneae* gestreckt. Die Hornhaut ist dadurch formbeständig und nicht dehnbar. Sie hat einen niedrigeren Wassergehalt und einen anderen Chemismus als die Sclera; die Korneoskleralgrenze ist scharf, obwohl die Kollagenfasern der Sclera kontinuierlich in diejenigen der Cornea übergehen.

Polarisationsmikroskopische Untersuchungen zusammen mit den Befunden der Elektronenmikroskopie erschließen folgenden Aufbau der Substantia propria corneae: Die etwa 0,3 µ dicken Hornhautfibrillen behalten den Charakter des embryonalen Bindegewebes bei; sie haben eine einheitliche Dicke, während die Fibrillen der Sklera – dem erwachsenen kollagenen Bindegewebe entsprechend – sehr verschiedene Kaliber besitzen. Auch die kornealen Fibrillen lassen elektronenoptisch zwei unterschiedliche Querschreifungsperioden (210 A und 640 ^{m}, siehe Sclera) erkennen. Sie bilden physikalisch eine Einheit mit einer sie einhüllenden Hydratationsschicht, die den Fibrillen der Sclera fehlt. Die Dichte der Hydratationsschicht nimmt von der Peripherie bis zum Kern der Fibrillen allmählich zu, so daß weder Grenzflächen noch unterschiedliche Brechungsindizes zustande kommen. Hierauf und auf einem bestimmten Massenverhältnis zwischen Kittsubstanz und Fibrillen beruht die Durchsichtigkeit der Substantia propria. In undurchsichtigen Hornhautnarben ist dieses Verhältnis verändert.

In der Propria corneae findet sich als Grundlage eine kollagenfaserige Textur sowie ein Netz fibrozytenartiger *Hornhautzellen* (Abb. 419). Das für die Biologie der Cornea wesentliche und charakteristische Element ist aber zweifellos die Grundsubstanz. Diese ist sehr reich an sauren Mucopolysacchariden, welche auch die bereits lange bekannte metachromatische Färbbarkeit (Gegensatz zur orthochromatischen Sclera) bedingen. Den Hauptanteil bildet Keratosulfat, ein erst neuerdings bekannt gewordener Mucopolysaccharidtyp. Da die Cornea gefäßlos ist und damit zu den sog. bradytrophen Geweben gehört, fällt der Grundsubstanz u. a. die Aufgabe zu, einen ausreichenden Stofftransport zur Ernährung des laufend regenerationsbedürftigen Cornea-Epithels zu gewährleisten. Ganz besonders wichtig ist die spezifische Grundsubstanz aber im Hinblick auf die Transparenz der Cornea. Die Durchsichtigkeit entsteht im Laufe der Ontogenese erst mit dem Einbau der speziellen sauren Mucopolysaccharide und wird andererseits bei jedem Vorgang, der zu deren Desintegration führt, gestört (Hornhauttrübung). Diesem Zusammenhang kommt große praktische Bedeutung im Hinblick auf die *Hornhauttransplantation* zu. Die Hornhautfibrillen sind parallel gebündelt und bilden Fasern (Fibrillen der Lichtmikroskopie) von 2,5–8 µ Dicke. Jede der 150 Hornhautlamellen setzt sich wieder aus etwa 100 parallel gelagerten Fasern zusammen. Die Faserverläufe benachbarter Lamellen bilden verschiedene Winkel zueinander. Das dennoch geordnete Strukturmuster ermöglicht einem flach eingeführten Operationsmesser, innerhalb einer Hornhautschicht weit vorzudringen, ohne die ganze zu perforieren. Dieser Hornhautaufbau erleichtert die Operationstechnik der partiellen Hornhauttransplantation, der lamellierenden *Keratoplastik*. Im Meridionalschnitt gesehen, liegen die Lamellen und demnach alle Fasern parallel zur Hornhautoberfläche. Eigene Lymphgefäße bestehen nicht.

Die *hintere Grenzmembran*, Lamina limitans posterior (DESCEMETsche Membran) ist eine kutikuläre Ausscheidung des Hornhautendothels. Bei der Geburt ist sie 2–3 µ dick und verbreitert sich bis ins hohe

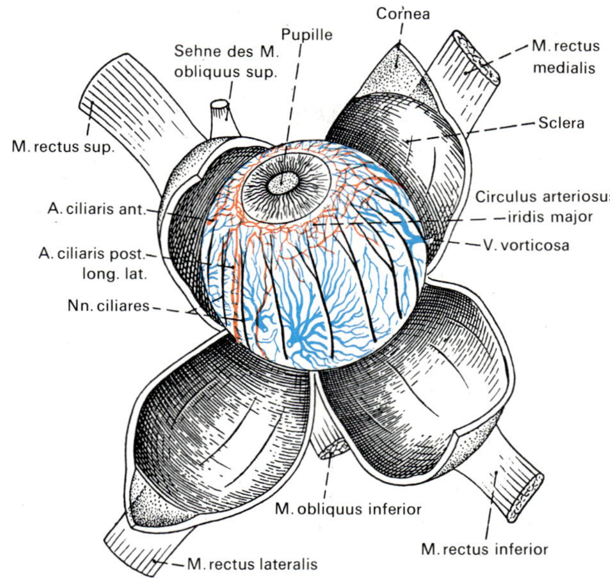

Abb. 420. Durch zwei Schnitte, die sich am Hornhautscheitel kreuzen, sind Cornea und Sklera in vier Teile gespalten und von der Uvea zurückgeklappt wie die gelbe Schale einer Apfelsine von der weißen Faserhaut. Aa. chorioideae rot, Vv. vorticosae blau, Nn. ciliares schwarz. (Umzeichnung nach Wasano.)

Lebensalter auf das Zehnfache. Elastischer Natur wie die Linsenkapsel, enthält sie jedoch keine elastischen Fasern. Risse dieser Membran kommen zum Klaffen. Ihre Wundränder haben die Tendenz, sich einzurollen. Bei Substanzverlust kann sie im Gegensatz zur vorderen Grenzmembran regenerieren. Wird die Hornhaut durch ein Geschwür zerstört, so kann die Descemetsche Membran den letzten Widerstand gegen das Auslaufen von Kammerwasser darstellen und sich dabei durch den Defekt bruchsackartig vorstülpen. Am Hornhautrand hört die hintere Grenzmembran nahe der Trabekelspitze auf, die sie noch etwas überragt.

Das *Hornhautendothel* bildet die Oberflächenbedeckung gegen die vordere Augenkammer. Die Zellen sind von Kittsubstanz umgeben. Elektronenoptisch finden sich zahlreiche Mitochondrien, ein prominentes endoplasmatisches Reticulum und die Strukturen aktiven Stofftransportes (Staubesand).

In der *Limbusregion* der Hornhaut fehlt bereits die vordere Grenzmembran. Hier liegt das Epithel direkt auf der Substantia propria corneae. Beide Schichten sind einer palisadenförmigen Grenzzone benachbart, die aus den Kämmen subepithelialer Papillen (mit Blut und Lymphgefäßen) besteht. Die konjunktivalen Gefäße bilden dort ein Randschlingennetz, das nicht in die Hornhaut eindringt. Die Hornhautversorgung muß also durch einen *Saftstrom* erfolgen, der vom Rande her in die Substantia propria gelangt. Wenn aber in der Hornhaut ein Entzündungsherd entsteht, genügt der Saftstrom allein nicht mehr. Auf der Bahn des vermehrten Saftstromes wachsen Blutgefäße in die Hornhaut vor.

Die *Hornhautnerven* verlaufen im 1. Ast des N. trigeminus ins Gehirn. Sympathische Nervenelemente sind bisher nicht mit Sicherheit festgestellt worden. Die Hornhautnerven treten von der Sclera aus teils vom episkleralen, teils vom subkonjunktivalen Gewebe her in die Substantia propria ein und entwickeln hier als marklose Fasern ein Raumnetz, das nur das hintere Viertel der Hornhaut freiläßt. Die Nervenfasern zweigen dichotom, trichotom oder T-förmig auf. Das innerhalb der vorderen Grenzmembran gelegene Nervengeflecht sendet Fasern bis ins Hornhautepithel. Diese müssen zuvor die Grenzmembran durchdringen. Die vier basalen Epithelschichten sind dadurch innerviert. Die aufsteigenden Fasern enden an den Epithelzellen mit Schlingenbildungen und Endknöpfen. Durch die große Dichte dieser Endformationen entsteht eine so hohe Empfindlichkeit der Hornhaut, daß auch der kleinste Fremdkörper, der auf der übrigen Körperoberfläche nicht empfunden würde, reflektorisch den Lidschlag auslöst.

Die Lederhaut, Sclera, Tunica fibrosa bulbi

Die äußere Augapfelhülle, *Tunica fibrosa bulbi*, besteht aus Sclera und Cornea (Abb. 386).

Die Sclera ist der mechanisch wichtigste Teil des Augapfels. Vom Binnendruck gespannt, wahrt sie die für die optischen Aufgaben notwendige Formkon-

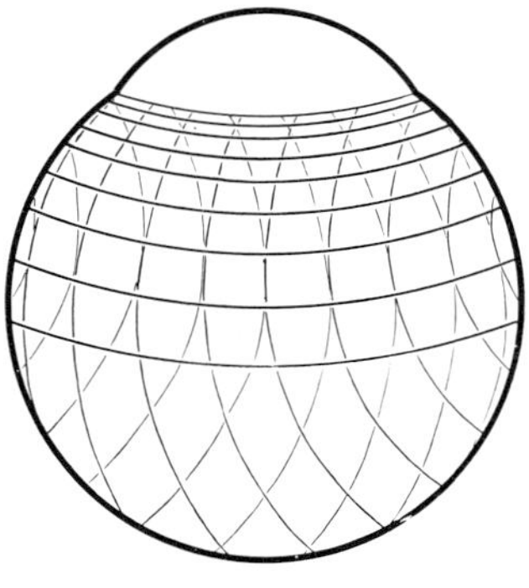

Abb. 421. Schema vom Verlauf der wichtigsten Lederhautfasern beim Rind (nach Ergebnissen von BECHER).

stanz des Auges und schützt gleichzeitig die empfindlichen inneren Teile. An der Durchtrittsstelle des Sehnerven ist die Sclera siebartig durchbrochen, *Area cribriformis, Lamina cribrosa*. Dort setzt sie sich in die Duralscheide des Nerven fort. Die längsorientierten Fasern der Sehnervendura greifen in Sclera-Höhe zwingenförmig um den Sehnervenschaft und ordnen sich durch weitere Aufzweigungen in die Ballonnetzstruktur der skleralen Architektur ein. Der innere Durchmesser der Lamina cribrosa beträgt 1,5 bis 2,0 mm, der äußere 3,0–3,5 mm. Im Querschnitt gesehen ragt die innere Sclera-Kante keilförmig in den Sehnerven hinein. Im vorderen Augenabschnitt gehen die skleralen Faserbündel direkt in die Hornhaut über, dabei greift die undurchsichtige Sclera vorn und hinten eine kurze Strecke über die Hornhaut hinweg. Auf diese Weise ist die Hornhaut in die Sclera eingefaßt wie ein Uhrglas in den Falz des Gehäuses.

An der Sclera sind drei Zonen zu unterscheiden: Die eigentliche Sclera, *Substantia propria*, die *Lamina fusca* als innere und die *Episclera* als äußere Begrenzung.

Die *Sclera* besteht aus platten Bündeln kollagener Fasern von 100–150 μ Länge. Dieses kollagene Gerüst ist von elastischen Fasern durchsetzt, deren Geflechte sich in der Äquatorregion, an der vorderen und hinteren Sclera-Grenze sowie an der gesamten Innenseite verstärken. Sie sollen für die Rückführung gedehnter Kollagenbündel in eine leicht gewellte Lage sorgen. Durch diese Elastizität kann sich die Lederhaut an kleine Volumenschwankungen des Inhaltes anpassen.

In Höhe des Kammerwinkels besitzt die Sclera-Innenfläche eine ringförmige Verdickung, die als *Sclera-Wulst, Sclera-Sporn*, eine wechselnde Ausbildung zeigt und von den Sehnen des Ziliarmuskels durchstrahlt wird. Vor diesem Wulst befindet sich eine seichte Rinne, *Sclera-Rinne*, die den SCHLEMMschen Kanal beherbergt und vom Trabeculum corneosclerale überbrückt wird.

Die Sclera ist bei Männern etwas dicker als bei Frauen. Am hinteren Augenpol, wo neben dem Sehnerven zahlreiche kleine Nerven und Gefäße eintreten, ist sie 1,0–1,35 mm dick, am Äquator 0,4–0,6 mm und weiter vorn, wo die geraden äußeren Augenmuskeln aufliegen, auf 0,3 mm verdünnt, um sich im Einstrahlungsgebiet der Muskelsehnen wieder auf 0,6 mm zu verdicken. Am kräftigsten ist die Sclera am *Hornhautlimbus*. Die großen Skleralkanäle für den Durchtritt der Venen sind bis zu 3 mm lang und durchsetzen die Sclera in schrägem Verlauf.

Die komplizierte Faserarchitektur wird in vereinfachter Darstellung sehr gut durch die Verhältnisse beim Rind veranschaulicht (Abb. 421). Das Grundgerüst der Sclera ähnelt einem Ballonnetz. Die Kornealgrenze und der Sehnerv werden von Kreisfasern umfaßt. In der vorderen Bulbushälfte lagern sich noch weitere äquatorparallele Faserringe über die Ballonnetzstruktur. Die Sehnen der äußeren Augenmuskeln lassen sich bis zum Hornhautrand verfolgen. Zwischen den kollagenen Fasern der Sclera befinden sich Bindegewebszellen, die mit protoplasmatischen Fortsätzen synzytial zusammenhängen.

Die *Lamina fusca* der Sclera-Innenseite ist aus einer Anreicherung elastischer Elemente und langarmiger Chromatophoren entstanden. Sie wird durch eine Endothelschicht abgeschlossen, die den suprachorioidealen Verschiebespalt begrenzt. Die Chromatophoren umsäumen auch die Nerven und Gefäßkanäle der Sclera. Zuweilen sind sie besonders dicht an der Außenseite dieser Durchtrittsstellen angesammelt, *kongenitale Melanosis*.

Nach außen geht die gefäß- und zellarme Sclera in ein gefäßreiches *episklerales Gewebe* über. Die Limbusregion beherbergt ein besonders dichtes Kapillarsystem, dessen entzündlich bedingte Weitstellung klinisch als sogenannte *„ziliare Injektion“* zu erkennen ist. Die Sclera enthält keine Lymphwege. Sie wird außen von der *TENONschen Kapsel, Capsula bulbi*, umschlossen, von der sie ein flüssigkeitsgefüllter Spalt, *Spatium circumbulbare, Spatium intervaginale* trennt (Abb. 430).

Die Blutgefäße und Nerven des Augapfels

Das Auge wird von zwei Gefäßsystemen versorgt, die nur am Sehnervenaustritt miteinander anastomosieren. Das eine wird von der *A. und V. centralis retinae* gebildet, das andere durch *Gefäße*, deren Hauptausbreitungsgebiet in der *Uvea* liegt. In bezug auf die Netzhaut verzweigt sich das retinale Gefäßnetz innerhalb und das zur Uvea gehörende System außerhalb vom Neuroepithel. Beide senden ihre Kapillaren einander entgegen.

Die *A. centralis retinae* teilt sich an der Papille in einen oberen und einen unteren kurzen Ast (Abb. 389). Jeder von diesen beiden zerfällt in der Regel noch in der Papille in einen nasal und einen temporal gerichteten Zweig. Die temporalen Gefäße umziehen die Macula mit einem oberen und einem unteren Bogen, von dessen Konkavität Äste zum Rand der Fovea centralis gelangen. Außerdem verlaufen zwei kleine Gefäße direkt dorthin, so daß eine ähnliche Anordnung zustande kommt, wie bei den Nervenfasern der Netzhaut, wobei aber die Fovea centralis selbst von Gefäßen freibleibt. Da die Neuriten des 3. Netzhautganglion entwicklungsgeschichtlich früher aussprossen als die retinalen Gefäße, könnten sie als Wegweiser dienen. Die Arterien haben keine Anastomosen. Es handelt sich um Endarterien mit der Möglichkeit embolischen Verschlusses. Im Augenspiegelbild unterscheiden sie sich außerdem durch ihr geringeres Kaliber, ihr helleres Rot und ihren stärkeren Reflexstreifen von den Venen. Die Netzhautarterien besitzen im Gegensatz zur A. centralis retinae keine Elastica interna. Dafür ist jede Muskelzelle in ein Netz von elastischen Fasern eingesponnen, die längs und quer verlaufen. An vielen Stellen findet eine Überkreuzung von Arterien- und Venenästen der Netzhautgefäße statt.

Die Verzweigungen bis zur Größenordnung von Arteriolen bzw. Venolen liegen noch in der Nervenfaserschicht. Die Kapillaren dringen aber bis zur inneren Körnerschicht vor, an deren äußerer und innerer Grenze sie geschlossene Netze bilden. Die retinalen Kapillaren sollen im Gegensatz zu jenen der Chorioidea sehr eng sein (Abb. 424).

Das zweite Stromgebiet des Augapfels (Abb. 422) wird durch folgende Gefäße gespeist:

1. *Aa. ciliares posteriores breves*, welche, 18–20 an der Zahl, die Sclera in der Umgebung des Sehnervenaustrittes durchbrechen und sich am Gefäßnetz der Chorioidea beteiligen.
2. *Aa. ciliares posteriores longae* treten an der gleichen Stelle wie die vorigen durch die Sclera, verlaufen, zwei an der Zahl, auf der temporalen bzw. nasalen Seite zwischen Chorioidea und Sclera zum Ziliarkörper, versorgen den M. ciliaris und bilden an der Iriswurzel einen Kranz von Anastomosen, den *Circulus arteriosus iridis major*. Von hier gelangen die Gefäße in radiärem Verlauf in die Iris und bilden in kurzer Entfernung vom Pupillarrand noch eine Reihe von Anastomosen, den *Circulus arteriosus iridis minor*. Dieser stellt jedoch keinen geschlossenen Ring dar, da kein Gefäß sich so stark dehnen läßt, wie es bei der Erweiterung der Pupille nötig wäre.
3. Die *Aa. ciliares anteriores* kommen von den Arterien der geraden Augenmuskeln, entsenden Ästchen in das episklerale Gewebe, in die Conjunctiva und bilden das *Randschlingennetz* der Hornhautperipherie. Andere Äste durchbohren die Sclera, vereinigen sich mit dem Gefäßsystem des Ziliarmuskels und verbinden sich mit dem Circulus arteriosus iridis major.

Einige Arterien dringen auch von der Aderhaut her in die Netzhaut ein, sog. *zilioretinale Arterien*. Diese können im Falle eines Verschlusses der A. centralis retinae große Bedeutung dadurch erlangen, daß sie in ihrem Versorgungsgebiet des hinteren Augenpols die Sehfunktion aufrechterhalten.

Die *uvealen Venen* nehmen einen anderen Weg als die Arterien. Sie sammeln sich als Wirbelvenen *(Vv. vorticosae)* (Abb. 420) hinter dem Äquator zu vier Stämmchen und durchsetzen die Sclera in schräger Verlaufsrichtung (Abb. 422).

Der Druck in den Venen des Augapfels darf nicht geringer werden als der intraokulare Druck, da sonst der Blutkreislauf gedrosselt würde. Den gleichen Effekt hätte ein zu hoher intraokularer Druck bei normalem Blutdruck. So müssen intraokularer Druck und Blutdruck in verschiedenen Situationen aufeinander abgestimmt sein. Der normale intraokulare Druck ist höher als der Druck in der Schädelhöhle. Daher hört die Durchblutung der Netzhaut früher auf als die Durchblutung des Gehirns („Schwarzwerden vor den Augen" vor Ohnmachten).

Den vollständigen Verschluß des Blutzuflusses kann das menschliche Auge etwa 20 Minuten lang ertragen, ohne einen dauernden Schaden zu erleiden. Eine Unterbrechung von 45 Minuten Dauer soll aber irreparable Störungen verursachen (WEGNER).

Die *Nn. ciliares* führen sensible, motorische und sympathische Nervenfasern in den Augapfel, indem sie mit den Arterien die hintere Sclera durchsetzen. Die *Nn. ciliares breves* kommen aus dem *Ganglion ciliare*, die *Nn. ciliares longi* aus dem *N. nasociliaris*. Sie verlaufen zwischen Sclera und Chorioidea nach vorn und versorgen unterwegs beide Häute. Die Hauptmasse der Fasern bildet im M. ciliaris ein dichtes Ringgeflecht *(Plexus ciliaris)*, das auch multipolare und bipolare Ganglienzellen enthält und von dem aus der Muskel, die Gefäße, die Iris und die Hornhaut versorgt werden. Dabei bekommt der M. ciliaris wie der M. sphincter pupillae seine Nerven aus dem N. oculomotorius, während der M. dilatator pupillae vom Sympathicus versorgt wird. Weitere Einzelheiten enthalten die entsprechenden Kapitel

Die Augenlider, Palpebrae, und die Bindehaut, Tunica conjunctiva

Die Augenlider entstehen als ringförmiger Hautwulst, der das Auge umrahmt. Im 4. Fetalmonat wachsen die Lider aufeinander zu und verkleben mit ihren freien Rändern. Diese Verklebung löst sich vor der Geburt, bei vielen Säugern erst später. Bei geschlossenen Lidern befindet sich vor dem Augapfel ein kapillarer Spalt, dessen Oberfläche mit einer Schleim-

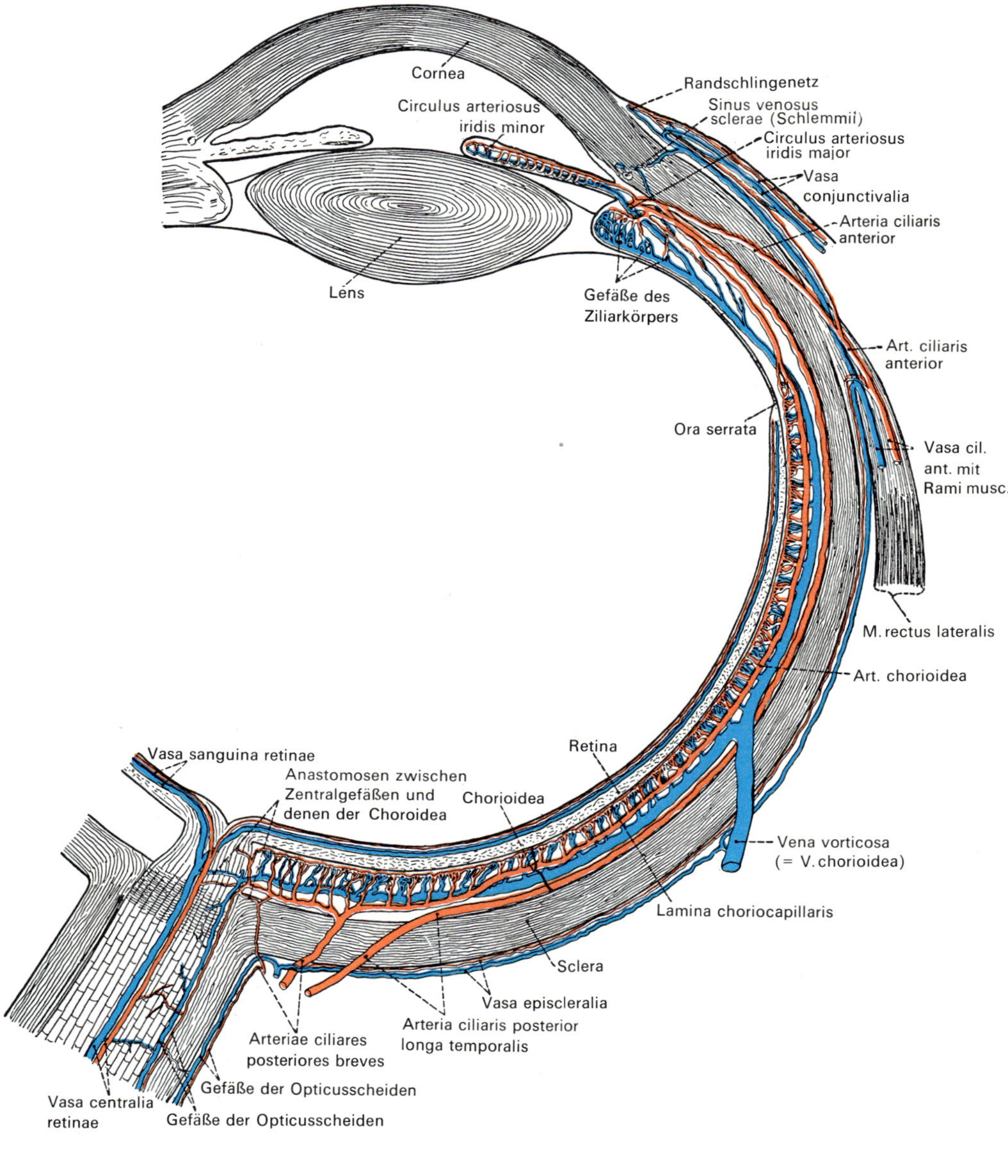

Abb. 422. Kreislauf im Auge. Schematisch nach LEBER aus SOBOTTA.

haut, der Bindehaut, *Tunica conjunctiva*, ausgekleidet ist. Dieser Spalt ist der Bindehautsack, dessen Schleimhaut die Rückfläche der Lider als *Conjunctiva palpebrarum s. tarsi* und die vordere Sklera als *Conjunctiva bulbi* überzieht. Am Übergang zwischen Lid und Augapfel liegt der oberen bzw. untere *Fornix* (Abb. 430). Im Fornix bildet die Schleimhaut eine Anzahl horizontaler Reservefalten, die für extreme Bewegungen des Augapfels vorrätig gehalten werden. Am medialen (nasalen) Augenwinkel enthält der Bindehautsack eine kleine halbmondförmige Falte, *Plica semilunaris conjunctivae*, und medial davon ein direkt im Lidwinkel gelegenes rundliches Gebilde, das Tränenwärzchen, *Caruncula lacrimalis* (Abb. 425).

Die 3–4 mm breiten Lidränder umsäumen die querovale Lidspalte und besitzen eine äußere und eine innere Kante (*Limbus palpebralis anterior et posterior*). (Abb. 426). Letztere ist fast rechtwinklig und besonders scharf. Aus der äußeren Lidkante ragen in 3–4 Reihen die Wimpern, *Cilia*, heraus. Parallel zur Innenkante liegen die Mündungen der holokrinen MEIBOM*schen Drüsen*, *Glandulae tarsales* – im Ober-

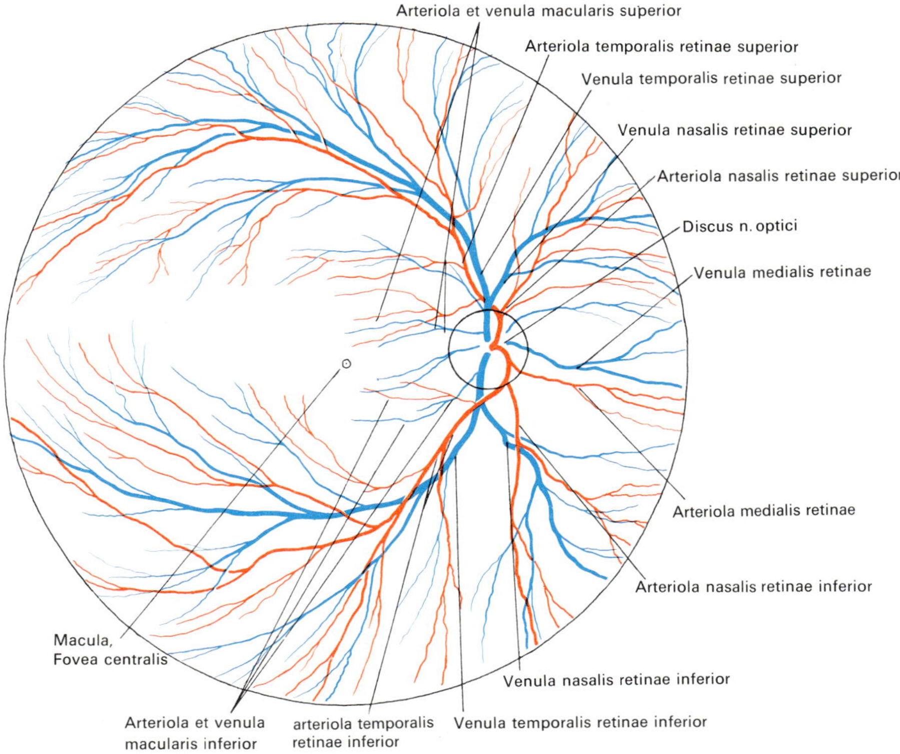

Abb. 423. Blutgefäße der Netzhaut des rechten Auges. Blick auf den Augenhintergrund. Schema.

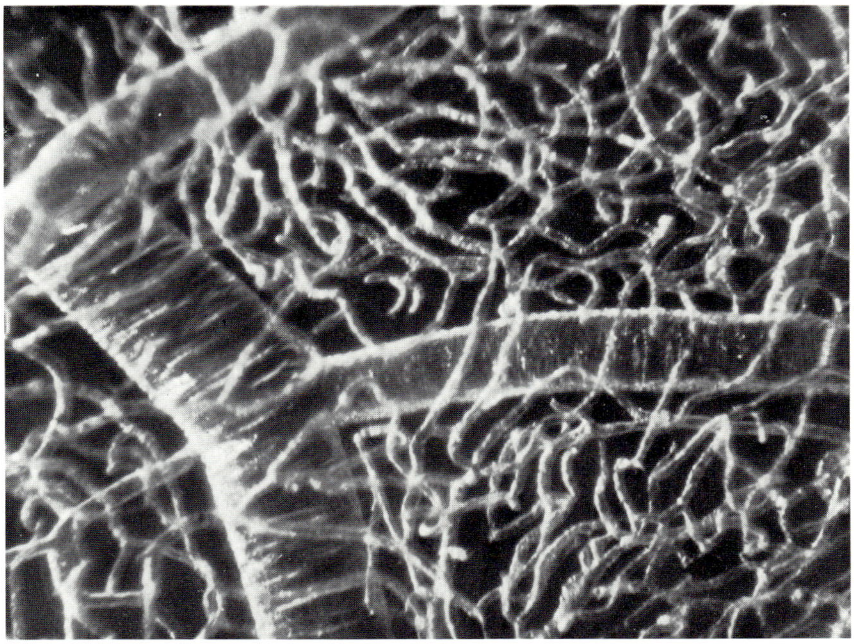

Abb. 424. Darstellung der Netzhautgefäße durch Luftfüllung (nach BECHER und KRAUSS).

lid 27–30, im Unterlid 20 –, die als modifizierte Talgdrüsen die Lidränder einfetten und vermutlich auch eine bakterizide Wirkung entfalten. Diese Drüsen schimmern als gelbe Linien durch die Conjunctiva palpebralis hindurch. Ihr Sekret hindert die Tränenflüssigkeit, den Lidrand zu überspülen. Bei einer Sekretstauung kann eine MEIBOMsche Drüse zu Erbsenbis Haselnußgröße anschwellen und Zellreaktionen hervorrufen. Dieses sog. Hagelkorn, *Chalazion*, muß ausgeschält werden. Die außergewöhnlich dichte Faserumscheidung der MEIBOMschen Drüsen ist ein Bestandteil der zum bindegewebigen Lidskelett gehörenden *Tarsalplatte* (Tarsus superior et inferior). Die Drüsen haben einen langen Ausführungsgang, dem seitlich die Alveolen ansitzen. Das untere Ende der Ausführungsgänge wird von Abzweigungen des *M. orbicularis oculi* derart umfaßt, daß die Drüsengänge bei Lidschluß ausgequetscht werden (RIOLANscher Muskel). Die Zilien besitzen eigene Talgdrüsen (ZEIS*sche Drüsen)*, die in ihre Follikel einmünden. Eine entzündliche Anschwellung, ein Abszeß dieser Drüsen wird als Gerstenkorn, *Hordeolum*, bezeichnet. In der Nachbarschaft der Haarwurzeln finden sich apokrine Duftdrüsen, *Glandulae ciliares* – MOLLsche Schweißdrüsen, –, die entweder selbständig am Lidrand oder in die Haarbälge münden.

Die *Conjunctiva* ist eine Schleimhaut, die sich einerseits ins Hornhautepithel, andererseits in die äußere Haut und schließlich bis in die ableitenden Tränenwege fortsetzt. Letztere beginnen an den zwei Tränenpünktchen jedes Auges, *Puncta lacrimalia*. Diese Eingänge zu den Tränenkanälchen liegen am medialen (nasalen) Lidwinkel jeweils auf einer kleinen Erhebung der inneren Lidkante (Abb. 425 u. 427). An der Conjunctiva ist eine oberflächliche, „adenoide" Schicht von einer darunterliegenden Faserschicht zu unterscheiden. Dieser typische Bindehautaufbau beginnt aber erst in der Nähe der inneren Lidkante am *Sulcus subtarsalis*, einer Prädilektionsstelle für Fremdkörper. Die Conjunctiva bulbi ist sehr dünn und im Gegensatz zur Conjunctiva tarsi leicht verschieblich. Bei Ödem oder Blutung wird sie abgehoben und kann sich wulstförmig über die Hornhaut oder in die Lidspalte vorschieben, *Chemosis*. Sie ist transparent, so daß die darunter liegenden episkleralen Gefäße gut zu betrachten sind. Sie ruht locker auf der TENONschen Kapsel, *Capsula bulbi*, mit der sie sich in 3 mm Entfernung vom Hornhautrand vereinigt. Von dort aus eröffnet eine Bindehautinzision auch gleichzeitig den TENONschen Raum, das *Spatium circumbulbare*.

Die Bindehaut enthält neben einzelnen Histiozyten und Plasmazellen auch Lymphozyten. Letztere sind an den Fornices besonders zahlreich. Bei Entzündungen der Bindehaut verursachen sie *„pseudopapilläre"* Anschwellungen. Dabei handelt es sich nicht um Lymphfollikel.

Das Bindehautepithel enthält reichlich einzellige *Schleimdrüsen*, die Becherzellen. Diese sind in der Conjunctiva bulbi am zahlreichsten. Sie können dort auch zu Trauben und Krypten zusammengedrängt sein. Sie produzieren die tiefe mukoide Schicht des insgesamt dreischichtigen Tränenfilms, die den Lidrand schlüpfrig macht und die Reibung beim Lidschluß herabsetzt. Bei *Xerosis* der Bindehaut sind diese Becherzellen zerstört, trotz der Anwesenheit von Tränenflüssigkeit kommt es dann zur Austrocknung.

Am Fornix und am oberen Rand des Tarsus gibt es kleine seröse tubulo-azinöse Drüsen, die als *akzessorische Tränendrüsen* zu bezeichnen sind (KRAUSEsche Drüsen). Einige können sogar in die Substanz der Lidfaserplatte eindringen.

In den basalen Epithelschichten des Hornhautrandes sowie in den Übergangsfalten, in der Plica semilunaris und in der Karunkel sind intraplasmatische Pigmentgranula anzutreffen. Bei stärkerer Ansammlung ergeben sie das klinische Bild der *kongenitalen Melanosis*. Andere intraplasmatische Gebilde wie Mitochondrien, Lipidgranula, Schleim, Detritus- und Keratinpartikel sind im Verdachtsfall sorgfältig von den pathologischen „Einschlußkörperchen" abzugrenzen (bei *Einschlußkörper-Konjunktivitis* der Neugeborenen wie bei *Trachom*).

Unter der adenoiden Schicht der Bindehaut liegt ein elastisch-kollagenes Faserwerk, das sich aus dem Bindegewebsskelett der Lider und der knöchernen Augenhöhle abspaltet.

Unter dem klinischen Begriff der *„konjunktivalen Injektion"* wird die entzündliche Weitstellung oberflächlicher Gefäßäste verstanden, die aus den hinteren Konjunktivalgefäßen hervorgegangen sind. Die im tarsalen Bindehautabschnitt verlaufenden Gefäße enden als „glomeruloide" Kapillarbüschel, die mit der Spaltlampe an den Lidkanten besonders gut zu beobachten sind.

Die Bindehaut besitzt zwei Lymphsysteme, ein oberflächliches und ein tiefes. Die *regionären Lymphknoten* liegen erst präaurikulär bzw. submaxillär. Zu den letzteren fließt die über den nasalen Lidwinkel abgeleitete Lymphe.

Die Bindehaut wird vom N. trigeminus und vom Sympathicus versorgt.

Die erwähnte *Plica semilunaris* (Abb. 425) ist das Rudiment eines dritten Lides niederer Wirbeltiere, der Rest einer Nickhaut. Sie stellt beim Menschen nur noch eine vertikale Falte mit einer zur Hornhaut gerichteten Konkavität dar. Eine von lateral zugängliche 2 mm tiefe Tasche verstreicht bei Auswärtswendung des Augapfels. Die Plica besitzt die anatomischen Eigenschaften einer Bindehaut und eines Lides zugleich, indem sie einerseits von einer Schleimhaut mit mehrschichtigem Zylinderepithel, Becherzellen, Lymphozyten und Plasmazellen überzogen wird und

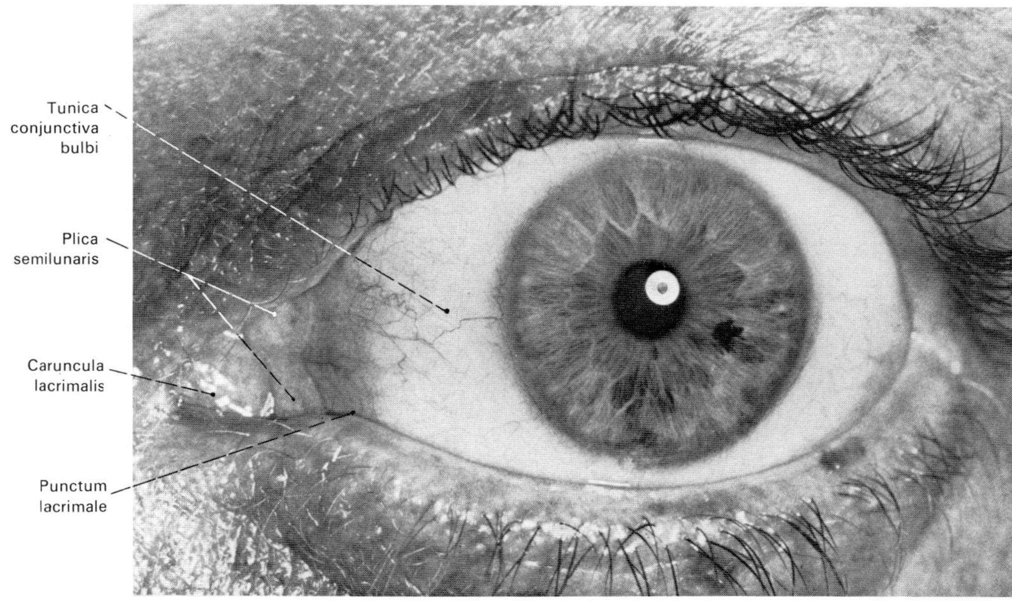

Abb. 425. Lidspaltenbereich mit Plica semilunaris und Karunkel.

andererseits glatte Muskelzellen sowie – überwiegend bei farbigen Rassen – Knorpel enthält. Außerdem besitzt sie Epithelkrypten und Drüsenreste und in der Fetalzeit transitorisch das Analogon einer HARDERschen *Tränendrüse* niederer Tierklassen. Es bestehen Verbindungen zum quergestreiften M. rectus medialis.

Die *Karunkel* (Abb. 425) ist aus fettreichem Bindegewebe, Plattenepithel und Schleimhautinseln aufgebaut und trägt 15–20 farblose Härchen, die nach nasal gewendet sind. Diese erreichen nur ausnahmsweise die Länge einer Wimper. Außerdem besitzt auch die Karunkel Talgdrüsen, Becherzellen, akzessorische seröse Drüsen und glatte Muskelzellen. Sie wird von Fasergruppen benachbarter Muskeln, M. orbicularis oculi und M. rectus medialis, erreicht, so daß das ganze Gebilde mit den Augenbewegungen etwas mehr hervortritt bzw. zurücksinkt.

Der *Tarsus*, eine Faserplatte, dient jedem Lid als Skelett (Abb. 426). Er ist der Wölbung des Augapfels angepaßt, wodurch ein glattes, faltenfreies Anschmiegen gewährleistet wird. Das obere Augenlid ist größer als das untere; so ist auch der obere Tarsus 10 mm und der untere nur 5 mm breit. Am medialen (nasalen) Augenwinkel ist das Tarsuspaar beider Lider durch das *Ligamentum palpebrale mediale* am Stirnfortsatz der Maxilla befestigt. Vom lateralen (temporalen) Augenwinkel zieht das *Ligamentum palpebrale laterale* bis kurz hinter den seitlichen Augenhöhlenrand. Die Lidfaserplatten setzen sich in eine dünne Bindegewebshaut fort, die als *Septum orbitale* (Abb. 430) die knöcherne Augenhöhle, *Orbita*, abschließt.

Der aktive Bewegungsapparat der Augenlider besteht aus einem Lidschließer, *M. orbicularis oculi* (Pars palpebralis), einem Heber des Oberlids (*M. levator palpebrae superioris*) (Abb. 426 u. 430) und glatten Muskeln, *Mm. tarsales*, durch deren Einstellung die Weite der offenen Lidspalte reguliert wird. Die Fasern des M. orbicularis oculi dringen bis zur inneren Lidkante vor. Die vier Quadranten des Orbicularisgeflechtes sind unterschiedlich aufgebaut. Die Lidspalte wird beim Lidschluß gleichzeitig verkürzt. Sie schließt sich auch vom seitlichen Lidwinkel her. Kurz vor dem vollständigen Lidverschluß kommt eine horizontale, nach nasal gerichtete Bewegungskomponente hinzu. Das Ringmuskelsystem ist nasal an einer rapheartigen Sehnenplatte fixiert.

Der Lidheber, *M. levator palpebrae superioris*, entspringt im wesentlichen vom oberen Umfang des knöchernen Canalis nervi optici und zieht unter dem Dach der Orbita nach vorn, indem er sich fächerförmig verbreitert und in eine dünne Sehnenplatte übergeht. Diese setzt mit ihren kräftigeren Teilen am Oberrand des Tarsusfilzes an. Schwächere Züge ziehen auf die Vorderseite oder dringen durch die Faserbündel des M. orbicularis oculi zur Haut vor und gelangen nach abwärts bis zu den Haarbälgen der Zilien. Durch den Levator palpebrae wird das obere Augenlid bis zu 1 cm gehoben. Dabei bildet die Haut den tiefen *Sulcus frontopalpebralis*, die Oberlidfurche. Sie trennt den

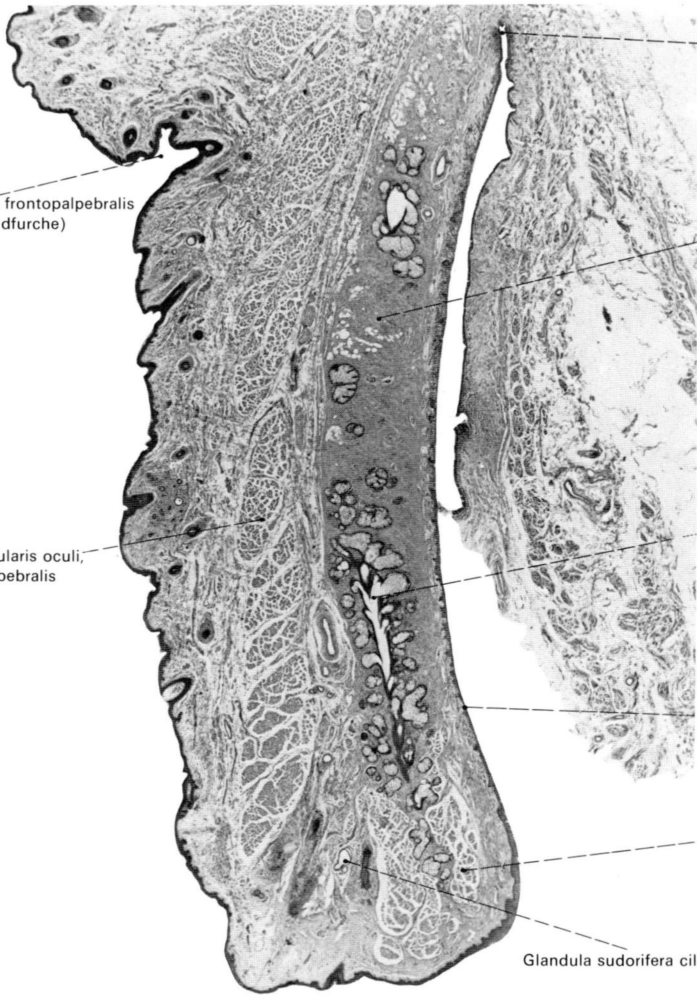

Abb. 426. Senkrechter Schnitt durch ein oberes Augenlid. Färbung: H.F. Vergrößerung: 10,5×.

fetthaltigen vom fettfreien, tarsalen Teil des Oberlides. Die Form der Oberlidfurche und die Breite des Tarsalteiles sind individuell und rassisch sehr verschieden. Wenn die Haut des Oberlides im Bogen bis auf die seitliche Nasenhaut herabtritt und dabei den inneren Augenwinkel bedeckt, spricht man von einer *Mongolenfalte*, da sie bei mongolischen Rassen vorkommt. Bei Europäern wird eine ähnliche Bildung *Epicanthus* genannt.

Das Unterlid hat keinen eigenen Retraktor. Es fällt durch seine Schwere um 2–3 mm herab und soll durch bindegewebige Ausstrahlungen des M. rectus inferior und des M. obliquus inferior, die über das Septum orbitale an den Tarsus gelangen, beim Abwärtsblick im Sinne einer Öffnung bewegt werden.

Die *Mm. tarsales* haben als glatte Muskeln keine wesentliche Bewegungs-, sondern nur eine Haltefunktion. Der obere glatte Lidmuskel liegt mit seinen stärksten Anteilen auf der Hinterfläche der Levatorsehne und inseriert mit ihr am Tarsus. Auch im Unterlid sind glatte Muskelfasern an das Septum orbitale angewebt und verlaufen gegen den Fornix conjunctivae und mit elastischen Sehnen zum Tarsalrand. Durch ihren normalen Tonus raffen sie die Lider. Sind diese sympathisch innervierten Muskeln gelähmt, dann hört die Raffung auf und die Lidspalte wird enger. Da gleichzeitig nicht nur der glatte Orbitalmuskel, sondern auch der Dilatator der Iris betroffen wird, kommt es zum sog. HORNER*schen Symptomenkomplex* mit der klassischen Trias: Ptosis, Enophthalmus und Miosis (Herabhängen des Oberlides, Zurücksinken des Augapfels und Engstellung der Pupille).

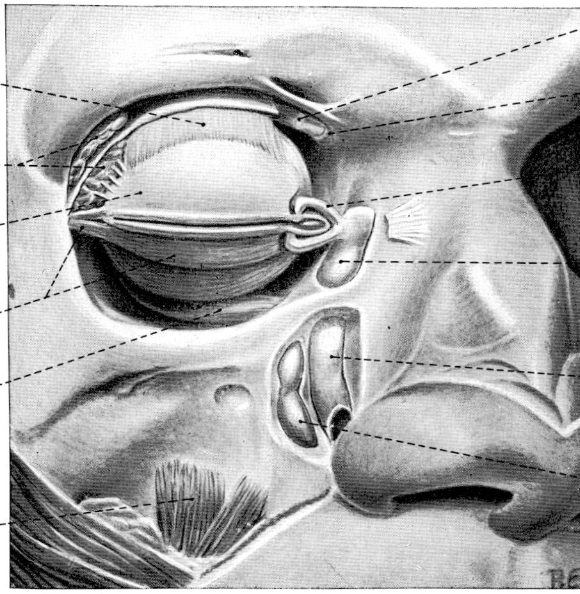

Abb. 427. Tränenapparat nach Entfernung des Septum orbitale. An den Lidfaserplatten sind das mediale Ende und das Lig. palpebrale mediale entfernt.

Die Tränenorgane

Die Tränenflüssigkeit, *Lacrimae*, dient der Benetzung und gegebenenfalls Spülung der Hornhaut und des Bindehautsackes. Sie fördert die Gleitfähigkeit des Lidapparates. Die Tränendrüse, *Glandula lacrimalis*, liegt oberhalb des lateralen (temporalen) Lidwinkels in der Fossa glandulae lacrimalis des zur Orbita gehörenden Stirnbeins (Abb. 427). Von hier aus fließt die Tränenflüssigkeit durch die ganze Breite des Bindehautsackes zum medialen (nasalen) Lidwinkel, wo die Abzugskanäle mit den Tränenpünktchen, *Puncta lacrimalia*, auf der Unter- und Oberlidkante beginnen. Diese saugen die Tränenflüssigkeit in die Tränenkanälchen, *Canaliculi lacrimales*, die in den Tränensack, *Saccus lacrimalis*, münden. Von hier geht der Weg durch den Tränennasengang, *Ductus nasolacrimalis*, der unterhalb der unteren Muschel in die Nase mündet. Diese Mündung ist ventilartig zu verschließen, so daß keine Luft in den Tränennasengang eingepreßt werden kann. In der Phylogenese ist eine Wanderung der Tränendrüse vom medialen Ende des Unterlides – HARDERsche Drüse (Frosch) – über das Unterlid nach lateral (Salamander) bis zum temporalen Ende des Oberlides (Säuger) zu verfolgen. Die Lage des Tränennasenganges beim Menschen ist als ein Relikt des primitiven Sitzes der Drüse aufzufassen.

Die Tränendrüse wird durch die Sehne des M. levator palpebrae superioris in einen größeren, oberen Teil, *Pars orbitalis*, und einen kleineren, locker gefügten, unteren Teil, *Pars palpebralis*, geschieden. Beide Abschnitte werden durch eine Brücke aus Drüsengewebe miteinander verbunden. Der orbitale Drüsenlappen schickt 2–5, der palpebrale 6–8 Ausführungsgänge zum Fornix conjunctivae. Alle Ausführungsgänge passieren den palpebralen Lappen der Tränendrüse. Es würde genügen, diesen zu exstirpieren, um die ganze Tränendrüse funktionell auszuschalten.

Im feineren Bau hat die Drüse Ähnlichkeit mit der Parotis, jedoch ist in der Tränendrüse mehr Stroma vorhanden. Es handelt sich um eine zusammengesetzte tubuläre Drüse mit azinösen Ausbuchtungen (Abb. 428). Korbzellen finden sich an den sekretorischen Abschnitten. Sie können durch Eingabe von Histamin oder Pituitrin zur Kontraktion gebracht werden und eine Ausschüttung von Sekret veranlassen. Im interstitiellen Bindegewebe (Stroma) der Drüsenendstücke liegen regelmäßig Gruppen von Lymphozyten und Plasmazellen.

Die Tränenflüssigkeit bildet nur die mittlere von *drei Schichten des präcornealen Tränenfilms*. Die innere Schicht ist aus Schleim und wird von den Becherzellen der Bindehaut geliefert. Die äußere Schicht ist ölig und stammt von den MEIBOMschen Tarsaldrüsen.

Die *sekretorischen Fasern* der Tränendrüse kommen vom Facialis und werden über Trigeminusäste über das Ganglion pterygopalatinum zugeleitet. Außerdem sind Trigeminus und Sympathicus betei-

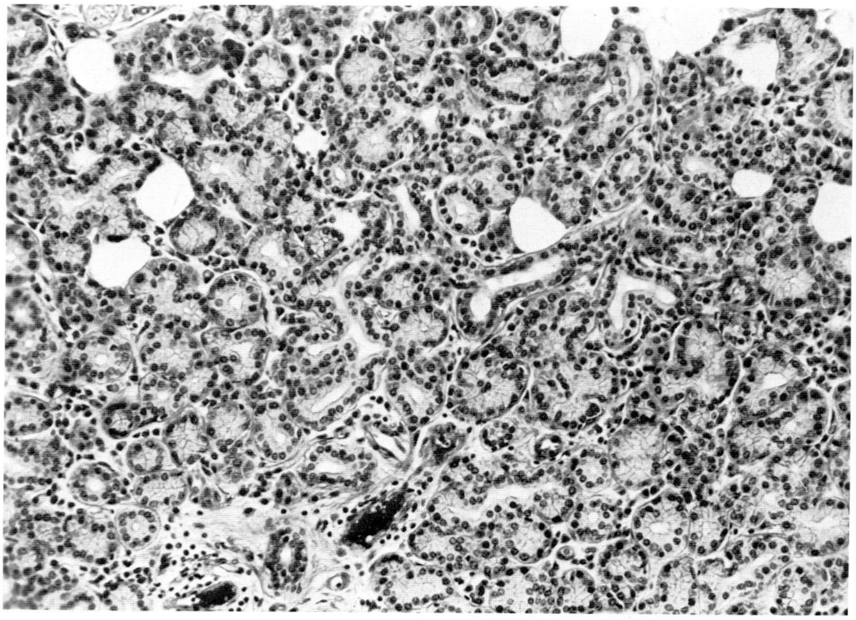

Abb. 428. Schnitt durch die Tränendrüse. Tubuli mit azinösen Ausbuchtungen. Färbung: Azan. Vergrößerung: 150 ×.

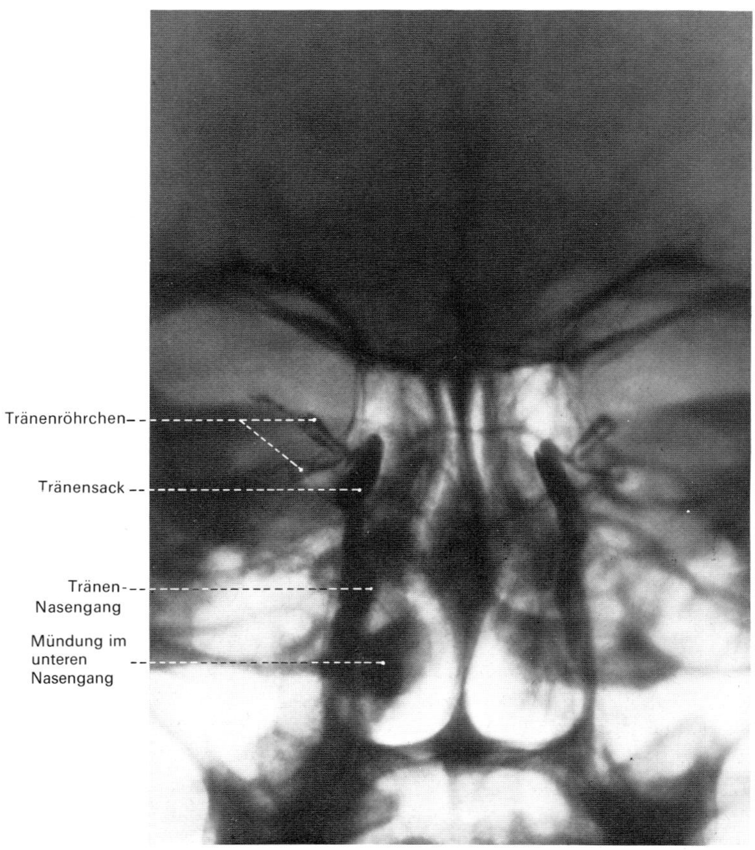

Abb. 429. Röntgen-Kontrastdarstellung der Tränenabflußwege (Schädel-ap-Aufnahme).

ligt. Es ist anzunehmen, daß der Trigeminus den afferenten Schenkel eines Reflexbogens und der Parasympathicus (Facialis) den efferenten Schenkel darstellt. Der Sympathicus wirkt vermutlich über die Vasomotorik auf die Tränensekretion ein. Während der Facialis für das *Reflextränen* zuständig ist, soll das *emotionelle Tränen* über den Trigeminus erfolgen (HARTMANN). Diese Zuordnung ist jedoch noch nicht allgemein anerkannt. Beim Ausfall des afferenten Schenkels versagt die sensible Stimulation der Tränendrüse. Reizung des Sympathicus (z.B. Tränenfluß bei Halswirbeldeformitäten) steigert die Tränensekretion, auch nach Durchtrennung des Trigeminusastes. Die therapeutische Dehnung des Facialis erhöht den Tränenfluß; Facialis-Lähmung oder Durchschneidung ergibt hingegen keinen Tränenstop. Tränenfluß ist auch parasympathikomimetisch auszulösen und parasympathikolytisch zu verhindern.

Das einzelne *Punctum lacrimale* beginnt mit einer weiten Mündung, die sich trichterförmig verengt und in den vertikalstehenden Anfangsteil des Tränenkanälchens übergeht. Bei geschlossenen Lidern liegt der untere Tränenpunkt weiter lateral als der obere. Die Tränenkanälchen biegen nach dem vertikalen Anfangsstück zu horizontalem Verlauf nasalwärts um und vereinigen sich noch vor dem Tränensack. Feine Muskelbündel, die von der Pars palpebralis des M. orbicularis oculi abzweigen, umspinnen den vertikalen Schenkel mit spiraligen, den horizontalen Schenkel mit fast längsgestellten Zügen.

Der *Tränensack* (Abb. 427 u. 429) wird in die Fossa sacci lacrimalis durch ein Periostblatt eingeschlossen, das sich von der Crista lacrimalis anterior bis zur Crista posterior ausspannt. Das Lig. palpebrale mediale überkreuzt den Tränensack, dessen Kuppe oberhalb davon zum Vorschein kommt. Die Kapazität des Tränensackes kann durch Injektion auf das Sechsfache gesteigert werden. Der *Tränennasengang* liegt im knöchernen Canalis nasolacrimalis, über den er aber unten hinausragt, wo seine mediale Wand von der Nasenschleimhaut zugedeckt wird (Abb. 429). Seine Länge differiert von 1,2 bis 2,4 cm. Seine Lichtung ist spaltförmig, seine Schleimhaut besitzt Becherzellen und ein Zylinderepithel, das teilweise mit Flimmerhaaren besetzt ist. Der Ductus nasolacrimalis wird von einem Venengeflecht umsponnen. Beim Feten ist er als solider Zellstrang angelegt. Wird dieser Strang bis zum Zeitpunkt der Geburt nur unvollständig kanalisiert, so ergibt sich eine angeborene *Dakryostenose*, die durch einfache Sondierung zu beheben ist.

Der Tränenabfluß steht unter muskulärem Einfluß. Dabei sollen Saug- und Druckmechanismen für eine aktive Beförderung der Flüssigkeit sorgen: Zunächst wirken die Kanälchen allein infolge ihrer Kapillarität ansaugend. Fasern der Pars lacrimalis des M. orbicularis oculi sollen bei der Lidöffnung die vertikalen Abschnitte der Kanälchen und den Tränensack soweit dilatieren, daß ein zusätzlicher ansaugender Effekt zustande kommt. So ist eine regelrechte, mit dem Lidschluß synchrone *Tränenwegperistaltik* radiographisch nachzuweisen. Der Tränensack ändert sein Volumen jeweils in Abhängigkeit von der Orbicularis-Aktion. Nur der Abfluß auf der letzten Strecke der Tränenwege erfolgt passiv, wenngleich selbst hier eine mit der Lidöffnung gekoppelte Öffnung der HASNERschen Nasenschleimhautfalte des Tränennasenganges festgestellt worden ist (NAGASHIMA).

Zur Aufsaugung der Tränenflüssigkeit muß die innere Lidkante dem Augapfel dicht anliegen, so daß die Tränenpunkte in die Tränenflüssigkeit eintauchen. Das Epithel muß benetzungsfähig sein. Eine Störung dieser beiden Bedingungen hat ein Überlaufen der Tränen über den Lidrand zur Folge.

Der Bewegungsapparat des Augapfels

Wie ein Gelenkkopf in der Pfanne dreht sich der Augapfel in seinem Fettpolsterbett. Der „Gelenkspalt" ist das *Spatium circumbulbare s. intervaginale* – der TENONsche Raum (Abb. 430 u. 431). Außerdem ist der Bulbus mit einem System von Bindegewebshäuten, die Verschiebespalten zwischen sich fassen, in der Orbita aufgehängt.

Das Fettpolster, *Corpus adiposum orbitae*, füllt alle toten Winkel der Augenhöhle aus. Als Baufett schwindet es nicht. Bei Wasserverlust sinken die Augen ein.

Die Begrenzung dieses Fettkörpers erfolgt außen durch das Periost der Augenhöhle, *Periorbita*, zum Bulbus hin durch die TENONsche Kapsel, *Capsula bulbi*, und nach vorn durch das *Septum orbitale*.

Die *Periorbita* geht an allen Öffnungen der Orbita in das benachbarte Periost über, so auch in die Dura mater des knöchernen Canalis opticus. Sie schließt die Fissura orbitalis inferior ab. In der Periorbita sind glatte Muskelfasern enthalten, die in ihrer Gesamtheit als *M. orbitalis* bezeichnet werden. Es handelt sich dabei um den Rest einer starken Muskelschicht, die bei manchen Säugetieren die Augenhöhle gegen die Schläfengrube abschließt. Bei Ausfall dieses vom Sympathicus versorgten Muskels sinkt der Augapfel etwas zurück.

Die TENONsche Kapsel, *Capsula bulbi*, ist hinten dünn und mit der Sklera verwachsen. Vorn ist sie dikker. Vom Augapfel ist sie durch einen von Bindegewebsfasern durchsetzten Spalt, Spatium circumbulbare, getrennt. Capsula bulbi und Spatium circumbulbare werden von den äußeren Augenmuskeln durchzogen. Dabei erhalten ihre distalen Abschnitte Muskelscheiden, die mit der Kapsel zusammenhängen. Außerdem gehen stärkere, bandartige Faserzüge von der Kapsel zur temporalen und zur unteren

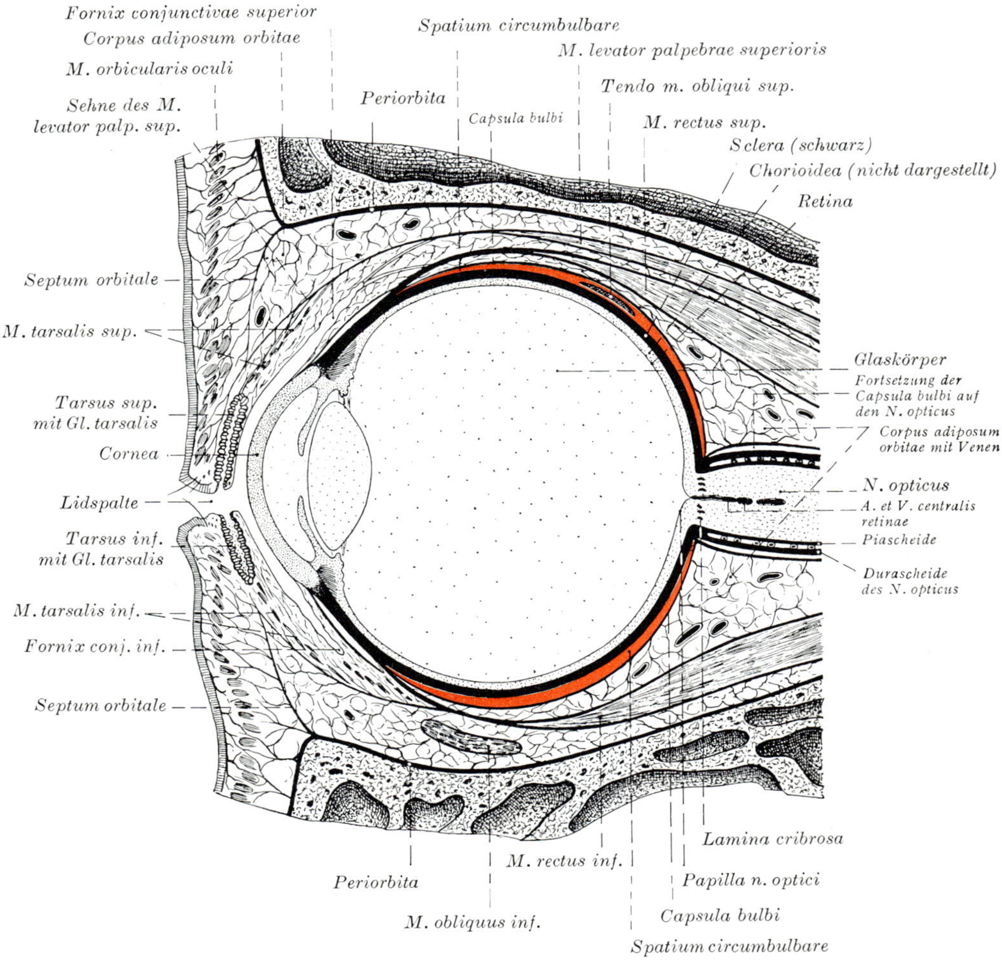

Abb. 430. Längsschnitt durch Augapfel und Orbita (Umzeichnung nach WASANO).

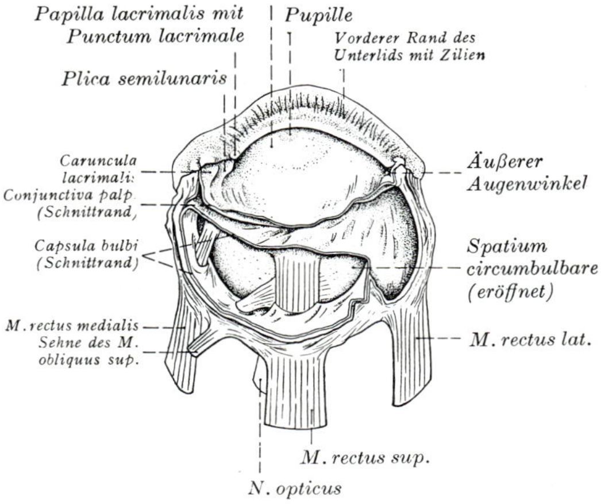

Abb. 431. Spatium circumbulbare und Augenmuskeln. Rechtes Auge von oben. Das Oberlid ist entfernt. (Umzeichnung nach WASANO.)

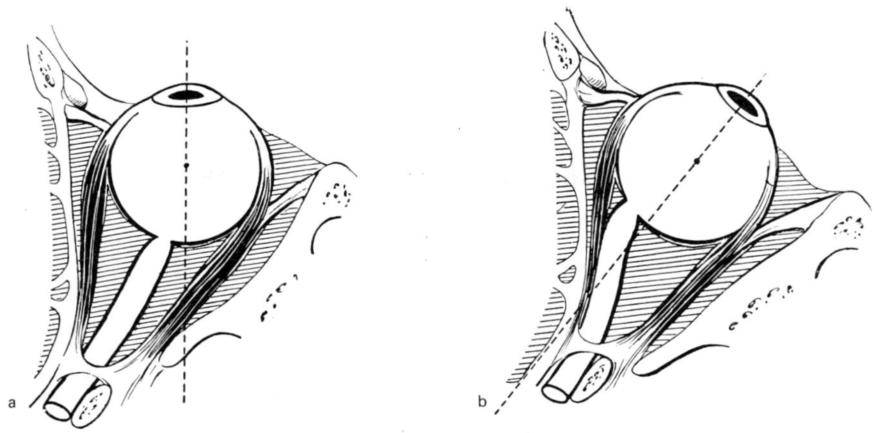

Abb. 432. Die Horizontalmotoren am rechten Auge, a) in Ruhe, b) bei Kontraktion des Rectus lateralis. Die Capsula bulbi und das Retinaculum sind angedeutet. Gesichtslinie strichliert.

Augenhöhlenwand, die als Retinacula bezeichnet werden und stärkste Bewegungen abbremsen sollen (Abb. 432).

Das System der Verschiebespalten erleichtert die mit den Bewegungen verknüpften Verlagerungen. Die Muskelscheiden sorgen für Ausstrahlung des Muskelzuges. Sie stellen Nebensehnen dar, die das umliegende Gewebe, vor allem auch die Bindehautübergangsfalten, zur Mitbewegung zwingen.

Bewegungen des Augapfels können wie in einem Kugelgelenk um drei Achsen ausgeführt werden, die sich im Drehpunkt schneiden. Dieser liegt nahe dem Augenmittelpunkt. Die Verbindung des Drehpunktes mit dem fixierten Objekt der Umwelt ergibt die *Blicklinie.* Bei der Primärstellung liegen die Blicklinien horizontal und parallel zur Meridianebene des Kopfes. Der Blickpunkt befindet sich im Unendlichen.

Zur Bewegung des Augapfels dienen vier gerade und zwei schräge Muskeln: Die vier *Mm. recti* bilden einen Kegel, dessen Spitze in der Umgebung des Canalis opticus und dessen Basis vor dem Äquator des Auges liegt. Zur Vervollständigung dieses Augenmuskelkegels kommen zwei schräg verlaufende Muskeln, *Mm. obliquus sup. et inf.* hinzu. Die Ursprungssehnen der geraden Muskeln, des oberen schrägen und des Levator palpebrae sup. vereinigen sich zu einem Sehnenring, *Anulus tendineus communis* (Zinnii).

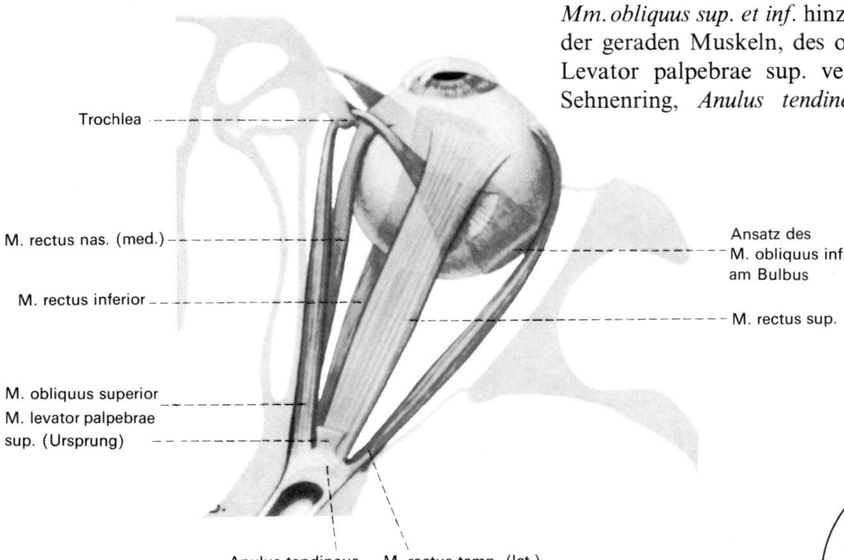

Abb. 433. Die Muskeln des rechten Augapfels schematisch in der Ansicht von oben. Die Muskeln wurden z. T. durchschneidend dargestellt.

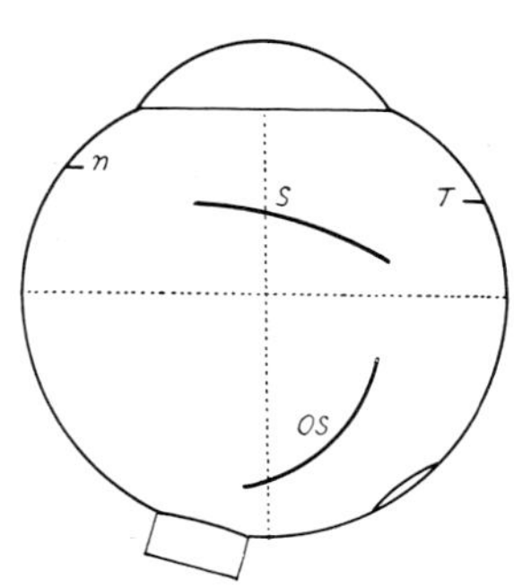

Abb. 434. Ansatzlinien der Augenmuskelsehnen am rechten Augapfel von oben, mit Benutzung einer Abbildung bei Eisler. n = Ansatz des M. rectus med. s = Ansatz des M. rectus sup. t = Ansatz des M. rectus lat. os = Ansatz des M. obliquus sup.

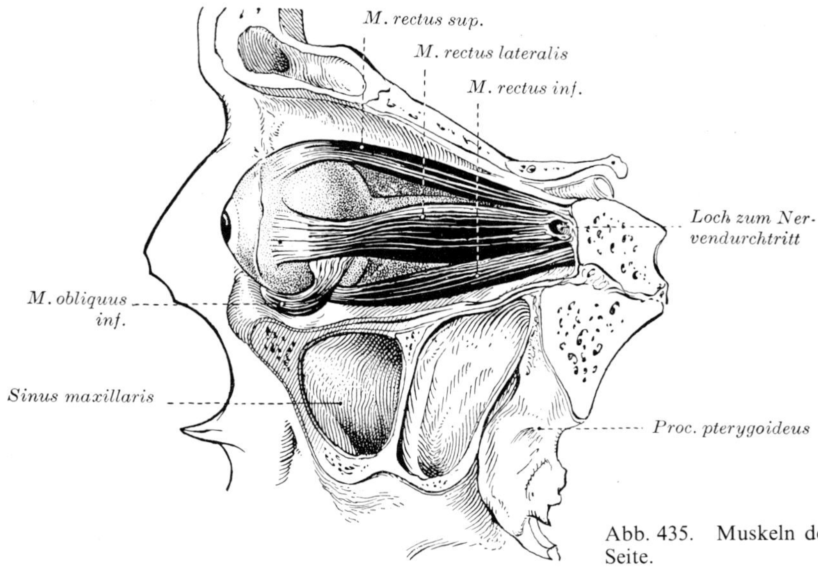

Abb. 435. Muskeln der linken Augenhöhle von der Seite.

Dieser Ring umkreist den Eingang in den knöchernen Optikuskanal und überbrückt den unteren Teil der Fissura orbitalis superior. Am Ursprungsort des M. rectus lateralis befindet sich ein Spalt für den Durchtritt von Nerven (N. III, N. VI und N. nasociliaris). Die breiten, sehnigen Ansätze der geraden Muskeln liegen 5,5–8 mm vom Hornhautrand entfernt (Abb. 434).

Die seitlichen geraden Augenmuskeln (Abb. 432) sind so gelagert, daß sie bei der Primärstellung des Auges in dessen Horizontalebene liegen und den Augapfel um die vertikale Achse adduzieren bzw. abduzieren; es sind Horizontalmotoren.

Innervation: M. rectus medialis – N. oculomotorius; M. rectus lateralis – N. abducens.

Der *M. rectus superior* (Abb. 433) zieht schräg über den Augapfel hinweg und bildet mit der geradeausgestellten Gesichtslinie einen Winkel von 25–27°. Nur wenn die Gesichtslinie um diesen Betrag abduziert ist, wenn also die Längsachse des Muskels mit der Gesichtslinie zusammenfällt, ist der Muskel ein reiner Heber. Sonst rollt er gleichzeitig den Bulbus um die Gesichtslinie als Achse einwärts, derart, daß der obere Augenpol sich nasenwärts neigt. Mit zunehmender Adduktion wird die rollende Komponente größer.

Innervation: N. oculomotorius.

Der *M. rectus inferior* (Abb. 435) hat die gleiche Richtung wie der M. rectus superior. Infolgedessen erfolgt auch bei ihm die alleinige Senkung des Augapfels nur bei Abduktion der Gesichtslinie um 25°. Je mehr das Auge adduziert steht, um so mehr rollt der Muskel auswärts, also den oberen Augenpol schläfenwärts.

Innervation: N. oculomotorius.

Der *M. obliquus superior* (Abb. 424 u. 433) zieht über dem M. rectus medialis nach vorn zur *Fovea trochlearis* des Os frontale an der medialen Orbitalwand. Hier wird die rundliche Sehne durch einen halbrinnenförmigen Knorpel, der durch Faserzüge an der Fovea oder Spina trochlearis befestigt ist, abgelenkt. Beim Durchtritt durch diese Rolle, *Trochlea*, erhält die Sehne oftmals einen Schleimbeutel und wendet sich nach lateral hinten. Der Muskelbauch bildet mit der Sehne einen spitzen Winkel (50°). Die Sehne gelangt unter dem M. rectus superior hindurch hinter den Äquator, wo der Ansatz auf der temporalen Seite erfolgt. Aus der Lage dieser Sehnenstrecke zum Achsenkreuz ergibt sich, daß der Muskel den oberen Bulbuspol einwärts rollt, die Gesichtslinie senkt und gleichzeitig nach lateral wendet. Bei 40° Abduktion ist er nur verrollend wirksam.

Innervation: N. trochlearis.

Der *M. obliquus inferior* (Abb. 430 u. 435) entspringt vom unteren Ende der Crista lacrimalis posterior und wendet sich unter dem M. rectus inferior zur lateralen Seite des Augapfels, wo er hinter dem Äquator ansetzt. Er hebt die Gesichtslinie, rückt den oberen Bulbuspol auswärts und abduziert.

Innervation: N. oculomotorius.

Es gibt also für die Auswärts- und Einwärtswendung nur je einen Muskel, für Senkung und Hebung hingegen je zwei. In dem Maße, wie bei der Seitwärtswendung der Einfluß des einen Hebers (bzw. Senkers) schwächer wird, steigt der Einfluß des zweiten. Alle Vertikalmotoren haben eine rollende Komponente. Für die Erreichung der Zwischenstellungen sind sogar jeweils drei Muskeln erforderlich (Abb. 436).

Man kann das Auge nicht in jeder Stellung beliebig um die Gesichtslinie rotieren. Jeder Stellung der Gesichtslinie ist nur eine einzige Rotationsstellung zugeordnet.

Die Muskulatur beider Augen ist auf nervösem Wege so aneinander gekoppelt, daß das eine Auge nicht unabhängig vom anderen benutzt werden kann. Beide werden zusammen wie ein einheitliches Organ, wie ein „Doppelauge", bewegt. Dies geschieht auch dann noch, wenn ein Auge erblindet ist.

Es ist ferner zu beachten, daß die geraden Muskeln den Bulbus in die Orbita hineinziehen. Dem wirken die schrägen Augenmuskeln entgegen. Manche Tiere, wie Amphibien, Reptilien und manche Säuger, z.B. Wiederkäuer, besitzen einen besonderen *M. retractor bulbi*.

Die Augenmuskeln bestehen aus sehr feinen Muskelfasern, die durch reichliches Bindegewebe isoliert sind und von einer großen Zahl von Nervenfasern versorgt werden. Sie enthalten zahlreiche Muskelspindeln; dadurch wird die Präzision erheblich gesteigert. Während am M. semitendinosus des Oberschenkels von einer Nervenfaser bzw. Nervenzelle gleichzeitig 47–48 Muskelfasern innerviert werden, beträgt das Verhältnis bei den Augenmuskeln nur 1:5 bis 1:7.

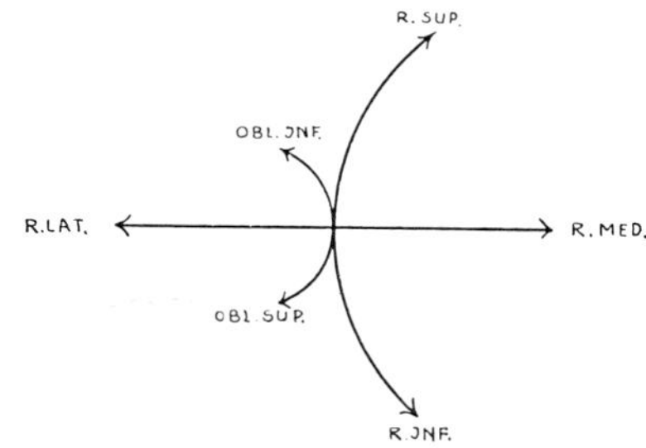

Abb. 436. Schema der Wirkung der Augenmuskeln nach HERING.

Die nervöse Steuerung des Augapfels

Erst das ganze, aus Augenpaar, Muskulatur und nervaler Steuerung zusammengesetzte System ermöglicht den komplexen Sehvorgang, welcher der Erfassung bewegter Umweltobjekte dient. Der für das Blicken erforderliche Apparat setzt sich aus zwei kortikalen Blickzentren, einer komplizierten mesenzephalen Zentrale, dem extrapyramidalen System, einer zentrifugalen und mehreren zentripetalen Bahnen zusammen.

Die *zentripetalen Fasern* der direkten Sehbahn leiten die in den Photorezeptoren der Netzhaut hervorgerufenen Erregungen nicht nur zur Sehrinde, sondern auch zum Mittelhirn. Dafür zweigen immerhin 20–30% der lichtmikroskopisch erkennbaren Nervenfasern des Tractus opticus beidseits als *optikotektale Bündel* in prätektale und tektale Regionen ab und gelangen schließlich zu den oberen Vierhügeln. Hier treffen sie mit anderen afferenten Bahnen (von der Hirnrinde, vom Gleichgewichtsapparat, vom extrapyramidalen System und vom Rückenmark) zusammen. Eine zentrifugale Bahn kehrt zum Rückenmark zurück. Andere wieder stellen die Verbindung zur Brücke und zu den Augenmuskeln her. Diesem System obliegen *photostatische Funktionen*, wie die Koordinierung der vom Vestibularis (auch ohne Mitwirkung des Gesichtssinnes) aufrecht erhaltenen Augenstellung im Raum, die der Körper- und Kopfhaltung und damit indirekt der Schwerkraft zugeordnet ist. Weitere zentripetale Bahnen vermitteln durch Muskelspindeln interne Impulse von den Augenmuskeln zum Labyrinth und zu propriozeptiven spinalen Zentren. Diese sind dem Labyrinth untergeordnet, das dem Einfluß der Augenmuskeln unterliegt. Letztere erhalten ihre Impulse über die untergeordneten motorischen Neurone der Augenmuskelkerne.

Bis jetzt sind zwei *kortikale Blickzentren*, ein frontales und ein okzipitales, bekannt. Das *frontale* Blickzentrum liegt im Gyrus praecentralis und in den kaudalen Abschnitten frontaler Hirnwindungen – insbesondere in der 2. (mittleren) Stirnwindung. Es kontrolliert die der Willkür unterworfenen Blickaktionen (z.B. die Kommandobewegungen). Durch eine Reizung dieser frontalen Regionen können je nach der Reizstelle horizontal oder vertikal gerichtete Blickwendungen hervorgerufen werden.

Beim Ausfall des frontalen Blickzentrums der einen Hemisphäre übernimmt das Blickzentrum der anderen dessen Funktion. Deshalb kommt es bei zerebraler Halbseitenlähmung zu keiner bleibenden Blicklähmung.

Die engen Verbindungen zwischen okzipitaler Sehrinde und Stirnhirn dienen der Durchführung reflektorischer Blickbewegungen, die vom Labyrinth oder von der Netzhaut ausgelöst werden. Solche Reflexbewegungen erfolgen selbst dann noch, wenn das frontale Blickzentrum beidseitig zerstört worden ist.

Vom *okzipitalen* Blickzentrum, das in der Area peristriata in der Nähe des Sulcus calcarinus liegt, wird notfalls eine selbständige Kontrolle der primitiveren optischen Fixations- und Refixationsreflexe (der Führungs- und Folgebewegungen der Augen), des Blendreflexes, der Fusionsbewegungen, der Konvergenz sowie der Akkommodation ausgeübt. Bei Ausschaltung der okzipitalen Rinde erlöschen diese der Willkür enthobenen Vorgänge mit Ausnahme der Pupillomotorik und der Konvergenz.

Es wird vermutet, daß die kortikalen Impulse zuerst einem *supranukleären Schaltzentrum* zufließen, bevor sie die Nervenkerne erreichen. Die optomotorischen Strukturen des Mittelhirns sind noch nicht in allen Einzelheiten erforscht. Im *medialen Längsbündel* laufen von der Netzhaut, vom Frontalhirn, vom Okzipitallappen, von den Gleichgewichtszentren wie vom extrapyramidalen System kommende Bahnen zusammen. Hier werden die Impulse koordiniert und an die Augenmuskelkerne weitergeleitet. Drei spezielle supranukleäre Zentren werden in der Nachbarschaft der Augenmuskel- und Vestibulariskerne vermutet, eins für vertikale Blickbewegungen im Tectum, in der Nähe der oberen Vierhügel, ein zweites für Seitwärtsbewegungen im Pons, in der Nachbarschaft der Abducens- und Vestibularis-Kerne, und ein drittes für die Konvergenz in der prätektalen oder tektalen Region, in der Nähe der oberen Vierhügel. Es ist unwahrscheinlich, daß der PERLIAsche Mediankern der Oculomotorius-Gruppe die Kontrolle der Konvergenz ausübt, wie bisher angenommen wurde.

Der M. dilatator pupillae, die Mm. tarsales und der M. orbitalis werden vom Sympathicus innerviert. Die Fasern stammen aus dem Seitenhorn des VIII. Zervikal- und I. Thorakalsegmentes (Centrum ciliospinale) und gehen durch die VIII. Zervikal- und I. Thorakalwurzel sowie deren Rami communicantes zum Halsstrang des Sympathicus. Hier werden sie umgeschaltet. Sie verlassen den Grenzstrang, um in den sympathischen Plexus der Carotis interna einzutreten und mit diesem das Auge zu erreichen. Die Unterbrechung dieser Bahn ruft auf der lädierten Seite den HORNERschen Symptomenkomplex hervor. Das Centrum ciliospinale untersteht dem Einfluß eines hypothalamischen Zentrums und dieses (was die Pupillenerweiterung angeht) wahrscheinlich dem Großhirn. Pupillenerweiterung tritt auch bei Schreck, Schmerz und Orgasmus auf, ferner kann sie durch intensive Vorstellung von Dunkelheit hervorgebracht werden. Die Schaltung ist ähnlich jener bei der Vasomotilität.

Das statoakustische Organ

Von WILHELM FIRBAS

Einleitung

Im Bereich des menschlichen Ohres sind zwei Sinnesorgane für die Aufnahme mechanischer Reize untergebracht: Das *Gehör-* und das *Gleichgewichtsorgan*. Dieses Nebeneinander zweier Sinnessysteme erklärt sich aus der Evolution dieser Region. Die für den Menschen und die höheren Wirbeltiere zutreffende Gliederung in *äußeres, mittleres* und *inneres Ohr* ist das Resultat einer langandauernden Entwicklung (Abb. 437). Das Reizverteilungs- und Reiztransformationsorgan (Innenohr) wurde für die Aufnahme akustischer Reize durch Reiztransportorgane (äußeres und mittleres Ohr) ergänzt. Der ursprüngliche Teil – das Innenohr – ist bei einfach gebauten Vertebraten in erster Linie Sitz des Gleichgewichtssinnes. Das Innenohr, auf Grund seiner komplizierten räumlichen Gestaltung auch als Labyrinth bezeichnet, besteht aus Hohlräumen, die durch Einstülpung eines Ektodermbezirks der Kopfregion, der *Labyrinthplakode*, ent-

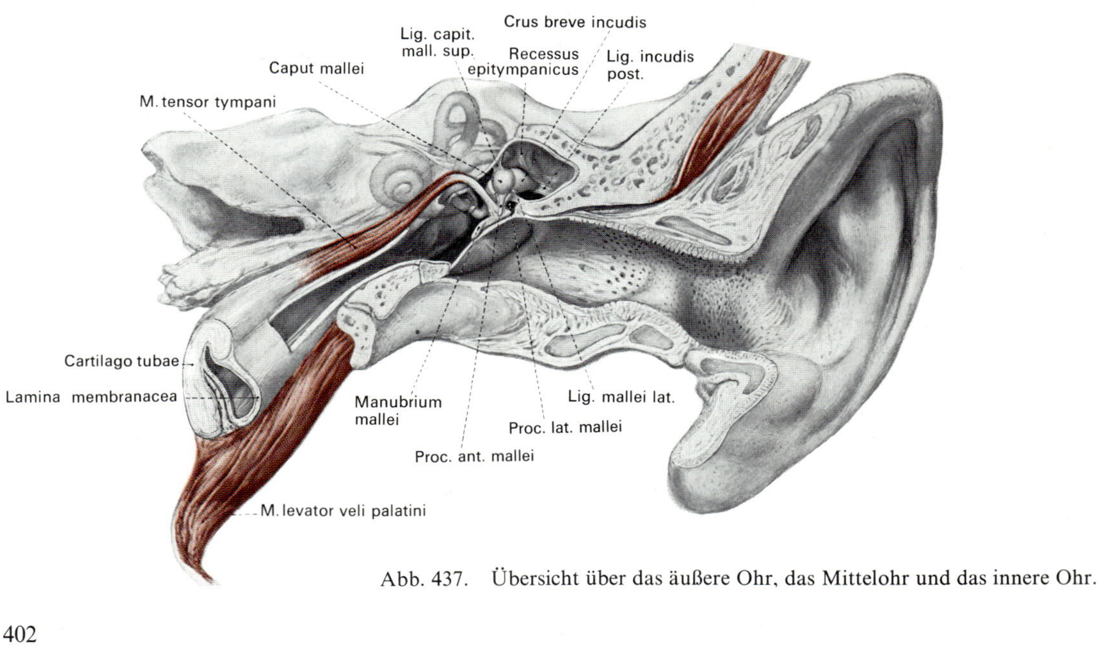

Abb. 437. Übersicht über das äußere Ohr, das Mittelohr und das innere Ohr.

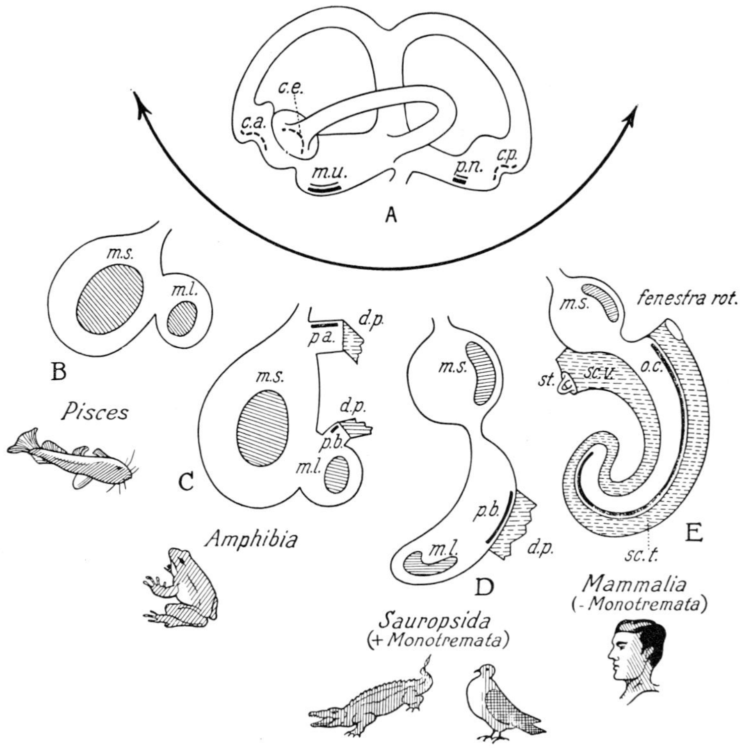

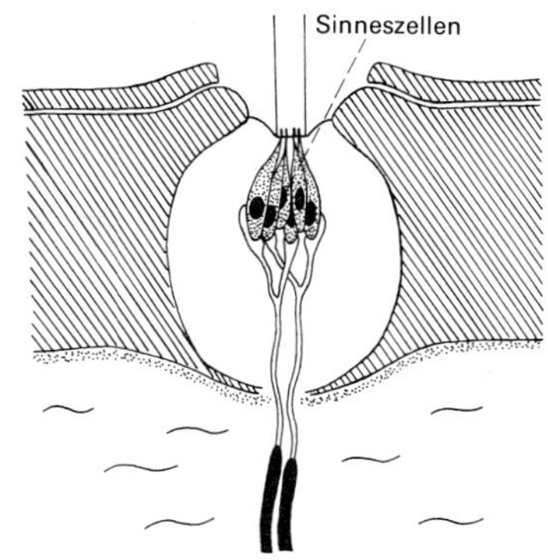

Abb. 439. Sinneshügel (Neuromast) des Seitenlinienorgans. Sinneszellen (punktiert) und ableitende Nervenfasern (nach FLOCK 1971).

Abb. 438. Schemata zur vergleichenden Anatomie des Labyrinths. A. der allen Klassen gemeinsame Utriculus mit den drei Bogengängen; m. u. Macula utriculi; p. n. Papilla neglecta; c. a., c. e., c. p. Crista anterior, externa (= lateralis), posterior; B. C. D. E. die untere Labyrinthhälfte bei Fischen, Amphibien, Sauropsiden und Sägern; m. s. Macula sacculi; m. l. Macula lagenae; p. a. Papilla amphibiorum; p. b. Papilla basilaris; o. c. CORTIsches Organ; sc. v., sc. t. Scala vestibuli, Scala tympani; d. p. ductus perilymphaticus; st. Stapes. Nach DE BURLET und WESTON.

standen sind und die mit einer Flüssigkeit, der Endolymphe, gefüllt sind. Die typische Gliederung des Labyrinths als Gleichgewichtsorgan findet sich fast bei allen Vertebraten. Es besteht aus zwei Hohlräumen, die miteinander verbunden sind, dem *Utriculus* und dem *Sacculus*. Vom Utriculus gehen drei halbkreisförmige enge Gänge ab, die aufeinander senkrecht stehen, die *Bogengänge*. Das Gehörorgan entwickelt sich aus einer Erweiterung des Sacculus, die als *Lagena* bezeichnet wird (Abb. 438).

Aus dieser Lagena entsteht schließlich die *Schnecke (Cochlea)* der höheren Wirbeltiere (Vögel und Säugetiere). In den einzelnen Abschnitten des Labyrinths finden sich *Rezeptoren, die die Transduktion der mechanischen Reize in Zellerregungen bewirken.* Diese Rezeptoren sind sekundäre Sinneszellen, die zugehörigen afferenten Nervenzellen gehören zum 8. Hirnnerven, dem N. vestibulocochlearis. Die Sinneszellen des Labyrinths lassen sich im Prinzip von den Sinneszellen des Seitenlinienorgans der Fische und Amphibien ableiten. Gleichgewichts-, Gehör- und Seitenlinienorgan werden zum Acustico-Lateralis-System zusammengefaßt. Die Sinneszellen des Seitenlinienorgans finden sich in den Neuromasten (Abb. 439). Die Sinneszellen besitzen Zilien, die in eine gallertige Masse (Cupula) eintauchen. Durch Wasserströmung wird die Cupula abgebogen. Die Sinneshaare werden durch diese Scherung in adäquater Weise gereizt. Die Scherung der Sinneshaare ist auch im Gleichgewichts- und Gehörorgan als adäquater Reiz wirksam. Drehbeschleunigung und geradlinige Beschleunigung wirken am Gleichgewichtsorgan, herantransportierte Schallwellen am Gehörorgan gleicher Weise.

Die Sinneszellen sind im Labyrinth zu Sinneszelllagern (Sinnesepithelien) zusammengefaßt: *Cristae ampullares* in den Bogengängen, *Macula utriculi* und *Macula sacculi* (Otolithenmembranen) und das CORTIsche *Organ* in der Cochlea. Das ursprüngliche Sinnesorgan ist also das Gleichgewichtsorgan. Akustische Reize werden aber auch schon von Fischen wahrgenommen. Mit der Entwicklung der Landwirbeltiere entfaltete sich das Gehörorgan in entsprechender Weise. Allmählich bildete sich ein äußerst wirkungsvolles Übertragungssystem für Schallwellen von der Luft zum Innenohr heraus. Dieses Übertragungssystem wirkt verstärkend, indem es die Schallwellen ge-

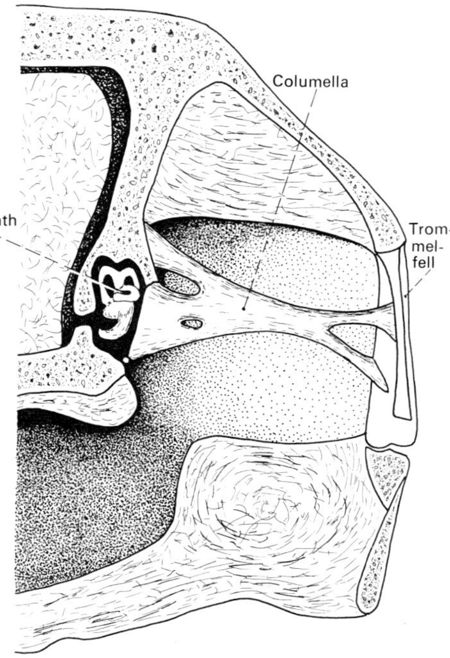

Abb. 440. Columella als schallübertragendes Skelettstück zwischen Trommelfell und Innenohr (nach ROMER 1971).

zielt an die Rezeptoren des Innenohrs heranbringt. Anatomisch äußert sich die Entstehung dieses schalleitenden Apparats in der Ausbildung des Mittelohres. Von der ersten Kiementasche wächst die Paukenhöhle (Cavum tympani) aus. Sie bleibt mit dem Pharynx durch die EUSTACHIsche Röhre (Tuba auditiva) in Verbindung und ist daher mit Luft erfüllt. Von der Außenseite des Kopfes ist die Paukenhöhle nur durch das dünne Trommelfell (Membrana tympani) getrennt. Ektoderm und Entoderm stoßen hier also aneinander. Die Schallwellen werden von außen über das Mittelohr an das Labyrinth herangebracht. Das Labyrinth ist im Schläfenbein untergebracht und von Flüssigkeit (Perilymphe) umgeben. Die Hohlräume des Schläfenbeins, in denen die Teile des Labyrinths untergebracht sind, werden als knöchernes Labyrinth bezeichnet. Das knöcherne Labyrinth öffnet sich mit zwei Fenstern: *Ovales Fenster (Fenestra vestibuli)* und *rundes Fenster (Fenestra cochleae)* gegen das Cavum tympani. Die Schallwellen müssen auf die Perilymphe übertragen werden, um das Labyrinth zu erreichen. Die Übertragung der Schallwellen wird von knöchernen Strukturen übernommen. Bei Amphibien, Reptilien und Vögeln erfüllt diese Aufgabe die *Columella* (Abb. 440). Die Columella ist mit dem Trommelfell verwachsen und steckt mit dem anderen Ende im ovalen Fenster (Fenestra vestibuli). Dadurch kann die Columella die

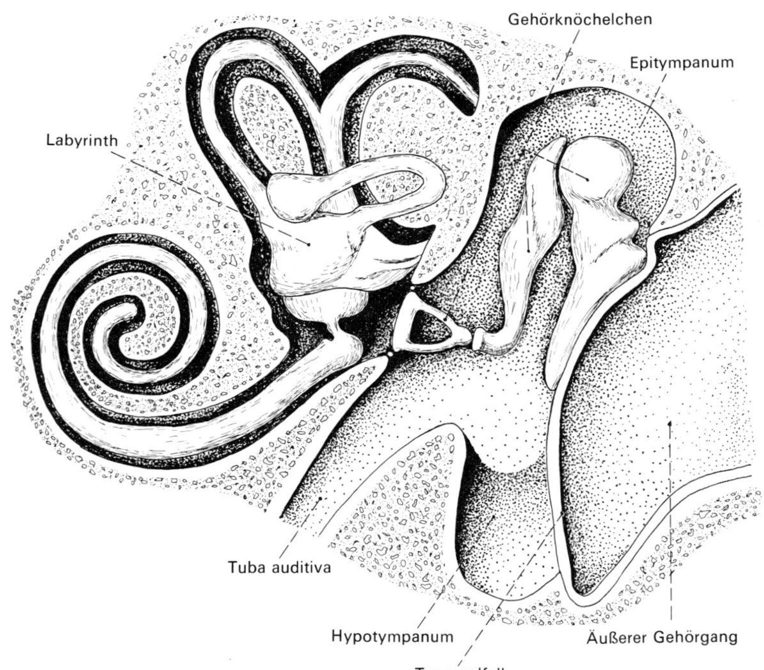

Abb. 441. Gehörknöchelchenkette der Säugetiere (nach ROMER 1971).

durch auftreffende Schallwellen entstandenen Trommelfellschwingungen auf die Perilymphe übertragen. Bei den Säugetieren wird dieser Schalleitungsapparat weiter verfeinert: zur Columella, die als *Steigbügel (Stapes)* verwendet wird, treten nach einer einzigartigen Entwicklung zwei weitere Knochen, *Hammer (Malleus)* und *Amboß (Incus)* (Abb. 441). Nach der REICHERT-GAUPPschen Theorie haben sich diese beiden Knöchelchen aus den Knochen des primären Kieferskeletts (Articulare und Quadratum) der niederen Vertebraten entwickelt.

Für die Übertragung der Schallwellen vom Trommelfell zum Innenohr stehen den Säugetieren damit eine Kette von Knöchelchen zur Verfügung. Diese Verbesserung des Leitungsapparates führt zu einer höheren Leistungsfähigkeit des Sinnesorgans: geringere Intensitäten und ein weiteres Frequenzspektrum können übertragen werden. Auch das äußere Ohr ist erst bei den Säugetieren ausgebildet. Neben einem äußeren Gehörgang, der auch schon bei Vögeln zu finden ist, entwickelt sich die Ohrmuschel. Diese ist ein typisches Merkmal der Säugetiere und ermöglicht vor allem die besonders genaue Lokalisation einer Schallquelle.

Das äußere Ohr

Das äußere Ohr dient dem Auffangen der Schallwellen. Nur wenn die Ohrmuschel größer ist als die Wellenlänge der aufgefangenen Schallwellen, kann sie als wirkungsvoller Schallfänger funktionieren. Für den Menschen bedeutet das, daß die Schallaufnahme unter 1000 Hertz[1]) weniger gut möglich ist. Bioakustisch gesehen ist die Form und Stellung der Ohrmuscheln besonders wichtig für die Lokalisation einer Schallquelle. Wird die Stellung der Ohrmuschel z. B. durch eine operative Korrektur verändert, so kann sich das Vermögen, eine Schallquelle zu lokalisieren, verschlechtern.

Die äußere Ohröffnung liegt zwischen den ersten beiden Viszeralbögen. Die Ohrmuschelgrube entsteht durch eine Verbreiterung der ersten Kiemenfurche. Die Bildung der *Ohrmuschel (Auricula)* verläuft sehr variabel. Die fertige Ohrmuschel besitzt ein Skelett aus elastischem Knorpel. Das Ohrläppchen (Lobulus) enthält nur Fettgewebe. Das knorpelige Gerüst der Ohrmuschel ist reich gegliedert (Abb. 442). Der Grad der Einrollung des *Helixrandes*, die Entwicklung des *Tragus* und *Antitragus*, sowie die Ausbildung des Ohrläppchens sind sehr variabel. Bisweilen ist am Ohrrand ein DARWIN*sches Höckerchen (Tuberculum auriculae)* ausgebildet, das der Ohrspitze des Säugetierohres entspricht.

Die Ohrmuschel steht in einem Winkel von 25° bis 45° vom Schädel ab. Stärker abstehende Ohren sind bei Männern häufiger. Fehlstellungen können durch Einschnitte an der Medialseite korrigiert werden. Der plastische Aufbau eines neuen Ohres bei Aplasie oder Zerstörung ist schwierig, daher soll ein bei einem Unfall abgetrenntes Ohr aufbewahrt und wieder angenäht werden, da es relativ leicht anwächst.

---

[1]) Hertz = Einheit der Frequenz (Zahl der Schwingungen pro Sekunde).

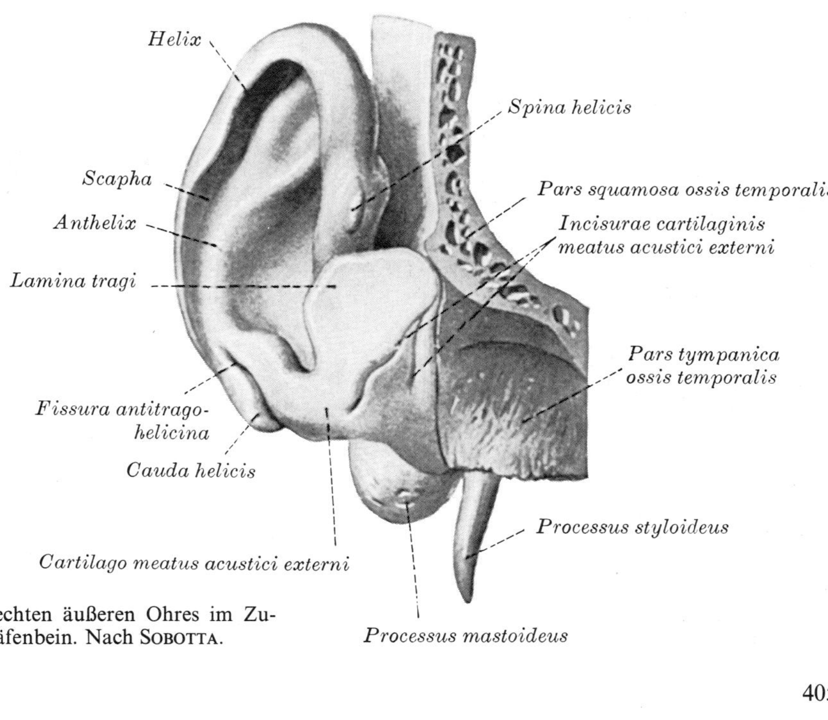

Abb. 442. Knorpel des rechten äußeren Ohres im Zusammenhang mit dem Schläfenbein. Nach SOBOTTA.

Die Haut, die die Ohrmuschel überzieht, hat wenige Schweißdrüsen. Bei manchen Säugetieren mit großen Ohren (Elefant) kann die dünne und gut durchblutete Haut durch Wärmeabgabe zur Temperaturregulation beitragen. Die Haut ist außen fest, innen locker mit der Unterlage (Knorpel) verbunden. Die Außenseite schluckt daher den Schall weniger und reflektiert ihn gut in den äußeren Gehörgang.

Die Ohrmuschel ist durch einige Ligamente an das Os temporale geheftet. Verschiedene Muskeln ziehen vom Schädel an die Ohrmuschel bzw. finden sich an beiden Seiten des Ohrknorpels. Sie werden vom N. facialis innerviert. Die Beweglichkeit und die aktive Verformbarkeit der menschlichen Ohrmuschel sind aber, verglichen mit der anderer Säugetiere, relativ gering. Die sensible Innervation der Außenseite erfolgt durch den N.mandibularis (N.auriculotemporalis), die der Innenseite durch den Plexus cervicalis (N.auricularis magnus). Die Blutversorgung der Ohrmuschel, besonders der Haut, ist sehr gut und wird von mehreren Gefäßen geliefert. (A.temporalis superficialis, A. occipitalis und A.auricularis posterior).

Der äußere Gehörgang entsteht aus der ersten Kiemenfurche. Es sind zwei Abschnitte zu unterscheiden: Der primäre mediale und der sekundäre laterale. Nur im lateralen Anteil finden sich Haar- und Drüsenanlagen. Am fertigen Gehörgang ist ein *knorpeliger* und ein *knöcherner Teil* zu unterscheiden. Der knöcherne Gehörgang wird von der Pars tympanica des Schläfenbeins gebildet. Der gesamte Gehörgang bis zum Trommelfell ist etwa 24 mm lang. Wegen der Lage des Trommelfells sind die Wände verschieden lang: vorne unten sind sie länger als oben und hinten. Der Gehörgang verläuft schraubenförmig. Das am Ende liegende Trommelfell wird erst sichtbar, wenn man durch Zug an der Ohrmuschel nach hinten und oben die Anfangskrümmung ausgleicht. An der Vorderwand des Gehörgangs liegt die Glandula parotis. Es können daher Entzündungen dieser Drüse durch den Knorpel oder durch Knochendehiszenzen (Foramen Huschke) in den äußeren Gehörgang einbrechen. Wenn man mit dem Finger in den äußeren Gehörgang eingeht, kann man die Bewegungen des Unterkieferköpfchens beim Öffnen des Mundes spüren.

Die Haut des knorpeligen Gehörgangs besitzt neben Haaren *(Tragi)* charakteristische Drüsen. Es gibt Talgdrüsen und apokrine Drüsen, die mit ihrem Sekret den Talg aufweichen. Das Sekret dieser apokrinen Drüsen enthält neben Lipiden auch verschiedene Kohlenhydrate. Das Gemisch von Drüsensekreten und Epidermisschuppen wird als *Ohrenschmalz (Cerumen)* bezeichnet. Durch mangelhafte Reinigung kann ein Zeruminalpfropf entstehen, der natürlich die Schalleitung im äußeren Gehörgang behindert. Es kann nötig sein, den Pfropf durch Spülung des Gehörgangs zu entfernen. Die Haut im Gehörgang ist fest mit der Unterlage verbunden. Entzündungen (Furunkel) sind daher hier äußerst schmerzhaft, da sofort starke Spannungen in der Haut entstehen. Die Haut des Gehörgangs ist gut innerviert (erogene Zone). Neben dem *N. auriculotemporalis* und dem *N. auricularis magnus* ist auch der *R. auricularis n. vagi* an der Innervation beteiligt. Der Vagusast ist dafür verantwortlich, daß bei Berührung der Haut im Gehörgang über den N. vagus reflektorisch Hustenstöße ausgelöst werden können. Kleine, im Gehörgang liegende Fremdkörper können sogar Ursache für chronischen Hustenreiz sein.

Bau und Ausstattung des äußeren Gehörgangs können als Schutzeinrichtungen für das Trommelfell ver-

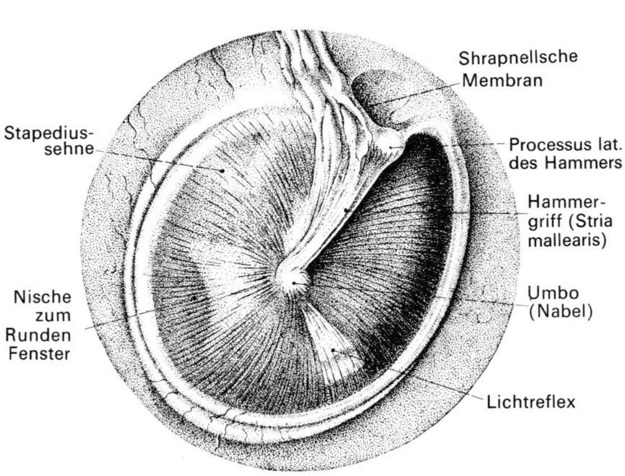

Abb. 443. Normales rechtes Trommelfell des Menschen.

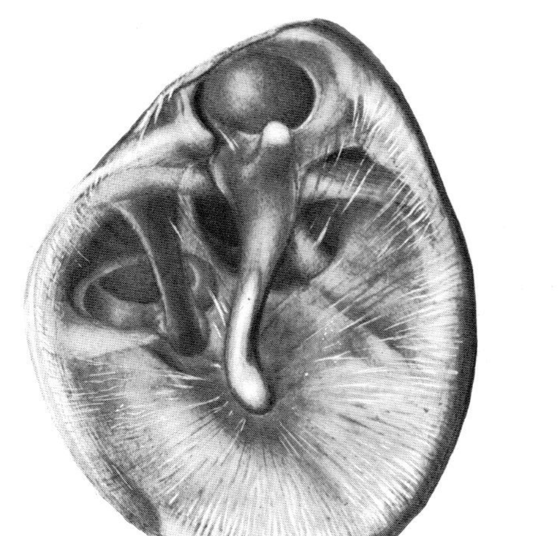

Abb. 444. Durchblick durch das durchsichtig gemachte rechte Trommelfell eines Neugeborenen von außen. Die Gehörknöchelchen sind sichtbar. Am oberen Pol ist der Hammerhals in der Incisura tympanica erkennbar, ferner sieht man die Hammerfalten mit der Chorda tympani. SPANNER fec.

standen werden. Akustisch gesehen leitet der Gang von der Ohrmuschel aufgenommene Luftschwingungen zum Trommelfell. Die Luftsäule im Gehörgang kann Resonanzschwingungen zeigen, was zur Verstärkung bestimmter Frequenzen (2500–5000 Hz) beiträgt.

Das Trommelfell

Am Ende des äußeren Gehörgangs liegt das *Trommelfell (Membrana tympani)*. Das Trommelfell schließt den äußeren Gehörgang gegen die Paukenhöhle ab. Es ist im Sulcus tympanicus des Os tympanicum befestigt. Da das Tympanicum hinten oben eine Incisura tympanica hat, ist das Trommelfell hier an der Pars squamosa des Os temporale fixiert. Beim Neugeborenen liegt das Trommelfell nahezu horizontal, beim Erwachsenen ist es so eingefügt, daß es nach vorne, unten und lateral geneigt ist. Der äußere Gehörgang ist also oben kürzer als unten.

Bei otoskopischer Betrachtung zeigt sich das Trommelfell als perlmuttergraue, elliptische Fläche, die in der Mitte (Umbo) etwas eingezogen ist (Abb. 443 u. 444). Der horizontale Durchmesser beträgt 8,5 mm, der vertikale 10 mm, die Dicke ist etwa 0,1 mm. Vom Umbo nach vorne oben zieht die *Stria mallearis*, hervorgerufen durch den mit der Innenseite des Trommelfells verwachsenen Hammergriff *(Manubrium mallei)*. Am oberen Ende der Stria mallearis laufen die beiden *Plicae malleares (anterior et posterior)* nach vorne oben und hinten oben. Zwischen den beiden Falten liegt die *Pars flaccida* (SHRAPNELL*sche Membran)* des Trommelfells. Der übrige, größere Teil des Trommelfells wird als *Pars tensa* bezeichnet. Die beiden Anteile unterscheiden sich im Aufbau. Vom Umbo nach vorne unten wird bei der Beleuchtung des Trommelfells ein *dreieckiger Lichtreflex* sichtbar. Die Lage des Lichtreflexes ermöglicht Rückschlüsse auf die Stellung und Spannung der Membrana tympani. Unter günstigen Bedingungen sind noch weitere Details der Gehörknöchelchen und des Mittelohrs durchschimmernd zu erkennen (Abb. 443). Zur Orientierung wird das Trommelfell in vier Quadranten eingeteilt. Der Mittelpunkt des Quadrantennetzes ist der Umbo.

Das Trommelfell läßt mehrere Schichten erkennen: außen die Cutis-Schicht *(Stratum cutaneum*, gebildet von der Haut des äußeren Gehörgangs), in der Mitte die *Lamina propria (Stratum fibrosum)* und innen die Schleimhautschicht *(Stratum mucosum*, ohne Submucosa dem Stratum fibrosum aufliegend). Das Stratum fibrosum als schallaufnehmender Anteil zeigt in der Pars tensa charakteristische Faserverlaufsrichtungen (Abb. 445). Es werden radiär, zirkulär und parabolisch verlaufende Bündel kollagener Fasern unterschieden. In der Pars flaccida ist die Faserschicht dünn und locker gewebt. Das Trommelfell wird vorwiegend vom äußeren Gehörgang aus mit Blut versorgt (Äste der A. auricularis profunda, A. temporalis superficialis und A.auricularis post.). Die Innervation erfolgt über R. auricularis n. vagi, Plexus pharyngeus und Plexus tympanicus.

Das Mittelohr

Unter Mittelohr versteht man verschiedene, mit Schleimhaut ausgekleidete, lufthaltige Räume im Os temporale. Hauptraum des Systems ist das *Cavum tympani (Paukenhöhle)* mit dem schalleitenden Apparat (Gehörknöchelchen). Ihm angeschlossen sind nach hinten das *Antrum mastoideum*, das zu den *Cellulae mastoideae* führt, und die *Tuba auditiva (Ohrtrompete)* nach vorne medial. Neben den Cellulae mastoideae gibt es noch weitere luftgefüllte Räume (Pneumatisation des Os temporale). Es sind also die einzelnen Räume, ihre Wände und ihr Inhalt zu beschreiben.

Die Paukenhöhle (Cavum tympani)

Die Paukenhöhle ist ein hoher und schmaler Raum zwischen dem Trommelfell und dem Labyrinth. Der Abstand zwischen Trommelfell und Labyrinth beträgt nur etwa 2 mm. An der Paukenhöhle können sechs Wände und drei Stockwerke unterschieden werden. Durch die Tuba auditiva ist die Paukenhöhle mit den Nasenrachenraum (Epipharynx) in Verbindung. Die Paukenhöhle und ihre Nebenräume sind mit Schleimhaut ausgekleidet. Da die Schleimhaut auch den Inhalt der Paukenhöhle (Gehörknöchelchen, Mittelohrmuskeln und Nerven) überzieht, entstehen Übergangsfalten und Schleimhautbuchten. Manche dieser Übergangsfalten enthalten stärkere Züge von Binde-

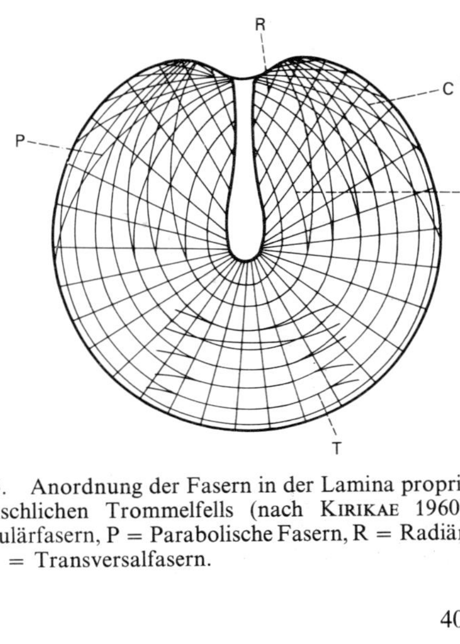

Abb. 445. Anordnung der Fasern in der Lamina propria des menschlichen Trommelfells (nach KIRIKAE 1960). C = Zirculärfasern, P = Parabolische Fasern, R = Radiärfasern, T = Transversalfasern.

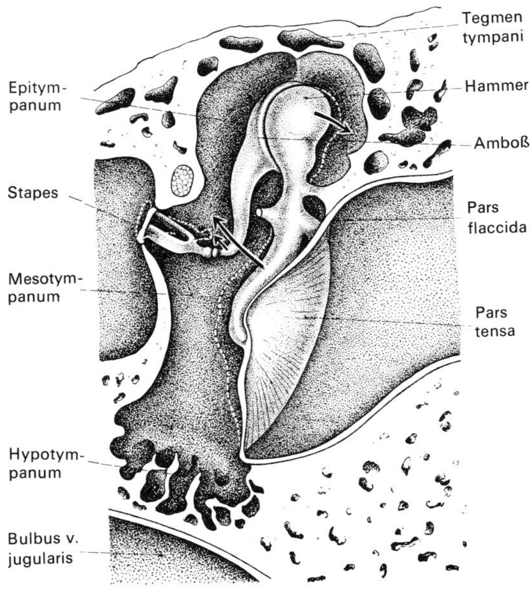

Abb. 446. Frontalschnitt durch die Pauke. Pfeile und Strichelung zeigen Bewegungsmechanismus und Lageänderung von Trommelfell und Gehörknöchelchen bei Schalleinwirkung.

gewebsfasern und werden daher als Bänder (Ligamente) bezeichnet.

Die Schleimhaut, auch als Mucoperiost bezeichnet, besteht aus einer einschichtigen Epithellage und einem dünnen Bindegewebsstroma. Das Epithel setzt sich aus Flimmerzellen und Becherzellen, stellenweise aus platten Zellen zusammen. Die Zelltypen sind verschieden verteilt. Im Hypotympanum, am Tubeneingang und in der Tube gibt es zahlreiche Flimmerzellen (88% Flimmerzellen, 12% Becherzellen). In den Cellulae mastoideae gibt es fast keine Becherzellen. Bei chronischen Entzündungen im Mittelohr vermehren sich die schleimproduzierenden Becherzellen.

Die Schleimhaut des Mittelohrs besitzt also ein *mukoziliäres Transportsystem*, das als Teil des Abwehrsystems im Mittelohr verstanden werden kann.

Das Cavum tympani wird in ein oberes Stockwerk *Epitympanum (Recessus epitympanicus, Atticus)*, in ein mittleres *Mesotympanum* und in ein unteres Stockwerk *Hypotympanum* unterteilt. Die sechs Wände der Paukenhöhle werden in bezeichnender Weise nach den nachbarlichen Beziehungen benannt. Der größte Teil der lateralen Wand *(Paries membranaceus)* wird vom Trommelfell gebildet. Im oberen Teil ist diese Wand knöchern (die Pars squamosa bildet eine *mur de la logette, Scutum tympanicum*). Durch diesen knöchernen Wandteil kann der Recessus epitympanicus operativ erreicht werden. (Abb. 446). Die gegenüberliegende *mediale Wand (Paries labyrinthicus)* erhält ihr Relief durch das dahinterliegende Labyrinth (Abb. 447). Am auffälligsten sind die beiden Labyrinthfenster: *Fenestra vestibuli (ovalis)* und *Fenestra*

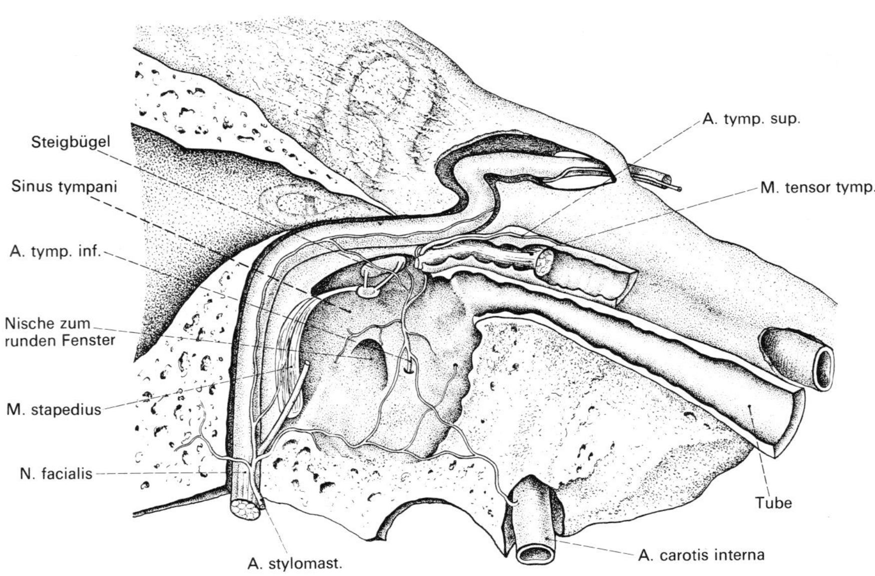

Abb. 447. Mediale Paukenwand mit Binnenohrmuskeln und Gefäßen. N.facialis freipräpariert.

cochleae (rotunda). In der Fenestra vestibuli sitzt die Fußplatte (Basis) des Steigbügels. Die Fenestra cochleae ist durch eine Membran (*Membrana tympani secundaria*) verschlossen. Die beiden Fenster sind verschieden groß: die Fläche der Fenestra vestibuli beträgt 3 mm^2, die der Fenestra cochleae 2 mm^2. Zwischen den beiden Fenstern erhebt sich das auffällige *Promontorium*, das durch die Basalwindung der Schnecke aufgeworfen wird. Bei manchen Säugetieren (z. B. beim Meerschweinchen) ragt fast die ganze Schnecke in die Paukenhöhle. Bei solchen Tieren können experimentelle Eingriffe an der Schnecke leicht durchgeführt werden. Unterhalb des Promontoriums liegt die Nische zum runden Fenster (*Fossula fenestrae cochleae*). Nach vorne zu läuft das Promontorium gegen den Canalis musculotubarius aus. Der obere *Semicanalis m. tensoris tympani* endet mit einem nach lateral gerichteten Fortsatz (*Processus cochleariformis*). Die Sehne des M. tensor tympani zieht von hier nach lateral zum Hammer (Abb. 447). Die feinen Furchen auf der Oberfläche des Promontoriums werden durch die Äste des Plexus tympanicus hervorgerufen, über den sich der N. tympanicus aus dem N. glossopharyngeus mit dem N. petrosus minor verbindet, (JACOBSONsche Anastomose, parasympathische Fasern führen vom N. glossopharyngeus zum Ganglion oticum).

Die hintere Wand der Paukenhöhle (*Paries mastoideus*) vermittelt den Zugang (Antrum mastoideum) zu den *Cellulae mastoideae*. Überdies ist hier, oberhalb der Fenestra vestibuli, die *Prominentia canalis facialis* zu erkennen. Über der Vorwölbung des Facialis-Kanals liegt die *Prominentia canalis semicircularis lateralis* (Vorwölbung des lateralen Bogengangs). Am absteigenden Teil des Facialis-Kanals findet sich die *Eminentia pyramidalis*, an deren Spitze der *M. stapedius* austritt. Hinter dem Facialis-Kanal gibt es einen variablen *Sinus tympani* (Abb. 447). Dieser Raum spielt bei chronischen Mittelohrentzündungen eine Rolle. Er kann operativ nicht nur vom Trommelfell aus, sondern auch durch den Processus mastoideus hindurch (über die retrofazialen Zellen) erreicht werden. Die enge Beziehung des N. facialis zur Paukenhöhle ergibt sich durch den Einbau des Nerven im Os temporale (Canalis facialis). Am Verlauf des etwa 30 mm langen Kanals lassen sich mehrere Abschnitte unterscheiden. Das erste Segment (*labyrinthärer Abschnitt*) beginnt am Fundus des Meatus acusticus internus (*Introitus canalis facialis*) und verläuft nach vorne und lateral, quer zur Pyramidenachse. Am Geniculum externum des N. facialis (Ganglion geniculi, Abgang des N. petrosus major) beginnt das zweite Segment (*tympanaler Abschnitt*). Es verläuft nach hinten lateral, oberhalb der Fenestra vestibuli. Das dritte Segment des Facialis-Kanals verläuft nach abwärts (*mastoidales* oder *vertikales Segment*) bis zum Foramen stylomastoideum. Knapp vor dem Ende des Kanals entspringt vom N. facialis die Chorda tympani, die rückläufig in die Paukenhöhle zieht. Die Chorda tympani verläuft zwischen Hammer und Amboß, von Schleimhaut überzogen, und verläßt die Mittelohrhöhle durch die Fissura petrotympanica (Glaseri). Da der Facialis-Kanal nicht immer und überall eine knöcherne Wand besitzt, erklärt sich das leichte Übergreifen von Entzündungen des Mittelohrs auf den N. facialis. Bei den sehr häufigen Facialis-Lähmungen kann eine operative Dekompression des Nerven nötig sein. Die Mikrochirurgie des N. facialis im Bereich des Os temporale ist ein wichtiges Gebiet der operativen Ohrenheilkunde.

Die vordere Wand der Paukenhöhle (*Paries caroticus*) grenzt an den Canalis caroticus. Nach vorne geht die Tuba auditiva ab (*Ostium tubae tympanicum*). Oberhalb liegt, wie erwähnt, der M. tensor tympani.

Der Boden (*Paries jugularis*) der Paukenhöhle liegt an der Fossa jugularis und ist damit der V. jugularis interna benachbart.

Das Dach (*Paries tegmentalis*) wird vom *Tegmen tympani* gebildet, das an die mittlere Schädelgrube grenzt. Entzündungen des Mittelohrs können sich sowohl auf die V. jugularis interna (Thrombophlebitis) als auch auf den Temporallappen des Gehirns (otogene Hirnabszesse) ausbreiten.

Der Inhalt der Paukenhöhle

Im Cavum tympani sind die drei Gehörknöchelchen und die beiden Mittelohrmuskeln (Binnenohrmuskeln) untergebracht. Außerdem verlaufen Nerven

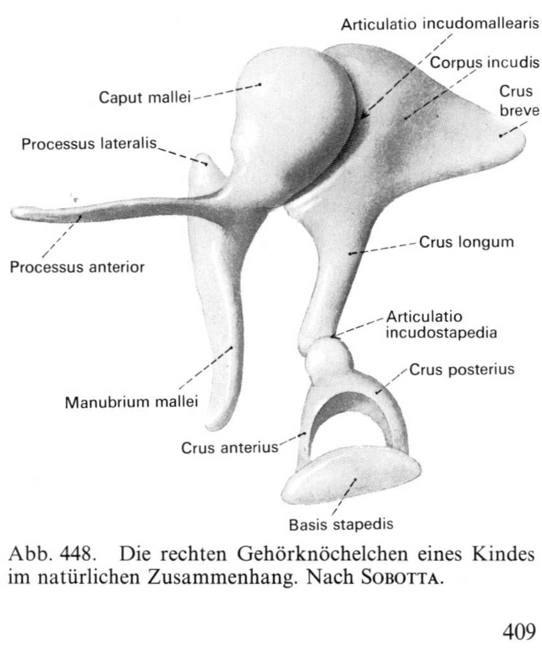

Abb. 448. Die rechten Gehörknöchelchen eines Kindes im natürlichen Zusammenhang. Nach SOBOTTA.

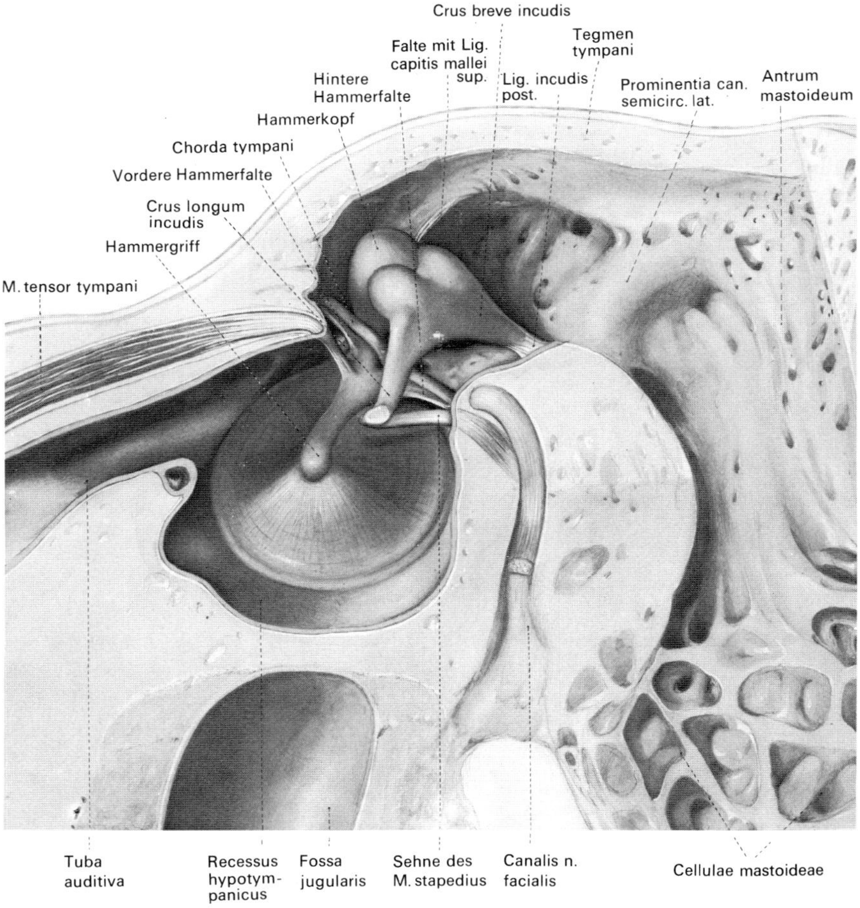

Abb. 449. Aufblick auf das rechte Trommelfell mit Gehörknöchelchen ohne Steigbügel, von innen. Tube, Paukenhöhle und Antrum sind durch einen Längsschnitt eröffnet. Die Schnittflächen liegen nicht in einer Ebene.

(Chorda tympani, Plexus tympanicus) durch die Paukenhöhle.

Die drei Gehörknöchelchen *(Ossicula auditus)* sind Hammer *(Malleus)*, Amboß *(Incus)* und Steigbügel *(Stapes)*. Sie bilden eine bewegliche Kette (Abb. 448), die an einem Ende am Trommelfell und am anderen Ende in der Fenestra vestibuli befestigt ist. Gelenke gibt es zwischen Hammer und Amboß *(Articulatio incudomallearis)* und zwischen Incus und Stapes *(Articulatio incudostapedia)*. Das *Manubrium mallei* ist mit dem Trommelfell verwachsen (außen als *Stria mallearis* sichtbar). Die *Basis stapedis* sitzt mit einem *Ligamentum anulare im Vorhofsfenster* verankert. Während beim Jugendlichen dieses Band aus gleichmäßigen Faserzügen besteht, kommen bei älteren Individuen Spalträume im Ligament vor, wodurch die Befestigung des Steigbügels im Vorhoffenster einem echtem Gelenk ähnelt. Da die Gehörknöchelchen mit Schleimhaut überzogen sind, bilden sich Übergangsfalten von der Wand des Mittelohrs (Plicae, Ligamenta) heraus. Die als Ligamente bezeichneten Schleimhautzüge dienen zur ausgewogenen Verankerung der Gehörknöchelchen in der Paukenhöhle. So unterscheidet man etwa beim Malleus drei Ligamente: *Ligamentum mallei superius, laterale* und *anterius*. Bei manchen Säugetieren sind Teile des Malleus fest mit dem Os tympanicum verwachsen. Die durch Schalleinwirkung entstehenden Schwingungen des Hammers laufen hier anders ab als bei den freischwingenden menschlichen Gehörknöchelchen.

Die beiden Mittelohrmuskeln, *Musculus tensor tympani* und *Musculus stapedius*, setzen am Malleus bzw. am Stapes an. Der größere *M. tensor tympani* entspringt hauptsächlich im Semicanalis musculi tensoris tympani im vorderen Teil des Os temporale. Am Processus cochleariformis biegt die Endsehne des doppelt gefiederten Muskels nach lateral um und zieht zum Malleus, wo sie medial, am Manubrium mallei, ansetzt. Der *M. stapedius* entspringt in einem knöchernen Fach (Cavum musculi stapedii) neben dem Canalis facialis (Abb. 449). Die Sehne des Muskels liegt in der *Eminentia pyramidalis*. An der Spitze der

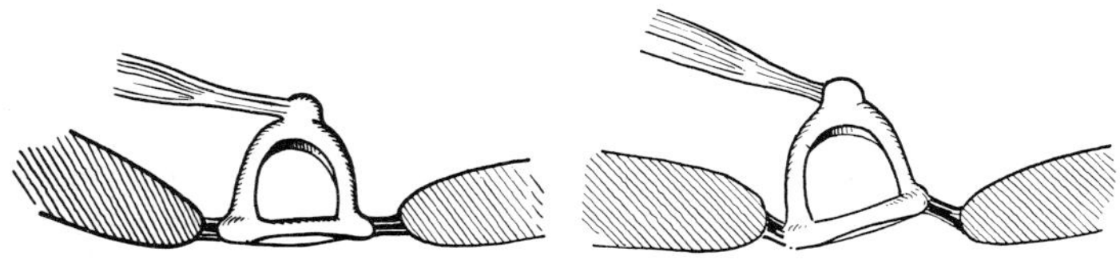

Abb. 450. Wirkung des M.stapedius auf den Steigbügel.

Eminentia pyramidalis tritt die Sehne des Muskels aus und zieht von dorsal zu ihrem Ansatzpunkt am Übergang von Crus posterius zum Caput stapedius. Der M. tensor tympani gehört zum Material des ersten Kiemenbogens und wird daher vom N. mandibularis innerviert, der M. stapedius, vom zweiten Kiemenbogen abstammend, erhält seine motorische Innervation vom N. facialis. Die Wirkungsweise des M. stapedius wird in Abb. 450 schematisch dargestellt. Nach Ultrastruktur und Innervation zu schließen, sind die beiden Muskeln befähigt, kurze, schnelle Kontraktionen mit geringer Kraftentwicklung durchzuführen.

Die Innervation der Schleimhaut erfolgt durch den N. glossopharyngeus (N. tympanicus). Der N. tympanicus speist zusammen mit den Nn. caroticotympanici (sympathische Fasern) den Plexus tympanicus. Der auffälligste Nerv im Cavum tympani ist die Chorda tympani. Diese verläßt den Canalis facialis am Boden der Paukenhöhle und zieht zwischen Malleus und Incus nach vorne zur Fissura petrotympanica (Glaseri). Auf ihrer Verlaufsstrecke durch das Mittelohr ist die Chorda tympani natürlich von Schleimhaut umgeben. Es entstehen dadurch die beiden Hammerfalten, die vom Rand des Trommelfells zum Manubrium mallei ziehen. Zwischen den Falten und dem Trommelfell bilden sich die Trommelfelltaschen. Die hintere Trommelfelltasche setzt sich in den *Recessus membranae tympani superior* (PRUSSAK*scher Raum*) fort. Dieser Raum ist lateral durch die Pars flaccida des Trommelfells, medial vom Hals des Hammers, unten vom Processus lateralis und oben vom lateralen Hammerband begrenzt (in der Abb. 437 ist der Raum dargestellt, aber nicht bezeichnet).

Die *arterielle Versorgung des Mittelohrs* und seines Inhalts erfolgt über eine größere Anzahl von Arterien (Abb. 447): A. caroticotympanica (aus der A. carotis interna), A. tympanica inferior (aus der A. pharyngea ascendens), A. stylomastoidea (aus der A. auricularis posterior), A. petrosa superficialis (aus der A. meningea media, zieht mit dem N. petrosus major), A. tympanica superior (aus der A. meningea media), A. subarcuata (aus der A. labyrinthi oder aus der A. cerebellaris inferior anterior), A. tympanica anterior (aus der A. maxillaris, versorgt die Gehörknöchelchen), A. auricularis profunda (aus der A. maxillaris) und kleine Arterien entlang der Tuba auditiva. Die Aufzählung zeigt die Beziehungen des Mittelohrs zur Nachbarschaft deutlich auf.

Die Ohrtrompete (Tuba auditiva Eustachii)

Die *Tuba auditiva (Eustachii)*, Verbindungsrohr zwischen Paukenhöhle und Pharynx, etwa 37 mm lang, beginnt mit dem *Ostium tubae tympanicum* an der Vorderwand des Cavum tympani und endet mit dem *Ostium tubae pharyngeum* im Nasopharynx. Sie ist teils knöchern (1/3), teils knorpelig-membranös (2/3). Am Übergang der beiden Teile ist die engste Stelle *(Isthmus)*. Die Tube verläuft von oben, lateral und hinten nach unten, medial und vorne (Abb. 447). Beim Kind ist sie kürzer, relativ weiter und liegt fast horizontal. Der elastische Tubenknorpel hat im Querschnitt (Abb. 437) eine charakteristische Form: er liegt medial und oben und bildet eine Rinne. Lateral wird die Tubenwand und der Tubenboden von Bindegewebe gebildet. Die Schleimhaut der Tube besitzt ein mukoziliäres Transportsystem, das einen Flüssigkeitsstrom gegen den Pharynx hin unterhält. Gegen das pharyngeale Ende sind in die Schleimhaut vermehrt Lymphfollikel eingelagert, so daß an der Mündungsstelle im Pharynx von einer *Tonsilla tubaria* gesprochen werden kann. Da an der membranösen Wand der Tube der M. tensor veli palatini entspringt und unterhalb davon der M. levator veli palatini verläuft, wird die normalerweise elastisch geschlossene Tube bei der Kontraktion dieser Muskeln erweitert. Die Tube wird daher z. B. beim Schlucken aktiv erweitert und ermöglicht dadurch die Belüftung der Paukenhöhle. Dadurch wird der Druckausgleich zwischen Pharynx und Mittelohrhöhle möglich. Beim Überwinden großer Höhenunterschiede muß der Druckausgleich zwischen Mittelohr und Außenwelt über die Tube erfolgen. Erfolgt kein Druckausgleich, ist das Hören erschwert. Diese Druckstörung kann durch den VALSALVA-Versuch (bei geschlossenem Mund und zugehaltener Nase wird die Luft in Nase und Tube gepreßt) oder durch den TOYNBEE-Versuch (Schlucken bei verschlossenem Mund und zugehaltener Nase) behoben werden. Die Luft kann leichter aus dem Mittelohr in den Pharynx als umgekehrt.

Die Pneumatisation des Os temporale

Die Pneumatisation des Os temporale beginnt postnatal vom Cavum tympani und vom Antrum mastoideum aus. Obwohl um das 6. Lebensjahr die Pneumatisation weitgehend ausgebildet ist, wird auch im späteren Leben der Knochen noch weiter von der

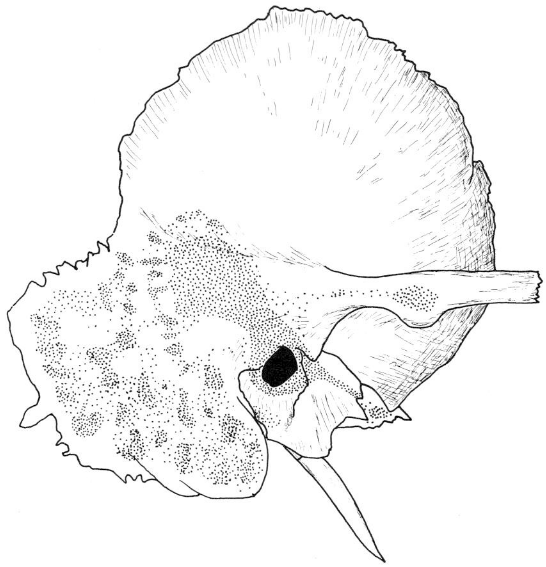

Abb. 451. Pneumatisation des Os temporale (luftgefüllte Räume punktiert gezeichnet; nach HOLLINSHEAD 1971).

Schleimhaut rarefiziert. So entstehen eine große Anzahl luftgefüllter Räume (Cellulae) im Schläfenbein (Abb. 451). Folgende Regionen solcher Zellen können unterschieden werden: Zellen des Processus mastoideus, perilabyrinthäre Zellen, Zellen der Pyramidenspitze und akzessorische Zellen. Im Bereich des Processus mastoideus liegen die Zellen um das Antrum, im Tegmen tympani, in der Umgebung des Sinus sigmoideus, um den Canalis facialis (retrofaziale Zellen) und in der Spitze des Processus mastoideus. Da der Processus mastoideus sich aus der Pars squamosa und der Pars petrosa des Os temporale bildet, findet sich innerhalb des Processus ein knöchernes Septum zwischen den Zellen der beiden Anteile. Die perilabyrinthären Zellen gruppieren sich um das Labyrinth. Die Grenze zu den Zellen der Pyramidenspitze wird durch die Cochlea gebildet. Die Zellen der Pyramidenspitze liegen um den Canalis caroticus und unterhalb der Tuba auditiva. Die sog. akzessorischen Zellen können in der Squama (vertikale Portion), im Processus zygomaticus (horizontale Portion), im Processus styloideus und im Os occipitale vorkommen. Alle diese Zellen können bei Entzündungen des Mittelohrs mit betroffen sein. Wenn durch Eiterung Knochenmaterial zerstört wurde, ist die operative Entfernung der Zellen (Mastoidektomie) nötig. Die Nachbarschaft des Sinus sigmoideus (Abb. 452) zu den entzündeten Zellen kann zu einer

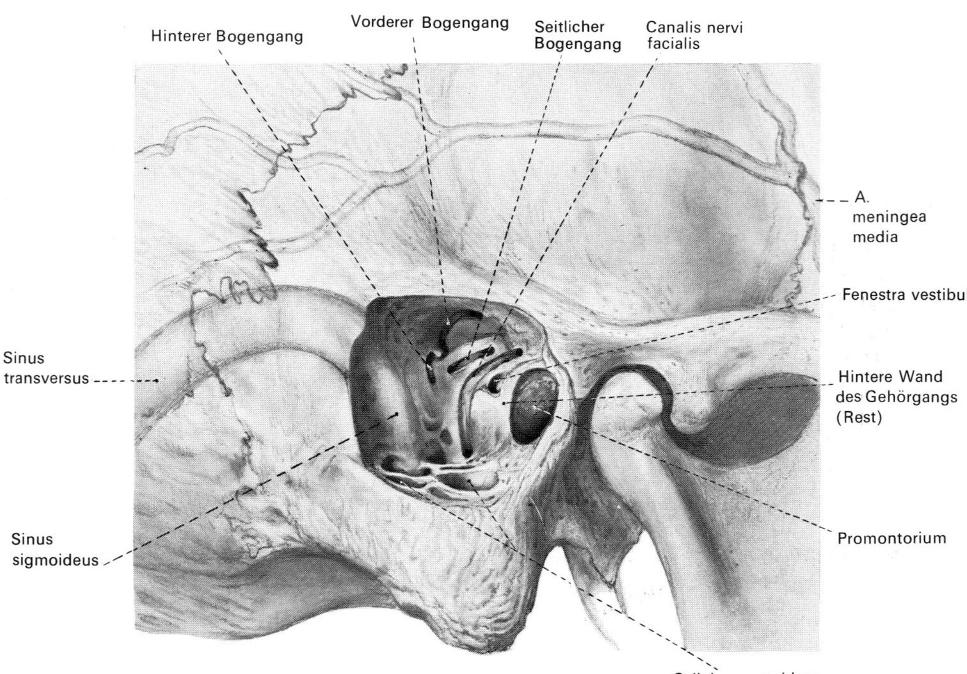

Abb. 452. Der rechte Warzenfortsatz ist aufgemeißelt, die hintere Gehörgangswand ist größtenteils entfernt, die Bogengänge und der Canalis facialis sind eröffnet. Man beachte die Nachbarschaft des Sinus sigmoideus.

Sinusthrombose führen, über das Tegmen tympani kann eine Meningitis oder ein Hirnabszeß entstehen, der N. facialis und das Labyrinth können erkranken und schließlich ergeben sich bei Entzündungen der Zellen in der Pyramidenspitze manchmal Läsionen des N. trigeminus und des N. abducens.

Zur Funktion des Mittelohres

Der auf das Trommelfell auftreffende Luftschall muß durch das Mittelohr auf die Perilymphe des Innenohres übertragen werden. Das Trommelfell ist durch die Gehörknöchelchen an das ovale Fenster gekoppelt. Eine direkte Übertragung des Luftschalles auf das ovale Fenster, und damit auf die Perilymphe hätte zur Folge, daß über 98% der Schallenergie reflektiert würden. Durch das Trommelfell und die Gehörknöchelchen wird die Schallenergie in geeigneter Weise auf das Innenohr übertragen. Wesentlich ist dabei die Druckänderung, die durch die unterschiedlichen Flächen von Trommelfell und Steigbügelplatte (Trommelfellfläche 55 mm^2, Stapesbasis 3 mm^2, unterhalb 2400 Hz Druckerhöhung von 1:17) und die unterschiedlich langen Hebelarme von Hammer und Amboß (Druckerhöhung 1:3) erzielt wird. Der Druck wird also unterhalb von 2400 Hz 22fach verstärkt. Früher wurde der Knochenleitung des Schalls über die Schädelknochen für den Transport höherer Frequenzen eine Bedeutung zugeschrieben. Durch neue Untersuchungstechniken ist aber erkannt worden, daß die Gehörknöchelchen auch höhere Frequenzen weiterleiten können. Die gute Empfindlichkeit des Säugetierohres für hohe Frequenzen scheint sogar weitgehend von der Gehörknöchelchenkette abzuhängen. Die einfachere Columella-Übertragung (Abb. 440) wirkt nur unterhalb von 3000 Hz so gut wie die Gehörknöchelchenkette. Für diese Frequenzen, die auch in der menschlichen Sprache vorkommen, ist eine der Columella ähnliche Prothese zur Schallübertragung durchaus geeignet. Eine solche Prothese wird zur Mittelohrrekonstruktion bei Verletzungen oder bei Otosklerose verwendet. Das Trommelfell schwingt bei Übertragung tiefer und hoher Frequenzen in unterschiedlicher Weise. Das Schwingungsbild bei Untersuchung mit der Laser-Holographie ist in Abb. 453 dargestellt. Bei hohen Frequenzen schwingt das Trommelfell nur mehr partiell. Die menschlichen Gehörknöchelchen sind sehr gut ausgewuchtet und können daher außerordentlich leicht in Schwingung versetzt werden. Bei normalem Schalldruck ist die Auslenkung des Stapes nur wenige Zehntel Ångström groß.

Die Bedeutung der beiden Mittelohrmuskeln läßt sich kurz folgendermaßen beschreiben. Der M. tensor tympani zieht das Trommelfell nach medial, der M. stapedius verkantet den Stapes nach hinten (Abb. 450). Die Reihe der Gehörknöchelchen wird dadurch fester aneinander gepreßt, die beiden Muskeln arbeiten also als Synergisten. Die Tätigkeit der beiden Muskeln erweitert den Lautstärkenbereich des Gehörorgans. Tiefe Frequenzen werden besonders gedämpft, wodurch die hohen Frequenzen bevorzugt weitergeleitet werden. Die Tätigkeit der beiden Mittelohrmuskeln bewirkt also nicht nur einen Schutz des Innenohrs vor zu hoher Schallbelastung. Die Reflexe der beiden Mittelohrmuskeln werden zur efferenten Kontrolle der Schallaufnahme benützt.

Neben der Leitung des Schalls über das Mittelohr (Luftleitung) spielen noch die Knochenleitung und die ossotympanale Leitung (vom Unterkiefer auf den äußeren Gehörgang) eine gewisse Rolle. Die Knochenleitung ist für klinische Untersuchungen des Hörvermögens wichtig. Zu diesem Zweck wird eine schwingende Stimmgabel direkt auf en Schädel gesetzt. Um eine gleiche Hörempfindung zu erzielen, muß der dem Knochen angebotene Schall ungefähr 20 Dezibel lauter sein. Der Energieverlust durch die Knochenleitung ist also beträchtlich. Bei Behinderung der Schalleitung über das Mittelohr ändert sich die Differenz zwischen Luft- und Knochenleitung.

Eine Beeinträchtigung des Schalleitungsapparates führt zur Herabsetzung des Hörvermögens, zur Schalleitungsschwerhörigkeit. Sie kann durch einen Zeruminalpfropf, durch Fremdkörper im äußeren Gehörgang, durch Trommelfellperforationen, durch Veränderungen der Gehörknöchelchen bei chronischer Mittelohrentzündung oder durch Fixierung des Stapes im ovalen Fenster (z. B. bei der Otosklerose) verursacht werden. Durch mikrochirurgische Eingriffe wie z. B. eine Tympanoplastik oder eine Stapesmobilisation läßt sich eine solche Schalleitungsstörung bessern. Auch eine Funktionsstörung der Tube mit nachfolgender Resorption der Luft im Mittelohr und Behinderung der Schwingungsfähigkeit führt zu einer Beeinträchtigung des Gehörs. So kommt es bei Berg- und Talfahrten mit Auto oder Bergbahn zu

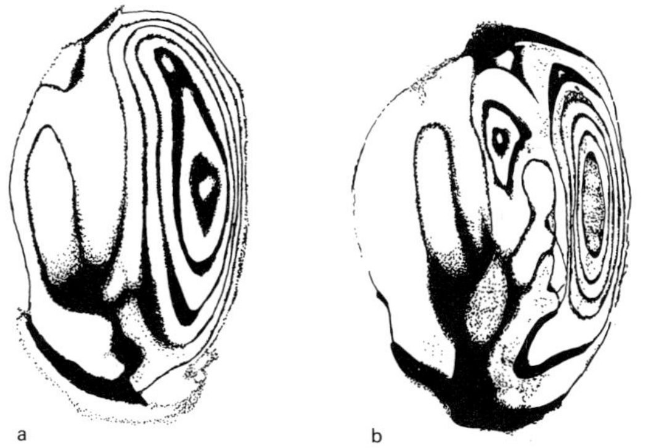

Abb. 453. Hologramme des schwingenden Trommelfells der Katze, a) bei 969 Hz, b) bei 4001 Hz (nach TONNDORF, KHANNA u. GREENFIELD 1971, Ann. Otol. 80).

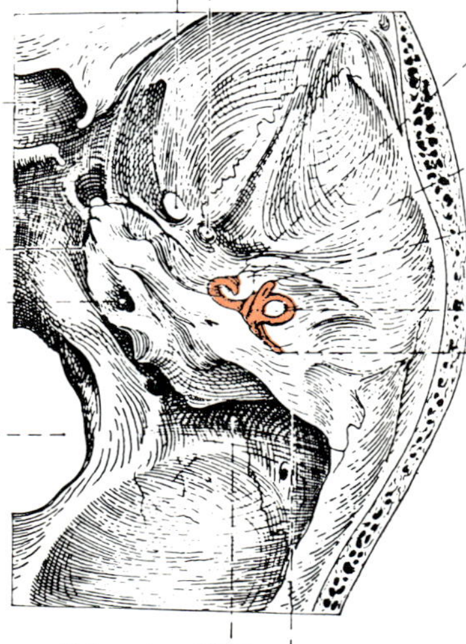

Abb. 454. Ausguß des inneren Ohres im durchsichtig gemachten Felsenbein. (Umzeichnung nach T. WASANO, Atlas, 2. Band, Tokio 1950).

einem Taubheitsgefühl auf beiden Ohren mit dem Eindruck der Hörverschlechterung. Diese Erscheinung kann durch Schlucken ausgeglichen werden. Im Gegensatz zur geschlossenen Tube findet bei der klaffenden Tube ein ständiger Lufteintritt in die Paukenhöhle statt. Die Schallwellen gelangen sowohl vom Ohr als auch vom Pharynx in das Mittelohr, und die so entstehende Interferenz führt zu einem verzerrten Hören der eigenen Stimme (Autophonie).

Das Innenohr

Das Innenohr oder Labyrinth stellt ein im Os temporale eingebettetes Hohlraumsystem dar (Abb. 454 u. 455). Nach der Funktion läßt es sich in einen statischen (Vorhof und Bogengänge) und in einen akustischen Teil (Schnecke) aufgliedern. Traditionsgemäß wird ein knöchernes Labyrinth und ein darin eingelagertes häutiges Labyrinth unterschieden. Das Perioticum als embryonale Hülle des knöchernen Labyrinths ossifiziert ab dem 4. Embryonalmonat. Der Labyrinthknochen gilt als der härteste Knochen des Körpers (Pars petrosa). Er zeigt verschiedene Besonderheiten, u.a. kann hier die Otosklerose als typische Erkrankung beobachtet werden. Durch Einwachsen von Blutgefäßen entstehen spongiöse Knochenherde, die später in gefäßarmen, kompakten Knochen übergehen (Stadium der Sklerose). Durch einen solchen Prozeß kann beispielsweise der Stapes im ovalen Fenster eingemauert werden.

Das knöcherne Labyrinth

Die Labyrinthkapsel bildet die Räume zur Aufnahme des häutigen Labyrinths. Der *Vorhof (Vestibulum)* steht auf der einen Seite mit der *Schnecke (Cochlea)*, auf der anderen mit den drei *Bogengängen (Canales semicirculares)* in Verbindung. Im Vestibulum sind der *Sacculus* und der *Utriculus* untergebracht. Vom Vestibulum zur zerebellaren Fläche der Schläfenbeinpyramide verläuft der *Aquaeductus (Canaliculus) vestibuli*, in dem der *Ductus endolymphaticus* liegt. Der Vorhof ist durch die Fenestra vestibuli (ovales Fenster) in Kontakt mit dem Mittelohr (Stapes-Fußplatte).

Die drei knöchernen Bogengänge, *Canales semicirculares*, liegen annähernd in den drei Hauptebenen des Raums und stehen senkrecht zueinander. Vor der Mündung in den Vorhof ist der eine Schenkel eines jeden Bogengangs zu einer Ampulla aufgetrieben *(Crus ampullare)*, der andere Schenkel bleibt ohne diese Erweiterung *(Crus simplex)*. Zwei Ampullen liegen vorn, eine hinten. Man unterscheidet den vorderen (oberen) Bogengang *(Canalis semicircularis anterior)*, den hinteren *(Canalis semicircularis posterior)* und den lateralen (horizontalen) Bogengang *(Canalis semicircularis lateralis)*. Der obere Bogengang richtet seine Konvexität gegen die Pyramidenkante und bildet hier die *Eminentia arcuata*. Er steht senkrecht zur Längsachse der Pyramide. Beim Neugeborenen ist der obere Bogengang noch nicht komplett in das Os

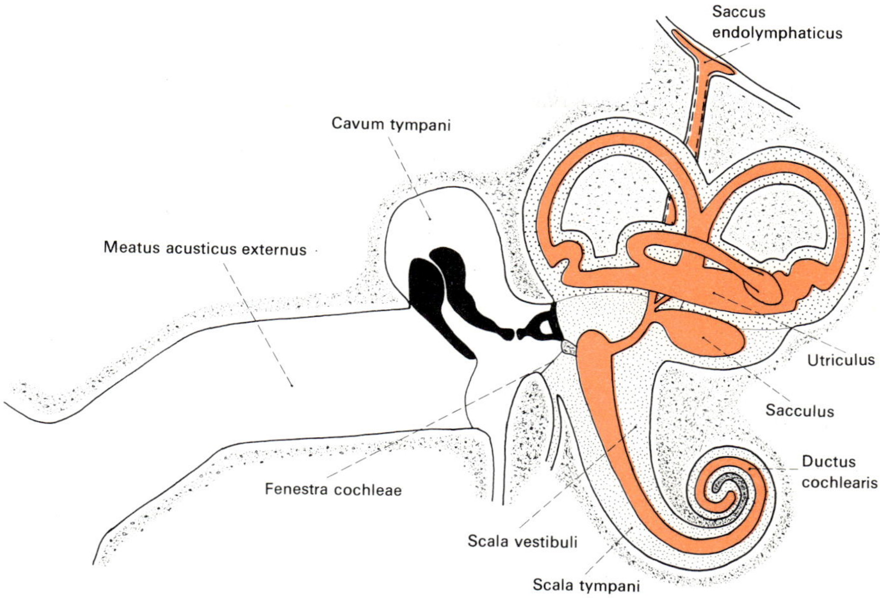

Abb. 455. Schematische Darstellung des Labyrinths, Endolymphraum rot, Perilymphraum punktiert (nach DE BURLET 1934).

temporale einbezogen. In seiner Biegung liegt die nach medial schauende *Fossa subarcuata*. Bei verschiedenen Säugetieren bleibt diese Grube zeitlebens erhalten und beherbergt den Flocculus (Abschnitt der Kleinhirnhemisphäre). Der hintere Bogengang liegt annähernd parallel zur hinteren Pyramidenfläche. Der laterale Bogengang wölbt sich mit seinem Crus ampullare gegen die Paukenhöhle vor (Prominentia canalis semicircularis lateralis an der Hinterwand der Paukenhöhle Abb. 449 u. 452). Während die drei Ampullen ebenso wie das einfache Ende des lateralen Bogengangs isoliert in den Vorhof einmünden, vereinigen sich die einfachen Mündungen des oberen und des hinteren Bogengangs zu einem kurzen gemeinsamen Schenkel *(Crus commune* Abb. 456). In den knöchernen Bogengängen liegen die häutigen Bogengänge *(Ductus semicirculares)* mit den rezeptorischen Strukturen *(Cristae ampullares)*.

Die Schnecke, *Cochlea*, bildet ein in einer logarithmischen Spirale gewundenes Rohr. Die Zahl der Windungen variiert bei den Säugetieren: die niederen Säuger haben kurze Schnecken (1-$1^1/_2$ Windungen), beim Menschen gibt es $2^1/_2$ Windungen und bei Nagetieren werden $4^1/_2$ bis 5 Windungen beobachtet. Die Windungen der menschlichen Schnecke werden als Basal-, Mittel- und Spitzenwindung bezeichnet. Die Windungen drehen sich um eine Achse, den Modiolus. Die Schnecke steht mit ihrer Basis zum inneren Gehörgang, ihre Spitze sieht nach vorne, lateral und unten (Abb. 454). Die Höhe der Cochlea vom Unterrand der basalen Windung bis zur Spitze beträgt 4–$4^1/_2$ mm. Die Spitzenwindung erhebt sich nicht mehr über die Mittelwindung, so daß es in diesem Bereich keine Spindel mehr gibt. Die Schnecke enthält einen 30–37 mmm langen, gegen das obere Ende sich verengenden Kanal, der sich um den Modiolus windet und in der Cupula endet. Vom Modiolus entspringt die *Lamina spiralis ossea (primaria)*, ein etwa 1 mm breites Knochenplättchen, das, an der Basis der Schnecke beginnend, unter allmählicher Breitenzunahme sich bis zur Cupula um den Modiolus windet und dort mit einem Fortsatz, dem *Hamulus laminae spiralis*, endet. Diese Spirallamelle trennt zusammen mit der Basilarmembran und der Vestibularmembran den Schneckenkanal in die obere *Scala vestibuli* und die untere *Scala tympani* (Abb. 470). Die Scala vestibuli öffnet sich in den Vorhof, während die Scala tympani durch die Membrana tympani secundaria im runden Fenster (Fenestra cochleae) abgeschlossen ist. Beide Skalen stehen durch das *Helicotrema* in der Spitze der Schnecke miteinander in Verbindung. Am Beginn der Basalwindung liegt gegenüber der Lamina spiralis ossea primaria die *Lamina spiralis ossea secundaria.* Diese ist ein schmales Knochenplättchen, das am Außenrand der Cochlea entspringt und im Verlauf der Basalwindung verschwindet (Abb. 457). An der sekundären Spirallamelle ist die Basilarmembran bzw. die tympanale Portion des Ligamentum spirale verankert. Der Ductus cochlearis (Abb.470) ist die membranöse Struktur in der Cochlea. Er enthält das CORTIsche Organ.

Zum knöchernen Labyrinth zählt auch der innere

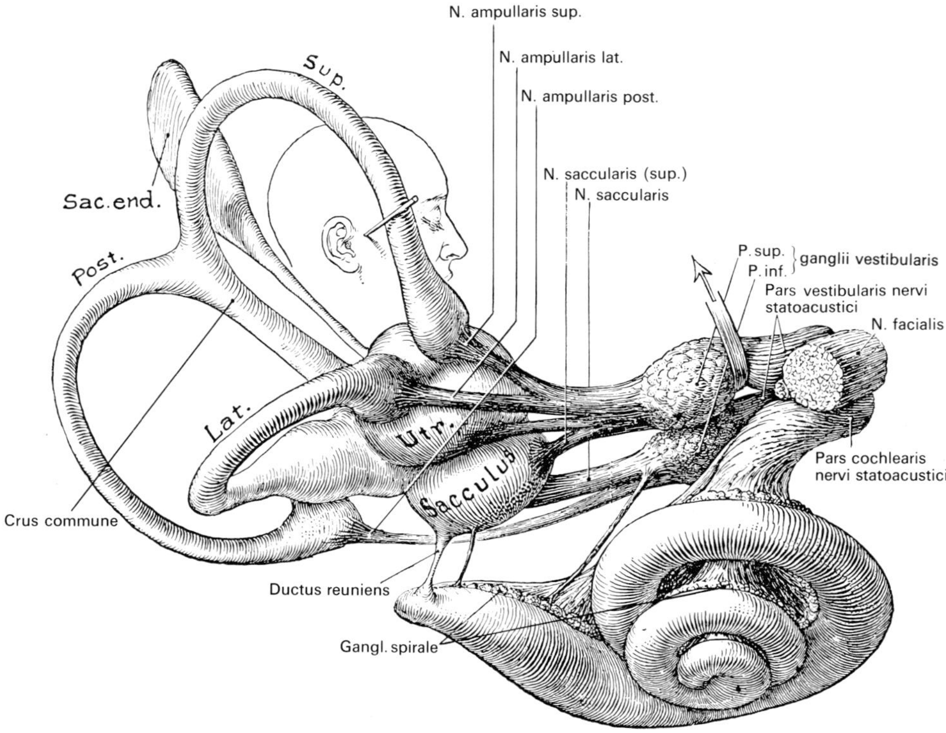

Abb. 456. Häutiges Labyrinth mit Nerven von lateral gesehen, nach M. HARDY.

Gehörgang *(Meatus acusticus internus)*. Er ist etwa 10 mm lang und hat einen Durchmesser von 5 mm. Er beinhaltet Nerven (N.facialis mit N.intermedius, N. vestibulocochlearis) und Gefäße (A. labyrinthi). Am Ende des inneren Gehörgangs (Fundus) kann man die Öffnungen für die Nerven erkennen. Die Beurteilung des inneren Gehörgangs im Röntgenbild ist zur Feststellung von Tumoren (Akustikusneurinom) wichtig. Bei bestimmter Aufnahmetechnik (nach STENVERS) kann der innere Gehörgang im Röntgenbild gut dargestellt werden.

Das häutige Labyrinth

Das häutige Labyrinth (Sacculus, Utriculus, drei Ductus semicirculares = vestibulärer Apparat; Ductus cochlearis = akustischer Apparat, Ductus und Saccus endolymphaticus) ist ein geschlossenes System von Hohlräumen (Abb. 455), das in der knöchernen Labyrinthkapsel liegt und wenigstens an einer Wandseite durch Bindegewebe fest am Knochen fixiert wird.

Zwischen Knochen und membranösem Organ befindet sich in den perilymphatischen Räumen (Spatium perilymphaticum bestehend aus Cisterna perilymphatica vestibuli, perilymphatischen Bogengängen und der Scala vestibuli und tympani der Schnecke) die Perilymphe. Sie stellt mit großer Wahrscheinlich-

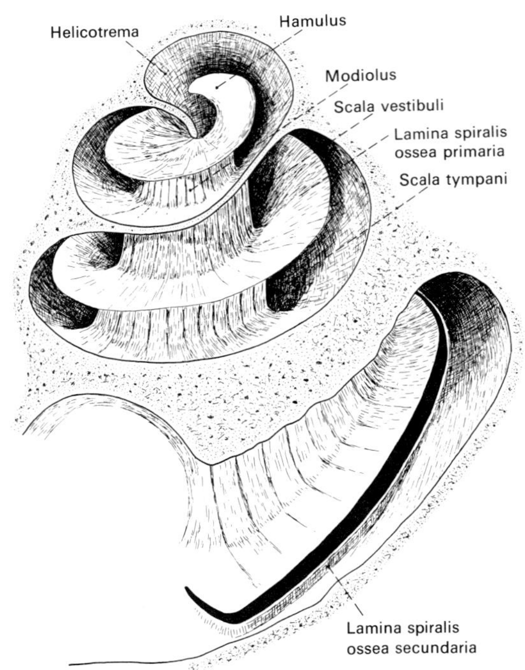

Abb. 457. Köcherne Cochlea und ihre Spirallamellen (z. T. nach PLATZER 1958).

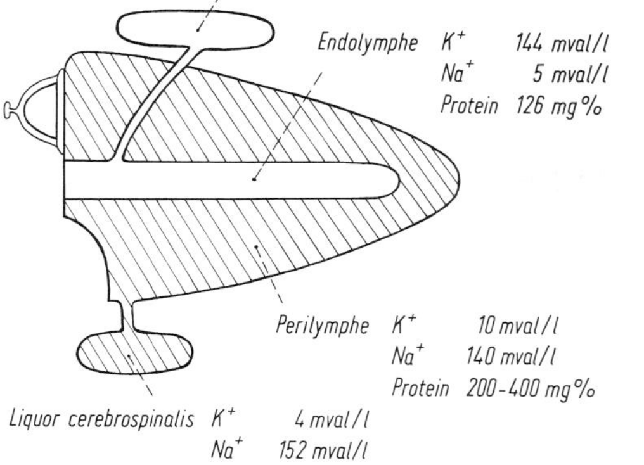

Abb. 458. Zusammensetzung der Innenohrflüssigkeiten (nach SCHUKNECHT, Contr. Sens. Physiol. 4, 1970).

keit eine Kombination von Substanzen aus dem Liquor cerebrospinalis und dem Blut dar, soll von den Kapillaren des Perilymphraums produziert und von den Venen resorbiert werden. Die Kommunikation mit dem Liquorraum kann über den *Ductus perilymphaticus (Aquaeductus cochleae)* und über die perineuralen Scheiden des N. vestibulocochlearis erfolgen.

Alle Hohlräume des häutigen Labyrinths sind untereinander verbunden und mit Endolymphe gefüllt. Diese wird von der Stria vascularis in der Cochlea, vom Planum semilunatum der Cristae ampullares und den entsprechenden Epithelschichten an der Macula utriculi und sacculi gebildet. Die Resorption der Endolymphe soll teilweise im Saccus endolymphaticus, der zwischen zwei Durablättern an der zerebellaren Fläche der Pyramide liegt, erfolgen. Über die Zusammensetzung der Innenohrflüssigkeiten orientiert die Abbildung 458.

Der vestibuläre Anteil des häutigen Labyrinths besteht aus Sacculus, Utriculus und den drei Ductus semicirculares (Abb. 459). Die einzelnen Abschnitte stehen untereinander und mit dem Ductus cochlearis in Verbindung. Trotzdem bestehen regionale Unterschiede in der Zusammensetzung der Endolymphe und im Aufbau der elektrischen Potentiale.

Der *Ductus endolymphaticus* geht vom Verbindungsgang zwischen Utriculus und Sacculus (Ductus utriculosaccularis) ab und führt im Canaliculus vestibuli in die Schädelhöhle. Vom Sacculus führt der *Ductus reuniens* seitständig in den Ductus cochlearis. In den einzelnen Abteilungen des vestibulären Apparats finden sich Sinnesepithelien: im Utriculus die *Macula utriculi*, im Sacculus die *Macula sacculi* und in den Bogengängen die *Cristae ampullares*. Das membranöse Labyrinth ist von einem einschichtigen, platten bis isoprismatischen Epithel ausgekleidet. An den Rezeptorarealen ist das Epithel verdickt. Die Epithelzellen des Labyrinths stammen von den ektodermalen Zellen des Labyrinthbläschens ab.

Der Aufbau des Sinnesepithels ist, abgesehen von regionalen Abwandlungen, prinzipiell gleich. Die über den Sinnesepithelien liegende gallertige Masse ist hingegen unterschiedlich gebaut: An den Cristae ampullares ist sie als Cupula ausgebildet, an den Maculae sind kristalline Partikel eingelagert (Stato-

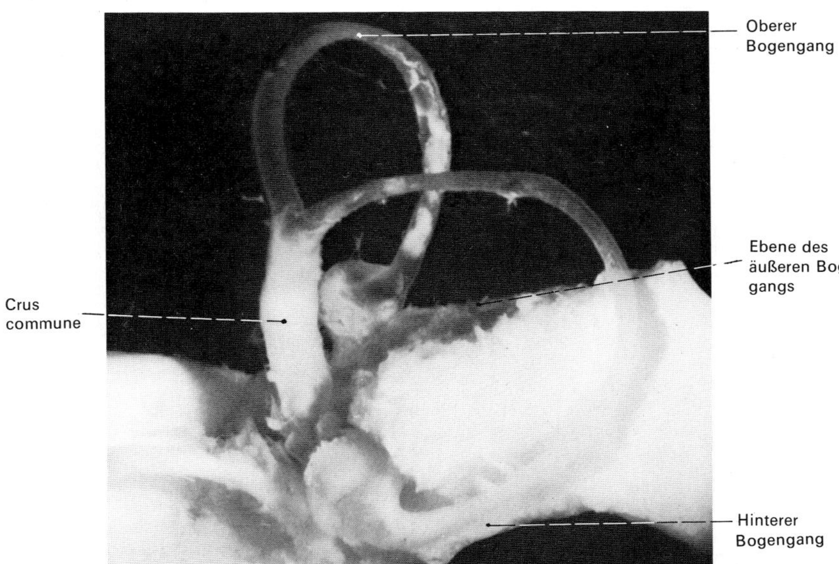

Abb. 459. Häutige Bogengänge des menschlichen re. Ohres von hinten. Mikropräparation, LANGE fec.

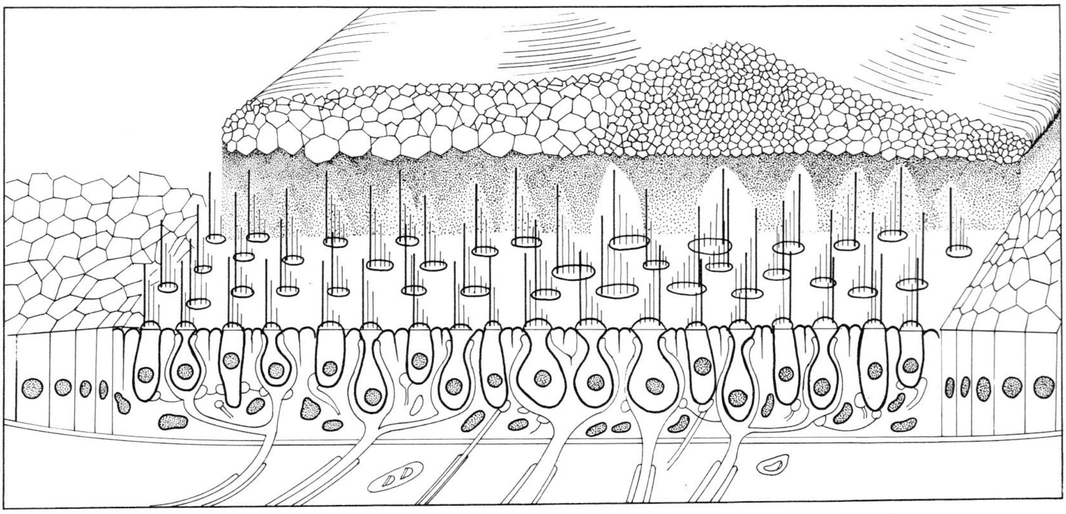

Abb. 460. Statokonienmembran (nach LINDEMAN, Ergebn. Anat. Entw Gesch. 42, 1969).

konien, Otolithen), weshalb sie auch als Statokonienmembran bezeichnet wird (Abb. 460).

Im vestibulären Sinnesepithel finden sich zwei Rezeptorentypen: Typ I oder flaschenförmige Zelle und Typ II oder zylindrische Zelle (Abb. 461). Außer durch ihre Form unterscheiden sich die beiden Zelltypen durch ihre Innervation an der Basis der Zellen. Beim Typ I ist der größte Teil der Zelle von einem afferenten Nervenkelch (Calix) umgeben, an dem vereinzelt efferente Nervenendigungen zu sehen sind. An den Zellen vom Typ II gibt es mehrere, kleinere afferente und efferente Nervenendigungen. Beide Zelltypen tragen an der Oberfläche, die sie der gallertigen Deckschicht zuwenden, Sinneshaare: 80 bis 100 Stereozilien und 1 Kinozilie. Die Kinozilie findet sich in bestimmter Lage zu den Stereozilien. Die Sinneszellen werden deshalb als polarisiert bezeichnet. Beim Menschen zählt man 7600 Haarzellen an jeder Crista ampullaris, 18000 an der Macula sacculi und 33000 an der Macula utriculi (ROSENHALL). Die Sinneszellen werden von Stützzellen begleitet, die an der Oberfläche zur Festigung eine retikuläre Membran bilden. Die afferenten Nervenendigungen sind der Beginn der peripheren Fortsätze der bipolaren Ganglienzellen des Ganglion vestibulare. Die zentralen Fortsätze der Ganglienzellen bilden den N. vestibularis.

Das auf den Cristae ampullares in den Bogengängen befindliche Sinnesepithel wird von einer gallertigen Cupula, die bis zum Ampullendach reicht, bedeckt (Abb. 462 u. 463). Die Cupulae haben Kanäle, in denen die Sinneshaare der Haarzellen untergebracht sind (Abb. 464). An das Sinnesepithel der Cristae ampullares schließt sich ein Epithel an,

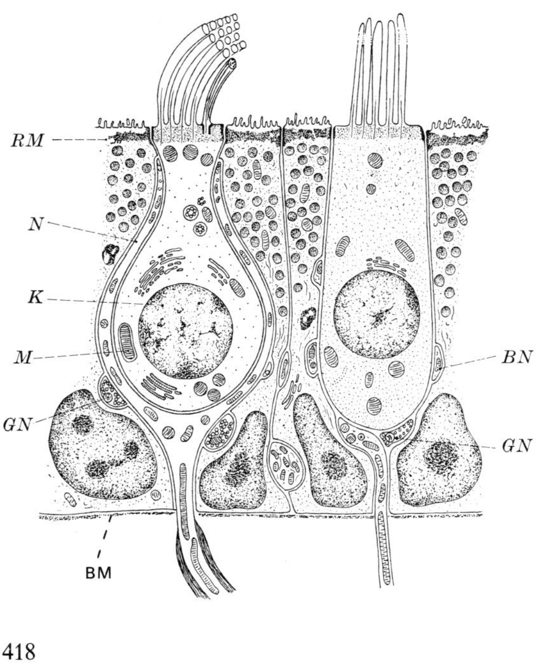

Abb. 461. Links flaschenförmige (Typ I), rechts zylindrische (Typ II) vestibuläre Sinneszelle. Dazwischen Stützzellen. Zwei verschiedene Nervenendigungen an der Basis der Haarzellen (nach ENGSTRÖM 1960). BN = afferente Nervenendigung GN = efferente Nervenendigungen, M = Mitochondrien, N = Nervenkelch, RM = Reticularmembran, K = Zellkern, BM = Basalmembran.

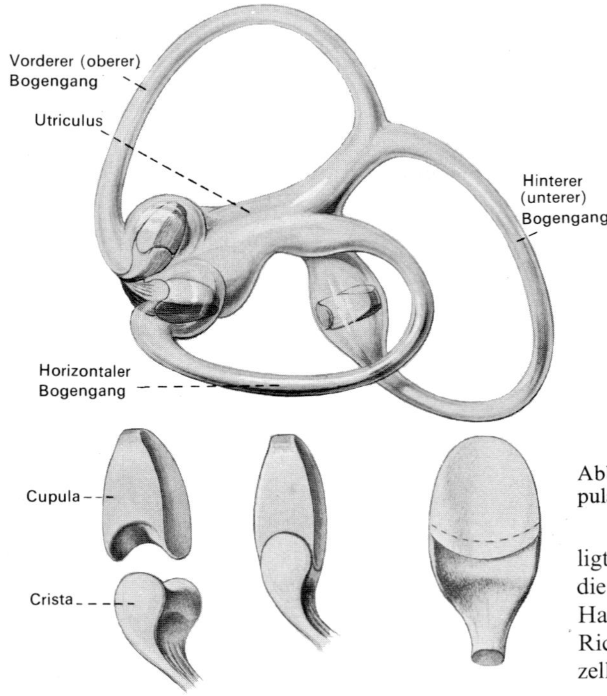

Abb. 462. Das Bogengangsystem des Menschen mit eingezeichneten Cristae ampullares. Links Labyrinth schräg von oben außen gesehen. Darunter isolierte Crista mit Cupula. Nach W. STEINHAUSEN.

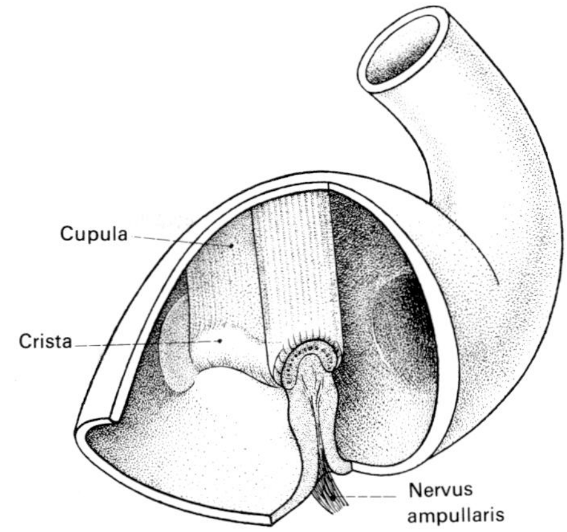

Abb. 463. Eröffnete Bogengangsampulle. Crista und Cupula sichtbar (nach WERNER 1960).

dem man sezernierende und resorbierende Funktionen zuschreibt.

Rasterelektronenmikroskopische Untersuchungen haben neue Einblicke in die Epithelien des vestibulären Apparats ergeben (Abb. 465 u. 466).

Mit Hilfe der Rezeptorzellen im Utriculus und wahrscheinlich auch im Sacculus nimmt der Mensch die Schwerkraft der Erde und lineare Beschleunigungen (in Richtung und Größe) wahr. Die Abbiegung des Kinocilium (Scherung) durch die Statokonienmembran wirkt als reizübertragender Mechanismus. Die Sinneshaare an den Cristae ampullares werden durch Auslenkung der Cupula umgebogen, was zur Erregung der Zellen führt. Die Auslenkung der Cupula aus ihrer normalen Lage erfolgt durch die Trägheit der Endolymphe im Bogengang bei Drehung. Durch diesen Mechanismus können Drehbewegungen in den drei Ebenen des Raumes mittels der drei, aufeinander senkrecht stehenden Bogengänge registriert werden. Untersuchungen über die Mechanismen des vestibulären Apparats können besonders gut an Fischen (Hecht, Rochen) durchgeführt werden. Die dabei gewonnenen Ergebnisse können ohne weiteres auch auf die höheren Wirbeltiere übertragen werden. Es konnte gezeigt werden, daß die Polarisierung der Sinneszellen auch am Erregungsmodus beteiligt ist: Erfolgt die Abbiegung der Sinneshaare über die Stereozilien zum Kinocilium hin, so wird die Haarzelle depolarisiert. Abbiegung in umgekehrter Richtung führt zu einer Hyperpolarisation der Sinneszelle.

Die Gleichgewichtsbahn (zentrales, vestibuläres System)

Von den Rezeptoren werden die Erregungen durch die afferenten Neurone des N. vestibularis übernommen und zum Rautenhirn geleitet. Die peripheren Fortsätze der Zellen des Ganglion vestibulare

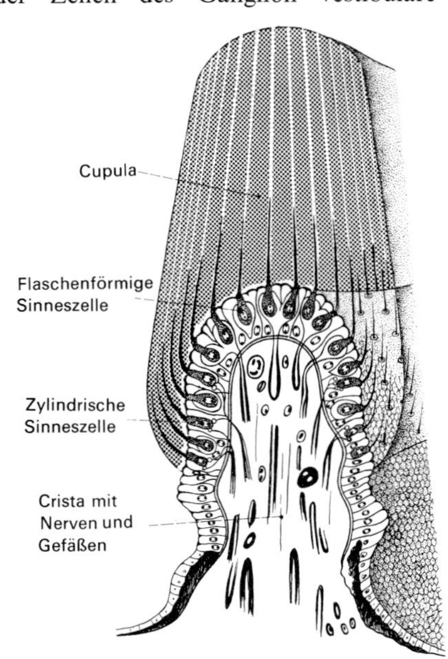

Abb. 464. Crista ampullaris. Die Haare der Sinneszelle ragen, in feinen Kanälchen liegend, in die Cupula hinein (nach WERSÄLL 1956).

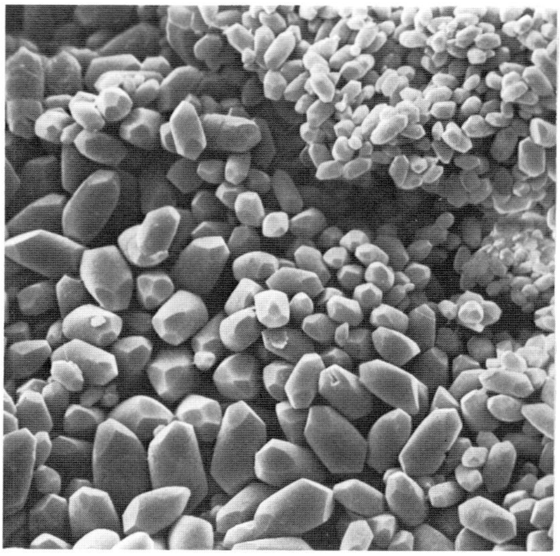

Abb. 465. Rasterelektronenmikroskopisches Bild der Statokonien vom Meerschweinchen, 900fach. (Bild wurde zur Verfügung gestellt von B. KELLERHALS u. W. VILLIGER).

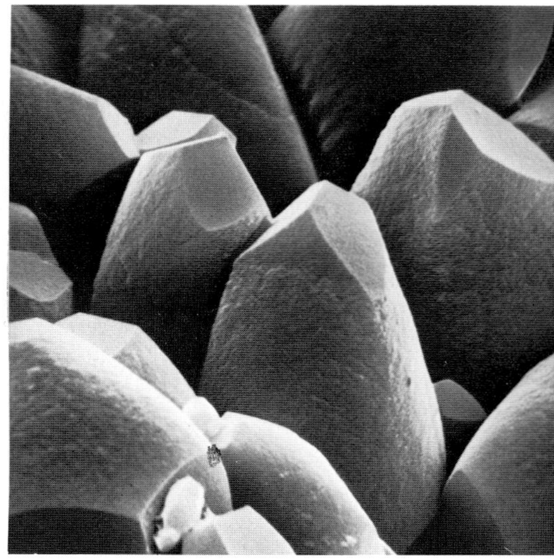

Abb. 466. Rasterelektronenmikroskopisches Bild der Statokonien vom Meerschweinchen, 3800fach. (Bild wurde zur Verfügung gestellt von B. KELLERHALS u. W. VILLIGER).

(SCARPAE) laufen in mehreren Bündeln (N. utriculoampullaris, N. ampullaris posterior und N. saccularis, Abb. 456) zum Fundus meatus acustici interni, wo die Perikarya liegen. Nach dem Durchtritt durch die Basalmembran im Sinnesepithel erhalten die Fasern ihre Markscheiden, die sich über die Perikarya (markhaltige Ganglienzellen) auf die zentralen Fortsätze erstrecken. Der N. vestibularis läuft im Meatus acusticus internus zum Kleinhirnbrückenwinkel, wo er ins Rautenhirn eintritt. Beim Menschen umfaßt der N. vestibularis rund 18000 Fasern (BERGSTRÖM). Die Neuriten (Abb. 467) enden größtenteils an den Endkernen des N. vestibularis in der Area vestibularis der Rautengrube (primäre Vestibularisfasern): Nucleus superior (BECHTEREW), Nucleus lateralis (DEITERS), Nucleus medialis (SCHWALBE) und Nucleus inferior (descendens, ROLLER). Ein kleiner Teil der primären Vestibularisfasern zieht aber durch das Kerngebiet (direkte sensorische Kleinhirnbahn, *Tractus vestibulocerebellaris* im Corpus juxtarestiforme). Im N. vestibularis sind auch efferente Fasern enthalten, die aus verschiedenen Kernen des Rautenhirns, u.a. auch vom Nucleus vestibularis lateralis, zu den Sinnesepithelien des Innenohrs zurücklaufen. Im N. vestibularis verläuft zuerst auch das olivocochleare Bündel (efferente Innervation des CORTIschen Organs). Über die efferenten Fasern ist eine zentrale Kontrolle der Sinneszellen möglich (Abb. 461).

Die vestibulären Kerne schicken ihre Neuriten (sekundäre Vestibularisfasern) in verschiedene Gebiete (Abb. 467 u. 468). Die wichtigsten Verbindungen der Vestibulariskerne sind in Tabelle 15 zusammengestellt.

Die Fasern zu den Kernen der Augenmuskelnerven und zum Rückenmark verlaufen größtenteils im Fasciculus longitudinalis medialis. Die Vestibulariskerne beider Seiten stehen durch Kommissurenfasern miteinander in Verbindung. Zur Großhirnrinde laufen nur wenige aufsteigende Fasern. Durch Untersuchungen am Affen konnte festgestellt werden, daß die kortikale Projektion der Vestibularisfasern im Gyrus postcentralis in Höhe der Gesichtsprojektion zu finden ist.

Das zentrale vestibuläre System erfüllt in enger Zusammenarbeit mit extrapyramidal motorischen Zentren folgende Aufgaben: Raumorientierung, Gleichgewichtserhaltung und Augenmotorik. Vor allem muß die Beweglichkeit des Kopf berücksichtigt

Tabelle 15. Übersicht über die wichtigsten Verbindungen der Vestibulariskerne.

Nucleus superior	Formatio reticularis Augenmuskelkerne Thalamus
Nucleus medialis	Formatio reticularis Augenmuskelkerne Kleinhirn Rückenmark
Nucleus lateralis	Rückenmark (Tractus vestibulospinalis) Kleinhirn
Nucleus inferior	Formatio reticularis Augenmuskelkerne Kleinhirn Rückenmark

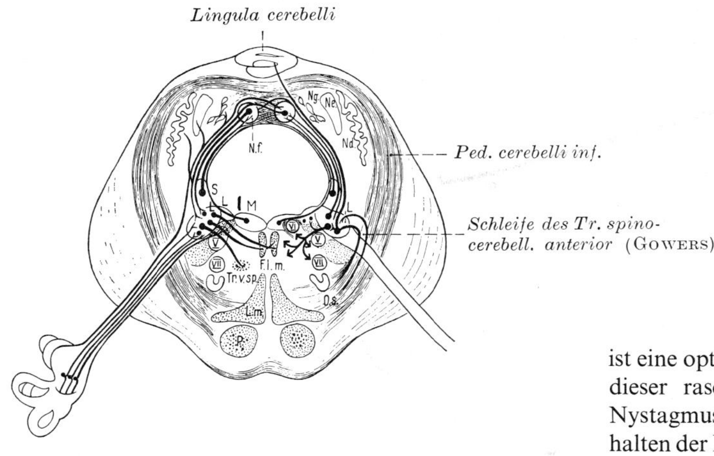

Abb. 467. Die intramedulläre Vestibularisbahn (in Anlehnung an VILLIGER-LUDWIG. Gehirn- und Rückenmark, Schwabe-Verlag, Basel 1946). S = Oberer Vestibulariskern, (BECHTEREW), M = Medialer Vestibulariskern (SCHWALBE), L = Lateraler Vestibulariskern (DEITERS), I = unterer Vestibulariskern (ROLLER), F.l.m. = Fasciculus longitudinalis medialis, Tr.v.sp. = Tractus vestibulospinalis, L.m. = Lemniscus medialis, P = Pyramidenbahn, Nf = Nucl. fastigii, Ng = Nuclei globosi, Ne = Nucl. emboliformis, Nd = Nucl. dentatus cerebelli, Os = Kern der Oliva superior.

werden. Die vielfältigen Aufgaben haben zu einer großen Ausdehnung des Systems geführt. Bei verschiedenen Erkrankungen des Zentralnervensystems zeigen sich häufig auch Störungen des zentralen vestibulären Systems.

Die Raumorientierung beruht größtenteils auf der kortikalen Projektion der Vestibulariskerne (Lageempfindung, Drehempfindung). Die Gleichgewichtserhaltung wird durch die zahlreichen Verbindungen der Vestibulariskerne mit dem Kleinhirn (direkte und indirekte Vestibularisverbindungen), mit extrapyramidal motorischen Zentren und mit dem Rückenmark (Tractus vestibulospinalis) ermöglicht (Haltungsreflexe, Stellreflexe, statokinetische Reaktionen, Stützmotorik, Blickbewegungen). Die Augenmotorik wird durch vestibuläre Erregungen am auffälligsten im Sinne des Nystagmus („Augenzittern") beeinflußt: Bei Winkelbeschleunigung des Kopfs kommt es zu einer langsamen Abweichung der Augäpfel entgegengesetzt zur Drehbewegung. Diese langsame Drehbewegung ist vestibulär gesteuert. Die vestibulären Erregungen fließen den Augenmuskelkernen auf dem Wege des medialen Längsbündels zu. Eine darauffolgende rasche Bewegung der Augen im Drehungssinn ist eine optisch ausgelöste Korrekturbewegung. Nach dieser raschen Bewegung wird die Richtung des Nystagmus übereinkunftsgemäß benannt. Nach Anhalten der Kopfdrehung setzt ein Nystagmus nach der entgegengesetzten Seite ein. Ein Nystagmus läßt sich auch bei Spülung des Gehörgangs mit kaltem (20 °C) oder warmem (47 °C) Wasser auslösen. Der gegen die hintere Gehörgangswand nahe dem Trommelfell gerichtete Wasserstrahl hat die Auslösung einer thermischen Endolymphströmung zur Folge, die zum kalorischen Nystagmus führt. Kaltspülung bewirkt einen Nystagmus nach der entgegengesetzten Seite, Warmspülung nach der gleichen. Diese kalorische Prüfung dient als Routineuntersuchung in der Klinik

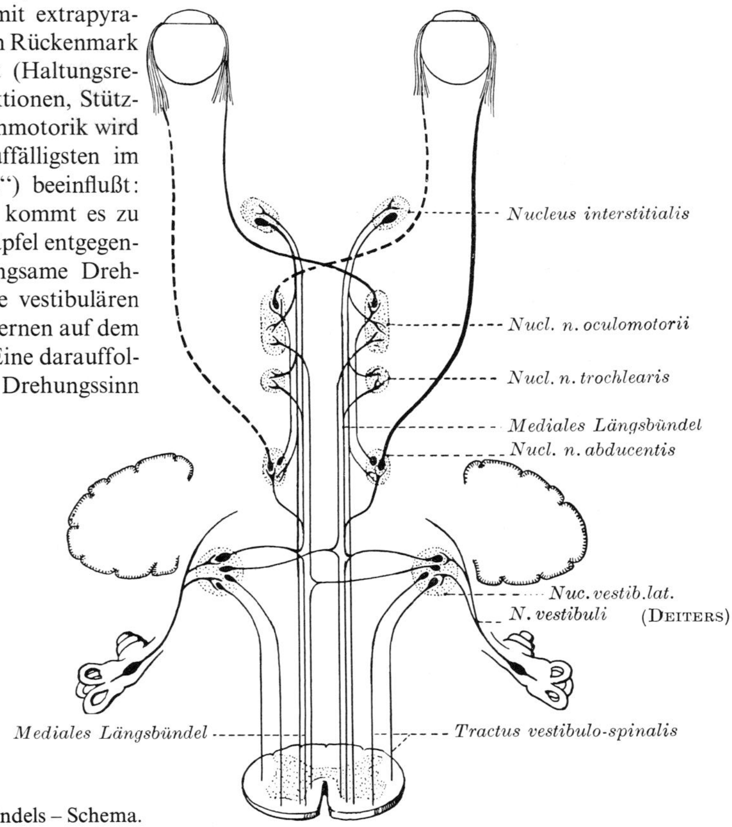

Abb. 468. Verlauf des medialen Längsbündels – Schema.

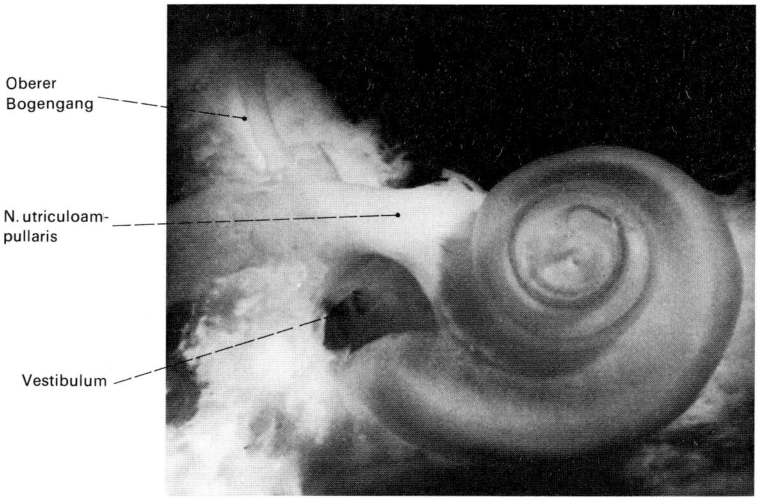

Abb. 469. Rechte häutige Schnecke des Menschen mit offenem Vestibulum. Mikropräparation, BECK.

zur Feststellung der Erregbarkeit der Bogengänge, die beim gesunden Menschen seitengleich ist. Die Registrierung des Nystagmus kann über die Messung des sich ändernden elektrischen Feldes am Augapfel erfolgen (Elektronystagmographie).

Der akustische Anteil des Innenohrs, die Schnecke (Cochlea)

Die häutige Schnecke (Abb. 469), der Ductus cochlearis, zieht spiralig gewunden vom Vorhof (Schneckenbasis) zur Schneckenspitze. An der Basis steht er durch den engen Ductus reuniens mit dem Sacculus in Verbindung (Abb. 456). Der Ductus cochlearis nimmt nur einen Teil des Schneckenvolumens ein, der Rest wird von den weiten Perilymphräumen (Scala vestibuli, Scala tympani) beansprucht (Abb. 470). Der im Querschnitt dreieckige Ductus cochlearis (Abb. 470 u. Abb. 471) wird gegen die Scala vestibuli durch eine dünne Membran (Membrana vestibularis, REISSNERsche Membran) abgegrenzt. Gegen die Scala tympani breitet sich zwischen dem freien Rand der Lamina spiralis ossea primaria und dem an der Außenwand der Cochlea befindlichen Ligamentum spirale die *Basilarmembran (Lamina basilaris)* aus. Sie ist der mechanisch wichtigste Teil des Ductus cochlearis. Die äußere Wand des Ductus cochlearis wird durch das im Querschnitt dreieckiges Ligamen-

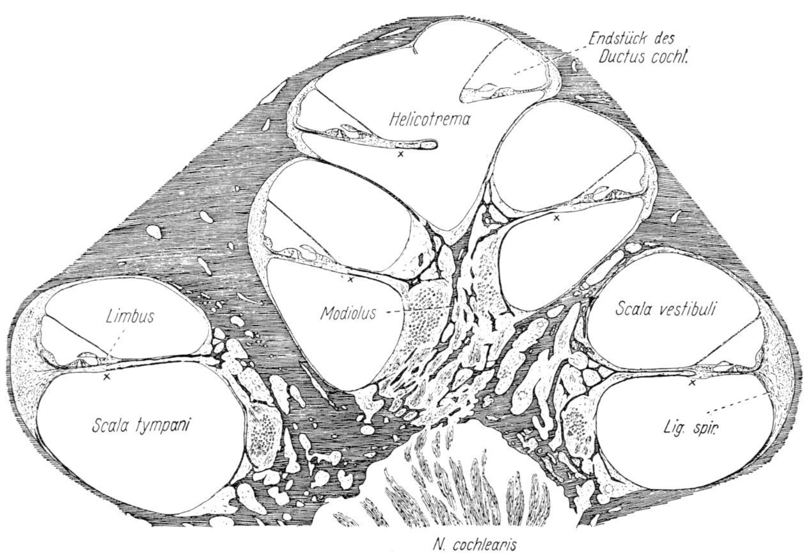

Abb. 470. Axialschnitt durch die Schnecke, Mensch, Vergr. 18fach. Außenrand der Lamina spiralis ossea, in der Basalwindung bis unter den Limbus vordringend, in der Spitzenwirkung außerhalb des Schneckenganges. Dickenabnahme des Ligamentum spirale von basal nach apikal. (Aus K. NEUBERT, Z. Anat. 114, 1950.)

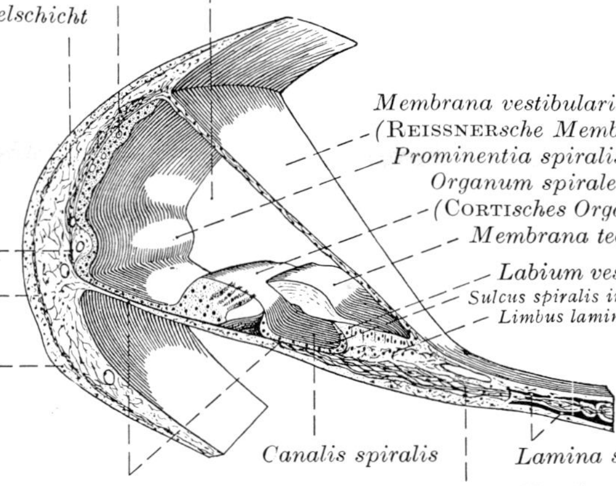

Abb. 471. Ductus cochlearis, quer, aus der Spitzenwindung der Schnecke (Mensch), Schnittfläche räumlich ergänzt. Vergr. etwa 70mal. (Aus K. NEUBERT. Z. Anat. 114, 1950.) Beschriftung teilweise verändert.

tum spirale gebildet. Der Ductus cochlearis ist von Endolymphe erfüllt. Die Innenseite des Ductus cochlearis ist von einem Epithel ausgekleidet, das von den Zellen des Labyrinthbläschens abstammt. In den einzelnen Zonen des Schneckengangs zeigt das Epithel beträchtliche Unterschiede. Der Ductus cochlearis ist außen von verschiedenen Bindegewebszellen umgeben, die mit dem Perilymphraum in Verbindung stehen können. Die Wände des Ductus cochlearis sollen nun im einzelnen näher beschrieben werden.

Die REISSNERsche Membran, die die Grenze gegen die Scala vestibuli bildet, ist eine dünne gefäßlose Haut, die aus einer Basalmembran und einer innen und außen liegenden einfachen Zellschicht besteht. Außen gegen die Perilymphe befinden sich große Endothelzellen, innen liegen polygonale, platte Epithelzellen mit zahlreichen Microvilli gegen den Endolymphraum.

Die äußere Wand des Ductus cochlearis wird vom Ligamentum spirale gebildet. Gegen den Endolymphraum ist dieses Ligament vom Epithel der Stria vascularis und der Prominentia spiralis überzogen. Das Ligamentum spirale, das, wie erwähnt, zur Verankerung der Basilarmembran dient (Abb. 471),

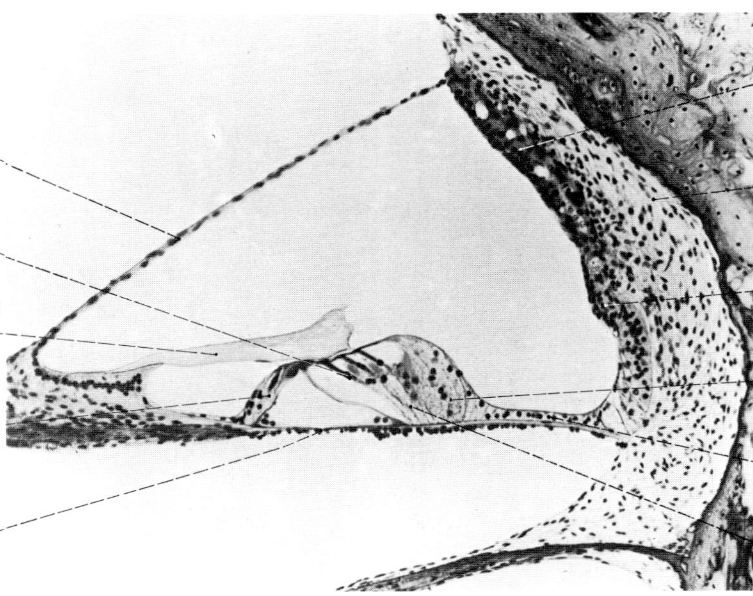

Abb. 472. Ductus cochlearis des Menschen.

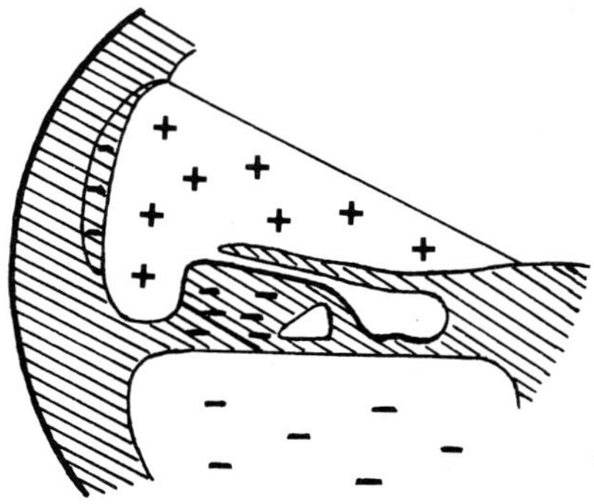

Abb. 473. Elektroanatomie der Cochlea (nach v. BEKESY 1960).

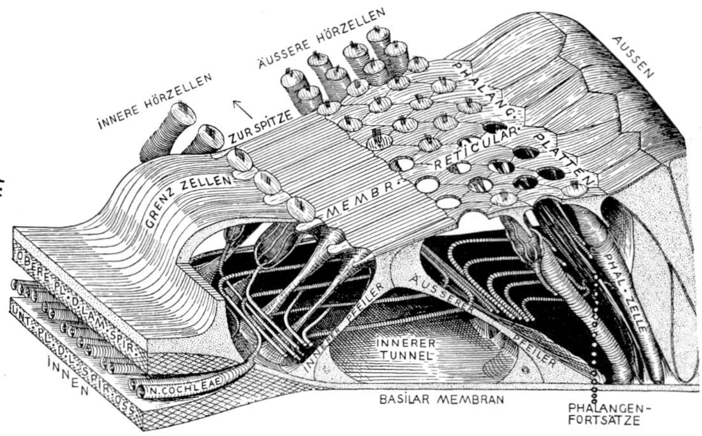

Abb. 474. Halbschematische räumliche Darstellung der Stützzellarchitektur des CORTIschen Organs. Die Schneckenachse ist links zu denken. Nervenfasern quergeringelt. (Nach W. KRIEG, Functional Neuroanatomy, 1953.)

besteht aus einem lockeren, schwammartigen Gewebe, gebildet aus Bindegewebszellen und Fasern. Die Fasern haben einen spezifischen Aufbau, sie sind biochemisch dem Keratin ähnlich. Es handelt sich also weder um kollagene noch um elastische Fasern. Die Grundsubstanz des Ligament enthält Mucopolysaccharide. Im Bereich der Basalwindung ist das Ligament in der Scala tympani an der Lamina spiralis ossea secundaria befestigt. Die extrazellulären Räume des Ligamentum spirale sind mit der Perilymphe der Scala vestibuli und Scala tympani in Verbindung. Die den Ductus cochlearis begleitende Portion des Ligament ist stoffwechselmäßig besonders aktiv. Die Epithelzellen der Stria vascularis sind direkt mit dem Ligament verbunden, es existiert hier keine Basalmembran. Das Epithel der Stria vascularis (Abb. 472) ist besonders auffällig: Wir sehen hier die einzige Stelle im Körper, wo Kapillaren intraepithelial liegen. Es gibt drei Arten von Epithelzellen in der Stria vascularis: marginale, dunkle (chromophile), helle (chromophobe) und basale Zellen. Die besonders gute Durchblutung der Stria vascularis (Abb. 481) weist darauf hin, daß hier besondere Stoffwechselvorgänge der Cochlea ablaufen. Die Stria vascularis sorgt für den hohen Kaliumgehalt der Endolymphe (Abb. 458) und ist damit auch für die Unterschiede der elektri-

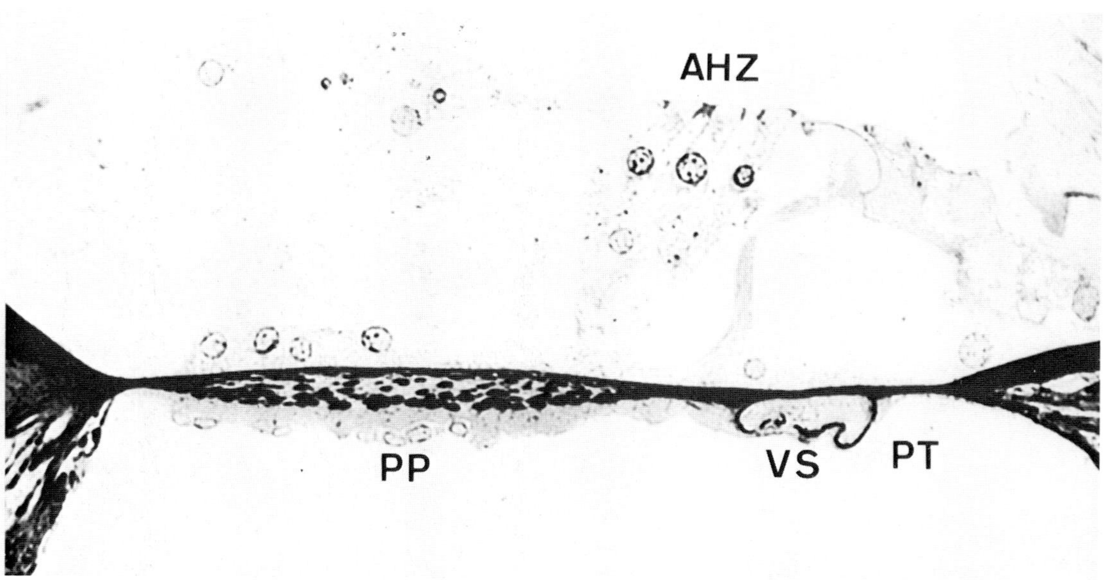

Abb. 475. Basilarmembran der Laboratoriumsratte. PT = Pars tecta, PP = Pars pectinata, VS = Lage des Vas spirale, AHZ = äußere Haarzellen. (Präparat wurde von W. LEIBL zur Verfügung gestellt).

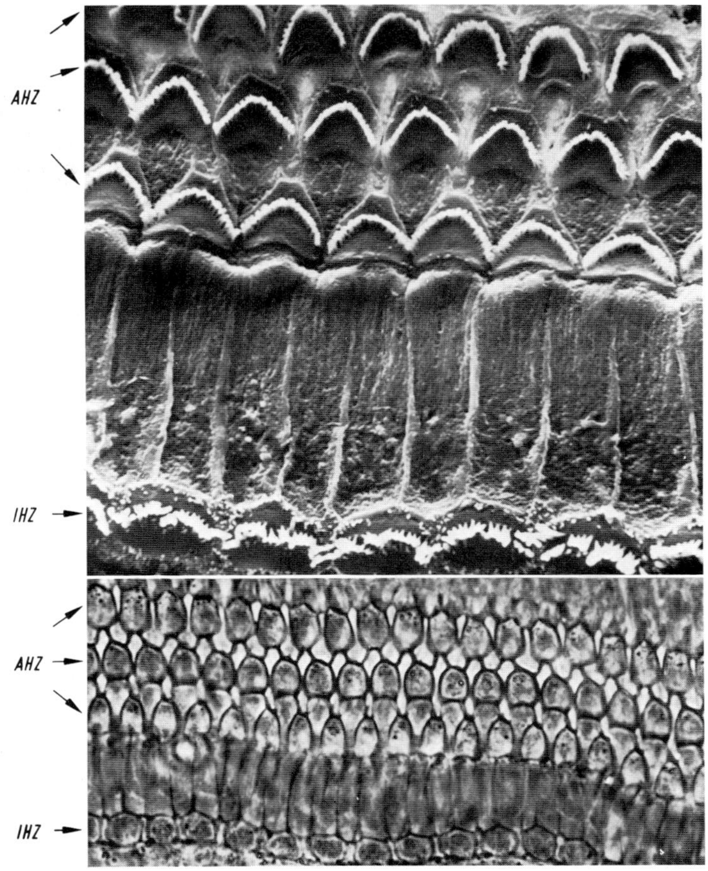

Abb. 476. Oberflächenbild des CORTIschen Organs, unten lichtmikroskopisch, oben rasterelektronenmikroskopisch. (650fach) Die Sinneshaare der inneren (IHZ) und äußeren Haarzellen (AHZ) sind zu erkennen. (Bild wurde zur Verfügung gestellt von D. J. LIM).

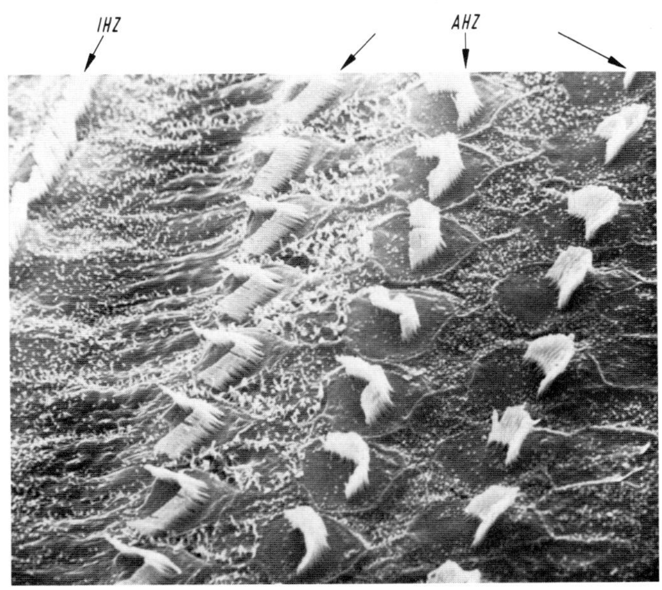

Abb. 477. Rasterelektronenmikroskopisches Bild des CORTIschen Organs (1300fach). Man sieht die der Endolymphe zugekehrten Oberflächen der Haarzellen. IHZ = innere Haarzellen, AHZ = äußere Haarzellen. (Bild aus LIM, Arch. Otolaryng. 96, 1972).

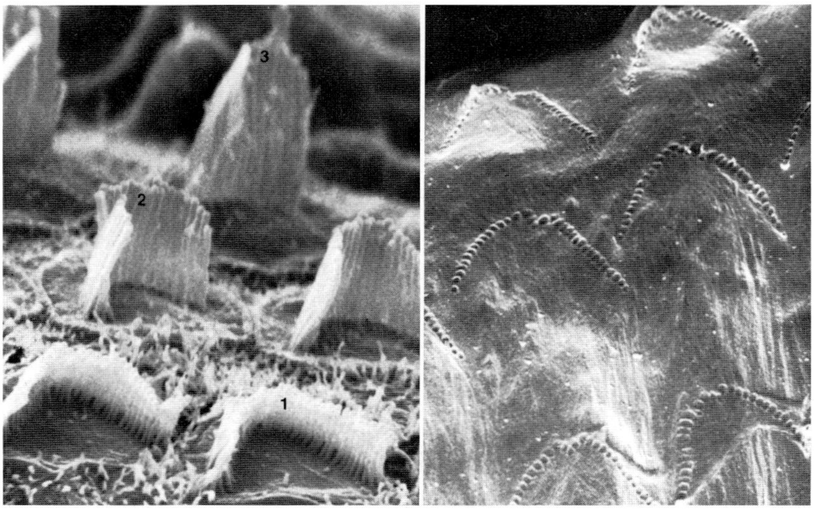

Abb. 478. Sinneshaare der äußeren Haarzellen bei 3250facher Vergrößerung a) und Unterfläche der Membrana tectoria mit Ausnehmungen für die Stereocilien b). (Bild aus LIM, Arch. Otolaryng. 96, 1972).

schen Potentiale des Ductus cochlearis verantwortlich (Abb. 473).

Die Stria vascularis hat einen höheren Sauerstoffverbrauch als Nieren- oder Hirngewebe.

Die untere Wand des Ductus cochlearis, die den Schneckengang von der Scala tympani trennt, wird durch die Basilarmembran gebildet. Sie ist einerseits an der vestibulären Lamelle der Lamina spiralis ossea primaria, andererseits am Ligamentum spirale befestigt. Die vestibuläre Lamelle der Lamina spiralis wird von Nervenfasern durchbohrt (Habenula perforata, siehe Abb. 474). Wie später beschrieben wird, ist die Basilarmembran der wichtigsten Teil der Cochlea für die Umwandlung der Schallenergie in die Erregung der Sinneszellen. Auf der Basilarmembran liegt der zum Sinnesepithel differenzierte Teil des Epithels (CORTIsches Organ). An der Basilarmembran werden zwei Abschnitte unterschieden: die Pars tecta unter dem CORTIschen Organ und die Pars pectinata gegen das Ligamentum spirale hin. Die Basilarmembran besteht aus Fasern von keratinartigem Charakter, die eine zusammenhängende Schicht unter dem CORTIschen Organ bilden. Die Fibrillen laufen radiär (d.h. von der Spirallamelle zum Ligamentum spirale). In der Pars pectinata ist darunter, gegen die Scala tympani, noch eine zweite Faserschicht ausgebildet, die längsverlaufende Fibrillenbündel enthält (Abb. 475). In der Grundsubstanz der Basilarmembran ist das Vas spirale eingebettet, ein Gefäß, das für die Versorgung des CORTIschen Organs wichtig ist. Unterhalb der Faserschicht der Basilarmembran liegt die tympanale Belegschicht, eine einfache, mehr oder weniger dicht angeordnete Lage von Bindegewebszellen. Die Breite und Dicke der beim Menschen rund 34 mm langen Basilarmembran ändert sich im Verlauf der Windungen. In der Basalwindung beträgt die Breite etwa 200 µm, in der Mittelwindung 340 µm und in der Spitzenwindung 360 µm (Abb. 483).

Oberhalb der Basilarmembran liegt, dem Endolymphraum zugewandt, das eigentliche Sinnesepithel, die Papilla spiralis (CORTIsches Organ). Beginnend an der Verankerung der REISSNERschen Membran liegt hier ein Streifen Epithel, der bis zur Außenwand des Ductus cochlearis in die Gegend der Prominentia spiralis reicht. In diese Epithellage sind die Sinneszellen (Haarzellen) mit Hilfe von Stützzellen eingebettet. Über dem Sinnesepithel liegt die *Membrana tectoria*, die der Statokonienmembran und der Cupula der vestibulären Rezeptoren entspricht. Die Membrana tectoria ist am Limbus laminae spiralis osseae befestigt. Im Bereich des CORTIschen Organs ist sie locker verankert. Da die Membrana tectoria über den Haarzellen liegt, ist sie am Transduktionsprozeß in der Cochlea beteiligt. Die lichtmikroskopisch homogen aussehende Tektorialmembran zeigt elektronenmikroskopisch in einer homogenen Grundsubstanz Mikrofibrillen. Außen aufgelagert sind homogene Schichten.

Im CORTIschen Organ lassen sich, beginnend am Sulcus internus, nach außen folgende Zelltypen unterscheiden (Abb. 474). Am inneren Sulcus (Abb. 471) liegen die inneren Sulcus-Zellen, darauf folgen die Grenzzellen, die inneren Phalangenzellen, die einfache Reihe der inneren Haarzellen, die inneren und äußeren Pfeilerzellen, die den inneren Tunnel aufbauen, und dann folgen die DEITERSschen Zellen, auf denen die drei bis vier Reihen äußerer Haarzellen sitzen. Die extrazellulären Räume rund um die äuße-

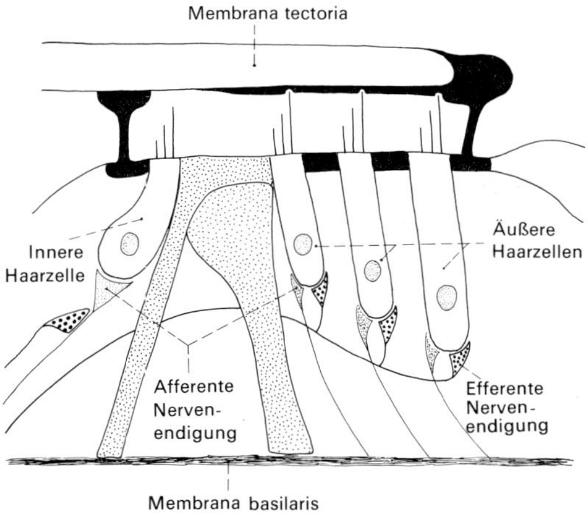

Abb. 479. Schematische Darstellung des CORTIschen Organs mit inneren und äußeren Haarzellen und ihrer Innervation; fein punktiert afferente Nervendigungen, grob punktiert efferente Nervendigungen. (Bild teilweise nach LIM, Arch. Otolaryng. 96, 1972).

ren Haarzellen werden als NUELsche Räume, bzw. als äußerer Tunnelraum bezeichnet. Nach außen reihen sich dann noch die HENSENschen (mit Lipoidtropfen) und die CLAUDIUSschen Zellen (Abb. 472) an, die dann in das Epithel des äußeren Sulcus spiralis übergehen. Die Zellen reichen mit ihrer Oberfläche an den Endolymphraum. Im Bereich der Haarzellen wird ein fester Abschluß in Form der Membrana reticularis gebildet. Haarzellen, Pfeilerzellen und DEITERS-Zellen sind durch desmosomenartige Verbindungen zusammengehalten. Es kommen also nur die Oberflächen der Zellen mit der Endolymphe in Berührung, die Zell-Leiber selbst werden von modifizierter Perilymphe (CORTIlymphe) umspült, die sich im Tunnelraum und in den NUELschen Räumen findet.

Die Sinneszellen (Haarzellen) des CORTIschen Organs sind also als einfache Reihe innerer Haarzellen und als die drei- bis (apikal) vierfache Reihen äußerer Haarzellen ausgebildet. Von den vestibulären Sinneszellen unterscheiden sich die Haarzellen des CORTIschen Organs vor allem durch ihre Sinneshaare: von dem fetal ausgebildeten Kinocilium bleibt nur bisweilen ein Basalkorpuskel übrig. Die an den reifen Haarzellen beobachteten Sinneshaare sind Stereozilien. Die Stereozilien sind in charakteristischer Ausbildung und Anordnung in Oberflächenbildern vom CORTIschen Organ zu erkennen (Abb. 476–478). Das regelmäßige Muster der Sinneszellen läßt sich lichtmikroskopisch im Häutchenpräparat (Oberflächenpräparat) gut studieren. Nach experimentellen Eingriffen am Versuchstier (Schalltrauma, Giftstoffe) kommt es zum Zugrundegehen von Haarzellen. Das charakteristische Schädigungsmuster kann gut erkannt werden. Die äußeren und inneren Haarzellen unterscheiden sich durch viele morphologische und funktionelle Merkmale: Zahl (nach BREDBERG beim Menschen 3400 innere und 13400 äußere Haarzellen), Form, Ausbildung der Sinneshaare, Histochemie (die äußeren Haarzellen enthalten besonders viel Glykogen), Innervation, Empfindlichkeit für normale Reize und Empfänglichkeit für Schäden (beim Lärmschaden gehen zuerst die äußeren Haarzellen zu Grunde). Auch in der Beziehung der Sinneshaare zur Tektorialmembran unterscheiden sich die beiden Haarzelltypen. Während die längsten Haare der äußeren Haarzellen in flache Ausnehmungen der Tektorialmembran eingepaßt sind, flottieren die Stereozilien der inneren Haarzellen frei in der Endolymphe (Abb. 479). Es bestehen die folgenden Innervationsunterschiede: während die Basen der inneren Haarzellen

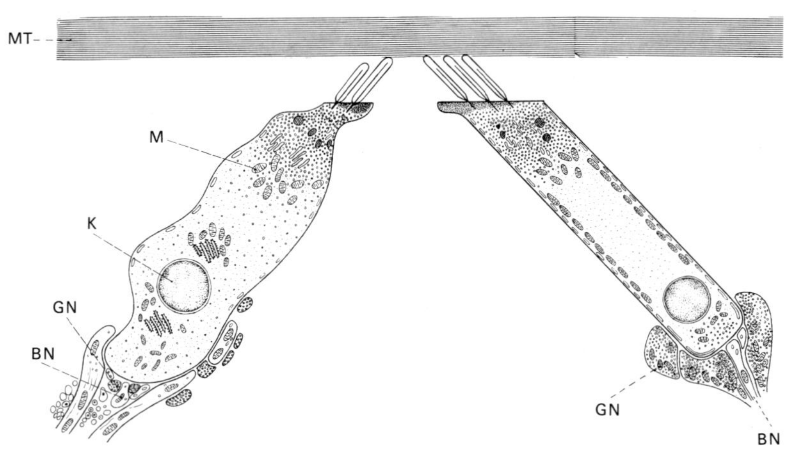

Abb. 480. Innere (l.) und äußere (r.) Haarzelle des CORTIschen Organs (nach JURATO 1962). BN = afferente Nervenendigung, GN = efferente Nervenendigung, K = Zellkern, M = Mitochondrien, MT = Membrana tectoria.

große afferente Nervenendigungen zeigen, findet man an den äußeren Haarzellen große efferente Endigungen (Abb. 480) und nur kleine afferente.

Die Gefäßversorgung der Cochlea beginnt mit der A. labyrinthi, die den Ramus cochlearis und den R. vestibulocochlearis zur Versorgung der Cochlea abgibt. Die Verteilung der Gefäße in der Cochlea erfolgt so, daß die Arteriolen über die Scala vestibuli und die Lamina spiralis ossea primaria ihre Kapillargebiete erreichen. Der venöse Abfluß erfolgt über die Scala tympani (Abb. 481). Die Kapillaren der Stria vascularis und das Vas spirale in der Basilarmembran unterhalb des CORTIschen Organs sind für die Funktion der Cochlea besonders wichtig. Die größeren Gefäße der Cochlea werden bis in den Modiolus von adrenergen Nervenfasern begleitet. Es kommen also in der Cochlea drei Arten von Nervenfasern vor: afferente von den Sinneszellen, efferente zu den Sinneszellen und zu den afferenten Fasern und vegetative (sympathische) Fasern. Durch neue Untersuchungen ist bekannt geworden, daß Durchblutungsstörungen im Innenohr für den Funktionsverlust der Rezeptoren verantwortlich sein können. Dabei ist nicht nur an Sauerstoffmangel zu denken, sondern auch an Störungen des Ionengleichgewichts (Natrium in der Perilymphe, Kalium in der Endolymphe) bei mangelnder Durchblutung der Stria vascularis.

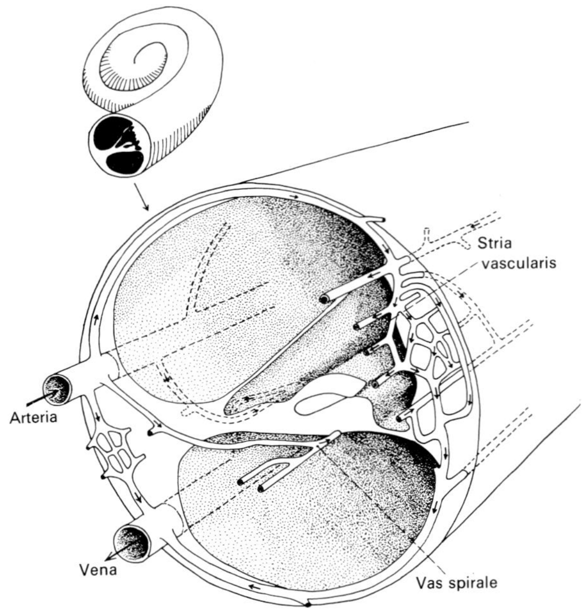

Abb. 481. Schema der Blutversorgung der Cochlea. (Bild nach COSTA u. BRANEMARK, Adv. Microcirc. 3, 1970).

Zur Funktion der Cochlea

Der adäquate Reiz für das Hörorgan (Schallwellen) wird durch die Transportorgane (äußeres, mittleres Ohr) zum Reizverteilungs- und Reiztransformationsorgan (Cochlea) gebracht. Dabei werden die Schallwellen von Luft auf Flüssigkeit (Perilymphe) übertragen. Die dazu nötige Druckverstärkung wird vom Mittelohr bewerkstelligt. Die Gehörknöchelchen sind über den Stapes an die Fenestra vestibuli und damit an die Perilymphe gekoppelt. Die Druckstöße der Schallwellen werden auf die Perilymphe übertragen. Da die Flüssigkeit praktisch inkompressibel ist, muß ein Druckausgleich im Innenohr möglich sein: Er erfolgt über das Schneckenfenster (Fenestra cochleae), das durch eine verformbare Membran verschlossen ist. Die Perilymphräume der Cochlea (Scala vestibuli und Scala tympani) sind durch den Ductus cochlearis voneinander getrennt und nur in der Spitze der Cochlea durch das Helicotrema verbunden. Der Ductus cochlearis kann daher als Schneckentrennwand bezeichnet werden. Durch die Druckstöße auf die Perilymphe wird diese Schneckentrennwand deformiert. Es entstehen Wellenbewegungen von der Basis zur Spitze der Schnecke. Die Wellenbewegung entwickelt sich in Abhängigkeit von der Frequenz der Druckschwankungen (Abb. 482): Bei hoher Frequenz wird nur die Basis der Schnecke zu Schwingungen angeregt, bei niedriger Frequenz laufen die Wellen bis in die Spitze der Schnecke. Es kommt also zu einer räumlichen Aufteilung der Schallwellen (mechanische Frequenzanalyse). Da bei diesen Vorgängen die Basilarmembran im Vordergrund steht, hat v. BEKESY (Nobelpreis für Medizin 1961) an vereinfachten Modellen der Cochlea (wie in Abb. 482) die Schwingungsverhältnisse bei Schalleinwirkung studiert. Er kam zur Ansicht, daß die hydromechanische Frequenzanalyse in der Cochlea durch die Wanderwellen ermöglicht wird. Er konnte seine Modellvorstellungen durch direkte Beobachtung der Schwingungen an Ver-

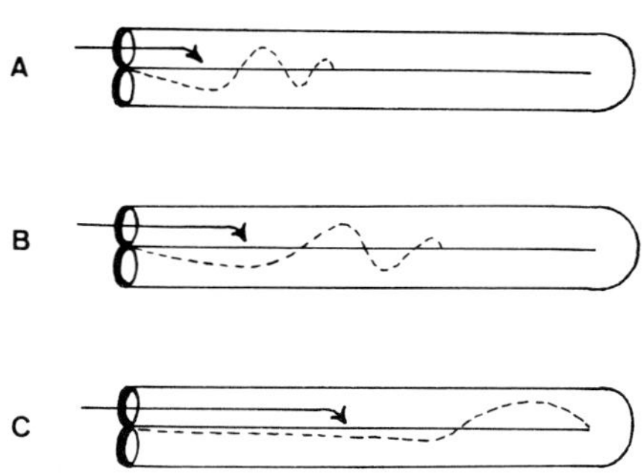

Abb. 482. Schematische Darstellung der Wanderwellenbildung in der Cochlea. Die Cochlea ist gestreckt gezeichnet, die Schneckentrennwand, der Ductus cochlearis, ist nur als Strich dargestellt. A = hohe Frequenz, B = mittlere Frequenz, C = niedrige Frequenz (nach QUILLIAM 1972).

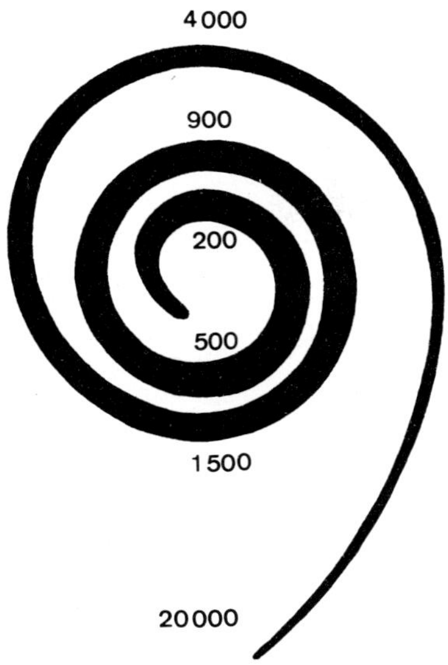

Abb. 483. Menschliche Basilarmembran, an der die Zuordnung der Tonhöhen (in Hz) eingetragen ist. (Basilarmembran nach WEVER 1949).

suchstierschnecken und an menschlichen Schnecken von der Leiche bestätigen. Damit wurde die einfache Resonanztheorie des Hörens von HELMHOLTZ entkräftet. HELMHOLTZ war der Ansicht, daß die einzelnen Frequenzen „Saiten" in der Basilarmembran zur Resonanzschwingung bringen. Diese „Hörsaiten" sind morphologisch gar nicht nachweisbar. Neue Untersuchungstechniken haben die Ansicht v. BEKESYS bestätigt: mit Hilfe des MÖSSBAUER-Effekts können die ganz kleinen Schwingungen der Basilarmembran gemessen werden. Die Meßergebnisse stehen im Einklang mit den Beobachtungen v. BEKESYS. Die Frequenzdispersion in der menschlichen Cochlea ist in Abb. 483 an einer Projektion der Basilarmembran eingezeichnet. Die Bewegungen der Basilarmembran werden über die Stützzellen und die Tektorialmembran auf die Reizumformer, die Haarzellen, übertragen (Abb. 479). Wesentlich ist dabei wieder die Abbiegung der Sinneshaare wie bei den vestibulären Sinneszellen. Die Abbiegung der Sinneshaare führt zur Erregung der Haarzelle. Die bei der Erregung der Haarzellen entstehenden Ströme können als reizsynchrone Mikrophonpotentiale abgeleitet werden. Die Erregungen der Haarzellen werden über afferente Synapsen an der Basis der Haarzellen auf die afferenten Cochlearisneuronen übertragen. Damit beginnt die neurale Kodierung der Schallreize. Die unterschiedliche Funktion der inneren und äußeren Haarzellen zeigt sich indirekt an ihrem Verhalten bei Belastungen. Beim Schalltrauma und bei der Einwirkung ototoxischer Substanzen (Antibiotika) gehen zuerst die äußeren Haarzellen zugrunde. Nach dem Verlust der Rezeptoren wird auch eine absteigende Degeneration der Nervenzellen des N.cochlearis beobachtet. Die daraus resultierende Schwerhörigkeit wird als Innenohrschwerhörigkeit (sensorineuraler Hörverlust) bezeichnet. Ihr steht die Schalleitungsschwerhörigkeit bei Schäden des Außen- und Mittelohrs gegenüber.

Die Hörbahn

Wie bei den Bahnen des Vestibularissystems sind ein aufsteigendes (afferentes) und ein absteigendes (efferentes) Hörbahnsystem zu unterscheiden.

Die erste Station der Hörbahn sind die afferenten Neurone des Ganglion spirale. Sie stehen nach SPOENDLIN in einem interessanten Verhältnis zu den Rezeptoren. Nach den Untersuchungen dieses Autors an der Katze, sind die meisten Spiralganglienzellen den inneren Haarzellen zugeordnet. Ihre Dendriten verlaufen radial im Bereich des CORTIschen Organs. Ein Bruchteil der Cochlearisganglienzellen empfängt die Erregungen von den äußeren Haarzellen. Die Dendriten dieser Ganglienzellen nehmen einen spiraligen Verlauf (Abb. 484). Fast alle Neuronen sind ab der Habenula perforata (beim CORTIschen Organ) mit einer Markscheide umgeben. Die Axone der Spiralganglienzellen bilden am Fundus des Meatus acusticus internus den N. cochlearis. Über die Anordnung der Fasern im Bereich der Cochlea orientiert die Abb. 485. Die Anordnung ähnelt den in der Elektrotechnik üblichen Kabelbäumen bei einer spiraligen Leitungsführung. Die Zahl der Neuronen liegt bei etwa 31000 beim Neugeborenen. Sie nimmt mit zunehmendem Lebensalter ab. Der N. cochlearis betritt gemeinsam mit dem N. vestibularis am Kleinhirn-

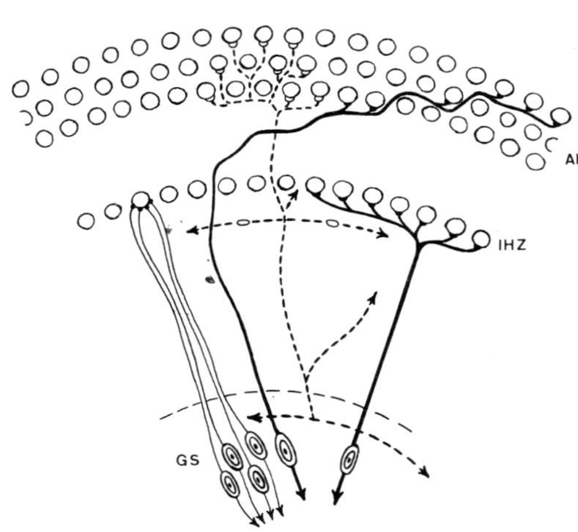

Abb. 484. Innervation des CORTIschen Organs der Katze nach den Untersuchungen von SPOENDLIN. Afferente Innervation durch das Ganglion spirale (GS), efferente Innervation (gestrichelt) durch das olivocochleare Bündel. IHZ = innere Haarzellen, AHZ = äußere Haarzellen (nach SPOENDLIN 1972).

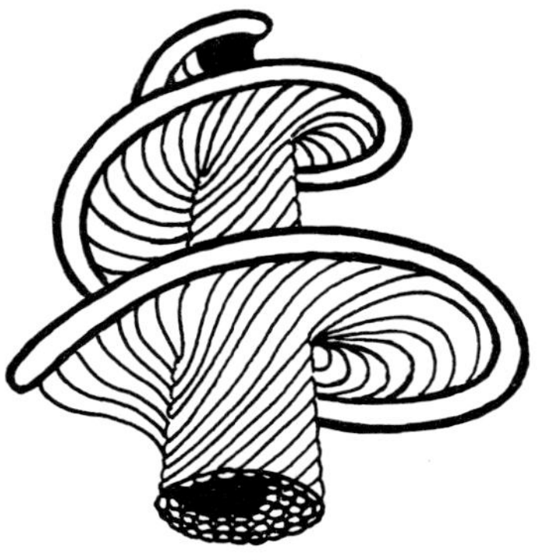

Abb. 485. Verlauf der Nervenfasern im N.cochlearis; schwarz: Fasern von der Spitzenwindung (abgeändert nach DE BURLET 1934).

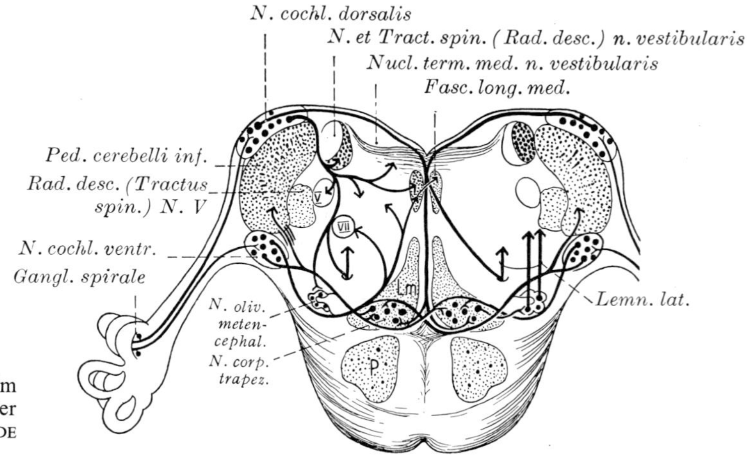

Abb. 486. Die intramedulläre Cochlearisbahn (in Anlehnung an VILLIGER-LUDWIG, Gehirn und Rückenmark, Schwabe-Verlag, Basel 1946). Lm = Lemniscus medialis, P = Pyramidenbahn.

brückenwinkel den Hirnstamm. An dieser Stelle entstehen relativ häufig Tumore (Akustikusneurinom).

Die wichtigsten Stationen der zentralen Teile der Hörbahn sind die Cochlearisendkerne (Nucleus cochlearis ventralis und dorsalis), die obere Olive (Nucleus olivaris metencephali), der Trapezkörperkern (Nucleus corporis trapezoidei), der Kern der lateralen Schleife (Nucleus lemnisci lateralis), Colliculus inferior, Corpus geniculatum mediale und die Hörrinde.

Die Axonen des N. cochlearis betreten das Gehirn (Abb. 486), teilen sich in aufsteigende und absteigende Fasern und enden an den zwei Endkernen. Die Fasern aus den einzelnen Teilen der Cochlea (basal, apikal) enden in geordneter Weise vorwiegend im ventralen Kern. Diese Gliederung wird als tonotop bezeichnet. Die Abschnitte der Cochlea werden in das Kerngebiet projiziert, von der Basalwindung in den dorsomedialen, von der apikalen Windung in den ventrolateralen Anteil des Nucleus cochlearis ventralis.

Die aufsteigende Bahn besteht aus der spezifischen Hörbahn und aus den auditorischen Meldungen, die dem retikulären System zufließen. Die Zahl der nacheinander geschalteten Neuronen in der Hörbahn ist nicht einheitlich, sie kann bis zu sechs betragen (Abb. 487).

Von den Cochlearisendkernen laufen die Fasern gekreuzt oder ungekreuzt weiter. Vom Nucleus cochlearis ventralis ausgehende Fasern bilden den Trapezkörper (Corpus trapezoideum), in den Trapezkörperkern und obere Olive eingelagert sind. Vom dorsalen Cochleariskern führen die Fasern als Striae acusticae MONAKOW (neben den Striae medullares an der Fossa rhomboidea auch makroskopisch sichtbar) zur Gegenseite, wo sie z. T. gemeinsam mit den aus dem Tra-

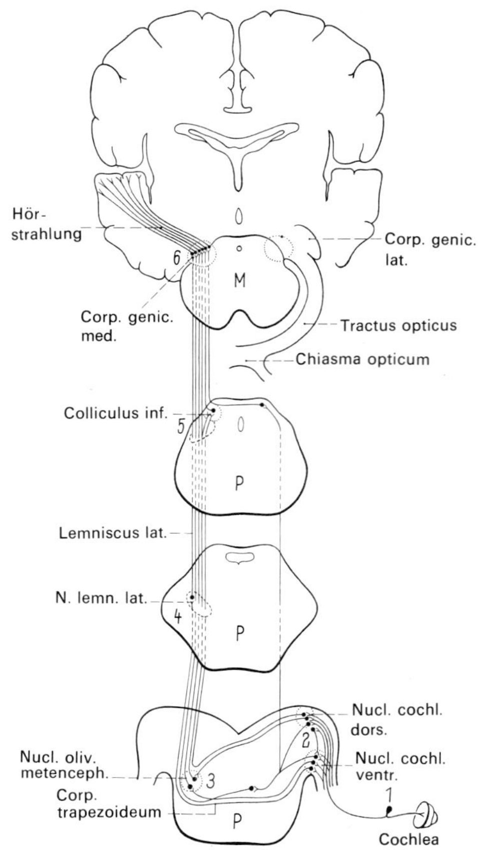

Abb. 487. Schematische Übersicht der gesamten Hörbahn (in Anlehnung an FULTON, Physiologie des Nervensystems). Die unteren drei Schnitte führen durch das Gebiet der Brücke = P. M = Mittelhirn. Die Ziffern 1–6 bedeuten die Zahl der Neurone der Hörleitung.

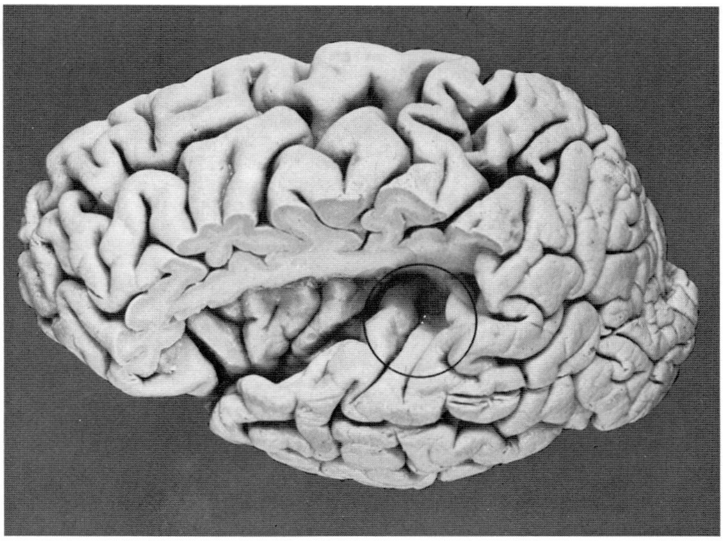

Abb. 488. Linke Gehirnhälfte nach Entfernung des Operculum parietale. Man sieht dorsal von der Fissura cerebralis lateralis und hinter der Insel die HESCHLschen Querwindungen des Temporallappens (Kreis), die vom Gyrus temporalis superior nahezu im rechten Winkel dorso-medialwärts abbiegen.

pezkörper hervorkommenden Fasern den Lemniscus lateralis bilden. Nach neueren Untersuchungen ist beim Menschen der dorsale Endkern nicht an der Bildung des Lemniscus lateralis beteiligt. Seine Fasern enden in der Formatio reticularis. Die obere Olive erhält Fasern von homo- und kontralateral, sie ist daher der erste Teil der Hörbahn der von beiden Ohren Erregungen erhält. Auch in der oberen Olive ist noch eine geordnete Projektion der Cochlea nachzuweisen. Der Leminiscus lateralis mit dem kleinen Nucleus lemnisci lateralis führt an den Colliculus inferior bzw. an das Corpus geniculatum mediale heran. Im Bereich der Colliculi inferiores gibt es kreuzende Fasern. Vom Corpus geniculatum mediale zur Hörrinde führt die Radiatio acustica (im sublentikulären Teil der Capsula interna). Die auditorischen Areale der Großhirnrinde liegen im sylvischen Abschnitt des Gyrus temporalis superior (Gyri temporales transversi – HESCHLsche Querwindung (Abb. 488). Es werden mehrere Felder unterschieden.

Von den einzelnen Teilen der Hörbahn zweigen im Hirnstamm Verbindungen zu dem aufsteigenden retikulären System ab.

Das absteigende Hörbahnsystem wird von rückläufigen Verbindungen des aufsteigenden Systems gebildet. Bei der Informationsverarbeitung dienen die absteigenden Fasern der Anpassung, Filterung und Kontrastverbesserung (Heraushören wichtiger Signale aus dem Umgebungslärm). Die Vorstellungen über die Funktion der absteigenden Fasern sind noch recht hypothetisch. Anatomisch am besten bekannt ist das zentrifugale, olivocochleare Bündel, das von der oberen Olive und anderen Kernen zum N. vestibularis zieht. Von dort erreicht es auch den N. cochlearis und gelangt zum CORTIschen Organ. Dort enden gekreuzte und ungekreuzte Fasern an den äußeren Haarzellen (Abb. 480 und Abb. 484), sowie an den afferenten Dendriten an den inneren Haarzellen. Diese efferenten Fasern lassen sich gut von den afferenten Fasern differenzieren, da sie große Mengen histochemisch darstellbarer Acetylcholinesterase enthalten. Über die Funktion der efferenten Nervenendigungen, die cholinergisch sind, wird noch diskutiert.

Über die Funktion der einzelnen Abschnitte der Hörbahn lassen sich folgende zusammenfassende Angaben machen. Die Schwingungen der Basilarmembran erregen wie angeführt die Haarzellen. Die Spiralganglienzellen übernehmen die Erregungen von den Haarzellen. Nach der mechanischen Frequenzanalyse an der Basilarmembran erfolgt die Umformung (Transduktion) der mechanischen Ereignisse in die Erregung der Haarzellen. Die Erregungen der Haarzellen werden von Nervenzellen übernommen. Damit erfolgt die neurale Kodierung der Schallereignisse. Die einzelnen Nervenzellen sind den Gebieten der Cochlea zugeordnet (Ortsprinzip der Tonhöhenübermittlung). Bei niedrigen Frequenzen entladen sich die Spiralganglienzellen aber auch synchron zu den Schallwellen (Frequenzprinzip der Tonhöhenübermittlung). Neben der Frequenz können aber die Spiralganglienzellen auch Daten über Phasenlage der Schallwellen und die Intensität des Schalls nach zentral weiterleiten. Die Cochleariskerne haben etwa die dreifache Zahl an Nervenzellen wie das Spiralganglion. Die Cochleariskerne verteilen die Erregungen auf verschiedene zentrale Stationen. Die wichtigste Bahn ist die aufsteigende Projektion zum Cortex (Hörbahn). In der oberen Olive ist die unterste Stufe des binauralen Hörens verwirklicht. Die Colliculi inferiores haben Verbindungen zu vielen motorischen Zentren. Von hier aus können also reflektorisch Vorgänge gesteuert werden, die bei der Schallokalisation

(Lauschen) oder beim Schutz gegen zu starke Schalleinwirkung wichtig sind. Die Corpora geniculata medialia bilden den wichtigsten Zugang zur Großhirnrinde. Die Hörrindenfelder bekommen die Meldungen überwiegend von der Gegenseite (Abb. 487). Die aufsteigende kortikale Projektion ist also größtenteils gekreuzt. Das rechte Ohr hat also zur linken Hemisphäre leichter Zugang: die linke Hemisphäre ist bei Rechtshändern für die Sprachwahrnehmung zuständig. Die Sprachwahrnehmung kann also besser über das rechte Ohr erfolgen, was auch experimentell gezeigt werden konnte. Die rechte Hemisphäre verarbeitet vorwiegend nicht-sprachliche Lautäußerungen des Menschen (Husten, Nießen) und Musik. Über der Hörrinde lassen sich bei Schalleinwirkung auf das Ohr evozierte Potentiale ableiten. Das wird zur objektiven Überprüfung des Hörvermögens verwendet (EEG-Computer-Audiometrie). Besonders bei Kleinkindern können dadurch Hörstörungen festgestellt werden.

Das Geruchsorgan und Riechhirn

Das Geruchsorgan

Die erste Anlage des Geruchsorgans ist die Riechplatte im Ektoderm jederseits auf dem Stirnfortsatz. Diese Platte, die eine verdickte Partie des Ektoderm darstellt, wandelt sich zur Riechgrube um. Die späteren Riechzellen entsenden Axone, die Nn.olfactorii (Fila olfactoria), die zentripetal zur Spitze der Hirnbläschen hinziehen.

Beim Menschen ist das Sinnesfeld in der Nasenhöhle, das mit leicht gelblich pigmentierter Riechschleimhaut bedeckt ist, verhältnismäßig klein. Diese *Regio olfactoria* liegt auf der oberen Muschel, deren unterer Rand gewöhnlich nicht erreicht wird, ferner auf dem gegenüberliegenden Teil des Septum. Die Grenzen sind unregelmäßig mit streifenförmigen Verlängerungen, besonders vorn. Das Sinnesfeld auf der oberen Muschel ist jederseits rund 1 cm^2 groß, ebenso das Feld auf der Scheidewand. Verglichen mit den meisten Säugetieren besteht eine deutliche Rückbildung des Geruchsorgans. Die Ablösung des Kopfes vom Boden, die mit dem Erwerb der aufrechten Haltung erfolgte, macht die Reduktion verständlich.

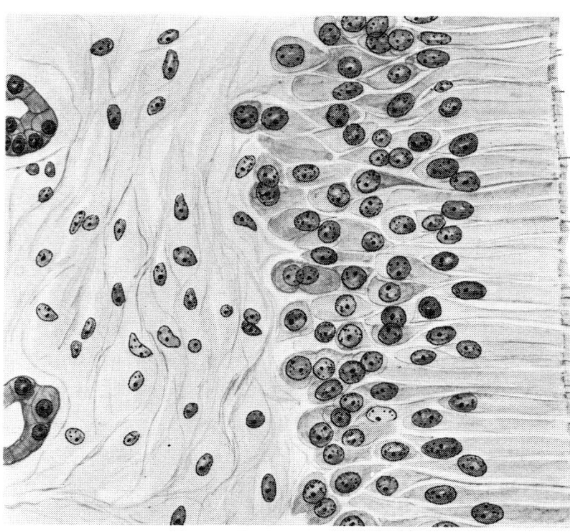

Abb. 489. Riechschleimhaut des Menschen.

Die stark vorspringende äußere Nase ist ein Kennzeichen des Menschen. Ihre Form ist unmaßgeblich für das Atmen und Riechen. Dagegen sind die Form der Nasenhöhle und ihr Innenrelief (Muscheln, Septum) entscheidend für die Führung des Luftstromes. Die normale Nasenhöhle ist so geformt, daß sie von der Luft turbulenzfrei durchströmt wird (TONNDORF).

Die Riechschleimhaut (Abb. 489) besteht aus Riechzellen und Stützzellen. Die *Riechzellen* sind oberflächlich im Epithel liegende Nervenzellen (Neuroepithelzellen). Sie sind die einzigen Nervenzellen, die dieses primitive Verhalten bewahrt haben. Von ihrem rundlichen Zelleib, der mit seinem Kern in einer mittleren Höhe des Epithels liegt, gehen zwei schlanke Fortsätze aus. Der eine reicht in die freie Oberfläche der Riechschleimhaut und trägt hier auf einem kleinen Kopf zehn bis zwanzig 1–2 μ lange „Riechhärchen", während der zentrale Fortsatz eine äußerst dünne, marklose Nervenfaser (Neurit) darstellt. Die sog. Riechhärchen sind keine echten Zilien, sondern protoplasmatische 0,1 μ dicke, fingerförmige Oberflächenvergrößerungen der Riechzellen. Die Riechzellen erscheinen als bipolare Ganglienzellen, die auch Neurofibrillen enthalten. Die Nervenfasern sammeln sich zu den Nn.olfactorii, die durch die Lamina cribrosa hindurch den Bulbus olfactorius erreichen. Die zylindrischen *Stützzellen* haben einen ovalen Kern, der gewöhnlich in der obersten Kernreihe liegt, und sind der Länge nach von Fibrillen durchzogen. Ihre Köpfe sind durch ein Schlußleistennetz verkittet, durch das die freien Enden der Riechzellen hindurchgesteckt sind. Diese mit Riechhärchen besetzten Reizempfänger überragen etwas die Oberflächen der Stützzellen, die eine Art „Limitans ext." bilden. Die Frage, die

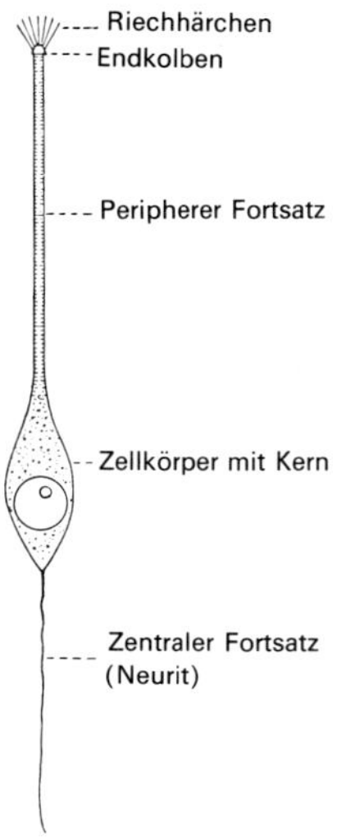

Abb. 490. Eine Riechzelle des Menschen (nach v. BRUNN).

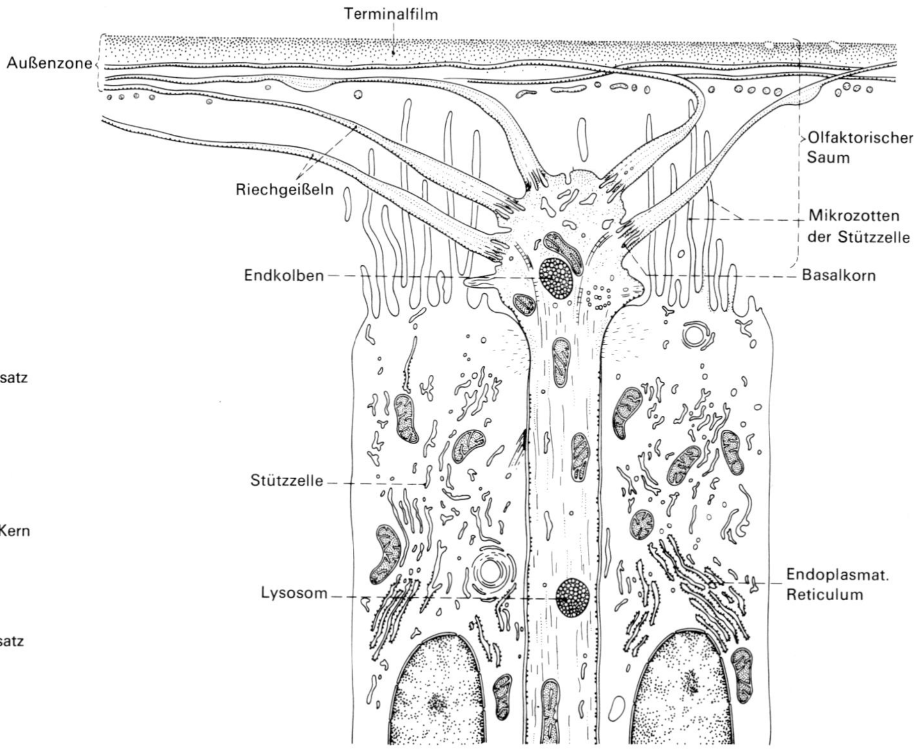

Abb. 491. Apikale Region einer Riechzelle (nach ANDRES 1969).

in entsprechender Form bei jedem Sinesorgan auftaucht, ob die etwas verschiedenen Formen der Riechzellen für Aufnahme bestimmter Geruchskategorien bestimmt sind, läßt sich zur Zeit nicht entscheiden.

Zur Befeuchtung und Reinigung des Riechepithels dienen die *Glandulae olfactoriae* oder BOWMANschen Drüsen, die nur bei landlebenden Säugetieren vorkommen. Die verästelten Schläuche sondern ein dünnflüssiges Sekret ab, das auch schleimige Bestandteile enthält. Die Schläuche sind subepithelial erweitert und münden z. T. in flimmernde Krypten.

Die Submucosa der Riechschleimhaut enthält viele Gefäße, vor allem Venen, so daß bei starker Blutfülle die Riechspalte (Rima olfactoria) verengt bzw. verschlossen wird. Die Lymphgefäße der Riechschleimhaut sollen sich entlang den Nn. olfactorii vom Subarachnoidalraum des Gehirns füllen lassen.

Die Riechbahnen, ihre Zentren und Verbindungen sind phylogenetisch die ältesten Teile des Zentralnervensystems. Sie werden beim Menschen durch die mächtige Entfaltung jüngerer Teile des Gehirns auseinandergedrängt und haben infolgedessen im Gehirn des Menschen eine komplizierte räumliche Anordnung.

Außer den Sinnesnerven gibt es sensible Nerven, die vom II. Trigeminusast stammen. Sie sollen z. B. durch Chlor und Ammoniak gereizt werden und den stechenden Geruch vermitteln. Bei Lähmung des II. Trigeminusastes bleiben diese Sensationen aus.

Eine dritte Nervenausbreitung stellt der *N. terminalis* dar. Er ist ein nur im Mikroskop sichtbarer Hirnnerv, der unter den zwölf Paaren nicht mitgezählt wird. Seine Bedeutung ist unklar. Seine peripheren Fasern bilden in der Riechschleimhaut ein Geflecht, in das auch Ganglienzellen eingestreut sind. Einzelne Äste gehen mit den Nn. olfactorii durch die Lamina cribrosa zum Ganglion terminale, das medial neben dem Bulbus olfactorius liegt und teils unipolare, teils bipolare Ganglienzellen enthält. Die zentralen Verbindungen sind spärlich, offenbar gehen Fasern am Rande des Trigonum olfactorium in die Tiefe. Ob es sich um sympathische Fasern handelt, ist ungewiß. Beim Delphin, bei dem die Nn. olfactorii fehlen, ist der N. terminalis vorhanden. Wo ein Organon vomeronasale besteht, breitet er sich an diesem aus.

Das *Organon vomeronasale*, JAKOBSONsches Organ, wird beim Menschen zu beiden Seiten der Nasenscheidewand embryonal angelegt, bildet sich aber meist zurück, so daß nur ausnahmsweise beim Erwachsenen eine platte Röhre, die auf der Schleimhaut ausmündet, gefunden wird. An der lateralen Seite des Kanals findet sich in diesen Fällen respiratorisches Epithel, an der medialen Seite ein Epithel, das wie ein verkümmertes Riechepithel aussieht.

Bei Reptilien und einigen Säugern, bei denen das Organ gut ausgebildet ist, kann eine Verbindung mit dem Ductus nasopalatinus bestehen, so daß aus der Nasenhöhle wie aus der Mundhöhle Flüssigkeit angesogen werden kann. Da zu dem Organ Äste des Olfactorius hinziehen, soll es bei Säugetieren, je nachdem die Mündung in der Nasen- und Mundhöhle liegt, als Spürorgan oder als Mundgeruchsorgan funktionieren. Bei Schlangen und Eidechsen überträgt die Zunge beim Züngeln die Duftstoffe auf das Organ, das hier auch als Witterungsorgan bezeichnet wird. Bei niederen Wirbeltieren soll es ein Wassergeruchsorgan sein.

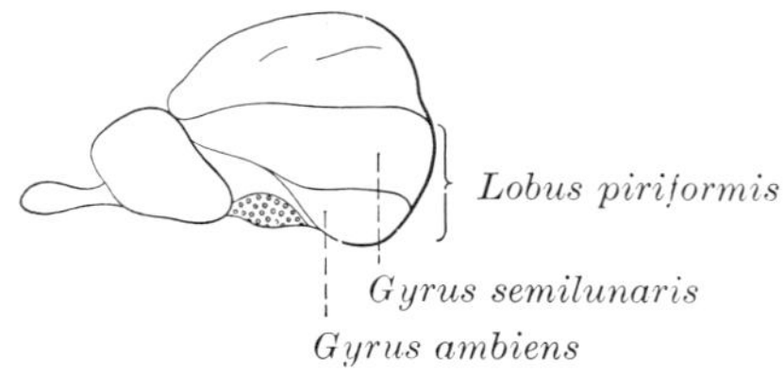

Abb. 492. Linke Hemisphäre eines Gürteltieres (Dasypus Novemcinctus). Umgezeichnet und ergänzt nach Graf Haller, Hdb. d. vergleichenden Anatomie.

Das Olfactorius-System (Riechhirn)

Die morphologische Gliederung

Es ist üblich, die Gehirnabschnitte, welche nachweislich mit Fasern des Tractus olfactorius in Verbindung stehen, zusammen mit den unmittelbar angrenzenden Hirnteilen als *Riechhirn* zu beschreiben. Diese Bezeichnung erscheint auch auf Grund vergleichend anatomischer und entwicklungsgeschichtlicher Betrachtungen gerechtfertigt. Es muß aber darauf hingewiesen werden, daß die nervösen Mechanismen des Zustandekommens der Geruchsempfindung noch weitgehend ungeklärt sind, so daß die aus anatomischen Erwägungen heraus gebräuchliche Bezeichnung strenggenommen nicht gerechtfertigt ist. Beim Menschen haben große Teile des sog. Riechhirns mit der Geruchsfunktion wenig oder garnichts mehr zu tun. Sie sind Zentren vegetativ affektiver Funktionen, die z. T. vom Geruchsinn, aber auch von anderen Sinnesorganen wesentliche Afferenzen empfangen. Die in unmittelbarer Beziehung zum Bulbus olfactorius stehenden Rindenbezirke sind bei den Säugetieren, welche einen gut ausgebildeten Geruchsinn besitzen, besonders stark entwickelt.

Sie bilden außen an der Basis des Cortex einen mächtigen *Lobus piriformis*, der evtl. bis zum Okzipitalpol der ganzen Gehirnanlage reicht (Abb. 492). Bei den mikrosmatischen Tieren bildet er sich zurück (Abb. 493) und beim Menschen ist dieser Rindenabschnitt im Zusammenhang mit der starken Entwicklung der übrigen Großhirngebiete weitgehend rudimentär. Er läßt sich am besten bei Feten von 5 bis 6 Monaten erkennen, wenn die Großhirnhemisphären noch wenig differenziert sind. Dann findet man das entsprechende Gebiet in Verfolgung des Gyrus olfactorius lateralis immer am vorderen Pol des Schläfenlappens. Die Rinde bildet hier einen *Gyrus semilunaris* und einen *Gyrus ambiens*. Unter dem ersteren, der dorsal in den Uncus hippocampi übergeht, liegt das Corpus amygdaloideum. Der Gyrus lat. und der Uncus im Endgebiet des Gyrus parahippocampalis entsprechen dem Lobus piriformis der Makrosmatiker. Das Paläopallium und Archipallium bilden gemeinsam das, was man anatomisch als Riechhirn bezeichnet.

Am Gehirn des Erwachsenen bleibt vom Gyrus ofactorius medialis ein Faserzug, die *Stria olfactoria medialis*, erhalten, die gegen die Area subcallosa an der medialen Hemisphärenfläche ausläuft. Den lateralen Rand des Trigonum olfactorium bildet die oben erwähnte *Stria olfactoria lateralis*, die nach hinten in Richtung auf die Substantia perforata anterior und das Ende des Gyrus parahippocampalis verschwindet. Die *Striae* sind Fortleitungen der Riechbahn.

Unmittelbar hinter dem Lobus olfactorius liegt an der Gehirnbasis ein Feld, das durch den Eintritt zahlreicher Gefäße ausgezeichnet ist. Das Bild der Oberfläche, das nach Entfernung der Gefäße entsteht, und die Lage des Feldes haben seine Bezeichnung als *Sub-*

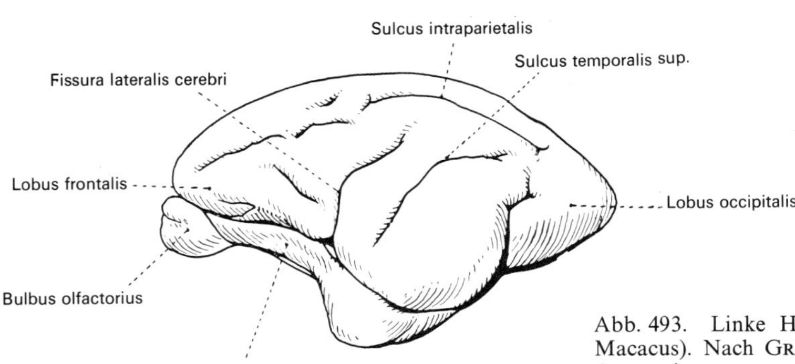

Abb. 493. Linke Hemisphäre eines Halbaffen (Lemur Macacus). Nach Graf Haller, Hdb. d. vergleichenden Anatomie.

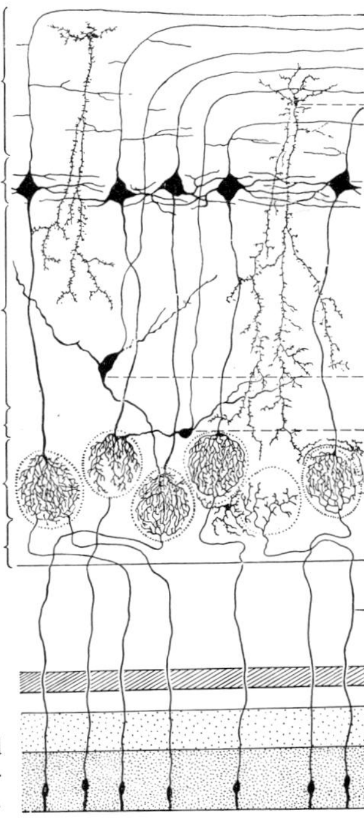

Abb. 494. Der neuronale Bau der Riechschleimhaut und des Bulbus olfactorius. Schema aus CLARA. Das Nervensystem des Menschen, Joh. Ambr. Barth, Leipzig 1942.

stantia perforata anterior veranlaßt. Die Gefäße, die hier eintreten, gelangen direkt zur inneren Kapsel und zu den vorderen Teilen der Stammganglien. Nur geringe Reste eines „Tuberculum olfactorium“, das bei makrosmatischen Säugetieren an Stelle der Area olfactoria gut ausgebildet ist, weisen beim Menschen auf die ehemalige Bedeutung der Area paraterminalis für das Riechhirn hin.

Das hintere und mediale Randgebiet der Area olfactoria, an dem der Tractus opticus entlangzieht, bildet ein schmaler hellerer Streifen, das *„diagonale Band“* BROCAS. Schräg und medialwärts laufend, erreicht es hinter der Stria olfactoria medialis die mediale Fläche der Hemisphäre und setzt sich in den Gyrus subcallosus fort. Das Band bildet eine Riechfaserung.

Das wichtigste Rindengebiet des Riechhirns im weiteren Sinne ist der Gyrus fornicatus, der zur Hippocampus- oder Ammonsformation gehört. Das eigentliche Ammonshorn überblicken wir aber erst, wenn wir das Unterhorn des Seitenventrikels von oben eröffnen und den Plexus chorioideus entfernen. Am Boden der Kammer erhebt sich ein nach vorn verlaufender mächtiger Wulst, der mit einer Verbreiterung bis in das Ende des Unterhorns reicht und einen großen Teil davon ausfüllt. Es ist der Pes hippocampi[1]) oder das Cornu Ammonis. Mehrere Erhebungen springen an seinem Vorderrand als kleine Wülste vor, Klauen des Hippocampus, *Digitationes hippocampi.* Dem Ammonshorn entspricht der von außen her tief eindringende Sulcus hippocampi.

Auf den Anfang des Pes hippocampi trifft von der Unterfläche des Balkens als die Fortsetzung des Fornix die bandartige weiße Franse, *Fimbria hippocampi*, und begleitet ihn unter allmählicher Verschmälerung nach vorn bis zu ihrem Zusammenschluß mit der Stria terminalis am Vorderende der Fissura chorioidea. Die Fimbrie bildet die Hauptbahn der zu- und ableitenden Fasern für die Hippocampus-Formation. Sie bedeckt eine kleine Windung, den *Gyrus dentatus*, an dessen Oberfläche sich individuell verschieden entwickelte zahnförmige Erhebungen finden.

Unter Verlust der Zähnelung setzt sich das untere Ende des Gyrus dentatus als schmaler Streifen eine

[1]) Mit Hippocampus ist das Seeroß der Mythologie gemeint, das die Muschelschale des Poseidon durch die Wellen zieht. Mit der Vorderflosse dieses Fabelwesens, wie sie in der Kunst der italienischen Renaissance dargestellt wurde, läßt sich in der Tat der Vorsprung im Unterhorn des Seitenventrikels vergleichen. Damit wird auch die Bezeichnung Digitationes verständlich. Der Name Cornu Ammonis erklärt sich aus einer gewissen Ähnlichkeit des gleichen Gebildes mit einem Widderhorn. Dabei erschien das Horn des Jupiter Ammon als ein würdigeres Vergleichsobjekt als das eines gewöhnlichen Bockes (s. *J. Hyrtl*, Onomatologia anatomica, Wien 1880).

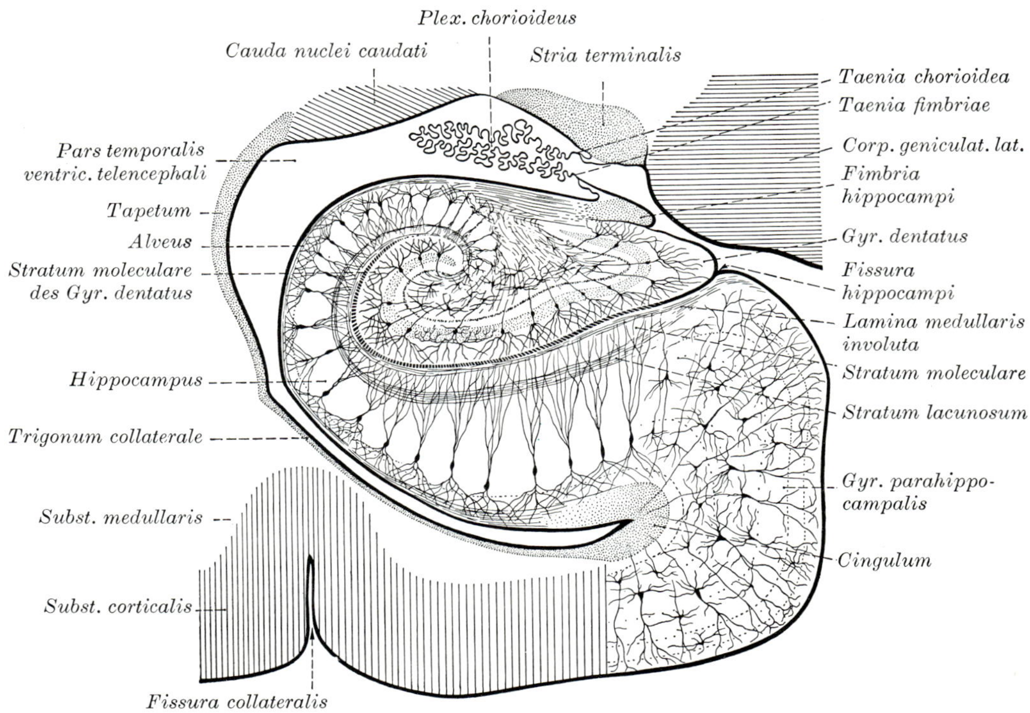

Abb 495. Frontalschnitt durch Hippocampus, Gyrus parahippocampalis und Gyrus dentatus. Neuronale Gliederung des Allocortex. Schema aus CLARA, Das Nervensystem des Menschen, Joh. Ambr. Barth, Leipzig 1942.

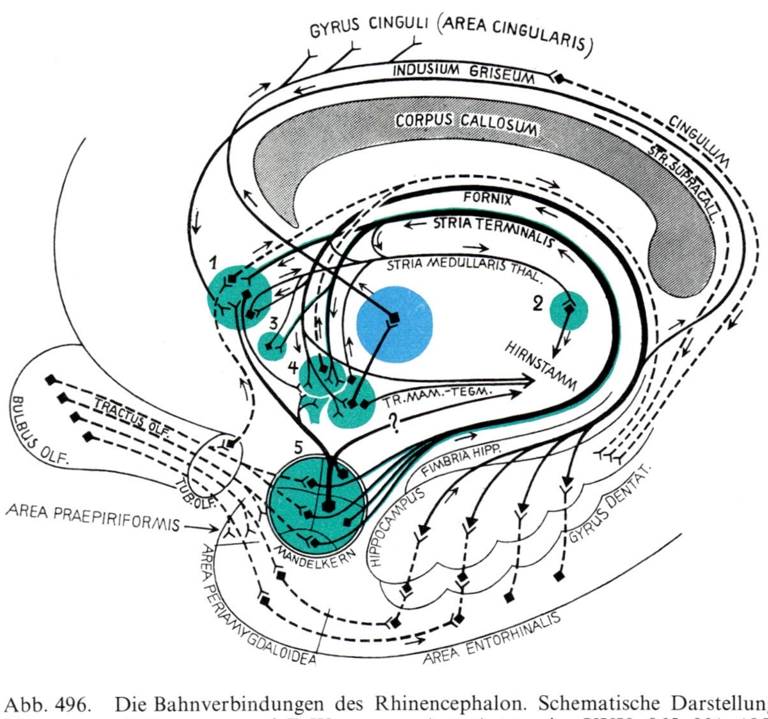

Abb. 496. Die Bahnverbindungen des Rhinencephalon. Schematische Darstellung, unwesentlich geändert (nach G. THOMALSKE, J. KLINGLER und E. WORINGER, Acta Anatomica XXX, 865–901, 1957). Subkortikale Kerne des Riechhirns: grün. 1 = Kerngebiet des Septum, 2 = Nucleus habenulae, 3 = Präoptisches Kerngebiet, 4 = Hypothalamische Kerne, 5 = Nucleus amygdalae. Blau: Nucleus anterior thalami.

Strecke weit auf die Oberfläche des Uncus fort (Limbus Giacomini).

Unmittelbar neben dem Pes hippocampi zieht eine schmale Erhebung nach vorn, die *Eminentia collateralis*, die am Eingang zum Unterhorn mit dem Trigonum collaterale beginnt. Ihr entspricht der nach ihr benannte Sulcus (Fiss.) collateralis.

Der zytologische Aufbau

Mit Ausnahme des Gyrus cinguli und des Gyrus parahippocampalis, die einen typischen sechsschichtigen Rindenbau besitzen und also zum Isocortex gehören, ist das Riechhirn das Gebiet des Allocortex. Es wird vermutet, daß es einen primitiveren, auf einer tieferen Entwicklungsstufe stehengebliebenen zweischichtigen Rindentypus repräsentiert. Auch in diesem Gebiet sind zahlreiche zytoarchitektonisch differente Areale nachgewiesen worden, doch haben sich aus dieser Tatsache bisher noch keine sicheren Schlüsse auf die Funktion ableiten lassen.

Es ist deshalb hier nicht der Ort, die Einzeltatsachen dieser Forschungen zu würdigen. Einige Hinweise mögen genügen, um das Besondere im Bau dieses Rindengebietes hervorzuheben.

Der Bulbus olfactorius, der bei makrosmatischen Tieren einen Hohlraum, den Ventriculus olfactorius, enthält, besitzt an der Oberfläche eine Schicht markloser Nervenfasern, welche die zentralen Fortsätze der Riechzellen aus der Nasenschleimhaut sind. Darüber liegen mehrere Lagen von Nervenzellen, die nach Cajal als Mitralzellen, Pinselzellen und Körnerzellen bezeichnet werden. Die ersteren beiden haben Ähnlichkeit mit den Pyramidenzellen der Großhirnrinde. Sie entsenden starke Dendriten zur Bulbusoberfläche, die sich an den Endbüscheln der afferenten peripheren Neurone aufsplittern und mit ihnen sehr merkwürdige, rundliche Knäuel, die Glomerula olfactoria bilden. Die Axone der Mitralzellen bilden zusammen mit den Pinselzellen den Tractus olfactorius. Auch im Riechkolben läßt sich eine weitgehende Schichtengliederung durchführen. Sie entspricht aber nicht der der Hirnrinde, da nur Neuronen erster und zweiter Ordnung vorhanden sind.

Die in die Fissura hippocampi absteigende Rinde des Gyrus parahippocampalis wird auch als Area entorhinalis oder als *Subiculum* bezeichnet. Innerhalb dieses Bezirkes ändert sich der Rindenbau, allmählich vom Isocortex zum Allocortex übergehend.

Im Ammonshorn bleibt schließlich nur noch eine charakteristische Pyramidenzellschicht erhalten, welche etwa der 5. und 6. Schicht des Isocortex entspricht. Die Axone dieser großen Zellen bilden den Hauptteil des Fornix, der sich aus dem Alveus über die Fimbria zum drehrunden Faserstrang ausformt, welcher im Bogen unterhalb des Balkens zum Corpus mamillare herabsteigt. Die übrigen Schichten werden durch eine Körnerschicht ersetzt. In der oberen und mittleren Krümmung der im Schnitt S-förmig gebogenen Ammonsrinde liegen diese Schichten am Rande der Fissura hippocampi eng aufeinander.

Der Alveus bildet die ventrikuläre Fläche des Hippocampus und vereinigt sich mit dem Marklager des Cingulum im Fuße des Gyrus parahippocampalis.

Der *Gyrus dentatus* entsteht dadurch, daß sich im oberen Teil der Ammonsrinde entlang der Fissura hippocampi noch ein zweiter, sehr schmaler Gyrus abfaltet und nach außen schiebt. Er hat im wesentlichen den gleichen Schichtenaufbau wie das Ammonshorn, nur fehlt die Faserschicht des Alveus.

Die Bahnverbindungen des Riechhirns und ihre funktionelle Bedeutung

Die sensorische Riechbahn. Die Riechreize werden vom Bulbus olfactorius über den Tractus und das Trigonum olfactorium weitergeleitet. Sie enden teils an subkortikalen Kernen, teils im primären Rindengebiet des Olfactorius, das einem Teil des alten Cortex piriformis entspricht.

Es bestehen experimentell gesicherte direkte Verbindungen zwischen dem Bulbus olfactorius und den folgenden Kerngebieten: dem Trigonum olfactorium, den Septumkernen, dem kortikomedianen und zentralen Kern im Nucleus amygdalae und schließlich den präpiriformen und periamygdalären Rindengebieten.

Diese beiden letzten sind das einzige primär-spezifische kortikale Projektionsgebiet der Geruchsfunktion (Thomalske, J. Klingler und E. Woringer). Mit Ausnahme relativ weniger Fasern, welche über die vordere Kommissur zu den subkortikalen Kernen der anderen Seite verlaufen, sind die Verbindungen homolateral.

Alle übrigen Bestandteile des Rhinencephalon sind nur indirekt mit dem Bulbus verbunden. Die Area entorhinalis (Abb. 488), die etwa dem Vorderteil des Gyrus parahippocampalis entspricht, ist das sekundäre olfaktorische Rindengebiet. Es ist ein Assoziationszentrum, in welchem Gruchsempfindungen in spezifischer Weise mit anderen Sinnesempfindungen und Impulsen koordiniert werden. Die von hier aus über Hippocampus und Fornix zum Hypothalamus und Thalamus führenden Wege erklären den affektiven und emotionellen Gehalt aller Reflexvorgänge und Empfindungen, welche durch Geruchsreize ausgelöst werden.

Die unspezifischen Anteile des Riechhirns. Der Hippocampus und ebenso das limbische System, der Lobus limbicus (nach Broca), sind beim Menschen absolut und relativ in ihrem Verhältnis zum Bulbus olfactorius viel mächtiger entwickelt als bei allen Tieren (St. Rose). Der Hippocampus gehört in stammesgeschichtlicher Hinsicht sowohl zum Archipallium wie auch zum Bestand des Neuhirns.

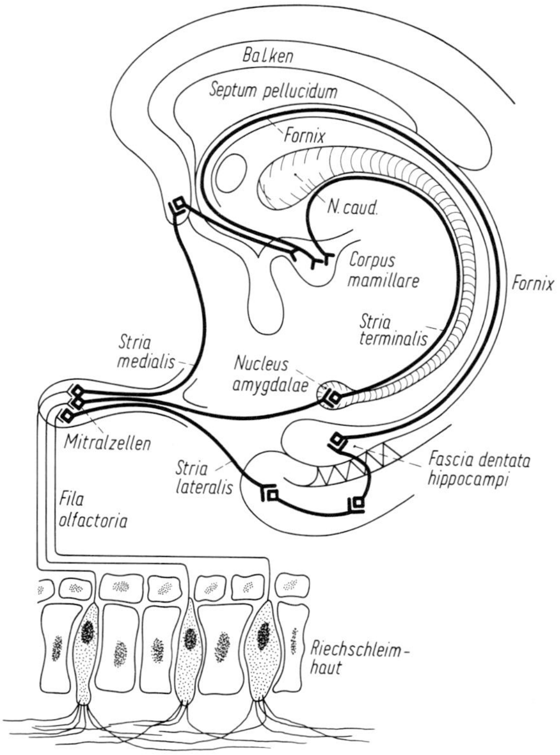

Abb. 497. Die Riechleitung und das limbische System (nach Holmes).

Seine afferenten Fasern stammen aus der entorhinalen Rinde, dem Gyrus cinguli, dem Indusium griseum und der Hippocampusformation der Gegenseite über die Commisura fornicis. Außerdem bestehen zuleitende Verbindungen aus den Septumkernen, dem Hypothalamus, einigen Thalamuskernen und aus oralen Abschnitten des Tegmentum.

Mit Ausnahme der in der Commissura hippocampi (Psalterium) zur Gegenseite kreuzenden Fasern verlaufen die efferenten Fasern des Hippocampus im Fornix, der einen der mächtigsten Faserzüge im menschlichen Gehirn darstellt und mehr als zwei Millionen Fasern enthält (Daitz). Die Fasern ziehen teils zu den Corpora mamillaria, teils zu den Kernen des Septum, des Hypothalamus und des Epithalamus. Der Fornix enthält darüber hinaus auch Fasern, die zum Thalamus ziehen.

Indirekt angeschlossen an diese Bahn sind Verbindungen zum Hirnstamm (zentrale Haubenbahn und Reticularis-Gebiet), zum vorderen Thalamuskern und von da aus weiter (nach ihrer Integration mit vielen anderen Afferenzen) zum Lobus limbicus, der in seinem vorderen Schläfenlappenbezirk zugleich zum sekundären olfaktorischen Rindengebiet gehört.

Die Verbindungen des Hippocampus mit großen Rindengebieten und subkortikalen Strukturen machen das limbische System zu einem wichtigen Integrationszentrum, von dem aus sensorische, somatische, viszerale und wahrscheinlich auch hormonale Impulse im Sinne eines harmonischen Gesamtverhaltens gesteuert und emotionell getönt werden.

Die Wichtigkeit seiner Leistungen wird betont und charakterisiert durch die allen Untersuchern aufgefallene extreme Reaktionsbereitschaft des Ammonshorns auf alle sensorischen Reize. Sie ist verbunden mit einer Neigung zu rhythmischen, chronischen Entladungen, die auch schon bei schwachen Reizen aktiviert werden und zu Krampfentladungen führen kann, welche den von den übrigen Cortexgebieten auslösbaren vorauseilen. Die niedrige Reizschwelle und die hohe Krampfbereitschaft machen das Ammonshorn zum feinsten Registrierinstrument für das kortikale Geschehen, gleichzeitig aber auch zu einem unspezifischen Aktivator vieler Funktionen des Neocortex. Es greift durch seine engen Wechselbeziehungen zum Hypothalamus und dem Reticularis-Gebiet des Rhombencephalon auch in die Wach- und Schlafregulation ein. So ist es verständlich, daß Verletzungen oder experimentelle Reizungen ebenso vegetative Symptome z.B. Mydriasis, Piloarrektion, Schweißausbrüche und Änderungen des Blutdrucks und der Atmung hervorrufen wie auch zur Eintrübung des Bewußtseins mit darauffolgender Schlafneigung führen können.

Der Nucleus amygdalae liegt vor dem Unterhorn des Seitenventrikels in der Tiefe des Uncus – unterhalb des Putamen und medial vom Operculum temporale. Zum Claustrum und Putamen bestehen anatomische Verbindungen.

Er baut sich aus verschiedenen Kerngruppen auf, von denen der Zentralkern und die mediokortikalen Kerne direkte spezifische Beziehungen zum Geruchssinn besitzen. Durch Vermittlung der subkortikalen Kerne werden ihm, ebenso wie dem Ammonshorn (zu dem auch direkte Beziehungen vermutet werden), sekundäre Impulse aus allen sensibel-sensorischen Rindengebieten zugeleitet. Wahrscheinlich bestehen auch aufsteigende Verbindungen aus dem Reticularis-Gebiet des Hirnstammes.

Der Mandelkern ist durch kurze efferente Fasern mit der Basalregion des Septum und dem vorderen Kerngebiet des Hypothalamus verbunden. Von hier aus erstreckt sich sein subkortikales Projektionsfeld von der Basis des Nucleus caudatus aus über den hinteren Hypothalamus und den Subthalamus abwärts bis ins Tegmentum hinein.

Der effektorische Hauptweg verläuft über die Stria terminalis (Taenia semicircularis d.P.N.A.) zum Subcortex. Die kortikopetalen Verbindungen sind von geringerer Bedeutung. Nachgewiesen sind solche zum Temporalpol, zum Rindengebiet der Insel und ein ziemlich starkes Bündel über den Cortex piriformis zum Hippocampus.

Die Funktion des Mandelkerns besteht, sehr ähnlich der des Hippocampus, in der Regulation und Korrelation autonomer und somatischer Impulse des Organismus, welche hier global und unspezifisch den Allgemeinbedürfnissen des Organismus angepaßt werden.

Der Mandelkern kann im Tierversuch einseitig ohne Dauerschaden entfernt werden. Bei ausgedehnteren bilateralen Exstirpationen im Bereich des Schläfenlappens aber treten sehr ausgeprägte, erst in den letzten Jahren genauer untersuchte Ausfallserscheinungen auf. Als erste haben KLUEVER und BUCY nach diesem Vorgehen einen Symptomenkomplex beschrieben, der später unter dem Namen KLUEVER-BUCYsches Syndrom bekannt geworden ist.

Seine wesentlichen Symptome lassen sich, wie spätere Untersuchungen gezeigt haben, allein auch hervorrufen durch beidseitige Zerstörung des Nucleus amygdalae.

Die operierten Tiere (Affen und Katzen) hatten eine visuelle Agnosie, aber gleichzeitig den Drang, alle in ihr Gesichtsfeld tretenden Objekte zu betasten und in den Mund zu nehmen. Sie hatten veränderte Eßgewohnheiten und zeigten eine deutliche Hypersexualität.

Als besonders eindrucksvoll fiel auf, daß die Tiere zutraulich geworden waren und nicht mehr in Wut versetzt werden konnten (Lit. s. P. GLOOR und J. D. GREEN, C. D. CLEMENTE and J. DE GROOT).

Die Septumkerne entsprechen der grauen Substanz an der Basis des Septum pellucidum (Nucl. septi med. et lat.). Beim Menschen entspricht diesem Kerngebiet die Area subcallosa. Hier enden direkte afferente Fasern aus dem Tractus olfactorius, aus dem Nucleus amygdalae über die Stria terminalis und über den Fornix aus dem Hippocampus und über die Stria medullaris aus dem Epithalamus.

Die Funktion ist in ähnlicher Weise komplex wie die des Nucleus amygdalae und des Hippocampus. Interessanterweise scheinen elektrische Reizungen im Bereich des Septum bei Tieren eng verknüpft zu sein mit lustbetonten sexuellen Verhaltensweisen (OLDS and MILNER).

Der Nucleus habenulae liegt im Trigonum habenulae an der hinteren Medialfläche des Thalamus. Die in ihm endende Stria medullaris thalami bringt Fasern aus der gesamten basalen, subkortikalen Kernregion sowie über die Stria terminalis und den Fornix Erregungen aus dem Nucleus amygdalae und dem Hippocampus.

Im Nucleus habenulae entspringt der Fasciculus retroflexus *Meynert* zum Hirnstamm und erreicht hier den Nucleus interpeduncularis. Experimentelle Untersuchungsergebnisse zeigen die engen funktionellen Beziehungen dieses Kerngebietes zu den vorigen.

Zusammenfassend läßt sich sagen, daß das Rhinencephalon, mit Ausnahme seiner spezifisch olfaktorischen Gebiete, Träger unspezifischer sensorisch-vegetativer Funktionen ist. Es ist ein spezifischer Aktivator des Neocortex und gleichzeitig ein wichtiges, dem Isocortex gewissermaßen parallel geschaltetes Assoziationsgebiet zur Kombination vegetativer, somatischer und psychoaffektiver Impulse, welche hier an die jeweiligen Bedürfnisse der Umweltsituation angepaßt werden. Dieser Funktionskreis ist ausgestattet mit kortikalen, subkortikalen, tegmentalen und spinalen Strukturen und besitzt deshalb auch eine gewisse Selbständigkeit. Aber erst seine Verzahnung mit dem thalamokortikalen, psychosomatischen Funktionskreis der gesamten Hirnrinde sichert ein vollwertiges Leben.

Die enge Verknüpfung des Rhinencephalon mit dem psychischen Geschehen kommt dadurch zum Ausdruck, daß seine Zerstörung oder diejenige von Teilgebieten des ganzen Komplexes, welche nicht von der Gegenseite her kompensiert werden können, zu erheblichen *amnestischen* Ausfallserscheinungen führten, welche besonders das Neugedächtnis betreffen (PENFIELD, W. and B. MILNER).

Auch nach GLEES und GRIFFITH ist das Rhinencephalon auf Grund klinischer Beobachtungen an der emotionalen Verwertung der noch unmittelbar frischen Sinneseindrücke beteiligt und ist so für die Erhaltung des normalen emotionellen und geistigen Lebens unentbehrlich.

Das Limbische System

Anatomisch handelt es sich beim „Limbischen System" um den *Gyrus cinguli* und den *Gyrus parahippocampalis* auf der medialen Hemisphärenfläche, also um den Gyrus fornicatus der klassischen Anatomie. Weil diese Windung einen Rand, Limbus, um den Balken und die Stammganglien beschreibt, erhielt das System seinen Namen. Anatomisch gehören aber weiter dazu die *Regio adolfactoria, das Indusium griseum* auf der Balkenoberfläche, die *Nucleus amygdalae* und jene Faserbahnen, welche die genannten Teile untereinander und mit der *Substantia reticularis* des Hirnstammes verbinden.

Die genannten Gebiete gehörten ursprünglich funktionell bei makromatischen Tierformen zum Riechsystem. Das Limbische System des Menschen hat eine erweiterte Steuerungsfunktion für affektives und sexuelles Verhalten und soll auch Beziehungen zur Merkfähigkeit besitzen. Auch komplexe neuroendokrine Regulationsfunktionen werden beim Menschen dem Limbischen System zugeschrieben. Das Limbische System des Menschen entspricht soweit dem Rhinencephalon der Phylogenese.

Das Geschmacksorgan

Die Geschmacksorgane stehen als Wächter am Eingang zum Verdauungskanal und umgeben diesen ungefähr ringförmig, sie bilden einen Geschmacksring, ähnlich wie der lymphatische Rachenring. Die spezifischen Rezeptionsapparate, die *Geschmacksknospen* oder Schmeckbecher, finden sich an den Papillae vallatae, foliatae, fungiformes und am weichen Gaumen. Im Pharynx, wo sie eine individuell wechselnde Ausbreitung zeigen, trifft man sie an der hinteren Wand in Höhe der Zungenwurzel, vereinzelt an der vorderen Wand bis zur Ringknorpelgegend, ferner an der Epiglottis und an der Spitze der Aryknorpel. Bei Neugeborenen haben die Geschmacksknospen eine größere Verbreitung, mit zunehmendem Alter konzentrieren sie sich mehr auf die oben genannten Örtlichkeiten, dabei ziehen sie sich von der Oberfläche mancher Papillen in die geschützten Gräben und Furchen zurück. Je mehr der Verstand die Herrschaft über die Nahrungsaufnahme gewinnt, desto mehr scheinen die Geschmacksknospen aus den zerstreuten und oberflächlichen Positionen zurückgenommen zu werden, ohne daß dadurch auch im Alter die Feinheit der Geschmacksempfindung leidet. Sein Wächteramt aber vollzieht der Geschmackssinn nur noch mangelhaft.

Die *Papilae fungiformes*, die an der Spitze und an den Rändern der Zunge etwas dichter stehen als in der Mitte, enthalten am Papillenrücken, nicht an den seitlichen Abhängen, Geschmacksknospen. 20% der Papillae fungiformes sind unempfindlich für Schmeckstoffe.

Die *Papillae vallatae* besitzen im Epithel des Wallgrabens Geschmacksknospen, und zwar hauptsächlich an der Innenwand, wo in einem Fall 156 Stück gezählt wurden, während in der Außenwand nur 48 vorhanden waren. Der Papillenrücken trägt nur im jugendlichen Alter Geschmacksknospen. In den Grund des Wallgrabens münden seröse Drüsen, deren Sekret die Geschmacksstoffe wieder herausspült, um ein längeres Verweilen zu verhindern. Außerdem halten sie den Wallgraben sauber und entfernen abgeschilferte Epithelien, Speiseteilchen usw., die sonst den Zugang verstopfen müßten. Die Drüsen heißen daher auch Spüldrüsen. Vielleicht kann der Wallgraben auch infolge einer entzündlichen Hyperämie oder durch die Wirkung von einzelnen glatten Muskelfasern, die frei im Bindegewebe liegen, verschlossen werden. Im ganzen kann jedenfalls die Papilla vallata als ein Hilfsapparat der Geschmacksknospen aufgefaßt werden, wenn auch seine Bedeutung noch nicht geklärt ist.

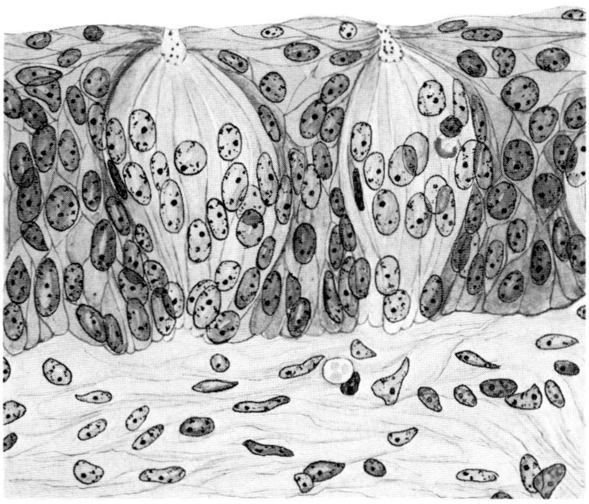

Abb. 498. Zwei Geschmacksknospen aus einer Papilla vallata des Menschen.

In einer ähnlichen Lage befinden sich die Geschmacksknospen an den seitlichen Abhängen der Papillae foliatae.

Jede Geschmacksknospe (Abb. 498) reicht mit ihrer Basis an das Bindegewebe, während ihre Spitze durch eine kleine Lücke, den sog. Geschmacksporus, in der oberflächlichen Schicht zugänglich ist. Der Porus führt in ein kleines Grübchen (Geschmacksgrübchen), in das die fingerförmigen Microvilli der *Geschmackszellen*, die eigentlichen *Chemorezeptoren*, eintauchen. Der schlanke Leib dieser Zellen enthält nahe der Mitte den ovalen Kern, das Zytoplasma ist längsstreifig. Außer diesen Sinneszellen hat man *Stützzellen* unterschieden, die an der Oberfläche der Knospe wie die Dauben eines Fasses gekrümmt sind, aber auch im Innern zwischen den Geschmackszellen liegen. Die Kerne der Stützzellen liegen in verschiedener Höhe, das Zytoplasma ist wabig.

Die Sinneszellen reichen von der Basis bis zum Geschmacksgrübchen, in das ihre Microvilli eintauchen. Die Stützzellen erreichen das Geschmacksgrübchen nicht. Bei der lebhaften Abnützung, die das Epithel der Mundhöhle zeigt, und bei der geringen Höhe der Differenzierung wäre es nicht verwunderlich, wenn auch in den Geschmacksknospen zeitlebens aus unspezifischen Zellen Sinneszellen entstehen würden. Die Geschmackszellen sind an ihrem apikalen Pol zu Geschmackspinseln, welche die erwähnten fingerförmigen Microvilli tragen, ausgezogen. Sie enthalten Sekretionsgranula. Das Sekret wird in das Geschmacksgrübchen abgesondert und umhüllt die Microvilli als stark färbbare Substanz, die außerdem eine hohe Konzentration von Vitamin C aufweist (FERNER). Es ist zu vermuten, daß es sich hier um eine Transmitter-Substanz handelt. Zwischen den Geschmackszellen finden sich als tennisschlägerartige Auftreibungen die Anfangsstücke des 1. Neurons der

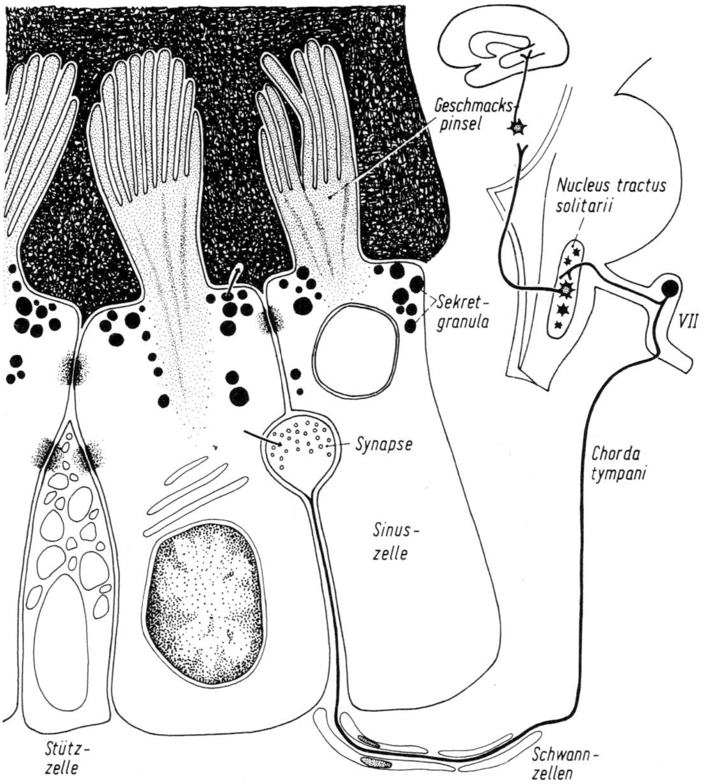

Abb. 499. Geschmackszellen und Geschmacksleitung (nach FERNER).

Geschmacksleitung (intragemmale Fasern) mit Organellen der Synapsen. Die Nerven bilden unter der Knospe einen dichten Plexus. Von ein und demselben Achsenzylinder sollen aber auch Nerven in die Epithelzellen in der Umgebung der Knospe (intergemmal) eindringen. Daraus hat man geschlossen, daß das ganze Feld der Nervenausbreitung Geschmacksempfindung leitet, jedoch ist die Annahme nicht zwingend.

Als *Geschmacksnerv* kommt für die vorderen zwei Drittel der Zunge, also für die Geschmacksknospen auf den Papillae fungiformes, die Chorda tympani in Frage. Eine Lähmung der Chorda hebt einzelne Geschmacksempfindungen auf, eine elektrische Reizung bringt Geschmacksempfindungen hervor. Für die Knospen an den Papillae vallatae und foliatae ist der Glossopharyngeus der Geschmacksnerv. Bei seiner Durchtrennung entsteht eine hintere Geschmackslähmung, bei der z. B. eine Chininlösung ohne bittere Geschmacksempfindung verschluckt werden kann.

Der Glossopharyngeus sendet aber auch auf dem Umweg über den Plexus tympanicus Geschmacksfasern zu dem hinteren Drittel der Zunge, dem weichen Gaumen und der hinteren Pharynxwand.

Ferner wird angegeben, daß bei intrakranieller Durchtrennung des Trigeminus, wie sie bei Neuralgien ausgeführt wird, eine teilweise Geschmackslähmung auftritt.

Nach Durchschneidung des Glossopharyngeus degenerieren die zugehörigen Geschmacksknospen, um bei erneutem Auswachsen der Nerven wieder zu erstehen. Die Wiederbildung der Geschmacksknospen gelingt sogar, wenn man den Hypoglossus auf den peripheren Stumpf des N. lingualis aufpfropft. Das Auswachsen des Nerven und sein Eindringen in das Epithel ist offenbar der ursächliche Faktor für die Differenzierung der Geschmacksknospen. Bei der Ratte regeneriert sogar die exstirpierte umwallte Papille mit den Geschmacksknospen, ein Zeichen dafür, daß die Geschmackszellen keine hohe Stufe der Differenzierung besitzen. Auch beim Menschen trifft man zerfallende, mit Leukozyten infiltrierte Geschmacksknospen, so daß man den Eindruck bekommt, daß Knospen verschwinden und neu entstehen können. Die Neubildung soll nach HEIDENHAIN durch die Längsspaltung einer Knospe erfolgen.

Man unterscheidet vier Geschmacksqualitäten: Süß, sauer, bitter und salzig. Manche Pilzpapillaren tragen „Bitter-, Süß- und Sauerorgane" und wenige vermitteln zwei oder nur eine Geschmacksqualität. Die Empfindung für bitter soll gehäuft an den Papillae circumvallatae, für süß an der Zungenspitze, für sauer an den Rändern und an der Mitte der Zunge auftreten. Daraus könnte man schließen, daß für jede Geschmacksqualität spezifische Endapparate oder wahrscheinlicher eine besondere Fasergattung bestünde. Es ist gelungen, einzelne Nervenfasern zu isolieren, die für Kochsalz und Chinin allein empfindlich sind. Auf Säureeinwirkung sprechen offenbar alle Fasern an.

Die Geschmacksfasern sind sehr dünn.

Am „Geschmack" unserer Speisen ist auch das Geruchsorgan wesentlich beteiligt. Bei seinem Ausfallen bleiben nur die genannten 4 Geschmacksqualitäten übrig. Aber auch die mechanische und die Temperaturerregung der Mundschleimhaut spielen beim Schmecken eine Rolle.

Die Geschmacksnerven aus dem Stamm des VII. und IX. Hirnnerven (eventuell auch aus dem V. und X.) enden im Nucleus des Tractus solitarius. Sie werden hier auf das 2. Neuron umgeschaltet und von hier im Dienste der Reflektorik an andere Zentren wie etwa zu den Kerngebieten für die Kau- und Schluckbewegungen und zu den Speichelkernen weitergeleitet. Die Bahnen für die Geschmacksleitung zu höheren Zentren kreuzen die Mittellinie und werden über den Lemniscus medialis dem Thalamus zugeführt. Die Lage eines Rindengeschmackszentrums ist nicht genauer bekannt, es wird im *Gyrus parahippocampalis* vermutet.

Die Haut (Cutis)

Bau der Haut als Organ

Übersicht

Ihren mannigfachen Leistungen entsprechend, zeigt die Haut eine strukturelle gewebliche Zusammensetzung, welche das Substrat für die verschiedenen Funktionen im einzelnen oder als Gemeinschaftsleistung enthält. Im Aufbau der Haut sind drei Hauptschichten zu unterscheiden:

Die *Epidermis* oder *Oberhaut*; die oberflächliche epitheliale Schicht von unterschiedlicher Dicke in Abhängigkeit von der Körperregion.

Das *Corium* oder die *Lederhaut* als bindegewebige Schicht, in der die mannigfachsten Organe wie Drüsenkörper mit ihren Ausführungsgängen, Blutgefäße, Nerven mit ihren Endkörperchen, Lymphkapillaren und Lymphgefäße eingelagert sind.

Die *Tela subcutanea* (Subcutis) oder *Unterhaut*. Epidermis und Corium bilden gemeinsam die *Cutis*.

Epidermis (Oberhaut)

Die Epidermis oder Oberhaut ist ein mehrschichtiges verhorntes Plattenepithel, welches mit dem darunterliegenden Corium durch leistenförmige oder zapfenförmige Vorstülpungen in die Tiefe verzahnt ist, so daß die Basalmembran als Grenze zwischen beiden Hauptschichten auf dem mikroskopischen Schnitt eine unregelmäßige Wellenlinie darstellt. Die leistenförmigen Vorwölbungen der Epithels gegen das Corium werden als *Haftleisten* (den Haftleisten entsprechen auf der Oberfläche die Hautfurchen), die der Verzahnung dienen, und als *Drüsenleisten*, an

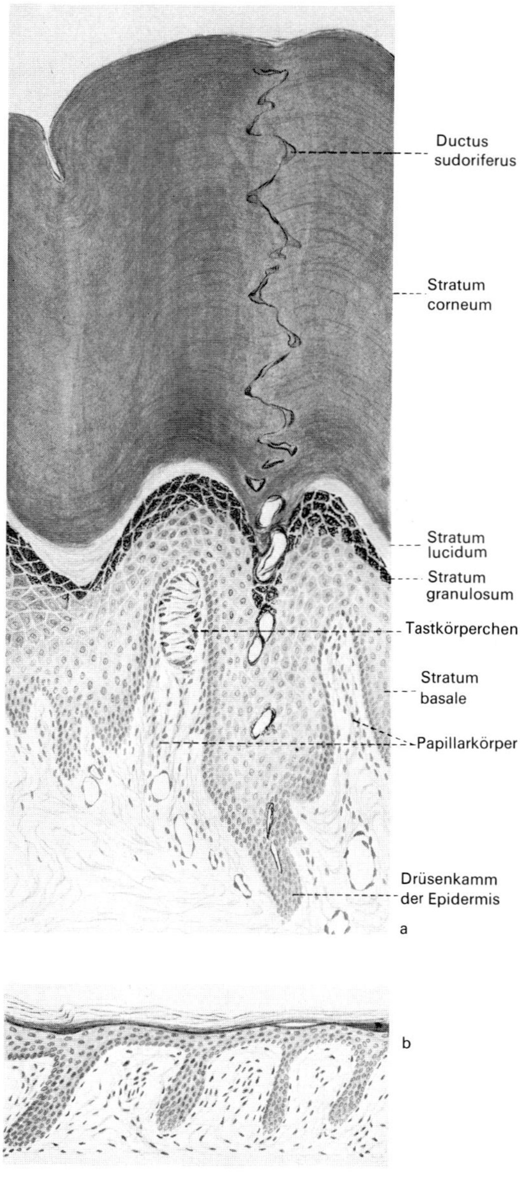

Abb. 500. a) Epidermis der Fingerbeere, Vergr. 125mal. b) Epidermis der Achselhöhle zum Vergleich, Vergr. 125mal.

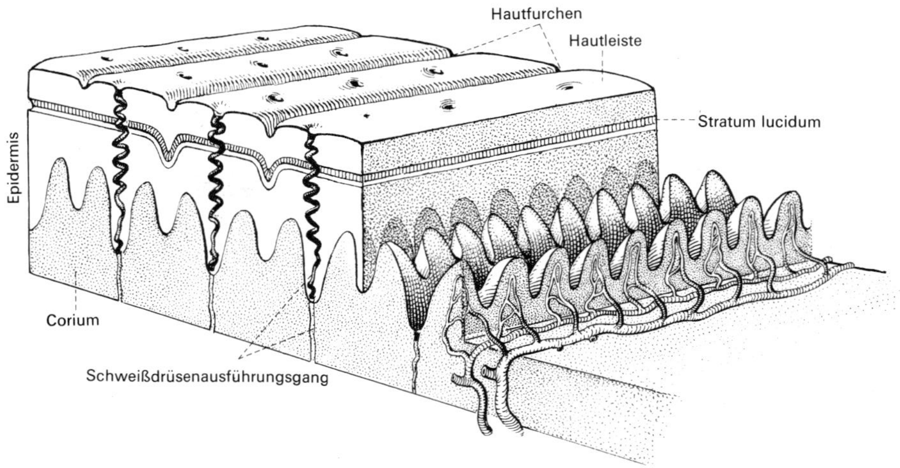

Abb. 501. Schema vom Bau der Haut mit Hautleisten. Im rechten Teil der Abbildung sind zwei bindegewebige Papillenreihen des Corium dargestellt. Beachte in diesen die Kapillarschlingen mit einem aufsteigenden arteriellen und absteigenden venösen Schenkel.

denen die Ausführungsgänge der Schweißdrüsen eintreten, unterschieden.

Die deskriptiven Schichten der Epidermis von basal zur Oberfläche sind folgende:

1. Das *Stratum basale* oder *cylindricum*, dessen prismatische basale Zellen mit Wurzelfüßchen in der Basalmembran verankert sind.
2. Das *Stratum spinosum*, dessen multipolare Zellen mittels Desmosomen aneinander befestigt sind und die bei Schrumpfung wie mit Stacheln besetzt aussehen (Stachelzellen, BIZZOZEROsche Knötchen). Schicht 1 und 2 entsprechen dem Stratum germinativum, weil hier die Zellteilungen als Grundlage für die Mauserung der Epidermis erfolgen.
3. Das *Stratum granulosum*, eine Zellschicht, in der stark färbbare (basophile) grobe Schollen als Ausdruck des beginnenden Verhornungsprozesses sichtbar sind; die Zellen selbst lassen aber einen noch intakten Zellkern erkennen.
4. Das *Stratum lucidum*. Hier ist eine wesentliche Veränderung vor sich gegangen; die zellulären Elemente sind abgeplattert und haben zum Teil die Zellkerne verloren, der Zelleib ist nur schwach färbbar.
5. Das *Stratum corneum* oder die *Hornschicht*, in der kernlose Hornelemente *(Keratozyten)* von platter Form in oberflächenparallelen Lagen übereinander geschichtet sind.

Die epithelialen Elemente der Epidermis machen daher, den beschriebenen Schichten entsprechend, von der Basis zur Oberfläche, wohin sie im Laufe von einigen Wochen verschoben werden, einen tiefgrei-

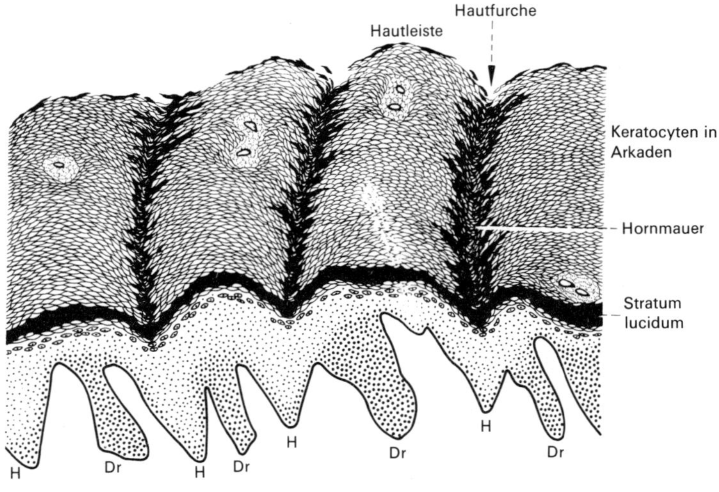

Abb. 502. Epidermis der Fingerbeere, Architektonik. H = Haftkamm, Dr = Drüsenkamm

fenden Umwandlungsprozeß von den basalen epithelialen prismatischen Elementen zu den platten kernlosen Keratozyten der Hornschicht durch. Der Nachschub der Zellen erfolgt durch lebhafte mitotische und amitotische Teilung der basalen Schichten 1 und 2, die deshalb auch als *Stratum germinativum* bezeichnet werden.

Bei der Betrachtung der Epidermis-Oberfläche sind flache Leisten oder Felder zu erkennen, die durch *Hautfurchen* voneinander getrennt sind, letzteren entspricht in der Tiefe jeweils ein *Haftkamm* (Leistenhaut, Felderhaut). Über den *Drüsenkämmen* wölben sich die *Hautleisten* vor, so daß die in den Drüsenkämmen eintretenden Ausführungsgänge der Schweißdrüsen in der Mitte der Hautleisten in Reihen mit einer Öffnung münden (Abb. 501).

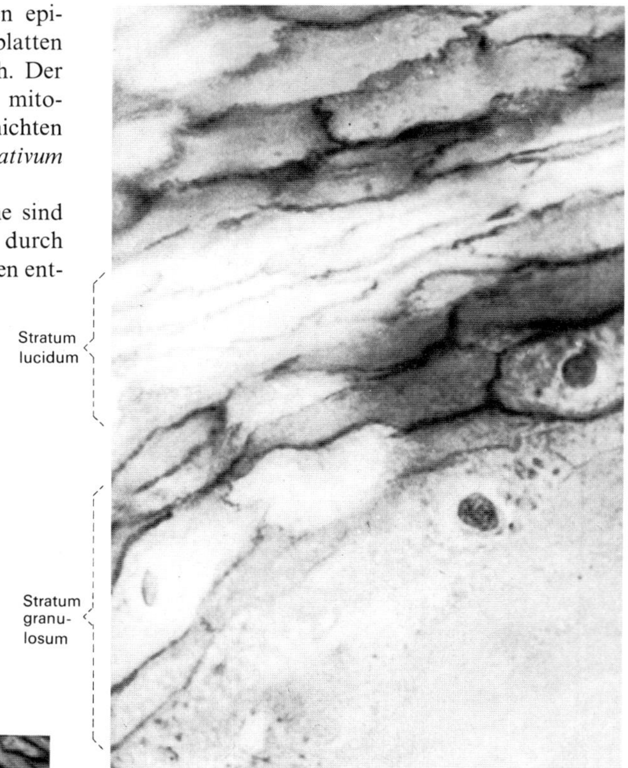

Abb. 503. Epidermis (Ausschnitt) von der Fingerbeere des Menschen.

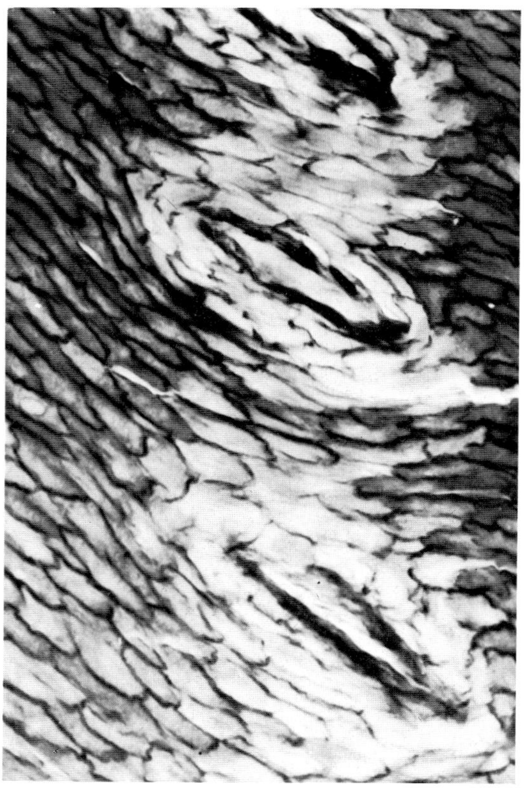

Abb. 504. Fingerbeere des Menschen, Hornschicht der Epidermis. Die Keratozyten in der Umgebung der Schweißdrüsengänge sind gequollen.

Corium (Lederhaut)

Das Corium gliedert sich in zwei Hauptschichten, in den epithelnahen „*Papillarkörper*“ (Stratum papillare) und das aus faserigem straffen Bindegewebe bestehende *Stratum reticulare*. Die Spitzen der bindegewebigen Papillen ragen gegen die Epidermis vor und bestehen an der Spitze aus retikulärem und sonst aus lockerem, faserigem Bindegewebe. Sie sind die Träger der oberflächlichsten Kapillarschlingen, von Nervenendigungen und Nervenendkörperchen. Das darunter gelegene Stratum reticulare des Corium besteht aus faserigem Bindegewebe, dessen kollagene Faserbündel, von elastischen Netzen begleitet, sich in haarlockenartig gewellten Bündeln geflechtartig durchdringen, so daß auf einem Querschnitt längs und quer getroffene Bündel abwechseln.

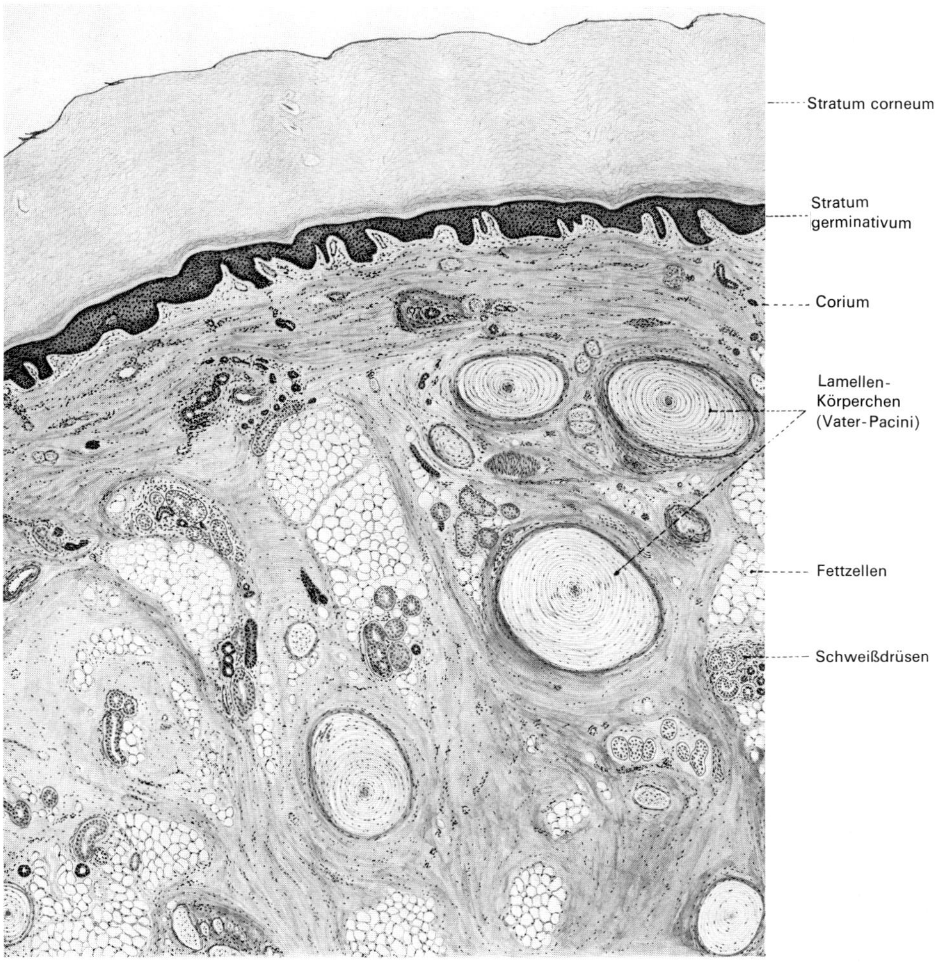

Abb. 505. Haut der Fingerbeere des Menschen (Vergr. 25mal).

Tela subcutanea (Unterhautgewebe)

Das Unterhautgewebe, *Tela subcutanea*, enthält radiär oder schräg verlaufend Bindegewebsbündel, durch welche die Haut elastisch verschieblich mit den darunter gelegenen Faszien der Muskeln und dem Periost der Knochen verankert ist *(Retinacula cutis)*. Die Räume zwischen den Retinacula sind durch Fettläppchen und Fettträubchen ausgefüllt, deren Gesamtheit den Hautfettkörper *(Panniculus adiposus)* darstellt.

Die Haut als Sinnesorgan

Von KARL HEINZ ANDRES und MARIA V. DÜRING

Die Haut ist das größte *Sinnesorgan* des Körpers; sie ist die Hauptendigungsstätte sensibler Nerven. Druck-, Berührungs-, Wärme- und Kältesinn sowie die Schmerzempfindung sind, wenn auch nicht ausschließlich, so doch vornehmlich an die Haut gebunden. Mit diesen „Hautsinnen" nehmen wir zwar nur jeweils den Teil der Umwelt wahr, der mit uns in Berührung gerät, den wir „begreifen". Doch können bei Blinden die Hautsinne sich so verfeinern, daß die Erlebnisse der Hautsinne den Gesichtssinn teilweise ersetzen.

Diese aufgezählten Funktionen sind größtenteils an bestimmte Gebilde der Haut gebunden, sie können in gewissen Strukturen lokalisiert werden.

Die Struktur der somatosensiblen Rezeptoren

Rezeptoren sensibler Ganglienzellen

Rezeptoren sensibler Ganglienzellen informieren das Zentralnervensystem über Reize von außen *(Exterorezeptoren)* und Reize aus dem eigenen Körper-

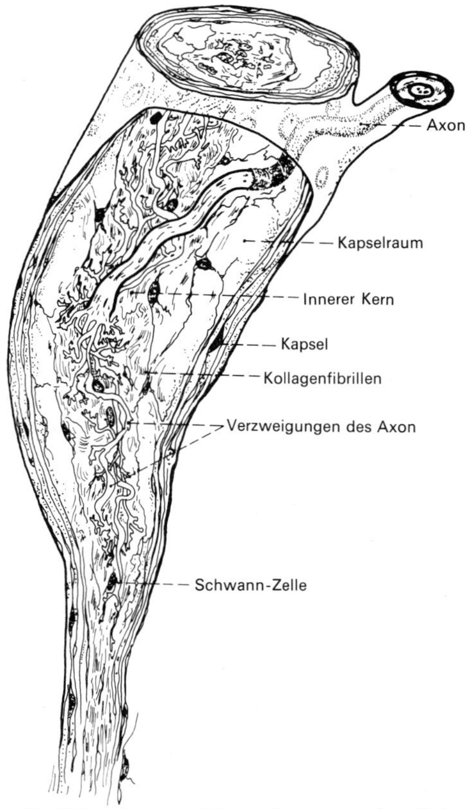

Abb. 506. RUFFINI-Körperchen von der Katze (nach CHAMBERS 1972).

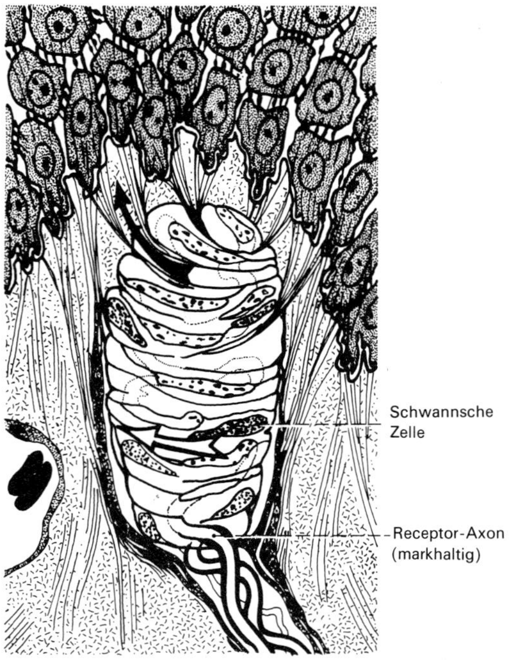

Abb. 507. MEISSNERsches Tastkörperchen, die Züge der Kollagenfasern und Tonofibrillen (nach ANDRES).

bereich *(Propriorezeptoren)*. Sie bilden für die Orientierung und Anpassung des Individuums an seine Umwelt eine wichtige Informationsquelle. Die verschiedenen Reize werden durch *spezialisierte Endformationen* der Neuriten, den **Rezeptoren**, aufgenommen. Der histologische Nachweis dieser Rezeptoren geschah in der herkömmlichen Lichtmikroskopie durch Silberimprägnation der sensiblen axonalen Endapparate, den Rezeptorneuronen. Mit dieser Methode wurden verschiedene Rezeptortypen unterschieden, ohne daß eine funktionelle Deutung exakt möglich gewesen wäre. Mit Hilfe der Elektronenmikroskopie gelingt es, strukturelle Bauprinzipien aufzudecken, die eine Identifizierung einzelner Rezeptortypen und die Deutung ihrer Funktion erlauben. Dieses gilt allerdings heute noch nicht für viele einfach verzweigte Endigungen nichtmyelinisierter Fasern. So kann man der Schmerz- und Wärmeempfindung nur in Ausnahmefällen morphologisch definierte Rezeptorendigungen zuordnen.

Bauteile des Rezeptoraxons

Das Rezeptoraxon beginnt an der Stelle, an der das Axon seine geschlossene SCHWANN-Zellhülle oder seine Markscheide verliert. Die axoplasmatischen Strukturen wie Neurofilamente und Mikrotubuli lassen sich im Rezeptoraxon weiter verfolgen. Unter der Axoplasmamembran des Rezeptoraxons findet sich eine feinfilamentäre Grundsubstanz, die Rezeptormatrix, in die elektronenoptische leere und granulierte Vesikel eingelagert sind. An der Grenze zwischen der Rezeptormatrix und dem zentral gelegenen Axoplasma liegt ein Saum von Mitochondrien, die mit lipoidreichen Granula vergesellschaftet sind. Mechanosensible Rezeptoraxone zeigen noch zusätzliche Differenzierungen wie leisten- und fingerförmige Ausstülpungen und Desmosomen. Das Einwirken spezifischer mechanischer Reize auf das Rezeptoraxon ist dadurch gewährleistet, daß spezielle Modifikationen der SCHWANN-Zellhülle und des umgebenden Bindegewebsapparates einschließlich einer perineuralen Kapsel ausgebildet sein können.

Mechanorezeptoren

Die Struktur der Mechanorezeptoren ist heute weitgehend bekannt. Besonders weit verbreitet sind reich verzweigte lanzettförmige Terminalfasern, die frei in das Bindegewebe eingebaut sind. Sie liegen sowohl in der Haut wie in der Gelenkkapsel und in den Eingeweiden. Sie wirken als Dehungsrezeptoren. So können sie beispielsweise die Spannung einer Eingeweidewand registrieren. Rezeptoren dieses Typs liegen als Fühler für den HERING-BREUER-Reflex in der Wand der Bronchioli. Dehnungsrezeptoren mit ähnlich gebauten Rezeptoraxonen sind die *Sehnenspindeln*

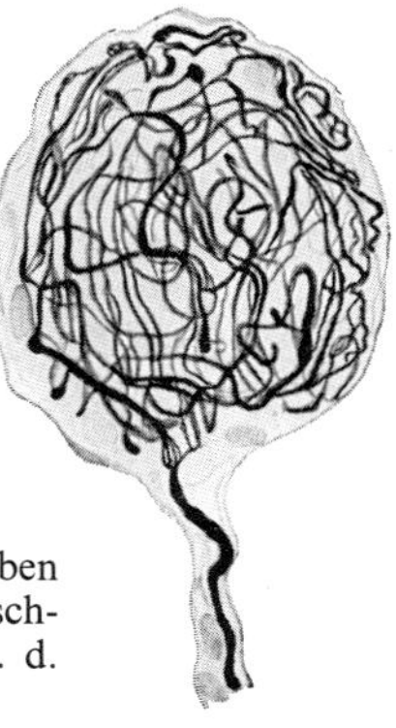

Abb. 508. KRAUSEscher Endkolben aus der Conjunctiva bulbi des menschlichen Auges (nach BOEKE, Handb. d. vergl. Anat. Bd. II, 2).

und das RUFFINIsche Körperchen. Ihre umhüllende Kapsel erlaubt die Einwirkung des adäquaten Reizes nur in der Zugrichtung ihrer zugeordneten Kollagenfaserbündel.

Weitere Mechanorezeptoren erhalten durch aufgeblähte SCHWANN-Zellen eine schwellkörperartige Versteifung. Sie kommen als gerade lanzettförmige Endigungen an den Haarfollikeln vor. Besonders große Exemplare sind zwischen Glashaut und dem inneren Haarbelag von Sinushaaren (Vibrissae) ausgespannt.

Eine weitere überwiegend spiralisierte Endigung, die von aufgeblähten SCHWANN-Zellen bedeckt ist, ist das MEISSNERsche Tastkörperchen. Es liegt in den Bindegewebspapillen der unbehaarten Haut an den Haftleisten. Das Rezeptoraxon ist über feine Kollagenfaserbündel, die von den Wurzelfüßchen des Epithels herkommen, an das Tonofibrillensystem der Epidermis angeschlossen. Gegen das darunterliegende Bindegewebe ist der Rezeptor durch eine kelchartig ausgebildete Perineuralscheide abgesetzt. Feine Einzellungen und Tangentialbewegungen der Epidermisoberfläche werden über das Tonofibrillensystem an den Rezeptoren herangeführt.

Ein dem MEISSNERschen Tastkörperchen morphologisch verwandter Mechanorezeptor ist das *KRAUSEsche Endkörperchen*. Seine Rezeptoraxone sind stärker verzweigt und knäuelartig verschlungen. Eine enge Beziehung zum Tonofibrillensystem des Epithels ist weniger deutlich. Seine Kapsel ist ebenfalls nur unvollkommen. Bevorzugte Orte, an denen KRAUSEsche Endkolben vorkommen, sind die Lamina propria der Mundschleimhaut, der Zunge und des Endbereichs des Rectum. Auch in der unbehaarten Haut und in der Conjunctiva kommt dieser Rezeptortyp vor.

Ein weiterer Mechanorezeptortyp ist dadurch ausgezeichnet, daß sein Rezeptoraxon in einer lamellierten SCHWANN-Zellhülle liegt. Zwischen die lamellierten SCHWANN-Zellausläufer sind dünne Bindegewebsschichten eingeschoben. Unterschiedlich ausgeprägte Lamellierungen führen zur Abgrenzung verschiedener Druckrezeptoren. Neben einfachen lamellierten Endigungen gibt es Formen, die mit einer relativ dicken Schicht aus SCHWANN-Zellamellen aufgebaut sind und außen von einer Perineuralkapsel umhüllt werden. Im GOLGI-MAZZONIschen Körperchen hat das von Lamellen eingeschlossene Axon einen überwiegend geradlinigen Verlauf. Die Genitalnervenkörperchen von verschiedenen Säugetieren haben einfach lamellierte Rezeptoraxone. Elektronenmikroskopische Untersuchungen über diese Körperchen des Menschen liegen bisher nicht vor.

In der Gruppe der lamellierten Rezeptorendingungen gehört auch das *VATER-PACINIsche Körperchen* sowie das *HERBSTsche Körperchen* der Vögel. Die beiden zuletzt genannten Endkörper haben eine Größe von 1–3 mm, weil sie um den vielschichtig und dicht lamellierten Innenkörper einen weiten zum Teil durch Endoneuralzellen gekammerten Kapselraum haben. Das VATER-PACINIsche Körperchen wie auch das HERBSTsche Körperchen sind schnell adaptierende *Druck* und *Vibrationsrezeptoren*. Sie kommen sowohl in den tiefen Schichten der Haut und Unterhaut wie auch als Viszerorezeptoren vor, z. B. im großen Netz, im Pankreas und im Retroperitonealraum.

Eine eigene Gruppe von Mechanorezeptoren wurden von MERKEL bereits 1875 beschrieben. Dieser Rezeptor ist dadurch charakterisiert, daß das Rezeptoraxon Kontakt zu einer Anzahl kleiner sekundärer Sinneszellen, den *MERKEL-Zellen*, hat. Typisch für die MERKEL-Zellen sind ihre mikrovilliartigen durch Filamentebündel versteiften Fühler sowie Ansammlungen von granulierten Vesikeln im Zyto-

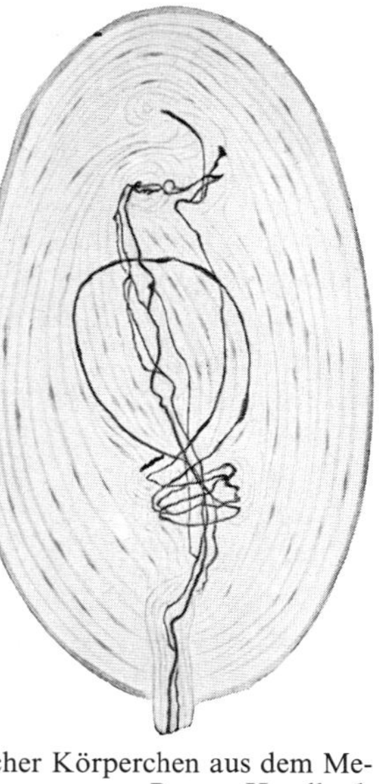

Abb. 509. VATER-PACINIscher Körperchen aus dem Mesentrium der Maus (nach LEEUWE, aus BOEKE, Handb. d. vergl. Anat. Bd. II, 2).

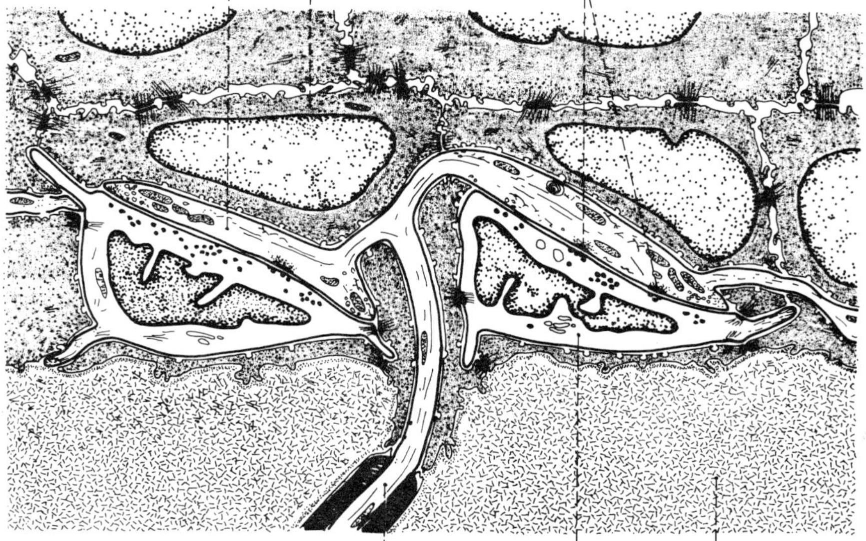

Abb. 510. MERKELsche Tastzellen und Tastmeniskus (nach ANDRES 1966).

plasma. Die Kontaktflächen zwischen den MERKEL-Zellen und den Rezeptoraxonen sind besonders groß, da unter den MERKEL-Zellen scheibenförmige Aussackungen der Rezeptoraxone, die sogenannten *Tastmenisken*, liegen. Physiologische Untersuchungen von MERKEL-Zellrezeptoren charakterisieren sie als *langsam adaptierende Druckrezeptoren*. Beim Menschen kommen sie in den Drüsenleisten der unbehaarten Haut und in den *Tastscheiben* (PINKUS- oder IGGO-*Körperchen*) der behaarten Haut vor.

Thermorezeptoren

Freie Endigungen, die doldenförmig verzweigt sind und durch die Basalmembran in die Epidermis eindringen, konnten als *Kälterezeptoren* am Katzennasenrücken identifiziert werden. Das dazugehörige myelinisierte Axon hat einen Durchmesser von 2,5 μ–3 μ. Vergleichende physiologische Untersuchungen lassen vermuten, daß die Kälterezeptoren beim Menschen ähnlich strukturiert sind.

Die Struktur der *Wärmerezeptoren* ist bisher ungeklärt. Nach physiologischen Daten muß es sich um tiefer im Bindegewebe der Haut liegende Endigungen überwiegend markloser Axone handeln. Epikritische Wärmerezeptoren, die von Riesenschlangen zum Orten ihrer Beute benutzt werden, finden sich in den äußersten Epidermisschichten der Oberkiefer- und Unterkieferregionen. Sie haben markhaltige Axone von 4–6 μ Durchmesser.

Schmerzrezeptoren

Die morphologische Charakterisierung der Schmerzrezeptoren bereitet Schwierigkeiten wie die der Wärmerezeptoren. Ihre Axone sind ebenfalls weit verzweigt und größtenteils marklos. Genauere Befunde konnten bisher nur an Schmerzrezeptoren in der Zahnpulpa erhoben werden. Ihre freien Rezeptorendigungen dringen 10–20 μ weit in die Dentinkanälchen ein. Die Axone mit 5–7 μ Durchmesser sind markhaltig.

Rezeptorsysteme

Die unterschiedlichen Abschnitte der Haut sind entsprechend ihrer Aufgabe mit verschiedenen *Rezeptorkombinationen* ausgestattet. In der behaarten Haut findet sich eine Konzentration von Rezeptoraxonen an den Haarwurzeln. Die Haare wirken als lange hebelartige Fühler dieser Rezeptororte. An der behaarten Körper- und Extremitätenoberfläche finden sich jeweils, größeren und dickeren Haaren zugeordnet, scheibenförmige Epidermisverdickungen, in deren Basalzellschicht ein MERKEL-*Zellrezeptor* eingebaut ist. Die Vibrissae der Ober- und Unterlippe fast aller Säugetiere sind als Fühler besonders spezialisiert. In einem durch einen Blutsinus abgepolsterten Haarbelag ist ein Spektrum von 5–7 verschiedenen Rezeptortypen an der Reizaufnahme beteiligt. Hier ist z.B. der MERKEL-Zellrezeptor eingebaut in die epitheliale Wurzelscheide des Haares. Große

Sinushaare wie die Schnurrhaare der Katze enthalten bis zu 100 Einzelrezeptoren.

Die mosaikartige Anordnung der verschiedenen Rezeptoren der Haut hat im Bereich der Körperfühlsphäre der Großhirnrinde ihre entsprechende Projektion. Dieses Muster ist die strukturelle Grundlage für die Aufnahme von Gefühlsbildern, die auch ohne den Einsatz des visuellen Systems das Erkennen von Gegenständen möglich machen.

Rezeptives Feld

Das Innervationsgebiet einer sensiblen Ganglienzelle, in der Haut das rezeptive Feld genannt, kann unterschiedlich groß sein. Je nach der Verzweigungsbreite des peripheren Axons unterscheidet man flächen- oder punktförmige rezeptive Felder. Auch ein Rezeptortyp kann größere oder kleinere rezeptive Felder versorgen. Im letzteren Fall liegen die von einer Faser versorgten 10–25 Elementarrezeptoren wie z. B. MEISSNERsche Tastkörperchen oder MERKEL-Zellneuritkomplexe dichter zusammen.

Weitere Funktionen der Haut

Aus dem Integument entstehen zahlreiche Organe, wobei die Sprossungen der Epidermis eine formende Rolle spielen. Beim Menschen sind zu nennen die Haare, Nägel, Schweiß- und Talgdrüsen, ferner die Brustdrüse. Wenn wir noch die Wirbeltiere in den Kreis der Betrachtung ziehen, dann wird der Reichtum an Organbildungen viel größer; es sei erinnert an die Hörner, die Krallen und Hufe, die Schuppen und Schilder der Reptilien, die Federn der Vögel und die Borsten und Stacheln mancher Säugetiere.

Die Haut des Menschen schließt die äußere Oberfläche des Körpers gegen die Außenwelt ab und bildet eine *Schutzhülle*. Sie hält eine gewisse mechanische Beanspruchung aus, da sie neben ihrer Festigkeit eine elastische Dehnbarkeit besitzt und durch die Unterpolsterung mit Fett den auftreffenden Druck verteilen kann. Der Abschluß gegen die Außenwelt kommt auch darin zum Ausdruck, daß die Haut eine große Undurchdringbarkeit für die meisten gelösten und gasförmigen Stoffe besitzt und erst recht kleine körperliche Elemente wie die Bakterien fernhält. Durch die saure Reaktion der Sekrete der Hautdrüsen entsteht ein *Säureschutzmantel*. Dadurch verhindert die gesunde Haut die Ansiedlung größerer Mengen von Bakterien, wenn sie auch stets keimhaltig ist, sogar pathogene Keime enthält und daher nur vorübergehend durch Desinfektionsmittel steril gemacht werden kann. Die gesunde Haut ist so an die pathogenen Bakterien angepaßt, daß es in der Regel nicht zu einer Infektionskarankheit kommt. Sie bildet auch antibakterielle Hemmungsstoffe. Sobald das Epithel verletzt ist, entsteht die *Wunde*, es fällt die Schranke, die den Weg in das Innere versperrte, nun können gelöste Stoffe und auch Bakterien eindringen. Die Erreger finden jetzt ein Milieu von alkalischer Reaktion, das für ihr Wachstum günstig ist. So kann „ein Nadelstich die Eingangspforte für den Tod" werden.

Ferner ist die Haut der beste *Wärmeregulator*. Diesem Zweck dient das Gefäßsystem, das eine viel größere Ausbreitung besitzt, als es nur zur Ernährung der Haut nötig wäre, und außerdem die Schweißabsonderung. Die Haut ist auch ein schlechter Wärmeleiter, vor allem durch das Fettpolster.

Durch ihre Drüsen wird die Haut ferner zu einem *Absonderungsorgan*. Auch die ständige Abschilferung verhornter Epithelien (6–14 g täglich) auf der gesamten Körperoberfläche kann als eine Abscheidung und Selbstreinigung betrachtet werden.

Außer den genannten Funktionen hat die Haut Leistungen und Beziehungen, die anatomisch nicht faßbar sind. Sie steht als Glied des Ganzen in Wechselbeziehung mit dem übrigen Organismus. So wirken auch die Hormondrüsen auf sie ein und verändern unter Umständen ihre Beschaffenheit. Das bekannteste Beispiel ist das *Myxödem*, ein Krankheitsbild, das bei Ausfall oder Unterfunktion der Schilddrüse zustande kommt. Dabei bekommt die Haut eine teigige Schwellung durch eine schleimartige Verquellung des Bindegewebes, während die Epidermis trokken, rissig und runzlig wird. Auch scheint die Haut ihrerseits das endokrine System zu beeinflussen. Ferner ist die Haut mit ihrem Papillarkörper auch an der Antikörperbildung beteiligt.

Die Haut vermag sowohl basische wie saure Valenzen abzusättigen, vermutlich durch den amphoteren Charakter des Hauteiweißes. Alkalisierung bringt die Haut zur Quellung (Seifenbad).

Die Haut hat also auch eine nach innen gerichtete Schutzfunktion. Je stärker die Haut z. B. bei Masern und Scharlach reagiert, desto stärker ist die Antikörperbildung, desto geringer das Auftreten von Komplikationen an inneren Organen. Daher ist bei infektösen Allgemeinerkrankungen die lebhafte Reaktion der Haut erwünscht und als günstiges Zeichen zu betrachten. In der Volksmedizin spricht man von einer „Ableitung auf die Haut".

Bei der Beurteilung eines Gesunden oder Kranken spielt der Eindruck, den die Beschaffenheit der Haut macht, eine große Rolle. Dieser Eindruck setzt sich aus mehreren Momenten zusammen, von denen wir die Farbe und das Relief der Haut betrachten wollen.

Die *Hautfarbe* ist zunächst abhängig von dem Hautpigment, auf das später eingegangen wird. Besteht eine Pigmentarmut wie bei Blonden oder rothaarigen Individuen oder ein voller Pigmentmangel wie bei Albinos, dann erscheint die Haut bei schwacher Durchblutung bleich, weißlichrosa. Außer dem Pig-

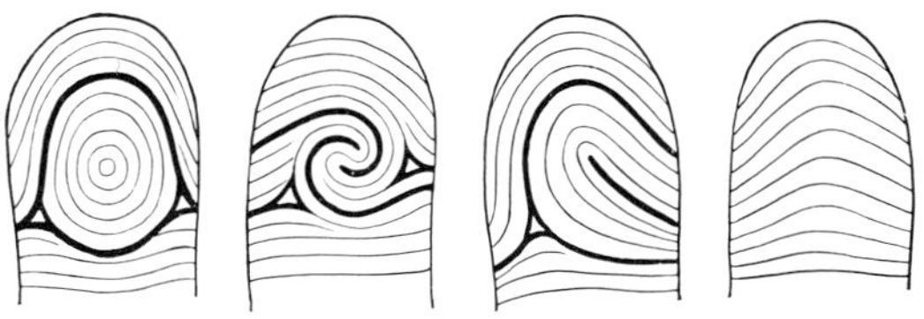

Abb. 511. Hautleisten des Menschen. Von links nach rechts: Wirbel, Doppelschleife, Schleife, Bogen. Schematisch nach SULLIVAN. Aus Handb. d. Haut- u. Geschlechtskrankheiten, Jul. Springer, Berlin 1927.

ment spielt auch die Farbe der Hornschicht eine Rolle. Da bei Europäern nur in den basalen Zellen der Epidermis ein mäßiger Gehalt an Pigment vorhanden ist, so ist die Haut durchlässig genug, um die Lichtstrahlen bis an die Blutkapillaren gelangen zu lassen. Durch den verschiedenen Füllungszustand der Gefäße kann die Haut erblassen oder erröten. Sind durch eine passive venöse Hyperämie hauptsächlich die tiefer liegenden, venösen Gefäßnetze gefüllt, so bekommt die Haut einen blauroten Ton, und größere Venen erscheinen bläulich. Das beruht auf der Wirkung der trüben Medien, die von den reflektierten Strahlen durchdrungen werden müssen.

Bei dem feinen Relief interessieren besonders die sog. *Papillarlinien* oder *Hautleisten*, die sich am ausgeprägtesten an der Handfläche und der Fußsohle finden („Leistenhaut") und hier wieder an den Tastballen der Fingerendglieder eingehend studiert worden sind. Diese Papillarlinienmuster sind bei verschiedenen Menschen stets verschieden. Bei ein- und demselben Menschen sind die Muster rechts und links oft etwas verschieden. Sie bleiben das ganze Leben unverändert und können nur durch Narbenbildung beseitigt werden. Daher sind sie vor allem von Interesse für den Polizeierkennungsdienst (Daktyloskopie). Aus der ungeheuren Mannigfaltigkeit dieser Papillarlinienmuster hat man vier Typen herausgehoben, den Wirbel, den Bogen, die Schleife und die Doppelschleife (Abb. 511). An den Fingerbeeren sind am häufigsten die ulnarwärts offenen Schleifen. Es soll sich um neutrale, mechanisch wenig beanspruchte Kurven handeln, die die Erregung der Tastorgane begünstigen.

Anhangsorgane der Haut

Haare

Die Haare sind biegsame Hornfäden, die aus Zellen der Epidermis unter Mitbeteiligung des unterlagernden Bindegewebes entstanden sind. Bei den meisten Säugern bildet das Haarkleid eine lufthaltige Hülle, die bei der Temperaturregulierung eine große Rolle spielt und mechanisch von Bedeutung ist. Beim Menschen ist das Haarkleid reduziert, nur an bestimmten Stellen (Kopfhaar, Schamhaare) zu bevorzugter Ausbildung gelangt und zu einem Geschlechtsmerkmal geworden. Dieser Behaarungstypus muß eine phylogenetisch junge Erwerbung sein. Die Wärmeregulation muß beim Menschen in anderer Weise arbeiten als bei behaarten Tieren. Der Mensch greift außerdem mit seinem Verstand in den Prozeß der Wärmeregulation ein, indem er sich eine dem Klima angepaßte Kleidung, Wohnung und Nahrung schafft.

Das fetale Haarkleid des Menschen wird als *Lanugo* oder als *Wollhaar* bzw. Flaum bezeichnet. Es besteht aus kurzen, feinen, wenig gefärbten marklosen Haaren, die schon während der Schwangerschaft wieder verschwinden. An manchen Stellen bleibt das Lanugohaar bestehen, bei der Frau etwas reichlicher, z.B. im Gesicht, an Hals, Rumpf und Gliedmaßen. Beim Mann findet es sich mit Ausnahme des Barthaares fast immer an der Beugeseite des Oberarmes, am Knie und fibular auf dem Fußrücken. An den übrigen Stellen tritt unter dem Einfluß der Keimdrüsen in der Pubertät an Stelle der Lanugo das endgültig geformte sog. *Terminal*haar, das länger, stärker und dunkler ist. Zu diesem Terminalhaar zählen die *Schamhaare* (Crines pubis), die bei der Frau mit horizontaler Linie nach oben aufhören, während sie beim Mann noch einen Streifen gegen den Nabel zu entwickeln. Zu den Pubertätshaaren zählen die *Achselhaare* und beim Mann das *Barthaar* (Barba). Schließlich bilden sich in der Nasenöffnung kürzere *Vibrissae* und im äußeren Gehörgang die *Tragi*. Beim Mann entwickelt sich auch auf Brust, Schulter, Oberarm, Oberschenkel und Unterschenkel in individuell wechselnder Weise eine Behaarung (Terminalhaar im engeren Sinn des Wortes). Bei der Frau findet sich dieses Terminalhaar höchstens an der unteren Körperhälfte.

Außer dieser Behaarung besitzt der Körper noch drei andere Haarsorten, das *Kopfhaar* (Capilli), die *Augenwimpern* (Cilia) und die *Augenbrauen* (Supercilia). Diese Haare differenzieren sich schon vor oder kurz nach der Geburt. Findet der Ersatz der fetalen Lanugo z.T. schon intrauterin statt, dann kommen die Kinder mit kahlen Köpfen oder einer kurzen Kopfbehaarung zur Welt. Öfter findet der Ersatz später statt.

Die Entwicklung des Terminalhaars in der Pubertät zeigt schon den Einfluß der Keimdrüsen auf den Haarwuchs. Bei Kastraten fällt die Ausbildung des Terminalhaars aus. Mangelnde Behaarung des Stammes, verbunden mit dichtem Kopfhaar, erregt den Verdacht auf eine Hodenstörung, besonders wenn eine geringe Bart-, Scham- und Achselbehaarung besteht. Frühzeitige Bildung einer Kopfglatze bei sonst guter Stammbehaarung ist ein ausgesprochen männliches Merkmal. Bei Nebennierenstörungen tritt eine Beeinflussung des Haarkleides auf (Hypertrichosis).

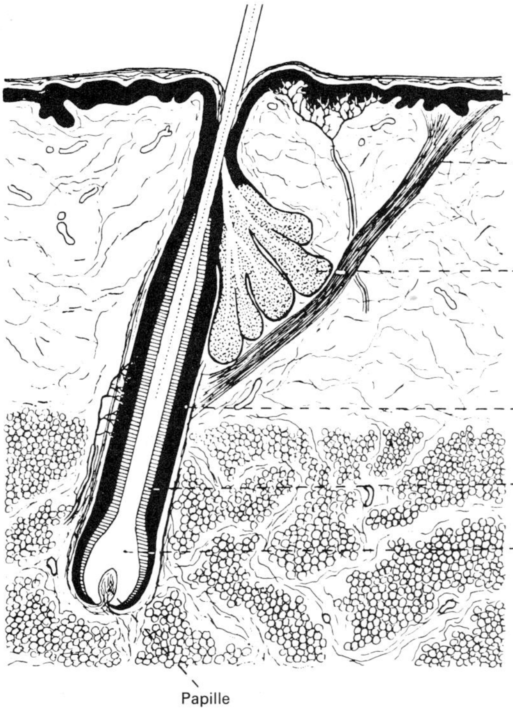

Abb. 512. Schema vom Bau eines Haares.

Die Behaarung ist also ein Indikator des inkretorischen Systems (Abb. 512).

Am Haar unterscheidet man den *Haarschaft* (Abb. 512), der frei über die Haut vorragt, und die *Haarwurzel*, die schräg in der Haut steckt. Die Haarwurzel ist an ihrem Ende zur *Haarzwiebel* (Bulbus) angeschwollen und wird von unten her durch eine bindegewebige *Haarpapille* ernährt. Die Haarwurzel ist in eine röhrenförmige Tasche der Haut eingepflanzt. Diese Haartasche bildet eine Fortsetzung der Epidermis, sie wird von außen von einer bindegewebigen Hülle, dem *Haarbalg*, umgeben. Das Haar wächst aus dem Grund dieser epidermalen Röhre als verhornender Zellfaden in die Höhe. Am Grund der Röhre liegt das Wachstumszentrum, die Matrix, wo die Papille die Haarzwiebel einstülpt. Prozesse, die mit einer Zerstörung der Matrix einhergehen, führen zu dauerndem Haarverlust. Je mehr der Haarfaden sich in die Höhe schiebt, desto mehr differenziert er sich, indem er verhornt. Bei diesem Wachstum wird das Haar begleitet von einer Zellschicht, die als *innere Wurzelscheide* mit hochwächst und in Höhe der Talgdrüsenmündung endet, indem die verhornten Zellen abgestoßen werden. Wir müssen die *innere Wurzelscheide* als eine epitheliale Verschiebeschicht auffassen, durch deren Vermittlung das Haar sich an der äußeren Wurzelscheide vorbeischiebt. Bei dem Hoch-

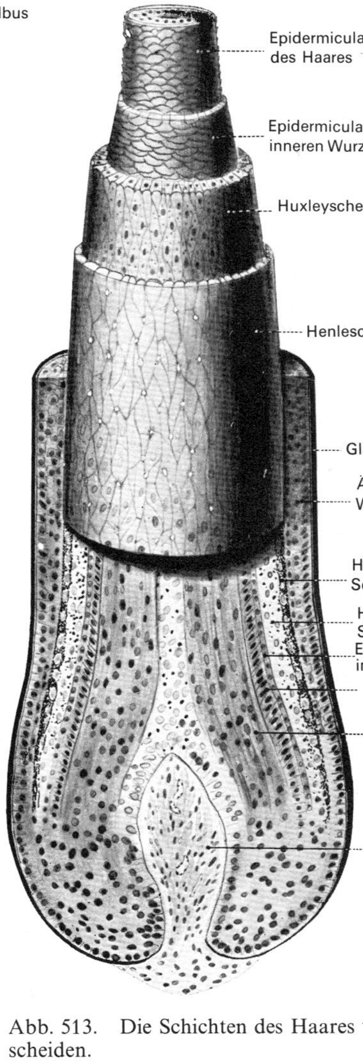

Abb. 513. Die Schichten des Haares und seiner Wurzelscheiden.

wachsen übernimmt anscheinend die innere Wurzelscheide die Führung.

Die einzelnen Schichten zeigen in sich wieder eine Untergliederung (Abb. 513). Der bindegewebige *Haarbalg* besteht aus äußeren Längs- und inneren Ringfasern. Zwischen den Ringfasern liegen Zellen, die vielleicht kontraktil sind und bei der Ausstoßung des Haares eine Rolle spielen. An der Grenze zur äußeren Wurzelscheide besteht eine homogene Glashaut, die bei beginnendem Haarausfall sich verdickt. Die *äußere Wurzelscheide* bildet eine Fortsetzung der Keimschicht der Epidermis und verliert sich in die Matrix. Die Epithelfasern dieser Schicht stehen außen senkrecht zur Basis und laufen innen vorwiegend zirkulär um das Haar. Die *innere Wurzelscheide*, die täglich 0,2–0,5 mm gegen die Oberfläche hin wächst, besteht von außen nach innen aus der HENLEschen, der HUXLEYschen Schicht und der *Epidermicula*, die sämtlich nach oben hin verhornen. Zuerst verhornt die HENLEsche Schicht, die an der Wurzel aus einer Zellage besteht, die feine Körnchen einer eleidinartigen Substanz, das sog. Trichohyalin, enthalten. Die HUXLEYsche Schicht hat 1–3 Zellagen, verhornt später und bildet zuvor größere Trichohyalintropfen. Die Zellen passen in die Lücken der vorigen Schicht hinein. Die Epidermicula bildet eine Schicht abgeflachter Zellen, die sich dachziegelartig decken und mit ihrem freien Rand der Haarpapille zugewandt sind, so daß zwischen ihnen und den Zellen der Epidermicula des Haares (Haarcuticula) eine Verzahnung zustande kommt. Über der Spitze der Haarpapille entsteht das Haarmark, weiter seitlich die Rinde. Die Zellen der letzteren enthalten besonders viel Pigment. Zu äußerst folgt die Epidermicula des Haares (Haarcuticula), die in Papillennähe aus kubischen Zellen besteht, die weiter oben zu dünnen Schüppchen verhornen. Diese sind so geordnet, daß sie sich mit den Zellen der Scheidenepidermicula verzahnen. Die Verzahnung ist derart, daß die innere Wurzelscheide etwas schneller wachsen muß, um dem Haar den Weg freizugeben. Nachdem alle Schichten verhornt sind, wird der Durchmesser des Haares wesentlich geringer.

Das fertige *Haar* ist im Querschnitt oval oder bohnenförmig, und nur sehr dünne Haare sind rund. Beim Ausreißen bleiben die innere und äußere Wurzelscheide am Haar haften und bilden ein längliches weißes Säckchen, das an seinem Ende eine dunkel Stelle, das Pigment über der Matrix, erkennen läßt. Auf der Oberfläche des Haares liegt ein Oberhäutchen, die *Epidermicula*, deren Zellen sich dachziegelförmig decken und deren freie Ränder gegen die Haarspitze gerichtet sind. Dadurch entstehen auf der Oberfläche zackige Querlinien, deren Form für jede Tierart spezifisch ist, so daß daraus die Art diagnostiziert werden kann[1]). Der wesentliche Bestandteil ist die *Rinde*. Sie besteht aus langgestreckten verhornten Zellen, die in der Längsrichtung von Epithelfasern durchzogen werden und die Zugfestigkeit und die Doppelbrechung des Haares bedingen. Das *Mark* ist nur an dicken Haaren vorhanden, auch hier kann es Unterbrechungen zeigen; es fehlt stets an der Spitze. Es besteht aus 1–2 Reihen quergestellter Zellen, die weniger Pigment enthalten und auch nicht so stark verhornen wie die Rindenzellen.

Die *Haarfarbe* wird durch ein braunes, körniges Pigment und durch einen gelösten rötlichen Farbstoff bedingt. Bei blonden Individuen ist nur in der äußeren Rindenschicht Pigment vorhanden. Bei Rothaarigkeit unterbleibt die Bildung des braunen Pigments. Während der Wachstumsjahre färbt sich das rote Haar häufig nach braun um.

Das *Ergrauen* der Haare beruht auf einem Erlöschen der pigmentbildenden Funktion der Matrixzellen, das *Weißwerden* auf dem Auftreten feiner Luftbläschen zwischen den Zellen. Frühzeitiges Ergrauen ist in manchen Familien eine erbliche Erscheinung und folgt einem dominanten Erbgang, ist aber kein Zeichen für frühzeitiges Einsetzen einer allgemeinen Senilität. Je rascher das Haar in der Jugend dunkelt, desto früher scheint es zu ergrauen.

Auf dem Kopf stehen die Haare in Gruppen von 2–5 zusammen. Innerhalb eines solchen *Haarkreises* sind nicht alle Haare im gleichen Vegetationszustand. Die Lebensdauer eines Haares ist beim Kopf- und Barthaar von der Länge abhängig und beträgt 2–5 Jahre, bei den Augenwimpern nur 100–150 Tage. Der *Haarwechsel* beginnt damit, daß die Matrix die Produktion von Zellen einstellt. Der Bulbus verliert seinen Turgor und wird durch den Überdruck der Umgebung, vielleicht auch unter Mithilfe der kontraktilen (?) Zellen des Haarbelages seitlich zusammengedrückt. Das Haar bekommt an seiner Wurzel einen besenartigen Kolben und reckt sich als sog. Kolbenhaar in die Höhe, während die Papille zunächst an alter Stelle stehenbleibt. Von ihr aus verläuft ein dünner „Epithelstrang" ohne Haar bis zum Kolben (Abb. 514). Schließlich rückt auch die Papille in die Höhe, ohne daß der bindegewebige Haarbelag diese Bewegung vollständig mitmacht. Der leere, teilweise invaginierte Haarbelag heißt Haarstengel, er bildet die Leitbahn für die später wieder vorwachsende Haarwurzel. Das neue Haar bildet sich auf einer neuen Papille des Epithelstranges, es steht schräg zum alten und hebt dieses schließlich aus der Haartasche heraus. Vom Ausfall eines alten bis zum Auftreten eines neuen Haares vergehen 49–89 Tage, und das tägliche Wachstum des neuen Haares wird mit 0,3–0,4

[1]) Unter der Epidermicula liegt noch eine Membran, die offenbar alle chemischen und physikalischen Vorgänge steuert und einen biologischen Schutz des Haares darstellt.

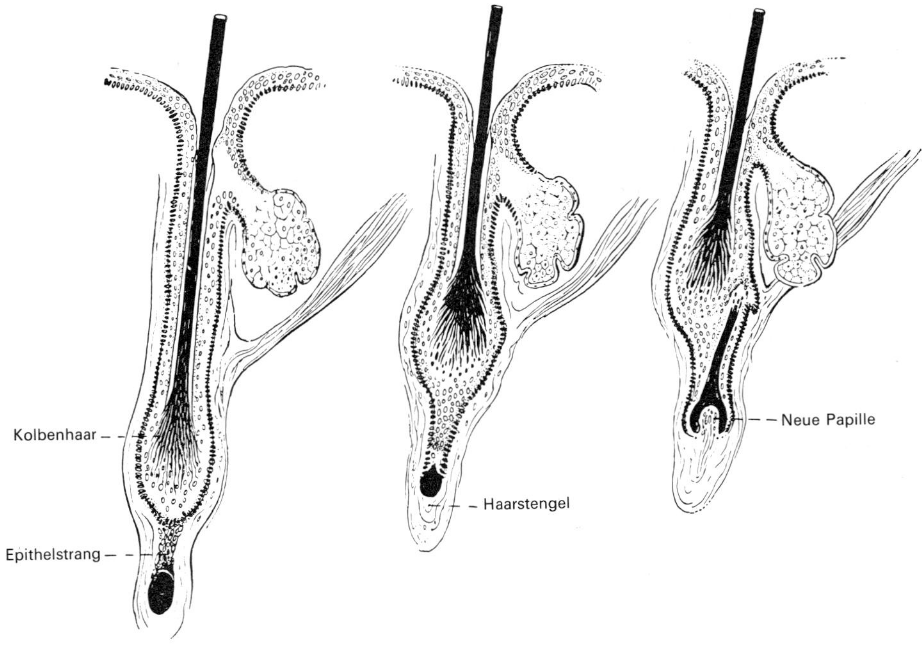

Abb. 514. Haarwechsel. a) Kolbenhaar und Epithelstrang, b) Hochrücken des Kolbenhaares, der Haarbalg bildet den Haarstengel. c) Ein neues Haar entsteht auf einer neuen Papille. Unter Benutzung einer Abbildung von AUBERTIN.

mm angegeben. Aus dem gleichen Haarkeim können nacheinander verschiedene Haarformen gebildet werden, wie das Winterhaar und Sommerhaar der Wildsäugetiere. Beim Menschen und den Haussäugetieren ist ein jahreszeitlicher Wechsel der Behaarung nur mehr angedeutet.

Fast alle Haare besitzen einen glatten Muskel, den *M. arrector pili* Abb. 515, der am Haarbalg ansetzt und auf der Seite an der zwischen Haar und Epidermis der stumpfe Winkel gebildet wird und die Talgdrüse liegt, aufsteigt (Abb. 515). Der Muskel endigt mit mehreren Zipfeln, die in elastische Sehnen übergehen und unterhalb der Epidermis in horizontale Fasern umbiegen. Feinere Haare können durch ihn etwas aufgerichtet werden (Sträuben der Haare), zugleich zieht er die Haut mit seiner elastischen Sehne etwas herab, wodurch die „*Gänsehaut*" entsteht. Da an der Streckseite der Extremitäten mehr Muskeln und mehr Haare vorhanden sind, so ist hier die Bildung der Gänsehaut am deutlichsten. Vielleicht wird auch auf die Talgdrüse, an der einzelne Bündel ansetzen können, bei der Kontraktion ein Druck ausgeübt.

Nägel (Ungues)

Die Nägel sind Abkömmlinge der Epidermis und stellen Hornplatten dar, die schützend die Endglieder der Finger (Abb. 516a) und Zehen bedecken und den Krallen, Klauen und Hufen der Säuger entsprechen.

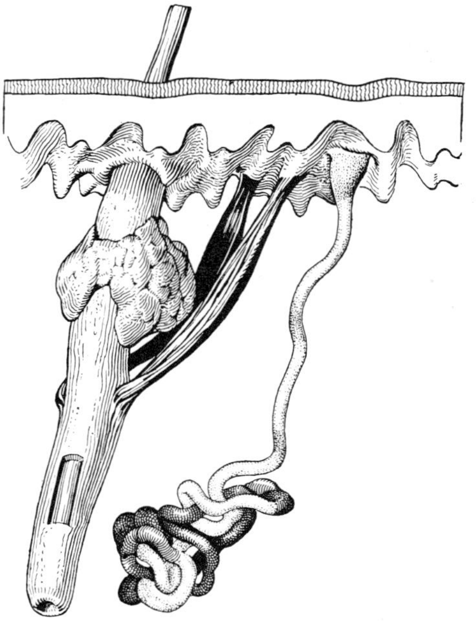

Abb. 515. Rekonstruktion eines Haarbalges mit Arrector pili, Talgdrüse und Schweißdrüse, kombiniert nach Modellen von PINKUS.

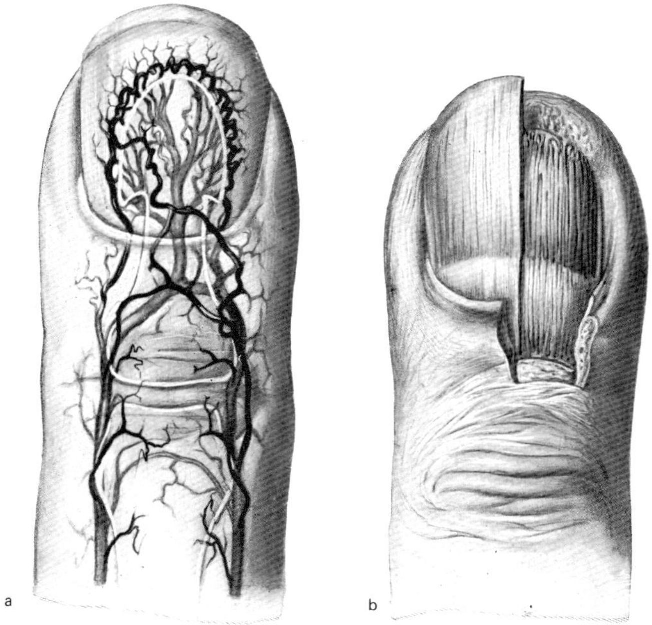

Abb. 516. a) Endglied des Fingers mit Nagel und Blutgefäßen. b) Eine Nagelhälfte ist entfernt, man sieht die Längsleisten der Lederhaut des Nagelbettes. SPANNER.

Für die Tastballen der Finger, die einen besonders empfindlichen Tastapparat besitzen, stellen sie ein Widerlager dar, gegen das die Ränder der tastenden Fingerbeeren andrängen. Bei Verlust des Nagels ist die Tastempfindung der Fingerbeere herabgesetzt.

Die Nagelplatte ruht auf dem *Nagelbett* (Abb. 516 b) und ist an den Seiten und rückwärts von einer hufeisenförmigen Hautfalte, dem Nagelwall, umgeben. Hinten ist die bedeckende Hautfalte besonders lang, so daß eine etwas 0,5 cm tiefe Hauttasche entsteht, die sog. *Nageltasche*, in die die *Nagelwurzel* eingeschoben ist. Das Epithel, das die Nagelplatte von oben bedeckt, ist das *Eponychium*. Der freie, verhornte Rand schiebt sich als zarter Saum auf den Rücken des Nagels, wird bei der Nagelpflege zurückgeschoben und bildet das Eponychium im engeren Sinn des Wortes. Das Epithel unter der Nagelplatte, das bei der Ablösung am Nagel haften bleibt, geht nach vorn unter dem freien Rande des Nagels in das sog. „Sohlenhorn" über. Dieses letztere entspricht der Krallensohle der krallentragenden Tiere und ist beim Menschen in einem rückgebildeten Zustand. Rückwärts, unterhalb der Nagelwurzel, wird das

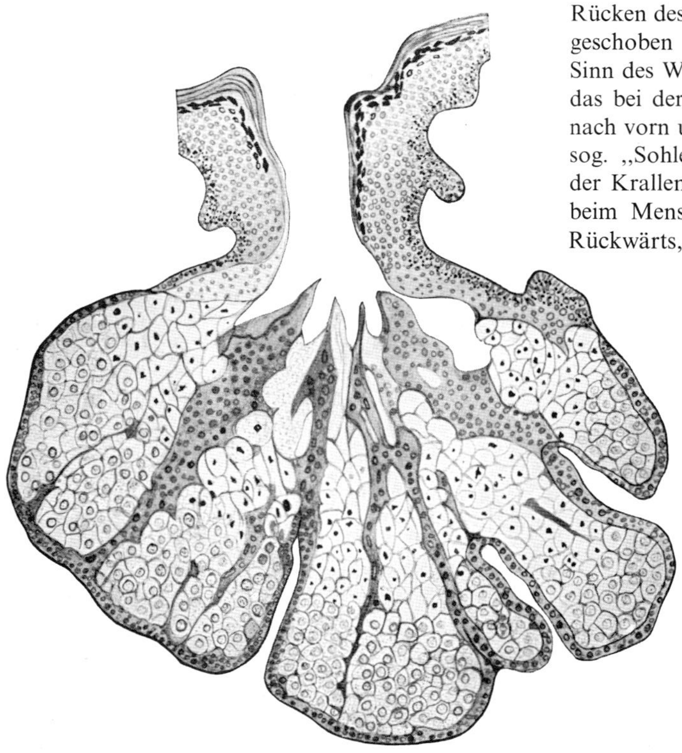

Abb. 517. Talgdrüse aus dem Labium minus des Menschen. Vergr. 50mal. Nach BARGMANN.

Epithel zur *Matrix des Nagels*. Die vordere Grenze dieser Matrix wird durch ein weißes Feld, *Lunula*, bezeichnet, das am Daumen, gelegentlich auch an anderen Fingern, aus der Nageltasche herausragt und nach distal einen konvexen Rand besitzt. Nach hinten zu reicht die Matrix bis zum Grund der Nageltasche und greift vermutlich um den freien Rand der Nagelwurzel herum ein Stück weit auf das Eponychium. Nur von dieser Matrix aus wird die Nagelsubstanz erzeugt, ihre Zerstörung führt zu dauerndem Verlust des Nagels. Wie das Haar als Hornfaden aus dem Grund einer Röhre der Epidermis herauswächst, so bildet sich der Nagel als Hornplatte aus dem Grund einer flachen Tasche. Der Teil des Epithels, der distal vor der Lunula liegt, beteiligt sich also nicht an der Nagelbildung.

Hautdrüsen

Talgdrüsen

Die *Talgdrüsen* (Abb. 515 u. 517) sind meist an die Haare gebunden und heißen daher auch Haarbalgdrüsen. Sie bilden ein öliges Sekret, das die Haare und die Haut einfettet und die Benetzung der Haut erschwert. Ohne Verbindung mit Haaren finden sich Talgdrüsen an den kleinen Schamlippen, der Clitoris, an der Glans penis und dem inneren Vorhautblatt, am Lippenrot, auf der Wangenschleimhaut, ferner in der Haut der Brustwarze, im proximalen Teil des Analkanals und als MEIBOMsche Drüsen in den Augenlidern. Besonders große Formen finden sich an der Nasen- und Wangenhaut, auch an der Ohrmuschel, ihre Poren sind mit bloßem Auge zu sehen und mit einem erstarrten Inhalt gefüllt (Comedo). Sie enthalten oft eine Milbe (Demodex folliculorum) und ein zusammengerolltes Lanugohaar.

Die Talgdrüsen liegen meist in dem Winkel zwischen Haarbelag und Arrector pili, der Drüsenkörper besitzt mehrere Endanschwellungen. Ein zentraler Hohlraum fehlt, die Sekretion erfolgt nach dem holokrinen Typus (s. Bd. II). Die äußere Zellschicht ist teilungsfähig. Nach innen zu nehmen die Zellen immer mehr Fettröpfchen auf, und nahe dem Ausführungsgang lösen sie sich auf und bilden damit das Sekret. An haarlosen Stellen wie Handteller und Fußsohle gibt es keine Talgdrüsen, daher können hier auch die typischen Erkrankungen dieser Drüsen, die Akne vulgaris und die Furunkel, nicht auftreten. Bei Mangel an Vitamin A verhornen die Ausführungsgänge der Talg- und Schweißdrüsen.

Schweißdrüsen

Die Schweißdrüsen lassen zwei deutlich getrennte Gruppen unterscheiden, 1. die kleinen, über die ganze Haut verbreiteten *ekkrinen* Schweiß- oder Knäueldrüsen und 2. die großen *apokrinen Duftdrüsen*.

Die ekkrinen Schweißdrüsen (Abb. 515) finden sich am reichlichsten an der Stirn, an Handballen und Fußsohle, am Rücken; am geringsten ist ihre Dichte an der Streckseite des Oberarms. Ihre Gesamtzahl wird auf 2 Millionen geschätzt. An der Hohlhand wurden auf einem Quadratzentimeter über 1000 Schweißdrüsen gezählt. Der Drüsenknäuel liegt meist in der Subcutis (Abb. 505),der Schlauch wird von einem einfachen zylindrischen bis kubischen Epithel ausgekleidet, dazwischen liegen kurze Sekretröhrchen. Die Drüsenzellen enthalten ziemlich viel Glykogen, die Ausscheidung von Harnstoff ist histochemisch festgestellt.

Besonders um die intrazellulären Canaliculi herum findet sich histochemisch nachweisbares Glykogen in hoher Konzentration. Der Glykogengehalt kann als Maß für die sekretorische Aktivität gewertet werden: das Polysaccharid wird bei starker sekretorischer Leistung (wahrscheinlich als Energiequelle) verbraucht.

Auf der Oberfläche verlaufen eigentümliche schlanke, glatte Muskelfasern, sog. Myoepithelien in schraubigen Längszügen. Dann folgt eine Basalmembran, an deren Bildung Gitterfasern beteiligt sind. Der Ausführungsgang entbehrt der Muskelfasern und besitzt ein zweischichtiges Epithel mit einem Saum. Er tritt zwischen zwei Papillen in die Epidermis ein und durchsetzt die Hornschicht korkzieherartig gewunden. In der Keimschicht ist der Gang noch zu isolieren. In der Hornschicht kann von einer eigenen Wand nicht gesprochen werden. Die Epithelfasern laufen zirkulär um das Lumen.

Histochemische Befunde (Glykogen, RNS, Bernsteinsäuredehydrogenase) sprechen dafür, daß der Ausführungskanal der Schweißdrüsen kein reines Ableitungsrohr darstellt, sondern daß ihm eine stoffwechselmäßige Aktivität im Sinn der Veränderung (Resorption, Sekretion) des Primärschweißes zuzuschreiben ist.

Die ekkrinen Schweißdrüsen sind phylogenetisch junge Erwerbungen, sie finden sich nur beim Menschen, den Anthropoiden und vielleicht bei einigen höheren Säugetieren. In der bindegewebigen Hülle der Knäuel liegt ein feines Geflecht sympathischer Fasern.

Der Schweiß hat eine saure Reaktion (pH 6–4), die durch Verdunstung zunimmt (auf pH 5–3). An behaarten Stellen ist die Verdunstung gehemmt.

Die *apokrinen* Drüsen (Abb. 518) sind phylogenetisch älter. Ihre Sekrete enthalten häufig sehr charakteristische Duftstoffe. Was bei den niederen Säugetieren als Schweißdrüsen bezeichnet wird, sind solche apokrinen Drüsen. Beim Menschen sind sie nur noch in Überresten vorhanden. Die apokrinen Drüsen unterscheiden sich ferner von den ekkrinen Schweißdrüsen 1. durch ihren Zusammenhang mit den Haar-

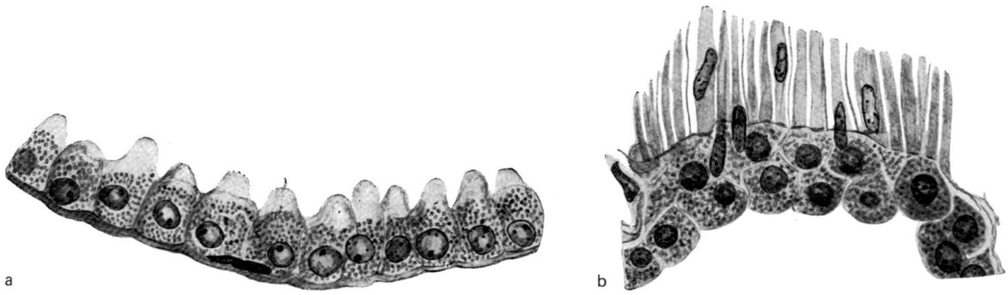

Abb. 518. Apokrine Drüse. a) Sekretionsphase vor der Abstoßung des kuppelförmigen Zellteils. b) Flachschnitt, bei dem die Myoepithelzellen getroffen sind.

follikeln, sie münden in der Regel über der Talgdrüse in den Haarbalg, 2. durch ihre auf bestimmte Hautbezirke beschränkte Lokalisation und 3. durch ihre besondere Sekretionsart und das histologische Verhalten. Die Sekretion beginnt teilweise erst gegen die Pubertätszeit und steht in Beziehung zum Geschlechtsleben. Beim Menschen finden sie sich in der Achselhöhle, in der Leistenbeuge, in der Dammgegend, um den After, am Nasenflügel, an der Lippe, beim Mann in der Scrotalhaut, bei der Frau an den großen Schamlippen, dem Mons Veneris und der anschließenden Bauchhaut, ferner in den MONTGOMERYschen Knötchen der Mamillargegend. Es wird behauptet, daß bei der Frau, wo die Verbreitung der Drüsen eine etwas größere ist, die Sekretion mit der Menstruation in Zusammenhang stehe. Das Sekret ist alkalisch, hat einen spezifischen Geruch, und es ist wahrscheinlich, daß der Individual- bzw. Rassengeruch durch diese Drüsen erzeugt wird.

Im Gegensatz zu den ekkrinen Schweißdrüsen enthalten die apokrinen Drüsen kein Glykogen, dafür aber im apikalen Zytoplasma zahlreiche Lipid- und polysaccharidhaltige Granula. Diese werden im Zusammenhang mit der basal vom Zellkern konzentrierten RNS gebildet. Das granuläre Material wird an den Zelloberflächen im Bereich fingerartiger Zytoplasmafortsätze ausgeschieden.

Überall, wo apokrine Drüsen liegen, bilden sich im Säureschutzmantel der Haut Lücken, die dann bevorzugte Orte für bakteriell und mykotisch bedingte Hauterkrankungen darstellen. Im Kindesalter sind in der Achselhöhle keine Haare und keine apokrinen Schweißdrüsen vorhanden. – Dann tritt der Säureschutzmantel der Haut in Funktion, so daß im Kindesalter keine sog. Schweißdrüsenabszesse der Achselhöhle auftreten.

Der Ausführungsgang besteht wie bei den ekkrinen Schweißdrüsen aus einem zweischichtigen Epithel mit einem Oberflächensaum. Die sezernierenden Schläuche sind meist erheblich weiter als die der ekkrinen Drüsen, sie können sich teilen und seitliche Ausbuchtungen bilden. Die hellen Epithelzellen enthalten oxyphile Körnchen, ferner Fett als Trägersubstanz der Duftstoffe, gelegentlich Pigment und als charakteristischen Bestandteil Eisen. Die apokrine Sekretion geht so vor sich, daß der gegen das Lumen gerichtete kuppelförmige Teil der Zellen abgestoßen wird. Danach können die Zellen niedrig werden, während das Lumen weit ist. Bei der Regulierung der Innenweite spielen die innen auf der Basalmembran liegenden Myoepithelzellen eine Rolle. Ob durch sie die Basalmembran weitergestellt werden kann, ohne daß der Druck im Schlauch steigt, ist ungewiß.

Gefäße der Haut

Das Gefäßsystem der Haut dient nur zu einem Teil der Ernährung. Der Stoffwechsel der Haut ist gering, zu einem anderen Teil stehen die Gefäße im Dienste der Wärmeregulation. Bei hoher Außentemperatur oder im Fieber wird das Blut, das in den erweiterten Gefäßen eine große Oberfläche bekommt, abgekühlt, bei niedriger Außentemperatur verengen sich die Hautgefäße. Der capillare Anteil des Gefäßsystems, der zur Ernährung dient, ist dementsprechend gering, dafür sind die Netze kleiner, nicht capillarer Blutgefäße ungewöhnlich zahlreich. In diesen letzten kann ein großes Blutvolumen untergebracht werden, sie bilden einen Blutspeicher.

Die Arterien werden als Hautarterien bezeichnet, sobald sie die oberflächliche Körperfaszie durchbohrt haben. Diese Äste stammen entweder von solchen Arterien, die von vornherein im wesentlichen für die Hautversorgung bestimmt sind, oder solchen, die zuvor einen Muskel versorgt hatten. Ob die Weite und Durchströmung dieser Haut-Muskelarterien vom Tätigkeitszustand des zugehörigen Muskels abhängen, ist nicht entschieden. Die Durchblutung vieler Hautbezirke würde dann mit der Tätigkeit der darunter liegenden Muskulatur wechseln. Durch das Subcutangewebe hindurch folgen die Arterien den stärkeren Bindegewebszügen, die sie vor Zug schützen. Wo die Haut sehr verschieblich ist, sind die Arterien geschlängelt. Wenn die Arterien in ein derbes Bindegewebe eingebacken sind wie in der Kopfschwarte, dann können sie sich nur ungenügend zusammenziehen, was bei Verletzung zu schweren Blutungen Anlaß geben kann. An der Grenze von Subcutis und Corium bilden sie ein Geflecht, das gröbere und feinere Anastomosen enthält. Von diesem cutanen Netz gehen absteigende Äste zu den Kapillaren an den Haarwurzeln und Schweißdrüsen usw., während aufsteigende Zweige unterhalb der Papillen den subpapillären Plexus bilden. Von diesem Plexus gehen kleine Endarterien zu den Papillenkapillaren. Der arterielle Schenkel dieser Kapillarschlingen ist sehr dünn, während der Scheitel und der venöse Schenkel einen Durchmesser von 0,02 mm haben können. Andere Arterien bilden die Kapillarnetze der Talgdrüsen, Haarbeläge und der Ausführungsgänge der Schweißdrüsen.

Die venösen Schenkel der Papillenkapillaren münden in ein an der Basis der Papillen gelegenes Venennetz, unter dem im Corium noch zwei Venennetze folgen können. Schließlich findet sich an der unteren Grenze des Corium ein kutaner Venenplexus. Die Venennetze sind auffallend zahlreich. Die feineren Venen besitzen keine Muskelhülle, so z.B. die subpapillaren Venen. Der Stoffaustausch durch die Wand muß erheblich sein, man hat diese Venchen daher auch als Riesenkapillaren bezeichnet. Diese finden sich auch in Begleitung der großen Venen in den tieferen Hautschichten. Ob der Austausch durch diese kapillaren Venen nur eine ernährende Bedeutung hat, ist ungewiß, es wäre auch möglich, daß andere Stoffe an die Haut abgegeben bzw. in die Venen aufgenommen würden.

Die Gefäßdichte ist nicht in allen Hautpartien die gleiche, besonders sind die mechanisch stark beanspruchten Teile, wie an der Fußsohle, der Regio glutea und dem Schädeldach, bevorzugt. In der Gesichtshaut ist das subpapillare Netz besonders eng, also die Durchblutung der oberflächlichen Schicht bevorzugt, während in der Tiefe weniger Anastomosen vorhanden sind. Hierdurch erklärt sich der Farbton der Gesichtshaut, sofern er durch das Blut bedingt wird, ferner die rasche Wundheilung. Der Durchmesser der Maschen des subpapillaren Netzes schwankt von 0,2–2 mm. Im Alter soll die Dichte der Anastomosennetze abnehmen.

Bei geeigneter Beleuchtung kann man die Kapillarschlingen der Haut mit dem Mikroskop betrachten und abzählen. So ergab sich für die Haut des Handrückens ein Mittelwert von 64 Schlingen pro Quadratmillimeter, für den Vorderarm von 47, für die Wange von 16 und für die Haut um den Mund von 20 Schlingen. Die Gesamtoberfläche der Kapillaren beträgt etwa 1–2 cm^2 pro Quadratzentimeter Hautoberfläche; die Zahl ist verglichen mit der in einem Muskel sehr gering.

Ein äußerer Druck von 50–60 mm Hg genügt, um die Hautdurchblutung aufzuheben. Beim Liegen im im Bett wirken Drucke von 85 mm Hg auf die aufliegenden Körperstellen. Wenn wir absolut still stehen, was nur kurze Zeit möglich ist, wird die Durchblutung der Fußsohlen aufgehoben.

Die Farbe der Haut hängt hauptsächlich von der Weite der Kapillaren bzw. kleinerer Venen ab. Sind diese weit, dann ist die Haut gerötet bzw. blaurot, wenn die Strömung so langsam wird, daß der Sauerstoff stärker verbraucht wird. Bei Verengung der Kapillaren wird die Haut blaß. Eine gerötete Haut Haut braucht aber nicht warm und eine blasse Haut nicht kühl zu sein. Das Gegenteil kann eintreten, da die Hauttemperatur von der Strömungsgeschwindigkeit des Blutes abhängt. Diese aber wird von den Arteriolen reguliert. Es könnte also eine blasse Haut eine erhöhte Temperatur haben, wenn die Arteriolen weit und die Kapillarbahn eng sind. Es kann sich somit das Gefäßsystem in seinen einzelnen Abschnitten zu gleicher Zeit in verschiedenen funktionellen Zuständen befinden.

In diesem Zusammenhang mögen auch arteriovenöse Anastomosen eine Rolle spielen, die eine erhöhte Strömungsgeschwindigkeit gestatten und die Temperatur exponierter Teile, wie z.B. der Fingerspitzen, aufrechterhalten könnten.

Kleine weiße und rote Flecken an der Innenseite der Hände, die in ziemlich konstanter Verteilung sich finden, weisen darauf hin, daß in diesen Gebieten die Kapillaren einen höheren bzw. geringeren Tonus besitzen.

Die meisten physikalischen Heilmethoden, wie warme und kalte Bäder, kohlensaure Bäder, Umschläge, Packungen, das Bürsten der Haut usw., wirken in erster Linie auf das Gefäßsystem und erzeugen vorübergehend eine stärkere Durchblutung. Jede Abkühlung bzw. Erwärmung bringt eine Umstellung im Hautgefäßsystem mit sich. Durch das Einhalten einer gleichmäßigen Temperatur, z.B. in Wohnungen mit Zentralheizung, wird diese Reaktion der Hautgefäße eingeschränkt, womit das Gefäßsystem an Anpassungsfähigkeit verliert.

Nach Beobachtungen an der Maus genügen schon Ultraviolettbestrahlungen, die zu Ödemen führen, um in den kleinen Hautgefäßen fleckweise Thrombosierungen zu erzeugen. Es bilden sich nach einiger Zeit bei der Maus bei gleicher Reaktion neue Gefäße, die vom Rande des bestrahlten Feldes hereinwachsen. Auch bei der Wundheilung wachsen die umgebildeten Gefäße vom Rande her vor, so daß bei Tieren an dieser Anordnung der Hautgefäße die Narben, die äußerlich nicht mehr zu bemerken sind, erkannt werden können. Bei kreuzförmigen Schnitten werden die Zipfel am spätesten von den neugebildeten Kapillaren erreicht und gehen daher zugrunde. Kreuzschnitte bei Furunkeln ergeben somit große Narben und sind zu vermeiden.

Die *Lymphgefäße* bilden subpapillar unter dem Blutgefäßnetz einen Plexus von Kapillaren. Wie der Zusammenhang mit dem Saftlückensystem der Epidermis erfolgt, ist nicht bekannt. Ein zweites Netz liegt tiefer im Corium, beide stehen durch schräg verlaufende Gefäße in Verbindung. Schließlich fließt die Lymphe in die Subcutis, wo an den Lymphbahnen bereits Klappen auftreten. Aus den subkutanen Netzen gehen die größeren Lymphgefäße hervor, die, auf der Faszie liegend, zu den regionären Lymphknoten hinziehen. Die Lymphe kann über die Mittellinie hinweg zur anderen Körperseite fließen.

Sachverzeichnis

Q

R